Lehrbuch der Pharmakognosie

Von

Dr. Ernst Gilg

Professor der Botanik u. Pharmakognosie
an der Universität Berlin, Kustos am
Botanischen Museum Berlin-Dahlem

Dr. Wilhelm Brandt

Professor der Pharmakognosie
an der Universität Frankfurt a. M.

und

Dr. P. N. Schürhoff

Privatdozent der Botanik an der Universität
Berlin

Vierte
bedeutend vermehrte und verbesserte Auflage

Mit 417 Textabbildungen

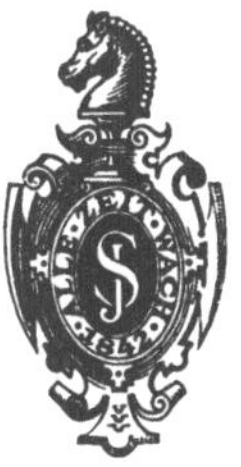

Berlin
Verlag von Julius Springer
1927

ISBN-13:978-3-642-89448-0   e-ISBN-13:978-3-642-91304-4
DOI: 10.1007/978-3-642-91304-4

Vorwort.

Bereits im Vorwort zur dritten Auflage war betont worden, daß auf Grund unserer Stellungnahme zu dem Begriff der Pharmakognosie, zu den Bedürfnissen der Pharmazie im allgemeinen und zu den Aufgaben eines Lehrbuches manche Veränderungen und Erweiterungen notwendig erschienen. Bei der jetzigen Auflage haben wir das damals Begonnene systematisch weiterentwickelt und die Pharmakognosie aus dem engen Rahmen einer botanischen Disziplin [heraus als selbständige Wissenschaft, aufgebaut auf der reinen Botanik und der reinen Chemie, behandelt. Folgerichtig mußten in besonderer Weise diesmal die chemischen Methoden, vor allem die Wertbestimmungsmethoden, eine stärkere Berücksichtigung erfahren. Auch die Mikrosublimation, ferner biologische Wertbestimmungsmethoden, vor allem die Saponinbestimmung, Gerbsäurebestimmung usw. fallen hierunter, obwohl sie vom neuen Arzneibuch noch nicht berücksichtigt wurden.

Die Herausgabe des D. A. 6 ergab die Notwendigkeit mancher sachlichen und besonders vieler redaktioneller Änderungen. Entsprechend den Beschreibungen des Arzneibuches wurde eine Anzahl neuer Abbildungen notwendig, einige alte wurden durch neue ersetzt. Endlich wurde, um das Buch nicht zu umfangreich werden zu lassen, eine Anzahl nicht unbedingt notwendiger Abbildungen der früheren Auflage fallen gelassen.

Infolge der Wichtigkeit der Untersuchung geschnittener und gepulverter Drogen wurde dieser Form der Drogen ganz besondere Aufmerksamkeit gewidmet, was auch darin in die Erscheinung tritt, daß die Tabellen zur mikroskopischen Drogenanalyse von P. N. Schürhoff, da diese im Buchhandel vergriffen waren, in das Lehrbuch aufgenommen wurden.

Ob eine Droge von einem Arzneibuch als offizinell aufgenommen wird, ist eine Zufälligkeit und kann daher für uns nicht bei der Aufnahme der Droge in unser Lehrbuch eine entscheidende Bedeutung besitzen, zumal sich die Arzneibücher verschiedener Länder in dieser Richtung außerordentlich verschieden verhalten. Wir haben der Aufnahme in das D. A. 6 nur insofern Rechnung getragen, daß wir die deutschen offizinellen Drogen durch größeren Druck hervorgehoben haben.

Ein Lehrbuch der Pharmakognosie soll sich aber nicht auf das beschränken, was in den Vorlesungen und Kursen aus bestimmten Gesichtspunkten heraus ausgewählt wird, sondern es soll dem Apotheker auch in der Praxis die Möglichkeit bieten, sich über die in der Apotheke gebrauchten Drogen zu unterrichten.

Berlin und Frankfurt a. M., im Juni 1927.

Ernst Gilg. Wilhelm Brandt.
Paul N. Schürhoff.

Inhaltsverzeichnis I.

A. Drogen aus dem Pflanzenreich.

Die Drogen sind geordnet nach der Verwandtschaft ihrer Stammpflanzen.

B. Drogen aus dem Tierreich.

(Alphabetisch geordnet.)

Inhaltsverzeichnis II.

(Die Drogen sind nach praktischen Merkmalen geordnet.)

A. Drogen aus dem Pflanzenreich.

B. Drogen aus dem Tierreich.

Einleitung.

Die Pharmakognosie ist die Wissenschaft, welche alle therapeutisch verwertbaren Rohstoffe des Tier- und Pflanzenreiches aufzusuchen, nach allen Richtungen (mit Ausnahme oer physiologischen Wirkungsweise) kennen zu lehren und ihre Ergebnisse unter allgemeinen Gesichtspunkten miteinander zu verknüpfen hat. Nach dieser neuen, gegenüber früheren erheblich erweiterten Definition ist es die Aufgabe des pharmakognostischen Forschers, nicht nur die zu seiner Zeit und in seinem Lande gebräuchlichen und als Heilmittel anerkannten, in das Arzneibuch aufgenommenen Drogen eingehend zu beschreiben, wie man es früher mit Rücksicht auf die Bedürfnisse der Praxis für ausreichend hielt, sondern auch nach Erweiterung des Drogenschatzes zu streben; und zwar dadurch, daß er die in früheren Zeiten geschätzten Arzneimittel der beiden lebenden Naturreiche, die zum Teil sicher mehr oder weniger unberechtigterweise in Vergessenheit geraten sind, ferner die sehr zahlreichen mit zum Teil großer Wahrscheinlichkeit heilkräftigen pflanzlichen (und tierischen) Produkte seines Landes sowie die fremder Zonen, besonders der Tropen, eingehend durchforscht, um zu einem sachlich begründeten Urteil über ihre Verwertbarkeit zu gelangen. Diese Durchforschung hat sich in allen in Betracht kommenden Richtungen zu bewegen. Ausgeschlossen ist nur die Ermittelung der physiologischen Wirkungsweise, d. h. das Studium der Vorgänge, die sich im Organismus des Kranken (oder auch eines gesunden Menschen oder Tieres) nach Eingabe der Droge oder ihrer wirksamen Bestandteile abspielen — sie gehört zur Pharmakologie, ist also Sache medizinisch vorgebildeter Forscher und der Verzicht des Pharmakognosten auf diese Forschungsrichtung, die gegenseitige Abgrenzung der Forschungsgebiete Pharmakognosie und Pharmakologie erscheint innerlich begründet durch die Tatsache, daß beide Wissenschaften die Droge und ihre wirksamen Bestandteile von ganz verschiedenen Gesichtspunkten aus betrachten. Die Pharmakologie setzt die Droge in Beziehung zum leidenden Menschen (oder Tier), in dessen Organismus sie Wirkungen hervorruft, die Pharmakognosie setzt sie in Beziehung zum Organismus der Pflanze, die sie lieferte, so z. B. indem sie versucht zu ergründen, welche Prozesse in der Pflanze zur Entstehung der wirksamen Stoffe geführt haben, und wodurch diese Prozesse beeinflußbar sind und dergleichen mehr. Die Verschiedenheit der Forschungsrichtungen schließt natürlich nicht aus, daß ein Gelehrter in beiden Richtungen arbeitet.

Für die Beurteilung des Umfanges der pharmakognostischen Wissenschaft ist es wichtig, sich gegenwärtig zu halten, daß es sich einerseits um (allermeist pflanzliche) Organismen handelt, die die Drogen liefern, und daß andererseits diese Drogen der in ihnen enthaltenen chemischen Stoffe halber als Drogen benutzt werden. Es treten somit sowohl Fragen an den

Pharmakognosten heran, die nahe Beziehungen zur Botanik haben, wie auch solche, die chemischer Natur sind, und im Zusammenhange damit sind auch die vom Pharmakognosten benutzten Arbeitsmethoden teils botanischer, teils rein chemischer, teils biochemischer Art.

Wenn der Pharmakognost nach obiger Definition alle arzneilich brauchbaren Drogen in der Natur aufsuchen soll, so kann er dabei 2 Wege einschlagen. Er kann einmal aus den in der Natur vorhandenen Organismen diejenigen heraussuchen, die heilkräftige Drogen zu liefern vermögen, er kann andererseits die von der Erfahrung als heilkräftig erwiesenen oder von der Meinung der Völker für heilkräftig gehaltenen Objekte (Drogen) untersuchen.

Das Aufsuchen heilkräftiger Rohstoffe in der belebten Natur darf nicht so verstanden werden, daß etwa dem Pharmakognosten darüber die Entscheidung zustehen soll, ob eine Droge als Heilmittel brauchbar ist oder nicht. Diese Entscheidung wird immer dem die Kranken behandelnden Arzte vorbehalten bleiben müssen. Wohl aber erscheint es denkbar und ist vielfach vorgekommen, daß der Pharmakognost auf Grund seiner experimentellen Beobachtungen Vorschläge zur pharmakologischen und klinischen Erprobung bestimmter Pflanzen bzw. Drogen macht oder daß er zu dem Urteil kommt, daß von einer Droge eine heilsame Wirkung am Krankenbett nicht zu erwarten oder gewisse unangenehme Nebenwirkungen zu befürchten sind. Eine endgültige Entscheidung kann dem Pharmakognosten vorläufig um so weniger zustehen, als die Unvollkommenheit der bisher zur Verfügung stehenden Methoden in manchen Fällen noch nicht gestattete, die in gewissen Drogen vorhandenen wirksamen Stoffe zu fassen und zu studieren, woraus folgt, daß, wenn mit den bisherigen Methoden in einer Droge Stoffe, die eine therapeutische Wirksamkeit erwarten lassen, nicht gefunden werden, der Droge eine Heilwirkung nicht zu fehlen braucht. Andererseits verfügen wir aber doch schon über so viele Erfahrungen betr. der in gewissen Pflanzengruppen enthaltenen Stoffe und über die Wirksamkeit bestimmter Stoffe und Stoffklassen, daß in manchen Fällen eine Voraussage möglich ist, welche Wirkung einer Droge mit Wahrscheinlichkeit zukommen wird und daß das Aufsuchen heilkräftiger Pflanzen in der Natur nicht ein planloses Durchprobieren aller vorhandenen Objekte zu sein braucht, sondern daß der Forscher sich auch hierbei von bestimmten Erwägungen leiten lassen kann.

Geht der Forscher von den in der Natur vorhandenen Pflanzen aus, so ist der botanische Teil seiner Arbeit verhältnismäßig leicht zu erledigen. Die zur Untersuchung gewählte Pflanze ist genau zu bestimmen, und falls es sich um eine den Botanikern noch nicht bekannte Pflanzenart handeln sollte, in der in der Botanik üblichen Weise in einer in lateinischer Sprache geschriebenen Diagnose genau zu beschreiben, wobei es zweckmäßig ist, auch sehr ins Einzelne gehende Angaben über den histologischen Bau ihrer Organe zu geben. Wesentlich schwieriger gestaltet sich jedoch der mit Hilfe botanischer Methoden zu erledigende Teil der pharmakognostischen Forscherarbeit, wenn zur Untersuchung eine hinsichtlich ihrer Abstammung unbekannte Droge vorliegt, wenn z. B. eine von den Medizinmännern wilder Völkerschaften als Heilmittel benutzte Rinde untersucht werden soll. In diesen Fällen ist es die zunächst wichtigste Aufgabe des Pharmakognosten,

die Abstammung des Untersuchungsobjektes festzulegen, was in vielen
Fällen sehr schwierig, oft genug zunächst unmöglich ist. Zur Lösung der
Aufgabe benutzt man die Erfahrungstatsache, daß größeren oder kleineren
Gruppen unter sich verwandter Pflanzen (Klassen, Familien, Gattungen)
bestimmte Eigentümlichkeiten im histologischen Bau gemeinsam zu sein
pflegen, und daß daher umgekehrt beim Vorhandensein solcher Eigentümlichkeiten in dem vorliegenden Drogenstück auf die Zugehörigkeit seiner
Stammpflanze zu einer bestimmten derartigen Pflanzengruppe mit einem
oft hohen Grade von Wahrscheinlichkeit geschlossen werden darf. Je mehr
derartige anatomische Merkmale aufgefunden werden, desto mehr nähert
sich die Wahrscheinlichkeit der Sicherheit der richtigen Bestimmung, und
deshalb ist es von großem Vorteil, wenn einer unbekannten Droge noch
andere Organe der Stammpflanze anhängen, an denen weitere zur Bestimmung geeignete Merkmale aufgesucht werden können, z. B. wenn einige
Früchte den Blütenständen einer Blütendroge, Blüten den Stücken einer
im wesentlichen aus Blättern bestehenden Droge noch anhaften usw. Läßt
sich trotz aller Bemühungen die Stammpflanze nicht mit Sicherheit ermitteln, so ist vor der weiteren Untersuchung eine sehr eingehende, anatomische Beschreibung der Droge zu geben, auch bei der Untersuchung nicht
die Gesamtmenge der Droge zu verbrauchen, damit die in der Folgezeit
sich mit derselben Droge befassenden Forscher die Identität ihres Materials
mit dem des ersten Bearbeiters feststellen können, sei es, daß diese späteren
Bearbeiter nur die Kenntnis der Drogenbestandteile fördern wollen, sei es,
daß die Beschaffenheit ihres Materials die dem ersten Bearbeiter unmögliche
Bestimmung der Stammpflanze gestattet. Die Ermittelung der chemischen
Bestandteile einer Droge hat jedenfalls nur dann einen Zweck, wenn entweder die Stammpflanze bekannt oder wenn die von unbekannter Stammpflanze gelieferte Droge jederzeit sicher erkennbar ist.

Die Ermittelung der chemischen Bestandteile der Drogen nach Art
und Menge vollzieht sich mit Hilfe von chemischen Methoden, die der
Eigenart der darzustellenden Stoffe und der der Begleitstoffe bzw. der
Natur der Droge angepaßt sein müssen, und über die sich daher hier wegen
der Mannigfaltigkeit der zu berücksichtigenden Faktoren Allgemeines
nicht oder kaum aussagen läßt. Die gefundenen Stoffe lassen sich meist
leicht einer der Gruppen zuweisen, in die man die aus dem Pflanzenreich
bekannt gewordenen Stoffe eingeteilt hat, z. B. den Kohlehydraten, Gerbstoffen, Saponinen, Alkaloiden, den Glykosiden usw. Häufig kommt es
auch vor, daß man durch einige Versuche die Identität eines in einer neuen
Droge gefundenen Stoffes mit einer aus anderen Drogen längst bekannten
Substanz beweisen kann, und daß man so ziemlich rasch ein Urteil über
den therapeutischen Wert oder Unwert einer Droge gewinnen kann. Oft
aber auch stellen sich der restlosen Aufklärung der chemischen Struktur
von Drogenbestandteilen sehr große Schwierigkeiten in den Weg, so daß
in manchen Fällen jahrzehntelange, von hervorragenden Gelehrten mit
allen erdenklichen Mitteln durchgeführte Arbeit noch nicht völlig zum er-
strebten Erfolg geführt hat.

In den seltensten Fällen werden die Pflanzen (und die wenigen noch
gebräuchlichen Tiere) frisch verwendet, meist werden sie oder Teile von
ihnen getrocknet und in handliche Form gebracht, es wird eben aus der

Pflanze die Droge hergestellt. Die Erfahrung hat nun gezeigt, daß bei dieser Herstellung der Droge zufolge des Absterbens des Protoplasmas in den Zellen stoffliche Veränderungen auch an den wirksamen Bestandteilen eintreten können, sei es daß sie der Einwirkung von Luft und Licht in der Droge leichter zugänglich sind als in der lebenden Pflanze, sei es, daß sie unter dem Einfluß von in der Droge enthaltenen Enzymen, die in der lebenden Pflanze zufolge räumlicher Trennung nicht auf sie einwirken konnten, Veränderungen (Spaltung, Oxydation) erleiden. Diese Umwandlung der Bestandteile der lebenden Pflanze in die Bestandteile der Droge zu studieren, ist für den Pharmakognosten von großer Wichtigkeit, da es Fälle gibt, in denen der therapeutisch wichtige Stoff erst durch diese Veränderung der Bestandteile der lebenden Pflanze entsteht (Fermentationsprozesse), ferner da in anderen Fällen eine Veränderung der Bestandteile der lebenden Pflanze bei der Drogenbereitung möglichst zu vermeiden ist. Weiterhin ist für den Pharmakognosten wichtig zu untersuchen, ob eine fortschreitende Zersetzung von Drogenbestandteilen durch etwa vorhandene Enzyme eintreten kann und bejahenden Falles durch welche Mittel sie sich verhindern läßt. Endlich ist von hoher Wichtigkeit die schon oben einmal berührte Frage, von welchen Faktoren die in den Pflanzen bzw. Drogen enthaltene Menge wirksamer Bestandteile beeinflußt wird, ob z. B. Düngung oder Änderung der klimatischen Faktoren (Kultur in anderen Ländern) zu einer Erhöhung des Gehaltes führt, oder ob durch geeignete Zuchtwahl hochwertige Rassen herangezüchtet werden können.

Nach der oben wiedergegebenen Definition der Pharmakognosie sollen nun die Ergebnisse der Einzelforschungen auf pharmakognostischem Gebiete unter einheitlichem Gesichtspunkte zusammengefaßt werden. Da nun die Drogen durch ihren Gehalt an therapeutisch wirksamen Stoffen die Wirkungen auf den kranken Organismus ausüben, kann das Prinzip, nach dem sie sich in Gruppen zusammenfassen lassen, kein anderes als der Vergleich ihrer wirksamen Bestandteile sein, worauf Tschirch zuerst hingewiesen hat. In dem auf diesem Gedanken beruhenden Tschirchschen System der Drogen finden wir zu Gruppen vereinigt die Zucker- und Süßstoffdrogen, die Schleimdrogen, die Fett- und Wachsdrogen, die Sekretdrogen (ätherische Öle und Balsame enthaltend), die Glykosiddrogen usw. Alle diese Gruppen sind in Untergruppen und Grüppchen zerlegt und, auch ohne daß wir hier das System wiedergeben, wird man sich vorstellen können, daß auf diese Weise eine sachgemäße Zusammenfassung des gesamten von der Pharmakognosie bearbeiteten Stoffes möglich ist. Ungewöhnlich mag es auf den ersten Blick erscheinen, daß die Gruppen oft scheinbar ganz heterogene Drogen umfassen, daß z. B. unter den Schleimdrogen Semen Lini und Radix Althaeae dicht beieinander stehen, hinsichtlich ihres für diese Drogengruppe maßgeblichen Bestandteils, des Schleimes, sind sie trotzdem zusammengehörig. Wichtiger erscheint ein Einwand, der gegen diese Art der Drogengruppierung erhoben werden könnte, daß keineswegs immer in den Drogen nur ein wirksamer oder wichtiger Bestandteil enthalten ist, dessentwegen die Droge in Gebrauch genommen wird oder werden kann. Als Beispiel kann wieder auf die Leinsamen verwiesen werden, welche sowohl ihres Schleim- wie auch ihres Ölgehaltes halber zu den Drogen gehören. Diesem Einwand wird in sehr einfacher und sachgemäßer

Weise dadurch begegnet, daß die Leinsamen sowohl bei den Schleim- wie
auch bei den Fettdrogen genannt werden. Die Betrachtung dieses auf ver-
gleichender Phytochemie beruhenden Drogensystems zeigt, daß aber nicht
nur von völlig verschiedenen Stammpflanzen sich herleitende Drogen in
ihren wichtigen Bestandteilen nahe Beziehungen aufweisen können, sondern
daß auch vielfach nahe verwandte Pflanzen gleiche oder ähnliche Bestandteile enthalten. Und so wie man in übereinstimmenden morphologischen
Charakteren der Pflanzen oder in übereinstimmendem histologischen Bau
ihrer Organe einen Beweis oder wenigstens ein Indizium für ihre Verwandtschaft zu sehen pflegt, wird man geneigt sein, auch in der Ähnlichkeit der
Bestandteile von Pflanzen, die aus morphologischen und anatomischen
Gründen für verwandt gehalten werden dürfen, ein weiteres Indizium für
das Bestehen von Verwandtschaftsbeziehungen zu erblicken. Wenn nun
auch dieser Gedanke, daß Ähnlichkeit der Bestandteile für Verwandtschaft
der Stammpflanzen spricht, nicht zu der gewissermaßen die Umkehrung
darstellenden Schlußfolgerung verführen darf, daß verwandte Pflanzen
ähnliche Bestandteile enthalten müssen, so wird es doch bis zu einem gewissen Grade wahrscheinlich sein, daß die Verwandten bekannter Arzneipflanzen ähnliche Bestandteile wie diese enthalten, und derartige Vermutun-
gen sind bisher vielfach durch das Experiment bestätigt worden. Hieraus
folgt, daß sich an das Drogensystem theoretische Erwägungen knüpfen
lassen, welche der pharmakognostischen Forschung Antrieb und Richtung
geben. Dies geschieht aber nicht nur in diesem Punkte. Das System zeigt
nämlich ferner, daß sogar verwandte Pflanzen, welche die gleichen Bestandteile enthalten, diese oft nur in wenigen und nicht in gleichartigen Organen enthalten. So ist z. B. nachgewiesen worden, daß einander sehr ähnliche Saponine in einer Pflanzenart im Wurzelsystem und in den Blüten, nicht
aber in Blättern und Früchten, in einer nahe verwandten Art nur in den
Blättern vorkommen. Man kann nicht ohne weiteres annehmen, daß diesen Saponinen in beiden Pflanzen die gleiche biologische Bedeutung zu-
kommt, und durch diese Beobachtungen wird der Forscher auf die Untersuchung der Frage nach der biologischen Bedeutung, der Entstehung und
dem Schicksal der wichtigen Bestandteile im Pflanzenkörper hingewiesen,
Fragen, die nicht nur ein tiefes pflanzlich-biologisches Interesse, sondern
auch erhebliche Wichtigkeit für die Pharmakognosie haben.

Der vornehmlich auf Drogenforschung eingestellten reinen Pharmakognosie steht nun die vornehmlich auf Anwendung des Erforschten in
der Praxis hinauslaufende angewandte Pharmakognosie gegenüber. Sie
wird in den Apotheken, in Arzneipflanzenplantagen und ähnlichen Betrie-
ben gepflegt. Für den Apotheker kommt in erster Linie die Identitäts-,
Reinheits- und Gehaltsprüfung der in seinem Betriebe verarbeiteten Drogen
in Betracht. Da auch hier die Methoden dem zu untersuchenden Objekt
angepaßt sein müssen, hat im Laufe der Zeit mit der Veränderung der Zahl
und der Art der Objekte auch die Methodik eine Veränderung, eine Ver-
feinerung durchgemacht. Da nämlich in früherer Zeit die wenigen gebräuchlichen, meist von einheimischen Pflanzen abstammenden, im ganzen Zustande
eingekauften Drogen an ihren morphologischen Charakteren unter sich
und von Fälschungen unterscheidbar waren, genügte zur Prüfung die einfache Besichtigung. Die zunehmende Verwendung ausländischer Drogen,

vor allem aber der Brauch, geschnittene und gepulverte Drogen einzukaufen, nötigten dazu, die anatomische Methode zur Drogenprüfung mit heranzuziehen, und neuerdings hat sich herausgestellt, daß auch diese nicht mehr in allen Fällen ausreicht und durch chemische, besonders mikrochemische und biochemische Methoden ergänzt werden muß. Ferner hat man früher auch die Bedeutung der Gehaltsprüfung unterschätzt, da man offenbar glaubte, daß ordnungsgemäß beschaffte und aufbewahrte Drogen zufolge normalen Gehaltes auch normale Wirksamkeit zeigen müßten. Seit aber in neuerer Zeit die z. T. enormen Gehaltsschwankungen bei in ordnungsgemäßem Zustande befindlichen Drogen bekannt geworden sind, wird der Gehaltsprüfung erhöhte Bedeutung beigemessen.

Zur Identitätsprüfung der Ganzdrogen reicht auch heute noch im allgemeinen die einfache Sinnenprüfung aus. Wo sie nicht ausreichen sollte, genügt eine einfache mikroskopische Kontrolle zur Gewinnung eines sicheren Urteils. Geschnittene Drogen lassen einige an den Ganzdrogen kenntliche Merkmale, besonders die äußere Gestalt des ganzen Stückes, nicht mehr erkennen, weshalb besonders dann, wenn die übrigen Sinnenprüfungen (geruch- und geschmacklose Drogen) versagen, die mikroskopische Kontrolle nicht zu umgehen ist. Dies ist einer der Gründe, aus denen die Arzneibücher und pharmakognostischen Lehrbücher eingehende anatomische Beschreibungen der Drogen geben. Es kann aber nicht die Absicht der Autoren dieser Bücher sein, zu verlangen, daß der gesamte anatomische Aufbau der Droge an Quer-, Längs- und Flächenschnitten kontrolliert werden soll. Das wäre eine ganz unnütze Zeitverschwendung, da die zur Identitätsprüfung notwendigen Feststellungen bei härteren Objekten (Wurzeln, Rinden usw.) mit Hilfe von Schabepräparaten, an weicheren Objekten (Blüten z. B.) an Quetschpräparaten oder an Präparaten, die durch Aufkochen einiger Teilchen mit Chloralhydratlösung unter Deckglas hergestellt sind, gemacht werden können. Bei der Identitätsprüfung der Pulver kann die anatomische Methode nicht entbehrt werden, weil bis auf Farbe, Geruch und Geschmack alle an der Ganzdroge beobachtbaren Merkmale im Pulver unkenntlich geworden sind. Aber auch die Sicherheit der anatomischen Methode hat dadurch Einbuße erlitten, daß die an Schnitten durch Ganzdroge oder Teilchen geschnittener Drogen noch sichtbare gegenseitige Anordnung der Zellen und Gewebe nicht oder in geringem Umfange kenntlich geworden ist. Man kann mithin nur sagen, daß der Identitätsbeweis für ein Drogenpulver als erbracht angesehen werden muß, wenn die für die betr. Droge charakteristischen Zellformen in ihm gefunden werden. Um hier eine Ergänzung zu schaffen und damit die Zuverlässigkeit des Urteils zu erhöhen, hat das neue Arzneibuch bei dazu geeigneten Drogen mikrochemische Reaktionen angegeben, mit Hilfe deren die wirksamen oder charakteristischen Bestandteile der Drogen nachgewiesen werden können. Hierher gehört, soweit es sich um weiter verbreitete Stoffe handelt, der Nachweis etwa vorhandener Stärke im Zellinhalt, die in Glyzerinjodpräparaten blau bis violett gefärbt wird, dabei aber so durchsichtig bleibt, daß alle Struktureinzelheiten, wie Schichtung, Zusammensetzung, Spalten noch deutlich erkennbar bleiben, der Nachweis von Kalziumoxalatkristallen mit Hilfe von verdünnter Schwefelsäure, welche die Kristalle in strahlig angeordnete Kalziumsulfatnadeln verwandelt, der Nachweis von Aleuronkörnern mit Hilfe von (am besten alkoholischer) Jodlösung, die Gelb- bis Braunfärbung, oder mit Hilfe von erwärmtem Millonschen Reagens, welches Rosafärbung veranlaßt, der Nachweis von Gerbstoffen durch verdünnte Eisenchloridlösung (1 + 9), die Schwarzfärbung, oder durch Vanillin-Salzsäure, die Rotfärbung hervorruft; hierher gehört ferner hinsichtlich der die Zellwand aufbauenden Stoffe der Nachweis von Holzsubstanz durch Phlorogluzin-Salzsäure, von Schleim durch Tusche, wobei im schwarzen Gesichtsfeld farblose Schleimkugeln entstehen, der Nachweis von Amyloid durch Jodreagenzien, die Blaufärbung veranlassen, und manches andere. Soweit es sich um spezifische Bestandteile bestimmter Drogen handelt, wären hier zu erwähnen der Nachweis von Alkaloiden durch Fällungsmittel, die nach Möglichkeit so auszuwählen sind, daß charakteristische Kristalle entstehen, der Nachweis des Capsicum-Farbstoffes durch Schwefelsäure, die mancherlei Farbreaktionen, die durch Schwefelsäure bestimmter Konzentration in manchen Drogen hervorgerufen werden, usw.

Da nun aber neben den nachzuweisenden Stoffen auch zahlreiche andere in den Drogen enthalten sind, die die anzustellenden Reaktionen stören können, sind Methoden ausgebildet worden, um die nachzuweisenden Stoffe in möglichst hoher Reinheit zu isolieren. Von den vorgeschlagenen Verfahren hat sich die Mikrosublimation von Stoffen, deren Sublimationstemperatur unter der Temperatur liegt, bei der Teerbildung und Verkohlung der Droge in stärkerem Maße eintritt, am besten bewährt. Die Mikrosublimation ist nicht nur deshalb so wertvoll, weil sie einigermaßen reine, mit Reagenzien eindeutige Reaktionen gebende Stoffe liefert, sondern auch deshalb, weil diese Stoffe oft ein gutes Kristallisationsvermögen zeigen und durch die Kristallform ein weiteres Mittel zu ihrer Erkennung gegeben ist. (Siehe auch S. 474.)

Die Mikrosublimation geschieht in folgender Weise. Auf einen Stativring oder einen Dreifuß legt man eine Asbestplatte oder in Ermangelung derselben ein Asbestdrahtnetz, das nicht durchgebogen, sondern ganz flach sein soll. Darauf kommt ein mit einem Messerspitzchen Drogenpulver beschicktes Glasscherbchen, daneben legt man ein Hölzchen oder ein Päckchen aus Glasscherbchen von Bleistiftdicke; das Ganze wird mit einem Objektträger 76 : 26 mm so bedeckt, daß das eine Ende auf dem Hölzchen, das andere in der Nähe des Drogenpulvers auf dem Glasscherbchen ruht. In dieser schrägen Lage soll die untere Fläche des Objektträgers von dem Drogenpulverhäufchen etwa 1 mm entfernt sein. Man erhitzt langsam mit einer genau senkrecht unter dem Drogenpulver befindlichen kleinen Flamme eines Bunsenbrenners oder einer Spirituslampe. Die Bunsenbrennerflamme muß etwa 1 bis 1½ cm lang sein und ihre Spitze muß von der Asbestplatte mehrere Zentimeter entfernt sein. Die weniger heiße Spiritusflamme darf etwas größer sein oder etwas höher gestellt werden. Der zunächst auf dem Objektträger erscheinende Anflug von Wasser (Feuchtigkeitsgehalt der Droge) verschwindet rasch wieder. Später erscheinende, im auffallenden Licht sichtbare Anflüge sind Sublimate. Oftmals erhält man bei alle 1—2Minuten vorgenommenem Wechsel der Objektträger mehrere Sublimate hintereinander.

Endlich zieht man zur Identifizierung der Drogenpulver auch die Größe der im Pulver enthaltenen histologischen Elemente (Stärkedurchmesser, Gefäßweite) heran. Zur Größenmessung bedient man sich des Okularmikrometers, eines runden Glasplättchens, in welches eine feine Teilung eingeritzt ist, und welches in das Okular auf die darin befindliche Blende gelegt wird. Da der Wert eines Teilstriches mit der Vergrößerung des Mikroskopes schwankt, diese aber von den Kombinationen von Objektiven und Okularen und außerdem von der Länge des Tubusauszuges abhängt, ist es notwendig, das Mikrometer für jede anzuwendende Vergrößerung auszuwerten und sich die Sache dadurch zu vereinfachen, daß man stets bei derselben Tubuslänge arbeitet. Die Auswertung geschieht mit Hilfe eines Objektmikrometers, d. h. eines Objektträgers, in welchen eine feine Teilung mit bekanntem Abstand der Teilstriche ($10\,\mu$) eingeritzt ist. Man bringt beide Mikrometerteilungen im mikroskopischen Bilde zunächst unter Anwendung des am schwächsten vergrößernden Objektivs und Okulars zur Deckung und sieht, welche Teilstriche beider Maßstäbe genau koinzidieren. Gesetzt, es bedecken 5 Teilstriche des Okularmikrometers einen Raum im mikroskopischen Bilde, der 10 Teilstrichen des Objektmikrometers, d. h. bei einem Abstand derselben von $10\,\mu$ einer Länge von $100\,\mu$ entspricht. Ein Okularmikrometerteilstrich zeigt mithin eine Längenausdehnung im Objekt von $20\,\mu$ an. In gleicher Weise wird der Wert der Mikrometerteilstriche bei allen anderen mit den vorhandenen Objektiven und Okularen herstellbaren Kombinationen bestimmt. Die Werte werden notiert und im Mikroskopkasten aufbewahrt. Will man die Größe eines Stärkekorns messen, so stellt man die Zahl der Mikrometerteilstriche fest, die das Stärkekorn gerade bedecken, und multipliziert mit dem für die benutzte Linsenkombination geltenden Mikrometerwert. (Vergl. auch S. 472 und Abb. 416.)

Bei der Reinheitsprüfung der Drogen handelt es sich darum, artfremde Beimengungen aufzufinden, die meist nur den Wert der Droge herabsetzen, manchmal aber auch giftig sind und in diesem Falle auch dann mit Sicherheit nachweisbar sein müssen, wenn sie nur in geringer Menge zugegen sind. Da es sich im allgemeinen um pflanzliche Objekte handelt, geschieht ihr Nachweis in einer der Identitätsprüfung der Drogen analogen Weise, denn auch die Fälschungsmittel sind wie die echte Droge durch bestimmte morphologische und anatomische Merkmale und oft auch durch charakteristische Bestandteile gekennzeichnet, und es handelt sich also bei der Reinheitsprüfung der Drogen darum, diese Merkmale der Fälschungsmittel aufzufinden. Bei Ganzdrogen liegen auch die Beimengungen in ganzen Stücken vor, die Prüfung fußt somit im wesentlichen auf ihrer Morphologie. Zur Prüfung der Schnittformen zieht man die Anatomie heran. Man wählt eine Anzahl möglichst verschieden aussehender Stückchen der Ware aus und prüft sie in der bei der Identitätsprüfung angegebenen Weise, wobei man die abweichenden Charaktere der Fälschungsmittel erkennen wird. Da die Fälschungsmittel Zellformen in die Pulver zu bringen pflegen, welche von denen der echten Droge abweichen, so wird die Reinheitsprüfung der Pulver dadurch bewerkstelligt, daß man abweichende Zellformen, die, so weit es irgendmöglich war, im Arzneibuch und in diesem Lehrbuch genannt sind, aufsucht. Da sich nun aber der Identifizierung der gepulverten Fälschungsmittel genau so wie der der echten Drogenpulver die oben geschilderten Schwierigkeiten in den Weg stellen, hat man versucht, durch mikrochemische Reaktionen den Nachweis der Fälschungsmittel zu erleichtern.

Natürlich müssen diese Reaktionen so ausgewählt sein, daß die echte Droge mit dem Reagens nicht, die Fälschung aber deutlich positiv reagiert, in Ausnahmefällen, wenn nämlich die Droge aus ganz einheitlichem Gewebe besteht, z. B. Crocus, oder wenn alle ihre Teile die gleiche mikrochemische Reaktion zeigen, z. B. Cort Granati, kann man auch eine mikrochemische Reaktion anwenden, die mit der Droge positiv, mit dem Fälschungsmittel negativ verläuft, und die Forderung aufstellen, daß nicht reagierende Teilchen nicht vorhanden sein dürfen. Endlich kann man auch die Mikrosublimation zur Reinheitsprüfung heranziehen, wenn nämlich das Fälschungsmittel Mikrosublimate liefert, die sich in ihrem Aussehen oder in ihren Reaktionen wesentlich von denen der echten Droge unterscheiden.

Trotz dieser in neuerer Zeit sehr verfeinerten Methodik haftet aber doch der Reinheitsprüfung der Pulver oft eine gewisse Unsicherheit an, weil es auch Fälschungsmittel gibt oder geben kann, die sich in ihrem anatomischen Aufbau von der echten Droge kaum unterscheiden, oder welche trotz verschiedenen anatomischen Aufbaues der Gewebe doch aus gleichen oder nahezu gleichen Zellen bestehen. Solange man nicht weiß, daß derartige Pflanzenteile als Drogenbeimengungen benutzt werden, liegt auch kein Anlaß vor, nach unterscheidenden mikrochemischen Reaktionen zu suchen. Wenn daher ein Drogenpulver abweichende Zellformen nicht enthält und abweichende mikrochemische Reaktionen nicht gibt, muß man es als rein gelten lassen; daß es sicher rein ist, ist nicht bewiesen. Eine Komplizierung erfährt die Reinheitsprüfung der Pulver endlich noch dadurch, daß in so gut wie allen Drogenpulvern Zellformen enthalten sind, die eigentlich nicht hineingehören, deren Anwesenheit jedenfalls nicht beabsichtigt ist. Der Grund für ihre Anwesenheit liegt in der Tatsache, daß die Entfernung aller sog. Drogenanhangsorgane eine in praxi unerfüllbare Forderung ist. Jeder Wurzeldroge hängen Reste der oberirdischen Achsen, jeder Rinde Holzsplitterchen oder Flechten an usw. Da aber andererseits unmöglich die Arzneibücher von allen derartigen zufälligen Beimengungen detaillierte Beschreibungen geben und die Mengen festsetzen können, die als erlaubt gelten können, muß sich der Praktiker eine auf Übung beruhende Erfahrung auf dem Gebiete der Drogenpulverprüfung erwerben.

Die Reinheitsprüfung der Pulver bleibt aber unvollständig ohne den durch Bestimmung des Aschegehaltes zu erbringenden Nachweis, daß Zusatz von Mineralbestandteilen nicht erfolgt ist. Jede Droge hat einen meist in engen Grenzen schwankenden natürlichen Gehalt an Mineralbestandteilen. Meist aber enthalten die Pulver sehr viel mehr Mineralbestandteile, hinterlassen daher beim Verbrennen sehr viel mehr Asche, als ihrem natürlichen Gehalte entspricht, weil die Abfälle von der Reinigung der Ganzdroge und die Absiebsel bei der Herstellung der Schnittformen, die zum großen Teil aus anhängendem Erdreich und anhaftendem atmosphärischem Staub bestehen, ins Pulver getan werden. Die Aschebestimmung erfolgt meist nach folgender Methode: Man hält in einem Tiegel mit Salzsäure digerierten, mit Wasser gründlich gewaschenen und getrockneten Seesand vorrätig. Vor einer Aschebestimmung wird der Sand im Tiegel ausgeglüht, das Ganze nach dem Erkalten im Exsikkator und kurzem Stehen im Wagekasten gewogen. Nun wägt man eine Menge von 0,2—2,0 g, meist von etwa

1 g auf dem Sande genau ab, mischt, glüht, bis die schwärzliche Farbe der Kohle verschwunden ist, läßt im Exsikkator erkalten und wägt nach einigem Stehen im Wagekasten wieder. Ist a das Gewicht der Asche, d das der Droge, so ist der Prozentgehalt der Droge an Asche gleich $\frac{100\,a}{d}$. Sollte, was nur selten vorkommt, die Veraschung zu träge erfolgen, so läßt man abkühlen, bringt durch Klopfen den Sand in eine schräge Lage, gibt einige Tropfen rauchende Salpetersäure auf den freigewordenen Teil des Tiegelbodens, schichtet den Sand wieder darüber und erhitzt vorsichtig mit sehr kleiner Flamme auf einer Asbestplatte zur Trockne, dann kräftiger bis zur Beendigung der Veraschung. Nach dem Erkalten mischt man dem Sande etwas Oxalsäure bei und glüht nochmals kurze Zeit, um Nitrate in Karbonate zu verwandeln. Nach dem Erkalten wird gewogen.

Dieses Verfahren ist bei Rhabarber nicht anwendbar, weil dieser in seinem natürlichen Aschegehalt sehr erhebliche Schwankungen zeigt (5 bis 28%), man gerechterweise also den Aschegehalt nicht auf weniger als 28% limitieren darf, zumal gerade auch aschereiche Sorten guten Gehalt an wirksamer Substanz aufwiesen. Die Verschmutzung mit Erdteilchen muß also hier direkt bestimmt werden durch Feststellung des Gehaltes an Kieselsäure bzw. an in verdünnter Salzsäure unlöslichen Aschebestandteilen.

Etwa 1 g der Droge wird in einem vorher kurz geglühten, im Exsikkator erkalteten und etwa 10 Minuten im Wägekasten stehen gebliebenen, sorgfältig gewogenen Tiegel genau abgewogen, über kleiner Flamme verkohlt, erkalten gelassen und mit destilliertem Wasser ausgezogen. Der Auszug wird durch ein Filter mit bekanntem Aschegehalt in einen Kolben filtriert, das Filter wird nachgewaschen, nach dem völligen Abtropfen in den Tiegel zurückgebracht, über kleiner Flamme getrocknet, dann verascht. Nach dem Abkühlen wird die Lösung in den Tiegel gegeben und der Kolben nachgespült; die Flüssigkeiten werden auf dem Wasserbade verdampft und der Rückstand über kleiner Flamme kurz geglüht; nach dem Erkalten im Exsikkator und nach 10 Minuten langem Verweilen des Tiegels im Wägekasten wird gewogen. Ist a das Gewicht des Rückstandes, f das Gewicht der Filterasche, d das Gewicht der angewandten Drogenmenge, so ist der Prozentgehalt der Droge an Asche $= \frac{(a-f)\,100}{d}$.

Die so gewonnene Asche wird mit einigen ccm verdünnter Salzsäure, die man an der Tiegelwand herablaufen läßt, einige Minuten auf dem Wasserbade erwärmt und durch ein Filter mit bekanntem Aschegehalt filtriert. Das Filter wird mit destilliertem Wasser sorgfältig gewaschen, nach dem Abtropfen im Tiegel getrocknet und verascht, in gleicher Weise wie eben erkalten und im Wagekasten stehen gelassen; endlich wird gewogen. Ist s das Gewicht des Rückstandes, so ist der Prozentgehalt der Droge an in Salzsäure unlöslicher Asche (Kieselsäure) $= \frac{(s-f)\,100}{d}$. Dieses Verfahren ist natürlich auch bei jeder anderen Droge anwendbar.

Für das Apothekenlaboratorium geeignete exakte Methoden sind bekannt zur Bestimmung des Gehaltes der Drogen an Alkaloiden, einigen Glykosiden, an ätherischen Ölen und Gerbstoffen, es fehlen noch Methoden zur Bestimmung der Bitterstoffe, Saponine und anderer Bestandteile. Hier kann man sich unter Umständen mit der Bestimmung empirischer Zahlen helfen.

Die Alkaloidbestimmungen sind je nach der Basizität der Alkaloide titrimetrische oder gravimetrische. Titration, und zwar meist Rücktitration eines bei der Lösung des Alkaloids angewandten Säureüberschusses, findet bei den Alkaloiden statt, welche noch so stark basischen Charakter haben, daß trotz der hydrolytischen Dissoziation die wässerige Lösung ihrer Salze einen in das Umschlagsgebiet der Indikatoren Methylrot und Methylorange fallenden Wasserstoffexponenten hat ($p_H = 5$—4). Gravimetrische Bestimmung muß stattfinden, wenn das Alkaloid so schwach basischen Charakter hat, daß in wässeriger Lösung eine weitergehende hydrolytische Dissoziation der aus 1 Äquivalent Base und 1 Äquivalent Säure entstanden gedachten Salze eintritt. Allermeist werden die Alkaloide für die Bestimmungen nach der Methode von Keller-Fromme isoliert, indem man die Droge mit einem organischen Solvens und Alkali einige Zeit schüttelt; die durch das Alkali aus ihren Salzen in Freiheit gesetzten Basen gehen in das organische Solvens über, gleichzeitig gehen aber auch kolloidal gelöste Nebenstoffe und Amine oder Ammoniak mit in Lösung. Von ersteren werden sie durch Schütteln der Flüssigkeit mit adsorbierenden Stoffen, von letzterem durch Destillation befreit. Dann erst kann das organische Solvens mit $^1/_{10}$-Normalsäure ausgeschüttelt und in der wässerigen Schicht der Säureüberschuß titrimetrisch bestimmt werden. Die Berechnung erfolgt auf Grund der für die Salzbildung aus Alkaloid und Säure geltenden stöchiometrischen Gleichung. Bei den gravimetrischen Bestimmungen muß natürlich das Alkaloid vor der Wägung von allen Nebenstoffen befreit werden.

Für die Bestimmung der Glykoside stehen theoretisch 3 Wege zur Verfügung, nämlich 1. die Abscheidung des Glykosides selbst, 2. die Bestimmung des aus ihm bei der Spaltung entstehenden Aglucons, 3. die Bestimmung des bei der Spaltung gebildeten Zuckers und Berechnung der Glykosidmenge aus der Aglukon- bzw. Zuckermenge auf Grund der Spaltungsgleichung. Die erste Methode ist nur' in seltenen Fällen bequem und mit kleinen Mengen ausführbar, ein Beispiel ist Sem. Strophanthi (grati). Man hat früher geglaubt, manche Glykoside, z. B. Saponine, dadurch direkt bestimmen zu können, daß man sie mit Barytwasser ausfällte, den Niederschlag wog, dann veraschte und die Asche wog. Aus der Aschenmenge ($BaCO_3$) wurde dann die Menge des Baryts (BaO) berechnet, diese vom Gewichte des Glykosid-Metall-Niederschlages abgezogen, die Differenz sollte die Menge des Glykosides anzeigen. Es hat sich jedoch ergeben, daß diese Methode brauchbare Werte nicht liefert.

Die zweite Methode der Glykosidbestimmung, die der Aglukonbestimmung, ist bequem und zuverlässig nur dann durchführbar, wenn das Aglukon aus dem Reaktionsgemisch leicht durch Destillation oder Ausschütteln mit organischen Solvenzien in reinem oder fast reinem Zustande abtrennbar ist. Eine Abtrennung eines unlöslichen Aglucons durch Filtration ist selbstverständlich auch bei der Analyse der Drogen denkbar, es ist aber zu bedenken, daß die Drogenauszüge neben den der Spaltung unterworfenen Glykosiden so viele andere beim Kochen mit Säuren zersetzliche Substanzen enthalten, daß die Aglukone auf diese Weise meist sehr unrein erhalten werden. Sie müßten vor der Wägung erst einer Reinigung unterworfen werden, wodurch diese Methode leicht unhandlich werden und mit Fehlerquellen behaftet werden kann. Die Bestimmung des abgetrennten Aglucons erfolgt je nach seiner Natur auf titrimetrischem, gravimetrischem oder kolorimetrischem Wege. Die Einzelheiten sind bei den in Betracht kommenden Drogen zu ersehen, nur über die Kolorimetrie sei noch kurz folgendes angefügt. Man benutzt am besten dazu eine Anzahl 100 ccm fassender, mit Marke versehener, genau gleich weiter zylindrischer Gläser mit flachem Boden aus rein weißem Glase, die in einem Gestell auf weißer Unterlage ruhen. Man stellt in passender Konzentration eine Lösung des in der Droge zu bestimmenden reinen Stoffes (Aglucons) her und gibt in das erste Glas eine den Umständen angepaßte Menge der Lösung, in das zweite Glas eine Menge, die 80% von der des ersten Glases beträgt, in das dritte Glas eine Menge, die 80% von der im zweiten Glase befindlichen Menge beträgt usw. Die eingefüllten Mengen stellen somit eine geometrische Reihe mit dem Faktor 0,8 dar. Unter Umständen kann man auch den Faktor 0,9 wählen. Alle Gläser werden nun bis zur Marke gefüllt und enthalten, da sie gleich weit sind, gleich hohe und gleich dicke Schichten von Farbstofflösungen, deren Farbtiefe regelmäßig abnimmt. Die aus der Droge gewonnene Agluconlösung wird nun nach ihrer Farbtiefe in diese Reihe eingepaßt, nachdem man ein weiteres Kolorimeterglas bis zur Marke mit ihr gefüllt hatte. Dieses Glas enthält in seinen 100 ccm ebensoviel Aglucon wie dasjenige Glas der Reihe, dem es in der Farbtiefe gleicht. Steht das Drogenglas in der Farbtiefe zwischen 2 Gläsern der Reihe, so ist die in ihm enthaltene Agluconmenge durch Interpolation annähernd feststellbar. Da die in den Gläsern der Reihe enthaltenen Mengen des Aglucons bekannt ist, kann durch einfache Rechnung die aus der in Arbeit genommenen Drogenmenge gewonnene Gesamtmenge des Aglucons berechnet und daraus der Gehalt der Droge gefunden werden. Nicht immer berechnet man bei solchen Agluconbestimmungen den Prozentgehalt der Droge an Glykosid, vielfach berechnet man vielmehr die prozentuale Menge des daraus entstandenen Aglucons, so z. B. bei Sem. Sinapis, wo man nicht den Prozentgehalt an Sinigrin, sondern den an Senföl anzugeben pflegt.

Für die dritte Methode der Glykosidbestimmung, die Bestimmung des bei der Spaltung entstehenden Zuckers, ist die wissenschaftliche Grundlage durch die Arbeiten von Bourquelot gelegt worden, welcher zeigte, daß viele der in Drogen vorkommenden Glykoside β-Glucoside sind und deshalb durch Emulsin spaltbar sind. Für diese Methode kommt nämlich die Säurespaltung der Glykoside im Drogenauszug nicht in Frage, weil jeder Drogenauszug Pleiosaccharide enthält, welche bei Säurebehandlung Monosen liefern und daher einen höheren Glykosidgehalt des Drogenauszuges vortäuschen würden, während das Emulsin diese Stoffe nicht angreift.

Zur Bestimmung der ätherischen Öle durch Wasserdampfdestillation werden 5—20, meist 10 g Drogenpulver (Schnittformen und Ganzdroge müssen vorher gepulvert werden) in einem Rundkolben von 1 Liter Inhalt (bei 20 g Droge Kolben von 2 Liter Inhalt) mit 300 ccm, nötigenfalls mehr Wasser einige Zeit stehen gelassen; dann wird der Kolben durch ein zweimal rechtwinkelig gebogenes Rohr mit einem senkrecht absteigenden Kühler verbunden und der Kolbeninhalt auf einem Baboblech oder im Sandbad oder auf dem Drahtnetz zum Kochen gebracht. Man setzt die Destillation fort, bis kein Öl mehr übergeht, löst im Destillat eine Menge Kochsalz, die 30% seines Gewichtes ausmacht, und schüttelt die Lösung im Scheidetrichter mit Pentan aus. Die klar abgehobene Pentanschicht wird in gewogenem Kölbchen auf schwach angeheiztem Wasserbade mit der gebotenen Vorsicht abdestilliert, die letzten Reste des Pentans durch Einblasen von Luft entfernt, der im Exsikkator erkaltete Rückstand gewogen. Eine einfache Rechnung führt zum Prozentgehalt der Droge.

Die (vom Arzneibuch nicht verlangte) Gerbstoffbestimmung in Drogen kann stets nach dem Hautpulververfahren durchgeführt werden. Sie beruht auf der Definition der Gerbstoffe als Substanzen, die von tierischer Haut gebunden werden, wodurch die Haut in Leder übergeht. Zur Ausführung des etwas umständlichen Verfahrens wird die Droge fein gepulvert in einer besonderen Apparatur erst mit kaltem, dann mit heißem Wasser extrahiert. Die Flüssigkeit wird zwecks restloser Entfernung suspendierter Teilchen durch eine Berkefeldkerze filtriert, wobei die zuerst durchgehenden Anteile zu verwerfen sind. Eine bestimmte Menge des Filtrats wird zur Trockne verdampft, der Rückstand nach dem Trocknen gewogen, Gewicht I. Ein größerer Anteil des Filtrats wird nun durch eine Schicht von mit Chrom gebeizter, in ein lockeres, grobes Pulver verwandelter tierischer Haut getrieben, die in einer kleinen besonderen Apparatur sich befindet. Auch hier werden die zuerst durchgehenden Anteile verworfen. Ein dem vorhin verwendeten gleich großer Teil des jetzt gerbstofffreien Filtrats wird wiederum zur Trockne verdampft, der Rückstand nach dem Trocknen gewogen, Gewicht II. Die Differenz von Gewicht I und II gibt die Menge des in dem aliquoten Teil des Drogenauszuges enthaltenen Gerbstoffes an, aus der leicht der Prozentgehalt der Droge zu berechnen ist. (Vgl. Paessler: Die Verf. z. Unt. d. pflanzl. Gerbemittel u. Gerbstoffauszüge. Freiberg 1912.)

Viel bequemer und für das Apothekenlaboratorium deshalb besser geeignet ist die Gehaltsbestimmung der Gerbstoffdrogen nach einem Verfahren, bei welchem die Menge Tannin bestimmt wird, die dem in 100 g Droge enthaltenen Gerbstoff in der Wirkung auf Blut gleichkommt, bei der also der Gehalt der Droge in Tanninprozenten ausgedrückt wird. Die meisten der bei der Hautpulvermethode erfaßten Gerbstoffe haben die Fähigkeit, ebenso wie das Tannin, die roten Blutkörperchen aus einer mit physiologischer Kochsalzlösung hergestellten Blutverdünnung auszuflocken, und zwar ist zur Ausflockung einer bestimmten Blutmenge eine gewisse Mindestmenge von Gerbstoffen nötig. Ist weniger vorhanden, so bleibt ein Teil der Blutkörperchen in der Schwebe. Man bestimmt die Mindestmenge der Droge und die des Tannins, die zur vollständigen Niederschlagung aller Blutkörperchen aus gleichen Mengen Blut eben hinreicht, in folgender Weise: Man stellt in der bei jeder Droge angegebenen Konzentration einen 0,9% Kochsalz enthaltenden Drogenauszug her, ferner löst man 0,1 g Tannin (aus chinesischen Gallen) in 100 ccm physiologischer Kochsalzlösung, endlich verdünnt man frisches, defibriniertes, aber nicht gesalzenes Rinderblut im Verhältnis 1:20 mit physiologischer Kochsalzlösung. In eine Serie von 12 Reagenzgläsern gibt man

	I	II	III	IV	V	VI	VII	VIII	IX	X	XI	XII	
vom Drogenauszug . .	7,8	6,3	5,0	4,0	3,2	2,6	2,1	1,7	1,4	1,1	0,9	0,7	ccm
physiol. Kochsalzlösung	0,2	1,7	3,0	4,0	4,8	5,4	5,9	6,3	6,6	6,9	7,1	7,3	ccm
Blutmischung.	2,0	2,0	2,0	2,0	2,0	2,0	2,0	2,0	2,0	2,0	2,0	2,0	ccm

Eine zweite Serie von 12 Reagenzgläsern wird in genau gleicher Weise mit der Tanninlösung, physiologischer Kochsalzlösung und Blutmischung beschickt. Nach dem Durchmischen der Gläser bleiben sie 6 Stunden ruhig stehen. Beide Serien haben dann etwa das Aussehen von Abb. 1a, d. h. in den ersten Gläsern der Serien sind alle Blutkörperchen in mehr oder weniger voluminösen Niederschlägen zu Boden gefallen, die überstehende Flüssigkeit ist klar, in den letzten Gläsern der Serien stehen über den geringen Mengen von Niederschlägen Flüssigkeiten, die durch schwebende, rote Blutkörperchen mehr oder weniger stark getrübt sind, und ferner sieht man, daß die trübenden Blutkörperchen mit gleicher Geschwindigkeit sedimentieren und infolgedessen die trüben Zonen der Flüssigkeiten gleich hoch sind. Das letzte Glas, in der Figur Glas VII (von links), in dem die Blutkörperchen vollkommen gefällt sind, enthält die zur vollkommenen Fällung eben hinreichende Tannin- bzw. Drogenmenge. Gesetzt, 100 ccm des Drogenauszuges seien aus 1,07 g Droge gewonnen, die Tanninlösung enthalte in 100 ccm 0,098 g Tannin, die zur totalen Ausflockung hinreichende Menge Drogenauszug sei im Glase VI, die entsprechende Tanninmenge im Glase VII der Tanninserie enthalten. Dann enthalten die 2,6 ccm des Glases VI der Drogenserie die Gerbstoffe aus 0,02782 g Droge, die 2,1 ccm des Glases VII der Tanninserie 0,002058 g Tannin. Der Gerbstoffgehalt der Droge, ausgedrückt in Prozenten Tannin, ist dann nach der Proportion

$$0,02782 : 0,002058 = 100 : x$$

gleich 7,3%.

Zu den beim Fehlen exakter Gehaltsbestimmungsmethoden zur Qualitätsabschätzung der Drogen dienenden empirischen Verfahren gehört zunächst die (vom Arzneibuch nicht verlangte) Bestimmung des Grammblutwertes der Saponindrogen. Sie basiert auf der Beobachtung Koberts, daß Saponine die roten Blutkörperchen zerstören und in einem bestimmten Mengenverhältnis auflösen. Man nennt den Vorgang Hämolyse und erklärt ihn mit einer zwischen dem Saponin und dem in der Membran der Blutkörperchen enthaltenen Cholesterin sich abspielenden chemischen Reaktion, bei der die Membran zerstört wird, sodaß sich die von der Membran eingeschlossene Hämoglobinlösung mit der Flüssigkeit, in der die Blutkörperchen flottierten, mischen kann, wobei die undurchsichtig rote Blutmischung durchsichtig rot wird. Man bestimmt die kleinste Menge der Droge, die zufolge ihres Saponingehaltes zur vollständigen Hämolyse einer bestimmten Blutmenge gerade hinreicht. Wegen der verschiedenen Zusammensetzung des Blutes verschiedener Tierarten ist zur Erzielung vergleichbarer Zahlen stets mit dem Blut derselben Tierart, dem Rinderblut, zu arbeiten, am besten verwendet man eine aus dem Schlachthof bezogene Mischung des Blutes mehrerer Individuen, die alsbald nach der Schlachtung durch Schlagen mit Reisigbesen defibriniert wurde, einen Kochsalzzusatz aber noch nicht erhalten hat.

In der bei den einzelnen Drogen beschriebenen Weise wird ein Drogenauszug hergestellt, der in 100 ccm wässeriger Flüssigkeit 0,9 g Kochsalz enthalten muß. Das defibrinierte Blut wird im Verhältnis 1:20 mit physiologischer Kochsalzlösung verdünnt. In genau gleicher Weise wie bei den Gerbstoffbestimmungen werden nun 12 Reagenzgläser mit dem Drogenauszug in von 7,8—0,7 ccm fallenden Mengen, mit physiologischer Koch-

salzlösung in von 0,2—7,3 ccm steigenden Mengen und mit je 2 ccm der
Blutmischung beschickt. Alle Gläser enthalten jetzt 10 ccm einer 1proz.
Blutverdünnung, zugleich Saponin. Nach dem Durchschütteln bleiben sie
12—15 Stunden (über Nacht) ruhig stehen. Nach dieser Zeit ist in den
ersten Gläsern der Serie totale Hämolyse eingetreten, die Flüssigkeiten sind
klar, rot, und die Gläser enthalten keinen roten Niederschlag, höchstens ist
etwas überschüssiges Saponin in Flocken ausgefallen. Am Ende der Serie
enthalten die Gläser aber nur noch teilweise oder gar nicht rot gefärbte
Flüssigkeiten, dafür aber von links nach rechts an Mächtigkeit zunehmende
rote Niederschläge von sedimentierten, scheinbar intakten, roten Blut-

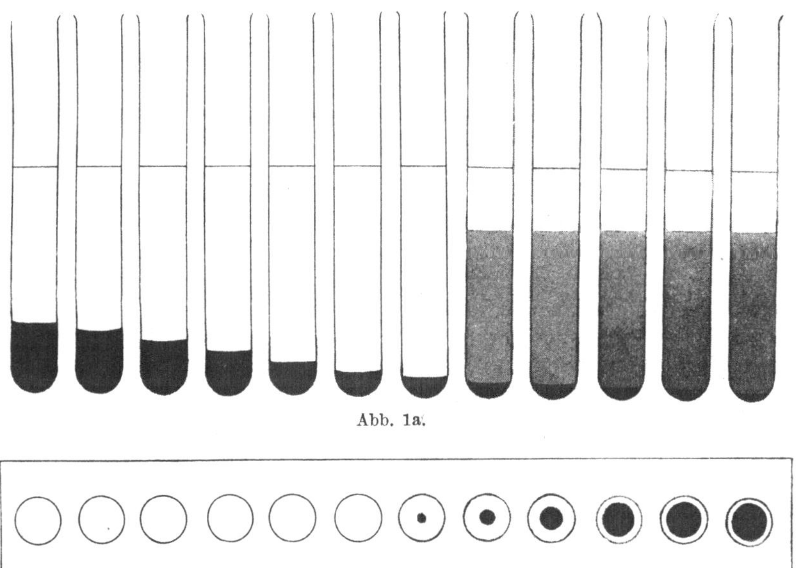

Abb. 1a.

Abb. 1b.

körperchen, weil in diesen Gläsern die vorhandene Saponinmenge zu totaler Hämolyse nicht ausreichte. Man kann die niederschlagfreien von den
niederschlaghaltigen Gläsern am besten unterscheiden, wenn man das Rea-
genzglasgestell über die Augen hebt und von unten durch die Gläser sieht.
Man erhält dann das Bild der Abb. 1b. Das letzte der niederschlagfreien
Gläser enthält die kleinste, zu totaler Hämolyse eben hinreichende Menge
des Drogenauszuges (in der Abbildung Glas VI). Gesetzt, 100 ccm des
Drogenauszuges seien aus 0,21 g Droge gewonnen worden, dann enthält
Glas VI die Saponine aus 0,00546 g Droge. Da diese Drogenmenge hin-
reichte, um totale Hämolyse in 10 ccm einer 1proz. Blutverdünnung hervor-
zurufen, würde nach der Proportion

$$0,00546 : 10 = 1 : x$$

1 g Droge 1831 ccm der gleichen Blutverdünnung vollständig hämolysieren
können. Der Grammblutwert der Droge beträgt demnach 1831. Die Grammblutwerte normaler Saponindrogen schwanken in verhältnismäßig engen
Grenzen, minder gehaltreiche Muster zeigen starke Unterwerte.

Wegen der Unmöglichkeit, die in den meisten als Herzmittel wirkenden Drogen enthaltenen wirksamen Glykoside auf chemischem Wege zu bestimmen, braucht man auch bei diesen Drogen zur Qualitätsabschätzung die Ermittlung empirischer Zahlen. Sie werden hier allerdings nach einer pharmakologischen Methode im Tierversuch gefunden, bei der der Giftwert der Droge bestimmt und, da mit Fröschen gearbeitet wird, in Froschdosen (F.D.) angegeben wird. Nach der für Folia Digitalis gegebenen amtlichen Anweisung, die auch bei anderen Herzmitteldrogen angewandt werden kann, wird in folgender Weise verfahren: Durch ein geeignetes Verfahren wird aus der Droge ein 25 Volumprozent Alkohol enthaltender Auszug hergestellt, bei Fol. Digit. z. B. durch Extraktion von 1 g Droge mit 25 ccm absolutem Alkohol erst in der Kälte, dann in der Wärme, Abfiltrieren und Auswaschen des Rückstandes mit absolutem Alkohol, Eindampfen des Filtrates unter Vermeidung von Krustenbildung bis auf 5 ccm und Verdünnen mit Wasser auf 25 ccm. Als Versuchstiere dienen bis zu 40 g schwere, männliche Exemplare von Rana temporaria, die unter den gleichen Bedingungen gehalten werden. Die Prüfung soll möglichst im Herbst stattfinden. Man spritzt den Tieren, nachdem der Harn durch Abpressen beseitigt ist und die Tiere gewogen sind, den Drogenauszug in den Brustlymphsack ein (höchstens 0,3 bis 0,5 ccm), und zwar bildet man Gruppen von je 2 Tieren, die die gleiche Dosis pro g Körpergewicht erhalten, während die einzelnen Gruppen um 20% verschieden hohe Dosen erhalten. Nach 4 Stunden sind die Tiere, die hohe Dosen erhielten, tot, und die Sektion ergibt, daß Herzstillstand in Systole eingetreten ist. Man stellt die kleinste tödliche und die größte ertragene Dosis pro g Froschgewicht fest und wiederholt den Versuch mit Gruppen von je 6 Fröschen, denen man Dosen einverleibt, welche zwischen den soeben gefundenen liegen und unter sich um 10% differieren, wobei wieder die 6 Frösche einer Gruppe die gleiche Dosis pro g Körpergewicht erhalten. Nach 4 Stunden wird die kleinste Dosis festgestellt, welche in einer Gruppe die Mehrzahl (4) unter systolischem Herzstillstand tötete; die nächst kleinere, 10% niedrigere Dosis muß von mindestens 4 Fröschen der Gruppe ertragen worden sein. Die niedrigste letale Dosis pro g Froschgewicht heißt 1 Froschdosis (F.D.). Ihr reziproker Wert gibt die Menge Froschlebendgewicht an, die durch 1 g der Droge getötet werden kann.

Die Prüfung kann auch zu anderen Jahreszeiten vorgenommen werden, wegen der im Laufe des Jahres schwankenden Empfindlichkeit der Frösche gegen Herzgifte muß aber dann in einem Parallelversuch der Froschdosengehalt eines internationalen Digitalis-Standardmusters festgestellt werden, der an Fröschen im Herbst gemessen 2000 beträgt. Der Froschdosengehalt des zu untersuchenden Drogenmusters wird dann in Prozenten desjenigen des Standardpräparates angegeben.

Bei der Reinheits- und Qualitätsprüfung der Balsame, Harze und ähnlicher Rohstoffe benutzt man als Maßstab für ihren Gehalt an freien Säuren und Estern ebenfalls empirische Zahlen, nämlich die Säurezahl bzw. die Esterzahl und die Summe beider, die Verseifungszahl. Da nämlich diese Drogen Säuren und Ester unbekannter oder nicht genügend aufgeklärter Konstitution oder in der Zusammensetzung wechselnde Gemische von Säuren bzw. Estern enthalten, läßt sich nur schwierig oder meist gar nicht eine einigermaßen zutreffende Angabe über das Molekulargewicht dieser

Substanzen bzw. Substanzgemische machen, und da ferner bei titrimetrischen Methoden zur Berechnung des Ergebnisses das Molekulargewicht der zu bestimmenden Stoffe bekannt sein muß, muß man hier auf exakte Angabe der vorhandenen Säure- bzw. Estermengen verzichten und sich mit empirischen Zahlen begnügen. Als Säurezahl bezeichnet man die Anzahl der mg Kaliumhydroxyd, die von der in 1 g Droge enthaltenen Menge freier Säure gebunden wird. Als Esterzahl bezeichnet man die Anzahl der mg Kaliumhydroxyd, die zur Verseifung der in 1 g Droge enthaltenen Ester hinreicht. Die Summe der Säure- und Esterzahl ist die Verseifungszahl, woraus folgt, daß man sie nach Bestimmung der beiden ersteren durch Addition derselben findet, oder daß man nach Bestimmung der Säure- und der Verseifungszahl die Esterzahl durch Subtraktion der ersteren von der letzteren berechnen kann.

Die Bestimmung der Säurezahl kann direkt oder indirekt geschehen. Zur direkten Bestimmung löst man eine genau gewogene Menge der Droge (etwa 1 g) in einem geeigneten neutralen Lösungsmittel, gibt Phenolphthalein hinzu und titriert mit weingeistiger ½-Normal-Kalilauge bis zum Farbumschlage. Ist d die gewogene Drogenmenge, a die Anzahl der verbrauchten ccm der Lauge, F_K ihr Faktor, so ist, da 1 ccm ½-Normal-Kalilauge 28,055 mg Kaliumhydroxyd enthält, die gesuchte Säurezahl

$$SZ = \frac{28{,}055 \cdot a \cdot F_K}{d}.$$

Bei der indirekten Bestimmung der Säurezahl löst man eine etwa 1 g betragende, genau gewogene Drogenmenge in einem neutralen Lösungsmittel, gibt eine gemessene, überschüssige Menge von ½-Normal-Kalilauge und Phenolphthalein als Indikator hinzu und titriert den Laugenüberschuß sofort mit ½-Normal-Salzsäure bis zum Farbumschlage zurück. Die Säurezahl wird dann nach der Formel berechnet:

$$SZ = \frac{28{,}055\,(b\,F_K - c\,F_S)}{d},$$

in welcher b die angewendeten ccm Lauge, F_K ihren Faktor, c die verbrauchten ccm Säure, F_S den Faktor der Säure und d die Drogenmenge in Gramm bedeutet.

Zur Bestimmung der Esterzahl gibt man dem bei der direkten oder indirekten Bestimmung der Säurezahl entstandenen Reaktionsgemisch eine überschüssige, gemessene Menge von weingeistiger ½-Normal-Kalilauge zu und erhitzt unter Rückflußkühlung bis zur vollständigen Verseifung der Ester, wozu oft eine halbe Stunde ausreicht, auf dem Wasserbade, dann wird der Laugenüberschuß mit ½-Normal-Salzsäure zurücktitriert. Ist e die Zahl der angewandten ccm Lauge, f die der verbrauchten ccm Säure, so ist die Esterzahl

$$EZ = \frac{28{,}055\,(e \cdot F_K - f \cdot F_S)}{d}.$$

In ganz ähnlicher Weise vollzieht sich die Bestimmung der Verseifungszahl durch Kochen einer abgewogenen Drogenmenge mit überschüssiger ½-Normal-Kalilauge und Rücktitration des Laugenüberschusses; ist g die

Zahl der angewandten ccm Lauge, h die der verbrauchten ccm Säure und d' die Drogenmenge in g, so ist die Verseifungszahl

$$VZ = \frac{28{,}055\,(g \cdot F_K - h\,F_S)}{d'}\,.$$

Eine von seiten der praktischen Pharmazie viel geforderte, in der Nahrungsmitteluntersuchung übrigens vielfach gebrauchte Methode zur Gewinnung empirischer Zahlen zwecks Qualitätsabschätzung von Drogen ist die **Extraktbestimmung.** Sie ist in das neue Arzneibuch nicht aufgenommen worden und wird u. E. nie aufgenommen werden, weil sie die an sie geknüpften Erwartungen niemals wird erfüllen können, wie die von mehreren Seiten, darunter auch von uns selbst angestellten Versuche gezeigt haben. Unter Extraktgehalt versteht man die Menge der aus 100 Teilen Droge mit einem bestimmten Menstruum ausziehbaren Stoffe, und man bestimmt diese durch Abdampfen des Auszuges zur Trockne. Das ist schon falsch insofern, als die flüchtigen Stoffe dabei nicht zur Wägung gelangen. Weiterhin ist die Menge der löslichen Stoffe je nach dem angewandten Extraktionsverfahren nicht die gleiche, am stärksten schwankt sie bei stärkehaltigen Drogen, je nachdem ob in der Hitze oder in der Kälte mit Wasser ausgezogen wird, weil in der Hitze unkontrollierbare Mengen von Stärke in Lösung gehen. Drittens haben eingehende, nicht publizierte Versuche gezeigt, daß zwischen dem nach einem bestimmten Verfahren festgestellten Extraktgehalt und dem Gehalt der Droge an wirksamer Substanz keinerlei Parallelismus besteht. Bei den erheblichen Schwankungen im Extraktgehalt normaler Drogen ist auch mit dieser Bestimmung eine Fälschung der Ware durch Beimengung extrahierter, ihrer wirksamen Stoffe beraubter Droge nur in Ausnahmefällen feststellbar, denn wenn z. B. der Extraktgehalt normaler Droge zwischen 17 und 30% schwankt, extrahierte Droge aber etwa 5% Extraktgehalt hat, so kann man einer Droge von 30% Extraktgehalt volle 108% der extrahierten Ware zusetzen, ohne den Extraktgehalt der Mischung unter die untere zulässige Grenzzahl, nämlich 17%, zu drücken, während ihr Gehalt an wirksamer Substanz weit unter das Normale gesunken sein wird. Endlich ist es vielfach möglich, die Drogen ihrer wirksamen Substanzen zu berauben, ohne ihren Extraktgehalt wesentlich zu verändern.

Für die angewandte Pharmakognosie sind neben dem bisher Erwähnten noch wichtig die Kenntnis der Handelswege und Handelsbräuche, die Kulturmethoden der Arzneipflanzen, die Schädlingsbekämpfung in den Kulturen und einiges andere.

A. Drogen aus dem Pflanzenreich.

Abteilung **Phaeophyceae.** (Braunalgen.)

Familie **Laminariaceae.**

Laminaria. Stipites Laminariae. Laminaria-Quellstifte.

Abstammung. Die Droge besteht aus dem mittleren, stengelartigen Teil des Thallus von Laminaria Cloustoni *(Edmonston) Le Jolis* (= Laminaria hyperborea *Gunnerus*). Diese Alge wächst stellenweise in Massen an den Küsten des Atlantischen Ozeans. Der bis mehrere Meter lange und bis 4 cm dicke Stammteil ist knorpelig, fest und starr.

Beschaffenheit. Die Laminaria-Stielteile sind in trockenem Zustande graubraun oder dunkelbraun, grobgefurcht, zylindrisch oder seltener etwas flachgedrückt, von hornartiger Beschaffenheit, mehrere Dezimeter lang, 1—2 cm dick, selten dicker; in den Furchen tragen sie meist einen deutlichen Anflug von ausgeschiedenen Salzkristallen. Sehr dicke Stücke sind manchmal in der Mitte hohl. In Wasser quellen diese Stielteile bis zum Fünffachen ihres Durchmessers auf; bei Wasserentziehung schrumpfen sie wieder auf ihren früheren Trockenumfang ein. Sie haben einen deutlichen Seegeruch.

Anatomie. Auf dem Querschnitt durch die Laminaria-Stiele kann man drei ziemlich undeutlich voneinander geschiedene Schichten erkennen: eine dunkelbraune schmale, äußerste Randzone, eine ungefärbte Mittelschicht und endlich eine mächtige, zentrale Markschicht. In der Randschicht finden sich dicht nebeneinander zahlreiche, meist auf dem Querschnitt in einen unregelmäßigen Kreis angeordnete Schleimgänge, die vielfach miteinander in Verbindung stehen, wie man an tangentialen Längsschnitten sehen kann. Die Mittelschicht besteht aus getüpfelten Zellen, die auf Querschnitten in Radialreihen liegen und durch vielfach wiederholte tangentiale Teilungen der äußeren Zellen der Mittelschicht, also durch ein kambiumähnliches Wachstum, entstanden sind. Die Markschicht endlich besteht aus einem Gewebe meist enger, gewundener Zellen mit dicker, stark mit Wasser quellbarer, primärer und zarter, wenig quellbarer, sekundärer Membran. In diesem Gewebe verlaufen nicht wenige, meist ebenfalls gewundene Reihen von an ihren Enden mit erweitertem Lumen versehenen Zellen, deren Querwände siebartig perforiert sind.

Anwendung. Aus der Droge geschnittene und geglättete Stifte dienen etwa seit Mitte des vorigen Jahrhunderts infolge ihrer starken Quellbarkeit zur Erweiterung von Wundkanälen; der Schleim, bzw. das Pulver der Laminariastiele wird zur Fabrikation leicht und schnell zerfallender Pastillen verwendet.

Abteilung **Rhodophyceae.** (Rotalgen.)

Familie **Gigartinaceae.**

Carrageen. Irländisches Moos. Perlmoos. Felsenmoos. Knorpeltang.

Abstammung. Carrageen besteht aus den höchstens handgroßen, an felsigen Stellen der ganzen Westküste Europas und der Ostküste Nordamerikas, also des ganzen nordatlantischen Ozeans, vorkommenden beiden

Algen Chondrus crispus *(L.) Stackhouse* (Abb. 2) und Gigartina mamillosa *(Goodenough et Woodward) I. Agardh* (Abb. 3).

Gewinnung. Das Einsammeln der in Europa zum Verbrauch kommenden Droge geschieht hauptsächlich an den nördlichen Küsten Irlands (daher der Name Irländisches Moos), sowie in Nordamerika (Massachusetts). Von dort kommt sie vorwiegend über Liverpool in den Handel. Die Alge wird manchmal durch Stürme von ihren felsigen Standorten, denen sie mittelst einer Haftscheibe ansitzt, losgerissen und in großen Mengen an den Strand geworfen.

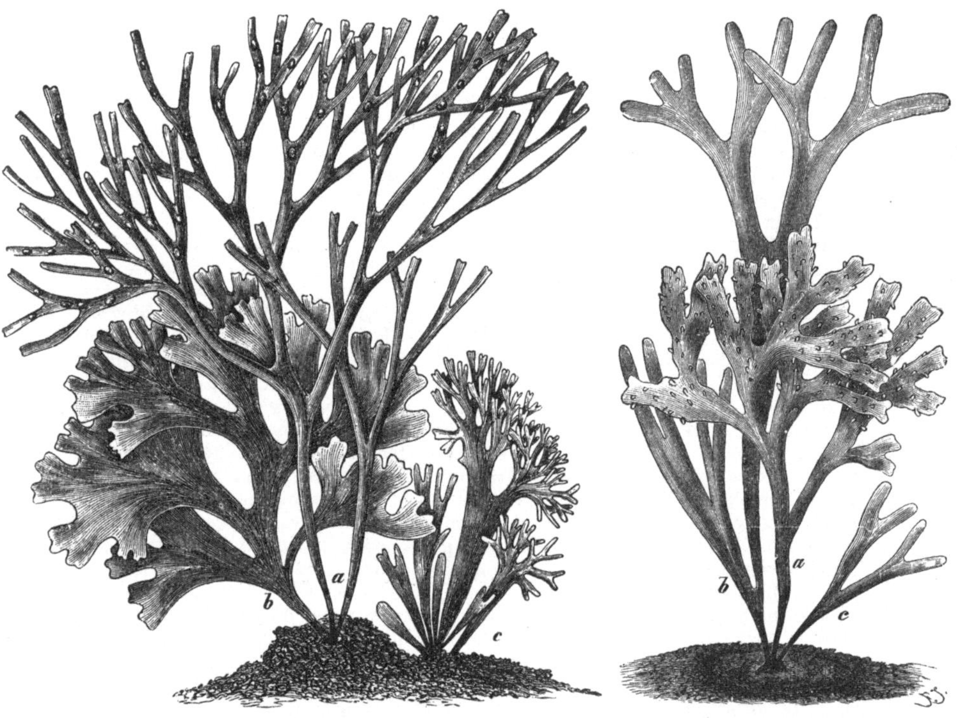

Abb. 2. Chondrus crispus.   Abb. 3. Gigartina mamillosa.

Beschaffenheit. Die im frischen Zustande von dem Seewasser ans Land gespülten oder aus dem Wasser herausgezogenen Algen sind violettrot bis grünrot und von gallertig-fleischiger Beschaffenheit. Beim wiederholten Waschen und Trocknen an der Sonne werden sie hellgelb, durchscheinend und knorpelig-hornartig. Chondrus crispus ist in der Handelsware meist vorwiegend vertreten; sein Thallus ist flach und wiederholt gabelförmig in schmale, lineale Lappen geteilt. Zuweilen sitzen daran halbkugelige, flach warzenförmige Zystokarpien, jedoch stets nur auf einer und derselben Seite des Thallus. Gigartina mamillosa, die in amerikanischer Droge fehlt, besitzt unterseits rinnenförmig gebogene Thalluslappen, welchen dann und wann die zitzenförmigen und gestielten Zystokarpien auf beiden Seiten ansitzen. Die Droge hat einen deutlichen Seegeruch.

Anatomie. Der gesamte Thallus besteht aus fest miteinander verwachsenen verzweigten Zellfäden, deren Zellwände sehr dick und in Wasser stark quellbar sind und deren Lumina sowohl in der Richtung der Fäden als auch seitlich mit einander durch deutliche Tüpfel in Verbindung stehen. Die den Thallus aufbauenden Zellfäden bestehen im Inneren des Thallus aus größeren, in seiner Randzone aus kleinen Zellen und sie verlaufen im Innern ungefähr in der Längsrichtung der Thallusabschnitte, in der Randzone senkrecht zu deren Oberfläche. Die Zystokarpien enthalten ziemlich große, dünnwandige, rundliche Sporen.

Bestandteile. Die chemischen Bestandteile der Droge sind außer höchstens 16% Aschenbestandteilchen und etwa 6% Proteinstoffen hauptsächlich Schleim (bis 80%), welchem die Droge ihre Verwendung als Heilmittel verdankt.

Prüfung. Infolge seines Schleimgehaltes wird das Irländische Moos, wenn man es mit 30 Teilen Wasser übergießt, schlüpfrig weich und liefert beim Kochen mit Wasser eine fade schmeckende Gallerte, welche beim Erkalten ziemlich dick wird. Durch Jodlösung darf diese Gallerte nicht blau gefärbt werden, da Carrageen keine Stärke enthält. Mit schwefliger Säure gebleichte Droge, die erhebliche Mengen der Säure in Form von Salzen oder durch Oxydation entstandene Schwefelsäure enthält, darf nicht verwendet

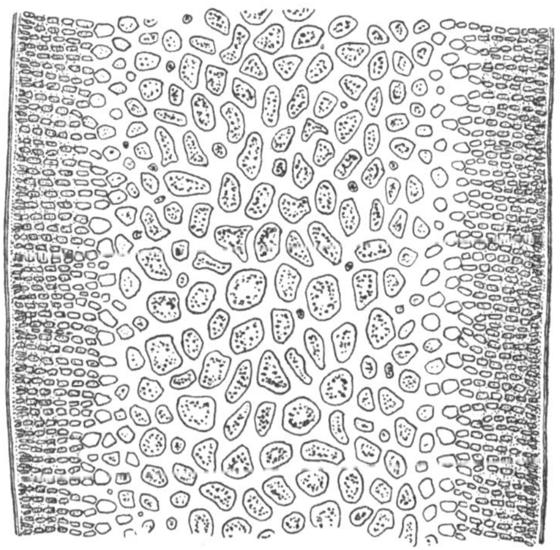

Abb. 4. Chondrus crispus. Querschnitt durch den Thallus.

werden. Wird die Droge 1 : 5 mit Wasser durchfeuchtet, so darf das Filtrat nicht sauer gegen Lackmus reagieren, und beim Erwärmen von 5 g Carrageen, die mit 30 ccm Wasser angequollen waren, in einer genügend großen Flasche mit 5 g Phosphorsäure auf dem Wasserbade darf sich Schwefeldioxyd durch bleibende oder vorübergehende Blaufärbung eines eingehängten Kaliumjodatstärkepapiers nicht nachweisen lassen. Da sich die Reduktion des Kaliumjodats nach den Gleichungen

$$2\,KJO_3 + 5\,SO_2 + 4\,H_2O = 3\,H_2SO_4 + 2\,KHSO_4 + 2\,J$$
$$SO_2 + 2\,J + 2\,H_2O = 2\,HJ + H_2SO_4$$

abspielt, spricht eine vorübergehende Bläuung für höheren Gehalt der Droge an schwefliger Säure, als eine bleibende Blaufärbung des Papiers.

Der Aschegehalt darf 16% nicht übersteigen.

Fremde Algen dürfen nur in sehr geringer Menge vorhanden sein.

Geschichte. Seit 1831 wird die Droge in Irland medizinisch verwertet; schon 1837 gelangte sie zu diesem Zwecke auch nach Deutschland.

Anwendung. Carrageen dient des Schleimgehaltes wegen als reizmilderndes Mittel bei Husten, technisch auch als Klärmittel für trübe Flüssigkeiten, sowie zu Kleb- und Appreturzwecken.

Familie **Gelidiaceae.**

Agar-Agar.

Abstammung und Gewinnung. Agar-Agar wird in Japan aus einigen in asiatischen Meeren heimischen Gelidium-Arten, vorwiegend aus Gelidium Amansii *Lamouroux,* aber wohl auch aus anderen Rhodophyceen, dargestellt, indem man die im Laufe des Sommers gesammelten, an der Luft getrockneten und gebleichten Algen im Winter mit heißem Wasser auskocht und die Kolatur in flachen Kästen im Freien gefrieren läßt. Sie trennt sich dabei in eine nur noch verhältnismäßig wenig Wasser enthaltende Gallerte und Eisstückchen. Die Gallerte wird getrocknet und in Stäbe oder feine Stränge zerschnitten.

Beschaffenheit. Agar-Agar bildet etwa 20 cm lange und 2—3 cm dicke, vierkantige Stäbe oder feine Streifen von häutig-blätterigem Gefüge, ist gelblich von Farbe und geruch- und geschmacklos. Agar quillt in kaltem Wasser nur auf; seine Lösung in 200 Teilen siedendem Wasser erstarrt beim Erkalten gallertig. Sie verändert Lackmuspapier nicht und wird durch einige Tropfen Jodlösung weinrot bis schwach violett gefärbt. Die Lösung wird durch Bleiessig ausgeflockt, nicht dagegen durch Bleiazetat. Zur Identifizierung besonders des weißen Pulvers benutzt man am besten folgende Methoden: a) 1 g Agar-Agar wird mit 100 g 5proz. Schwefelsäure 1 Stunde lang erwärmt, dann einige Zeit der Ruhe überlassen, dann wird die entstandene Zuckerlösung abgegossen und das Sediment mikroskopisch untersucht. Man sieht Reste der zur Herstellung verwendeten Algen, z. T. von Pilzhyphen durchwuchert (der Befall der Algen durch Pilze erfolgte offenbar während des Trocknens und Bleichens). Im Chloralhydratpräparat kann man nach dem Erhitzen ebenfalls Diatomeenschalen und Spongillennadeln erkennen. b) 1 g Agar-Agar wird im Tiegel verascht, die Asche mit einigen Tropfen verdünnter Salzsäure behandelt und das ungelöst bleibende mikroskopisch untersucht. Man sieht vorwiegend winzige Gesteinstrümmerchen, daneben Diatomeenschalen und Spongillennadeln.

Bestandteile. Agar-Agar besteht überwiegend aus hochmolekularen Kohlenhydraten.

Prüfung. Die Lösung (besonders des Pulvers) 1 : 200 in Wasser darf sich mit Jodlösung nicht bläuen. Der Aschegehalt sollte 4% nicht übersteigen.

Anwendung. In Pulverform zur Anregung der Darmperistaltik, vor allem zu Nährböden in der Bakteriologie, technisch zur Appretur von Geweben und zur Marmeladenbereitung.

Abteilung **Eumycetes.** (Pilze.)

Klasse **Euascomycetes.**

Familie **Elaphomycetaceae.**

Boletus cervinus. Hirschtrüffel. Hirschbrunst.

Die Droge ist der Fruchtkörper des in Deutschland in Wäldern stellenweise verbreiteten Elaphomyces cervinus *(Pers.) Schröter,* der unterirdisch lebt. Der Fruchtkörper ist kugelig, von der Größe einer Walnuß. Er besteht aus einer einfachen, harten, nicht aufspringenden, außen mit Warzen bedeckten, braunen Schale (Peridie), die einen dunkelvioletten oder schwarzvioletten, aus Sporen bestehenden, stäubenden Inhalt umschließt. Der Geruch ist sehr schwach, unangenehm, der Geschmack bitter und fade.

Das schwarzbraune Pulver ist charakterisiert durch die kugeligen, in allen Reifestadien vorhandenen, unreif braunen bis gelben, glatten, 20—25 μ dicken, reif dunkelbraunen bis fast schwarzen, 30—35 μ dicken, mit dicker Membran versehenen Sporen, durch die zahlreichen Stückchen der etwa 5 μ dicken Hyphen sowie die Bruchstücke der aus breiteren, oft braun gefärbten Hyphen bestehenden Peridie. Die Membran der reifen Sporen ist durch eingelagerte, radiale Stäbchen rauh.

Charakteristische Bestandteile fehlen, die Droge wird als Aphrodisiakum in der Tiermedizin verwendet.

Familie **Hypocreaceae.**

Secale cornutum. Mutterkorn. Kriebelkorn. Ergota.

Abstammung. Mutterkorn (Abb. 5) ist der in der Ruheperiode seiner Entwickelung gesammelte und bei gelinder Wärme getrocknete Pilz Claviceps purpurea *(Fries) Tulasne*, stellt also das Dauermycel oder die Sclerotiumform desselben dar. Sie entwickelt sich in den Fruchtknoten des Roggens (Abb. 5) und wird kurz vor dessen Fruchtreife gesammelt; der Pilz gedeiht besonders ausgiebig in nassen Jahren und bei nachlässiger Kultur des Getreides. Die in Deutschland verwendete Droge stammt nur zum geringsten Teil aus dem Inlande; hauptsächlich wird sie in Rußland und Galizien, häufig auch in Spanien und Portugal gesammelt.

Beschaffenheit. Das Mutterkorn bildet 1—3, selten bis 4 cm lange und meistens

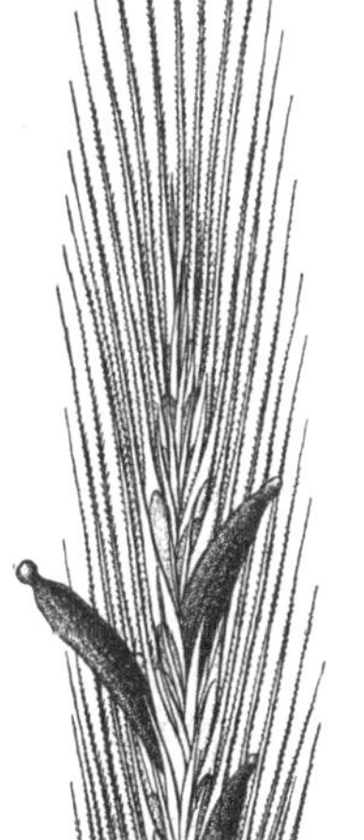

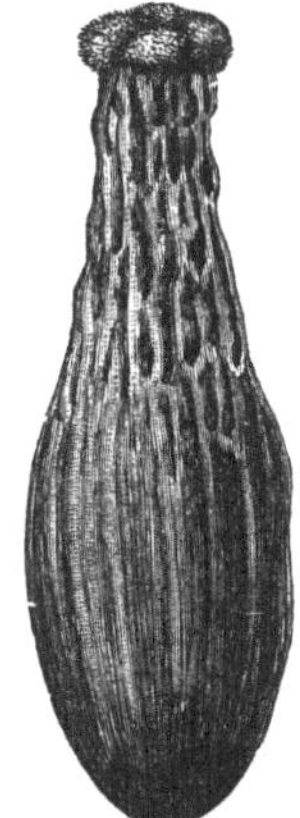

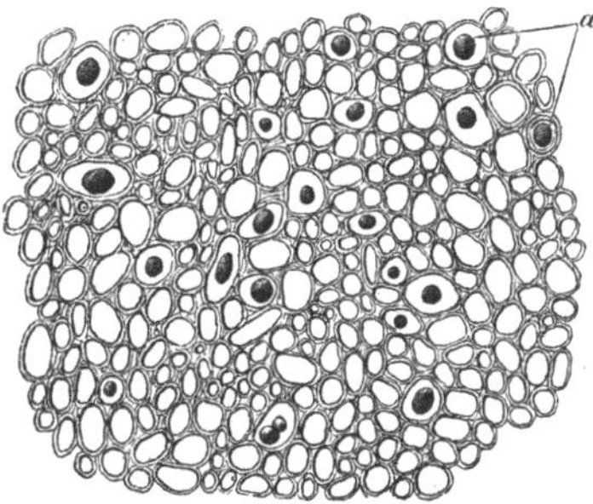

Abb. 5. Roggenähre mit mehreren in Mutterkorn umgewandelten Früchten ($^3/_4$). (Gilg.)

Abb. 6. Mutterkorn, etwa dreifach vergrößert. (Gilg.)

Abb. 7. Querschnitt durch das Mutterkorn, das Pseudoparenchym zeigend, *a* Zellen mit Öltröpfchen. Verg. $^{250}/_1$. (Gilg.)

2,5—5, höchstens 6 mm dicke, meist schwach halbmondförmig gekrümmte, gerundet-dreikantige, dunkelviolette bis schwarze Körper mit abgerundeter Basis und verjüngter Spitze (Abb. 6). Sie zeigen zuweilen ein matt bereiftes Aussehen, sind in der Längsrichtung flach gefurcht und zuweilen bis tief in das innere Gewebe unregelmäßig aufgerissen. Die Droge bricht leicht und glatt. Auf dem Querschnitt blaßt das Dunkelviolett der sehr dünnen Außenschicht allmählich in das fast weiße oder hellrötliche Innengewebe ab. Jodlösung ruft keine Bläuung, sondern nur Bräunung der Schnittflächen hervor.

Anatomie. Querschnitte wie Längsschnitte durch das Mutterkorn zeigen ein sog. Pseudoparenchym (Scheinparenchym), d. h. ein äußerst kleinzelliges, dicht mit glänzenden Tröpfchen fetten Öls erfülltes Gewebe, welches aus den sehr fest verflochtenen, ziemlich dickwandigen Fäden (Hyphen, Myzelium) des Pilzes besteht und auf dünnen Schnitten oft ganz wie ein normales Parenchym aussieht (Abb. 7). Die Zellen an der Außenseite des Körpers enthalten einen dunkelvioletten Farbstoff. Eine äußere scharfe Begrenzung (etwa eine Epidermis oder dgl.) kommt an dem Sklerotium nicht vor: man sieht dort häufig noch fadenartige Ausstülpungen (Enden der Hyphen).

Gepulvert soll die Droge nicht vorrätig gehalten werden.

Secale cornutum besitzt einen faden, süßlichen und später etwas scharfen Geschmack.

Bestandteile. Jm Mutterkorn ist eine ganze Reihe basischer und saurer Stoffe gefunden worden, die z. T. für die Wirkung belanglos, z. T. von unerwünschter Wirkung sind. Die allein therapeutisch wichtige Wirkung des Mutterkorns ist die wehenbefördernde, und sie wird auf den Gehalt der Droge an hochmolekularen, in Wasser unlöslichen Alkaloiden zurückgeführt, deren Prototyp das von Stoll entdeckte Ergotamin ist.

Prüfung. Der Geruch, welcher beim Übergießen der zerkleinerten Droge mit heißem Wasser wahrnehmbar ist, ist eigentümlich und erinnert etwas an frisches Brot; er soll weder ammoniakalisch noch ranzig sein.

Gehaltsbestimmung. Man schüttelt 100 g grob gepulvertes Mutterkorn mit 4 g gebrannter Magnesia und 40 ccm Wasser durch, gibt 300 g Äther zu und läßt unter häufigem, kräftigem Schütteln 3 Stunden lang stehen. Durch Zusatz von 100 ccm Wasser und nach dem Umschütteln von 10 g Traganthpulver und kräftiges Umschütteln wird das Drogenpulver zum Zusammenballen gebracht, so daß sich der größte Teil des Äthers leicht abgießen läßt. Man filtriert ihn durch ein Wattebäuschchen, schüttelt ihn mit 1 g Talkpulver 3 Minuten lang, gibt der Mischung 20 ccm Wasser hinzu und schüttelt abermals kurze Zeit. Nach Trennung der Schichten bei ruhigem Stehen und Filtrieren durch ein Faltenfilter ist die ätherische Lösung von störenden kolloidalen Verunreinigungen soweit befreit, daß sie sich bequem weiter verarbeiten läßt. 180 g des filtrierten Äthers (= 60 g Droge) werden im Scheidetrichter mit 50 ccm einer 1 + 99 verdünnten Salzsäure, dann mit 10 ccm Wasser, endlich nochmals mit 20 ccm der 1 + 99 verdünnten Salzsäure ausgeschüttelt, die vereinigten wässerigen Flüssigkeiten werden dann zwecks Verjagung des größten Teils des gelösten Äthers 20 Minuten lang in auf 50° erwärmtes Wasser gestellt, nach dem Erkalten in ein Becherglas filtriert und nach dem zweimaligen Nachwaschen des Kolbens und Filters mit je 5 ccm Wasser mit Natriumkarbonatlösung 1 + 9 bis zur schwachen Alkalität gegen Lackmuspapier versetzt. Nach 12 stündigem Stehen an

einem kühlen Ort wird der entstandene Alkaloidniederschlag auf einem ge-
härteten Filter gesammelt und mit Wasser gewaschen, bis das Ablaufende
höchstens nur noch Spuren von Chloriden enthält, dann wird er noch feucht
mit etwa 30 ccm Wasser mit Hilfe der Spritzflasche in einem weithalsigen
Kolben übertragen und durch Zusatz von 3 ccm $^1/_{10}$-Normal-Salzsäure
gelöst. Zur Rücktritation des Säureüberschusses dürfen unter Verwendung
von 3 Tropfen Methylorangelösung als Indikator höchstens 2,5 ccm $^1/_{10}$-
Normal-Kalilauge erforderlich sein. Da die Mutterkornalkaloide ziemlich
genau das Molekulargewicht 600 haben, werden so mindestens 0,5 · 0,0600 g
Alkaloide in 60 g Droge nachgewiesen, was einem Gehalt von mindestens
0,05% entspricht.

Wegen des stark schwankenden Gehaltes der Handelsdroge ist die Durch-
führung der Gehaltsbestimmung unbedingt erforderlich.

Zum Beweise, daß es auch wirklich die verlangten Alkaloide sind, die
man in dem Drogenauszug titrierte, ist noch folgende Identitätsreaktion
auszuführen. Aus der titrierten Flüssigkeit sind durch Natriumkarbonat-
zusatz die Alkaloide auszufällen und durch Ausschütteln mit 5 ccm
Essigester zu isolieren. Versetzt man 1 ccm der Essigesterlösung mit
1 ccm Essigsäure und 1 Tropfen einer 1 + 99 verdünnten Eisenchloridlösung und unterschichtet man das Gemisch mit Schwefelsäure, so
muß sich an der Schichtengrenze eine kornblumenblau gefärbte Zone
bilden.

Als leichte approximative Methode ist die Prüfung nach Tschirch sehr
zu empfehlen: Wird 1 g Mutterkorn mit 20 ccm Äther übergossen, dann
10 Tropfen Ammoniak und 20 ccm Wasser hinzugefügt, so erhält man eine
rote wässerige Lösung (Sclererythrin). Wird dann der nach mehrmaligem
Umschwenken überstehende Äther nach 2 Stunden abgetrennt und ver-
dunstet, der Rückstand mit Eisessig aufgenommen und nach dem Filtrieren
mit eisenchloridhaltiger konzentrierter Schwefelsäure sehr vorsichtig unterschichtet, so muß an der Berührungsfläche beider Flüssigkeiten eine blauviolette Zone (Ergotamin), aber keine oder doch nur eine sehr schwach
gelbe (proteinogene Amine) auftreten und die Essigsäureschicht grün fluores-
zieren (Ergosterin). Diese Prüfung zeigt noch wenigstens 0,2 $^0/_{00}$ Ergotamin
an. Gelingt die Reaktion noch bei Verwendung von 0,4 g (Peyer), so ist
0,5 $^0/_{00}$ Ergotamin vorhanden.

Aufbewahrung. Nach Trocknung über gebranntem Kalk in gut verschlossenen Gefäßen, nicht über ein Jahr lang und nicht in gepulvertem
Zustande, unter den Separanden.

Geschichte. Während Mutterkorn bei den Chinesen schon seit langer
Zeit (bei der Geburtshilfe) Verwendung fand, wurde man in Europa erst
gegen Ende des 16. Jahrhunderts auf die Droge aufmerksam; und erst Ende
des 17. Jahrhunderts wurde sie wissenschaftlich-medizinisch verwendet.
— Es soll noch erwähnt werden, daß im Mittelalter durch den äußerst giftigen Pilz, der oft mit dem Mehlgetreide vermahlen und verbacken wurde,
furchtbare und verheerende Volkskrankheiten hervorgerufen wurden (Ergo-
tismus, Kriebelkrankheit).

Anwendung. Secale cornutum wirkt wehenbefördernd und blutstillend
und wird sowohl als frisch bereitetes Pulver, wie auch in Infusen und als
Extr. und Tinct. Secalis cornuti angewendet.

Familie **Saccharomycetaceae.**

Faex medicinalis. Medizinische Hefe.

Abstammung und Gewinnung. Medizinische Hefe stammt von *Saccharomyces cerevisiae* Meyen. Sie ist ausgewaschene, entbitterte, untergärige Bierhefe, die bei einer Temperatur von höchstens 40⁰ getrocknet und dann mittelfein gepulvert ist.

Nur die untergärige Bierhefe, also nicht die Preßhefe (Brennereihefe) ist zugelassen. Da das Arzneibuch vorschreibt, daß die Hefe entbittert werden soll, so ist hiermit zum Ausdruck gebracht, daß es sich um die bei der Bierbereitung als Nebenprodukt abfallende Hefe handeln soll, denn der bittere Geschmack rührt von dem Zusatz des Hopfens her. Reine Hefekulturen haben keinen bitteren Geschmack. Die Entbitterung wird durch Natriumkarbonatlösung vorgenommen; bei diesem Prozeß werden aber die Partikelchen des Hopfens, die in der untergärigen Hefe im Gegensatz zu der obergärigen reichlich vorhanden sind, meist nicht völlig entfernt; man findet daher in der Arzneibuchware ziemlich reichlich Hopfenbestandteile, die gleichzeitig den Schluß zulassen, daß es sich um untergärige Hefe handelt.

Die Herstellung der Trockenhefe aus der Bierhefe wird teils von Bierbrauereien, teils von pharmazeutischen Fabriken vorgenommen. Eine Methode, die den Vorgang illustriert und auch in Apothekenlaboratorien vorgenommen werden kann, ist folgende:

Aus den Gärbottichen frisch entnommene untergärige Bierhefe wird in Dekantiergefäßen zuerst mit Wasser mehrmals geschlämmt, dann mehrfach durch Sieb VI durchgeseiht, um die Hopfenbestandteile zu entfernen; dann wird mit einer 1 proz. Sodalösung (zwecks Entbitterung) die Hefe gründlich verrührt, nach zwei Stunden (Eiskühlung!) die Sodalösung abgegossen und schließlich wieder mit Wasser ausgewaschen und nach dem Abseihen durch Pressen bei allmählich steigendem Drucke vom anhaftenden Wasser befreit. 100 Teile dieser Preßhefe vermischt man mit 10 Teilen Rohrzucker-

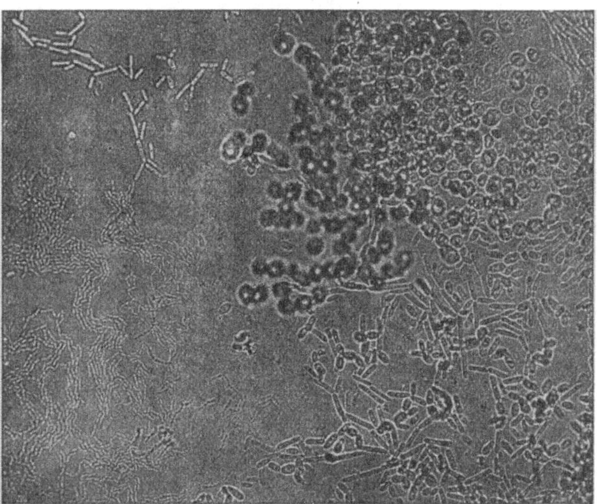

Abb. 8.   Untergäriges Bier mit Kultur- und Kahmhefe sowie Essigbakterien. Nach Lindner.

pulver und streicht die flüssig gewordene Masse auf Zinkbleche, die sofort in einen angeheizten Trockenschrank von etwa 40⁰ C gebracht werden. Bei dieser Temperatur vergärt die Hefe während des Eintrocknens den Zucker und durch die ständig entstehende Kohlensäure bleibt die Masse sehr porös und trocknet leicht. Nach dem Trocknen wird die krümliche Masse in einer Schrotmühle zu einem mittelfeinen Pulver gemahlen.

Geschichtliches. Die Hefe als solche dürfte seit Jahrtausenden bekannt sein; sie wurde schon von den Ägyptern als Arzneimittel benutzt. Schon das Wort Faex bezeichnet in der klassischen Literatur das Unreine, den Bodensatz bei der Gärung also vor allem die Hefe; die Bedeutung Faeces = Kot ist erst abgeleitet worden. Der Entdecker des mikroskopischen Hefebildes war der berühmte Mikroskopiker Leeuwenhoek. In einem seiner Versuche vom 14. Juni 1680 fand er, daß die Bierhefe aus Kügelchen bestand, die den Blutkörperchen ähnlich gebaut seien. Die Abstammung der Hefe glaubte er vom Getreidemehl, das zur Bierbereitung gebraucht wurde, annehmen zu müssen. Würze vom Kühlschiff enthielt Hefe verschiedener Größe, welche zu 2,

3, 4—6 aneinander lagen. In gärenden Sirupen der Apotheken fand er auch Kügelchen, jedoch waren sie noch kleiner als die bei der Weinbereitung vorkommenden; er fand, daß diese Kügelchen den Zucker und deshalb auch den süßen Geschmack des Sirups wegnehmen und dafür eine Säure, also auch einen säuerlichen Geschmack hervorbringen.

Beschreibung. Unter den Bierhefen, die kugelig oder eirund sind im Gegensatz zu den mehr ellipsoidischen Weinhefen, unterscheidet man wieder Unterhefen und Oberhefen, je nachdem sie während ihrer Tätigkeit vorwiegend am Grunde der Flüssigkeit verbleiben und dort die „Satzhefe" oder „Depothefe" bilden oder nach lebhafter Schaumentwicklung am Anfang der Gärung aufsteigen und an der Oberfläche der Flüssigkeit eine Decke bilden, die sich abschöpfen läßt (Preßhefegewinnung nach dem sogenannten Wiener Verfahren).

Bestandteile. Die Hefe enthält vor allem zwei wesentliche Bestandteile, nämlich Enzyme (die Zymase, welche Traubenzucker in Alkohol und Kohlensäure spaltet, ferner Invertase, Maltase, Amylase, die Glykosidase Emulsin, eine fettspaltende Lipase und eine Polypeptide aufspaltende Peptidase, sowie eine Geladinase, endlich auch eine Endotryptase, eine Nuklease und die Kasein zur Gerinnung bringende Chymase, bisweilen sogar eine Kasease und eine Ereptase) und ferner das Vitamin B. Unter Vitaminen versteht man stickstoffhaltige Verbindungen, deren Mangel schwere Erkrankungen hervorbringt. Man unterscheidet gewöhnlich drei Vitamine, das Vitamin A (fettlöslich im Lebertran reichlich vorhanden), das Vitamin B (wasserlöslich in Reiskleie und Hefe) und das Vitamin C (ebenfalls wasserlöslich, besonders im frischen Zitronensaft). Endlich sind die eisen- und phosphorreichen Nukleoproteide und der hohe Eiweißgehalt therapeutisch wertvoll.

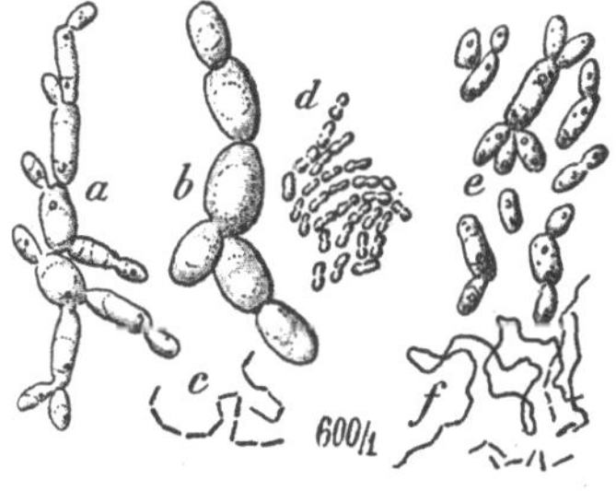

Abb. 9. Mit Kahmhefe (*a* und *e*) und Essigsäurebakterien (*d*) infizierte Preßhefe (*b*), *c* und *f* Milchsäurebakterien. Nach Hager-Tobler.

Prüfungen. Hefe wird auf Zusatz von Stärke geprüft, die früher als Verfälschungsmittel der Brennereihefe eine große Rolle spielte, ferner wird geprüft auf Zucker, weil die Herstellung der Trockenhefe teilweise unter Zusatz von Zucker, der aber während des Trockenprozesses ganz vergären soll, vorgenommen wird. Dann wird eine Prüfung auf Gärfähigkeit vorgeschrieben; es darf also die Zymase nicht (durch zu hohe Temperaturen bei der Trocknung!) abgetötet sein. Ist die Temperatur bei der Trocknung so niedrig gehalten worden, daß die Zymase aktiv geblieben ist, so ist damit auch die Gewißheit gegeben, daß das Vitamin B nicht zerstört ist. Die Gärung erfordert eine Beobachtungszeit von mindestens 24 Stunden; sie wird am besten bei etwa 30 ^{0} ausgeführt. Statt 0,1 g nimmt man zweckmäßig etwas mehr, vielleicht 0,2—0,3 g.

Das Arzneibuch läßt nicht darauf prüfen, ob die Hefezellen selbst noch lebend oder schon tot sind. Im allgemeinen sind fast alle Hefezellen der Arzneibuchware tot; sie färben sich dann unter dem Mikroskop mit 0,1 proz. Methylenblaulösung sofort tiefblau, während lebende Hefezellen den Farbstoff nicht aufnehmen.

Zur Pillenbereitung ist natürlich nur eine Hefe mit völlig abgetötetem Enzym zu verwenden, da sonst eine Gärung und Zersetzung der Pillen eintreten könnte.

Kefir, Fermentum Kefir. Kefirkörner.

Das zur Herstellung von Kefirmilch nötige Ferment. Es bildet hellgelbliche unregelmäßige Klümpchen von 1 mm bis 5 cm Durchmesser und enthält außer im Zoogloea-Zustande befindlichen Bakterien, wie 2 Streptococcus-Arten und Bacillus caucasicus die ovalen Zellen von Saccharomyces kefir *Beyerinck*.

Klasse Basidiomycetes.

Familie Polyporaceae.

Fungus Chirurgorum. Wundschwamm.

Abstammung. Als Wundschwamm bezeichnet man den mittleren, weichen Teil des Fruchtkörpers von Fomes fomentarius *(L.) Fries*, eines Pilzes, welcher an Laubholzstämmen, besonders Buchen, wächst und in fast ganz Europa verbreitet ist (Abb. 10). Er wird hauptsächlich in Siebenbürgen, sowie auch in Thüringen, Ungarn und Schweden gewonnen, indem man von dem stiellosen, halbkreis- oder hufförmigen, konsolartig wachsenden, bis 30 cm im Durchmesser großen und bis 20 cm dicken Pilzkörper die obere, konzentrisch gerippte, harte Schicht, sowie die untere, röhrige, sporenbildende Schicht, das Hymenium, abschneidet und so die innere, weiche (höchstens 1,5 cm dicke) Gewebeschicht als einen zusammenhängenden, braunen Lappen herausschält. Durch Klopfen mit hölzernen Hämmern wird dieser dann weich und locker gemacht.

Beschaffenheit. Die Droge bildet gelbbraune, weiche, dehnbare Lappen und besteht aus einem dichten Geflecht sehr zarter, brauner, dickwandiger Pilzfäden (Hyphen) (Abb. 11); diese saugen das doppelte Gewicht Wasser rasch und leicht auf.

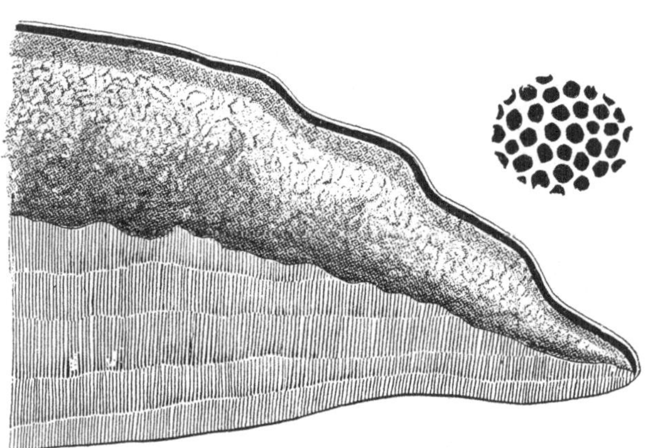

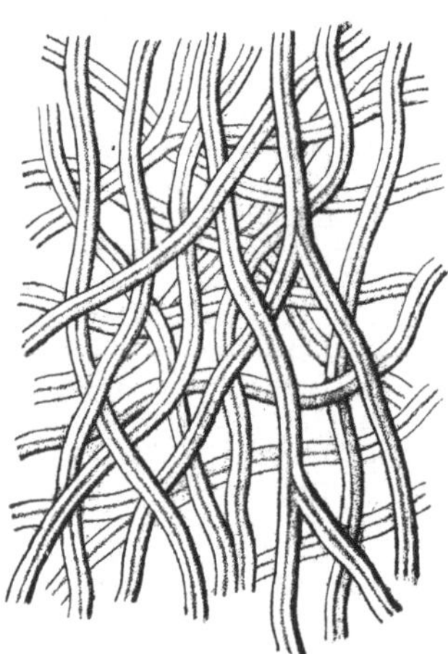

Abb. 10. Wundschwamm (Fomes fomentarius). Links ein Fruchtkörper im senkrechten Durchschnitt, auf der Unterseite das Röhrenlager. Rechts oben ein kleines Stückchen der Röhrenschicht des Fruchtkörpers im Querschnitt, stark vergrößert. (Luerssen.)

Abb. 11. Fungus Chirurgorum. Hyphengeflecht der Droge. Vergr. 400/1. (Gilg.)

Prüfung. Da derselbe Körper, mit Salpeterlösung getränkt, als Feuerschwamm technische Verwendung findet, so muß das von dem Schwamm aufgesaugte und wieder ausgepreßte Wasser durch Eindampfen geprüft werden, ob es einen merkbaren Rückstand hinterläßt, was bei dem nicht präparierten Wundschwamm nicht der Fall sein darf. Der nahe verwandte Pilz Fomes igniarius *(L.) Fries* ist viel härter und kann deshalb als Wundschwamm keine Verwendung finden.

Geschichte. Als Feuerschwamm war der Pilz schon bei den alten Römern in Gebrauch; ob auch schon als Wundschwamm, ist unsicher.

Anwendung. Wundschwamm dient, auf frische Wunden gelegt, als Blutstillungsmittel. Neuerdings gelangt er jedoch nur noch wenig zur Verwendung.

Agaricus albus, Fungus Laricis oder Boletus Laricis.

Lärchenschwamm.

Gewinnung und Beschaffenheit. Die Droge ist der Fruchtkörper des an Stämmen und Ästen von Larix decidua *Miller* und L. sibirica *Ledebour* in Europa und Nordasien häufig vorkommenden Pilzes Fomes officinalis *(Vill.) Faull.* Sie wurde vor dem Kriege in großen Mengen aus der Gegend von Archangel exportiert, kommt heute jedoch ausschließlich aus den Alpenländern über Marseille. Sie bildet bis mehrere Kilogramm schwere Stücke von halbkegelförmiger, halbkugeliger oder unregelmäßiger Gestalt und besteht ausschließlich aus sehr vielen, übereinander liegenden Hymenialschichten von einigen Millimeter Höhe. Die Oberfläche der Fruchtkörper ist durch die Einwirkung der Atmosphärilien verhärtet und z. T. verrottet und wird, soweit es nötig ist, entfernt. Die Hymenialschichten sind aus dicht parallel gestellten, senkrecht zum Schichtenverlauf gerichteten Röhren gebildet. Die Röhrenwände bestehen aus einem Geflecht ungefähr der Röhrenachse parallel verlaufender, dünner Hyphen und enthalten zwischen diesen öfters große Oxalateinzelkristalle. Die Röhren sämtlicher Hymenialschichten, mit Ausnahme der untersten, jüngsten, sind von einem Geflecht stark verworren verlaufender Hyphen ausgefüllt. Alle Hyphen sind mit einer weißen, feinkörnigen, im Chloralhydratpräparat verschwindenden Masse bekleidet, vielfach findet man Lücken im Gewebe, die Harzbrocken enthalten oder von großen Harzmengen erfüllt sind. Nach Herauslösen des Harzes findet man hier stark erweiterte Hyphen, in denen sich die Harzmasse gebildet hatte.

Das weißliche Pulver besteht ausschließlich aus Stückchen der 3—5 μ dicken, mit feinkörnigem Überzug versehenen Hyphen und bräunlichen Harzklümpchen.

Die Droge schmeckt erst süßlich, dann widerlich bitter und riecht dumpfig.

Bestandteile. Harz und Agaricinsäure.

Prüfung. Neuerdings vielfach gefälscht mit dem vom Hymenium befreiten und geschälten Fruchtkörper einer Polyporus-Art, nach *Wasicky* wahrscheinlich P. sulfureus. Sie sind nicht geschichtet. Im Pulver verrät sich die Fälschung durch ihre bis 15 μ dicken, durch zahlreiche Anastomosen miteinander in Verbindung stehenden Hyphen.

Anwendung. Als Stomachikum, Abführmittel und zur Darstellung der Agaricinsäure, die gegen Nachtschweiße der Phthisiker verwendet wird.

Nebenklasse Lichenes. (Flechten.)

Reihe Ascolichenes.

Familie Roccellaceae.

Lacca musica oder Lacca musci. Lackmus.

Lackmus ist ein Farbstoff, der aus verschiedenen Flechten (besonders aus Roccella tinctoria *DC.* und R. Montagnei *Bél.*, aber auch aus Ochrolechia tartarea *(L.) Mass.* u. a. m.) dargestellt wird. Man überläßt die gemahlenen Flechten unter Zusatz von Kalk, Pottasche oder Ammoniak etwa 4 Wochen der Gärung, verdickt dann die Masse, in der sich der blaue Farbstoff entwickelt hat, mit Kreide und Gips, bringt sie in die Form kleiner Würfel und trocknet sie; diese sind leicht, von matter Oberfläche, leicht zerreiblich, auf dem Bruche erdig. Lackmus ist dunkelblau und gibt mit Wasser eine blaue Flüssigkeit, welche sich durch Säuren sofort rot färbt, durch Alkalien wieder blau wird. Lackmus enthält vor allem zwei Farbstoffe, das weingeistlösliche rote Erythrolithmin und das wasserlösliche blaue Azolithmin. Das Erythrolithmin wird vor Herstellung der Tinktur durch Weingeist entfernt. Lackmus in Tinktur, besonders aber als „Lackmuspapier" (Charta exploratoria), dient als ein sehr wichtiges chemisches Reagens; man bestimmt durch Lackmus die sauere, neutrale oder alkalische Reaktion eines Körpers.

Familie Parmeliaceae.

Lichen islandicus. Isländisches Moos.

Abstammung. Die Droge besteht aus der aufrecht strauchartig wachsenden, bis 15 cm hohen Flechte Cetraria islandica *(L.) Acharius* (Abb. 12), welche im hohen Norden, darunter auch Island, in der Ebene, in den gemäßigten Zonen aber nur in Gebirgen, so z. B. im Riesengebirge, Harz und Thüringer Wald, wächst und teils dort gesammelt, teils aus der Schweiz und Tirol, Norwegen und Schweden, sowie auch aus Spanien und Frankreich eingeführt wird.

Beschaffenheit. Der im trockenen Zustande knorpelige und brüchige, nicht mehr als 0,5 mm dicke Thallus dieser Flechte ist bis handgroß, auf beiden Seiten glatt, und seine sich wiederholt unregelmäßig gabelförmig verzweigenden, rinnenförmig gebogenen oder krausen, selten fast flachen Lappen sind am Rande mit kurzen, wimperähnlichen, steifen, dunkleren Fransen (Spermogonien) besetzt. Die eine (obere) Seite des Thallus ist grünlichbraun, zuweilen mit rötlichen Punkten besetzt, die untere Seite weißlich-hellbräunlich oder graugrün, mit weißen, grubigen, unregelmäßig zerstreuten Flecken, den Atemöffnungen oder Cyphellen, versehen.

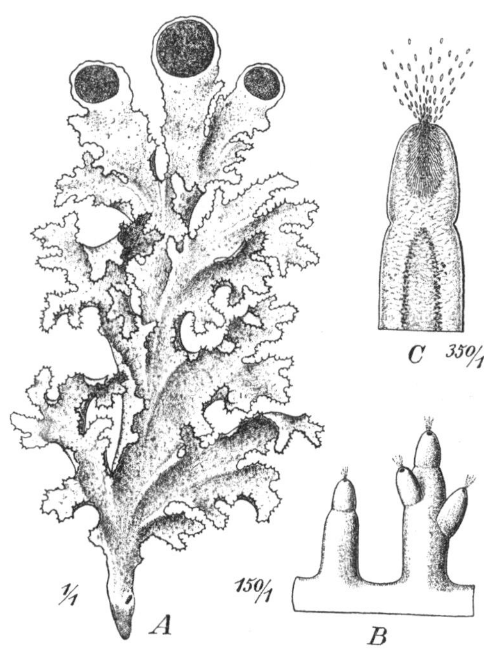

Die hier und da am Ende von Thalluslappen vorhandenen flachschüsselförmigen Fruchtkörper (Apothecien, Abb. 12, *A*) sind oval oder kreisrund, flach und von brauner Farbe, von einem wulstigen, stellenweise kerbig eingeschnittenen Rande begrenzt.

Nach erfolgtem Anfeuchten wird der Thallus weich und lederartig. Die Droge riecht schwach, eigenartig und schmeckt bitter.

Anatomie. Der Thallus ist aus Pilzfäden und Algenzellen zusammengesetzt (Abb. 13). Auf der Ober- und Unterseite liegt eine dicke Rindenschicht von stark verflochtenen, ein Pseudoparenchym bildenden Pilzfäden (Pilzhyphen), in der Mitte eine luftführende „Markschicht", in welcher die Hyphen locker verlaufen. In dieser Markschicht finden sich,

Abb. 12. Lichen islandicus. *A* Pflanze mit drei Apothezien an der Spitze (¹/₁); *B* Stückchen von dem Lappenrand mit Spermogonien (¹⁵⁰/₁); *C* ein einzelnes Spermogonium im Längsschnitt mit austretenden Spermatien (³⁵⁰/). (Gilg.)

der oberen Rindenschicht etwas genähert, sehr zahlreiche kugelige, grüne Algenzellen (Gonidien) eingelagert. Die Randborsten der Lappen enthalten eine mit einem Porus auf dem Scheitel endende Höhlung (Spermogonium, Abb. 12, *B, C*), in welcher die lebende Pflanze an zentripetal gerichteten Hyphen die als männliche Sexualzellen des Pilzes gedeuteten Spermatien erzeugte. Der Querschnitt durch einen ein Apothecium tragenden Thalluslappen zeigt eine dünnere Markschicht als die sterilen Thallusteile, eine breite Subhymenialschicht (Abb. 13; subh) und das Ascohymenium, in welchem parallel dichtnebeneinander die Asci mit 8 Sporen und zahlreiche Paraphysen stehen.

Merkmale des Pulvers. Das bräunliche Pulver besteht vorwiegend aus Stücken der schmalen, mit z. T. dicken, z. T. dünneren Wänden versehenen, aus der Markschicht stammenden Hyphen, Fetzen des Pseudoparenchyms der Rindenschichten, zahlreichen zwischen die Hyphen eingelagerten Algenzellen, und zahlreichen, aus sehr kleinzelligem Gewebe bestehenden Stücken der Randborsten, die in gröberen Pulvern oft unverletzt sind. Mit Jodlösung färben sich die Wände sehr vieler Hyphen, besonders der Mittelschicht, blau.

Mikrochemie. Zur Identifizierung besonders des Pulvers kann außer der Jodreaktion die Mikrosublimation herangezogen werden, welche weiße, kristallinische oder äußerst feinkörnige Sublimate von Lichesterinsäure liefert. Die Sublimate lösen sich sofort in einem Tröpfchen Ammoniakflüssigkeit, aus der Lösung schießen bei der Verdunstung farblose, nadelförmige Kristalle von lichesterinsaurem Ammonium an.

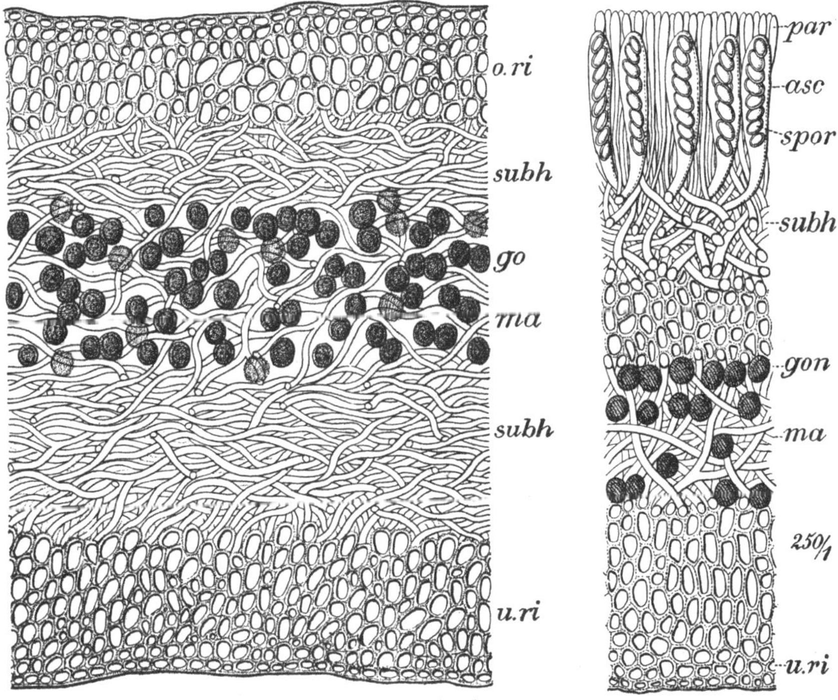

Abb. 13. Cetraria islandica, Thallusquerschnitt. *o. ri* und *u. ri* = obere und untere pseudoparenchymatische Rindenschicht, *subh* = aus locker verflochtenen Hyphen gebildete, algenlose Rindenschichten, *ma* = Markschicht mit Algenzellen (Gonidien), *go.* (Gilg.)

Abb. 14. Cetraria islandica. Längsschnitt durch ein reifes Apothezium. *par* Paraphysen, *asc* Schläuche (Asci) mit Sporen *spor*; *subh* Subhymenialschicht, *gon* Gonidien, *ma* Markschicht, *u. ri* Untere Rindenpartie. (Gilg.)

Bestandteile. Die Isländische Flechte enthält 40% Lichenin oder Flechtenstärke, welche sich in siedendem Wasser (1 = 20) löst, und wenn die Lösung nicht zu verdünnt ist, nach dem Erkalten eine steife, bitterschmekkende Gallerte bildet. Weingeist fällt die Flechtenstärke und auch das in der Droge enthaltene Dextrolichenin (11%) aus dieser Lösung wieder aus. Sammelt man die ausgeschiedenen Flocken und läßt nach dem Abfiltrieren und nach völligem Abdunsten des Weingeistes in noch feuchtem Zustande Jod oder wässerige Jodlösung darauf einwirken, so färbt sich die Substanz intensiv blau. Beide Stoffe sind hochmolekulare Kohlenhydrate. Die Droge enthält ferner 1% Lichesterinsäure und etwa 2% Cetrarsäure. Letztere veranlaßt den bitteren Geschmack.

Geschichte. Das „Isländische Moos" bildet im hohen Norden eines der wichtigsten Nahrungsmittel nicht nur für die Tiere, sondern auch häufig für den Menschen. Im 17. Jahrhundert wurde die Droge als Abführmittel gebraucht. Erst im Laufe des 18. Jahrhunderts begann man sie in gleicher Weise wie jetzt medizinisch zu verwenden.

Anwendung. Das Mittel wirkt reizmildernd durch seinen Licheningehalt und zugleich tonisch durch den Gehalt an Cetrarsäure. Es findet Anwendung gegen Husten und Halskatarrhe.

Familie Stictaceae.

Lichen pulmonarius. Herba Pulmonariae arboreae. Lungenmoos.
Lungenflechte.

Die Droge besteht aus dem Thallus der an Eichen, Buchen und Tannen wachsenden Flechte **Lobaria pulmonaria** *Hoffmann.* Der Thallus ist umfangreich, bräunlich, lederig, oberseits kahl, unterseits etwas heller, dünnfilzig und mit Haftorganen versehen; er zeigt auf der Unterseite leistenförmige, netzig angeordnete Erhebungen, die stark an das Adernetz von Laubblättern höherer Pflanzen erinnern. Das Thallusgewebe zwischen diesen Netzleisten ist nach der Oberseite vorgewölbt, so daß der Thallus auf der Oberseite ein Netz von Vertiefungen aufweist. Die Droge riecht dumpf und schmeckt bitter. Sie enthält die der Cetrarsäure ähnliche Stictasäure.

Abteilung **Embryophyta asiphonogama.**

Unterabteilung **Pteridophyta.**

Klasse **Filicales.** (Farne.)

Familie **Polypodiaceae.**

Rhizoma Filicis. Wurmfarn. Farnwurzel. Johanniswurzel.

Abstammung. Die Droge besteht aus den Wurzelstöcken und den Wedelbasen des Farnkrautes **Dryopteris filix mas** *(L.) Schott,* welches eine große Verbreitung über die ganze nördliche Hemisphäre besitzt und in Deutschland in Wäldern stellenweise sehr häufig ist.

Gewinnung. Die in der Erde horizontal liegenden oder schräg aufsteigenden Wurzelstöcke, welche allseitig dicht mit den bogenförmig aufsteigenden Wedelstielen besetzt sind (Abb. 15 u. 16), werden im Herbst von wildwachsenden Exemplaren der Pflanze gesammelt; die Rhizome werden von den ansitzenden Wurzeln befreit, auch die Wedel schneidet man bis auf die in 2—3 cm Länge an den Rhizomen verbleibenden Wedelstielbasen ab. Dann werden die Rhizome ohne weitere Zerkleinerung sehr vorsichtig, behufs Erhaltung der grünlichen Farbe des inneren Gewebes, welche eine Gewähr für die Wirksamkeit der Droge bietet, bei gelinder Wärme getrocknet. Häufig sind die Rhizomstücke der Länge nach halbiert, manchmal gelangen auch die vom Rhizom abgebrochenen Wedelbasen gesondert in den Handel, doch sind derartige Waren vom Arzneibuch nicht zugelassen.

Beschaffenheit. Gewöhnlich 10, selten bis 30 cm lange, 1—2 cm dicke, dicht mit 2—3 cm langen und 0,5—1 cm dicken, kantigen, schwarzbraunen, reichlich mit kleinen braunen Spreuschuppen bedeckten Wedelbasen besetzte Rhizome, wie die Wedelbasen von kurzem Bruch und grüner frischer

Bruchfläche. Der glatte Querschnitt durch das Rhizom zeigt eine schmale, braune, harte, äußere Zone und ein unter der Lupe porös erscheinendes Grundgewebe, in welchem sich außer einigen peripher gelagerten, kleineren ein Kreis von 8—12 größeren, durch Phloroglucin-Salzsäure sich rot färbenden Leitbündeln befindet. Tangentiale Längsschnitte zeigen, daß die kleineren, peripheren Leitbündel in die Wedelbasen eintreten und daß die größeren einem hohlzylindrischen, netzigen (stammeigenen) Leitbündelsystem an-

gehören, in dem jede Netzmasche der Ansatzstelle eines Blattstiels entspricht, indem von hier aus die in die Blattstiele eintretenden kleineren Bündel (Blattspurstränge) abzweigen. In den Wedelbasen sind die Leitbündel U-förmig angeordnet und parallelläufig. Das Grundgewebe sowohl des Rhizoms wie der Wedelbase reagiert mit Jodlösung auf Stärke und mit Eisenchloridlösung auf Gerbstoff. Der Geschmack der Droge ist süßlich kratzend und süßlich herb; an frisch durchbrochenen Stücken tritt auch der eigentümliche Geruch hervor.

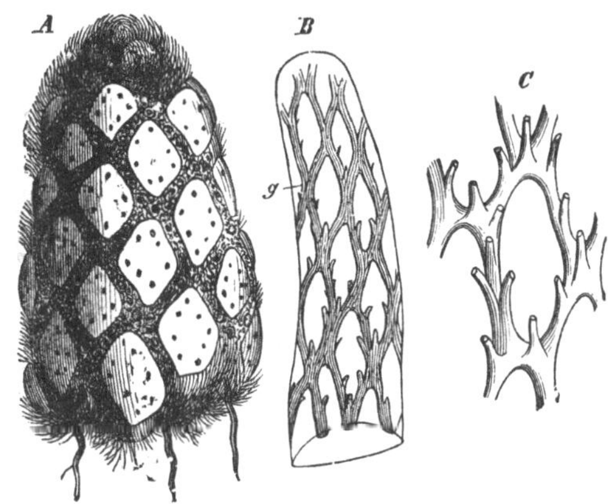

Abb. 15. Dryopteris filix mas. *A* vorderes Ende des Rhizoms in den hellen rhombischen Feldern die Austrittsstellen der Leitbündelstränge in die (abgeschnittenen) Blattbasen zeigend. *B* gefaultes Rhizomstück, den Verlauf der Leitbündelstränge (*g*) zeigend. *C* stärker vergrößertes Strangstück. (Sachs.)

Anatomie. Die Epidermis von Rhizom und Blattstiel, die im allgemeinen denselben anatomischen Bau besitzen, ist dünnwandig. Unter ihr liegt eine

mehrschichtige Hypodermis, die aus ziemlich dickwandigen, braunen, langgestreckten, faserartigen, schräg getüpfelten Zellen besteht. Darauf folgt das mächtige Grundgewebe (Abb. 18 u. 19), zusammengesetzt aus mehr oder weniger isodiametrischen oder kugeligen, in einem Ölplasma reichlich Stärke führenden

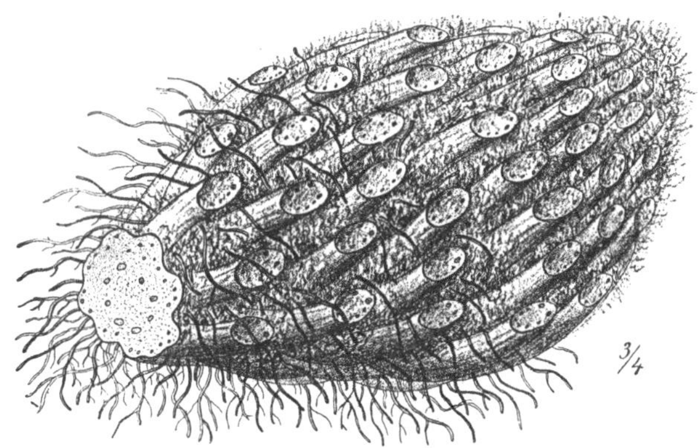

Abb. 16. Rhizoma Filicis, von oben gesehen (Gilg).

Parenchymzellen, welche locker zusammenliegen und deshalb sehr zahlreiche, ansehnliche Interzellularräume erkennen lassen. Die Stärkekörner sind stets einfach, winzig klein, nur 4—8 μ im Durchmesser groß, ohne Schichtung und mit nur sehr undeutlicher Zentralhöhlung; sie sind oft durch das schwach grünliche Ölplasma der Zellen zu Klumpen zusammengeballt. In die Interzellularen hinein sprossen aus den umliegenden Parenchymzellen winzige, gestielte, einzellige, mit kugeligem Köpfchen versehene Drüsenhaare (*ha*), welche sehr reichlich ein grünbraunes Sekret abgesondert haben. Die das Grundgewebe durchziehenden Leitbündel sind durch eine dünnwandige Endodermis (*end*) nach außen abgegrenzt. Sie zeigen hadrozentrischen Bau; ein mächtiger zentraler, im Querschnitt ovaler Holzkörper (*ge*) wird allseitig (oder wenigstens fast allseitig) von dem Siebteil (*le*) umhüllt. Der Holzkörper führt nie Gefäße, sondern nur langgestreckte, weitlumige Tracheiden mit spitzen Endigungen und treppenförmiger, kräftiger Wandverdikkung (Abb. 19, *ge*), und enthält stärkeführendes Parenchym. Kristalle fehlen der Droge vollständig.

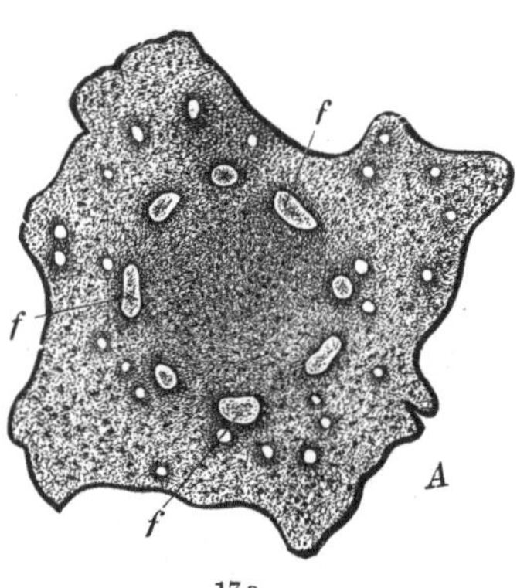

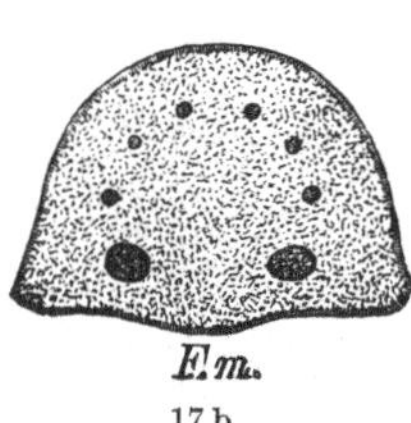

17 a   17 b

Abb. 17. Rhizoma Filicis. Querschnitt *A* des Rhizoms, *B* einer Wedelbase, zweifach vergrößert, *f* Leitbündel.

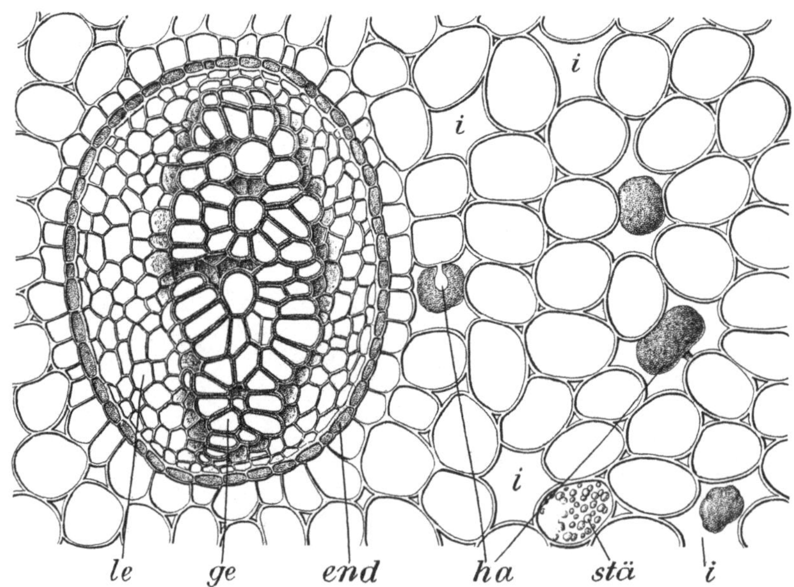

Abb. 18. Rhizoma Filicis. Querschnitt durch das Rhizom. *le* Siebteil, *ge* Holzkörper, hauptsächlich aus Tracheiden bestehend, *end* Endodermis (diese 3 Elemente bilden ein Leitbündel), *ha* die Sekretabscheidenden Interzellularhaare, *stä* eine Parenchymzelle mit ihrem Stärkeinhalt gezeichnet, *i* Interzellularräume. Vergrößerung $^{225}/_1$. (Gilg.)

Die Spreuschuppen sind am Rande spitz gezähnt und tragen höchstens am Grunde zwei Drüsenhaare.

Merkmale des Pulvers. Das Pulver, von grünlich-bräunlicher Farbe, ist durch folgende Elemente charakterisiert: Parenchym in Fetzen und

Trümmern, reichlich mit Stärke erfüllt, oder herausgefallene Stärke bilden die Hauptmasse des Pulvers; reichlich finden sich auch gelbe bis braune faserartige Zellen (aus dem Hypoderm) mit großen, schrägen Tüpfeln, Tracheidenbruchstücke (treppenförmig, seltener rundlich behöft-getüpfelt). Es finden sich im Pulver auch nicht selten Bruchstücke der braunen Spreuschuppen mit langen, schmalen, dünnwandigen, ungetüpfelten Zellen. Die Parenchymzellen färben sich mit Vanillinsalzsäure rot.

Bestandteile. Die Wirksamkeit der Droge bei Bandwurmkuren schreibt man ihrem Gehalte an Filmaron (Aspidinolfilicin) zu, einer amorphen, bräunlichen Substanz von saurem Charakter. Neben ihr sind vorhanden Filixsäure, Flavaspidsäure, Albaspidin, Aspidinol, Phloraspidin, Filixgerbsäure, letztere leicht in Filixrot übergehend, Wachs, flüchtiges und fettes Öl, Kohlenhydrate, wenig Mineralbestandteile. Einige dieser Nebenstoffe sind giftig, sie kommen aber alle für die taenizide Wirkung nicht in Betracht.

Prüfung. Andere möglicherweise beim Sammeln unter die Droge gelangende Farnkrautrhizome sind fast ausnahmslos dünner. Der Querschnitt der Wedelbasen von **Athyrium filix femina** *(L.) Roth* zeigt nur zwei bandförmige Gefäßbündel. Bei der als Verwechslung am meisten in Betracht kommenden **Dryopteris spinulosa** *O. Kuntze* sind die Spreuschuppen am ganzen Rande mit Drüsenhaaren besetzt. Das Rhizom dieser Pflanze scheint

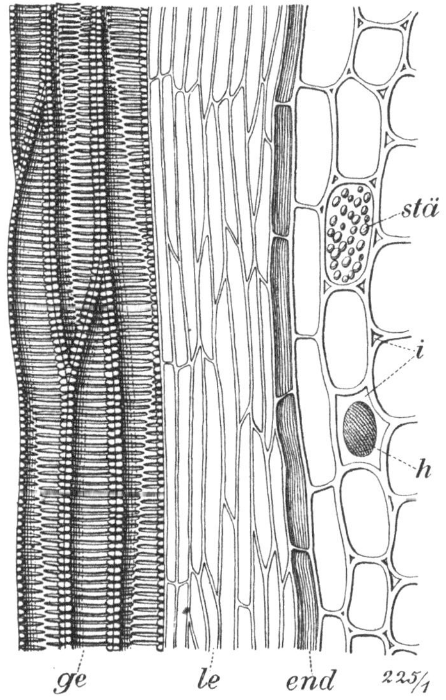

Abb. 19. Rhizoma Filicis. Längsschnitt durch ein Leitbündel. *ge* Holzteil, *le* Siebteil, *end* Endodermis, *i* Interzellularräume des Parenchyms, *stä* Stärkekörner in einer Zelle gezeichnet, *h* Köpfchen eines der Drüsenhaare von oben gesehen. ($^{225}/_1$.) (Gilg.)

übrigens eine gute taenizide Wirkung zu haben. Die Rhizome von **Pteridium aquilinum** *Kuhn* haben ein völlig abweichendes Aussehen und sind im Pulver der Droge an erheblich größeren Stärkekörnern und an den Steinzellen des Hypoderms kenntlich.

Ganzes Farnkrautrhizom muß auf der frischen Bruchfläche grün aussehen, sein Pulver muß eine grünliche Farbe haben, es muß jedoch beim Pulver durch mikroskopische Kontrolle darauf geachtet werden, daß die grüne Farbe nicht durch Zumischung eines grünen Blattpulvers hergestellt wurde: Blattfragmente (Mesophyll, Spaltöffnungen) müssen fehlen. Der Aschegehalt des Pulvers darf 4% nicht übersteigen.

Gehaltsbestimmung. Da eine exakte Bestimmung des wirksamen Bestandteils Aspidinolfilicin nicht möglich ist, begnügt sich das Arzneibuch mit der Bestimmung des Gehaltes der Droge an ätherlöslichen Stoffen und des Gehaltes des Ätherextraktes an organischen Säuren, unter denen sich ja der wirksame Bestandteil befindet.

Man perkoliert in einem als Perkolator benutzten, über dem Abflußhahn mit einem Wattebausch versehenen Scheidetrichter 50 g mit Äther völlig durchtränktes Drogenpulver nach dreistündigem Stehen mit Äther bis zur Farblosigkeit des Ablaufenden derart, daß pro Minute höchstens 20 Tropfen abfließen, und destilliert den Äther im gewogenen Kölbchen ab. Der bei 100 ^{0} getrocknete Rückstand muß mindestens 4 g wiegen, was einem Mindestgehalt der Droge an ätherlöslichen Stoffen von 8% entspricht.

3 g dieses Ätherextraktes werden in 30 g Äther gelöst und mit einer Mischung aus 40 g Barytwasser und 20 ccm Wasser ausgeschüttelt. 43 g der klaren, braunen, wässerigen Schicht (= 2 g Ätherextrakt) werden nach Übersättigung mit 2 g Salzsäure dreimal mit je 20 ccm Äther ausgeschüttelt, die ätherischen Flüssigkeiten filtriert und im gewogenen Kölbchen vom Äther durch Destillation befreit. (Da das Barytwasser durch Aufnahme der darin löslichen Säuren und durch Lösung von Äther schwerer geworden ist, müssen als eine 2 *g* Ätherextrakt entsprechende Menge nicht 40, sondern 43 g davon weiter verarbeitet werden.) Das Gewicht der bei 100 ^{0} getrockneten, ätherlöslichen Säuren muß mindestens 0,5 g betragen, was einem Säuregehalt des Ätherextraktes von mindestens 25% entspricht.

Aufbewahrung. Über gebranntem Kalk, vor Licht geschützt in gut verschlossenen Gefäßen, bei den Separanden, nicht über 1 Jahr lang.

Geschichte. Die Droge war schon den alten Griechen bekannt und blieb durch das ganze Mittelalter bis zur Jetztzeit als Heilmittel geschätzt.

Anwendung. Filixrhizom wirkt bandwurmvertreibend und findet fast ausnahmslos als Extr. Filicis aether. Anwendung.

Herba Capilli Veneris, Folia Capilli oder **Folia Adianti.**
Venushaar oder Frauenhaar.

Die Wedel des in allen wärmeren Gebieten gedeihenden und weit über die Erde verbreiteten Farns Adiantum capillus veneris *L.* Sie sind 20—40 cm lang, doppelt bis dreifach gefiedert, mit zarten, grünen, kurzgestielten, keilförmigen oder fächerförmigen Fiederblättchen mit zahlreichen, wiederholt gabelig verzweigten Nerven an den glänzend braunschwarzen Stielen. Sori kurz, linienförmig, unter umgeschlagenen Lappen des vorderen Blattrandes. Die Droge riecht nur beim Zerreiben oder Übergießen mit heißem Wasser schwach aromatisch und schmeckt süßlich und zugleich etwas herb; sie enthält Bitterstoff und Gerbstoffe und ist ein schon im Altertum gebräuchliches Volksheilmittel gegen Husten.

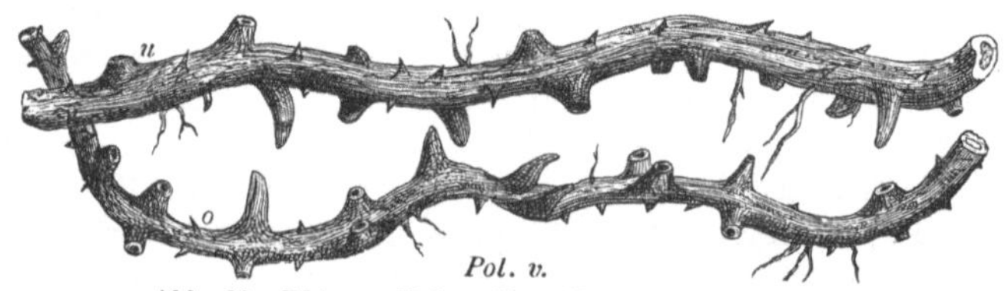

Abb. 20. Rhizoma Polypodii. u Unterseite, o Oberseite.

Rhizoma Polypodii. Korallenwurz. Engelsüßrhizom.

Der im Frühjahr oder im Herbst gesammelte, von den Wurzeln, Wedelresten und Spreuschuppen befreite, ästige Wurzelstock des in Deutschland überall einheimischen Farns Polypodium vulgare *L.* (Abb. 20). Er ist dünn, gekrümmt, meist etwas flachgedrückt, mattrot bis schwarzbraun und brüchig, oberseits mit entfernt stehenden, napfförmig vertieften Wedelstielnarben, unterseits mit zerstreuten Wurzelnarbenhöckern versehen, auf dem Querbruche grünlichgelb oder bräunlich und wachsglänzend. Das Rhizom besteht größtenteils aus derbwandigem, getüpfeltem Parenchym mit kleinkörniger, einfacher Stärke, in welches 10—12, auf dem Querschnitt rundliche, ungefähr in einen Kreis gestellte, hadrozentrische Gefäßbündel eingebettet sind. Jedes Bündel ist von einer zarten Endodermis umgeben, hingegen haben die an die Endodermis grenzenden Zellen des Grundgewebes stark verdickte Innenwände. Die Droge riecht ranzig und schmeckt süßlich, dann kratzend bitter. Bestandteile dieser als Volksheilmittel stellenweise viel gebrauchten Droge sind fettes Öl, Harz und Gerbstoffe.

Klasse Articulatae.

Familie Equisetaceae.

Herba Equiseti. Zinnkraut.

Abstammung. Als Zinnkraut sind die oberirdischen, sterilen Triebe von mehreren unserer einheimischen Equisetum-Arten, besonders von Equisetum arvense *L.*, gebräuchlich. Sie werden in den Sommermonaten gesammelt und meist nach dem Trocknen sofort geschnitten.

Beschaffenheit. Equisetum arvense hat steif aufrecht stehende, zylindrische, wirtelig verzweigte, grüne Stengel, die an den Knoten Quirle kleiner, bleicher, zu einer röhrigen Tute verwachsener Blätter trägt. Demgemäß bildet die geschnittene Droge 3—5 mm lange, zylindrische, 1—5 mm dicke, grüne, mit Längsriefen versehene Stückchen oder Längshälften solcher, denen hie und da bleiche Blattschüppchen anhängen.

Anatomie. Infolge der Riefelung der Stengel zeigt ihr Querschnitt einen welligen Umriß. In den Hügeln liegen Faserbündel, in den Tälchen schwächere Festigungszellen, nur an den Böschungen stößt das aus radial gestreckten Zellen bestehende Assimilationsgewebe an die Epidermis und hier führt daher auch die Epidermis Spaltöffnungen, die von der Fläche betrachtet, eine eigenartige Streifung zeigen. Im Grundgewebe liegen unter den Tälchen längs verlaufende Luftgänge (Vallekularhöhlungen), weiter innen die im Kreise angeordneten, kollateralen, an der Innenseite des Hadroms mit einem Luftkanal (Karinalhöhlung) versehenen Gefäßbündel, im Zentrum sind die Stengelinternodien hohl. Die Zweigstückchen sind im wesentlichen gleichartig gebaut, doch fehlen die Markhöhle und die Vallekulargänge.

Bestandteile. Bitterstoff, Harz, Aconitsäure, viel Asche mit hohem Kieselsäuregehalt.

Anwendung. Als Diureticum und bei Lungenleiden, Volksmittel.

Klasse Lycopodiales.   (Bärlappgewächse.)

Familie Lycopodiaceae.

Lycopodium. Bärlappsporen. Bärlappsamen. Hexenmehl. Streupulver.
(Auch Sporae Lycopodii oder Semen Lycopodii genannt.)

Abstammung. Die Droge besteht aus den reifen Sporen von Lycopodium clavatum *L.* und anderen Arten der Gattung, welche in Wäldern und Heiden fast über die ganze Erde verbreitet sind; die Sporen werden in Deutschland, Rußland und der Schweiz in der Weise gesammelt, daß die mit Sporenbehältern dicht besetzten Ähren kurz vor der Reife im Juli und August geschnitten und, nachdem sie in Gefäßen an der Sonne getrocknet sind, ausgeklopft werden.

Beschaffenheit. Die Lycopodiumsporen stellen ein geruch- und geschmackloses, blaßgelbes, leicht haftendes, äußerst bewegliches Pulver dar, welches, mit Wasser geschüttelt, auf der Flüssigkeit, ohne etwas an sie abzugeben (infolge zahlreicher anhaftender und eingeschlossener Luftbläschen), schwimmt, aber, wenn es damit gekocht wird, untersinkt. Wenn Lycopodium in eine Flamme geblasen wird, verpufft es blitzartig (Staubexplosion!).

Mikroskopische Beschaffenheit. Unter dem Mikroskop erscheinen die Sporen als nahezu gleich große, dreiseitige Pyramiden von 30—35 μ Durchmesser mit konvex gewölbter Grundfläche (Abb. 21). Letztere ist vollständig, jede der drei Pyramidenflächen bis nahe an die oberen Kanten mit netzartig verbundenen Leistchen bedeckt, welche fünf- oder sechsseitige Maschen bilden.

Bestandteile. Lycopodium enthält etwa 50% fettes Öl, ferner Spuren eines flüchtigen Alkaloids, Zucker und bis zu 3% Aschenbestandteile.

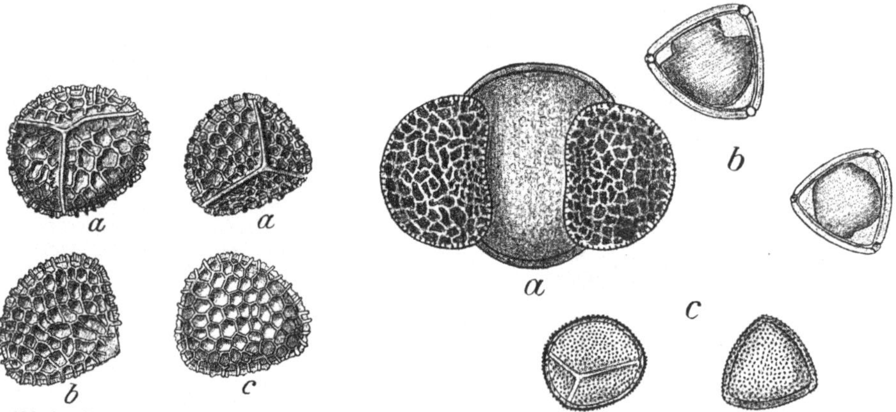

Abb. 21. Lycopodium. *a* Sporen von oben, *b* von einer flachen Seite, *c* von der konvexen Basis aus gesehen. 566/1. (Mez.)

Abb. 22. Verfälschungen von Lycopodium. Pollen von *a* Pinus silvestris, *b* Corylus avellana, *c* Typha latifolia. 566/1. (Mez.)

Prüfung. Verfälschungen ist das Lycopodium leicht ausgesetzt (Abb. 22). Mineralische Beimengungen, wie Gips, Kalziumkarbonat, Baryumsulfat, Talk, Sand usw. lassen sich leicht durch die Bestimmung des Aschegehaltes, welcher keinesfalls über 3% betragen darf, nachweisen. Schwefel gibt sich beim Verbrennen durch den Geruch nach schwefliger Säure zu erkennen. Auch erkennt man die Schwefelpartikelchen, ebenso wie Stärke, Harzpulver und die Pollenkörner von Pinusarten (Abb. 22*a*), Corylus avellana (Abb. 22*b*), Typha (Abb. 22*c*) und anderen Pflanzen, Pflanzentrümmer, welcher Art sie auch sein mögen, ohne weiteres an ihrer Gestalt unter dem Mikroskop.

Geschichte. In Deutschland kam die Verwendung der Droge als Streupulver im Laufe des 16. Jahrhunderts auf.

Anwendung. Lycopodium dient in der Pharmazie hauptsächlich zum Bestreuen der Pillen, sowie als Streupulver; selten wird es in Emulsionen zu innerlichem Gebrauch verabreicht. In der Technik wird es in großen Mengen bei der Herstellung von Feuerwerkskörpern und als „Formpuder" in Metallgießereien verwandt.

Abteilung Embryophyta siphonogama.

Unterabteilung Gymnospermae.

Klasse Coniferae. (Nadelhölzer.)

Familie Pinaceae.

Gruppe Abietineae.

Terebinthina laricina, Terebinthina veneta. Venetianischer Terpentin.

Lärchenterpentin oder Venetianischer Terpentin ist der größtenteils in Südtirol durch Anbohren der Bäume gewonnene Harzsaft der Konifere Larix decidua *Miller*. Er ist dickflüssig, zähe, meist klar und durchsichtig, honigartig, seltener etwas trübe, schwach fluoreszierend, von balsamischem Geruch und stark bitterem Geschmack, mit einem Gehalt von 10—25% Terpentinöl und 75—90% Harz (Laricinolsäure, Larinolsäure und Laricoresen enthaltend). S Z 65—85, V Z (nicht durch Kochen, sondern 24stündiges Stehen mit Kalilauge) 85—100.

Turiones Pini. Kiefernsprosse.

Die Zweigknospen von Pinus silvestris *L.*, walzig, oben zugespitzt oder eikegelförmig von Gestalt, etwa 5 cm lang und 4 mm dick, bestehen aus einer Achse, der zahlreiche, lanzettliche, rostbraune, am Rande farblose und gefranste, an der Spitze meist zurückgebogene Deckschuppen dicht gedrängt ansitzen. Jede derselben trägt in der Achsel ein in eine weiße, trockenhäutige Scheide eingehülltes Paar junger Nadeln. Die Droge riecht stark balsamisch-harzig, hat harzig-bitteren Geschmack und ist oft harzig-klebrig. Sie muß in gut schließenden Gefäßen aufbewahrt werden und wird am besten in jedem Frühjahr erneuert. Sie enthält ätherisches Öl, Harz und einen Bitterstoff und dient — auch in Form galenischer Präparate — zu Bädern und Inhalationen. Fichten- und Tannenknospen sind daran zu erkennen, daß die Blätter einzeln, nicht in Paaren stehen.

Terebinthina oder Balsamum Terebinthina. Terpentin.

Abstammung. Terpentin ist der aus verschiedenen Pinus-Arten, besonders Pinus pinaster *Solander* in Frankreich und Pinus laricio *Poiret* in Frankreich und Österreich (aber auch von verschiedenen anderen Pinusarten in Nordamerika, vgl. Colophonium) nach erfolgter Verwundung ausfließende, dickflüssige, trübe, gelbliche bis bräunliche Harzsaft (Balsam). Er findet sich in den die Rinde und den Holzkörper (Markstrahlen) durchziehenden Harzgängen, hauptsächlich aber in Harzgallen, die sich erst nach erfolgter Verwundung des Baumes bilden. Aus Wunden der Bäume fließt jahrelang Harz aus.

Beschaffenheit. Terpentin besitzt einen ihm eigentümlichen balsamischen Geruch und bitteren Geschmack und besteht zu 70—85% aus Harz und zu 15—30% aus Terpentinöl, dessen Hauptbestandteil Pinen ist. Das Harz enthält neben amorphen Stoffen sauren Charakters zwei kristallinische Säuren, Pimarsäure und (leicht veränderliche) Abietinsäure, die meist in der Droge schon in kristallinischem Zustande vorhanden sind. Auf dem Wasserbade schmelzen die im Terpentin gewöhnlich vorhandenen körnig-kristallinischen Harzabscheidungen, und der Terpentin bildet dann eine klare, gelblichbraune, dicke Flüssigkeit, welche sich beim Erkalten wieder trübt. Mit 5 Teilen Weingeist gibt er eine klare, stark sauer reagierende Lösung.

Gehaltsbestimmung. 10 g Terpentin werden der Wasserdampfdestillation unterworfen, bis 250 ccm Destillat übergegangen sind. Nachdem man im Destillat 50 g Kochsalz gelöst hat, schüttelt man es dreimal mit je 25 ccm niedrig siedendem Petroläther aus. Wird der durch ein trocknes Filter filtrierte Petroläther in einem gewogenen Kölbchen abdestilliert, so muß er mindestens 1,5 g eines klaren, farblosen Terpentinöls hinterlassen, was einem Gehalt des Terpentins an Terpentinöl von mindestens 15% entspricht. Meist wird man mehr finden.

Geschichte. Terpentin ist schon seit Jahrhunderten im Gebrauch.

Anwendung. Er dient als Grundlage für Pflaster und Salben; ferner wird aus ihm das Terpentinöl (Ol. Terebinthinae) und das Kolophonium dargestellt.

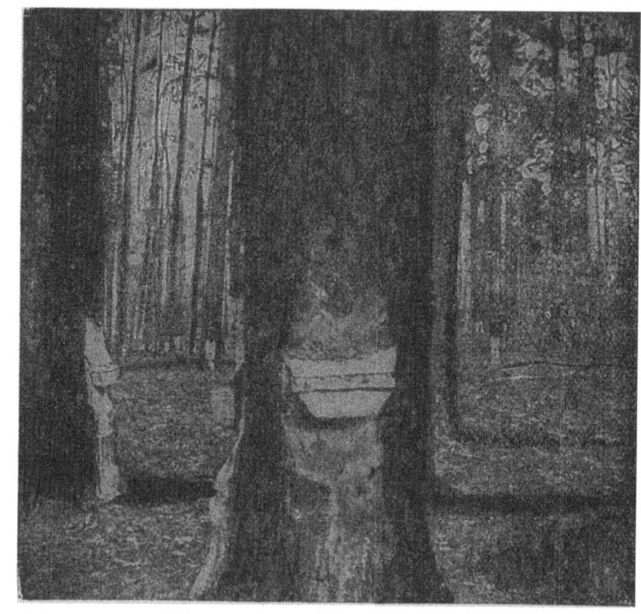

Abb. 23.   Auf Terpentin und Kolophonium ausgebeuteter Kiefernwald im südlichen Nordamerika im zweiten Jahre der Terpentingewinnung (Buchheister).

Resina Pini, Pix alba oder Pix burgundica.
Fichtenharz. Kiefernharz.

Resina Pini ist das aus dem Terpentin verschiedener Fichten- und hauptsächlich Kiefernarten (in Frankreich hauptsächlich von Pinus pinaster *Solander*) nach allmählichem Erhärten und mehr oder weniger weitgehendem Verdunsten des Terpentinöls entstehende Harz, das durch Schmelzen und Kolieren gereinigt und von Wasser größtenteils befreit worden ist. Das Fichtenharz ist gelb oder bräunlichgelb, infolge der Harzsäureausscheidungen undurchsichtig, schwach terpentinartig riechend, in der Kälte spröde und von glänzendem, muscheligem Bruche, bei Handwärme erweichend, beim Erhitzen zu einer nahezu klaren Flüssigkeit schmelzend. Es findet als Zusatz zu Pflastern Anwendung.

Colophonium, Resina Colophonium. Kolophonium. Geigenharz.

Abstammung. Kolophonium ist das von Wasser und von ätherischem Öl befreite, gereinigte und erhärtete Harz des Terpentins. Ebenso wie dieser entstammt daher das Kolophonium verschiedenen Pinus-Arten, und da die Droge vorwiegend aus den nordamerikanischen Staaten Carolina, Georgia, Alabama, Virginia und Florida zu uns kommt, so sind die Stammpflanzen des Kolophoniums in erster Linie die dort Waldbestände bildenden Kiefernarten Pinus australis *Michaux*, Pinus palustris *Miller* und Pinus taeda *L.* Die Kolophoniumproduktion Südfrankreichs, von Pinus pinaster *Solander*, steht hinter dem nordamerikanischen Export bei weitem zurück.

Gewinnung. Die Gewinnung des Koniferenharzes erfolgte früher in sehr roher Weise durch Anbohren und Einhauen tiefer Höhlungen in die Bäume, in denen sich der austretende Terpentin sammelte. Die Folge war, daß die Bäume stark verletzt wurden und vielfach frühzeitig, besonders durch Windbruch, zugrunde gingen. Dieser Raubbau wurde neuerdings in Amerika und seit längerer Zeit in Europa verlassen. Man geht jetzt gewöhnlich so vor, daß man eine bestimmte Fläche des auszubeutenden Baumes im Frühjahr von der Rinde entblößt und an dieser Stelle auch das Holz verletzt. Am unteren Ende der Wunde treibt man passend geformte Blechstreifen in den Baum, die den ausfließenden Terpentin in ein darunter befestigtes Gefäß leiten. Im Laufe des Sommers wird die Wunde nach oben verlängert, um den Harzfluß ausgiebig zu erhalten. Im zweiten Jahre verlängert man die Wunde weiter und bringt das Gefäß entsprechend höher an, im dritten Jahre wieder höher usw., so daß derselbe Baum lange Zeit auf Terpentin ausgebeutet werden kann. Auf diese Weise wird das Holz der Bäume vollkommen geschont; die Wunde wird später von der Rinde wieder überwallt (Abb. 23).

Zur Gewinnung des Kolophoniums wird der Terpentin der Wasserdampfdestillation unterworfen, bis alles Terpentinöl übergegangen ist; die zurückbleibende Harzmasse wird dann noch so lange heiß bzw. flüssig erhalten, bis sie vollkommen klar geworden ist und beim Erkalten glasartig erstarrt.

Handel. Das nordamerikanische Kolophonium kommt hauptsächlich über die Häfen Mobile, Savannah und Wilmington zur Ausfuhr, das französiche über Bordeaux.

Beschaffenheit. Je nach dem zur Gewinnung benutzten Verfahren und je nach der Sorte des Terpentins bildet das Kolophonium hellgelbliche (sog. weiße) bis hellbraune, glasartig durchsichtige, oberflächlich leicht bestäubte, großmuschelig brechende, in scharfkantige Stücke zerspringende Massen, welche im Wasserbade zu einer zähen, klaren Flüssigkeit schmelzen und bei weiterem Erhitzen schwere, weiße, aromatisch riechende Dämpfe ausstoßen. Das spezifische Gewicht schwankt zwischen 1,068 und 1,100. Der Schmelzpunkt ist bei leichten Sorten niedriger; er schwankt zwischen 100 und 130°. Das Arzneibuch verlangt Schmelzen bei Wasserbadtemperatur.

Bestandteile. Kolophonium besteht im wesentlichen aus freien Harzsäuren. Neben reichlich amorphen Stoffen sauren und nicht sauren Charakters finden sich kristallinische Pimarsäure und die sehr labile Abietinsäure. Außerdem enthält Kolophonium einen Bitterstoff.

Prüfung. Kolophonium soll sich in 1 Teil Weingeist und in 1 Teil Essigsäure zwar langsam, aber vollständig und klar auflösen. Auch in Natronlauge, Äther, Chloroform, Schwefelkohlenstoff und Benzol löst sich Kolophonium vollkommen, in Petroleumbenzin nur zum Teil. Eine alkoholische Lösung von Kolophonium reagiert sauer. Die Prüfung auf Fälschungen durch Pech usw. wird außerdem durch indirekte Bestimmung der Säurezahl ausgeführt. Man löst 1 g zerriebenes Kolophonium in 25 ccm weingeistiger ½-Normal-Kalilauge bei Zimmertemperatur auf und titriert den Laugenüberschuß nach Zusatz von 1 ccm Phenolphthaleinlösung sofort mit ½-Normal-Salzsäure zurück. Verbrauch mindestens 18,6 und höchstens 19,6 ccm

Säure. Hieraus berechnet sich die Säurezahl zu 151,5—179,6. Die Verseifungszahl soll nach dem Schweizer Arzneibuch zwischen 165 und 197 liegen (siehe Einleitung).

Geschichte. Das Harz wurde mit ziemlicher Gewißheit früher in der Gegend der kleinasiatischen Stadt Kolophon gewonnen und wurde im 15. Jahrhundert in deutschen Apotheken geführt. Im 17. Jahrhundert fing man mit der Ausbeutung der „Pechtannen" in Amerika an, und die Ausfuhr von hier überflügelte bald die der Alten Welt.

Anwendung. Pharmazeutische Verwendung findet Kolophonium zu Salben und Pflastern, z. B. Ungt. Cantharid., Empl. adhaesiv., Empl. Cantharid.

Balsamum Canadense oder Terebinthina Canadensis. Kanadabalsam.

Kanadabalsam, Kanadischer Terpentin wird hauptsächlich aus der in den nordöstlichen Vereinigten Staaten von Nordamerika und in Kanada heimischen Balsamtanne Abies balsamea *Miller* gewonnen. Er bildet eine blaßgelbe oder grünlichgelbe, schwach fluoreszierende Flüssigkeit von Honigkonsistenz und angenehmem Geruch und findet unter anderem in der mikroskopischen Technik als Einschlußmittel und in der Optik zur Verkittung von Linsen Anwendung.

Familie Cupressaceae.

Sandaraca. Resina Sandaraca. Sandarak.

Sandarak ist das freiwillig oder aus Einschnitten der Rinde von Tetraclinis articulata (*Vahl*) *Masters* (Callitris quadrivalvis *Ventenat*), einer in den nordwestafrikanischen Gebirgen einheimischen Konifere, austretende Harz; es gelangt vorwiegend aus Mogador zur Ausfuhr. Es bildet tropfsteinartige, birnförmige oder zylindrische, seltener rundliche, durchsichtige, meist weißlich bestäubte Körner von blaßzitronengelber Farbe und glasglänzendem Bruche, beim Kauen zu Pulver zerfallend und bitterlich schmeckend. Bestandteile sind Harz, ätherisches Öl und Bitterstoff. Es findet als Grundlage für Pflaster Verwendung, dient aber auch zur Herstellung von Firnissen und als Räuchermittel.

Summitates Thujae. Lebensbaumspitzen.

Die Zweigspitzen der in Nordamerika heimischen, bei uns viel kultivierten Thuja occidentalis *L.* Die nur in einer Ebene verästelten Zweige tragen die Blätter in vier Zeilen und sind oberseits grün, unterseits heller oder bräunlich. Je eine Blattzeile befindet sich oberseits und unterseits, je eine an den Kanten der Zweige. Die Ober- und Unterblätter sind flach und besitzen auf dem Rücken einen durch einen schizogenen Ölraum im Mesophyll veranlaßten Höcker, die Kantenblätter sind kahnförmig, ohne Ölraum. Die Spaltöffnungen sind rundlich, unter der Epidermis der Oberseiten- und Unterseitenblätter liegen kleine Gruppen von stark verdickten Fasern. Die Droge besitzt kampferähnlichen Geruch und Geschmack, wird im Frühjahr geerntet und ihres ätherischen Öles wegen zu einer aromatischen Tinktur verwendet oder in der Volksmedizin gebraucht.

Fructus Juniperi. Baccae Juniperi. Wacholderbeeren.

Abstammung. Sie sind die Beerenzapfen von Juniperus communis *L.*, welche als diözischer Strauch oder Baumstrauch über fast alle Gebiete der gemäßigten und kalten Zonen der nördlichen Erdhalbkugel verbreitet ist (Abb. 24); sie werden in Deutschland (Lüneburger Heide und Ostpreußen), sowie besonders in Ungarn, Italien und Südfrankreich im Herbste des zweiten Jahres ihrer Entwicklung gesammelt.

Beschaffenheit. Während die übrigen Pinaceen zahlreiche fertile Fruchtblätter in spiraliger Anordnung an der Blütenachse tragen, und die Fruchtblätter bei der Reife mehr oder weniger verholzen, die Frucht also ein viel-

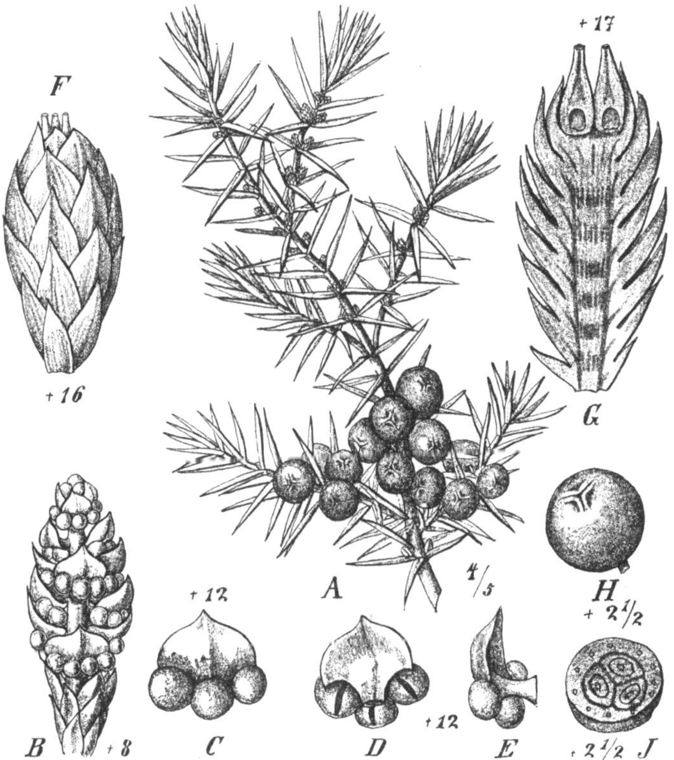

Abb. 24. **Juniperus communis.** *A* blühender und fruchtender Zweig, *B* männliche Blüte, *C* Staubblatt
von außen, *D* von innen, *E* von der Seite gesehen, *F* weibliche Blüte, *G* diese im Längsschnitt, *H* Beerenzapfen, *J* Querschnitt desselben. (Gilg.)

samiger Zapfen ist, hat Juniperus communis an seiner Blütenachse mehrere
dreigliedrige Wirtel steriler, kleiner, schuppiger Blätter, und nur der oberste
Wirtel ist fertil, indem jedes der drei Kar-
pelle neben seiner Mediane je eine Samenanlage trägt. Bei der Reife werden die Karpelle fleischig und schließen fest zusammen,
so zu einer dreisamigen Scheinbeere werdend.
Diese bilden die Droge. Sie sind kugelig,
7—9 mm im Durchmesser, im frischen Zustande durch eine zarte Wachsschicht blau
bereift erscheinend, nach Abreiben derselben
aber dunkelbraun bis violettbraun und glän-
zend, am Grunde oft noch mit dem kurzen, schuppenförmig beblätterten
Rest des Blütenzweigs („Stielchen") versehen. Der Scheitel der Wacholderbeeren wird von drei kleinen Erhöhungen, den Spitzen der drei fleischig ge-

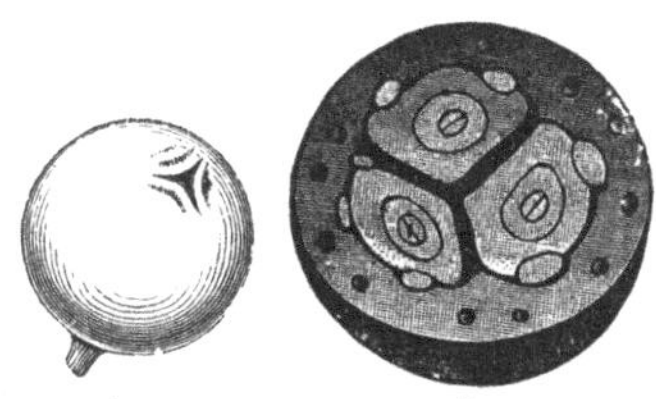

Abb. 25. *A* Fructus Juniperi, vergrößert.
B Querschnitt.

wordenen Fruchtschuppen, gekrönt; dazwischen liegt eine dreistrahlige flache Vertiefung (Abb. 25*A*).

Im Innern des hellbräunlichen, krümeligen Fruchtfleisches, das von zahlreichen schizogenen Sekretbehältern durchzogen wird, befinden sich drei kleine, harte, dreikantige, scharf gekielte Samen, welche an ihrer Außenfläche eiförmige Sekretbehälter mit klebrigharzigem Inhalte tragen; nach deren Entfernung bleibt eine Vertiefung in der Samenschale zurück (Abb. 25*B*)

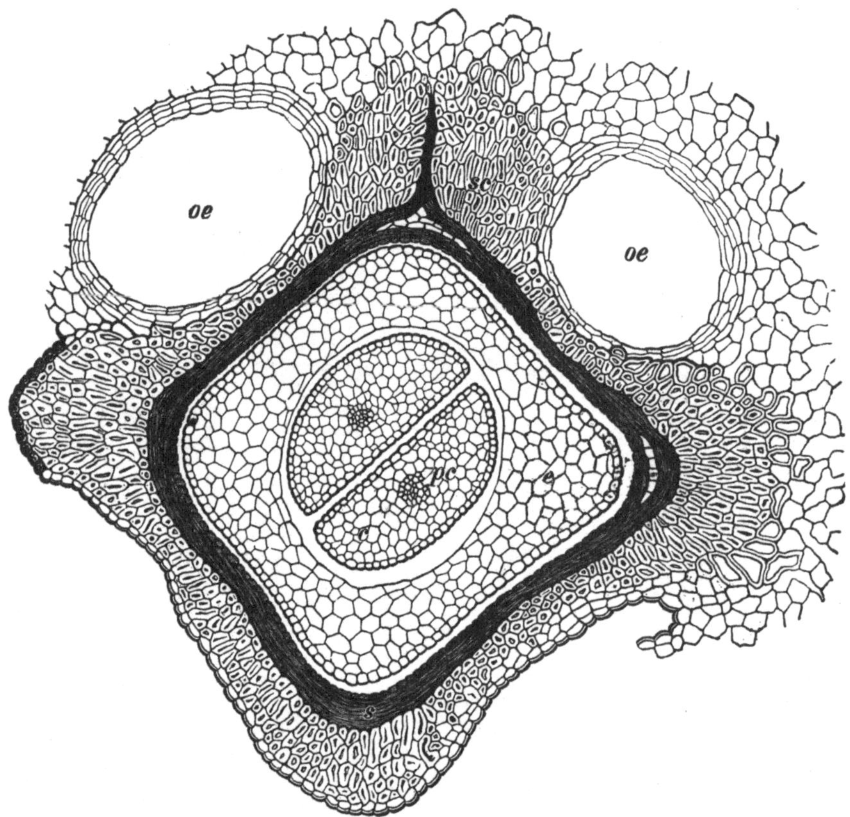

Abb. 26. Querschnitt durch einen Samen von Juniperus communis mit umgebendem Gewebe der „Beere". *sc* innerste sklerenchymatische in die Samenschale übergehende Schicht der Fruchtschuppe, *s.* innere Schichten der Samenschale und Rest des Nuzellusgewebes, *c* Kotyledonen mit jugendlichen Leitbündel anlagen (*pc*), *oe* schizogene Ölbehälter (Tschirch.)

Anatomie. Die Wacholderbeeren (vgl. Abb. 26) sind von einer sehr dickwandigen Epidermis umgeben, deren Zellen einen braunen Inhalt führen; wo die drei Karpelle an der Spitze zusammenstoßen, sind die Epidermiszellen papillös und greifen wie Zahnradzähne ineinander. Auf die Epidermis folgt eine dünne Schicht von Kollenchym. Das übrige Gewebe der Fruchtschicht besteht aus dünnwandigem, lockerem Parenchym, in das vereinzelte Idioblasten mit derber, getüpfelter Wand und häufig braunem Inhalt und zahlreiche schizogene Sekretbehälter (Harzgänge, *oe*) eingelagert sind. Ein Teil dieser Ölräume liegt der Samenschale sehr dicht und so fest an, daß

man ihre Zugehörigkeit zum Karpell nicht erkennen kann. Die Samenschale ist mit breiter Fläche dem Karpell angewachsen. Ihr freier Teil ist
von einer sich leicht ablösenden Epidermis, darunter einer etwas hoch-
zelligen, derbwandigen Parenchymschicht bedeckt, auf welche eine rings
um den Samen laufende vielreihige Steinzellschicht folgt, welche in den
mit dem Karpell verwachsenen Teilen der Samenschale allmählich in das
Karpellparenchym übergeht und welcher auch die oben erwähnten Ölräume
angelagert sind. Die einzelnen Steinzellen sind sehr stark verdickt, verholzt,
getüpfelt und beherbergen in ihrem kleinen Lumen meist 1—2 Oxalateinzelkristalle, so zwar, daß das Lumen oft genau die Gestalt und Größe
des Kristalls aufweist. Auf die Steinzellen folgt eine Schicht stark kollabierten Gewebes, dann die wenig deutliche innerste Zellschicht der Samenschale. Zwischen dieser und dem wohlausgebildeten Endosperm liegen die
stark kollabierten Reste des Nuzellusgewebes (Perisperms) als dünne Haut,
an welcher nur die äußerste Schicht noch deutlicher kenntlich ist. Das Endosperm besteht aus einem dünnwandigen, Aleuron und Fett enthaltenden
Parenchym und umschließt den mit zwei Kotyledonen und einem langen
hypokotylen Glied ausgestatteten, aus kleinzelligem, dünnwandigem Gewebe bestehenden Keimling.

Stärke ist nur in unreifen Früchten vorhanden.

Merkmale des Pulvers. Infolge des großen Harzgehaltes ist die große
Masse des Pulvers schwach verklebt.

Das gewöhnlich gebrauchte, gelblichbraune, mittelfeine Pulver (Sieb IV
oder V) besteht zum großen Teil aus feinst vermahlenen, farblosen Partikelchen von dünnwandigen Parenchymzellen, sowie von farblosen, ziemlich
dickwandigen, reichlich getüpfelten Idioblasten, aus winzigen, farblosen oder
grünlichen Protoplasmakörnchen oder -klümpchen und freiliegenden Aleuronkörnern. Dazwischen finden sich in Menge kleinere oder größere Gewebefetzen. Die meisten von diesen stammen aus dem Parenchym des „Fruchtfleisches", sie bestehen aus dünnwandigen, ansehnlich großen, mehr oder
weniger kugeligen, große Interzellularen zeigenden, undeutlich getüpfelten
Zellen, die einen farblosen, gelblichen bis bräunlichen, ziemlich dichten
Protoplasmainhalt und darin manchmal Chlorophyllkörner führen und oft
Tröpfchen von ätherischem Öl (aus den zertrümmerten Sekretbehältern!)
zeigen. Mit diesen Parenchymfetzen meist im Zusammenhang, seltener freiliegend, kommen ferner häufig mehr oder weniger große Bruchstücke der
Fruchtepidermis, sowie der darunter liegenden starkwandigen Parenchymschichten vor; die Epidermiszellen sind in der Querschnittansicht etwa
dreieckig, auf der Außenseite, auch an der Außenseite der Radialwände
sehr stark verdickt, in der meist zu beobachtenden Flächenansicht polygonal, je nach der Mikroskopeinstellung ansehnlich bis stark dickwandig, von
einer meist fein gekörnelten Kutikula bedeckt und zeigen bräunliche bis
braune, dichte Klumpen als Inhalt; das unter der Epidermis liegende und
sie aussteifende Parenchym besteht aus 1—3 Lagen ziemlich dickwandiger,
fest miteinander verbundener, in der meist zu beobachtenden Flächenansicht
polygonaler, großer Zellen von der Färbung und dem Inhalt der Epidermiszellen. Häufig werden weiter vereinzelte oder in mehr oder weniger großen
Gruppen zusammenliegende Steinzellen beobachtet; sie sind meist ziemlich
klein, sehr stark verdickt, mehr oder weniger kugelig bis polygonal, farb-

los bis bräunlich, spärlich oder reichlich getüpfelt und enthalten ziemlich regelmäßig einen oder mehrere ansehnliche Einzelkristalle. Nicht selten sind endlich die recht auffallenden Epidermispapillen von der Fruchtspitze, die vereinzelt oder in Fetzen, hier oft noch das zapfenartige Ineinandergreifen zeigend, vorkommen; sie sind großlumig, zahnförmig oder keulenförmig, dickwandig, von der Farbe und dem Inhalt der Epidermiszellen. Spärlich bis selten treten im Pulver auf: wohlerhaltene, sehr große, in der Gestalt sehr wechselnde, etwas dickwandige, inhaltslose, farblose oder gelbliche, meist deutlich quer oder schräg getüpfelte Idioblasten (Aussteifungsgewebe der Fruchtwand); Bruchstücke des Endosperms, dessen kräftigwandige, polygonale Epidermiszellen gelblich oder gelb gefärbt sind, während die inneren Zellen dünnwandig, mehr oder weniger kugelig, farblos sind und in einem dichten Ölplasma massenhafte kleine Aleuronkörner enthalten; englumige (nur 8—12 μ weite), spiralig oder ringförmig verdickte Gefäße, meist von schmalen, langen, stark verdickten, spärlich schräg getüpfelten Sklerenchymfasern begleitet, beide Elemente gelblichbräunlich und meist in kurzen Bruchstücken auftretend; Fetzen des Epithelgewebes der zertrümmerten Sekretbehälter, kleine, dünnwandige, fest gefügte, bräunliche Zellen, an denen sich noch häufig Kugeln des ätherischen Öls nachweisen lassen.

Charakteristisch für das Pulver sind besonders die großen, lockeren Zellen des Fruchtfleisches, die dickwandige Fruchtepidermis, die Epidermispapillen, das unter der Epidermis liegende Parenchym, die kristallführenden Steinzellen, die Endospermbruchstücke mit ihrem Aleuroninhalt, sowie die großen Idioblasten und ihre Bruchstücke.

Das Pulver wird untersucht in Glyzerinwasser, in Chloralhydratlösung, in Jodglyzerin (Gelbfärbung der Aleuronkörner, Abwesenheit von Stärke!), sowie in ½ Wasser und ½ alkoholischer Alkanninlösung (Färbung der Tropfen von Fetten und ätherischem Öl).

Bestandteile. Wacholderbeeren enthalten 0,5—12% ätherisches Öl (Oleum Juniperi), ferner beträchtliche Mengen (13—42%) Traubenzucker, Wachs, Gummi und etwa 5% Eiweißstoffe. Ihr Aschegehalt beträgt 3—5%.

Prüfung. Die kaum damit zu verwechselnden Beeren von Juniperus oxycedrus *L.* sind viel größer und braunrot. Das Pulver der Droge darf keine Stärke enthalten und beim Verbrennen nicht mehr als 5% Asche hinterlassen. — Da abdestilliertes Beerenpulver in Massen bei der Bereitung des Wacholderschnapses abfällt und vielfach als Fälschungsmittel dient, ist eine

Gehaltsbestimmung des Pulvers notwendig. 10 g müssen bei der Wasserdampfdestillation (s. Einleitung) mindestens 0,1 g ätherisches Öl ergeben, die Droge soll also mindestens 1 % ätherisches Öl enthalten.

Geschichte. Die Verwendung der Früchte kam erst im Mittelalter auf.

Anwendung. Die Wirkung der Droge ist harntreibend.

Lignum Juniperi. Wacholderholz.

Wacholderholz stammt von Juniperus communis *L.* Wurzel-, Stamm- und Astholz wird verwendet. Das Holz ist weiß oder in dickeren Stücken oft etwas rötlich und manchmal noch von der dünnen Rinde bedeckt. Es läßt sich leicht spalten und zeigt zahlreiche, schmale Jahresringe und ziemlich dicht gestellte, feine Markstrahlen. Der Holzkörper besteht, abgesehen von den Markstrahlen, aus langen, spitz endigenden, rundlich behöft getüpfelten Tracheiden (die Tüpfel nur auf den Radialwänden der Tracheiden!), welche im Spätjahrsholz sehr dickwandig und englumig, im Frühjahrsholz dünnwandig und weitlumig sind. Die zahlreichen Markstrahlen sind stets nur eine einzige Zellreihe breit, 3—5 Zellen hoch und bestehen aus auffallend langgestreckten, einfach getüpfelten Parenchymzellen. Harzgänge fehlen dem Holz (kommen jedoch in der Rinde vor). — Geruch und Geschmack des Wacholderholzes sind schwach aromatisch, von einem geringen Gehalt an Harz und ätherischem Öl herrührend. Wacholderholz wird neuerdings vielfach mit dem Holze zu den Dikotyledoneen gehöriger Bäume verfälscht. Alle derartigen Fälschungen sind an dem Vorhandensein sehr reichlich mit kleineren Hoftüpfeln versehener Gefäße nachweisbar.

Herba Sabinae. Summitates Sabinae. Sadebaumkraut. Sevenkraut.

Die Zweigspitzen von Juniperus sabina *L.*, einem in den Gebirgen Mittel- und Südeuropas, sowie Nordasiens heimischen, meist niederliegenden Strauch, welcher auch häufig (mehr oder weniger versteckt) in Bauerngärten kultiviert wird (Abb. 27). Die Blätter sind sehr klein, schmal, stumpf, lederig, liegen den dünnen Zweigen dicht an und laufen an diesen deutlich herab, seltener sind sie verhältnismäßig lang und stehen dann etwas vom Zweige ab. An den Zweigenden sind sie meist kreuzgegenständig inseriert, tiefer an den Zweigen wird diese Anordnung undeutlicher, auch sind die Blätter hier länger und spitz. Auf der Rückenseite aller Blätter liegt ein subepidermaler, längsgestreckter, ovaler Ölgang. An den Enden der Zweige finden sich (an derselben Pflanze!) männliche und weibliche Blüten, auch die grünen, unreifen oder blauen, bläulich bereiften, reifen Früchte, die an gebogenen Stielchen hängen, sind der Droge öfters beigemengt. Die Epidermis der Blattoberseite trägt 8 Reihen von Spaltöffnungen, die der Unterseite ist spaltenfrei. Die Spaltöffnungen sind von meist 5—7 kleinen, wenig oder gar nicht getüpfelten Zellen umgeben, die übrigen Epidermiszellen sind schwach längsgestreckt, derbwandig, mit infolge reichlicher Tüpfelung perlschnurartigen Seitenwänden versehen. Auf die Epidermis folgt ein einschichtiges Hypoderm aus sehr dickwandigen, längsverlaufenden Fasern, darunter liegt auf der Blattunterseite ein zweischichtiges Palisadengewebe, im übrigen Schwammparenchym. Im Mesophyll finden sich in der Nähe des Gefäßbündels Gruppen von „Querbalkenzellen“, d. h. Parenchym mit eigenartigen balken- oder zapfenförmig in das Zellumen vorspringenden Membranverdickungen. Der auf der Blattunterseite im Mesophyll liegende schizogene Ölraum reicht bis an die Epidermis heran, über ihm fehlt also das Hypoderm.

Der Geruch ist eigenartig aromatisch, der Geschmack widerlich. Die Droge enthält bis 4% ätherisches, sich leicht verflüchtigendes Öl von brennendem Geschmack und starker Giftwirkung (Oleum Sabinae).

Merkmale des Pulvers. Das Pulver ist braungrün und charakterisiert durch die perlschnurartig verdickten Epidermiszellen, die elliptischen Spaltöffnungen, die Fasern des Hypoderms, die Querbalkenzellen der Blätter und die Tracheiden der Zweige.

Prüfung. Verwechselungen der Sabina sind: Juniperus virginiana *L.*, phoenicea *L.*, thurifera *L.*, communis *L.*, Cupressus sempervirens und Thuja occidentalis. Juniperus virginiana ist durch spitzere, weiter auseinander stehende

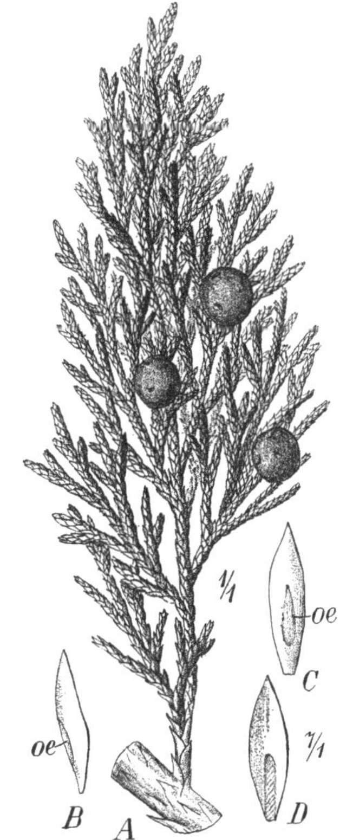

Abb. 27. Juniperus sabina. *A* Fruchttragender Zweig, *B* Blatt von der Seite gesehen, *C* Blatt von außen, *D* Blatt von innen gesehen, *oe* Ölgang. (Gilg.)

Blätter und an aufrechten Stielen stehende schwarze Beeren unterschieden, im ganzen jedoch der Sabina sehr ähnlich. J. phoenicea und thurifera haben Steinzellen im Mesophyll und sind daher auch im Pulver auffindbar. J. phoenicea unterscheidet sich außerdem durch 6zeilig gestellte Blätter, in denen die Ölräume vom Hypoderm überzogen werden. J. communis hat öldrüsenlose, zu 3 gestellte, pfriemliche, lange Blätter, Cupressus hat vierzeilig angeordnete, stumpfe Blätter mit linearen, eingedrückten Ölräumen und holzige Fruchtzapfen, und Thuja (s. diese) hat flachgedrückte Zweige mit vierzeilig angeordneten Blättern (je 1 Zeile auf Ober- und Unterseite, je 1 auf beiden Zweigkanten) von denen nur die auf Ober- und Unterseite Ölräume führen. Die Früchte sind auch bei ihr Zapfen.

Unterabteilung **Angiospermae.**

1. Klasse **Monocotyledoneae.**

Reihe **Glumiflorae.**

Familie **Gramineae.**

Stigmata Maydis. Maisgriffel.

Die vor der Bestäubung abgeschnittenen und getrockneten Griffel des vielfach kultivierten Maises, Zea mays L. Sie sind bis über 20 cm lang, sehr dünn, fadenförmig, flach, mit eingesunkenen Breit- und gerundeten Schmalseiten, und sie bestehen aus dünnwandigem, axial gestrecktem Parenchym mit ebensolcher Epidermis, in dem zwei den Schmalseiten genäherte, kleine Gefäßbündel verlaufen. Am oberen Ende sitzen der Epidermis vielzellige, schief nach aufwärts gerichtete Zotten auf. Die Droge besitzt einen schwachen, aber charakteristischen Geruch, ist ohne besonderen Geschmack und enthält wasserlösliche Bestandteile, die mit wässerigem Bleiazetat (1 : 10) einen bräunlichen Niederschlag, mit Eisenchlorid eine Trübung geben. Malzkeime, mit denen sie in geschnittenem Zustande verwechselt werden könnte, sind (als Würzelchen der keimenden Gerste) durch ein zentrales Gefäßbündel und durch die z. T. zwar nur kurz papillenförmigen, z. T. aber recht langen, stets einzelligen Wurzelhaare unterschieden.

Amylum Oryzae. Reisstärke.

Abstammung und Gewinnung. Reisstärke wird aus den Früchten der in den Tropen und Subtropengebieten der Erde überall angebauten Oryza sativa L. gewonnen. Die Herstellung findet genau so statt wie bei Amylum Tritici (vgl. dort!).

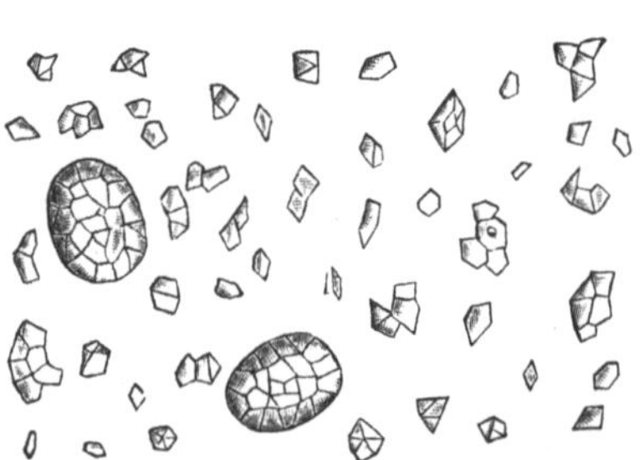

Abb. 28. Amylum Oryzae. 300fach vergrößert.

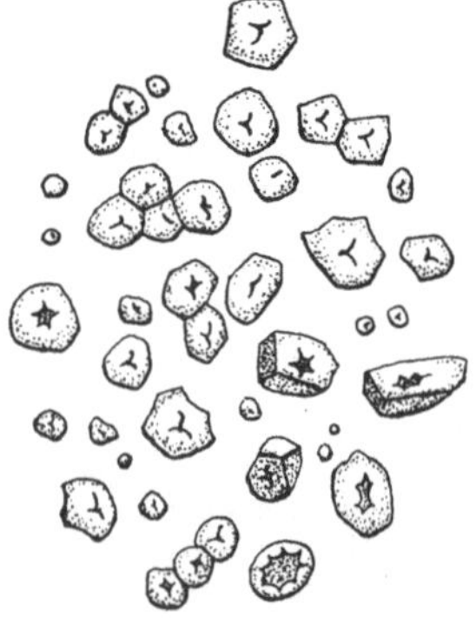

Abb. 29. Amylum Maydis.
Etwa 300fach vergrößert.

Beschaffenheit. Die Endospermzellen des Reiskorns sind erfüllt von großen, eirunden oder kugeligen Stärkekörnern (Abb. 28). Diese erweisen sich zusammengesetzt aus zahlreichen, sehr kleinen, eckig-kantigen Körnchen. Sobald ein Druck auf die zusammengesetzten Körner ausgeübt wird oder sobald diese austrocknen, zerfallen sie. Deshalb besteht die Reisstärke fast nur aus winzigen, nur etwa 2—10, meist 4—5 μ großen, scharf eckigen, drei- bis sechskantigen, kristallähnlichen, eine Struktur nicht aufweisenden Körnchen, von denen selten noch mehrere miteinander zusammenhängen. Reisstärke stellt ein weißes, feines Pulver von mattem Aussehen dar und ist geruch- und geschmacklos.

Prüfung. 1 Teil Reisstärke muß, mit 50 Teilen Wasser gekocht, nach dem Erkalten einen trüben, dünnflüssigen, geruchlosen Kleister geben, der Lackmuspapier nicht verändert und durch einen Tropfen Jodlösung blau gefärbt wird. Sie darf höchstens Spuren von Zellfragmenten des Endosperms und der Fruchtschale enthalten (im Glyzerinjodpräparat gelb gefärbte Teilchen) und muß völlig frei sein von Stärkekörnern anderer Pflanzen, die an abweichender Gestalt und erheblicherer Größe der Körner zu erkennen sind. Besonders in Betracht kommt Maisstärke, ebenfalls eckige, aber größere Körner und mit strahligem Spalt versehen (Abb. 29). Beim Verbrennen darf Reisstärke nicht mehr als 1% Rückstand hinterlassen und beim Trocknen nicht mehr als 15% Wasser abgeben.

Aufbewahrung. Nach dem Trocknen über gebranntem Kalk in dicht schließenden Gefäßen, da alle Stärkesorten etwas hygroskopisch sind.

Rhizoma Graminis. Queckenrhizom. Queckenwurzel.

Queckenrhizom (Abb. 30), fälschlich meistens Queckenwurzel genannt, ist das im Frühjahr gegrabene Rhizom des auf fast der ganzen nördlichen Erdhalbkugel überall heimischen, als lästiges Unkraut wuchernden Agropyrum repens *Palisot de Beauvois*. Die Wurzelstöcke sind sehr lang, ästig, stielrund, bis 1 mm dick, von strohgelber Farbe und bilden 2—5 cm lange, innen hohle, glatte Glieder, welche durch geschlossene, mit häutigen, weißen Scheiden und dünneren Wurzeln versehene, nicht verdickte Knoten getrennt sind. Unter der aus sehr dickwandigen, tangential etwas gestreckten Zellen bestehenden Epidermis liegt ein zweischichtiges Hypoderm aus ebenfalls verdickten Zellen, darunter die Rinde aus lockerem Parenchym, welches von einigen kleinen, mit ein- bis zweischichtigem Mantel aus stark verdickten Fasern umgebenen Gefäßbündeln, die zu den Blättern hingehen, durchzogen wird. Diejenigen dieser Bündel, die in der Nähe der Endodermis liegen, werden auf ihrer Innenseite von endodermisähnlichen Zellen begleitet. Die Endodermis besteht aus im Querschnitt U-förmig verdickten, getüpfelten Zellen. Ihr angelagert ist der äußere der beiden Kreise, in denen die Gefäßbündel des Zentralstranges angeordnet sind. Jedes Bündel hat ein kleines

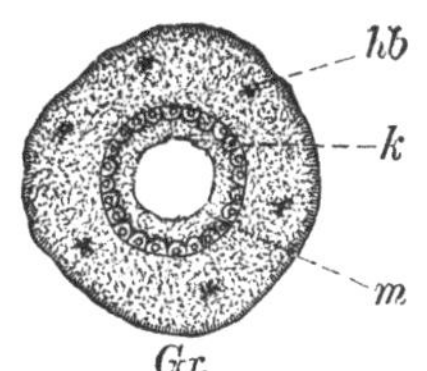

Abb. 30. Rhizoma Graminis. Querschnitt, dreifach vergrößert. *k* Endodermis, den Zentralstrang umhüllend, *m* Mark, *hb* Gefäßbündel der Rinde.

Leptom, 2 Tüpfelgefäße und Parenchym und die Zwischenräume zwischen den Bündeln sind durch verholzte, stark verdickte Fasern ausgefüllt. Der innere Kreis wird von größeren Bündeln gebildet, die außer den beiden Tüpfelgefäßen noch ein Spiralgefäß enthalten. Sie sind von einer Lage derbwandiger Zellen umgeben. Das Markparenchym ist, soweit erhalten, dem der Rinde gleich. Stärke und Kristalle fehlen. Bestandteile der süßlich schmeckenden Droge sind Zucker, Mannit, Schleim und das Kohlehydrat Triticin. Auch etwas Saponin ist in der Literatur angegeben. Die Droge darf Stücke, deren Querschnitt sich mit Jodlösung ganz oder teilweise schwarz färbt, nicht enthalten (Rhiz. Caricis, Rhizom von Cynodon dactylon *Persoon*).

Amylum Tritici. Weizenstärke.

Abstammung. Weizenstärke stammt aus den Endospermzellen des Weizens, Triticum sativum *Lamarck*, und seiner über sämtliche Kulturländer der Erde mit Ausnahme der kältesten Striche verbreiteten Varietäten und Formen. Die Stärke wird, nachdem sie aus den Endospermzellen durch Mahlen oder Quetschen befreit, mit Wasser von den übrigen Samenteilen abgeschlämmt. Die letzten Kleberreste werden durch Gärung entfernt; darauf wird die am Boden abgesetzte Stärke getrocknet. Zuvor aber muß diese durch reines Wasser gut ausgewaschen sein, anderenfalls würde der daraus bereitete Stärkekleister infolge der anhaftenden Gärungsprodukte sauer reagieren. Die in kantige Stücke zerfallenen Trockenkuchen sollen zu pharmazeutischem Gebrauch zu gleichmäßigem Pulver zerrieben, d. h. die zusammengebackenen Stärkekörner wieder voneinander getrennt sein. Weizenstärke stellt dann ein weißes, feines, geruch- und geschmackloses, beim Drücken zwischen den Fingern knirschendes Pulver dar.

Beschaffenheit. Die Weizenstärkekörner (Abb. 31) sind teilweise sehr klein, meist 5—8 µ groß (Kleinkörner), teilweise von beträchtlich größerem Umfange, meist 28—35 µ groß, selten etwas kleiner oder größer (Großkörner). Körner von mittlerer Größe finden sich sehr selten. Von der Fläche gesehen erscheinen die Großkörner wie die Kleinkörner meist nahezu rund, seltener länglich oder etwas unregelmäßig geformt, jedoch kommen auch Kleinkörner von etwas eckiger bis schwach spindelförmiger Gestalt gelegentlich vor. Betrachtet man Weizenstärke in einem Tropfen Wasser unter

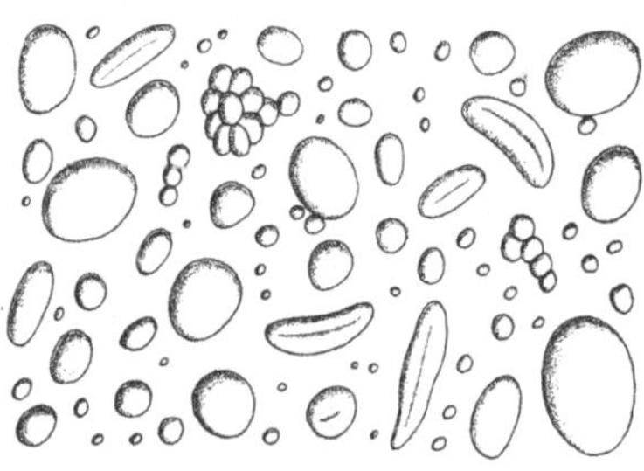

Abb. 31. Amylum Tritici. (³⁰⁰/₁.) (Gilg.)

dem Mikroskop und läßt unter das Deckgläschen Alkohol hinzutreten, so geraten die Körner ins Rollen, und man kann an den großen Körnern, wenn sie sich auf ihre Schmalseite wenden, erkennen, daß sie linsenförmig sind; in der Seitenansicht erkennt man auch häufig einen in der Mitte der Körner verlaufenden Längsspalt. Die Großkörner sind, von der Fläche gesehen, ungeschichtet oder doch wenigstens nur sehr undeutlich konzentrisch geschichtet.

Prüfung. Mangelnde Sorgfalt bei der Fabrikation der Weizenstärke verrät sich durch einen erheblichen Gehalt derselben an Zellfragmenten des Endosperms und der Fruchtschale (Kleienteile), die im Jodglyzerinpräparate durch ihre gelbe Färbung zwischen den blau gefärbten Stärkekörnern auffallen. Es dürfen höchstens sehr geringe Mengen vorhanden sein. Weizenstärke ist von Roggenstärke zu unterscheiden durch die den Großkörnern des Weizens zwar ähnlichen, aber sehr oft mit strahligem, in der Flächenansicht sichtbarem Spalt versehenen Großkörner; Zusatz von Kartoffelstärke wird erkannt durch die stark exzentrisch geschichteten, meist eiförmigen Körner, von Maisstärke durch etwa 25 µ große, eckige Körner; eine Verwechselung mit Reisstärke ist auf den ersten Blick an der völlig abweichenden Form und Größe des Amylum Oryzae nachweisbar. Der durch Kochen mit 50 Teilen Wasser aus Weizenstärke entstehende Kleister würde bei unsorgfältiger Fabrikation oder Aufbewahrung nicht geruchlos sein, im letzteren Falle auch Lackmuspapier verändern. Weizenstärke darf höchstens 15% Wasser und höchstens 1% Asche enthalten.

Anwendung, In der Pharmazie findet Weizenstärke hauptsächlich zu Streupulvern und zur Bereitung von Unguentum Glycerini Anwendung.

Semen Hordei decorticatum, Geschälte Gerste.

Die von den Spelzen und der Fruchtschale mehr oder weniger vollständig befreiten Früchte von Hordeum sativum *Jessen*, der Gerste. Die Droge besteht im wesentlichen aus dem Samenendosperm mit anliegendem Embryo und einigen Resten der Frucht- und Samenschale. Die Samen sind bis 5 mm lang, bis 3 mm dick, ellipsoidisch, auf einer Seite mit einer tiefen Furche versehen, und tragen an einem Ende den mit einem Spitzchen hervorragenden Keimling. Besonders in der Furche sind die Elemente der Frucht- und Samenschale, insbesondere die charakteristische aus 2 Lagen quergestreckter dünnwandiger Zellen bestehende Querzellenschicht noch erhalten. Das Endosperm besteht außen aus mehreren Schichten ungleich großer, derbwandiger im Querschnitt rechteckiger, eiweißführender Aleuronzellen, im Inneren aus stärkeführendem, dünnwandigem, großzelligem Parenchym. Die Stärke besteht aus Kleinkörnern von rundlicher Gestalt und bis $10\,\mu$ Durchmesser und aus linsenförmigen Großkörnern mit feiner Schichtung, zentralem, oft strahligem Spalt und bis $30\,\mu$ Durchmesser.

Familie Cyperaceae.

Rhizoma Caricis.   Sandseggenrhizom.   Sandriedgraswurzel.

Sandseggenrhizom stammt von der besonders auf sandigen Dünen der Nord- und Ostseeküste heimischen Carex arenaria *L.* (Abb. 32). Es wird im Frühjahr aus gegraben und nach dem Trocknen zu Bündeln gepackt; in den Handel gelangt die Droge meist in kurze Stücke geschnitten. Die langen, dünnen Wurzelstöcke sind graubraun,

gefurcht, ästig gegliedert und auch zwischen den Knoten nicht hohl, an den Knoten mit glänzend schwarzbraunen, faserig geschlitzten Scheiden und mit Wurzeln versehen. Die von der ziemlich kleinzelligen Epidermis bedeckte Rinde besteht aus dünn- z. T. auch derbwandigem Parenchym, in welchem etwa 30 kreisförmig angeordnete große durch ein- bis dreischichtige Parenchymplatten voneinander getrennte Luftkanäle verlaufen. Innerhalb des Luftkanalringes wird das Parenchym derber, allmählich werden die Wände dicker, die Lumina kleiner; die Endodermis besteht aus stark (innen etwas stärker als außen) verdickten, ein wenig radial gestreckten, dunkelgefärbten Zel-

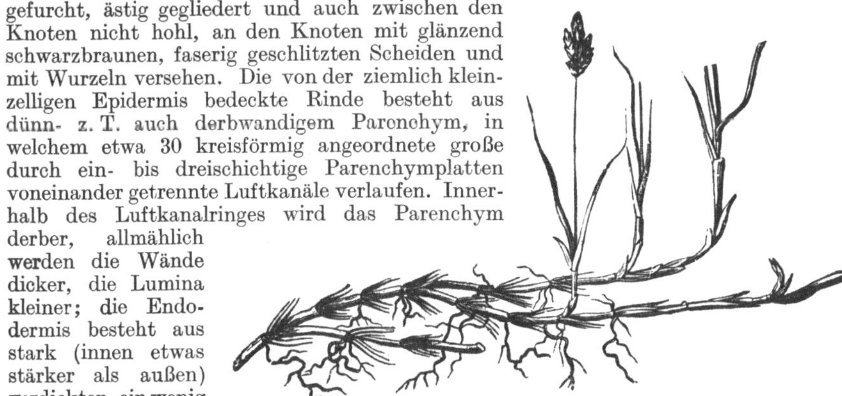

Abb. 32. Rhizoma Caricis.

len. Auf diese folgt ein Stereom, das allmählich in das dünnwandige Parenchym des Markes übergeht; in dem Zentralstrang liegen die Gefäßbündel in 3 (oder 4) konzentrischen Kreisen, von denen der äußerste in das Stereom eingebettet ist. Die Bündel sind leptozentrisch, das Leptom klein, von 5—7 Gefäßen umgeben. Nur die äußersten Bündel sind bisweilen kollateral gebaut. Rinden- und Markparenchym enthalten reichlich Stärke. Oxalatkristalle sind spärlich vorhanden. An Bestandteilen enthält diese als Blutreinigungsmittel dienende Droge neben unwichtigen Stoffen nur etwas Saponin. Sie schmeckt sehr schwach süßlich. Verwechselungen sind Carex hirta *L.*, C. disticha *Huds.* und Scirpus maritimus *L.* Die beiden Carex-Arten haben wesentlich kürzere, nur bis 1 cm lange Internodien, und sind nicht nur an den Knoten, sondern auch an den Internodien bewurzelt. Sie sind an dem Fehlen der großen Luftlücken in der Rinde, also an dem Vorhandensein einer zusammenhängenden Rindenschicht schon mit bloßem Auge oder der Lupe zu erkennen. Scirpus hat stellenweise knollig angeschwollene mit kurzen, borstigen Schuppen besetzte Rhizome von schwarzer Oberfläche und mit schwammiger Rinde.

4*

Reihe Principes.

Familie Palmae.

Semen Arecae. Arekanüsse. Betelnüsse. Arekasamen.

Abstammung. Sie sind die Samen der im tropischen Asien verbreiteten und viel kultivierten Palme Areca catechu *L.* Bei der Ernte werden sie aus dem faserigen Fruchtfleische (vgl. Abb. 33) herausgeschält; nur

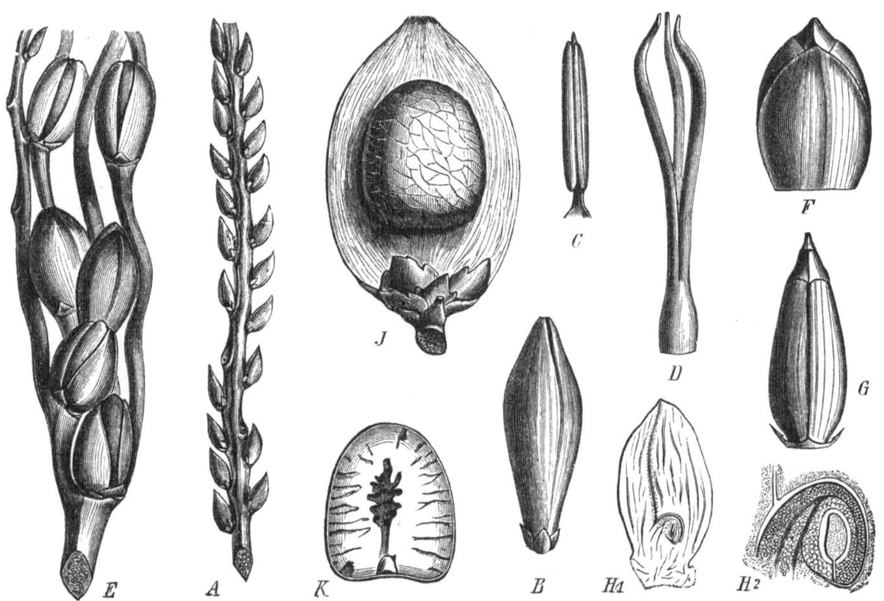

Abb. 33. Areca catechu. *A* oberer Teil eines männlichen Blütenzweiges, *B* einzelne männliche Blüte, vergrößert, *C* Staubblatt, *D* Rudiment eines unfruchtbaren Fruchtknotens, *E* untere Kolbenverzweigung mit vier unten weibliche Blüten tragenden Zweigen (oberer männlicher Teil siehe *A*), *F* einzelne weibliche Blüte aus den Deckblättchen herausgenommen, den Kelch zeigend, *G* Fruchtknoten und rudimentäre Staubblätter, H_1 Längsschnitt durch den einfächerigen Fruchtknoten, H_2 dessen Samenanlage stärker vergrößert, *J* Beere mit zur Hälfte aufgeschnittenem faserigem Fruchtfleisch, um den Samen mit den netzförmig darüber ausgebreiteten Rapheästen zu zeigen, *K* Samen im Längsschnitt. (Drude.)

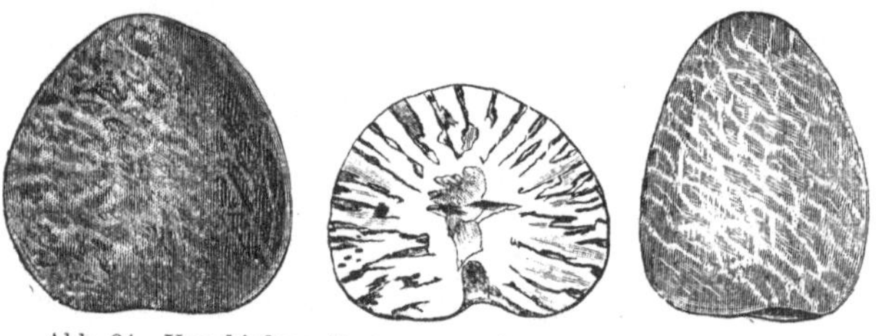

Abb. 34. Verschiedene Formen von Semen Arecae, das mittlere Exemplar im Längsschnitt.

selten sind Reste des letzteren an der im Handel befindlichen Droge noch vorhanden.

Beschaffenheit. Die Arekasamen (Abb. 34) bilden stumpf kegelförmige oder annähernd kugelige, stets aber mit einer abgeflachten Basis versehene Gebilde, welche auf dieser Grundfläche in der Mitte eine Vertiefung und daneben eine halbkreisförmige Fläche, den Nabel tragen, welcher oft noch die Fasern ansitzen, durch welche der Same mit der Fruchtschale in Verbindung stand. Die Samen sind meist etwa 2 cm hoch und dick und etwa 3 g schwer, werden aber auch bis 3 cm hoch, 2,5 cm dick und bis 5 g schwer. Ihre Oberfläche ist hell-

braun und mehr oder weniger deutlich durch ein helleres Netz von Furchen
mit bald erheblicher, bald geringerer Maschenweite gezeichnet. Auf dem
Längsschnitt erkennt man über dem Grunde, über der von außen wahr-
nehmbaren Vertiefung eine Höhlung, in der der sehr kleine und meist in
der Droge nicht mehr erhaltene Embryo liegt. Darüber befindet sich häufig eine mehr oder weniger zerklüftete Höhlung im Mittelpunkte des Samens.
In das weiße, harte Endosperm erstreckt sich vom Rande her das rostbraune

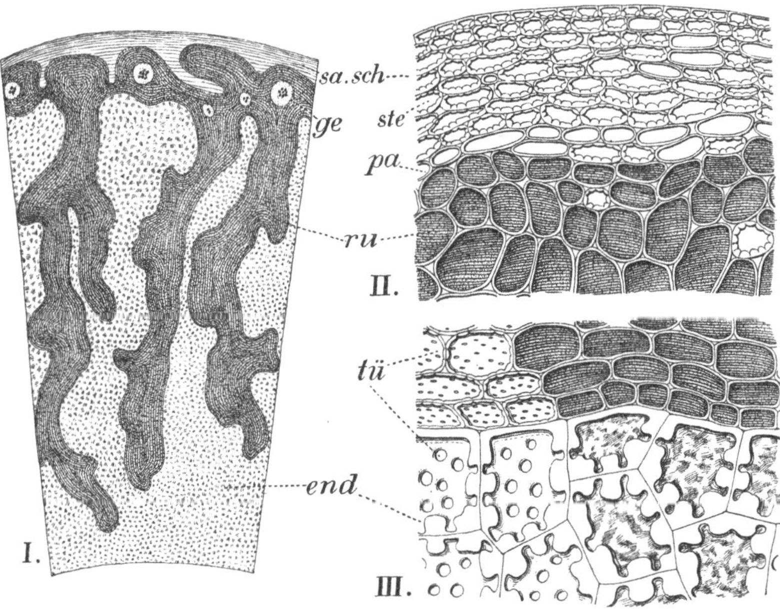

Abb. 35. Semen Arecae. I. Teil eines Querschnittes, Lupenbild. II. Stück aus der Randpartie. III. Stückchen aus dem Innern des Samens; stark vergrößert. *sa.sch* Samenschale, *ge* Gefäßbündel, *ste* Steinzellen,
pa Parenchymzellen, *ru* Ruminationsgewebe, *tü* Tüpfel in demselben und in den stark verdickten Zellen
des Endosperms *end*. (Gilg.)

Gewebe der Samenschale (als „Ruminationsgewebe") sehr unregelmäßig
hinein und bildet charakteristische Zeichnungen (Abb. 35, I). Die Samen
schmecken stark zusammenziehend.

Anatomie. (Abb. 35 u. 36.) Die Samenschale ist nicht von einer zusammenhängenden, typischen Epidermis bedeckt, sondern besteht in ihren äußeren
Schichten aus tangential gestreckten, dünn- bis dickwandigen, oft unregelmäßig
verdickten, farblosen oder mit braunem Inhalt erfüllten Zellen, die ziemlich
locker gelagert sind. In den ungleichmäßig verdickten Zellen liegen die verdickten Wandteile meist an der Innenwand der Zellen, selten an der Außenwand, häufig seitlich (Abb. 36, 3). Die inneren Zellschichten der Samenschale,
die nicht aus den Integumenten, sondern dem Nucellus hervorgehen sollen,
also dem Perisperm entsprechen würden, sind sämtlich dünnwandig und
mit einem rotbraunen Inhalt erfüllt (diese färben sich nach Zusatz von Eisen-
salzlösungen grün). Oft hängen der Samenschale außen noch kleine Reste
der Fruchtwand an. Sie bestehen aus derbwandigen, getüpfelten, gestreckten oder stabförmigen Parenchymzellen, und ihr Gewebe ist gegen die
Samenschale durch eine einreihige Schicht kleiner, fast kubischer, derb-

wandiger Zellen (Palisadenschicht, Abb. 36, *1*) abgegrenzt. Das unter der Samenschale liegende und den größten Teil des Samens ausmachende weiße, harte Gewebe ist das Endosperm (Nährgewebe). Es besteht aus isodiametrischen, großen Zellen, deren Wandung (da Reservezellulose gespeichert wurde) stark verdickt, und mit zahlreichen, groben Tüpfeln versehen ist

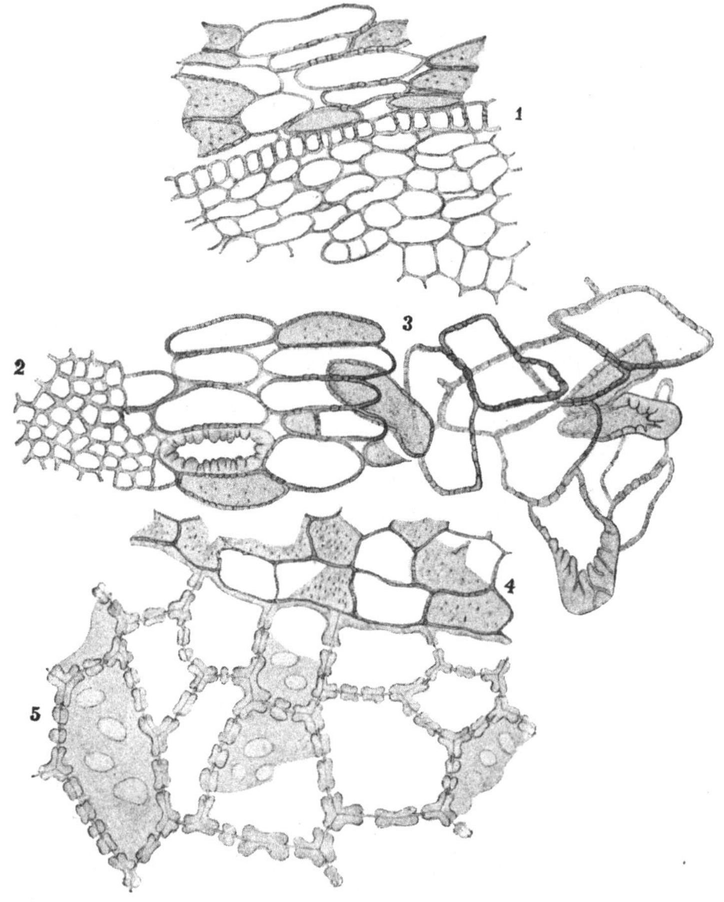

Abb. 36. Semen Arecae. *1* Samenschale im Querschnitt mit anhängendem Fruchtwandgewebe, in der Mitte die sog. Palisadenschicht, *2* Palisadenschicht in der Flächenansicht, *3* Oberflächliches, verschiedenartig verdicktes Parenchym der Samenschale, *4* Parenchym (unverdickt) aus dem Ruminationsgewebe, *5* Endosperm. Vergr. ca. $^{200}/_1$. (Möller.)

(36, *5*). Sie führen wenig Inhaltsbestandteile (spärlich fettes Öl und Aleuronkörner). Dieses Endosperm wird unregelmäßig durchzogen von zahlreichen, dünnwandigen, schmalen Zellbändern, welche von der Samenschale, bzw. dem Perisperm, ausgehen und infolge ihrer rotbraunen Farbe sich stark von dem weißen Nährgewebe abheben (36, *4*).

Merkmale des Pulvers. Das rotbraune oder hellrotbraune, feine Pulver (Sieb VI) besteht zum großen Teil aus fein zermahlenen Bruchstückchen der dicken, grob getüpfelten, farblosen Endospermzellwände, von kleineren oder größeren Fetzchen des meist dünnwandigen, deutlich spaltenförmig getüpfelten, bräunlichen bis rotbraunen Faltengewebes, meist farblosen, freiliegenden Aleuronkörnern und farblosen bis bräunlichen Protoplasma- körnchen oder -klümpchen. Dazwischen finden sich reichlich kleinere oder größere Gewebefetzen mit wohlerhaltenen Zellen. Die meisten von diesen stammen aus dem Endosperm; die Endospermzellen sind ansehnlich groß, polygonal, aber in der Gestalt sehr stark wechselnd, mit sehr dicker, farb- loser, meist eigenartig glänzender, dicht grob getüpfelter Wandung und meist dichtem, zähem, zu größeren oder kleineren, unregelmäßigen Kugeln zusammengeballten, Aleuronkörner umschließenden, farblosen bis bräun- lichen Protoplasmainhalt; die Aleuronkörner sind farblos, 5—40 μ groß, mehr oder weniger kugelig und umschließen mehrere Kristalloide und winzig kleine Globoide. Häufig sind auch Fetzen des Faltengewebes; sie bestehen aus ziemlich langen, unregelmäßig rechteckigen, ziemlich dünnwandigen, reichlich spaltenförmig getüpfelten, inhaltslosen, meist bräunlichen bis rot- braunen Zellen. Nicht selten trifft man ferner Stückchen der Samenschale, die meist bräunlich bis rotbraun gefärbt sind; sie bestehen aus ansehnlich großen, ziemlich starkwandigen, rundlich polygonalen oder seltener faser- artig gestreckten, größere oder kleinere Interzellularen aufweisenden, dicht spaltenförmig getüpfelten, inhaltslosen Zellen. Nur selten werden beobachtet: gleichmäßig oder ungleichmäßig verdickte, grob getüpfelte Steinzellen, sowie kleine, quadratische, dicht zusammenhängende, ungetüpfelte, einen einschichtigen Ring bildende Zellen aus der Samenschale, beide von bräun- licher bis rotbrauner Farbe; endlich enge Gefäße und Tracheiden mit poröser oder ringförmiger oder spiraliger Wandverdickung.

Besonders charakteristisch für das Pulver sind die sehr dickwandigen, eigenartig grob getüpfelten, meist scidenartig glänzenden Zellen des Endo- sperms mit ihrem Inhalt von Plasmaballen und Aleuronkörnern, sowie die bräunlichen bis rotbraunen Elemente des Faltengewebes und der Samenschale.

Das Pulver wird untersucht in Glyzerinwasser, in Glyzerinjod, sowie in Chloralhydratlösung.

Bestandteile. Die Arekasamen enthalten eine Anzahl Alkaloide, nämlich das am reichlichsten vorhandene Arekolin, daneben Arekaidin, Guvacin, Cholin, ferner ziemlich viel Gerbstoff und Fett. Das Arekolin hat die Formel

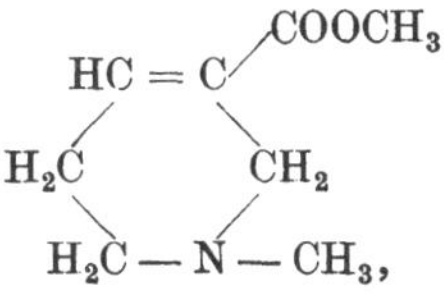

$$\mathrm{HC = C} \begin{array}{c} \diagup \mathrm{COOCH_3} \end{array}$$

es ist der Methylester des Arekaidins, das somit, wie auch das Guvacin, den Charakter einer Säure hat.

Prüfung. Verwechselungen und Fälschungen sind bisher nicht beobachtet worden. Die Droge enthält aber öfters innen verschimmelte Stücke, die äußerlich noch gut aussehen. Daher gelangen öfters geringe Mengen von Pilzsporen in das Pulver. Im Pulver dürfen Stärke, Haare, Kristalle nicht, Fasern und Pilzsporen nur in geringen Mengen vorhanden sein. Das Pulver darf höchstens 2,5% Asche beim Verbrennen hinterlassen.

Gehaltsbestimmung. 8 g Samenpulver werden mit 80 g Äther durchtränkt, mit 4 g Ammoniakflüssigkeit versetzt und 10 Minuten lang kräftig geschüt- telt, wobei das Arekolin, nicht aber ihres sauren Charakters wegen Arekaidin

und Guvacin in ätherische Lösung gehen. Der merklichen Löslichkeit
des Arekolins in Wasser wegen wird der Äther jetzt nicht einfach
abgegossen, sondern vorher wird durch Zusatz von 10 g getrocknetem
Natriumsulfat und kräftiges Schütteln das Wasser der Ammoniakflüssigkeit
als Kristallwasser des Natriumsulfats zur Bindung gebracht und damit
der in der Ammoniakflüssigkeit in Lösung gebliebene Teil des Arekolins in
ätherische Lösung übergeführt. Der nun abgegossene Äther wird 3 Minuten
lang mit 0,5 g Talkpulver und nach Zusatz von 2,5 ccm Wasser nochmals
3 Minuten lang geschüttelt, um ihn von kolloidal gelösten Verunreinigungen
zu befreien, wobei allerdings ein kleiner Verlust an Alkaloid durch Lösung
in dem Wasser eintreten kann. Nach völliger Klärung werden 50 g Äther
($= 5$ g Droge) abfiltriert und zwecks Entfernung von gelöstem Ammoniak
auf ein Drittel des Volumens abdestilliert. Der mit Äther wieder etwas
verdünnte Rückstand wird mit 5 ccm $^1/_{10}$-Normal-Salzsäure und 5 ccm
Wasser, dann mit etwas Wasser ausgeschüttelt und in der abgelassenen
wässerigen Flüssigkeit der Säureüberschuß mit $^1/_{10}$-Normal-Kalilauge nach
Zusatz von 2 Tropfen Methylrotlösung aus einer Feinbürette zurücktitriert,
wozu höchstens 3,71 ccm $^1/_{10}$-Normal-Kalilauge verbraucht werden dürfen.
Die zur Sättigung des Alkaloids nötige Menge von mindestens 1,29 ccm
$^1/_{10}$-Normal-Salzsäure zeigt bei einem Molekulargewicht des Arekolins von
155,11 einen Mindestgehalt von 0,02 g Arekolin in 5 g Droge, d. h. 4%, an.

Geschichte. Der Arekasamen wird im ganzen indisch-malayischen Gebiet
sicher schon seit Jahrtausenden beim Betelkauen gebraucht. Es geschieht
dies in der Weise, daß in ein Blatt von Piper betle kleine Stücke Gambir,
Kalk und Arekanuß eingewickelt werden, worauf das ganze Paketchen in
den Mund geschoben und langsam gekaut wird. — Daß die Arekanuß band-
wurmtreibend wirkt, ist in Europa erst seit 1863 bekannt.

Anwendung. Die wurmtreibende Eigenschaft der Droge wird hauptsächlich in der Tiermedizin benutzt.

<h3 style="text-align:center">Resina oder Sanguis Draconis. Drachenblut.</h3>

Drachenblut ist allermeist das Harz der Früchte von Daemonorops draco
(*Willd.*) *Blume,* einer auf den indisch-malayischen Inseln heimischen Rotangpalme.
Es kommt in fingerdicken, mit Palmblättern umwickelten Stangen, in Backsteinform oder in formlosen Massen, auch gereinigt in Tafeln in den Handel. Die Stangen
und Tafeln sind rotbraun, hart und spröde, harzglänzend, undurchsichtig, geruch-
und geschmacklos, beim Zerreiben ein intensiv rotes Pulver gebend; die Blöcke sind
heller bestäubt. Drachenblut riecht beim Brennen storaxartig. Außer Harz enthält
das Drachenblut Benzoesäure und Farbstoff. Amerikanisches oder westindisches
Drachenblut quillt aus der verwundeten Rinde der Leguminose Pterocarpus
draco *L.*, einheimisch in Westindien, schließt sich aber mehr den Kinosorten an.
Kanarisches Drachenblut stammt von Dracaena draco *L.* (einer Liliazee) und
soll aus dem verwundeten Stamm dieses Baumes fließen. Das Drachenblut des Alter-
tums stammte von der kleinen Insel Sokotra und wurde von Dracaena cinnabari
Balf. f. gewonnen. Die Drachenblutarten sind chemisch nicht identisch.

Reihe **Spathiflorae.**

Familie **Araceae.**

Rhizoma Calami. Rhizoma Acori. Radix Calami aromatici.

Kalmus.

Abstammung. Kalmus besteht aus den von Wurzeln, Blattscheiden
und Stengeln befreiten, sympodial wachsenden Wurzelstöcken von Acorus

calamus *L.*, einer jetzt über ganz Europa verbreiteten, aber sehr wahrscheinlich erst im 16. Jahrhundert aus Indien eingewanderten Sumpfpflanze. Die horizontal kriechenden Rhizome werden im Herbst gesammelt, von Wurzeln und Blättern befreit, dann gewöhnlich der Länge nach gespalten und bei gelinder Wärme getrocknet. Nur geschälte und meist der Länge nach gespaltene Rhizomstücke sind zu arzneilicher Verwendung geeignet; für Bäder darf jedoch auch ungeschälter Kalmus abgegeben werden.

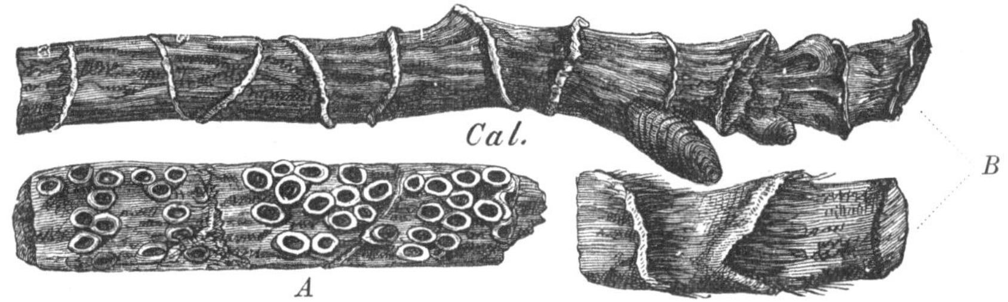

Abb. 37. Rhizoma Calami, ungeschält. *A* Unterseite, *B* Oberseite.

Beschaffenheit. Die bis 20 cm langen, fingerdicken, ungeschält außen braunen oder bräunlichgelben und längsrunzligen, etwas plattgedrückten, leichten Rhizomstücke tragen unterseits ungefähr in Zickzacklinien geordnete, dunkelbraune, scharf umschriebene Wurzelnarben (Abb. 37 *A*). Besonders auf der Oberseite treten die Narben der stengelumfassenden Blätter als dunkle, dreieckige Flächen hervor, welche meist mit faserigen Gefäßbündelresten versehen sind (*B*). Im geschälten Zustand zeigen die Rhizome eine gleichmäßig gelblichweiße Färbung mit schwach rötlichem Scheine; stellenweise sind an ihnen noch die Wurzelnarben wahrzunehmen.

Die Rhizome brechen kurz und körnig. Die Bruchfläche erscheint sehr porös. Auf dem elliptischen, durchschnittlich 1,5 cm (gelegentlich aber bis 3 cm) breiten, weißlichen bis hellbräunlichen Querschnitt

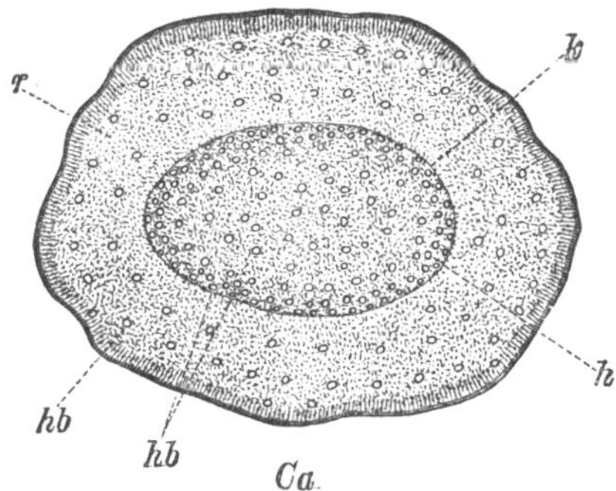

Abb. 38. Rhizoma Calami. Querschnitt zweifach vergrößert. *r* Rinde, *k* Endodermis, *h* Leitbündelzylinder, *hb* Gefäßbündel.

(Abb. 38) erkennt man nach dem Befeuchten unter der dünnen Außenschicht eine verhältnismäßig schmale Rinde, in welcher zwei unregelmäßige Reihen von Gefäßbündeln als etwas dunklere Punkte hervortreten. Der Leitbündelzylinder ist durch eine bräunliche Endodermis von der Rinde getrennt und zeigt Gefäßbündelquerschnitte in großer Zahl. Der Durchmesser des Leitbündelzylinders ist stets weit größer als derjenige der Rinde.

Kalmus riecht eigenartig und schmeckt aromatisch und bitter.

Anatomie. Unter dem Mikroskop erkennt man (vgl. Abb. 39), daß das ganze Grundgewebe des Rhizoms aus schmalen, nur eine Zelle breiten, stärkeerfüllten Parenchymzellreihen (Zellplatten) besteht, welche durch weite, luftführende Interzellularräume voneinander getrennt werden; da,

wo die Zellreihen (3 oder oft mehr) zusammenstoßen, finden sich häufig
etwas größere Zellen mit stark lichtbrechendem Inhalt von ätherischem Öl
und mit verkorkter Wandung. Nicht wenige Zellen sind ferner mit dunkler
gefärbten Inhaltsmassen gefüllt, die Gerbstoffreaktionen geben, insbesondere
sich mit Vanillin-Salzsäure prächtig rot färben.

Nach außen zu werden die Interzellularen des Parenchyms immer kleiner
und sind im Gewebe direkt unter der sehr kleinzelligen Epidermis kaum

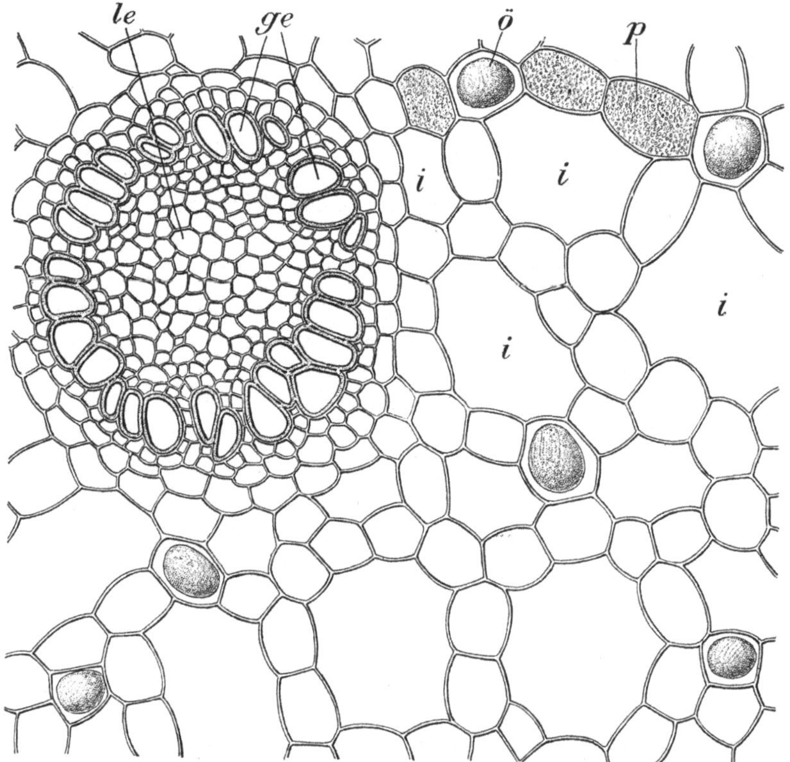

Abb. 39. Rhizoma Calami. Querschnitt durch ein Gefäßbündel des Zentralzylinders. *le* Siebteil, *ge* Gefäßteil des Gefäßbündels, *p* Parenchymzellen, teilweise der aus winzigen Stärkekörnern bestehende Inhalt
gezeichnet, *ö* Ölzellen, *i* die mächtigen Interzellularräume. Vergr. $^{175}/_1$. (Gilg.)

noch nachzuweisen. An den Blattnarben finden sich schwache Korkschichten. Die kleinen Gefäßbündel, welche in der Rinde vorkommen, sind
kollateral gebaut. Sie sind von schlanken, dickwandigen Fasern, welche
spärlich von Kristallkammerreihen begleitet werden, dicht umhüllt und
zeigen nur wenige enge Gefäße und einen sehr kleinen Siebteil. Die den
Zentralzylinder umgebende Endodermis ist sehr dünnwandig, ihre Radialwände sind verholzt. Die der mechanischen Elemente vollständig entbeh-
renden zahlreichen Gefäßbündel des Zentralzylinders sind konzentrisch gebaut (sie sind aus der Vereinigung mehrerer kollateraler Gefäßbündel der
Rinde hervorgegangen); weitlumige Treppengefäße umgeben ringförmig
einen großen Siebteil, in welchem hier und da kleine Sekretzellen mit gel-

bem Inhalt zu finden sind. Das gesamte Parenchym der Droge ist mit Stärke gefüllt.

Die Stärkekörner sind winzig klein, meist nur 2—4 μ groß, meist Einzelkörner, selten zu wenigen zusammengesetzt.

Merkmale des Pulvers. Das grauweiße oder seltener gelblichweiße, schwach ins Rötliche spielende, feine Pulver (Sieb VI) besteht zum großen Teil aus freiliegender, äußerst kleinkörniger Stärke, Bruchstückchen dünnwandiger, manchmal deutlich getüpfelter, farbloser Parenchymzellwände, sowie spärlicher aus Trümmerchen von Treppen- oder Netzgefäßen, noch spärlicher von Ring- oder Spiralgefäßen. Dazwischen trifft man sehr reichlich größere oder kleinere Gewebefetzen mit wohlerhaltenen Elementen. Diese bestehen allermeist aus Parenchymzellen; sie sind dünnwandig, weitlumig, dicht und (nach Entfernung der Stärke) deutlich fein getüpfelt, mehr oder weniger kugelig oder polygonal, seltener mehr oder weniger gestreckt bis rechteckig und manchmal in Reihen gelagert; nur sehr selten läßt sich an größeren Parenchymfetzen wahrnehmen, daß die Parenchymzellplatten durch mächtige Interzellularräume voneinander getrennt sind; zwischen den mit Stärkekörnchen dicht gefüllten Zellen beobachtet man gelegentlich mehr oder weniger kugelige, dünnwandige, die normalen Parenchymzellen an Größe deutlich überragende Sekretzellen, deren ätherisches Öl oft (in frischem Zustand) farblos ist, oft aber auch eine gelbliche, selten bräunliche oder rötlichbraune Farbe (bei altem Pulver) zeigt. Die die Parenchymzellen dicht erfüllenden Stärkekörner sind äußerst klein, aber untereinander in der Größe sehr wechselnd, gewöhnlich nur 2—4 μ groß, selten etwas größer, gewöhnlich kugelig, seltener eiförmig; eine Schichtung ist nicht zu erkennen, auch die zentrale Höhlung ist nur sehr undeutlich; äußerst selten beobachtet man zu zweien oder dreien zusammengesetzte Körner. Ziemlich häufig trifft man ferner im Pulver farblose Bruchstücke weitlumiger (30—50 μ weiter) Treppen- oder Netzgefäße, spärlicher solche von engen Ring- oder Spiralgefäßen. Nur selten werden Bruchstücke von vereinzelten oder in schwachen Bündeln zusammenliegenden, schmalen, scharf zugespitzten, ziemlich dünnwandigen, spärlich schief getüpfelten, farblosen oder schwach gelblichen Fasern beobachtet, ferner Siebgewebe, das aus sehr dünnwandigen, schmalen, längsgestreckten, farblosen Zellen besteht; äußerst selten werden auch Bruchstücke der die Fasern begleitenden Kristallkammerreihen gefunden.

Charakteristisch für das Pulver ist die auffallend große Menge von winzig kleinkörniger Stärke, die auch die Parenchymzellen förmlich ausstopft, ferner die Sekretzellen und die Gefäßbruchstücke. Nur die Sekretzellen und die sehr spärlichen Fasern zeigen manchmal eine schwache Färbung.

Kalmuspulver wird untersucht in Glyzerinwasser (fast alle Elemente ungefärbt!), in Chloralhydratlösung (das Präparat mehrmals unter dem Deckgläschen stark erwärmen, damit die Stärke verschwindet), in ½ Wasser und ½ alkoholischer Alkanninlösung (Färbung der Sekretzellen!), in Eisenchlorid (einzelne Parenchymzellen, die sich nicht von den anderen unterscheiden, schwellen etwas an und ihr Inhalt wird schwarz), sowie in einer Lösung von Vanillin in Salzsäure (einzelne scheinbar normale Parenchymzellen färben sich rot).

Bestandteile. Bestandteile sind ätherisches Öl (Oleum Calami, bis 3,5%), der neutrale Bitterstoff Acorin, endlich das Alkaloid Cholin.

Prüfung. Verwechselungen können vorkommen (beim Einsammeln) mit Iris pseudacorus *L.* (Iridaceae) und (bei fertiger Droge) mit Rad. Althaeae, Rad. Belladonnae und Rhiz. Filicis mundat. Bezüglich dieser Drogen vgl. die betreffenden Artikel. Iris pseudacorus ist innen und außen bräunlich bis braunrot, enthält kein ätherisches Öl und ist anatomisch durch das rötlichen Inhalt führende, fast stärkefreie, aber zahlreiche große, säulenförmige Oxalatkristalle enthaltende Parenchym, das Fehlen der Ölzellen und der charakteristischen Interzellularen des Kalmus, endlich durch die U-förmig verdickten Zellen der Endodermis unterschieden. Das versehentlich im geschnittenen Zustande vielleicht gelieferte oder untermischte, nicht geschälte Kalmusrhizom ist durch seine braune Oberfläche gekennzeichnet. Kalmuspulver darf gelbliche bis braune Epidermis- oder Korkfetzen, reichlichere Faserbruchstücke (von ungeschälter Droge), Stärkekörner von mehr als 8 μ Durchmesser (Filix, Althaea, Belladonna), Steinzellen, U-förmig verdickte Zellen, reichlichere Mengen Kristalle irgendwelcher Form (Iris) nicht enthalten. Sein Aschcgehalt soll 6% nicht übersteigen.

Gehaltsbestimmung. 10 g gepulverter Kalmus oder käufliches Kalmuspulver müssen bei der Wasserdampfdestillation mindestens 0,25 g ätherisches Öl ergeben, die Droge muß also mindestens 2,5% ätherisches Öl enthalten.

Geschichte. Die Droge wird schon seit uralter Zeit in Indien gebraucht, war auch den alten Griechen und Römern bekannt. Auf welche Weise die Pflanze nach Deutschland gelangte, ist noch nicht aufgeklärt. Sie bildet hier niemals reife Früchte.

Anwendung. Kalmus dient als Magenmittel und findet als Extractum Calami und Tinct. Calami oder auch als kandierter Kalmus Anwendung.

Tubera Ari. Aronwurz, Zehrwurz.

Die getrockneten Knollen des in Deutschland stellenweise sehr verbreiteten Arum maculatum *L.*, Aronstab. Die frischen Knollen sind fleischig, unregelmäßig rundlich bis oval, an der Basis mit Wurzeln besetzt, von der Größe einer kleinen Kartoffel. In den Handel kommen sie geschält als nußgroße, unregelmäßig geformte, weiße, dichte, harte Stücke, die hauptsächlich aus sehr reichlich Stärkekörner führendem Parenchym aufgebaut sind; in zahlreichen Parenchymzellen finden sich auch reichlich Raphiden von Kalziumoxalat.

Reihe Liliiflorae.

Familie Liliaceae.

Unterfamilie Melanthioideae.

Semen Sabadillae. Sabadillsamen. Läusesamen.

Abstammung. Die Droge stammt ab von Schoenocaulon officinale (*Schlechtendal*) *Asa Gray* (= Sabadilla officinarum *Brandt*), einer im nördlichen Südamerika, besonders auf Bergwiesen der Küstengebirge Venezuelas, heimischen Staude.

Beschaffenheit. Die Sabadillfrucht (Abb. 40) ist eine dreifächerige, septizide Kapsel, deren nach oben verjüngte Fächer an der Spitze auseinanderspreizen und nur wenige (meist 2—5) Samen enthalten. Die Samen sind länglich-lanzettlich bis lanzettlich, 5—9 mm lang, bis 2 mm dick, an einem Ende (der Basis) ziemlich abgerundet und hier mit einem kleinen Höcker oder Schnäbelchen, an dessen Ende sich, meist etwas seitlich, die Abbruchstelle des Funikulus befindet, versehen, am anderen, oberen, chalazalen Ende scharf und flügelartig zugespitzt, etwas gekrümmt, unregelmäßig kantig, mit fein längsrunzeliger, glänzend schwarzbrauner, dünner Samenschale. Auf einem medianen Längsschnitt erkennt man mit der Lupe unter der dünnen Samenschale ein sehr umfangreiches, horniges, weißliches

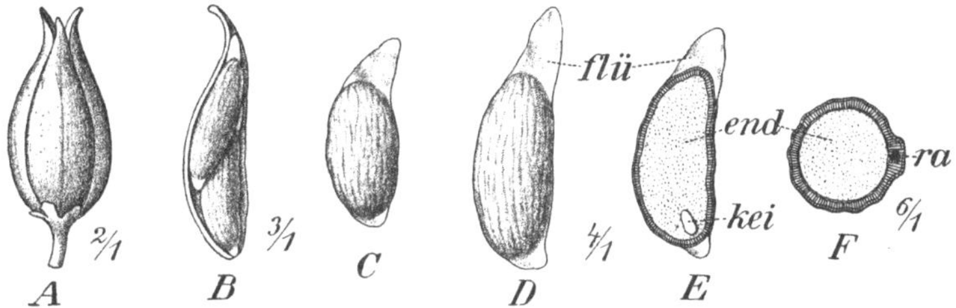

Abb. 40. Schoenocaulon officinale. *A* ganze dreiteilige Frucht (²/₁); *B* ein Fruchtfach mit 2 Samen (³/₁); *C* ein kurzer, *D* ein langer Same mit den flügelartigen Anhängseln *flü* (⁴/₁); *E* Längs- und *F* Querschnitt durch denselben (⁴/₁ und ⁶/₁), *end* Endosperm, *kei* Keimling, *ra* Rhaphe. (Gilg.)

bis graubräunliches Endosperm, das an der abgerundeten Basis einen winzigen Keimling umschließt.

Sabadillsamen sind geruchlos und schmecken anhaltend bitter und scharf. Ihr Pulver reizt stark zum Niesen. Aus diesem Grunde und wegen ihrer Giftigkeit ist beim Pulvern Vorsicht notwendig.

Anatomie. (Abb. 41.) Die Epidermis der dünnen Samenschale besteht aus in der Längsrichtung der Samen gestreckten, kurz prismatischen, in der Oberflächenansicht viereckigen, großlumigen Zellen, deren dunkelbraune Außenwand stark verdickt ist. Die darauffolgenden Schichten der Samenschale bestehen aus dünnwandigen, wenig charakteristischen Parenchymzellen, deren äußere Lagen braun und deren innere, wohl aus dem inneren Integument hervorgegangenen Lagen oft farblos sind. Das Endosperm setzt sich aus vieleckigen Zellen zusammen, deren Wände ungefärbt und glänzend, ansehnlich dick (Reservezellulose) und bis auf die zentral gelegenen mehr oder weniger stark unregelmäßig knotig verdickt, niemals aber scharf getüpfelt sind und die fettes Öl, Aleuronkörner und gelegentlich kleine Stärkekörner enthalten.

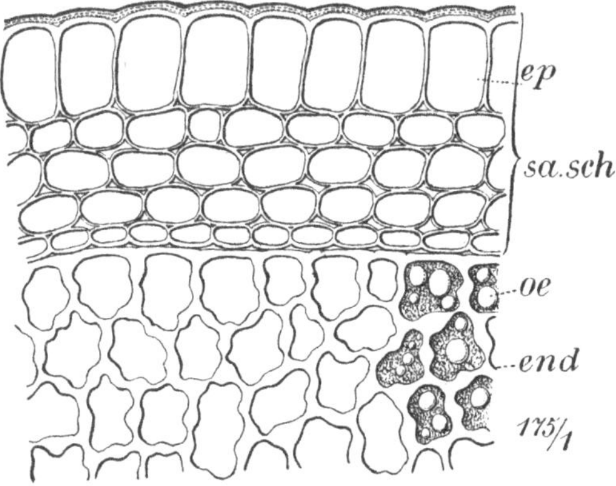

Abb. 41. Semen Sabadillae. Querschnitt durch einen reifen Samen (¹⁷⁵/₁). *ep* Epidermis, *sa. scha* Samenschale, *oe* Öltropfen in den Zellen des Endosperms *end.* (Gilg.)

Merkmale des Pulvers. Das meistgebrauchte braune, mittelfeine Pulver (Sieb V) besteht zum großen Teil aus fein zermahlenen Trümmern der

Endospermzellen mit ihren farblosen, dickwandigen, grob getüpfelten (perl-schnurartig ausgebildeten), glänzenden Wänden, Bruchstückchen der braunen Zellen der Samenschale und der dicken Außenwand der Epidermiszellen, sowie in Menge freiliegenden Aleuronkörnern, vereinzelten Stärkekörnchen, Raphiden und dünnwandigen Fasern. Dazwischen finden sich in Menge größere oder kleinere Gewebefetzen mit wohlerhaltenen Zellelementen. Die meisten stammen aus dem Endosperm; sie bestehen aus ansehnlich großen, unregelmäßig polygonalen Zellen mit ungefärbter, eigenartig glän-zender, dicker, sehr reichlich getüpfelter, perlschnurartig ausgebildeter (die Tüpfel sind nicht scharf abgesetzt!) Wandung und enthalten in einem zähen Ölplasma reichlich kleine Aleuronkörner, gelegentlich auch vereinzelte, sehr kleine Stärkekörner. Reichlich treten auch Fetzen der Samenschale im Pulver auf, die durch ihre braune Farbe auffallen und die allermeist in der Flächenansicht beobachtet werden; die großen Epidermiszellen besitzen eine dicke Außenwand, sind in der Querschnittsansicht etwas gestreckt rechteckig, in der Flächenansicht sehr großlumig, scharf polygonal, mit tief braunen, ziemlich dicken, geraden Wänden, ungetüpfelt, die darauf-folgenden drei Schichten der Samenschale bestehen aus ziemlich großen, rundlichen oder schwach polygonalen, kräftigwandigen, kleine Interzellularen aufweisenden, sehr fein getüpfelten, hellbraunen Zellen, von denen einzelne ein Raphidenbündel enthalten; die Innenschicht der Samenschale endlich setzt sich zusammen aus ansehnlich gestreckten, schmalen, vielfach in Reihen angeordneten, ziemlich dünnwandigen, deutlich fein getüpfelten, hellbraunen Zellen; alle diese Zellen der Samenschale sind inhaltslos. In braunen, ziem-lich dünnwandigen Gewebefetzen, die aus dem Raphewulst stammen, trifft man englumige, dicht poröse oder ringförmig oder spiralig verdickte Gefäße und in ihrer Nachbarschaft gelegentlich ziemlich langgestreckte Fasern mit schwach verdickter Wand, daneben auch einzelne, etwas vergrößerte Par-enchymzellen mit einem Raphidenbündel.

Besonders charakteristisch für das Pulver sind die farblosen Bruchstücke des harten Endosperms mit ihren perlschnurartig oder knotig verdickten, fettes Öl, Aleuronkörner und sehr spärliche Stärkekörnchen enthaltenden Zellen, sowie die braunen bis dunkelbraunen Fetzen der Samenschale.

Das Pulver wird untersucht in Glyzerinwasser, in Glyzerinjod (Fest-stellung der geringen Menge von Stärke, Färbung der Aleuronkörner), sowie in Chloralhydratlösung (zur Aufhellung und Entfärbung der Samen-schalenelemente ist das Präparat evtl. mehrmals unter dem Deckgläschen stark zu erwärmen!).

Bestandteile. Sabadillsamen enthalten die giftigen Alkaloide: Veratrin, Cevadin, Cevadillin, Sabadin, Sabadinin, z. T. an Cevadinsäure und Vera-trumsäure gebunden, daneben fettes Öl. Der Gesamtalkaloidgehalt schwankt aus unbekannten Ursachen stark (0,6—5%).

Prüfung. Die Früchte sind mit denen von Pentstemon-Arten (Scrophu-lariaceae) verfälscht vorgekommen. Diese sind zweifächerig, öffnen sich vierklappig und enthalten rundliche Samen. Reichliche oder gar groß-körnige Stärke, dickwandiges Gewebe mit scharf abgesetzten Tüpfeln, farbloses, dünnwandiges Gewebe, Steinzellen und Fasern in nennenswerter Menge dürfen in dem Pulver nicht vorhanden sein. Der Aschegehalt des Pulvers darf 8% nicht übersteigen.

Gehaltsbestimmung. Eine solche ist vom Arzneibuch nicht vorgeschrieben, weil die Droge nur zu äußerlich zu verwendenden Arzneiformen gebraucht wird. Mit Rücksicht auf den schwankenden Gehalt der Handelsware erscheint sie jedoch erwünscht. Methode des Schweizer Arzneibuches: 7 g Pulver mit 70 g Äther 1 Stunde, nach Zusatz von 7 g Ammoniakflüssigkeit weitere 2 Stunden unter häufigem Schütteln stehen lassen, 50 g Äther (= 5 g Droge) durch Watte filtrieren, den Äther davon abdestillieren, den Rückstand in 5 ccm absolutem Alkohol lösen, 3 Tropfen Hämatoxylinlösung und 30 ccm Äther hinzugeben, dann mit $^1/_{10}$-Normal-Salzsäure bis zur Rotbraunfärbung der wässerigen Schicht, nach Zugabe von 30 ccm Wasser bis zum Farbumschlag der wässerigen Schicht in Zitronengelb unter kräftigem Schütteln titrieren. Es müssen mindestens 2,8 ccm $^1/_{10}$-Normal-Salzsäure verbraucht werden. Nimmt man das mittlere Molekulargewicht des Basengemisches zu 625 an, so werden durch die Titration mindestens 0,175 g Alkaloid in 5 g, das sind 3,5%, gefordert.

Geschichte. Im 16. und 17. Jahrhundert erschienen die ersten Mitteilungen über die Pflanze und die von ihr stammende Droge. Aber erst im 18. Jahrhundert wurde diese besser bekannt und geschätzt. Von allgemeinerem Interesse ist, daß gelegentlich der im Jahre 1818 durch W. Meißner erfolgten Darstellung des basischen Stoffes der Sabadillsamen zuerst die Bezeichnung „Alkaloid" Verwendung fand.

Anwendung. Die Droge findet hauptsächlich als Mittel zur Vertilgung von tierischen Schmarotzern Anwendung; sie wird auch in großem Maßstabe zur Herstellung von Veratrin gebraucht.

Rhizoma Veratri. Radix Veratri. (Falschlich auch Radix Hellebori albi). Weiße Nieswurz. Germerrhizom.

Abstammung. Die Droge stammt von Veratrum album L., einer in den mittel- und südeuropäischen Gebirgen auf Wiesen häufigen, stattlichen Staude. Die Rhizome werden im Herbst von wildwachsenden Pflanzen (meist im Jura und den Alpen) gesammelt, von den Blättern und Stengeln, zum Teil auch von den Wurzeln befreit und ganz oder zerschnitten getrocknet.

Das auch im deutschen Handel vorkommende Rhiz. Veratr. virid. ist die von Veratrum album var. viride Baker stammende, in England und Nordamerika offizinelle Droge.

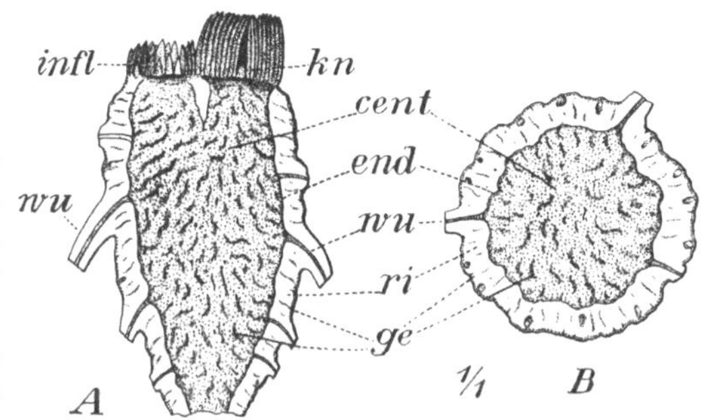

Abb. 42. Rhizoma Veratri. *A* Längs-, *B* Querschnitt durch dasselbe. (¼.) *infl* Stelle der diesjährigen verblühten Pflanze, *kn* Knospe des 5—10 Jahre nur Blätter erzeugenden, dann erst wieder blühenden Fortsetzungssprosses, *wu* Wurzelreste, *cent* Zentralzylinder, *end* Endodermis, *ri* Rindenschicht, *ge* Gefäßbündel. (Gilg.)

Beschaffenheit. Die Droge (vgl. Abb. 42) besteht aus den graubraunen oder schwarzbraunen, aufrecht gewachsenen, umgekehrt kegelförmigen oder seltener fast walzigen, einfachen oder mehrköpfigen, oben von Blattresten gekrönten, 5—8 cm langen und bis 2,5 cm dicken Rhizomen und daran sitzenden gelblichen, bis 30 cm langen und bis 3 mm starken Wurzeln. Das Rhizom zeigt, wenn die Wurzeln von demselben entfernt sind, eine Anzahl vertiefter Ringzonen (Blattnarben) übereinander, zwischen denen die Wurzeln aus dem Rhizom hervorbrechen. Unten pflegen ältere Rhizome, dem Maße des Zuwachses entsprechend, abzusterben.

Auf dem weißen bis gelblichen Querschnitt zeigt sich eine 2—3 mm starke Rinde (*ri*), welche außen von einer schmalen schwarzen Schicht umhüllt wird und innen durch eine feine bräunliche Endodermis (*end*) von gezacktem, peripherischem Verlauf von dem derben, schmutzigweißen, inneren Gewebe getrennt ist. An dem aus einem in Wasser eingeweichten Rhizom leicht herstellbaren Längsschnitt erkennt man die zickzackförmig verlaufende Endodermis ebenfalls leicht. Im Zentralstrang verlaufen die Gefäßbündel verworren wegen der Kürze der Internodien, sie biegen dann bogig durch die Rinde in die Blattansätze aus. Die in die Wurzeln gehenden Gefäßbündeln scheinen ihren Ursprung nahe der Endodermis zu nehmen.

Die Droge schmeckt anhaltend scharf und bitter, ihr Pulver reizt stark zum Niesen und ist daher mit Vorsicht herzustellen. — Setzt man einem dünnen Schnitt der Droge einen Tropfen 80 proz. Schwefelsäure zu, so färbt er sich zuerst orangegelb, dann ziegelrot.

Anatomie. Das obengenannte schwarze, die Rinde des Rhizoms umhüllende Gewebe ist ein sog. Metaderm, d. h. eine Schicht von Parenchymzellen der Rinde, die in langsamem, nach innen fortschreitendem Absterben begriffen ist. Die Gefäßbündel der Rinde sind kollateral. Die Endodermis besteht aus kurzprismatischen großen, U-förmig (d. h. nur auf der Innen-

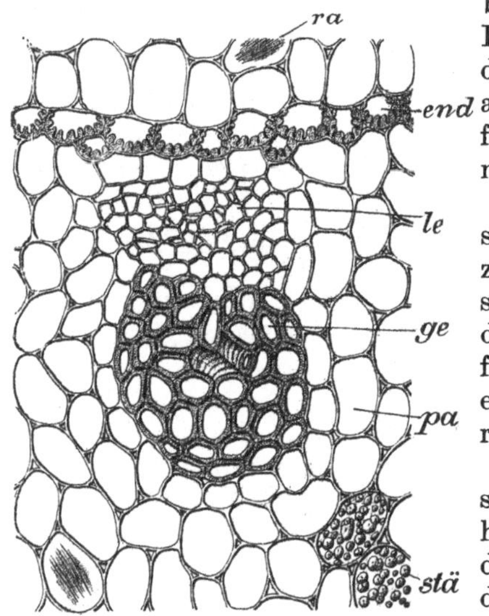

Abb. 43. Rhizoma Veratri. Querschnitt durch ein gleich innerhalb der Endodermis liegendes, kollaterales Gefäßbündel, *ra* Raphidenbündel, *end* Endodermis, *le* Siebteil, *ge* Gefäßteil, *pa* Parenchym, *stä* einige Parenchymzellen mit ihrem Stärkeinhalt. Vergr. ¹⁷⁵/₁. (Gilg.)

seite) stark verdickten, verholzten und grob getüpfelten Zellen. Die äußeren Gefäßbündel des Zentralzylinders sind kollateral (Abb. 43) gebaut, die inneren dagegen leptozentrisch (Abb. 44), d. h. der ansehnliche Siebteil (*le*) ist von einem mächtigen Holzteil (*ge*) allseitig umhüllt. Die Gefäße sind verholzte Tüpfelgefäße oder Treppengefäße und werden von langgestreckten, wenig verdickten Ersatzfasern begleitet.

Die dem Rhizom gewöhnlich ansitzenden Wurzeln der Droge zeigen den normalen Bau der Monokotylenwurzeln. Die Endodermiszellen sind U-förmig verdickt, wenig getüpfelt, stabförmig gestreckt, das Markgewebe besteht aus wenig verdickten Fasern. Die alle Parenchymzellen des Rhizoms und der Wurzeln erfüllenden Stärkekörner sind klein, einfach oder zu wenigen (2—4) zusammengesetzt. Sie sind kugelig oder (von zusammengesetzten Körnern) kugelig-kantig, meist mit deutlich sichtbarem zentralem

Schichtungszentrum oder strahligem Spalt. Die Körner des Rhizoms sind kleiner (meist 4—8 μ im Durchmesser) als die der Wurzeln (8—16 μ).

Merkmale des Pulvers. Charakteristisch für das schmutziggraue Pulver sind große Mengen von Zelltrümmern und Stücken des stärkeführenden Parenchyms, ferner reichlich ausgefallene freie Stärke, weite Gefäßbruchstücke, verhältnismäßig wenige gelbliche oder gelbbräunliche Stücke der eigenartig verdickten Endodermis, Raphiden, Fetzen des braunschwarzen Metadermgewebes, spärliche Faserbruchstücke.

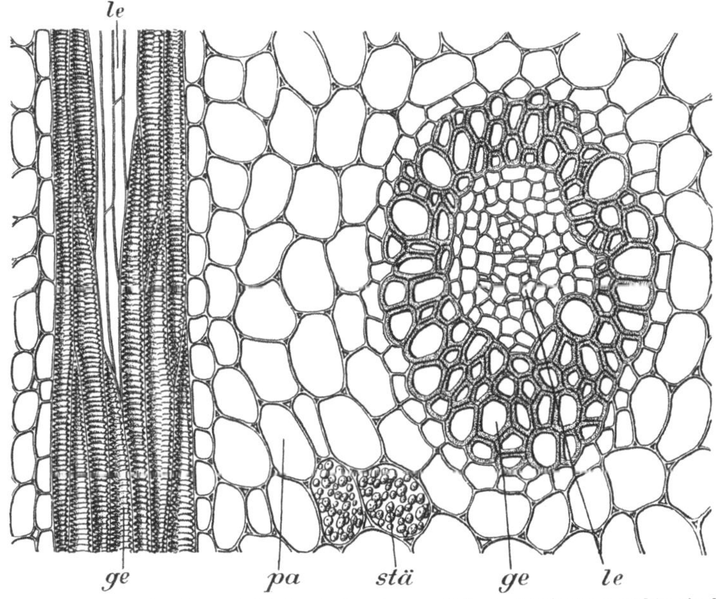

Abb. 44. Rhizoma Veratri. Querschnitt durch den inneren Teil eines Rhizomes; rechts ein leptozentrisches Gefäßbündel im Querschnitt, links ein solches fast im medianen Längsschnitt. *le* Siebteil, *ge* Gefäßteil, *pa* Parenchym, *stä* einige Parenchymzellen mit ihrem Stärkeinhalt. Vergr. $^{175}/_1$. (Gilg.)

Bestandteile. Die Droge schmeckt anhaltend scharf und bitter; sie enthält eine Anzahl Alkaloide: Jervin, Pseudojervin, Rubijervin, Protoveratrin, Protoveratridin, Veratralbin (?), Veratroidin (?); der bittere Geschmack ist auf das Glykosid Veratramarin zurückzuführen; ferner findet sich Chelidonsäure. — Veratrin ist, obwohl man es dem Namen nach wohl darin vermuten könnte, in Rhiz. Veratri nicht enthalten.

Prüfung. Obschon das Rhizom in ganzem Zustande auch nicht entfernte Ähnlichkeit mit denen von Helleborus niger und viridis (Ranunculaceae) hat, wird es gelegentlich doch als Rhiz. Hellebori albi bezeichnet, und daraus könnten Verwechselungen besonders der Pulver entstehen. Den Rhizomen der Helleborus-Arten fehlt die Endodermis, in den Wurzeln sind die Endodermiszellen nicht U-förmig verdickt. Die Gefäße sind Spiral- und Netzgefäße, Oxalatkristalle fehlen.

Nieswurzpulver darf höchstens 12% Asche beim Verbrennen hinterlassen.

Gehaltsbestimmung. Eine solche wird vom Deutschen Arzneibuch nicht verlangt. Das Schweizer Arzneibuch läßt 12 g Drogenpulver mit 120 g

Äther 10 Minuten lang, und nach Zusatz von 5 ccm Ammoniakflüssigkeit eine weitere halbe Stunde lang unter häufigem Schütteln auszuziehen, den dann nach ruhigem Stehen abgegossenen Äther durch Watte filtrieren. Nachdem das Gewicht des ätherischen Filtrats festgestellt ist (je 10 g = 1 g Droge), wird es wiederholt mit je 10 ccm verdünnter Salzsäure (1 + 49) ausgeschüttelt, bis einige Tropfen der letzten Ausschüttelung mit Kaliumquecksilberjodidlösung eine Trübung nicht mehr geben. Die filtrierten, salzsauren Auszüge werden mit Ammoniakflüssigkeit übersättigt und mit 40, dann 20 und so lange mit je 10 ccm Äther ausgeschüttelt, bis einige Tropfen der letzten Ausschüttelung keinen mit Kaliumquecksilberjodidlösung reagierenden Verdunstungsrückstand mehr ergeben. Die vereinigten Ätherlösungen werden im gewogenen Kölbchen von Äther befreit, der Rückstand bei 100° getrocknet und gewogen. Aus je 10 g des ätherischen Drogenauszuges (= 1 g Droge) müssen mindestens 0,01 g Alkaloide erhalten werden, was einem Alkaloidgehalt der Droge von mindestens 1% entspricht.

Aufbewahrung vorsichtig.

Geschichte. Schon die alten Griechen und Römer kannten die Nieswurz als Heilmittel; sie wurde auch durch das ganze Mittelalter verwendet.

Anwendung. Rhizoma Veratri findet fast nur in der Tierheilkunde Anwendung.

Semen Colchici. Zeitlosen- oder Herbstzeitlosensamen.

Abstammung. Herbstzeitlosensamen stammen von dem in Mitteleuropa heimischen, in Süddeutschland auf Wiesen sehr häufigen Colchicum autumnale L.; sie werden im Juni und Juli von den wildwachsenden Pflanzen gesammelt.

Beschaffenheit. Die sehr harten Samen (welche zahlreich in einer dreifächerigen Kapsel sitzen) haben eine ungleichmäßig mattbräunliche bis braunschwarze, sehr fein grubig punktierte oder feinrunzlige Oberfläche; sie sind anfangs von ausgeschiedenem Zucker klebrig. Ihre Gestalt ist teils kugelig, teils an einzelnen Stellen abgeflacht, zuweilen auch etwas gestreckt; sie messen etwa 2—3 mm im Durchmesser. An einer Stelle befindet sich ein mehr oder weniger spitz, zuweilen auch leistenartig erscheinender Auswuchs, der Rest des Funikulus. Ein in der Fortsetzung desselben geführter Längsschnitt zeigt das von der dünnen, braunen Samenschale umgebene, die Hauptmasse des Samens bildende, strahlig gezeichnete, hellgraue, hornige Endosperm und in diesem, gleich unter der Samenschale, den sehr kleinen, geraden Keimling. Nur wenig fällt in der Nähe des Funikulus als kleine Verwölbung die dem Keimling gegenüberliegende Chalaza ins Auge.

Zeitlosensamen sind geruchlos und schmecken sehr bitter und kratzend.

Anatomie. (Vgl. Abb. 45.) Die Samenschale besteht aus 5—7 dünnwandigen, zusammengefallenen Zellschichten, deren äußerste, die Epidermis, aus in der Flächenansicht polygonalen, großen Zellen besteht (2), jedoch vielfach, ebenso wie das unter ihr liegende, großzellige Parenchym in der Droge abgewetzt und nur noch in spärlichen Resten erhalten ist. Gut kenntlich pflegt die 2—3 Zellen dicke Schicht der „Quadratzellen" (Abb. 45, 1) zu sein, auf welche 2 Reihen stark kollabierter Zellen folgen, die mit braunem Inhalt erfüllt sind. Das Endosperm des Samens ist aus deutlich radial gestreckten Zellen mit dicker Wandung gebildet, welche von zahlreichen groben, rundlichen, scharf abgesetzten Tüpfeln durchzogen wird (Reservezellulose). In den Zellen finden sich kleine Aleuronkörner und Öltröpfchen im Protoplasma. Der winzige Embryo kommt für die Untersuchung kaum in Betracht; er besteht aus dünnwandigen Zellen.

Merkmale des Pulvers. Das Pulver besteht zum größten Teil aus Bruchstücken des weißen, dickwandigen, grob getüpfelten Endospermgewebes (Abb. 45, *1*), in dem Öltröpfchen nachweisbar sind; spärlicher, aber nicht selten, sind Fetzen der braunen, dünnwandigen Samenschale (*3*), sowie der etwas dickwandigeren, aus polygonalen Zellen gebildeten Samenschalen-

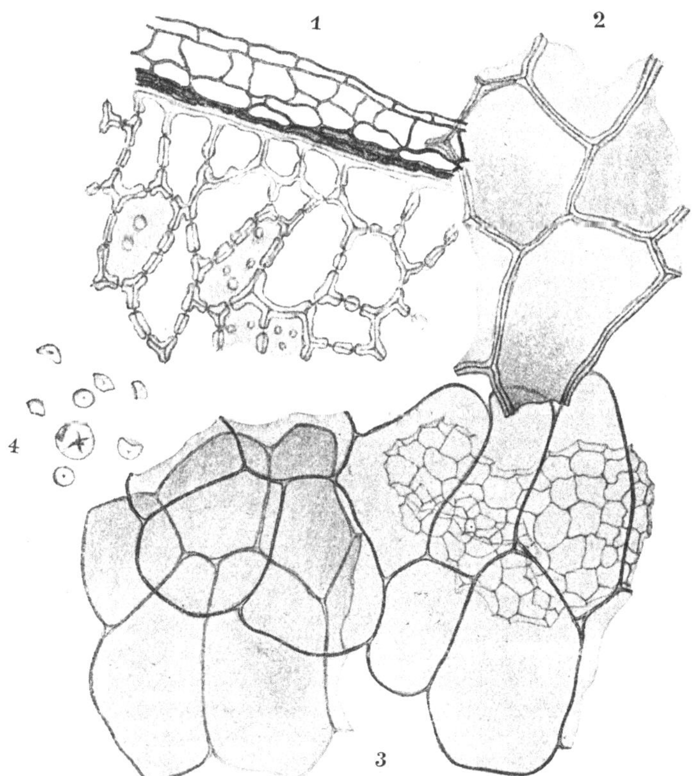

Abb. 45. Semen Colchici. Elemente des Pulvers. *1* Samenschale und Nährgewebe im Querschnitt; *2* Oberhaut der Samenschale in der Flächenansicht; *3* Parenchym der Samenschale in der Flächenansicht; *4* Stärkekörner. Vergr. ca. $^{200}/_1$. (Möller.)

epidermis (*2*). Es lassen sich auch hier und da (durch Zusatz von Jodlösung) winzige Mengen von kleinen Stärkekörnern nachweisen, die aus dem Nabelstrangrest und der kurzen Raphe stammen (Abb. 45, *4*).

Bestandteile. Zeitlosensamen enthalten das giftige Alkaloid Colchicin zu 0,2—0,6%, sowie fettes Öl, Eiweißstoffe und Zucker.

Prüfung. Die Droge soll unreife, blasse Samen nicht enthalten, und um Abschwächung der Wirksamkeit zu vermeiden, jährlich erneuert werden; die Samen sollen, mit der Hand zusammengeballt, aneinanderkleben.

Das Pulver darf nicht über 4,5% Asche hinterlassen.

Gehaltsbestimmung. 20 g mittelfeines Drogenpulver wird 1 Stunde lang mit 200 ccm Wasser bei 50—60° ausgezogen, nach dem Absetzen wird das Wasser abgegossen und 140 g desselben (= 14 Droge) mit 14 g Bleiessig 3 Minuten lang kräftig geschüttelt, dann filtriert, wodurch Nebenkörper beseitigt werden. Der gelöst gebliebene Bleiüberschuß wird aus dem Filtrat durch Zusatz von 4 g zerriebenem Natriumphosphat und 3 Minuten langes Schütteln gefällt. In 110 g der wieder filtrierten Flüssigkeit (= 10 g Droge) werden zum Aussalzen 30 g Natriumchlorid gelöst, dann wird durch Schütteln mit 50 g Chloroform das Colchicin in Chloroform-Colchicin übergeführt und in Chloroformlösung gebracht. 40 g der Chloroformlösung (= 8 g Droge) müssen beim Verdunsten in einem gewogenen Kölbchen und nach dem Trocknen bei 70—80° (nicht höher!) mindestens 0,032 g Chloroform-Colchicin hinterlassen, was, auf Droge umgerechnet, 0,4% entspricht. Es ist zu bemerken, daß der gewogene Rückstand infolge Verlustes an Chloroform beim Trocknen nicht mehr der Formel des Chloroform - Colchicins, $C_{22}H_{25}O_6N \cdot CHCl_3$, sondern ziemlich genau der Formel $C_{22}H_{25}O_6N \cdot {}^1/_2CHCl_3$ entspricht. An reinem Colchicin werden durch diese Methode in den Samen somit 0,348% nachgewiesen.

Aufbewahrung vorsichtig.

Anwendung. Die Samen werden gegen Gicht, Rheumatismus und Wassersucht hier und da angewendet.

Geschichte. Im Altertum und Mittelalter war die Herbstzeitlose als giftige Pflanze bekannt. Aber erst seit dem 17. Jahrhundert wurden die Knollen, erst seit 1820 die Samen medizinisch verwendet.

Unterfamilie **Asphodeloideae.**

Aloe. Aloe.

Abstammung. Aloe ist der eingekochte Saft der Blätter verschiedener Arten der im ganzen tropischen und subtropischen Afrika einheimischen Gattung Aloe. Insonderheit ist in Deutschland die aus dem Kaplande stammende Droge gebräuchlich. Die Gewinnung der Aloe geschieht durch die Eingeborenen, und es ist daher begreiflich, daß nicht nur bestimmte Arten der Gattung Aloe, sondern wohl alle Verwendung finden, welche eine genügende Größe besitzen. Zur Gewinnung werden die abgeschnittenen Blätter mit der Schnittfläche nach unten aufgestellt; der freiwillig ausfließende Saft wird entweder sogleich oder, da er ziemlich haltbar ist, nach Ansammlung größerer Mengen eingedickt. Geschieht dies durch Kochen, so tritt dabei Überhitzung ein, das Produkt nimmt ein glänzend schwarzes Aussehen an und heißt glänzende oder Kap-Aloe; wird jedoch das Eindicken bei mäßiger Hitze vorgenommen, so scheidet sich das im Safte enthaltene Aloin kristallinisch aus; die so gewonnene Aloe bezeichnet man als leberfarbene. Wo die Aloepflanzen, wie dies besonders in Westindien der Fall ist, in Kultur genommen sind, geschieht das Eindicken des Saftes in besonderen Siedehäusern, zum Teil sogar im Vakuum.

Der Aloesaft ist nicht etwa gleichmäßig in allen Zellen des Blattes verteilt, sondern er kommt nur in eigenartigen Sekretzellen vor (Abb. 46 u. 47). Die Gefäßbündel des Blattes verlaufen in zwei Reihen parallel der Ober-

und Unterseite, außen von chlorophyllführendem Assimilationsgewebe, innen von dem chlorophyllosen, reichlich Schleim und Raphiden enthaltenden Markgewebe umhüllt. Mechanische Elemente führen die Bündel nicht. Die Siebpartie wird jedoch halbmondförmig umhüllt von einer Schicht von großen, dünnwandigen Zellen, in welchen der Aloesaft enthalten ist (a).

Sorten. Je nach der Bereitungsweise unterscheidet man: 1. Aloe lucida, schwarze oder glänzende Aloe, dunkelbraun bis schwarz, mit glasglänzender Oberfläche und muscheligem Bruch, scharfkantige, rötliche bis hellbraune, durchsichtige Splitterchen gebend und unter dem Mikroskop keine Aloinkriställchen zeigend, weil das Aloin durch Überhitzen beim Eindampfen geschmolzen ist und sich in diesem Zustande bei nachherigem Erkalten nicht wieder abscheiden kann. Zu dieser Sorte gehört die in Deutschland gebräuchliche Aloe. 2. Aloe hepatica, braune oder leberfarbene Aloe, mit matter, leberbrauner Oberfläche, nicht durchscheinende Splitter gebend und, auf dem Objektträger trocken

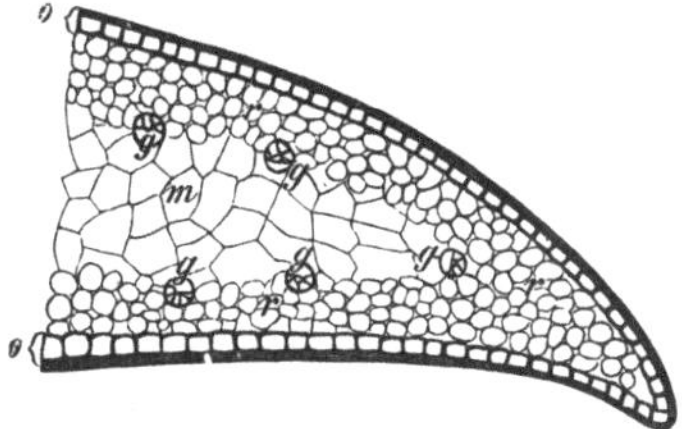

Abb. 46. Querschnitt durch ein Aloe-Blatt. *o* Epidermis, *m* Markschicht, *g* Gefäßbündel.

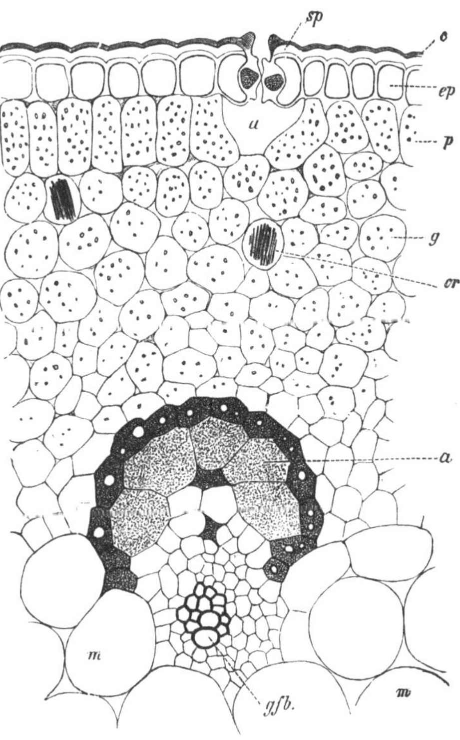

Abb. 47. Querschnitt durch die Randpartie eines Blattes von Aloe socotrina. *ep* Epidermis (*c* Kutikula), *sp* Spaltöffnung, *a* Atemhöhle, *p* und *g* Assimilationsgewebe, *cr* Raphidenzellen, *a* aloeführende Zellen, *gfb* Gefäßbündel, *m* schleimhaltiges Mark. (Flückiger und Tschirch.)

oder in Glyzerin beobachtet, deutliche Aloinkristalle zeigend. Derartige Aloe ist beispielsweise in England offizinell.

Handel. Nach ihrer Herkunft unterscheidet man folgende Handelssorten: Kap-Aloe, die in Deutschland gebräuchliche, welche über die Häfen der Algoa- und der Mossel-Bay und von da über Kapstadt in den Handel gelangt, ferner ostafrikanische: Socotra-, Zanzibar- und Madagaskar-Aloe, westindische: Curaçao-, Barbados- und Jamaika-Aloe, und ostindische: Jafarabad-Aloe.

Beschaffenheit. Gute Kap-Aloe, wie sie das Arzneibuch für das Deutsche Reich vorschreibt, soll glasglänzend, von dunkelbrauner bis schwarzer Farbe, von eigentümlichen Geruch und bitterem Geschmack sein, beim Zerschlagen großmuscheligen Bruch zeigen und scharfkantige, hellgelbe bis hellbraune, durchsichtige Splitter geben, welche im Glyzerinpräparate unter dem Mikroskop keine Aloinkristalle zeigen. Läßt man zu einer Spur des grünlichgelben trockenen Pulvers vom Deckglasrande her etwas Wasser zutreten, so findet teilweise Lösung der Splitterchen statt, das Unlösliche bildet sehr rasch kugelige oder rundliche Tropfen von schaumiger Struktur. Aus der etwas trüben Lösung von 5 g Aloe in 60 g siedendem Wasser scheiden sich beim Erkalten etwa 3 g wieder aus. Die etwas trübe Lösung von 0,1 g Aloe in 10 ccm siedendem Wasser wird durch Zusatz von 0,1 g Borax klar, zeigt aber grüne Fluoreszenz, die beim Verdünnen mit Wasser auf 100 ccm noch stärker wird. In 5 Teilen Weingeist ist Aloe bis auf einige Flöckchen löslich. Schüttelt man eine nach dem Erkalten filtrierte Lösung von 1 g Aloe in 10 ccm Wasser mit Äther aus, so färbt dieser beim Schütteln mit Ammoniakflüssigkeit letztere deutlich rot (Reaktion von Bornträger).

Bestandteile. Die Bornträgersche Reaktion ist auf kleine Mengen von freiem Aloe-Emodin zurückzuführen. Neben diesen sind in der Aloe größere Mengen von Aloin, dem Aloe-Emodin-Arabinosid, ferner von harzigen Stoffen enthalten.

Prüfung. Trägt man einen Splitter Kap-Aloe in Salpetersäure ein, so tritt um ihn eine schwache Grünfärbung der Flüssigkeit auf, während die meisten übrigen Sorten rötliche bis rotbraune Färbungen zeigen. Das Pulver darf unter dem Mikroskop im Glyzerinpräparate Splitter kristallinischer Sorten nicht zeigen. Wenn Aloe in der Wärme des Wasserbades oder schon bei längerer Aufbewahrung unter gewöhnlicher Temperatur zusammenfließt, so ist sie zu wasserhaltig oder in betrügerischer Absicht mit Pech versetzt. Auch würde das Pulver einer solchen verwerflichen Sorte nicht rein grüngelb sein. Desgleichen kann man durch die Löslichkeit in Äther oder Chloroform betrügerische Beimengungen von Pech oder fremdem Harz erkennen: 0,5 g Kap-Aloe färben 10 ccm erwärmten Äther nur schwach gelblich, der gelbe, zähe Verdunstungsrückstand des Äthers darf nach dem Trocknen höchstens 0,005 g wiegen. Auch 10 ccm siedendes Chloroform dürfen durch 0,5 g Aloe nur schwach gelblich gefärbt werden. Bei Zusatz fremder Harze würde auch die Löslichkeit der Aloe in siedendem Wasser sich verringern und der beim Erkalten der Lösung sich wieder abscheidende Anteil größer werden. Zusätze anderer minderwertiger Körper von gummiartiger Beschaffenheit, wie etwa Dextrin oder Extrakte anderer Pflanzen, lassen sich, ebenso wie mineralische Beimengungen, dadurch erkennen, daß die so verfälschte Aloe mit 5 Teilen erwärmtem Weingeist eine nach dem Abkühlen nicht nahezu klar bleibende Lösung gibt. Aloe darf nach dem Verbrennen höchstens 1,5% Asche hinterlassen.

Geschichte. Im nordöstlichen Afrika (Somaligebiet, Sokotra) wurde die Droge schon zur Zeit der alten Griechen und Römer gewonnen. Ihre Kenntnis wurde durch die Araber nach Westen verbreitet.

Anwendung. Aloe ist ein bei längerem Gebrauche vielleicht nicht ganz unschädliches Abführmittel. Sie findet Anwendung zur Bereitung von Extractum Aloes, Extractum Rhei compositum, Tinctura Aloes und Tinctura Aloes composita, sowie zu verschiedenen Elixiren, zu Pilulae aloeticae ferratae u. a.

Unterfamilie **Allioideae.**

Bulbus Scillae. Meerzwiebel. Mäusezwiebel.

Abstammung. Als „Bulbus Scillae“ sind die mittleren Schalen (Blätter) der Zwiebel von Urginea maritima (*L.*) *Baker* (= Scilla maritima *L.*), einer in sämtlichen Mittelmeerländern verbreiteten, mehrjährigen Pflanze (Abb. 48), gebräuchlich. Sie werden aus der frischen Zwiebel nach dem Abblühen der Pflanze, aber noch vor dem Austreiben der Blätter, etwa im August als hartfleischige Schalen herausgeschält, indem man die äußeren rotbraunen und häutigen, vertrockneten, ebenso wie die innersten, noch schleimigweichen Schalen unbenutzt läßt; sie kommen, in Streifen geschnitten und an der Sonne getrocknet, in den Handel.

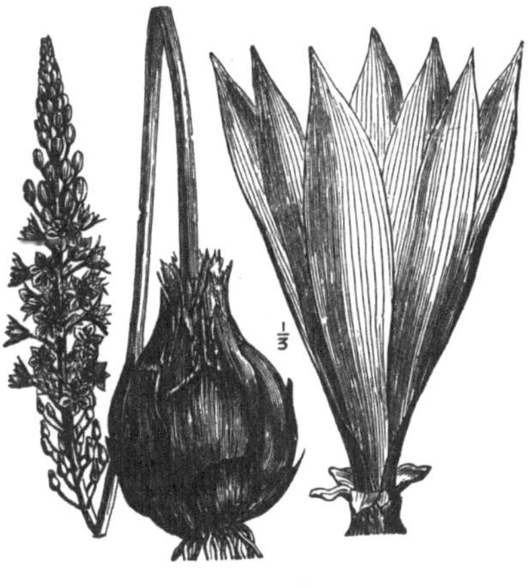

Abb. 48. Urginea maritima.

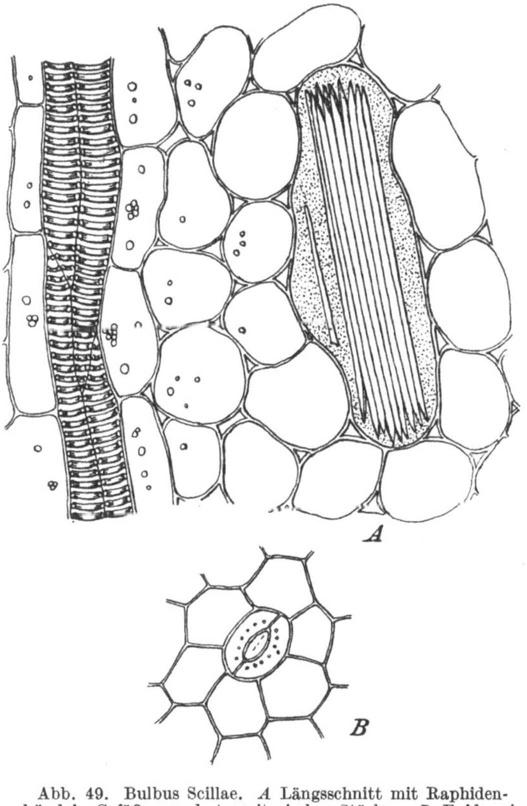

Abb. 49. Bulbus Scillae. *A* Längsschnitt mit Raphidenbündel, Gefäßen und transitorischer Stärke. *B* Epidermis mit Spaltöffnung in der Flächenansicht.

Handel. Die in Deutschland zur Verwendung gelangende weißliche Droge wird hauptsächlich aus Spanien und Portugal, sowie von Malta, Zypern und aus Kleinasien eingeführt. In Österreich ist eine rote Varietät offizinell, welche hauptsächlich in Nordafrika und Südfrankreich vorkommt.

Beschaffenheit. Die Handelsware ist von gelblichweißer Farbe, hornartig hart und durchscheinend; die einzelnen Stücke sind durchschnittlich 3 mm dick und bis 5 cm lang, mehrkantig, gerade oder oft stark gekrümmt; sie brechen fast glasig. Getrocknete Meerzwiebel ist fast ohne Geruch und von schleimigem, widerlich bitterem Geschmack; sie zieht sehr leicht Feuchtigkeit aus der Luft an.

Anatomie. Die Epidermis beider Seiten der Zwiebelschale besitzt Spaltöffnungen. Die aus dünnwandigem, ganz oder fast ganz stärkefreiem Parenchymgewebe bestehenden Stücke der Zwiebelschalen (Abb. 49) sind von
parallel verlaufenden, kollateralen Gefäßbündeln durchzogen. Zahlreiche,
oft stark langgestreckte Parenchymzellen enthalten Bündel von z. T. sehr
großen, bis 1 mm langen Kristallnadeln oxalsauren Kalkes (Raphiden, die in
Schleim eingebettet liegen, Abb. 49, *A*). Verdickte Zellelemente mechanischer
Natur kommen nicht vor. Stärke findet sich nur zuweilen und sehr spärlich in der Form von kleinen Körnchen in dem die Gefäßbündel umgebenden
Parenchym.

Merkmale des Pulvers. Die Farbe des Pulvers ist weißlich. Besonders
charakteristisch sind die zahlreichen Raphiden, welche zum großen Teil
noch in Bündeln zusammenliegen. Spärliche Spiralgefäße sind vorhanden.
Stärke in kleinen Körnchen ist kaum nachzuweisen.

Bestandteile. Der widerlich bittere Geschmack der Meerzwiebel rührt
von den glykosidischen Bitterstoffen her, welche in der Hauptsache die
wirksamen, giftigen Bestandteile der Droge bilden. Als solche werden von
den verschiedenen Autoren genannt Scillipikrin, Scillitoxin, Scillin, Scillain,
Scillinin, Scillitin, Scillamarin, Scillidiuretin; offenbar ist die Reindarstellung
der wirksamen Substanzen sehr schwierig und sind demgemäß die meisten
der genannten Stoffe noch Gemische und unter sich z. T. identisch. Ferner
ist ein als Schleim reichlich vorhandenes Kohlehydrat, Sinistrin genannt,
darin enthalten; das in der frischen Meerzwiebel enthaltene, senfölartig
riechende ätherische Öl geht beim Trocknen verloren. Saponin fehlt.

Prüfung. Verwechslungen der Droge sind bei der Schnittform noch
nicht beobachtet worden, das Pulver wurde jedoch mit fremder Stärke
verfälscht gefunden, die natürlich sehr leicht nachzuweisen ist.

Aufbewahrung. Über gebranntem Kalk nachgetrocknet, vor Feuchtigkeit geschützt und vorsichtig.

Geschichte. Die alten Griechen und Römer, ebenso die Araber kannten
schon die Meerzwiebel als Heilmittel, insbesondere ist der Oxymel Scillae
eines der am längsten gebrauchten galenischen Präparate.

Anwendung. Meerzwiebel wirkt harntreibend und wird zur Darstellung
von Acetum Scillae, Extractum Scillae, Tinctura Scillae und Oxymel Scillae
verwendet. Die ganzen Meerzwiebeln dienen auch frisch zur Rattenvertilgung.

Unterfamilie Asparagoideae.

Herba Convallariae.   Maiblumenkraut.

Das zur Blütezeit gesammelte Kraut der in Laubwäldern verbreiteten Convallaria
majalis *L.*, bestehend aus 2 langgestielten Blättern und der Blütentraube. Die Blätter
haben eine bis 20 cm lange, bis 4 cm breite, längliche, oben zugespitzte, unten in den
Stiel verschmälerte, parallelnervige, ganzrandige Spreite, der Blütenschaft ist halbstielrund und trägt die Blüten in den Achseln, kleiner, weißlicher, lineal-lanzettlicher
Deckblätter an überhängenden Stielchen in meist einseitswendiger Traube. Die Blüten
haben ein weißes, glockenförmiges Perigon mit 6 auswärts gebogenen Zipfeln, 6 am
Perigongrund angewachsene Staubgefäße und einen oberständigen, aus 3 Karpellen
gebildeten, dreifächerigen Fruchtknoten mit zentralwinkelständiger Plazenta und
vielen Samenanlagen und einem kurzen Griffel.

Die Blätter haben ein homogenes, von zahlreichen kollateralen Bündeln längs
durchzogenes Mesophyll und Spaltöffnungen in beiden aus rechteckigen Zellen ge-

bildeten Epidermen. Zahlreiche Zellen des Mesophylls enthalten Oxalatraphiden oder Prismen. Im Mesophyll des Perigons finden sich ebenfalls Raphiden.

Die Droge ist geruchlos und schmeckt süßlich bitter und etwas scharf. Sie enthält die Glykoside Convallarin und Convallamarin, von denen das erstere ein Saponin, das letztere ein Herzgift ist, Spuren ätherischen Öls usw. Sie wurde früher zu Niespulvern gebraucht und wird neuerdings als wirksames Diuretikum und als Ersatz für Digitalis empfohlen.

Die Gehaltsbestimmung erfolgt nach der bei Fol. Digit. üblichen pharmakologischen Methode (s. Einleitung). Der F. D.-Gehalt von 1 g Droge liegt nach bisheriger Erfahrung bei 9000—13000.

Flores Convallariae. Maiblumen.

Die Blüten der Convallaria majalis *L.* s. den vorigen Artikel. Da die Blätter weniger Convallamarin als die Blüten enthalten, sind die Flores Convallariae der Herba Convallariae in der Wirkung überlegen.

Unterfamilie Smilacoideae.

Rhizoma Chinae oder Tuber Chinae. Chinaknollen.

Die Droge besteht aus den knollenartig angeschwollenen Teilen der Seitensprosse des Wurzelstockes der in Südostasien heimischen Smilax china *L.*; diese kommen, teilweise geschält, aus Kanton in den Handel. Sie stellen große, längliche, gerundete, unregelmäßig knollige und höckerige, schwere und harte, stärkehaltige Körper (Abb. 50) dar mit rotbrauner, glatter oder etwas gerunzelter Oberfläche. Sie haben eine breite, von wenigen schräg verlaufenden Gefäßbündeln durchzogene, offenbar durch sekundäres Dickenwachstum entstandene, von einem schmalen braunen Gewebe bedeckte, äußere Zone, keine deutliche Endodermis und ein zahlreiche Gefäßbündel enthaltendes Zentrum. Das Parenchym enthält viel Stärke. Wirksamer Bestandteil ist in dieser als Blutreinigungsmittel dienenden Droge ein Saponin.

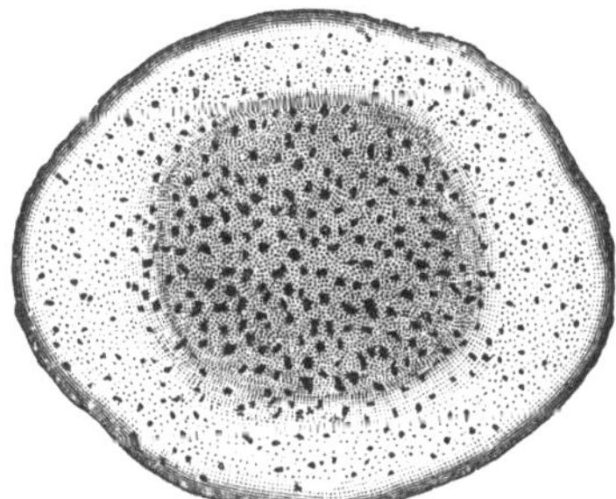

Abb. 50. Rhizoma Chinae. Querschnitt.

Radix Sarsaparillae. Sarsaparillwurzel. Honduras-Sarsaparille.

Abstammung. Die offizinelle Droge besteht aus den oft meterlangen Wurzeln einer oder einiger mittelamerikanischer Smilax-Arten. Mit absoluter Sicherheit ist nur Smilax saluberrima *Gilg* (= Smilax utilis *Hemsley*)[1]) als Stammpflanze der Honduras-Sarsaparille bekannt, doch ist wahrscheinlich, daß auch noch andere verwandte Arten hierfür in Betracht kommen. Mexiko-Sarsaparille stammt von Smilax medica *Schlechtd.* Doch besitzen auch andere mexikanische Arten gleichen Wurzelaufbau, so daß auch ihre Wurzeln wohl gesammelt werden. Die bis über 2 m langen Wurzeln, welche zahlreich an mächtigen, knollig-zylindrischen Rhizomen sitzen, werden an ihren Standorten, an Flußufern und in Sümpfen Mexikos, Zentralamerikas und der nördlichen Staaten Südamerikas, von wildwachsenden Pflanzen ausgegraben, gewaschen und teils an der Sonne, teils am Feuer getrocknet.

Handel. Die angeblich beste und zu pharmazeutischer Anwendung in Deutschland allein vorgeschriebene Sorte ist Honduras-Sarsaparille,

---

[1]) Dieser im D. A. B. 6 aufgeführte Namen kann nicht beibehalten werden, da unter dem gleichen Namen *Wright* schon 1895 eine andere Smilax-Art von den Salomon-Inseln beschrieben hatte, während *Hemsley* die Stammpflanze der Honduras-Sarsaparille erst 1899 benannte.

welche in den zentralamerikanischen Staaten Honduras, Guatemala und Nikaragua gesammelt und meist über Belize, die Hauptstadt von Britisch-Honduras, nach Europa ausgeführt wird. Diese Droge kommt, durch Umknicken der Wurzeln zu Bündeln geformt, samt den Rhizomen in den Großhandel, wird aber an den Stapelplätzen durch die Händler von den unwirksamen Rhizomen befreit; die Wurzeln werden für sich zu sog. Puppen verpackt. Diese bilden bis 1 m lange und bis 10 Kilo schwere Bündel nicht umgeknickter Wurzeln; die Bündel sind in der Mitte etwas dicker und mit den Stengeln eines Schlinggewächses fest umschnürt.

Beschaffenheit. Die biegsamen Wurzeln der Honduras-Sarsaparille sind 3 bis 5 mm dick, in ihrer ganzen Länge ziemlich gleichmäßig zylindrisch, flach längsfurchig oder längsgestreift, nur selten verzweigt oder mit feinen Faserwurzeln besetzt, und von graubräunlicher bis rötlichgelber Farbe. Der Querbruch ist kurz und stärkemehlstäubend. Auf dem Querschnitt (Abb. 51) erblickt man unter der dünnen braunen Hypodermis ein starkes und meist rein weißes, mehr oder weniger stärkereiches Rindengewebe. Auf dieses folgt, durch die braune Endodermis davon getrennt, der gelbe oder bräunliche Zentralzylinder, welcher bei allen guten Sorten schmäler ist als die weiße Rinde und sich beim Betupfen mit Phloroglucinlösung und Salzsäure intensiv rötet; er schließt das weiße und wie die Rinde stärkemehlreiche zentrale Mark ein.

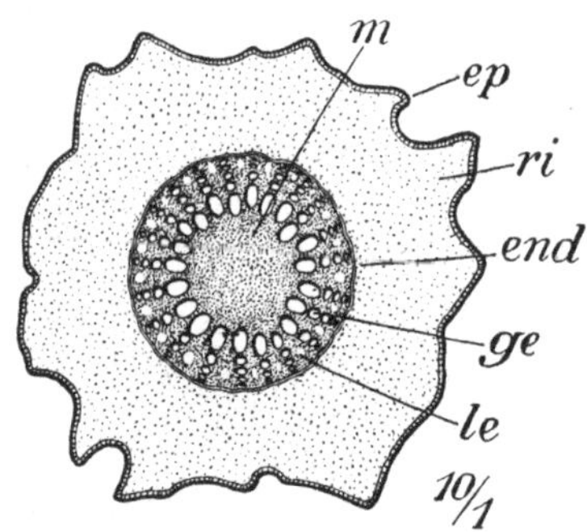

Abb. 51. Radix Sarsaparillae (Honduras). Querschnitt, Lupenbild. ($^{10}/_1$.) *ep* Epidermis und Hypodermis, *ri* Rinde, *end* Endodermis, *ge* Gefäße, *le* Leptomgruppen, *m* Mark. (Gilg.)

Die Droge ist geruchlos und schmeckt erst schleimig, dann kratzend. Ihr wässeriger Auszug schäumt beim Schütteln stark.

Anatomie (vgl. Abb. 52). Die Epidermis der Wurzel ist meist mehr oder weniger vollständig durch die erfolgte sorgfältige Reinigung entfernt. Unter ihr liegt eine 2—4-schichtige, aus stark und fast gleichmäßig verdickten, faserartig gestreckten, grob getüpfelten Zellen gebildete Hypodermis (*hy*). Die darauf folgende Rinde besteht aus dünnwandigem Parenchym, welches reichlich Stärke führt und große, schleimerfüllte Raphidenzellen (bzw. Schläuche, *ra*) enthält. Die das zentrale, radiale Gefäßbündel (Zentralzylinder) umgebende Endodermis (*end*) besteht aus stark und gleichmäßig verdickten, verholzten und getüpfelten, auf dem Querschnitt meist quadratischen oder regelmäßig sechseckigen, im Längsschnitt stabförmigen Zellen und enthält keine Durchlaßzellen. Unter ihr liegt ein aus 2 Reihen verdickter Zellen bestehendes Perikambium. Die Gefäße (*ge*), von außen nach innen an Größe zunehmend, liegen in zahlreichen, mehr oder weniger deutlichen, radialen Reihen. Die äußersten, engen Gefäße sind spiralig verdickt, die inneren, großlumigen Gefäße sind meist dicht mit ovalen oder stark in der Querrichtung gestreckten, behöften Tüpfeln versehen. Mit den Gefäßreihen (bzw. -platten) wechseln in der Nähe der Endodermis regelmäßig rundliche oder ovale Gruppen von Siebteilen (*le*) ab. Das gesamte, die Gefäße und Siebteile einschließende Grundgewebe besteht aus bastfaserartigen,

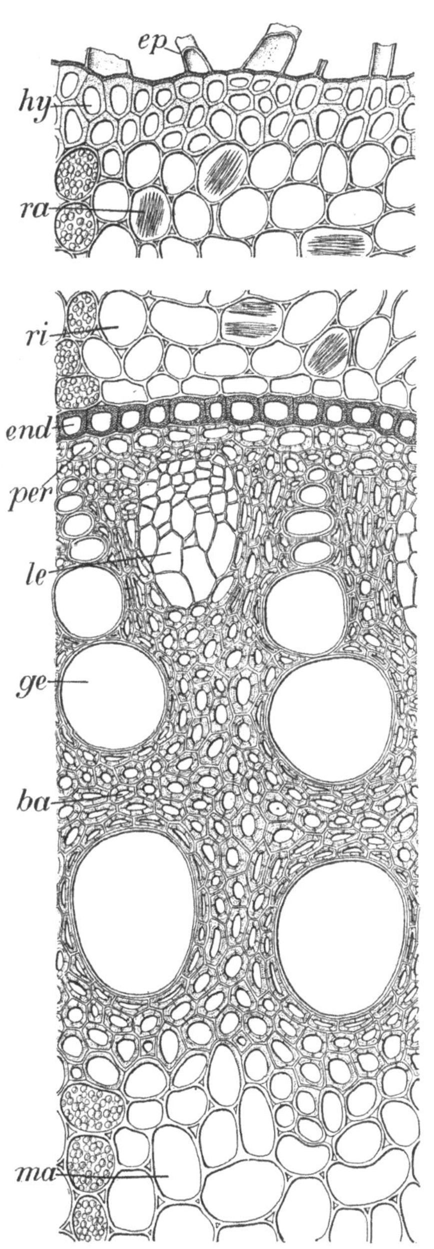

Abb. 52. Radix Sarsaparillae (Honduras). *ep* Epidermisreste, *hy* Hypodermis, *ra* Raphidenzellen, *ri* Rindenparenchym, davon einzelne Zellen mit ihrem Stärkeinhalt gezeichnet, *end* Endodermis, *per* Perikambium, *le* Siebteile, *ge* Gefäße, *ba* bastfaserartig entwickeltes Grundgewebe, *ma* Mark, einzelne Zellen mit Stärke erfüllt gezeichnet. Vergr. $^{150}/_1$. (Gilg.)

stark verdickten Zellen (*ba*). Das Mark (*ma*) wird von dünnwandigem, stärkeführendem, schwach verholztem Parenchym gebildet.

Stärkekörner: Die Stärke kommt vor in Form einfacher oder zusammengesetzter Körner. Die Einzelkörner sind kugelig oder manchmal abgeflacht und besitzen nur 12—18 μ im Durchmesser. Die zusammengesetzten Körner bestehen aus 2—3, selten 4 sehr kleinen Einzelkörnern. Alle zeigen einen deutlichen, oft sternförmigen Spalt. Verquollene Stärke darf in der Droge nicht vorhanden sein.

Merkmale des Pulvers. Für das (nur wenig gebräuchliche) Pulver sind besonders bezeichnend: Fasern und faserartige Elemente oder deren Bruchstücke, einzeln oder in Bündeln liegend, oft (aus der

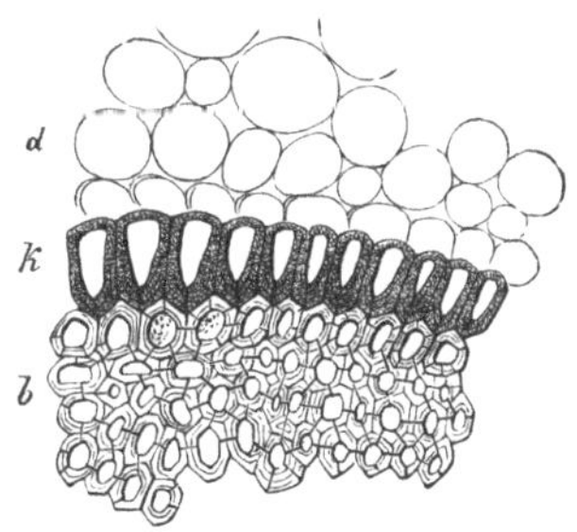

Abb. 53. Querschnitt durch eine Sarsaparille-Sorte mit U-förmig verdickten Endodermiszellen *k*; *d* Rindengewebe, *b* bastfaserartig entwickeltes Grundgewebe des Zentralstranges. (Flückiger und Tschirch.)

Hypodermis und der Endodermis) von bräunlicher Farbe, sämtlich stark getüpfelt; Parenchymfetzen mit Stärkeinhalt; Stärke in Menge freiliegend, als Einzelkörner oder auch aus wenigen Körnern gebildete zusammengesetzte Körner; Raphiden in ziemlicher Menge, selten noch in Bündeln zusammenliegend; Gefäßbruchstücke, meist dicht mit breitovalen, behöften Tüpfeln besetzt, seltener treppenartig verdickt.

Bestandteile. Sarsaparillwurzel enthält Saponin, und zwar nach neuester Anschauung 2 verschiedene Saponine, die aber beide noch nicht in chemischer Reinheit dargestellt werden konnten. Die von früheren Autoren dargestellten z. T. kristallinischen Stoffe Sarsasaponin, Parillin und Smilacin sind offenbar Abbauprodukte der Saponine. Ferner enthält die Wurzel viel Stärke, etwas Harz und Spuren eines ätherischen Öles.

Prüfung. Zu den Verwechselungen gehören die in Deutschland von der Verwendung ausgeschlossenen übrigen Handelssorten der Sarsaparille, von denen heute nur noch die allerdings sich nicht stets gleichbleibenden 2 Sorten Jamaika-Sarsaparille und Veracruz-Sarsaparille eine Rolle spielen, während früher eine weit größere Zahl von Sorten im Handel war. Nach den neuesten Untersuchungen enthalten diese beiden Sorten die gleichen Bestandteile wie die Honduras-Sorte in im Mittel gleicher Menge, sie sind daher auch wohl in der Wirkung gleichwertig und werden unnötigerweise vom Arzneibuch abgelehnt. Wichtige, aber nicht in allen Fällen ausreichende, beim Pulver versagende Unterscheidungsmerkmale der Sorten liegen in der relativen Breite von Rinde, Gefäßbündelzylinder und Mark, in der Art der Verdickung der Endodermiszellen (ob U-förmig oder gleichmäßig), der Weite der Gefäße (Honduras-Sarsaparille hat von allen Sorten bei weitem die größten Gefäße) und dem Stärkereichtum. Gelegentlich kommt verkleisterte Stärke hervor.

Fälschungen mit Wurzeln von Farnen, anderen Monokotyledoneen und von Dikotyledoneen, auch mit Stengelorganen sind nicht eben selten beobachtet worden. In der geschnittenen Ware sind sie an ihrer abweichenden Anatomie (Kork, Milchröhren, Sekretbehälter, zerstreute Gefäßbündel, durch Kambium in die Dicke gewachsene Gefäßbündel, doppelte oder mit zahlreichen Durchlaßzellen versehene Endodermis) bei genauer Durchsicht der Ware auffindbar, im Pulver ist ein Teil von ihnen, aber nicht alle an etwa vorhandenen abweichenden Zellformen (Kork, Milchröhren, stark verholzten Parenchymzellen) kenntlich. (Die Markzellen der Honduras-Sarsaparille sind z. T. schwach verholzt, mit verholzten Steinzellen und Holzparenchymzellen aber nicht zu verwechseln.)

Das Pulver darf nach dem Verbrennen höchstens 8% Asche hinterlassen.

Gehaltsbestimmung. Da eine exakte Saponinbestimmungsmethode bislang nicht existiert, hat das Arzneibuch auf eine Gehaltsbestimmung verzichtet. Die Qualität der Ware ist mit Hilfe der Grammblutwertbestimmung gut feststellbar. Man extrahiert 0,5 g gepulverte Droge auf dem Wasserbade zweimal je eine Stunde lang mit je 25 ccm Methylalkohol, verdampft die vereinigten Filtrate, verreibt den zurückbleibenden Sirup sehr innig mit 0,9 g Kochsalz, nimmt das Gemisch allmählich mit Wasser auf und ergänzt mit Wasser auf 100 ccm. Die trübe Lösung wird in der in der Einleitung beschriebenen Weise auf ihre hämolytische Wirkung geprüft. Vollständige Hämolyse tritt bei guten Sorten bis zum 11. Glas der Serie, bei mittleren Qualitäten bis zum 9. Glase ein, was einem Grammblutwert der Droge von 1400 bis 2200 entspricht. Bemerkenswert ist, daß oft gerade die äußerlich am besten aussehenden Handelsmuster weit unter 1400 liegende Grammblutwerte ergeben. Die Drogen müssen nach ihrem Gehalt, nicht nach ihrem Aussehen bewertet werden.

Geschichte. Die Spanier lernten anfangs des 16. Jahrhunderts die Sarsaparille in Zentralamerika kennen und führten sie nach Europa ein, wo sie bald in allen Staaten Eingang fand.

Anwendung. Sarsaparille findet in Dekokten bei Hauterkrankungen, auch solchen auf luetischer Basis, Anwendung.

Familie **Iridaceae.**

Crocus. Flores Croci. Stigmata Croci. Safran.

Abstammung. Safran besteht aus den Narben von Crocus sativus L., einem Zwiebelgewächs (Abb. 54), welches sehr wahrscheinlich in Klein-

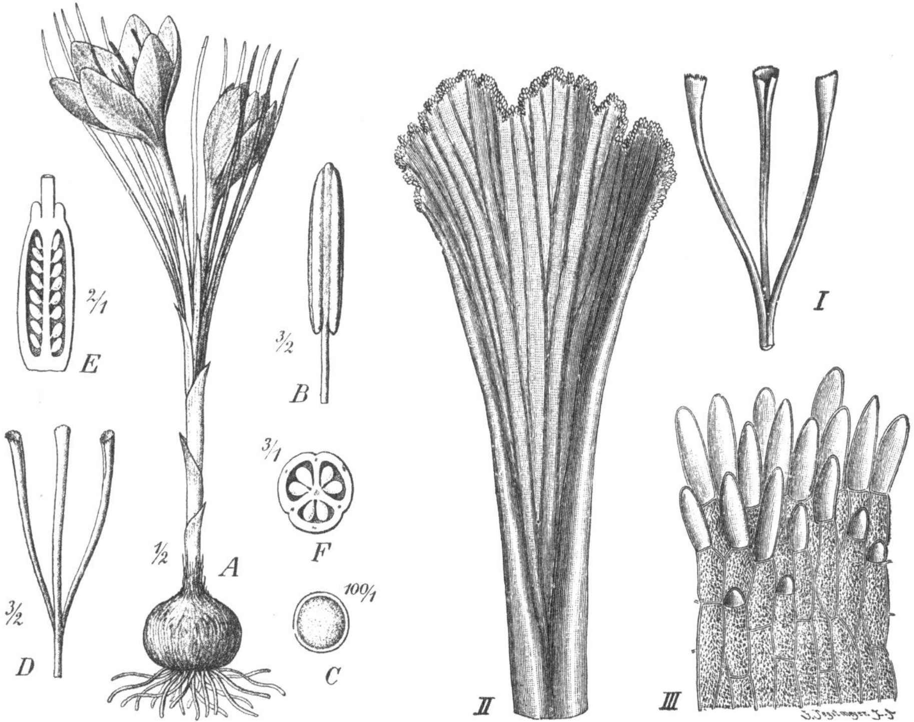

Abb. 54. Crocus sativus. A Blühende Pflanze (¹/₂); B Staubblatt von der Innenseite (³/₂); C Pollenkorn (¹⁰⁰/₁); D Griffel (³/₂); E Fruchtknoten im Längsschnitt (²/₁); F im Querschnitt (³/₁). (Gilg.)

Abb. 55. Safran. I Die ganze Narbe, schwach vergrößert. II Ein Narbenschenkel in stärkerer Vergrößerung. III Oberes Stück einer Narbe mit den Narbenpapillen. Vergr. ca. ⁵⁰/₁. (Gilg.)

asien und Griechenland heimisch ist und zur Safrangewinnung hauptsächlich in Spanien, sowie auch in Südfrankreich kultiviert wird. Doch kommt auch der spanische Safran häufig erst über Frankreich in den Handel als Crocus Gâtinais, da in dem französischen Arrondissement dieses Namens früher der beste Safran gewonnen wurde.

Beschaffenheit und Anatomie. Die farbstoffreiche Droge besteht nur aus den im frischen Zustande oder aufgeweicht 3—3,5 cm, trocken durchschnittlich 2 cm langen Narbenschenkeln; diese sind von gesättigt braun-

roter Farbe und müssen von den blaßgelben Griffeln, an denen die Narben
zu je dreien ansitzen (Abb. 55 *I*) völlig befreit sein. Safran fühlt sich, zwischen den Fingern gerieben, etwas fettig an.

Jeder Narbenschenkel besteht aus einer oben spatelförmig verbreiterten
Platte (siehe Abb. 55 *II*), welche in der Weise zusammengerollt ist, daß ihre
Längsränder dicht aneinanderliegen; dadurch entsteht ein oben nicht geschlossener Trichter, unten eine Rinne. Der Saum des Trichters ist unregelmäßig und flach gezähnt, zu verhältnismäßig großen, zylindrischen
oder keulenförmigen Papillen ausgewachsen (zwischen welchen häufig große,
runde Pollenkörner liegen), was sich bei mäßiger Vergrößerung unter dem

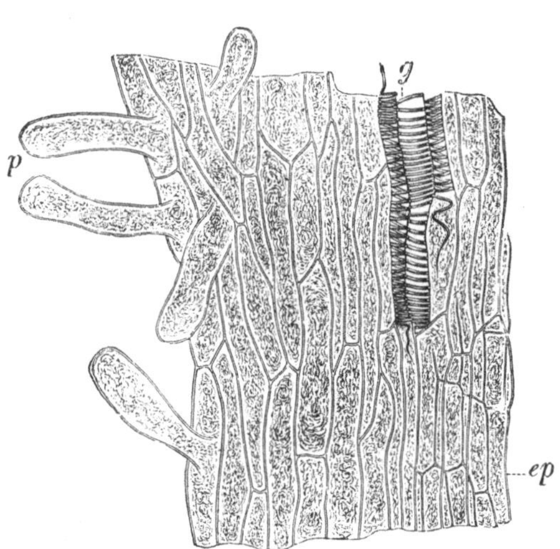

Abb. 56.   Stückchen der Safrannarbe in der Flächenansicht.
p die Papillen, *g* Spiralgefäße, *ep* Oberhaut.   300 mal vergr.
(Moeller.)

Mikroskop leicht erkennen
läßt, wenn man die Narben
zuvor in Wasser (rein oder
mit ¼ Ammoniak versetzt)
aufweicht und nach dem Auswaschen in konzentrierter
Chloralhydratlösung betrachtet (siehe Abb. 55 *III*). In
jeden der drei Narbenschenkel
tritt ein einziges, zartes Leitbündel (mit Spiralgefäßen)
ein, welches sich nach oben
wiederholt gabelig verzweigt,
so daß im oberen Teil ungefähr
20 Leitbündel endigen. Die
Epidermiszellen der Narben
sind rechteckig, längsge-
streckt, im Innern der Narbenschenkel findet sich dünnwandiges Parenchym, dessen
Zellen von einem orangeroten
Farbstoff erfüllt sind.

Safran riecht kräftig, eigenartig und besitzt einen würzigen, bitterlichen,
nicht süßen Geschmack.

Merkmale des Pulvers. Das meist verwendete feine Pulver (Sieb VI) ist
von eigenartig gelbroter Farbe. Es besteht zum größten Teil aus fein zermahlenen Parenchymtrümmern mit dünnen oder seltener schwach gequollenen Zellwänden mit orangegelbem bis rotbraunem Inhalt, gelben bis braungelben Protoplasmakörnchen oder -klümpchen, aus Epidermistrümmern
und Stückchen der Ring- und Spiralgefäße. Aber auch größere Gewebefetzen
sind sehr häufig. Parenchymfetzen (aus dem Innengewebe der Narben)
bestehen aus dünnwandigen, schmalen, langgestreckten, in Reihen liegenden
Zellen, die oft seitlich miteinander nur lose verbunden sind und sich deshalb leicht (wie Zellfäden) voneinander loslösen; die Wandungen mancher
Parenchymzellen verschleimen etwas und erscheinen zuletzt etwas dickwandig;
ihr Inhalt ist orangegelb bis braunrot gefärbt. Sie werden häufig von Gefäßbündelchen durchzogen, und an ihnen können Epidermiszellen ansitzen.
Die Epidermiszellen sind schmale, langgestreckte, in regelmäßigen Reihen
liegende, dünnwandige, ohne Interzellularen miteinander verbundene

Elemente mit quergestellten oder schwach geneigten Querwänden; ihre Außenwand ist sehr häufig zu kurz kegelförmigen Papillen ausgezogen; ihr Inhalt ist orangegelb bis gelbbraun gefärbt. Spärlicher treten auf dicht ringförmig oder spiralig verdickte, enge, nur 5—15 μ weite Gefäße und Tracheiden; spärlich sehr große, kugelige, 60—120 μ, selten noch größere Pollenkörner mit sehr feinwarziger Kutikula, dicker Wandung und dichtem, protoplasmatischem Inhalt von gewöhnlich goldgelber Farbe. Nur ziemlich selten treten endlich auf die keulenförmigen, mehr oder weniger voneinander freien Narbenpapillen, die 50—150 μ lang, gewöhnlich 20—40 μ breit sind und unter einer zarten Kutikula eine verschleimende Wandung besitzen; sie führen einen orangegelben Inhalt.

Safranpulver untersucht man: in Wasser, Chloralhydratlösung, Glyzerinjodlösung, in Öl und Glyzerin.

In Olivenöl zeigen alle Pulverteilchen die charakteristische orangegelbe bis braunrote Färbung, selbst in den meisten Fällen die Pollenkörner (die Griffel und ihre Bruchstücke sind dagegen z. B. hellgelb). Der Safranfarbstoff ist in fettem Öl unlöslich.

In Glyzerin entstehen um alle Pulverpartikelchen sofort Farbstoffzonen. Sind diese unbedeutend oder fehlen sie, so besteht Verdacht auf Fälschung.

Bestandteile. Der glykosidische Farbstoff Crocin, dessen Aglucon Crocetin vielleicht Beziehungen zum Carotin hat und neben Crocin im Safran vorkommt, ferner der ebenfalls glykosidische Bitterstoff Picrocrocin, Kohlehydrate, Wachs, Phytosterin, 4—6% Mineralbestandteile und eine Spur ätherisches Öl.

Prüfung. Daß der Safran wegen seiner mühsamen Gewinnung und seiner daraus resultierenden Kostbarkeit vielfachen Fälschungen ausgesetzt ist, ist leicht begreiflich. Am häufigsten ist die Beimengung der durch ihre helle Farbe auffallenden Griffel. Diese Fälschung sowie ganze oder längszerschnittene Blüten von Carthamus, Calendula, Papaver, Punica u. a. oder Fleischfasern, Sandelholz, Grashalme usw. lassen sich nach erfolgter Aufweichung mit bloßem Auge, mit der Lupe oder unter dem Mikroskop durch die abweichenden Strukturverhältnisse leicht nachweisen. Sehr beliebt sind bei ganzem Safran auch Fälschungen durch Beschwerungsmittel. Als solche kommen in Betracht: Wasser, welches der Safran in feuchter Luft aufnimmt, er darf beim Trocknen bei 100° nicht mehr als 12% an Gewicht verlieren; Glyzerin und Fett, die Droge muß beim Trocknen bei 100° brüchig werden, sie bleibt bei Gegenwart dieser Stoffe zäh. Fett verrät sich außerdem neben Paraffinöl durch Erhöhung der Menge der in Petroläther löslichen Stoffe, es dürfen von diesen höchstens 5% vorhanden sein; Sirup, der Safran schmeckt dann süß; Ammoniumsalze, der Safran entwickelt mit Kalilauge erwärmt, merkliche Mengen von Ammoniak, es ist hierzu zu bemerken, daß auch reiner Safran bei dieser Probe winzige, von feinen Nasen empfundene oder durch Nesslers Reagens nachweisbare Mengen von Ammoniak abgibt; allerlei in Wasser lösliche oder darin unlösliche Salze, sie erhöhen den Aschegehalt der Droge, der höchstens 6,5% betragen soll, auch sind sie oft, wie auch Zucker, bei Betrachtung des Safrans unter dem Mikroskop in einem mit Öl hergestellten Präparate sichtbar.

Mit gelben Nitrofarbstoffen aufgefärbter, extrahierter Safran wird nach
Bettink folgendermaßen erkannt: 0,1 g Safran wird mit 10 ccm destilliertem Wasser ½ Minute geschüttelt und letzteres durch einen Wattebausch
abfiltriert. 5 ccm des Filtrates werden mit 5 ccm konz. Schwefelsäure gemischt und auf die noch warme Mischung 3 ccm Ferrosulfatlösung (1:3)
vorsichtig geschichtet. Bei Anwesenheit eines Nitrofarbstoffes entsteht eine
dunkle Zone. Ferner: Der Rest des wäßrigen Filtrats wird im Wasserbade
auf 50⁰ erwärmt und mit 3 Tropfen schwefliger Säure versetzt. Bei Anwesenheit eines Nitrofarbstoffes verschwindet die gelbe Farbe.

Außer den bisher erwähnten Fälschungsmitteln der Ganzdroge kommen
für das Pulver noch zahlreiche andere Produkte in Frage. Sie alle sind dadurch
von Safran zu unterscheiden, daß sie im Gegensatz zu den Teilchen des Safrans
mit Schwefelsäure befeuchtet sich nicht tiefblau färben. Man muß allerdings
das Schwefelsäurepräparat des Safranpulvers bei schwacher Vergrößerung
im Mikroskop rasch durchsuchen, da auch die blaue Färbung der Safran-
teilchen ziemlich rasch in Braun übergeht. Von den häufigeren vegetabili-
schen Fälschungsmitteln sind die Blüten von Calendula durch aus 2 Zellreihen bestehende Haare und eine Öltröpfchen enthaltende Epidermis, die
Blüten von Carthamus durch mit braunem Inhalt erfüllte Sekretgänge,
beide durch mit 3 Austrittstellen versehene, kleinere Pollenkörner gekennzeichnet. Die Forderung des Handels, ein kleines Stück der die Narbenschenkel tragenden Griffel zuzulassen, erscheint vernünftig, doch würde die
Reinheitsprüfung des Pulvers erschwert werden, weil die Teilchen der Griffel
mit Schwefelsäure nicht blau werden, man daher die Forderung, daß alle
Teilchen die Blaufärbung zeigen müssen, fallen lassen müßte.

Gehaltsbestimmung. Da eine exakte Bestimmung des Crocins nicht durchführbar ist, beschränkt sich das Arzneibuch auf die Feststellung der Färbe-
kraft des Safrans. Ein im Verhältnis 1:10000 hergestellter wässeriger
Auszug muß mindestens die Farbtiefe einer 0,05 proz. wässerigen Kalium-
dichromatlösung haben.

Geschichte. Schon die alten Ägypter kannten den Safran, und von
den Griechen und Römern wurde die Droge sehr begehrt. Noch im Mittelalter galt Safran als eines der kostbarsten Gewürze.

Anwendung. Die Verwendung des Crocus in der Pharmazie zu Tinct.
Croci und Tinct. Opii crocata ist eine beschränkte. Häufiger wird er als
Färbemittel gebraucht und in der Volksmedizin als Abortivum.

Rhizoma Iridis. Radix Iridis. Veilchenwurzel.

Abstammung. Die Droge besteht aus den von Stengeln, Blättern,
Wurzeln und der Korkschicht befreiten Rhizomen von Iris germanica *L.*,
Iris pallida *Lamarck* und Iris florentina *L.*, drei im Mittelmeergebiet
heimischen Stauden. Hauptsächlich die ersten beiden, weniger Iris floren-
tina, werden in Norditalien in der Umgegend von Florenz und Verona
zum Zwecke der Gewinnung der Droge kultiviert. Die im August geernteten
Rhizome zwei- bis dreijähriger Pflanzen werden im frischen Zustande in
Wasser gelegt, sorgfältig geschält und 14 Tage an der Luft getrocknet.
Hauptstapelplätze für die Droge sind Verona, Livorno und Triest. Auch
in Marokko wird Rhiz. Iridis gewonnen und kommt über Mogador in den
Handel.

Beschaffenheit. Die Droge bildet bis 10 cm lange und bis 4 cm dicke, weißliche, abgeflachte, schwere, harte Stücke, welche drei bis fünf periodische, den Jahrestrieben entsprechende Einschnürungen (im Winter ist der Zuwachs gering, im Sommer sehr stark!) zeigen und an den dicken Teilen zuweilen gabelig verzweigt sind; sie sind am oberen Ende mit den tief eingesunkenen Narben der Stengel gekrönt. Die (sympodial verzweigten) Rhizome lassen stellenweise auf der Oberseite die zweizeilig geordneten Ansatzstellen der Blätter oder wenigstens eine feine Querpunktierung erkennen, die von den in die Blätter ausbiegenden Leitbündeln herrührt, und zeigen auf der Unterseite die zahlreichen bräunlichen Narben der Wurzeln.

Iris-Rhizome sind hornig hart, ihr Bruch ist glatt. Auf dem elliptischen Querschnitt (Abb. 57) erblickt man eine schmale weiße Rinde und, von dieser eingeschlossen, den blaßgelblichen

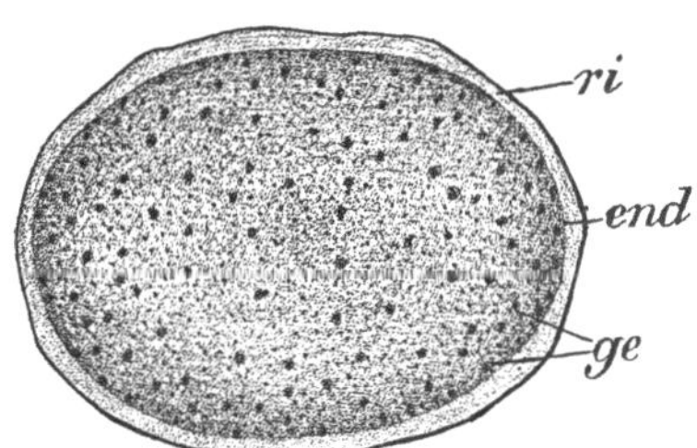

Abb. 57. Rhizoma Iridis, Querschnitt. *ri* Rinde, der äußere Teil abgeschält; *end* Grenze zwischen Rinde und Zentralstrang, durch kleine, dichtgedrängte Gefäßbündel hervorgebracht; *ge* Gefäßbündel des Zentralstranges. Undeutlich sind auch die großen Kristalle sichtbar. Vergr. ²/₁. (Gilg.)

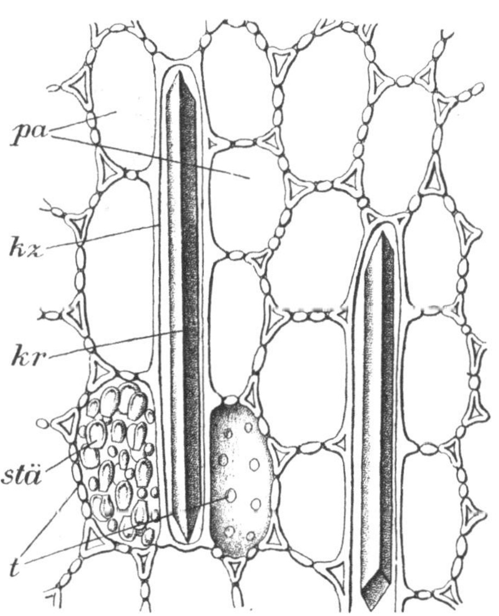

Abb. 58. Rhizoma Iridis. Längsschnitt durch das Grundgewebe, *pa* Parenchymzellen; *kz* kristallführende Zelle; *kr* klinorhombischer Kalziumoxalatkristall; *stä* eine Parenchymzelle mit ihrem Stärkeinhalt; *t* Tüpfel der Parenchymzellen. Vergr. ¹⁷⁰/₁. (Gilg.)

Leitbündelzylinder; in ihm bilden die Gefäßbündel zerstreute dunkle Punkte, welche auf der Bauchseite des Rhizoms nach der Rinde hin meist gehäuft erscheinen. Jodlösung färbt die Schnittflächen infolge des Stärkegehaltes der Gewebe sofort tiefschwarzblau. Die Droge riecht angenehm veilchenartig und schmeckt schwach aromatisch und etwas kratzend.

Anatomie. (Vgl. Abb. 58.) Das breite Korkgewebe ist bei der Droge entfernt. Das Grundgewebe besteht aus großen, isodiametrischen, ziemlich dickwandigen, stark getüpfelten Zellen (*pa*), in welchen sehr reichlich Stärkekörner (*stä*) liegen. Besonders charakteristisch für Irisrhizom sind die im Grundgewebe sehr häufig vorkommenden mächtigen, säulenförmigen Oxalatkristalle (*kr*). Sie liegen in langen, schmalen, verkorkten Schläuchen (*kz*), welche in der Längsrichtung des Rhizoms verlaufen. Die wenigen die Rinde durchlaufenden Gefäßbündel sind kollateral, diejenigen des Zentralstranges dagegen (aus mehreren vereinigten Rindenbündeln bestehend), konzentrisch gebaut, wobei zahlreiche Treppengefäße und spärliche (primäre)

Spiralgefäße den ansehnlichen Siebteil umhüllen. Eine Endodermis tritt im Rhizom nicht deutlich hervor; sie ist besonders auf der Unterseite als stärkefreie Zellreihe sichtbar; der Zentralstrang wird jedoch dadurch sehr deutlich, daß an seiner Außengrenze kleine Gefäßbündel sehr dicht gedrängt liegen. Mechanische Elemente fehlen.

Die alle Parenchymzellen völlig erfüllenden, ziemlich großen Stärkekörner (stets Einzelkörner) sind sehr charakteristisch; sie sind eiförmig, kegelförmig, keulenförmig, oft unregelmäßig gebogen, seltener kugelig, stets an einem Ende abgeflacht, wie abgeschnitten. Dieser abgeflachten Seite entgegengesetzt, sehr stark exzentrisch, liegt das deutlich sichtbare Schichtungszentrum, von dem aus nach dem anderen Ende des Kornes hufeisenförmig zwei lange Spalten verlaufen. Die Körner sind etwa 20—30 μ lang, 10 bis 16 μ breit; sie färben sich zuweilen in Glyzerinjod rot.

An Kristallen sind besonders charakteristisch für die Droge die mächtigen, säulenförmigen Kristalle, welche gewöhnlich 100—200 (manchmal bis 500) μ lang und 20—30 μ dick sind.

Merkmale des Pulvers. Das gelblichweiße, feine Pulver (Sieb VI) besteht in der Hauptmenge aus freiliegenden, ansehnlich großen, charakteristisch gebauten Stärkekörnern, farblosen Protoplasmakörnchen, farblosen, oft noch Stärke führenden Trümmern von ansehnlich dickwandigen, dicht und grob getüpfelten Parenchymzellen, Bruchstücken der großen Prismenkristalle, Trümmerchen von porösen oder Treppengefäßen oder engen Ringoder Spiralgefäßen. Dazwischen findet man stets reichlich kleinere oder größere Gewebefetzen. Größere Parenchymfetzen sind selten, häufig dagegen solche, die nur aus wenigen bis vereinzelten Zellen bestehen; die Parenchymzellen sind groß (70—100 μ und darüber im Durchmesser), kugelig, ansehnlich dickwandig, locker gelagert, d. h. deutliche Interzellularen zeigend; ihre farblose Wand ist dicht und grob getüpfelt (in der Profilansicht deshalb auffallend perlschnurartig!); sie sind sehr dicht mit Stärkekörnern erfüllt. Die Stärkekörner sind allermeist einfach, in der Gestalt sehr verschieden, meist eiförmig oder kegel- bis keulenförmig und mit einem abgeflachten Ende versehen; selten mehr oder weniger kugelig oder etwas gebogen, meist 20—30 μ lang, 10—16 μ dick, selten kleiner oder größer, ungeschichtet; dem abgeflachten Ende gegenüber liegt, sehr stark exzentrisch, ein meist sternförmiger Kernspalt, von dem aus hufeisenförmig zwei lange Spalten parallel der Wandung des Korns verlaufen. Massenhaft treten im Pulver größere oder kleinere Bruchstücke der mächtigen, meist 100 bis 200 μ langen, 20—30 μ dicken, manchmal aber noch bedeutend größere, säulenförmige (prismatische) Kristalle auf; infolge ihrer Größe sind sie fast niemals ganz erhalten und auch niemals in ihrer normalen Lagerung zu beobachten; jedoch läßt sich an den Bruchstücken meistens leicht wahrnehmen, daß sie Teilstücke von Prismen sind; winzige Kristalltrümmerchen, die in Menge vorhanden sind, lassen sich am besten mit dem Polarisationsapparat feststellen. Spärlicher werden beobachtet Bruchstücke vereinzelt liegender oder in Gruppen vereinigter Treppen- oder Porengefäße, seltener von engen Ring- oder Spiralgefäßen. Nur äußerst selten werden beobachtet Kollenchymzellen oder deren Trümmer, ferner Sklerenchymfasern (aus den zu den Wurzeln führenden Bündeln).

Charakteristisch für das Pulver sind die recht dickwandigen, grob getüpfelten Parenchymzellen mit ihrem sehr reichlichen Stärkeinhalt, die ausgefallenen, ziemlich großen und eigenartig gebauten Stärkekörner, endlich die massenhaften Bruchstücke der großen Säulenkristalle.

Veilchenwurzelpulver wird in Glyzerinwasser, sowie in Chloralhydratlösung (evtl. mehrmals das Präparat unter den Deckgläschen stark erhitzen!) untersucht.

Bestandteile. Der Geruch wird durch das Iron bedingt, ein Keton, welches erst beim Trocknen des Rhizoms gebildet wird und sich unter den als ätherisches Öl zusammengefaßten, flüchtigen Stoffen befindet. Ferner sind als Glykosid Iridin, Harz und Gerbstoff darin enthalten. Der wässerige Auszug 1 : 10 färbt sich mit Eisenchloridlösung dunkel und beim Erhitzen mit Vanillin-Salzsäure rot.

Prüfung. Mit kohlensaurem Kalk eingeriebene Rhizomstücke brausen beim Einlegen in angesäuertes Wasser auf. Die Asche soll nicht über 5% betragen. Steinzellen, Sklerenchymfasern in irgend bemerkenswerten Mengen, Drusen und fremde Stärke sowie mit Vanillin-Salzsäure sich rötende, gerbstoffhaltige Teilchen (von anderen Irisarten) dürfen im Pulver nicht vorhanden sein; auch Korkfetzen (evtl. von schlecht geschälter Droge) müssen fehlen.

Geschichte. Schon die alten Griechen schätzten das Irisrhizom wegen seines Wohlgeruches. Die Droge kam im Mittelalter nach Deutschland; durch Verordnung Karls des Großen wurde Iris germanica *L.* nach Deutschland gebracht, wo sie gezogen wurde und jetzt stellenweise scheinbar wildwachsend vorkommt.

Anwendung. Pharmazeutische Verwendung findet Rhizoma Iridis nur als Bestandteil der Species pectorales. Ferner werden daraus gleichmäßige, längliche, glatte Stücke gedrechselt, welche unter der Bezeichnung Rhizoma Iridis pro infantibus Verwendung als Kaumittel für zahnende Kinder finden, ein Brauch, dem aus hygienischen Gründen entgegengetreten werden sollte. Hauptsächlich dient die Droge zu Parfümeriezwecken.

Reihe **Scitamineae.**

Familie **Zingiberaceae.**

Die Arten dieser Familie führen in allen ihren Teilen Zellen mit ätherischem Öl. Die Samen sind mit einem Arillus (Samenmantel) versehen, ihr Nährgewebe besteht aus Perisperm und Endosperm. In den Rhizomen sind reichlich Stärkekörner enthalten; diese sind meist linsenförmig und sehr stark exzentrisch geschichtet.

Rhizoma Curcumae. Kurkuma.

Kurkuma (Abb. 59 u. 60) besteht aus den eirunden oder birnförmigen, walnußgroßen, zuweilen halbierten, gevierteilten, seltener auch in Scheiben geschnittenen Hauptwurzelstöcken (Curcuma rotunda) und den davon getrennten, walzenrunden, fingerdicken Seitentrieben (Curcuma longa) der in Südasien heimischen und kultivierten Curcuma longa *L.*, welche vor dem Trocknen abgebrüht werden. Beide sind außen quergeringelt und gelbbraun, sehr dicht, infolge der Verkleisterung der Stärke fast hornartig und schwer, auf der ebenen Bruchfläche wachsartig und orange- bis guttigelb. Der Querschnitt zeigt unter einem dünnwandigen Kork ein mit Kleisterballen erfülltes Parenchym, in das Ölzellen eingestreut sind, aus dem der gesamte Rhizomkörper aufgebaut ist. Rinde und breiter Zentralstrang werden durch eine dünnwandige Endodermis voneinander getrennt. In letzterem verlaufen zahlreiche, kollaterale, kleine Gefäßbündel, die nur selten Fasern führen. Sie sind besonders an der Endodermis gehäuft. In der Rinde werden die weniger zahlreichen in die Blätter ausbiegenden Gefäßbündel angetroffen. Wenn auch die Stärke zum größten Teil verkleistert und zusammengeballt ist, so erkennt man doch, daß es sich um exzentrisch geschichtete große Körner von Zingiberazeentypus handelt.

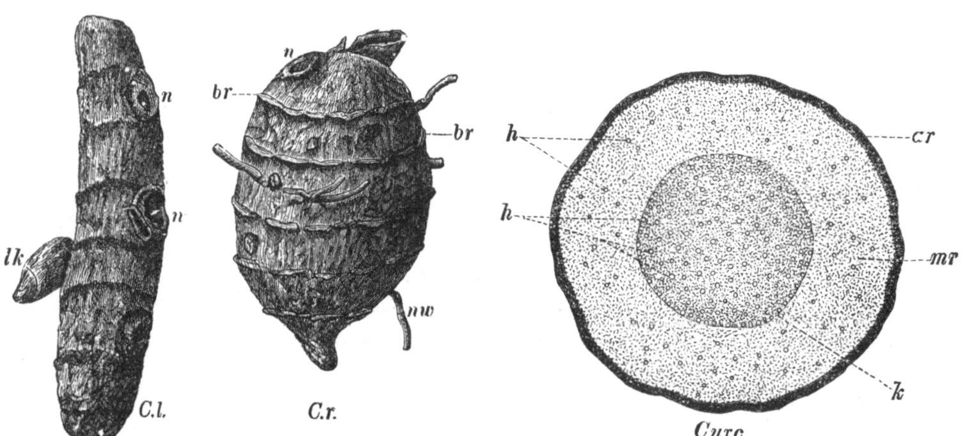

Abb. 59. Rhizoma Curcumae. *Cr* Hauptwurzelstock, *Cl* Seitentrieb, *lk* seitliche Verzweigungen, *n* Narben von solchen, *br* Narben der Blätter, *nw* Wurzeln.

Abb. 60. Rhizoma Curcumae, Querschnitt, vierfach vergrößert. *ar* Kork, *mr* Rinde, *k* Endodermis, *h* Gefäßbündel.

Das Pulver ist gekennzeichnet durch die massenhaften Parenchymtrümmer, gelben Kleisterballen, Ölzellen, Harzschollen, weniger hervortretenden Netzgefäßbruchstücke, geringe Mengen Kork und das fast völlige Fehlen von Fasern. Ferner ist charakteristisch, daß ein alkoholischer Auszug desselben (1 : 10) auf Papier getropft, gelbe Flecke erzeugt, welche mit Borsäurelösung betupft orangerot, dann mit Ammoniak betupft tiefblau werden. Mit einer Mischung aus 1 Teil Alkohol und 2 Teilen Schwefelsäure werden alle Pulverteilchen sofort prachtvoll rot.

Die Rhizome haben einen an Ingwer erinnernden Geruch und einen brennend gewürzhaften, zugleich bitteren Geschmack. Sie enthalten einen gelben Farbstoff, Curcumin genannt, sowie ätherisches Öl und Harz und finden als Gewürz, sowie zu Färbereizwecken Verwendung.

Rhizoma Zedoariae. Radix Zedoariae. Zitwerwurzel.

Abstammung. Die Droge stammt von Curcuma zedoaria *Roscoe*, welche wahrscheinlich in Vorderindien heimisch ist und hier, und zwar hauptsächlich in der Präsidentschaft Madras, aber auch auf Ceylon, zur Gewinnung der Droge kultiviert wird. Bombay ist Hauptausfuhrplatz. Die geernteten, dicken, birnförmigen Rhizom-Knollen werden in Querscheiben oder seltener Längsviertel geschnitten und so ohne weitere Behandlung getrocknet.

Beschaffenheit. Die trockenen, glatt brechenden Stücke sind außen und auf den Schnittflächen fast gleichmäßig bräunlichgrau und lassen zahlreiche Wurzelnarben erkennen. Die Querscheiben haben bis 4 cm Durchmesser und sind bis 0,5 cm, die Längsviertel bis 1,5 cm dick. Auf dem Querschnitte (Abb. 61) ist die von der runzeligen Korkschicht umschlossene, verhältnismäßig dünne, 2—5 mm dicke Rinde durch eine deutliche Endodermis oder Kernscheide von dem etwas dunkleren Leitbündelzylinder

getrennt. In letzterem erscheinen die punktförmig sich abhebenden Gefäßbündel nach der Rinde hin zusammengedrängt; auch in der Rinde erblickt
man Gefäßbündel. Mit Jodlösung färben
sich die Schnittflächen infolge ihres Stärkegehaltes blauschwarz.

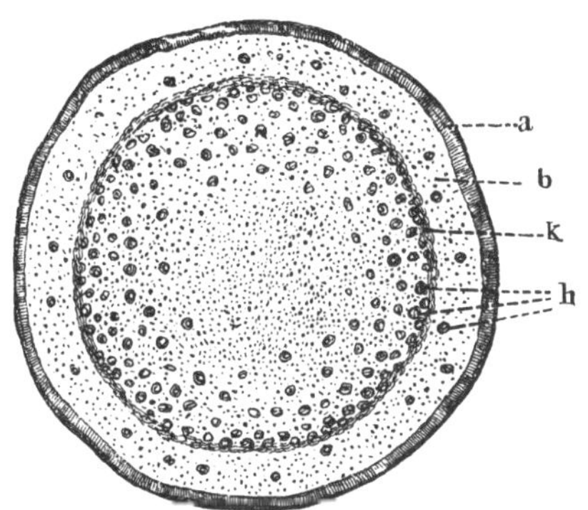

Abb. 61. Rhizoma Zedoariae, Querschnitt.
a Kork, *b* Rinde, *k* Endodermis, *h* Gefäßbündel.

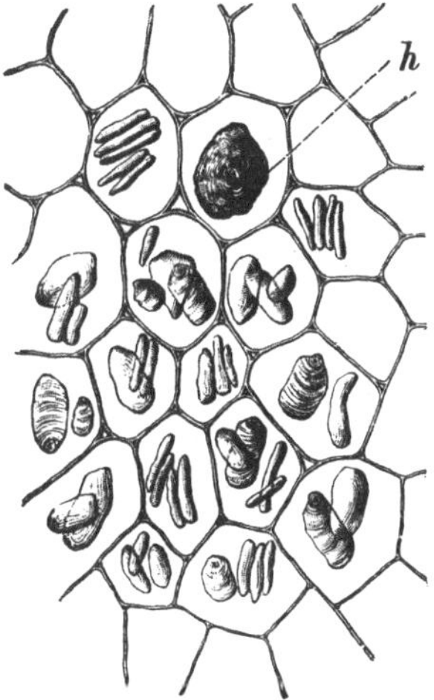

Abb. 62. Rhizoma Zedoariae.
Querschnitt durch das Grundgewebe.

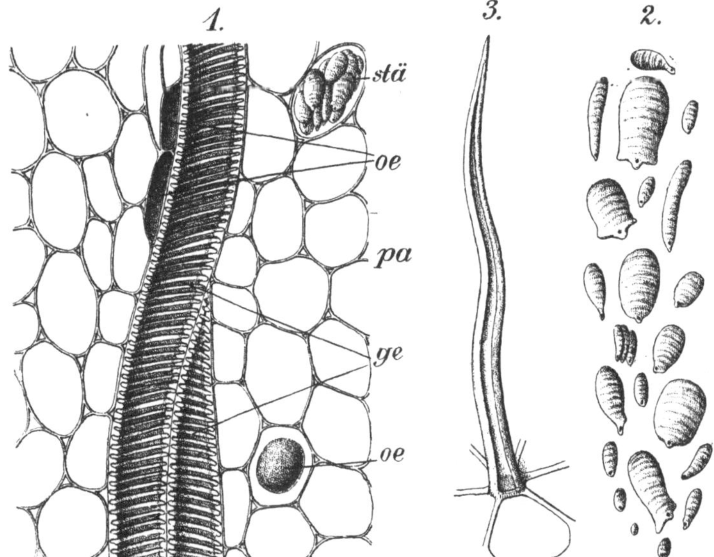

Abb. 63. Rhizoma Zedoariae. *1* Längsschnitt durch einen Teil (Hadrompartie) eines Gefäßbündels
stä mit Stärke erfüllte Parenchymzelle; *oe* Sekretzellen, den Gefäßen anliegend, mit dunkelbraunem Inhalt
pa Parenchym; *ge* Gefäße; *oe* (unten im Bild) die Sekretzellen mit farblosem Sekret; Vergr. $^{125}/_1$. *2* Stärkekörner; Vergr. $^{200}/_1$. *3* Ein Haar der Rhizomepidermis. Vergr. $^{125}/_1$. (Gilg.)

Anatomie. (Vgl. Abb. 62 u. 63). Das Rhizom ist an seiner Oberfläche
von einer dicken Korkschicht umkleidet; doch ist die Epidermis darüber
meist noch erhalten, von welcher lange, spitze, dickwandige, einzellige
Haare auslaufen *(3)*. Das gesamte Grundgewebe besteht aus dünnwandigen,

parenchymatischen Zellen, welche in großen Mengen Stärke enthalten *(2)*. Zwischen den Stärke führenden Zellen finden sich zahlreiche kugelige Sekretzellen mit farblosem oder seltener gelblichem bis bräunlichem Sekret *(oe)*. Die Endodermis besteht aus kleinen, dünnwandigen Zellen. Die Gefäßbündel (auch die des Zentralstranges) sind sämtlich kollateral gebaut und nicht von Sklerenchymelementen begleitet. Nur die Gefäßbündel der Rinde führen manchmal einen sehr schwachen Belag von wenigen Fasern. Sie bestehen also meist nur aus Leptom und Hadrom. An die meist ziemlich weiten und dünnwandigen, treppenförmig, seltener rundlich behöft getüpfelten Gefäße *(ge)* legen sich kleine Sekretzellen an, welche etwas langgestreckt und von dunkelbraunem Sekret erfüllt sind *(1 oe*, oben im Bild). Dieses Sekret färbt sich mit Eisenchloridlösung nicht dunkel (im Gegensatz zu Rhiz. Galangae). Kristalle kommen in der Droge nicht vor.

Die alle Parenchymzellen erfüllenden Stärkekörner sind fast durchweg einfach, ziemlich groß und linsenförmig flach; von der Fläche betrachtet sind sie eiförmig oder keulenförmig, von der Seite betrachtet schmal, oft wurstförmig; sie sind 35—$55\,\mu$, selten bis $70\,\mu$ lang, 20 bis $30\,\mu$ breit und nur 10—$12\,\mu$ dick. Ihre Schichtung tritt nur sehr schwach hervor. Das sehr stark exzentrische Schichtungszentrum liegt meist auf einem dem schmaleren Ende ansitzenden kleinen Vorsprung.

Merkmale des Pulvers. Das bräunliche bis graubräunliche, feine Pulver (Sieb VI) besteht zum größten Teil aus freiliegenden großen, charakteristisch gebauten Stärkekörnern, winzigen, farblosen Protoplasmakörnchen, Trümmerchen von farblosen, sehr dünnwandigen Parenchymzellwänden, gelblichen bis grünlichbraunen, kleinen Sekretklümpchen resp. deren Trümmern, farblosen Bruchstückchen von weiten Treppengefäßen. oder porösen Gefäßen, seltener von engen Ring- und Spiralgefäßen. Dazwischen findet man sehr reichlich kleinere oder größere Gewebefetzen oder wohlerhaltene Zellelemente. Weitaus die meisten von jenen stammen aus dem Parenchym der Droge; die Parenchymzellen sind kugelig bis polygonal, ziemlich groß, sehr dünnwandig, locker gelagert, d. h. große Interzellularen zeigend; ihre Wand ist ungetüpfelt, farblos und umschließt zahlreiche große Stärkekörner, die meist in der Art einer Geldrolle nebeneinanderliegen; die Parenchymzellen können manchmal durch angelagerte Sekretpartikelchen gelblich, grünlich bis bräunlich tingiert erscheinen. Die Stärkekörner sind fast ohne Ausnahme einfach, linsenförmig flach, in der Flächenansicht eiförmig bis breit eiförmig oder keulenförmig, an dem spitzeren Ende mit einer kleinen Vorwölbung versehen, von der Seite gesehen spindelförmig, stabförmig oder manchmal schwach gebogen und dann schmal wurstförmig, meist 35—$55\,\mu$ lang, 20—$30\,\mu$ breit, 10—$12\,\mu$ dick; der sehr stark exzentrische Kern liegt in der kleinen Vorwölbung des spitzeren Endes; die Schichtung tritt schwach, aber deutlich in die Erscheinung. Nur verhältnismäßig selten trifft man in größeren Parenchymfetzen noch wohlerhaltene Sekretzellen, die sich in Form und Größe nicht von den stärkeführenden Zellen unterscheiden, aber mit klumpigem gelblichem bis gelbbraunem, meist verharztem, ätherischem Öl erfüllt sind. Ziemlich häufig sind im Pulver kleinere oder größerer Bruchstücke von meist zu mehreren zusammenliegenden farblosen oder schwach gefärbten Gefäßen, meist weitlumigen Netz- oder Treppengefäßen, seltener engen Ring- und Spiralgefäßen. Regelmäßig trifft man ferner die zwar spärlichen, aber sehr deutlich ins Auge fallenden, meist in großen Bruchstücken auftretenden Haare; diese sind sehr lang, 20—40 μ dick, ziemlich dickwandig, ungetüpfelt, einzellig, scharf zugespitzt, an der Basis zwiebelförmig angeschwollen, schwach gelblich, inhaltslos. Auffallend sind auch die ziemlich häufig auftretenden, gelblichen bis bräunlichen Korkfetzen, deren inhaltslose, dünnwandige Zellen in der Flächenansicht sehr groß und gleichmäßig polygonal, in der Seitenansicht sehr flach rechteckig erscheinen. Nur spärlich oder selten werden beobachtet Stückchen der Epidermis, aus ziemlich dünnwandigen, in der Flächenansicht unregelmäßig polygonalen, sehr feingetüpfelten, inhaltslosen Zellen bestehend. Endlich treten hier und da einmal auch vereinzelte oder mit Gefäßbruchstücken zusammenhängende, schmale, nur schwach verdickte, spärlich schief getüpfelte, gelbliche Fasern auf.

Charakteristisch für das Pulver sind besonders die massenhaften freiliegenden, großen, eigenartig gebauten Stärkekörner, die sehr dünnwandigen, stärkeerfüllten Parenchymzellen, zwischen denen hier und da Sekretzellen beobachtet werden, die freiliegenden Sekretklumpen und ihre Trümmer, die Haarbruchstücke und Korkfetzen.

Das Pulver wird in Glyzerinwasser, Jodjodkaliumlösung, sowie in Chloralhydratlösung (mehrmaliges starkes Erwärmen des Präparates unter dem Deckgläschen zur Verkleisterung der Stärke!) untersucht.

Bestandteile. Rhizoma Zedoariae besitzt einen an Kampfer erinnernden Geruch und einen aromatischen, zugleich bitteren Geschmack; es enthält etwas über 1% cineolhaltiges ätherisches Öl.

Prüfung. Als Beimischung der naturellen Handelsware kommt die gelbe Zedoaria vor. Diese Rhizome sollen von Zingiber cassumunar *Roxburgh*, nach anderer, wahrscheinlicherer Ansicht von Curcuma aromatica *Salisbury* abstammen; die sind weit größer und der Länge nach gespalten, innen gelb. Auch Sem. Strychni (!) sind in Zitwerwurzel gefunden worden und es kann sich, da dieselben auch in Rhiz. Zingiberis gefunden worden sind, nicht um einen Zufall handeln. Ihr Nachweis in Ganzdroge ist einfach. Im Pulver verraten sie sich durch die verholzten Bruchstücke der Haarverdickungsleisten, durch die verdickten grobgetüpfelten Haarbasen und das dickwandige, stärkefreie, besonders in Jodpräparaten auffällige Parenchym des Endosperms. Es ist immerhin unwahrscheinlich, daß diese unzulässige, gefährliche Beimengung wieder zur Beobachtung kommt. Zingiber Cassumunar kann auch im Pulver der Zitwerwurzel nachgewiesen werden. Die anatomischen Unterschiede zwischen ihr und der Zedoaria sind zwar geringfügig, doch sind die Zellen des Cassumunar-Rhizoms mit gelbem Farbstoff, der aus den Ölzellen stammt, mehr oder weniger durchtränkt. Dieser Farbstoff ähnelt dem des Rhizoma Curcumae sehr, ist demgemäß ebenfalls in Chloralhydratlösung löslich und veranlaßt ebenfalls eine prächtige Rotfärbung der Pulverteilchen mit einem Gemisch von 1 Teil Alkohol und 2 Teilen Schwefelsäure. Steinzellen und Kristalle, verholzte Fasern in irgend bemerkenswerter Menge und besonders verholzte Gefäße dürfen in dem Pulver nicht vorhanden sein.

Gehaltsbestimmung. Bei der Wasserdampfdestillation müssen 10 g Zitwerwurzel mindestens 0,08 g ätherisches Öl liefern, die Droge muß also mindestens 0,8% ätherisches Öl enthalten.

Geschichte. Die Droge gelangte im frühen Mittelalter nach Europa und war damals viel mehr geschätzt als gegenwärtig.

Anwendung. Anwendung findet die Droge zur Aromatisierung, sowie als Zusatz zu Tinct. Aloes comp. und Tinct. amara.

Rhizoma Galangae. Radix Galangae. Galgant.

Abstammung. Die Droge stammt von Alpinia officinarum *Hance*, welche in China auf der Insel Hainan (hier wahrscheinlich einheimisch) und der Halbinsel Leitschou, neuerdings auch in Siam, kultiviert wird. Die auf Hügelabhängen angebauten Pflanzen werden nach fünf- bis zehnjährigem Wachstum ausgegraben, die bis meterlangen, reich verzweigten, sympodialen Rhizome sauber gewaschen, in kurze Stücke geschnitten und an

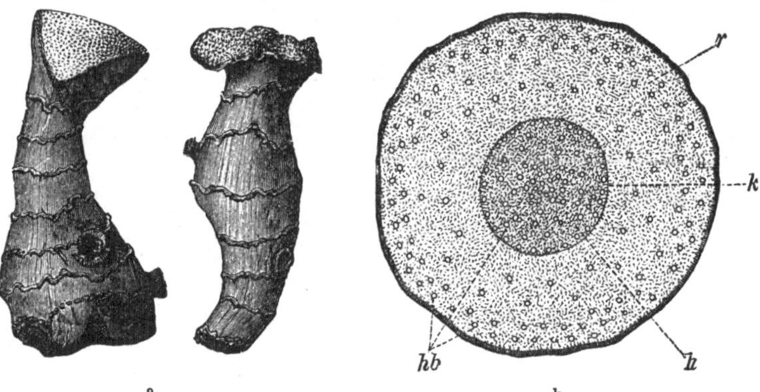

Abb. 64. Rhizoma Galangae, links die Droge, rechts Querschnitt, dreifach vergrößert. *r* Rinde, *k* Endodermis, *h* Leitbündelzylinder *hb* Gefäßbündel.

der Luft getrocknet. Die Droge wird von Kiungtschou auf Hainan, sowie von Pakhoi und Schanghai aus verschifft.

Beschaffenheit. Sie bildet 5—10 cm lange, selten längere (bis 15 cm), und 1—2 cm dicke, gelegentlich kurz verästelte Stücke (Abb. 64) von mattrotbrauner Farbe, welche stellenweise knollig angeschwollen sind und mit gewellten, ringförmig angeordneten, kahlen oder gefransten, gelblichweißen Narben oder Resten der Scheidenblätter in Abständen von durchschnittlich 0,5 cm besetzt sind. An den Winkeln, in welchen je ein dünnerer Rhizomzweig von den stärkeren sich abzweigt, sitzen gelegentlich noch die etwas helleren, glatten Stengelreste, die zuweilen von hellbräunlichen, längeren Scheidenblattresten umgeben sind. Unterseits sitzen hier und da noch Reste der ebenfalls hellfarbigen, mit schwammiger Rinde versehenen Wurzeln an. Da die Droge durch Zerschneiden langer Rhizomstücke gewonnen ist, so zeigt jedes Stück zwei breite Schnittnarben neben mehreren kleinen Narben, welche von der Entfernung der jüngeren, seitlichen Verzweigungen des Rhizoms und der Wurzeln herrühren. Der Bruch ist faserig.

Auf dem Querschnitt (Abb. 64) erblickt man unter der braunen Epidermis eine breite Rinde (*r*), welche von mäßig hellerer Farbe ist als der kleine, sich scharf abhebende rotbraune Zentralzylinder; die Breite der Rinde übertrifft in der Regel den Durchmesser des Zentralstranges. Die Rinde zeigt spärlich zerstreute, unregelmäßig mehrreihig angeordnete Gefäßbündel. Im Leitbündelzylinder (*h*) liegen die Gefäßbündelquerschnitte dicht nebeneinander. Bei starker Lupenvergrößerung erkennt man in der

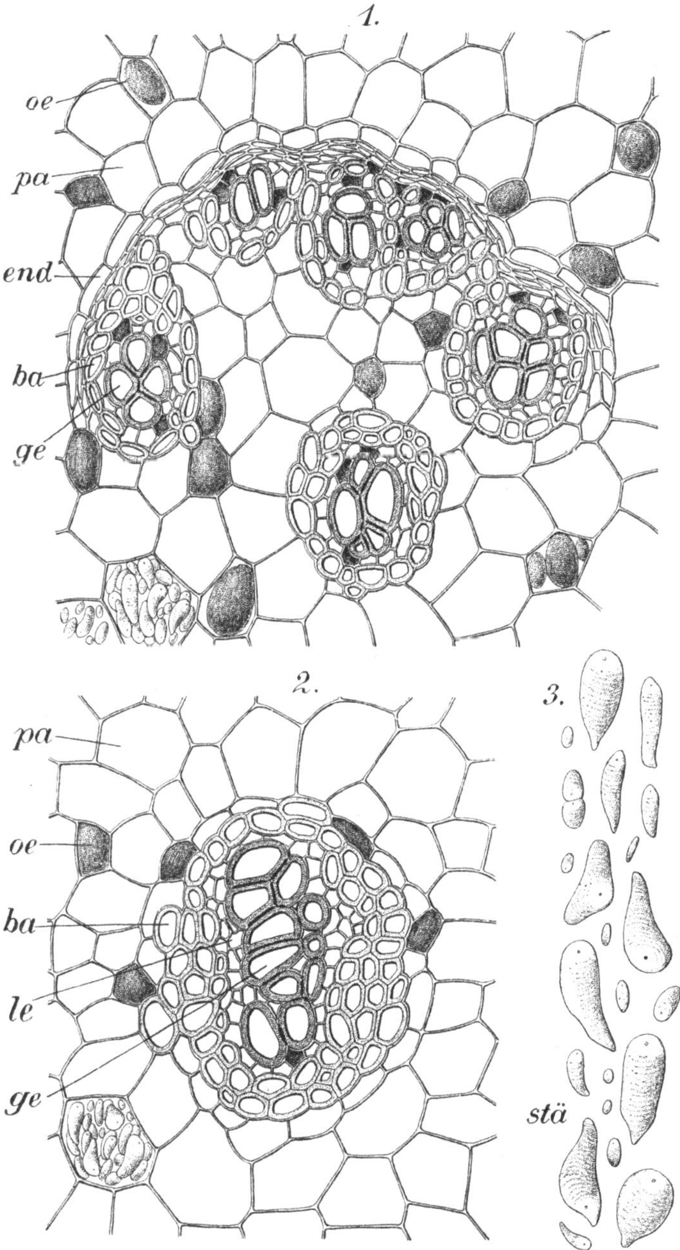

Abb. 65. Rhizoma Galangae. *1.* Querschnitt aus der Nähe der Endodermis; *oe* Sekretführende Parenchymzellen, *pa* Parenchym, *end* Endodermis, *ba* Faserscheiden, *ge* Gefäße; Vergr. $^{150}/_1$. *2.* Querschnitt durch ein inneres Gefäßbündel des Zentralstranges; *pa* Parenchym; *oe* Sekretzellen, *ba* Faserscheide, *le* Siebteil, *ge* Holzteil; Vergr. $^{200}/_1$. *3.* Stärkekörner; Vergr. $^{300}/_1$. (Gilg.)

Rinde sowohl wie im Leitbündelzylinder überall in großer Zahl punktförmige, dunkelbraune Sekretbehälter.

Galgant riecht stark gewürzhaft und schmeckt brennend würzig.

Anatomie. (Vgl. Abb. 65). Die Epidermis ist kleinzellig. Das die Rinde zusammensetzende Grundgewebe *(pa)* ist ziemlich derbwandig, braun und dicht mit Stärkekörnern erfüllt. Im Parenchym finden sich sehr reichlich teils mit ätherischem Öl, teils mit tiefbraunem Sekret, das durch Eisenchloridlösung geschwärzt wird, erfüllte Zellen *(oe)*; erstere sind kugelig, letztere langgestreckt, schlauchförmig. Die Endodermis *(end)*, welche den Zentralzylinder umgibt, ist ziemlich großzellig, dünnwandig, stärkefrei. Gleich innerhalb jener liegen zahlreiche kleine Gefäßbündel dicht gedrängt *(1)*, ohne charakteristischen Bau. Alle übrigen Bündel, sowohl die der Rinde, als auch die des Zentralzylinders *(2)*, sind annähernd kollateral gebaut; sie besitzen einen stark entwickelten Holzteil und einen sehr schwach ausgebildeten Siebteil. Die Gefäße *(ge)* sind unverholzte Netz- oder Treppengefäße und werden von dünnwandigem, kleinzelligem Holzparenchym, häufig auch von kleinen, langgestreckten, dunkelbraunen Gerbstoffschläuchen umgeben. Alle Bündel sind von einem starken Kranz von dickwandigen aber doch ziemlich großlumigen, nicht verholzten Fasern *(ba)* umhüllt.

Die alle Parenchymelemente erfüllenden Stärkekörner *(3)* sind stets einfach; sie sind ziemlich groß (25—45 μ lang, selten länger), kaum flach, eiförmig, birnförmig, flaschenförmig, keulenförmig, seltener zylindrisch oder kugelig und besitzen ein am dickeren Ende liegendes, stark exzentrisches Schichtungszentrum, das manchmal zur Kernhöhle erweitert ist. Die Schichtung ist undeutlich. Kristalle fehlen vollkommen.

Merkmale des Pulvers. Das rötlichbraune, feine Pulver (Sieb VI) besteht zur Hauptmasse aus freiliegenden großen, charakteristisch gebauten Stärkekörnern und mehr oder weniger gut erhaltenen Trümmern oder Trümmerchen von dünnwandigen, polygonalen oder meist ansehnlich längsgestreckten, gewöhnlich gelblichen bis gelblichbraunen, oft Stärke enthaltenden Parenchymzellen; spärlicher aus farblosen bis gelblichen Protoplasmakörnchen oder -klümpchen, rotbraunen bis dunkelrotbraunen Sekretklumpen, resp. deren Bruchstücken, Trümmern von Ring-, Spiral- oder Netzgefäßen. Dazwischen treten reichlich kleinere oder größere Gewebefetzen in Menge auf. Größere Parenchymfetzen sind, da sie leicht zermahlen werden, verhältnismäßig spärlich vorhanden; ihre Zellen sind sehr groß, dünnwandig, polygonal oder meist stark gestreckt, spärlich getüpfelt, mit gelblicher bis gelblichbrauner Wandung und reichlichem Stärkeinhalt. Die Stärkekörner sind einfach, in der Gestalt sehr wechselnd, meist eiförmig, birnförmig bis keulenförmig; ihre Schichtung ist kaum nachweisbar; der Kern liegt stark exzentrisch, stets im dickeren Ende des Korns, und ist häufig zu einer mehr oder weniger großen Kernhöhle erweitert; die Länge der Körner beträgt meist 25—50 μ. Sehr häufig sind im Pulver Bruchstücke der gewöhnlich noch zu Bündeln vereinigten Sklerenchymfasern; diese sind langgestreckt, schmal (20—40 μ breit), spitz auslaufend, mehr oder weniger stark verdickt, aber stets mit ansehnlichem Lumen, ziemlich reichlich schief getüpfelt; ihre Wandung ist gelblich, ihr Inhalt meist bräunlich bis rotbraun. Ziemlich häufig sind auch gelbliche bis bräunliche Bruchstücke von Gefäßen, meist mehr oder weniger typischen Treppengefäßen, seltener von Netzgefäßen oder engen Ring- und Spiralgefäßen. Nur selten werden, meist in Parenchymfetzen, Sekretzellen beobachtet, die sich in der Form wenig von den stärkeführenden Zellen unterscheiden, deren verharztes Sekret jedoch infolge seiner meist rotbraunen bis dunkelrotbraunen, selten gelben Farbe stark auffällt. Ebenfalls selten sind Fetzen der in der gewöhnlich zu beobachtenden Flächenansicht gleichmäßig polygonalen, einen rotbraunen bis dunkelrotbraunen Inhalt führenden Epidermiszellen.

Charakteristisch für das Pulver sind besonders die in Mengen vorhandenen, ansehnlich großen, auffallend gebauten Stärkekörner, die reichlichen, meist nur schwach verdickten Sklerenchymfasern, sowie die dunkelrotbraunen Sekretzellen, resp. die aus ihnen gewöhnlich ausgefallenen Sekretmassen.

Galgantpulver wird in Glyzerinwasser, Glyzerinjod, Eisenchloridlösung (Sekretbrocken schwärzliche Färbung!), sowie in Chloralhydratlösung untersucht.

Bestandteile. Die Droge enthält bis 1% cineolhaltiges ätherisches Öl, und die Flavonolderivate Kämpferid und Galangin, Gerbstoff, Fett, Kohlenhydrate und eine scharfe, harzige Substanz, die wohl noch nicht rein dargestellt werden konnte und den Namen Galangol erhielt.

Prüfung. Das Rhizom von Alpinia galanga *Willd.*, welches als Verfälschung vorkommen könnte, ist viel dicker und weit weniger gewürzhaft. Anatomisch ist es durch schwächere Faserbeläge aus dünneren Fasern und schlankere Stärkekörner unterschieden. Mikroskopisch dürfte es im Pulver kaum nachweisbar sein. Es enthält ätherisches Öl mit hohem (48%) Methylcinnamatgehalt. Steinzellen, kleinkörnige oder zentrisch geschichtete oder kugelige Stärkekörner, Kristalle und verholzte Gefäße und Fasern dürfen im Pulver nicht vorhanden sein. Auch die Rhizome von Cyperus rotundus (Cyperaceae) kommen als falscher Galgant vor. Sie enthalten viel kleinere (20 μ) Stärke. Endlich hat man auch aus Ton und Galgantpulver geformte Kunstprodukte beobachtet. Aschebestimmung! Die Asche betrage nicht über 6%.

Gehaltsbestimmung. Bei der Wasserdampfdestillation (s. Einleitung) müssen 10 g gepulverte Droge mindestens 0,05 g ätherisches Öl liefern, die Droge muß also mindestens 0,5% ätherisches Öl enthalten.

Geschichte. Galgant wurde im Mittelalter durch arabische Ärzte nach Europa gebracht.

Anwendung. Anwendung findet Rhiz. Galangae als Zusatz zu Tinct. aromatica, sowie anderweit als Gewürz.

Rhizoma Zingiberis. Radix Zingiberis. Ingwer.

Abstammung. Der Ingwer stammt von Zingiber officinale *Roscoe*, einer wohl zweifellos im tropischen Asien heimischen Staude, welche jetzt in fast sämtlichen Tropengegenden, darunter in Kamerun, in verschiedenen Spielarten als geschätzte Gewürzpflanze kultiviert wird. In Bengalen (Indien) und in Sierra Leone (Westküste von Afrika) werden die auf Feldern, ähnlich unseren Kartoffelfeldern, gezogenen, sympodial sichelartig verzweigten (Abb. 66) Rhizome im Dezember und Januar geerntet, in Bengalen auch mehr oder weniger vollständig von der Korkschicht befreit und an der Sonne getrocknet. Das Entfernen der Korkschicht geschieht, um das Trocknen zu erleichtern. Nicht oder nicht vollständig geschälte Ingwersorten sind als bedeckter oder schwarzer Ingwer im Handel. Auf Jamaika hingegen und in Cochin (Indien) werden besonders feine Ingwersorten kultiviert, und diese werden im frischen Zustande gänzlich vom Kork befreit, auch wohl einem Bleichprozeß unterworfen und z. T. auch mit Gips oder Kreide eingerieben, um sie schön weiß zu machen. Diese Sorte bildet den geschälten oder weißen Ingwer.

Da der früher offizinelle, zu den bedeckten Sorten gehörige Bengal-Ingwer im Handel nicht mehr zu haben ist und andere bedeckte Sorten ihm an Güte z. T. sogar sehr erheblich nachstehen, hat das Arzneibuch jetzt den im Aroma sehr feinen, im Handel

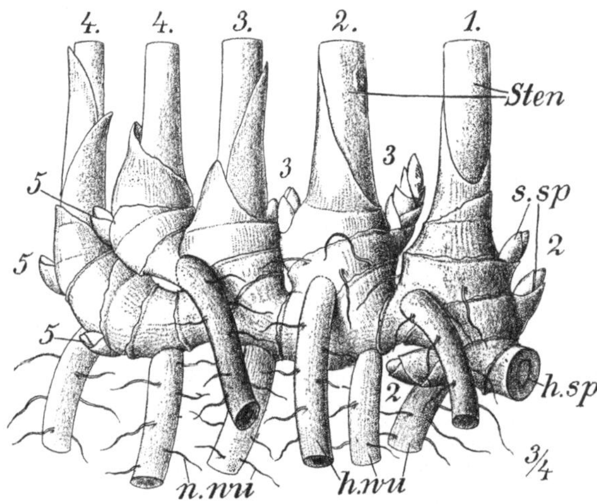

Abb. 66. Rhizoma Zingiberis. Spitze eines lebenden Rhizoms (³/₄). *h. sp.* Hauptsproß, *s. sp.* Seitensprosse. in der Reihenfolge der Ziffern entstehend, *Sten* oberirdische, blatt- und blütentragende Stengel, *h.wu* Würzeln, *n. wu* Wurzelfasern. (Gilg.)

stets reichlich und in guter Qualität vorhandenen, geschälten Jamaika-Ingwer vorgeschrieben, zumal in Jamaika künstliche Bleichung und Kalkung der Droge nicht üblich ist.

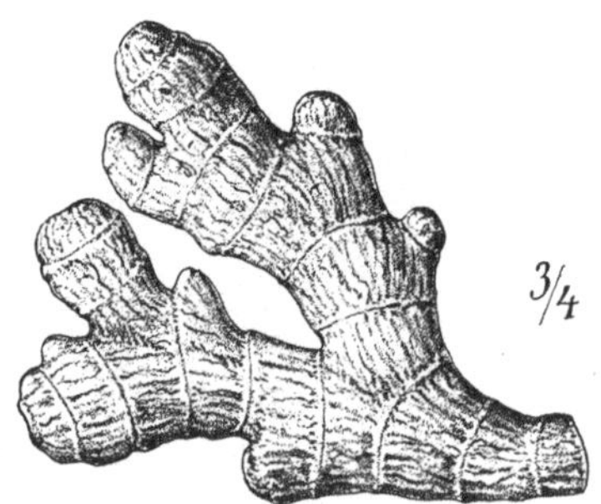

Abb. 67. Rhizoma Zingiberis. Ein getrocknetes, ungeschältes Rhizomstück (³/₄). (Gilg.)

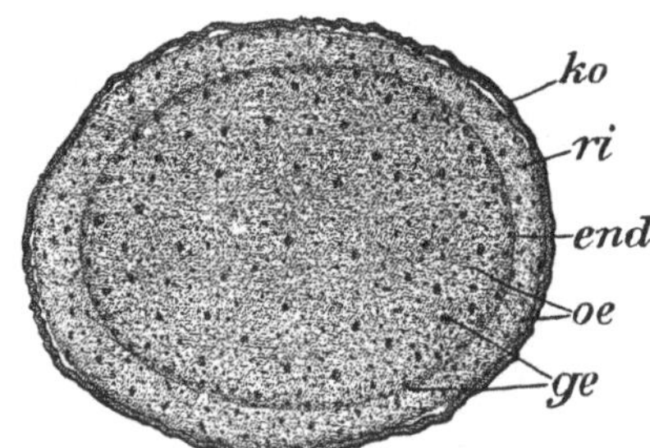

Abb. 68. Rhizoma Zingiberis. Querschnitt. *ko Kork, ri* Rinde, *end* Endodermis, *oe* Sekretzellen, *ge* Gefäßbündel. Vergr. ⁴/₁ (Gilg.)

Beschaffenheit. Die Droge (Abb. 67) besteht aus geweihartig verästelten Stücken, welche etwa 2 cm breit, bis 10 cm lang und von den Seiten her zusammengedrückt sind. Sie sind weißlich, fein längsstreifig, hie und da hängen ihrer Oberfläche feine Fäserchen an. Sie brechen körnig und glatt; aus der bräunlichen Bruchfläche ragen zahlreiche kurze, steife Splitter heraus, die Gefäßbündel des Leitbündelzylinders. Auf dem stets ovalen

Querschnitt (Abb. 68) erblickt man eine schmale, nur 1 mm dicke Rinde, welche durchsetzt ist von einer meist einfachen Reihe von Gefäßbündelquerschnitten. Die Grenze zwischen der Rinde und dem Leitbündelzylinder ist als eine feine dunkle Linie, bedingt durch die an der Endodermis gehäuften Gefäßbündel, kenntlich.

Im Parenchym des Rhizoms treten die Gefäßbündelquerschnitte als dunkle Punkte hervor, außerdem lassen sich Sekretbehälter als sehr feine gelblichbraune Pünktchen wahrnehmen. Der Geruch ist eigenartig aromatisch, der Geschmack brennend scharf und würzig.

Anatomie. (Vgl. Abb. 69). Das gesamte Grundgewebe (*pa*) ist dünnwandig und dicht mit Stärkekörnern erfüllt. Im Parenchym finden sich sehr zahlreiche Sekretzellen (*oe*), welche teils gelben, teils gelbbraunen Inhalt führen. Die Endodermis (*end*) besteht aus dünnwandigen, schwer kenntlichen, stärkefreien Zellen. Die Gefäßbündel (auch die des Zentralstranges) sind stets kollateral. Die sekundären Gefäße sind nicht verholzte Treppen- oder Netzgefäße. Sie werden von kleinen, etwas längsgestreckten Sekretzellen mit dunkelbraunem Inhalt begleitet. Die Gefäßbündel werden von einem unbedeutenden

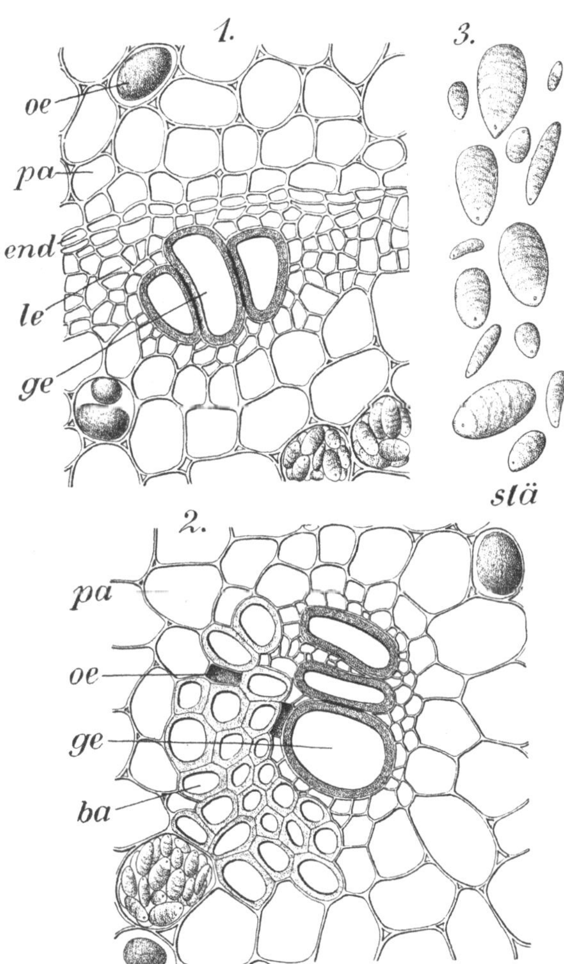

Abb. 69. Rhizoma Zingiberis. *1.* Querschnitt in der Nähe der Endodermis: *oe* Sekretzelle, *pa* Parenchym, *end* Endodermis, *le* Siebteil, *ge* Gefäße; Vergr. $^{150}/_1$. *2.* Querschnitt durch ein inneres Gefäßbündel des Zentralstranges: *pa* Parenchym, *oe* Sekretzelle in der Nähe der Gefäße, *ge* Gefäße, *ba* Fasern (die Siebelemente sind nur sehr undeutlich ausgebildet); Vergr. $^{200}/_1$. *3.* Stärkekörner in verschiedenen Lagen; Vergr. $^{200}/_1$. (Gilg.)

Belag von dünnwandigen, langgestreckten, schwach schräg getüpfelten, nicht verholzten Fasern (*2, ba*) teilweise umhüllt, doch fehlt dieser den zahlreichen, dicht zusammenliegenden Bündeln unter der Endodermis (*1*) stets. Kristalle fehlen.

Die mittelgroßen Stärkekörner (*3*) sind stets einfach und von linsenförmig flacher Gestalt. Von der Fläche gesehen erscheinen sie eiförmig oder keulenförmig und zeigen an dem spitzeren Ende oft einen kleinen Vorsprung, auf dem das Schichtenzentrum liegt; von der Seite gesehen sind sie schmal lineal oder schmal elliptisch; ihre Schichtung ist undeutlich, sehr stark exzentrisch. Sie sind 20—35 μ lang, 18—25 μ breit, 8—10 μ dick, selten größer oder kleiner.

Merkmale des Pulvers. Das gelblichgraue oder gelblichbräunliche, feine Pulver (Sieb VI) besteht in der Hauptmasse aus freiliegenden, ziemlich großen, charakteristisch gebauten Stärkekörnern, winzigen farblosen Protoplasmakörnchen, Bruchstücken oder Bruchstückchen von sehr dünnwandigen, farblosen, häufig noch Stärke führenden Parenchymzellen, gelben bis gelbbraunen Sekretklumpen, resp. ihren Bruchstücken, Trümmerchen von weitlumigen Netz- oder Ringgefäßen, seltener von engen Spiralgefäßen. Dazwischen treten reichlich kleinere oder größere Gewebefetzen oder wohlerhaltene Zellelemente auf. Jene bestehen allermeist aus Parenchymzellen; diese sind allermeist kugelig, selten mehr oder weniger polygonal, ziemlich groß, sehr dünnwandig, ungetüpfelt, mit farbloser oder selten gelblicher Wandung und erscheinen, falls unverletzt, mit Stärkekörnern sehr dicht erfüllt, die manchmal in der Form einer Geldrolle nebeneinander liegen. Die Stärkekörner sind stets einfach, flach linsenförmig, von der Fläche gesehen eiförmig, breit eiförmig oder keulenförmig, von der Seite gesehen linealisch bis elliptisch, meistens 20—35 μ lang, 18—25 μ breit, 8—10 μ dick; am spitzen Ende zeigen sie oft einen kleinen Vorsprung; in diesem oder an oder in der Spitze liegt der Kernpunkt; die stark exzentrische Schichtung ist nur sehr undeutlich zu erkennen. In größeren Parenchymfetzen, seltener isoliert, beobachtet man ziemlich häufig mehr oder weniger kugelige oder (aus der Nachbarschaft der Gefäße!) deutlich gestreckte, dünnwandige Sekretzellen, die in Klumpen ein meist verharztes, grell gelbes bis braunes ätherisches Öl enthalten. Auch Bruchstücke von farblosen weit- oder englumigen Ring- oder Netzgefäßen, seltener von engen Spiralgefäßen trifft man noch recht häufig. Spärlicher, aber recht charakteristisch, sind lange, in der Breite sehr wechselnde, ziemlich dünnwandige, manchmal durch Querwände gefächerte, häufig eigenartig knorrige, deutlich schief getüpfelte, gelbliche, inhaltslose Fasern resp. deren Bruchstücke.

Charakteristisch für das Pulver sind besonders die in Mengen freiliegenden, großen, eigenartig gebauten Stärkekörner, die freiliegenden Harzklumpen und ihre Trümmer, die stärkeführenden, sehr dünnwandigen Parenchymfetzen, in denen häufig Sekretzellen mit gefärbten Harzklumpen beobachtet werden, die getüpfelten Fasern, weniger die Gefäßbruchstücke.

Ingwerpulver wird in Glyzerinwasser, Glyzerinjod, sowie in Chloralhydratlösung (zur raschen Verkleisterung der Stärke das Präparat mehrmals unter dem Deckgläschen stark erhitzen!) untersucht.

Bestandteile. Ätherisches Öl, je nach den Sorten in Mengen von 1—3%, harzige Substanzen, darin das Gingerol, das den scharfen Geschmack bedingt, angeblich auch Spuren eines Alkaloides, bis 5% Mineralbestandteile.

Prüfung. Das Arzneibuch hat die bedeckten Ingwersorten ausgeschlossen. Ihre Pulver enthalten Korkfetzen und sind dadurch von der offizinellen Sorte zu unterscheiden. Ingwerpulver wird viel gefälscht. Als gefährlichste Beimengung sind die gelegentlich beobachteten Sem. Strychni zu bezeichnen. Wenn es auch nicht wahrscheinlich ist, daß diese Beimengung noch wieder vorkommen wird, so beweist ihre Auffindung doch die Notwendigkeit der Kontrolle. Im Pulver sind die Strychnos-Samen besonders im Jodpräparate des Pulvers an den Bruchstücken der Haarleisten und den stärkefreien, mit von Plasmodesmen durchzogenen dicken Wänden versehenen Endospermzellen nachweisbar (s. auch Sem. Strychni und Rhiz. Zedoar.). Fälschungen kommen ferner vor mit Stärke und stärkehaltigen Produkten: Sago, Kartoffelmehl, Weizen-, Reis-, Eichelmehl, Brot. Alle diese sind mikroskopisch durch die abweichende Form und Größe, Sago und Brot durch die Verkleisterung der Stärke nachweisbar. Ölpreßkuchen werden ebenfalls verwendet. Sie sind kenntlich an den mit keinem histologischen Element des Ingwers übereinstimmenden Zellen der Samenschalen, so die Raps-, Oliven- und Mandelölkuchen. Kurkumapulver und Pulver von Cassumunar-Rhizomen sollen auch vorgekommen sein. Man erkennt beide an der gelben Farbe ihrer Zellen, der Löslichkeit des Farbstoffes in Chloralhydratlösung, der Rötung, die sie mit einer Mischung aus 1 Teil Alkohol und 2 Teilen Schwefelsäure annehmen, und erstere noch an der Verkleisterung der Stärke. Weitere, nicht im einzelnen namhaft zu machende Fälschungsmittel bringen verholzte Zellen, die echtem Ingwer fehlen, in das Pulver. Um den durch Fälschungsmittel zurückgehenden scharfen Geschmack aufzubessern, wurden auch Zusätze von Cayennepfeffer (Chillies) gemacht. (Siehe Capsicum.) Sie sind an den Gekrösezellen der Samenschale und der eigenartigen äußeren und inneren Fruchtwandepidermis erkennbar. Mineralische Zusätze (Kalkung) verrät die Aschebestimmung, höchstens 8% Asche ist zugelassen. Wichtig ist endlich die Fälschung des Ingwers durch Zusatz von schon einmal gebrauchtem, daher seiner wirksamen Bestandteile mindestens zum Teil beraubtem Ingwer. Zu ihrem Nachweis gibt die Gehaltsbestimmung Anhaltspunkte.

Gehaltsbestimmung. 10 g Ingwerpulver müssen bei der Wasserdampfdestillation mindestens 0,15 g ätherisches Öl ergeben, so daß die Droge mindestens 1,5% ätherisches Öl enthalten muß.

Geschichte. Ingwer spielte in China als Gewürz schon im 4. Jahrhundert v. Chr. eine große Rolle und gelangte schon im 1. Jahrhundert v. Chr. zu den Griechen. Er war im Mittelalter sehr beliebt und wurde teuer bezahlt.

Anwendung. Ingwer dient als Aromatikum zur Bereitung von Tinct. Zingiberis und Tinct. aromatica, sowie als Gewürz und als Magenmittel.

Fructus Cardamomi. Kardamomen. Malabar-Kardamomen.

Abstammung. Kardamomen sind die Früchte von Elettaria cardamomum (*Roxburgh*) *Maton*, einer in feuchten Bergwäldern des südlichen Indiens heimischen und dort sowohl wie auf Ceylon, dem malayischen Archipel und in Westindien angebauten Staude. Die Früchte werden vom Oktober bis Dezember vor völliger Reife gesammelt, damit die Samen beim Sammeln nicht ausfallen, und nach vollendeter Nachreife an der Sonne oder in Trockenkammern getrocknet. Die Droge kommt hauptsächlich über Bombay nach London und von da in den europäischen Handel (Malabar-Kardamomen). Geringere Sorten werden aus Mangalore, Travancore, Calicut, Aleppi und Madras verschifft.

Beschaffenheit. Die Früchte sind von sehr verschiedener Größe. Im Deutschen Arzneibuch sind als Größenverhältnisse 1—2 cm Länge und ungefähr 1 cm Dicke angegeben. Die Kardamomen sind längliche, im Querschnitt rundlich-dreikantige, dreifächerige, dreiklappige Kapseln, welche sich fachspaltig (an den Kanten) öffnen. Die Kapselwand ist kahl, hellgelb oder hellgelblichgrau bis hellbräunlichgrau, dünn, zähe, geschmacklos. Die Außenseite jeder Klappe ist durch zahlreiche (etwa 12) feine, erhabene Längsstreifen gezeichnet; an der Spitze der Frucht befindet sich häufig ein kleines, 1—2 mm langes, röhriges „Schnäbelchen" oder die deutliche Narbe der abgefallenen Blütenorgane. Am Grunde der Frucht sieht man oft noch einen kleineren Stielrest oder eine deutliche Narbe desselben. Im Innern liegen in drei doppelten, durch blasse, zarte, dünnhäutige Scheidewände getrennten Reihen etwa 20, dem Innenwinkel des Fruchtknotens ansitzende, aneinanderhaftende, braune, unregelmäßigkantige, querrunzelige, braune, von einem zarten, farblosen Samenmantel bedeckte, 2—3 mm lange, sehr harte Samen, welche allein der Sitz des überaus gewürzigen, kräftigen Geruches und brennend aromatischen Geschmackes sind.

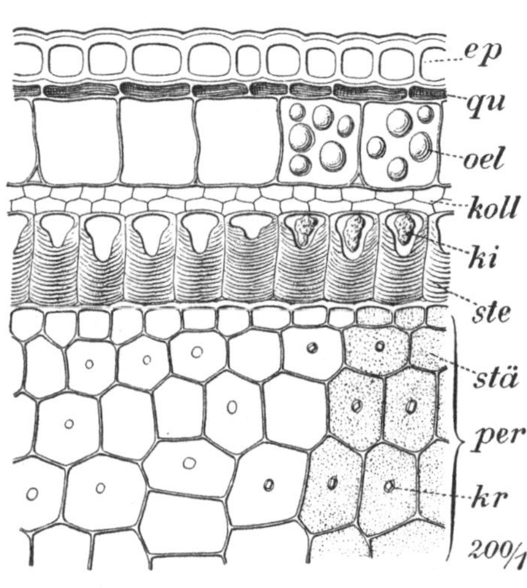

Abb. 70. Semen Cardamomi. (Stück aus der Randpartie eines Samens im Querschnitt. ²⁰⁰/₁.) *ep* Epidermis der Samenschale, *qu* Querzellenschicht, *oel* Ölzellenschicht, *koll* kollabierte Zellen, *ste* Steinzellenschicht mit je einem Kieselkristall *ki* in dem engen Lumen der Zellen, *per* Perisperm, dicht mit Stärke *stä* erfüllt, in der Mitte jeder Zelle einen winzigen Kristall *kr* bergend. (Gilg.)

Anatomie. Die Fruchtschale ist gebildet aus dünnwandigem Parenchym, in dem sich vereinzelte Ölzellen und von Bastfasern umscheidete Gefäßbündel finden. Die Samenschale besteht aus einer Anzahl charakteristischer Schichten. Die Epidermiszellen sind in der Längsrichtung des Samens faserförmig gestreckt (Abb. 70 *ep*, 71 *o*); darunter folgt eine Schicht undeutlicher, kollabierter, kleiner Zellen (Querzellen, Abb. 70 und 71 *qu*), auf diese dann eine Schicht sehr großlumiger, dünnwandiger, blasenförmiger Ölzellen (welche allein das aromatische Sekret der Droge enthält, Abb. 70 *oel* u. 71 *p*); darauf folgen wieder einige sehr undeutliche, kollabierte Schichten (Abb. 70 *koll*), ganz innen endlich eine Schicht auffallender, sehr dickwandiger (U-förmig verdickter), dunkelbrauner, steinzellartiger Elemente, deren Innenwand ungemein stark verdickt ist, während die Außenwand sehr zart erscheint (Steinpalisaden, Abb. 70 *ste* u. 71 *st*); ihr kleines Lumen ist stets durch einen warzigen Kieselkörper (*ki*) ausgefüllt. Das Nährgewebe besteht aus einem mächtigen Perisperm und einem wesentlich kleineren, einen ansehnlichen Keimling umschließenden Endosperm; ersteres führt sehr reichlich äußerst kleine Stärkekörner und in jeder Zelle einen kleinen Einzelkristall, letzteres Eiweiß, das eine ganz gleichmäßig die Zelle erfüllende Masse darstellt und nur selten Körnchen erkennen läßt. Der Samenmantel (Arillus) besteht aus Parenchym, in dessen langgestreckten Zellen sich glänzende Tropfen finden.

Merkmale des Pulvers. Das allein aus den Samen unter Verwerfung der Fruchtwand herzustellende, rötlich- bis bräunlich-graue, feine Pulver (Sieb VI) besteht zum größten Teil aus mehr oder weniger vollständig zertrümmerten, farblosen Stärkeballen resp. Stärkekörnchen, winzigen, farblosen Protoplasmakörnchen, Kristalltrümmern, fein zerriebenen, farblosen Parenchymzellwandtrümmern (mit dünnen und kräftigeren Zellwänden), kleinen Fetzen der Epidermis der Samenschale. Dazwischen treten in Menge kleinere oder größere Gewebefetzen auf. Am häufigsten sind Stücke des farblosen Perisperms; diese bestehen aus isodiametrischen oder etwas gestreckten, ziemlich großen Zellen mit dünnen, etwas gewellten Wänden, welche mit winzig kleinen, aber in jeder Zelle zu einem Stärkeballen fest zusammengebackenen Stärkekörnern erfüllt sind und ziemlich regelmäßig in einer kleinen Höhlung des Stärkeballens einen Kalziumoxalatoktaeder enthalten; die Stärkekörner sind nur 2—5 μ groß, kugelig oder seltener polyedrisch und zeigen eine winzige, aber deutliche, zentrale lufterfüllte (dunkle) Kernhöhle.

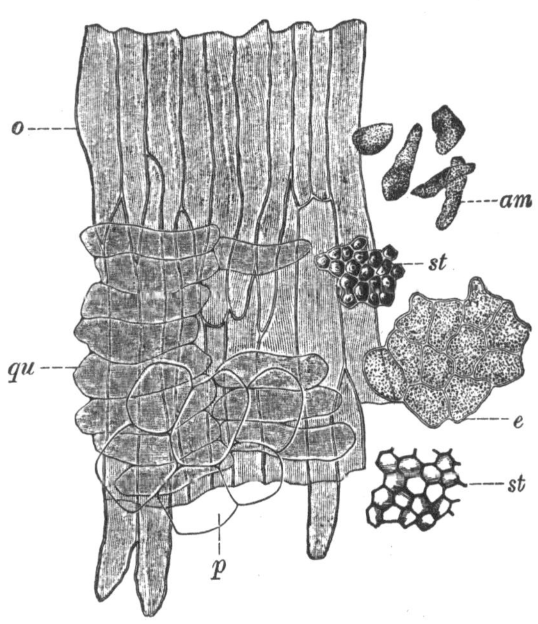

Abb. 71. Gewebeelemente der off. Kardamomensamen o die schlauchförmigen Epidermiszellen, qu die darunterliegenden sog. Querzellen, p Ölzellschicht, st steinzellenartig verdickte Zellen, e Perisperm mit Stärke erfüllt, am einzelne Stärkeklumpen. Vergr. 160/1. (Möller.)

Häufig und sehr auffallend sind weiter die gelbbraunen bis rotbraunen Elemente der Steinzellenschicht der Samenschale; diese besteht in der (selteneren) Querschnittansicht aus einer Lage radial deutlich gestreckter, 15—30 μ breiter Zellen mit dünner Außenwand und sehr stark verdickten Innen- und Radialwänden, so daß nur ein kleines, stark exzentrisch gelagertes Lumen vorhanden ist; in diesem liegt regelmäßig ein feinwarziger Kieselkörper; in der (meist zu beobachtenden) Flächenansicht erscheint die gewöhnlich in ansehnlichen Stücken auftretende Steinzellenschicht aufgebaut von gleichartigen, dicht zusammenhängenden, je nach der Mikroskopeinstellung sehr dick- bis dünnwandigen Zellen; den Steinzellkomplexen hängen häufig größere oder kleinere Fetzen der darunterliegenden Zellschicht an, die aus großen, blasigen, dünnwandigen Zellen mit perlschnurartiger Wandverdickung besteht. Ziemlich häufig sind im Pulver ferner die allermeist in der Flächenansicht zu beobachtenden Fetzen der Epidermiszellen der Samenschale, die aus ziemlich dickwandigen, schmalen, stark gestreckten, in Längsreihen angeordneten, mit schief gestellten Querwänden versehenen, inhaltslosen, gelblichen bis bräunlichen Zellen bestehen; mit diesen Epidermisfetzen hängt meistens die darunterliegende Schicht der Samenschale noch zusammen, deren dünnwandige, inhaltslose, langgestreckte, farblose oder bräunliche Zellen (Querzellen) in einem rechten Winkel, selten schräg zu den Epidermiszellen verlaufen. (Bei höherer und tieferer Einstellung des Mikroskops kann man meist leicht den kreuzweisen Verlauf dieser Schichten erkennen.)

Charakteristisch für das Pulver sind besonders die Perispermzellen mit ihrem einen Einzelkristall umschließenden Stärkeballen resp. die mehr oder weniger zermahlenen und in die Einzelkörner zerfallenen Stärkeballen, ferner die bräunlichen bis rotbraunen Steinzellen, meist in Verbindung mit den großen blasigen Zellen der Ölzellenschicht, endlich die faserartigen Epidermiszellen der Samenschale mit der ihnen meist anhängenden und rechtwinklig oder schräg zu ihnen verlaufenden Querzellenschicht.

Kardamompulver wird untersucht in Wasser oder Glyzerinwasser, in Glyzerinjod (zum Untersuchen der Stärke und der Stärkemengen), in Chloralhydratlösung (da sich die Stärkemengen schwer lösen, ist mehrfaches starkes Erwärmen unter dem Deckgläschen zu empfehlen!) und in alkoholischer Alkanninlösung, zur Hälfte mit Wasser versetzt (zum Nachweis des ätherischen Öls, das in stark zertrümmerten Zellen der Samenschale enthalten ist).

Bestandteile. Der eigentümlich aromatische Geruch und Geschmack der Droge rührt her von dem Gehalt (angeblich 2,5—8%) an ätherischem Öl; außerdem sind darin fettes Öl, Stärke und Mineralbestandteile (darunter Mangan) enthalten.

Prüfung. Verwechselungen der zu arzneilichem Gebrauch zulässigen Kardamomen sind die von einer auf Ceylon wildwachsenden Art (Elettaria major *Smith*) stammenden Ceylon-Kardamomen; daneben werden in der Literatur erwähnt die Siam-Kardamomen von Amomum cardamon *L.* und die wilden oder Bastard-Kardamomen von Amomum xanthioides *Wallich* und einige weniger wichtige, doch scheint es, daß diese Sorten höchstens ausnahmsweise einmal nach Europa gelangen und echten Kardamomen auch nur ganz selten einmal beigemengt werden. Sie alle unterscheiden sich durch die Größe und Farbe der Kapseln, so wie die Zahl der Längsstreifen oder die sonstige Oberflächenbeschaffenheit auf den Klappen deutlich von den Malabar-Kardamomen. Besonders die Ceylon-K. sind ganz erheblich größer (4 cm etwa lang) und schmutzig graubraun. Ihre Samen sind jedoch im allgemeinen denen der echten Droge recht ähnlich und würden als Beimengung zum Pulver derselben nicht oder schwierig nachweisbar sein. Die Samen der Ceylon-Kardamomen haben als einziges Unterscheidungsmerkmal kräftigere Epidermisseitenwände, und somit ist auch ihr Nachweis unsicher. Grobe Fälschungen des Pulvers wurden beobachtet mit dem Pulver der Fruchtschalen, mit Ingwerpulver und mit Mehlen. Die Fruchtschalen sind nachweisbar durch derbe, verholzte Fasern, Ingwerpulver durch nicht verholzte Fasern und große, charakteristisch geformte Stärkekörner, Mehle ebenfalls durch die stets die Kardamomenstärke an Größe übertreffenden Stärkekörner und durch die Kleienteile.

Der Aschegehalt des Pulvers darf 10% nicht übersteigen.

Gehaltsbestimmung. Das Arzneibuch hat auf eine solche verzichtet, doch ist eine Bestimmung des ätherischen Öls nach der in der Einleitung beschriebenen Methode leicht ausführbar. Allerdings stehen die in der Literatur angegebenen Gehaltszahlen mit unserer Erfahrung in Widerspruch, da·wir bisher als höchste Ausbeute an ätherischem Öl nur 1,75% erhielten, meist etwas über· 1%.

Geschichte. Kardamomen bildeten schon im Altertum ein geschätztes Gewürz. Ob aber Malabar-Kardamomen oder eine ähnliche Sorte gebraucht wurden, ist unsicher.

Anwendung. Kardamomen dienen als kräftiges Gewürz und bilden einen Bestandteil der Tinct. aromatica und Tinct. Rhei vinosa.

Familie **Marantaceae.**

Amylum Marantae. Westindisches Arrowroot. Marantastärke.

Das Stärkemehl aus den stark verdickten Rhizomknollen der Maranta arundi-nacea *L.* (sehr wahrscheinlich auch anderer nahe mit dieser verwandter Arten); es wird aus den Knollen dieser fast in allen Tropengegenden angebauten Pflanze durch Ausschlämmen gewonnen und namentlich aus Westindien in den Handel gebracht. Marantastärke ist rein weiß, von mattem Aussehen, geruch- und geschmacklos. Die Körner erscheinen unter dem Mikroskop von gerundeter, ovaler, dreiseitiger bis vielseitiger Gestalt, oft mit unregelmäßigen Zipfeln und Ausbuchtungen versehen, mit einen exzentrischen, oft quer gestellten oder strahligen, am breiteren Ende gelagerten Spalt und deutlicher zarter Schichtung (Abb. 72). Sie sind meist 30—40 μ groß, selten kleiner oder größer (bis 75 μ). Zusammengesetzte Körner fehlen.

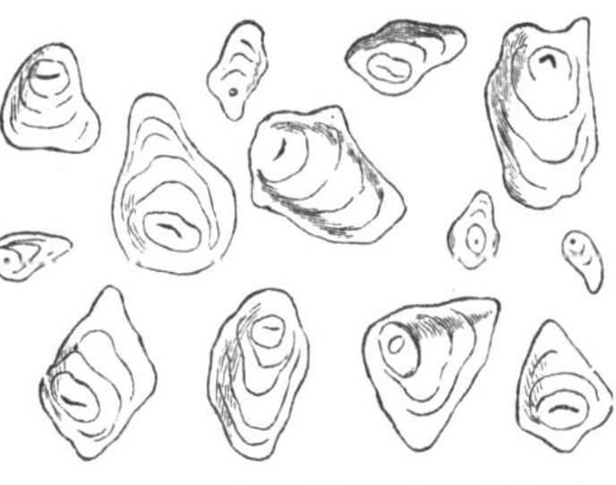

Abb. 72. Amylum Marantae. 300fach vergrößert.

Als Arrowroot werden auch zahlreiche andere tropische Stärkearten bezeichnet.

Reihe **Microspermae.**

Familie **Orchidaceae.**

Tubera Salep. Radix Salep. Salepknollen.

Abstammung. Salepknollen sind die während oder unmittelbar nach der Blütezeit gegrabenen jungen Wurzelknollen verschiedener Orchideen aus der Gruppe der Ophrydeae, und zwar Orchis mascula *L.*, O. militaris *L.*, O. morio *L.*, O. ustulata *L.*, Anacamptis pyramidalis *Richard*, Platanthera bifolia *Richard* u. a. m. In Deutschland werden die Knollen dieser Orchideen hauptsächlich im Rhöngebirge, im Taunus und im Odenwald gegraben, doch wird die Hauptmenge aus Kleinasien über Smyrna importiert. Vor dem Trocknen an der Luft oder im Ofen werden die Knollen in heißem Wasser abgebrüht.

Beschaffenheit. Zur Blütezeit besitzen die genannten Orchideen zwei Knollen (Abb. **73**), von denen die eine weiche, runzelige (Mutterknolle)

die blühende Pflanze trägt (*a*), während die andere glatte, prall gefüllte (Tochterknolle) für die nächste Vegetationszeit bestimmt ist (*j. Kn*).
Die Mutterknolle entwickelt in der Achsel eines an ihrem Scheitel befindlichen Niederblattes eine Seitenknospe, deren Wurzel sich im ersten Frühjahr mächtig entwickelt und zur Tochterknolle wird; diese trägt an ihrem
Scheitel eine kleine
Knospe. Nur die Toch-
terknollen werden ge-
sammelt. Sie sind ku-
gelig bis birnförmig und
von sehr verschiedener
Größe, 0,5 bis höchstens
3 cm dick und 2—4 cm
lang, glatt oder meist
rauh, hart und schwer,
schwach durchschei-
nend, graubräunlich
oder gelblich und zei-
gen am Scheitel ein ver-
schrumpftes Knöspchen
oder eine von diesem

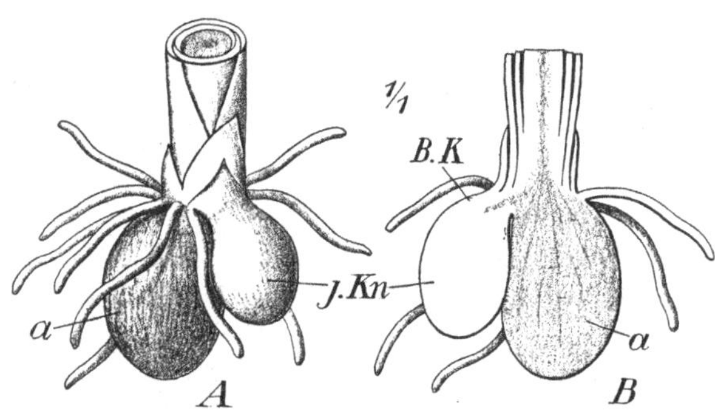

Abb. 73. Tubera Salep. *A* Knollen einer blühenden Pflanze, *B* dieselben längs durchschnitten (¹/₁). *a* alte, vorjährige Knolle, *j. Kn.*
junge, diesjährige Knolle, die nächstes Jahr die blühende Pflanze
B. K zur Entwicklung bringen wird. (Gilg.)

herrührende Narbe. Der Querbruch ist von nahezu gleicher Farbe und
zugleich sehr hart, fast hornartig.

Anatomie. Das Grundgewebe der Knolle, in dem mehrere unscheinbare,
radiale Gefäßbündel ver-
laufen, besteht aus einem
sehr großzelligen Paren-
chym, dessen Zellen verkleisterte Stärke oder Schleim
enthalten. Manche von den
Schleimzellen führen auch
Bündel von kleinen Kal-
ziumoxalatnadeln. Mecha-
nische Elemente fehlen der
Droge.

Stärkekörner. Die Stärkekörner sind sämtlich verquollen; von manchen
sieht man noch unregel-
mäßige Verkleisterungs-
figuren (*stä¹*), oft ist nur
noch das polygonale Ma-
schenwerk der protoplasmatischen Grundsubstanz
(*stä²*) erhalten.

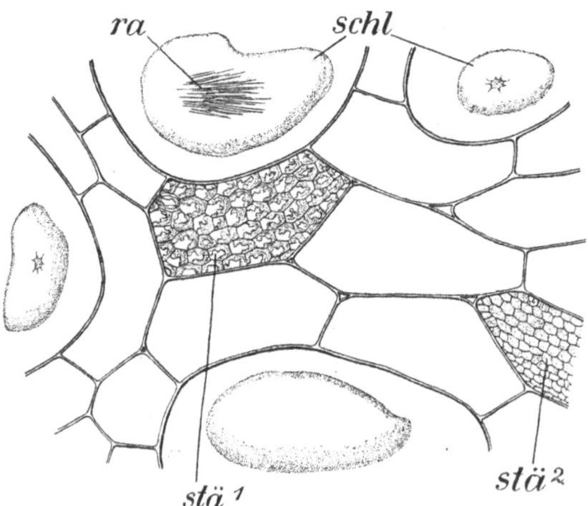

Abb. 74. Querschnitt durch Tubera Salep. *ra* Raphidenbündel,
schl Schleimballen, *stä¹* Zelle mit noch deutlichen verkleisterten
Stärkekörnern, *stä²* Zelle, in welcher nur noch das polygonale Maschenwerk der protoplasmatischen Grundsubstanz der Stärkekörner erhalten geblieben ist. Vergr. ¹²⁵/₁. (Gilg.)

Merkmale des Pulvers. Das weißliche oder gelblichweiße, feine Pulver
(Sieb VI) besteht in der Hauptmenge aus fein zermahlenen Trümmern
der farblosen, dünnwandigen Parenchymzellen, denen häufig ein feines
polygonales Maschenwerk von Plasma anhängt, farblosen Bruchstücken

der Schleimballen (Schleimschollen), die sich nach Wasserzusatz schnell zu Schleimkugeln entwickeln, farblosen Bruchstücken der Kleisterballen, winzigen farblosen Protoplasmakörnchen, Raphidenbruchstückchen. Dazwischen finden sich ziemlich spärlich Gewebefetzen mit wohlerhaltenen Zellelementen. Diese bestehen meist aus dünnwandigen, unregelmäßig kugeligpolygonalen, gewöhnlich mit gewellten Wänden versehenen, undeutlich fein getüpfelten Parenchymzellen, die meist mit einem Kleisterballen (die einzelnen verquollenen Stärkekörner lassen sich meist noch undeutlich erkennen) vollständig erfüllt sind und bei geeigneter Behandlung ein feines polygonales Maschenwerk von Plasma erkennen lassen; seltener beobachtet man in] Parenchymzellen Bündel von Oxalatraphiden, die auch freiliegend im Pulver, meist in die einzelnen Nadeln aufgelöst, vorkommen. Den Parenchymfetzen eingelagert, oft aber auch freiliegend, kommen ferner sehr große kugelige bis eiförmige, dünnwandige, manchmal ein feines polygonales Maschenwerk von Plasma zeigende Schleimzellen vor, die durch einen farblosen Schleimballen vollständig oder fast vollständig ausgefüllt werden. Diese lichtbrechenden Schleimballen sind ausgefallen in ganzer Form oder in Bruchstücken sehr häufig im Pulver; sie quellen bei Wasserzusatz sehr rasch unter Bildung feiner konzentrischer Streifungen und lassen dann häufig in ihrem Inneren eine unregelmäßige, ein winziges Raphidenbündel bergende Höhlung erkennen. Nur verhältnismäßig selten trifft man im Pulver meist zu kleinen Bündeln vereinigte enge, farblose ringförmig oder seltener netzartig verdickte Gefäße, sowie gelbliche Epidermisfetzen mit ziemlich dünnwandigen, scharf polygonalen Zellen.

Besonders charakteristisch für das Pulver sind die Kleisterballen oder allermeist deren Bruchstücke, die Schleimballen oder deren zerbrochene Schollen, die Parenchymbruchstücke mit dem oft anhängenden Protoplasmamaschennetz, die großen Schleimzellen, die Raphiden.

Saleppulver wird untersucht in Glyzerin (Schleimballen unverquollen!), in Glyzerin nach Zusatz zunächst einer sehr geringen Menge stark verdünnter wässeriger Bismarckbraunlösung (das protoplasmatische, polygonale Maschenwerk der Parenchymzellen und der Kleisterballen wird gefärbt. Die Schleimballen bleiben ungefärbt!), worauf dann später ein weiterer Zusatz von derselben Bismarckbraunlösung vom Rande des Präparates her erfolgt (die sich bildenden Schleimkugeln färben sich am Rande!), in Glyzerin nach geringem Wasserzusatz (Quellung der Schleimballen und Schleimschollen!), in Chloralhydratlösung (nach mehrmaligem, starkem Anwärmen des Präparats unter dem Deckgläschen ist der Kleister und der Schleim verschwunden und die Zellen sowie die Raphiden lassen sich nun deutlicher feststellen!), in Glyzerinjod (Feststellung der Kleistermassen!).

Gepulverter Salep gibt mit seinem 50fachen Gewicht Wasser gekocht einen nach dem Erkalten ziemlich steifen Schleim von fadem Geschmack, der sich nach Zusatz von Jodlösung blau färbt.

Prüfung. Nach dem Wortlaut des Arzneibuches sind nur die runden, ungeteilten Knollen von Orchideenarten offizinell, die Knollen anderer einheimischer Orchisarten und Orchideen, z. B. Orchis latifolia, O. maculata u. a. m. (vgl. Abb. 75), sind handförmig geteilt und deshalb nicht zugelassen. Ein innerer Grund für diese Forderung des Arzneibuches besteht

nicht. Im Pulver sind übrigens die verschieden geformten Knollen nicht
zu unterscheiden.

Die in der Literatur als Verwechselungen angegebenen Knollen von
Arum maculatum *L.* und Colchicum autum-
nale *L.* sind als Droge von Salepknollen durch die
unverkleisterte Stärke unterschieden und würden
daher im Pulver sofort nachweisbar sein. Sollte die
Verwechselung schon bei der Einsammlung erfolgt,
der Salep also mit diesen Verwechselungen zusammen gebrüht worden sein, so wäre der Nachweis
im Pulver wohl kaum zu führen.

Der Aschegehalt des Pulvers darf 3% nicht
übersteigen.

Geschichte. Die Salepknollen waren schon den
alten Griechen bekannt; sie wurden damals wie
noch heute im Orient als Genußmittel und Heilmittel benutzt. Nach Deutschland kamen sie erst gegen Ende
des 15. Jahrhunderts.

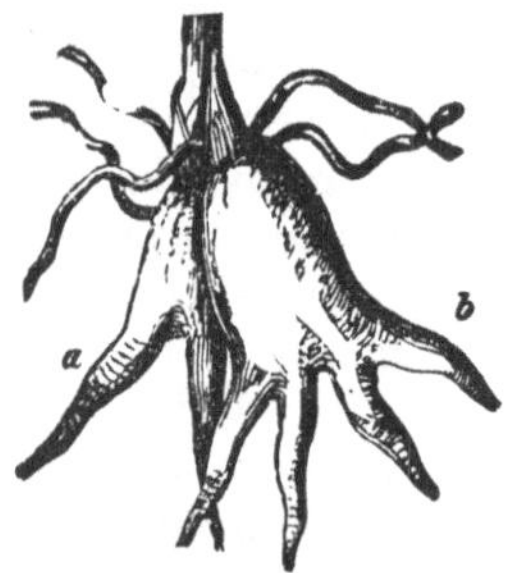
Abb. 75.   Wurzelknollen von
Gymnadenia odoratissima.

Bestandteile und Anwendung. Salep, der etwa 50% Schleim
enthält, wird als einhüllendes Mittel bei Diarrhöen der Kinder
gegeben.

Fructus Vanillae.   Vanille.

Abstammung. Vanille ist die nicht vollständig ausgereifte Frucht
von Vanilla planifolia *Andrews* (Abb. 76). Diese kletternde Pflanze,
in Mexiko heimisch, wird außer in Zentralamerika auf Mauritius und
Bourbon (Réunion), ferner in Ostafrika (Bagamoyo, Pangani, Tanga),
sowie in Kamerun, auf den Seychellen, Ceylon, Java, Tahiti, Guade-
lupe und Madagaskar angebaut. Nur kultivierte Pflanzen liefern eine
gut bewertete Droge, und unter diesen ist es diejenige von Mauritius
und von Bourbon (Réunion), welche fast ausschließlich in den deutschen
Handel kommt (die beste Vanille stammt jedoch aus Mexiko). Die Befruchtung der nur etwa einen halben Tag lang geöffneten Blüten muß
in den Vanillekulturen außerhalb Mexikos künstlich durch Übertragung
des Pollens mit Menschenhand geschehen. Die Früchte werden, wenn
sie noch grünlich sind, gesammelt, einen Tag lang liegen gelassen,
dann, nachdem sie von der Sonne oder im Ofen durchwärmt wurden,
in geschlossenen Gefäßen einem Fermentationsprozeß unterworfen,
durch welchen der wertvolle Bestandteil, das Vanillin, erst entsteht
und mithin das charakteristische Aroma erst hervorgerufen wird.

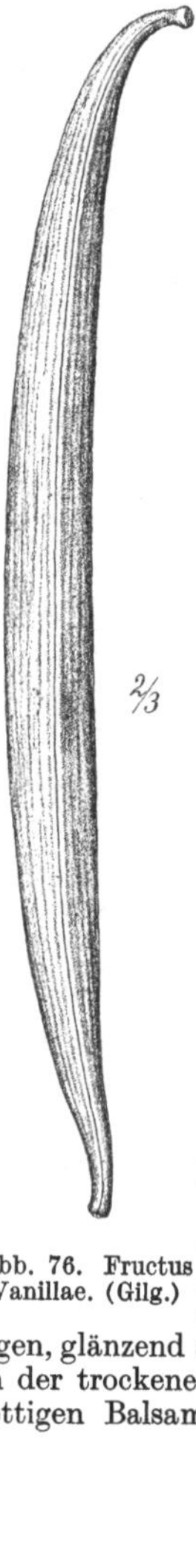

Beschaffenheit. Die Vanillefrüchte des Handels sind biegsam,
zähe, manchmal etwas flachgedrückt, glänzend schwarzbraun, 16 bis
25 cm lang und höchstens 8 mm dick; sie sind mit zahlreichen, durch
das Trocknen entstandenen Längsrunzeln versehen und tragen an dem
dünneren unteren Ende die Abbruchstelle des Stiels, sowie an der Spitze
die dreiseitige abgeschrägte Narbe der abgefallenen Blütenteile. Beim
Aufweichen in verdünnter Kalilauge erkennt man unterhalb der Spitze
zwei Linien, in denen das Aufspringen der — gleichwohl aus drei
Fruchtblättern hervorgegangenen — Frucht erfolgen würde. Auf dem
Querschnitt (Abb. 77) sieht man in die einfächerige Fruchthöhlung
sechs breitgegabelte Plazenten — von jedem Fruchtblatt zwei —
hineinragen (*o*). Die breiten Flächen der Fruchtinnenwand zwischen
den Samenleisten sind mit Papillen (*d*) besetzt. Die zahlreichen, kugeligen, glänzend schwarzen, höchstens 0,25 mm im Durchmesser betragenden Samen sind
in der trockenen Frucht von den Samenleisten abgelöst und liegen in einen braunen,
fettigen Balsam eingebettet.

Abb. 76.   Fructus
Vanillae. (Gilg.)

²/₃

Anatomie. Die Fruchtwandung besteht aus ziemlich dickwandigen, etwas tangential gestreckten Parenchymzellen (Abb. 78 I) mit zahlreichen großen Raphidenbündeln und ist mit einer mit Spaltöffnungen versehenen derben Epidermis bedeckt, in deren Zellen sich häufig kleine Oxalateinzelkristalle finden. Die inneren, an die Fruchthöhle angrenzenden Epidermiszellen der Karpelle sind zu langen, einzelligen, dünnwandigen, plasmareichen, Balsam sezernierenden Papillenhaaren ausgewachsen (Abb. 78 I). Die Samen (Abb. 78 II) sind winzig klein. Sie besitzen eine Samenschalenepidermis, welche aus großen, dickwandigen (auf der Außenseite stark verdickten, mit dünner Innenwand versehenen) schwarzen Zellen besteht.

Merkmale des Pulvers. Charakteristisch für das Pulver sind: die winzigen Samen, bzw. ihre auffallende Samenschale, große Raphiden und Parenchymfetzen mit Raphidenschläuchen, bzw. deren Bruchstücke, und verholzte Parenchymzellen; neben diesen Elementen sind nicht verholzte Parenchymzellen, Gefäßbündelfragmente und die Zellen der kristallhaltigen Epidermis, sowie Sekrettröpfchen vorhanden. Bei der Mikrosublimation erhält man Sublimate von Vanillin, die kleine Tröpfchen von Phloroglucin-Salzsäure rot färben.

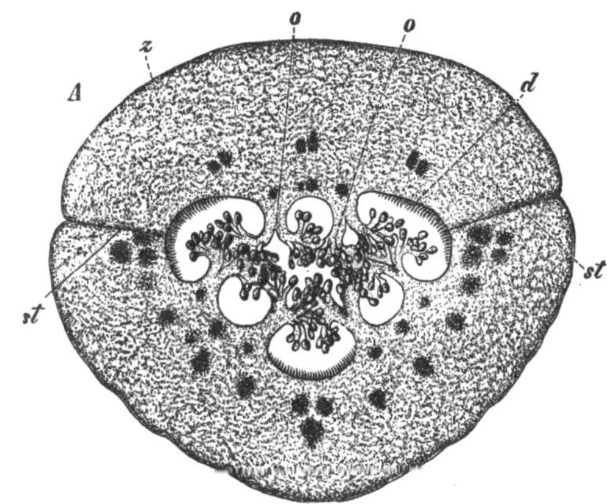

Abb. 77. Fructus Vanillae. Querschnitt, vergrößert. *z* Fruchtfleisch, *st* Aufspringstellen, *o* Plazenten, *d* Papillen.

Bestandteile. Vanille besitzt einen köstlichen Duft, der nicht heliotropartig sein soll; sie enthält 1,5—2,75% Vanillin, welches häufig an der Oberfläche der Früchte in weißen glänzenden Nadeln auskristallisiert. Es ist jedoch festzuhalten, daß die Ausscheidung von Vanillinkristallen absolut nicht ein Maßstab für die Güte der Droge ist. Denn gerade die allerbesten, aus Mexiko stammenden Vanillesorten,

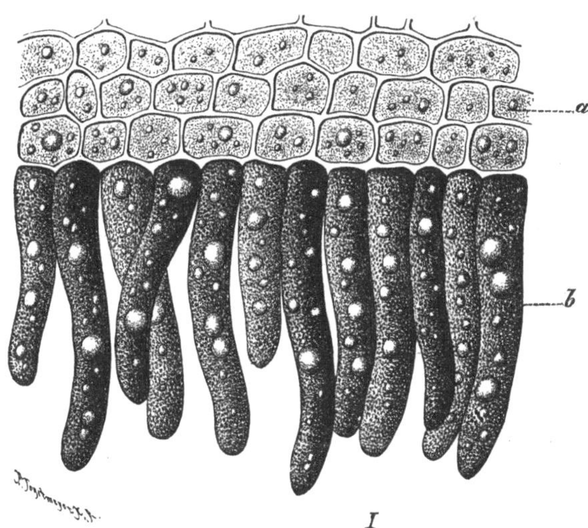

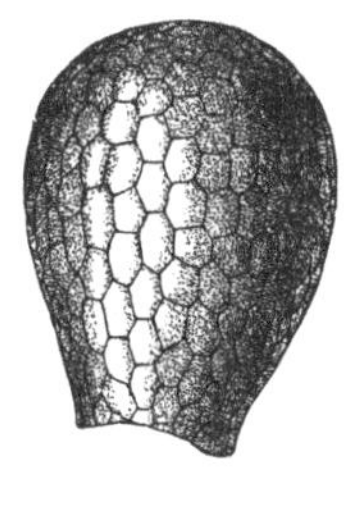

Abb. 78 Fructus Vanillae. *I* Die inneren Parenchymschichten der Frucht (*a*) mit den Balsamhaaren (*b*). Vergr. ca. $^{150}/_1$. *II* Samen, stark vergrößert. (Gilg.)

die nur sehr selten in den europäischen Handel gelangen, zeigen fast niemals Vanillinausscheidungen.

Prüfung. Verwechselungen, bzw. Unterschiebungen können mit der sog. Vanillon, der Frucht von Vanilla pompona *Schiede*, welche jedoch bis 2 cm breit und flach ist und nur 15 cm Länge erreicht, oder mit den Früchten von Vanilla palmarum

Lindley oder Vanilla guianensis *Splitgerber* versucht werden, welche des Vanille-aromas fast völlig entbehren; auch soll früher extrahierten oder minderwertigen Vanille-früchten mit Öl oder Perubalsam, auch Bestreuen mit Benzoesäure, um auskristalli-siertes Vanillin vorzutäuschen, ein der guten Vanille ähnliches Aussehen zu geben ver-sucht worden sein. Anatomisch kann die Vanillon durch ihre erheblich größeren Epi-dermiszellen (bis 400 μ lang, bis 140 μ breit) durch die noch größeren, nicht netzig gestreiften, darunter liegenden Zellen unterschieden werden. Extrahierte, geschönte Früchte geben Mikrosublimate, die mit Phloroglucin-Salzsäure rote Färbung nicht zeigen (Vanillin-Reaktion).

Geschichte. Auffallenderweise kam die Vanille erst Ende des 17. Jahrhunderts nach Europa, obgleich sie von den Ein-geborenen Zentralamerikas viel gebraucht wurde.

Anwendung. Vanille dient hauptsächlich als feines Aro-matisierungsmittel; aus ihr wird Tinct. Vanillae bereitet, welche auch gegen Hysterie Anwendung findet.

Klasse Dicotyledoneae.

1. Unterklasse Archichlamydeae.

Reihe Piperales.

Familie Piperaceae.

Die hierhergehörigen Arten führen in allen ihren Teilen Zellen mit ätherischem Öl. Das Nährgewebe des Samens besteht aus einem mächtigen Perisperm und einem kleinen Endosperm.

Folia Matico. Maticoblätter.

Sie sind die Blätter (Abb. 79) mehrerer Piper-Arten, vor-nehmlich von Piper angustifolium *Vahl* (Syn.: Piper elon-gatum *Ruiz* et *Pavon*), einer in den Wäldern der Anden von Peru bis Kolumbien wachsenden, strauchartigen Pflanze. Sie kommen mit knotigen Stielstücken und langen, zylindrischen Blütenkolben gemischt, in Ballen gepreßt, über Panama in den Handel. P. angustifolium hat kurzgestielte, bis 20 cm lange, bis 4 cm breite, lanzettliche, am Grunde abgerundete oder herz-förmige, gekerbte, durchscheinend punktierte, oberseits dunkel-grüne und schwach behaarte, unterseits hellere und filzig be-haarte Blätter, deren überaus engmaschige Nerven oberseits eingesenkt, unterseits sehr stark hervortretend sind. Unter der spaltöffnungsfreien oberen Epidermis ein einschichtiges Hypo-derm; das Mesophyll besteht aus 2 (am Rande aus 1) Palisaden-schichten und einem Schwammgewebe, dessen obere Zellschich-ten aus rundlichen und dessen untere Schichten aus schmalen, parallel zur Blattfläche gestreckten Zellen bestehen. Im Meso-phyll zahlreiche, große, von 4 besonders gestalteten Epidermis-zellen überdeckte Ölzellen; im Nervenparenchym Oxalateinzel-kristalle und -Raphiden. Haare entweder mehrzellige, derb-wandige, an den Querwänden knotig angeschwollene, spitze,

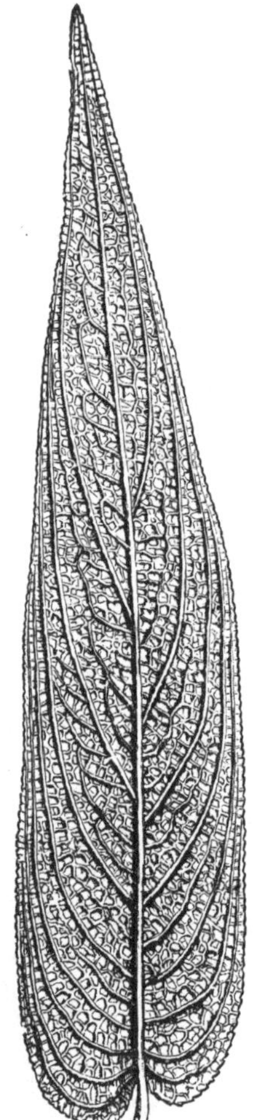

Abb. 79. Folium Matico.

unten verbreitete Deckhaare, oder kleine, einzellige Deckhaare oder Köpfchenhaare mit zweizelligem Stiel und einzelligem Köpfchen. Die Blätter enthalten ätherisches Öl, Maticin und Gerbstoff und werden bei Gonorrhöe angewendet. Die anderen, in Brasilien zum Teil arzneilich verwendeten, gelegentlich auch nach Europa gelangen-den Matico-Sorten, sind etwas abweichend gestaltet.

Rhizoma Kava-Kava. Kavakavawurzel.

Die Droge besteht aus den unterirdischen Teilen von Piper methysticum *Forster*, einem auf den Südseeinseln und Neu-Guinea vorkommenden Strauche. Die Wurzel ist von grauem Kork bedeckt, längsstreifig; die Droge ist innen gelblichgrau und im Bruch langfaserig. Der Querschnitt zeigt eine dünne Rinde, einen strahligen, an älteren Stücken radialrissigen Holzkörper und im Rhizom ein helles Mark und wird beim Befeuchten mit 90proz. Schwefelsäure rot. Die Wurzeln sind oligarch angelegt, haben eine schmale Rinde mit dünnwandiger Endodermis, einen starken Kambialzuwachs; im Holzkörper setzt sehr bald die Bildung breiter sekundärer Markstrahlen ein, ältere Wurzeln enthalten daher viele schmale Holzstrahlen und ebensoviele keilförmige Markstrahlen. In den Holzstrahlen zahlreiche, weite Hoftüpfelgefäße in derbwandiges Parenchym eingebettet, daneben Fasern. Das Parenchym von Rinde, Markstrahlen und Mark in Wurzeln und Rhizomen enthält großkörnige Stärke, in Einzelkörnern oder zu 2—4 zusammengesetzt, oder Harz, welches mit Schwefelsäure von 90% rot wird.

Die Droge riecht schwach aromatisch, schmeckt bitter, scharf, und enthält Methysticin, das die Schwefelsäurereaktion bedingt, Yangonin, beides indifferente Körper, und ein Harzgemisch, das anästhesierend wirkt. Sie wird bei Gonorrhoe verwendet.

Fructus Cubebae. Cubebae. Piper caudatum. Kubeben.

Abstammung. Kubeben sind die mehr oder weniger unreifen, getrockneten Früchte des Kletterstrauches Piper cubeba *L. fil.*, welcher auf Java und Sumatra heimisch ist und dort sowohl wie in Westindien kultiviert wird (Abb. 80). Die zu langen, dichten Ähren vereinigten, ungestielten Früchte dieses Strauches wachsen vor der Reife an ihrer Basis stark und erhalten dadurch einen stielartigen Unterteil, welcher infolgedessen ungegliedert in den kugligen Oberteil der Frucht übergeht. Die Kubeben werden von Java und Sumatra über Singapore nach Europa gebracht. Die in der Handelsdroge vorkommenden Teile des Fruchtstandes sind als wertlos zu beseitigen.

Beschaffenheit. Die Kubeben sind 3,5—5 mm im Durchmesser messende, dunkelgraubraune bis grauschwarze,

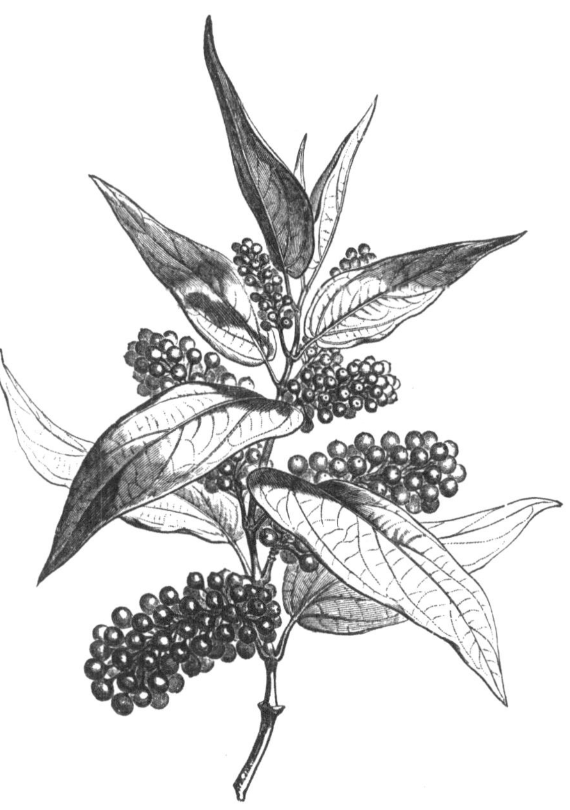
Abb. 80. Piper cubeba, ein fruchtender Zweig.

stark geschrumpfte, beerenartige Steinfrüchte (siehe Abb. 81), mit einem Stielteile von 0,5—1 cm Länge. Die Spitze krönen oft noch die 3—5 vertrockneten Narbenlappen des kurzen Griffels. Die zerbrechliche und durch Schrumpfung stark runzlige Fruchtwand schließt einen einzigen, meist stark, oft bis zur Unscheinbarkeit eingeschrumpften, am Grunde der Frucht angehefteten Samen ein. Bei den vereinzelt vorkommenden reifen Früchten ist der Samen ausgewachsen; er zeigt im Längsschnitt ein großes helles Perisperm (Abb. 82 *B, per*) und an der Spitze, den Keimling (*k*) einschließend, das kleine Endosperm (*end*), beide zusammen von der Samenschale und der 0,4 bis 0,5 mm dicken Fruchtwandung umhüllt. Kubeben riechen würzig und schmecken stark gewürzhaft, etwas scharf, zugleich etwas bitterlich.

Anatomie. Eine reife oder wenigstens fast reife Kubebenfrucht zeigt folgenden anatomischen Aufbau (vgl. Abb. 83):

Unter der sehr kleinzelligen Epidermis (*ep*) liegt zunächst eine Schicht kleiner, ungefähr quadratischer Steinzellen (*ste*), welche an manchen Stellen durch Parenchymzellen unterbrochen wird, an anderen Stellen verdoppelt erscheint. Hierauf folgt eine dicke Schicht von dünnwandigem Parenchym (die sog. Fleischschicht), in welche zahlreiche Öl-zellen (*oe*) eingestreut sind und an deren Innen-rande die Gefäßbündel (*ge*) verlaufen. Hieran schließt sich ein inhalts-armes Parenchym, dann die sog. Hartschicht aus einer, selten zwei oder gar drei Schichten von großen, ziemlich stark radial gestreckten, reich-lich und grob getüpfelten Steinzellen (*ste*) beste-hend. Auf die bisher

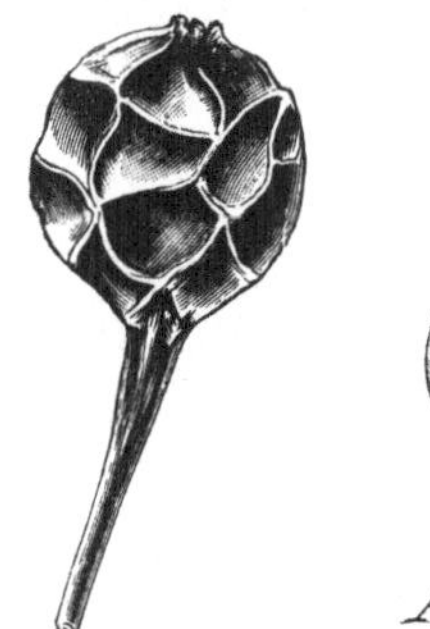

Abb. 81. Eine Kubebe, 4 fach vergrößert.

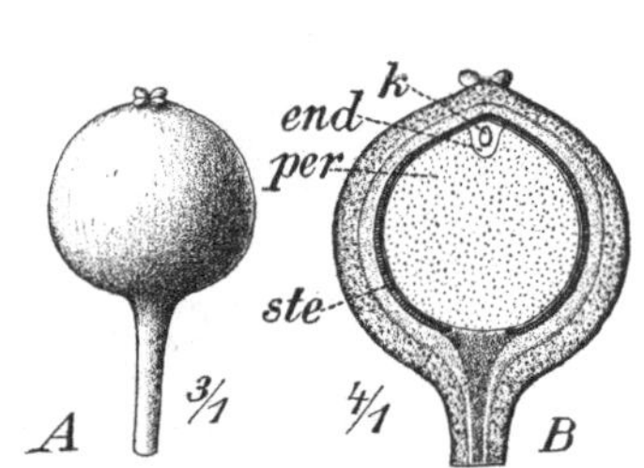

Abb. 82. Cubebae. *A* ganze frische Frucht ($^3/_1$), *B* dieselbe (reif) im Längsschnitt ($^4/_1$). *ste* Steinschale, *per* Perisperm, *end* Endo-sperm, *k* Keimling. (Gilg.)

behandelten Elemente, welche innen durch eine unscheinbare Epidermis abgeschlossen werden und sämtlich zur Fruchtschicht gehören, folgt nun nach innen der Samen. Dieser wird von einer dünnen, braunen Samenschale umschlossen und besteht zum größten Teil aus Perispermgewebe (*per*), das fast ganz aus dünnwandigem Parenchym mit reichem Stärkeinhalt und zahl-reichen Ölzellen aufgebaut und nur in der äußersten Zellschicht und in den das Endosperm umgebenden Zellen stärkefrei ist. Das kleine Endosperm und der winzige Embryo kommen für die Untersuchung kaum in Betracht. Der stielartige Fortsatz der Frucht, welcher im allgemeinen ähnlich wie die Fruchtwandung gebaut ist, besitzt langgestreckte Steinzellen.

Die Stärkekörner des Perisperms sind winzig klein; sie gehören zu den kleinsten bekannten Stärkesorten.

Merkmale des Pulvers. Das gelblichbraune bis bräunliche, mittelfeine (Sieb V) und feine (Sieb VI) Pulver besteht in der Hauptmenge aus feinst zerriebenen, farblosen bis schwach bräunlichen Zellwandtrümmern, win-zigen farblosen Protoplasmakörnchen, freiliegenden Stärkeballen, frei-liegenden winzigen Stärkekörnchen, gelben Steinzellen und Öltropfen. Dazwischen liegen sehr reichliche, größere und kleinere Parenchymfetzen, teils farblos, mit dünnen Zellwänden von polygonalem oder rundlichem Umriß, erfüllt mit einem aus winzigen Stärkekörnchen bestehenden, fest zusammenhängenden Stärkeballen (aus dem Perisperm), teils gelbbraun bis bräunlich oder seltener dunkelbraun, aus rundlichen, dünnwandigen Zellen bestehend, die spärlich Stärke führen, zwischen jenen häufig etwas vergrößerte Sekretzellen mit gelblichbraunem bis dunkelbraunem, meist ölartigem, seltener verharztem Inhalt (aus der Fruchtwand). Letztere Parenchymfetzen sind gewöhnlich durchsetzt von größeren oder geringeren Mengen von häufig noch in Reihen liegenden polygonalen oder schwach gestreckten Steinzellen mit dicken, grob getüpfelten Wänden (die Tüpfelkanäle häufig verzweigt); diese Steinzellen sind zum Teil nur 20—40 μ groß und besitzen einen dunkeln Inhalt, teils sind sie 50—100 μ groß und manchmal noch größer, inhaltslos. (Kleinere oder größere Komplexe von Steinzellen können auch ohne Begleitung anderer Zellen vorkommen.) Die Stärkekörnchen sind polyedrisch, seltener kugelig, nur 4—8 μ groß, selten etwas größer, und zeigen einen nur undeutlichen, zentralen Spalt; die sämtlichen Körnchen einer Perispermzelle hängen gewöhnlich zu einem großen polygonalen Stärkeballen fest zusammen, so daß sie häufig auch nach Zertrümmerung der Wand noch mehr oder weniger vollständig im Pulver vereinigt bleiben; innerhalb der Stärkeballen erkennt man gelegentlich auch ansehnliche ovale oder eiförmige Einzelballen, die als zusammengesetzte Stärkekörner gedeutet wurden.

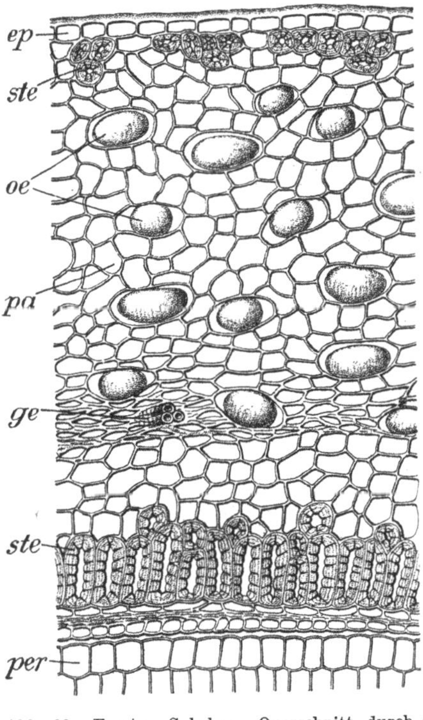

Abb. 83. Fructus Cubebae. Querschnitt durch die Fruchtwandung. *ep* Epidermis, *ste* (oben) äußere Steinzellschicht, *oe* Ölzellen, *pa* Parenchym, *ge* ein kleines Gefäßbündel, *ste* (unten) innere Steinzellschicht, *per* Perisperm. (Gilg.)

Seltener oder spärlich werden beobachtet Stückchen der rotbraunen, aus zusammengefallenen, dünnwandigen Zellen bestehenden Samenschale, Fetzen der aus ziemlich kleinen, dickwandigen, polygonalen, farblosen Zellen bestehenden, einen braunen Inhalt führenden Fruchtschalenepidermis (die oft gemeinsam mit kleinen Steinzellen vorkommt), ringförmig oder spiralig verdickte, enge Gefäße, langgestreckte, stark verdickte, reichlich getüpfelte, gelbliche bis gelbe, spitz zulaufende oder fast quer abgeschnittene Stabzellen (aus der stielartigen Fruchtbasis).

Charakteristisch für das Pulver sind besonders die großen Mengen der verschiedenartigen Steinzellen, die Perispermfetzen mit ihren auffallenden Stärkeballen, die Fruchtwandstücke mit den Sekretzellen.

Das Pulver wird untersucht:

1. In Glyzerin-Wasser. Man erkennt deutlich die Stärke und die Färbung der verschiedenartigen Elemente.

2. In Chloralhydratlösung. Die meisten Elemente werden rasch deutlicher, und besonders die mechanischen Elemente heben sich schärfer ab.

3. In einer halb alkoholischen, halb wässerigen Alkanninlösung. Man erkennt sehr schön die überall im Pulver auftretenden rotgefärbten Kugeln von ätherischem Öl.

4. In 80 proz. Schwefelsäure wird eine kleine Menge von Pulver eingetragen und sofort unter dem Mikroskop untersucht: Alle größeren Pulverpartikelchen müssen von einer kirschroten Zone umgeben sein.

Bestandteile. Kubeben enthalten bis zu 14% eines ätherischen Öles, ferner Kubebin (2,5%) und harzartige Kubebensäure (1,7%). Der Aschegehalt beträgt bis 8%.

Prüfung. Falsche Kubeben sind sehr häufig beobachtet worden. Es handelt sich z. T. um andere Arten der Gattung Piper, z. T. um solche ganz anderer Familien. Manche Piper-Arten sind in ihren Früchten den Kubeben äußerlich sehr ähnlich, unterscheiden sich höchstens durch die Länge des stielartigen Teils oder durch Fehlen der inneren Stereidenschicht, oder durch deren abweichende Ausbildung oder durch Vorhandensein von im Mesokarp verstreuten Steinzellen, ja es gibt eine Kubebenform von einer den echten völlig gleichenden Anatomie, aber ohne deren charakteristische Bestandteile, besonders ohne Cubebin. Deshalb ist bei Beurteilung der Ganzdroge die Beobachtung der Morphologie und Anatomie und die Prüfung auf Cubebin an einer ganzen Anzahl von Früchten aus einer Durchschnittsprobe notwendig. Diese Cubebinprüfung besteht in dem Einlegen eines Schnittes in 80 proz. Schwefelsäure, wobei er schön rot, besonders in den Ölzellen werden muß. Man kann die Cubebinreaktion auch nach Fromme an einem Ätherauszug der einzelnen Früchte nach freiwilliger Verdunstung des Äthers mit 80 proz. Schwefelsäure vornehmen. Kubeben färben sich purpurrot, falsche Kubeben geben schmutzigbraune Färbungen. Hartwich hat eine als Bestimmungstabelle brauchbare Zusammenstellung aller bekannt gewordenen Fälschungen, mit Angaben über die Anatomie und die Schwefelsäurereaktion gegeben, aber für das allein gebräuchliche Kubebenpulver ist damit wenig anzufangen. Man achte auf das Fehlen von Fasern, weiten Gefäßen, vielzelligen Haaren und besonders darauf, daß die Stereiden nicht U-förmig, sondern allseitig verdickt sind und prüfe ein Pröbchen mit 80 proz. Schwefelsäure, in der alle größeren Pulverteilchen rote Färbung annehmen oder mit roter Zone umgeben sein müssen. Dadurch werden mit ziemlicher Sicherheit nicht nur die meisten Piperarten, sondern auch die aus den Familien der Rutaceen, Euphorbiaceen, Lauraceen, Rhamnaceen (Rhamnus cathartica) u. a. stammenden falschen Kubeben ausgeschlossen.

Wichtig ist dabei, daß die Schwefelsäure 80% Gehalt hat, da die Früchte mancher anderer Piper-Arten mit konzentrierterer Säure ebenfalls eine Rotfärbung geben, mit einer Säure von 80% aber nicht.

Die Zumischung der Fruchtstandachsen (Spindeln) kann durch die in diesen enthaltenen langen, wenig getüpfelten, weitlumigen, verholzten Fasern erkannt werden.

Der Aschegehalt des Pulvers darf 8% nicht übersteigen.

Gehaltsbestimmung. Diese kann durch die Bestimmung des ätherischen Öls in 5 g gepulverten Kubeben nach der in der Einleitung beschriebenen

Methode durchgeführt werden. Das Arzneibuch hat auf die Gehaltsbestimmung, die wegen des schwankenden Gehaltes der Handelsware sehr erwünscht wäre, verzichtet, weil noch nicht genügende Erfahrungen darüber vorliegen, wieviel als Mindestgehalt zu fordern ist. Wir fanden zwischen 3,86 und 11,3% schwankende Werte, und glauben, daß man etwa 8—10% wohl verlangen darf.

Geschichte. Im Mittelalter (9. und 10. Jahrhundert) kannten die Araber schon die Droge. Später fand sie fast nur noch als Gewürz Verwendung, bis man anfangs des 19. Jahrhunderts wieder auf ihre medizinische Wirksamkeit aufmerksam wurde.

Anwendung. Die Kubeben sind harntreibend und werden bei gonorrhoischen Erkrankungen angewendet, namentlich in der Form des Extr. Cubebarum.

Fructus Piperis nigri. Piper nigrum. Schwarzer Pfeffer.

Abstammung. Schwarzer Pfeffer besteht aus den vor der Reife gesammelten und rasch an der Sonne oder am Feuer getrockneten Früchten von

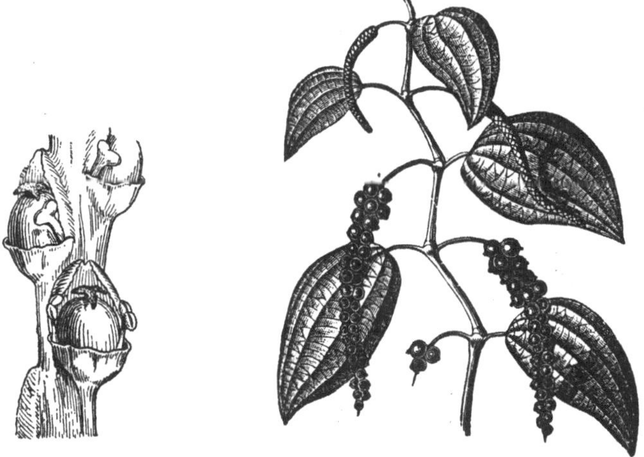

Abb. 84. Fructus Piperis nigri: *a* Stück einer Ähre mit Zwitterblüten, stark vergrößert; *b* Zweig mit Blüten- und Fruchtständen.

Piper nigrum *L.*, einem in den Wäldern der Malabarküste Indiens heimischen und dort sowohl wie in den meisten Tropengebieten kultivierten Kletterstrauch (Abb. 84).

Beschaffenheit. Die Früchte haben etwa die Größe einer kleinen Erbse, sind hart, kugelig, einsamig, von grauschwarzer bis braunschwarzer Farbe, grob gerunzelt und (Abb. 85) nicht mit einem stielartigen Teil, wie die Kubeben ihn haben, versehen. An einer Stelle sieht man einen kleinen helleren Fleck, die Abbruchstelle der Frucht von der Fruchtstandsachse (Fruchtspindel), gegenüber befindet sich oft ein winziger Vorsprung, der Rest der Narben. Die dunkle Fruchtwand umgibt einen mit ihr fest verklebten Samen, der zum größten Teil aus dem weißlichen, im Zentrum mit einer Höhlung versehenen Perisperm besteht, das am oberen Ende in einer kleinen

Vertiefung das geschrumpfte Endosperm mit dem winzigen Embryo umschließt. Pfeffer riecht eigenartig und schmeckt brennend scharf.

Anatomie. Die Fruchtwand ist von einer Epidermis aus in der Flächenansicht vieleckigen, mit rundlichem Lumen versehenen, Farbstoff enthaltenden Zellen mit sehr dicker Außenwand bedeckt, auf welche eine ein- bis
mehrreihige, stellenweise unterbrochene Schicht farbstoffhaltiger, meist
radial gestreckter, dickwandiger, reichlich getüpfelter Steinzellen, dann ein
breites Parenchym aus dünnwandigen, mit gefärbtem, stärkehaltigem Inhalt erfüllten Zellen folgt. In dieses Parenchym sind einige Sekretzellen
mit ätherischem Öl eingestreut. Seiner Innengrenze genähert verlaufen in
ihm feine Gefäßbündel, an seiner Innengrenze liegt eine zusammenhängende

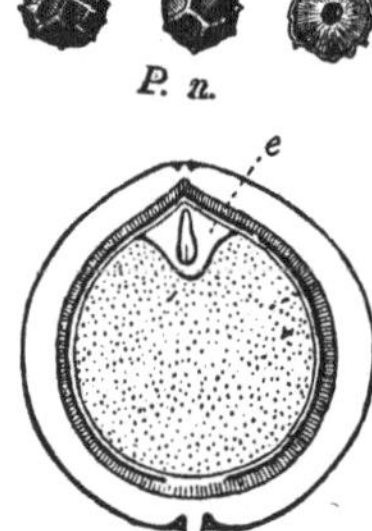

Abb. 85. Schwarzer
Pfeffer. *a* von außen,
b Querschnitt, *c* Längsschnitt durch die reife
Pfefferfrucht 5fach
vergrößert, *e* Keimling,
im kleinen Endosperm
liegend, einseitig um-
hüllt von dem mäch-
tigen (in der Figur
punktierten)Perisperm.

Schicht großer, fast kubischer Ölzellen, auf welche nur
noch 1 oder 2 Lagen von Parenchymzellen folgen. Unter
diesen liegt eine lückenlose Schicht U-förmig verdickter,
isodiametrischer Steinzellen (Becherzellen), darunter die
aus 2 kollabierten, braunen Zellreihen bestehende Samenschale. Die äußerste Zellreihe des Perisperms ist aleuron-
haltig, stärkefrei, die zwischen ihr und der Samenschale
gelegene, sog. hyaline Schicht ist im Gegensatz zu der
Meinung mancher Autoren, nicht von zelliger Struktur
und zur Samenschale zu rechnen, sondern die dicke
Außenwand der äußersten Perispermzellen. Die übrigen
Perispermzellen sind mit Ausnahme der an das Endosperm grenzenden, stärkefreien Zellen mit meist einfachen, nur wenige μ großen, dazwischen auch mit aus
vielen winzigen Teilkörnern zusammengesetzten größeren,
rundlichen Stärkekörnern so vollgepfropft, daß der
Inhalt der Zellen meist zu Ballen verklebt ist, ein Teil
der Perispermzellen enthält auch atherisches Öl bzw.
harziges Sekret, in dem sich manchmal Piperinkristalle
abgeschieden haben. Endosperm und Embryo haben zartwandige, eiweiß-
haltige, stärkefreie Zellen.

Merkmale des Pulvers. Das bräunlichgraue Pulver besteht vorwiegend
aus den aus den Perispermzellen herausgefallenen Stärkeballen und freiliegenden winzigen Stärkekörnchen, den meist gestreckten, mit gelber Wand
und braunen Inhalt versehenen Steinzellen, die öfters noch in Verbindung
mit Epidermisfetzen sind, aus den fast stets in Flächenansicht auftretenden Stücken der Becherzellschicht, die wie Verbände mäßig verdickter,
polygonaler Steinzellen aussehen, braunen Stücken der Samenschale, Fruchtwandparenchym und zahlreichen, winzigen Sekrettröpfchen. — Man setzt nach
Rosenthaler dem trocknen Pulver unter dem Deckglas Chloroform zu, läßt
dieses verdunsten, fügt dann konzentrierte Salzsäure sowie einige Kriställchen Kadmiumazetat hinzu; es treten bald gelbe Nadeln der Piperin-Kad-
mium-Verbindung auf. Dieselbe Reaktion erhält man, wenn man ein wenig
Pfefferpulver mit Salzsäure verrührt und dazu das Kadmiumsalz gibt.

Bestandteile. Ätherisches Öl, Piperin.

Prüfung. Pfefferpulverfälschungen sind sehr häufig und mannigfacher
Art. Es werden dazu sowohl die Preßkuchen von allerlei Ölsamen (wie Lein,
Mohn, Nüssen, Oliven und vielen anderen), Abfälle anderer Samen (Schalen

von Buchweizen, Hirse, Nüssen, Kakao usw.), Abfälle von der Verarbeitung der Steinnüsse (Phytelephas macrocarpa, Palmae) zu kleinen Drechslerarbeiten, Ausreuter, Mehl, Brot, Hülsenfrüchte, wie endlich auch extrahierter Pfeffer, Pfefferspindeln (die Fruchtstandachsen), Kubeben, Mineralstoffe und vieles mehr benutzt. Bei der großen Zahl verschiedenster Gewebselemente, die so in verfälschtem Pfefferpulver vorkommen können, kann hier nur gesagt werden, daß artfremde Beimengungen wie größere Stärkekörner, Fasern, sehr dickwandige, grobgetüpfelte Zellen von Steinnüssen nicht vorhanden sein dürfen. Zu diesen sind auch die häufig vorkommenden Pfefferspindeln zu rechnen, die sich im Pulver durch die bis

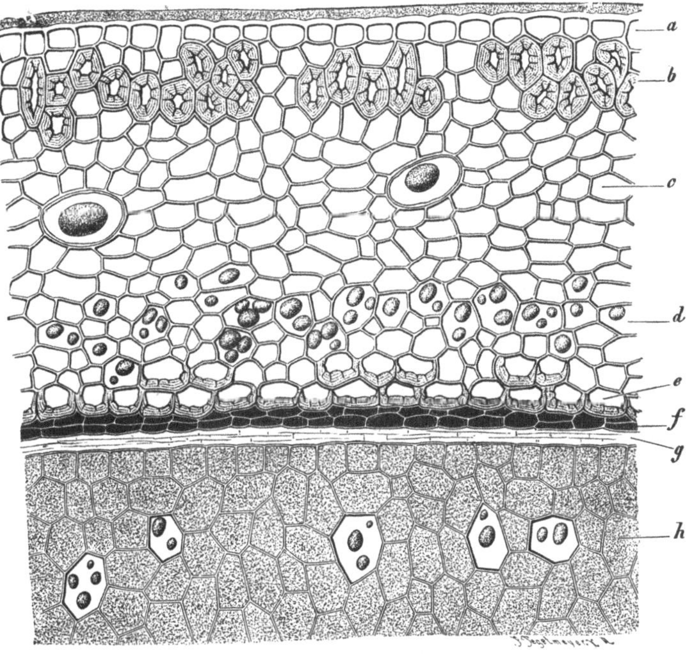

Abb. 86. Querschnitt durch den schwarzen Pfeffer. *a* Epidermis, *b* äußere Steinzellenschicht, *c* Parenchym mit großen Ölzellen, *d* inneres Parenchym, häufig kleine Öltröpfchen führend, *e* innere Steinzellenschicht, aus *u*-förmig verdickten Zellen bestehend, *f* braune Samenhaut, *g* hyaline Samenhaut, *h* stärkeführendes Gewebe des Perisperms mit reichlichen Ölzellen (die Stärke ist nur durch Punktierung angedeutet. (Gilg.)

$30\,\mu$ weiten Gefäße, sowie durch die viel- und kurzzelligen Haare nachweisen lassen. Der Aschegehalt soll bei schwarzem Pfeffer 5% nicht übersteigen.

Anwendung. Zu Pilulae asiaticae und als Gewürz.

Fructus Piperis albi. Piper album. Weißer Pfeffer.

Weißer Pfeffer besteht aus den von den äußeren Schichten befreiten, reifen Steinfrüchten von Piper nigrum L. Die gesammelten reifen Beeren werden zuerst aufgeschichtet, dann in Wasser mazeriert, an der Sonne getrocknet und endlich durch Reiben zwischen den Händen von den äußeren Schichten (die inneren Schichten, einschließlich der Ölzellenschicht bleiben erhalten) der Fruchtwand befreit. Die so hergerichtete Droge bildet kugelige, etwa 5 mm dicke, glatte, gelblichgraue Körner, deren

Fruchtschichtrest einen einzigen damit verwachsenen, in der Mitte hohlen Samen mit sehr stärkereichem, weißem Nährgewebe (großem Perisperm, sehr kleinem stärkefreiem Endosperm) und winzigem Embryo umschließt. Die Droge kommt besonders aus Tellichery und aus Penang in den Handel. Bestandteile sind ätherisches Öl, Harz, Piperin, Piperidin und Chavicin. Ihr Geschmack ist milder und ihr Geruch schwächer und feiner als beim schwarzen Pfeffer. Asche nicht über 4%.

Reihe **Salicales.**
Familie **Salicaceae.**

Gemmae Populi. Pappelknospen.

Die frisch oder getrocknet in Gebrauch genommenen, im Frühjahr gesammelten, noch geschlossenen Laubknospen mehrerer einheimischer oder angepflanzter Populus - Arten, besonders P. nigra *L.*, monilifera *Aiton*, balsamifera *L.*, pyramidalis *Rozier*. Sie sind bis 2,5 cm lang, bis 0,5 cm dick, spitz kegelförmig und zeigen außen die sich dachziegelig deckenden, glänzend braunen, ungleich großen, getrocknet mit festem Harzüberzug versehenen, frisch harzig klebrigen Deckschuppen. Sie besitzen einen angenehmen, balsamischen Geruch und würzig bitteren Geschmack und enthalten als wesentliche Bestandteile etwa 0,5% ätherisches Öl mit Paraffinen und Terpenen, ferner Harz, das Glykosid Salicin sowie Chrysin.

Cortex Salicis. Weidenrinde.

Weidenrinde (Abb. 87) ist die im ersten Frühjahr von zwei- bis dreijährigen Ästen unserer einheimischen Weidenarten: Salix alba *L.*, S. fragilis *L.*, S. purpurea *L.*, S. pentandra *L.* und anderen gesammelte und rasch getrocknete Rinde. Sie bildet ziem-

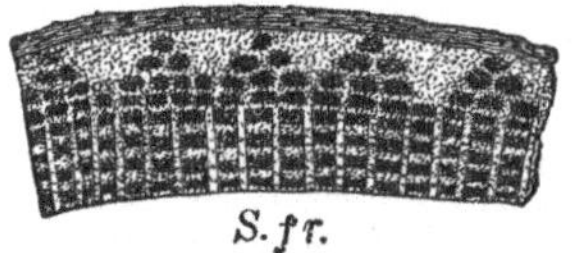

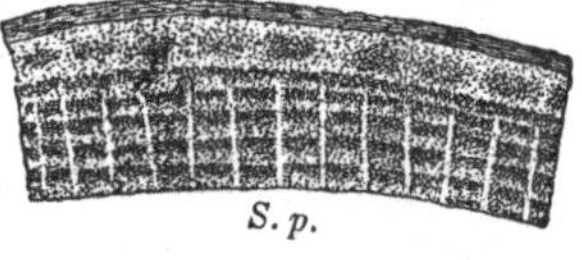

Abb. 87. Cortex Salicis: Querschnitt, 10fach vergrößert. *S. fr.* von Salix fragilis, *S. p.* von Salix pentandra.

lich glatte, glänzende, außen braune, graue oder grünliche, innen gelbe bis braune, rinnige Streifen von etwa 1 mm Dicke. Der Bruch ist splitterig-faserig. Der Querschnitt zeigt unter der Lupe in der sekundären Rinde eine zarte Felderung. Anatomisch ist die Rinde besonders durch das in der Epidermis entstehende Phellogen charakterisiert, welches bei einigen der erwähnten Arten nur sehr wenige, mit dicker Außenwand versehene und daher den Epidermiszellen sehr ähnliche Korkzellen produziert. Die primäre Rinde besteht aus einem dünnwandigen, chlorophyll- und stärkehaltigen Parenchym, in welchem Oxalatdrusen vorkommen. Die sekundäre Rinde besteht aus abwechselnden Lagen von Faserbündeln und Parenchym. Erstere sind von Kristallkammerreihen mit Einzelkristallen umgeben, letztere enthalten z. T. Oxalatdrusen und werden von obliterierten Siebelementen begleitet. Steinzellen fehlen ganz oder fast ganz. Die Markstrahlen sind einreihig. Mit 90proz. Schwefelsäure färbt sich die Rinde rot (Salicin), mit Eisenchlorid schwarz (Gerbstoff). Sie besitzt einen sehr schwach aromatischen Geruch, einen bitteren Geschmack, enthält Gerbstoff und Salicin und dient zuweilen zu Bädern.

Reihe **Juglandales.**
Familie **Juglandaceae.**
Folia Juglandis. Walnußblätter.

Abstammung. Walnußblätter stammen von dem vom Balkan bis zum Himalaya in Gebirgswäldern heimischen, im ganzen wärmeren Europa kultivierten Walnußbaum Juglans regia *L.*, von welchem sie vor dem völligen Ausgewachsensein im Juni gesammelt werden.

Beschaffenheit. Die Blätter sind unpaarig gefiedert und tragen an einer bis 35 cm langen, rinnigen Blattspindel zwei bis vier (selten mehr) Paare meist nicht genau einander gegenüberstehender Fiederblättchen und ein gewöhnlich etwas größeres Endblättchen. Die Fiederblättchen sind 6 bis 15 cm lang und 5—7 cm breit, ganzrandig, länglich-eiförmig, kahl, zugespitzt und fast sitzend, schwach lederartig. Von dem Mittelnerv der Fiederblättchen zweigen sich meist 12 deutlich hervortretende Seitennerven ab, welche durch ungefähr rechtwinklig auf diesen stehende, fast geradlinige Seitennerven zweiter Ordnung verbunden sind. In den Nervenwinkeln stehen bei jungen Blättern kleine Haarbüschel.

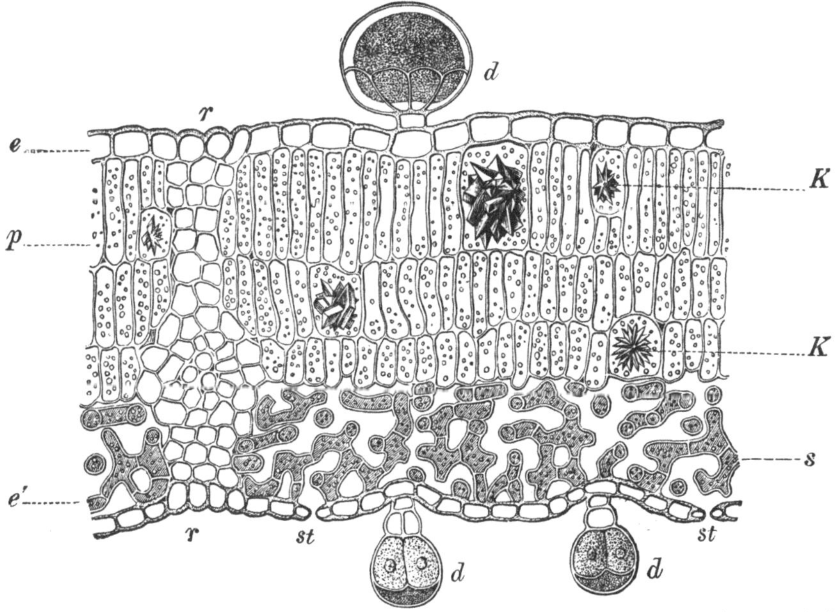

Abb. 88. Folia Juglandis. Querschnitt durch das Blatt. *e* Epidermis der Oberseite, *e'* Epidermis der Unterseite, *d* Drüsenhaare *K* Kristalldrusen, *st* Spaltöffnungen, schematisch gezeichnet, *p* Palisadengewebe, *s* Schwammparenchym, *r* Blattrippe. (Vogl.)

Getrocknete Walnußblätter sind grün; sie haben wohl einen würzigen, aber nicht den starken aromatischen Geruch der frischen; sie schmecken etwas kratzend.

Anatomie. Die Zellen beider Epidermen sind mit mäßig welligen Wänden versehen, nur die untere Epidermis enthält Spaltöffnungen. Das Mesophyll enthält 2, selten 3 Palisadenschichten und ein lockeres Schwammgewebe aus gespreiztarmigen Zellen. Einzelne Zellen, besonders im Palisadenparenchym, führen sehr große Oxalatdrusen. In den Nervenwinkeln, hauptsächlich bei jüngeren Blättern, finden sich Büschel einzelliger, kräftiger Haare, welche zum Teil verholzt sind und bei älteren Blättern zum größten Teil abgefallen sind. Sehr auffällig sind jedoch verschiedene Drüsenhaarformen: kurze dicke Haare auf 1—2 zelligem Stiel mit 2—4 zelligem Drüsenkopf, schlanke Haare auf etwas verlängertem, 2—4 zelligem Stiel mit ein- bis mehrzelligem Kopf, endlich in die Blattfläche oft schwach eingesenkte Drüsenschuppen, fast ungestielt und mit großem, vielzelligem Kopf. An ausgewachsenen Blättern findet man auch diese Drüsenhaare oft nur noch spärlich, am meisten noch über den Nerven erhalten. Die kleineren Nerven werden oberseits von Zügen fast kollenchymatisch verdickter Zellen begleitet, der Hauptnerv enthält einen durch ein Kambium in die Dicke gewachsenen und durch einen Faserring geschützten Gefäßbündelzylinder und auf Ober- und Unterseite breite subepidermale Kollenchymstreifen. Die Blattspindel weist im wesentlichen gleichartigen Bau auf, enthält aber auch einige isolierte Gefäßbündel.

Die Droge ist schwer zu untersuchen, da sich infolge häufig auftretender sehr starker Kollabierung der Zellen gute Schnitte nur schwierig anfertigen lassen. Man kann sie zwecks besserer Quellung in 5proz. Kalilauge einweichen und evtl. in verdünntem Alkohol darauf etwas härten.

Merkmale des Pulvers. Im Pulver sind besonders zu beachten: Haare und Haarfragmente, Epidermisfetzen, die in der Größe wechselnden Oxalatdrusen, die oft $50\,\mu$ Durchmesser weit überschreiten.

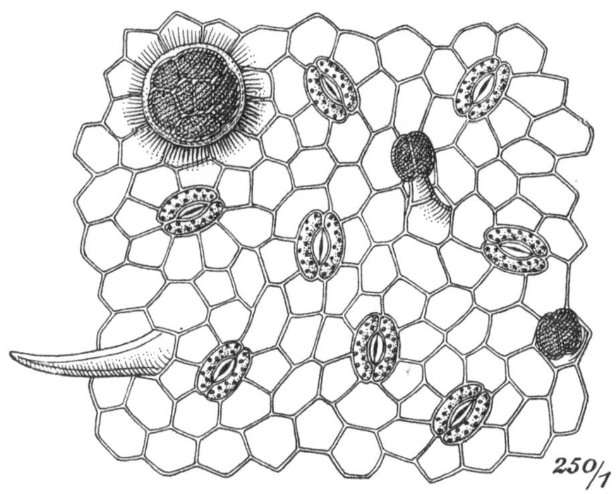

Abb. 89. Folia Juglandis. Epidermis mit Spaltöffnungen, Drüsenschuppe, Drüsenhaar und einzelliges Haar in der Flächenansicht.

Mikrochemie. Für geschnittene Ware und für das Pulver kann zur Identifizierung auch die Mikrosublimation, bei der schwach gelbe, kristallhaltige Sublimate entstehen, herangezogen werden. Die Kristalle dürften im Gegensatz zu der Angabe des Arzneibuches nicht aus Juglon bestehen.

Bestandteile. Nach früherer Ansicht soll ein Alkaloid Juglandin vorhanden sein, sicher nachgewiesen sind in frischen Blättern Inosit, Spuren flüssigen Öls, das zu den Chinonen gehörige Juglon, das vielleicht erst sekundär aus dem ursprünglich vorhandenen Hydrojuglon entsteht, 5—10% Mineralbestandteile. Über die Bestandteile der Droge herrscht keine Klarheit.

Prüfung. Braune oder schwärzliche Ware ist zu verwerfen. Verwechslungen kommen vor mit den ähnlichen, übrigens wohl ziemlich gleichwertigen Blättern von Juglans cinerea *L.* Ihre Blättchen sind am Rande gesägt. Die Blätter von Fraxinus excelsior *L.* sind zwar auch unpaarig gefiedert, ihre Fiederblättchen aber am Rande gesägt und anatomisch durch die weit stärkere Wellung ihrer Epidermiswände, durch das Fehlen der Kristalle und durch die eigenartigen, den Polen der Spaltöffnungen seitlich an-

sitzenden, hörnchenähnlichen Kutikularhöcker unterschieden. Der Aschegehalt des Pulvers darf 10% nicht übersteigen.

Geschichte. Walnußblätter sind ein altes Volksheilmittel.

Anwendung. Sie dienen besonders als blutreinigendes Mittel.

Reihe **Fagales**.

Familie **Fagaceae**.

Folia Castaneae. Kastanienblätter

Die Blätter von Castanea vesca *Gärtner* (= C. vulgaris *Lam.*), einem im Mediter-
raneum einheimischen, bei uns etwa seit Beginn unserer Zeitrechnung durch die Römer
eingeführten und viel kultivierten, jetzt auch vielfach verwilderten Baume. Sie sind
15 bis 25 cm lang, bis 7 cm breit, etwa 2 cm lang gestielt, länglich - lanzettlich, oben
spitz, unten meist in den Stiel verschmälert, am Rande scharf gesägt und von lederiger
Konsistenz. Die Nervatur ist fiederig, unterseits stark hervortretend. Oberseits ist
das Blatt kahl, unterseits, besonders in der Jugend mehr oder weniger behaart. Die
obere Epidermis besteht aus gradlinig-polygonalen ziemlich hohen Zellen und ist spaltöffnungsfrei. Das Mesophyll umfaßt 2 Palisadenschichten und ein Schwammgewebe
aus gespreiztarmigen Zellen, in dem zahlreiche, z. T. recht große Oxalatdrusen liegen.
Die Behaarung der Blattunterseite besteht aus wenigen, kleinen Köpfchenhaaren und
mehr oder weniger zahlreichen einzelligen, bis auf ein ganz kleines Lumen verdickten,
spitzen Haaren.

An Bestandteilen der Blätter ist bisher nur Gerbstoff bekannt geworden. Sie sind
geruchlos und schmecken schwach adstringierend. Verwechselungen wurden nicht
beobachtet. Man benutzt sie zur Herstellung eines ziemlich dickflüssigen Fluidextraktes,
das gegen Keuchhusten verwendet wird.

Gallae (halepenses). Galläpfel.

Abstammung. Galläpfel sind krankhafte Wucherungen der jungen
Zweige von Quercus infectoria *Olivier*, welche durch den Stich der
Gallwespe Cynips tinctoria *Hartig*, die ihre Eier in die Knospen legt, verursacht werden. Der Baum ist im östlichen Mittelmeergebiet, besonders
in Kleinasien, weit verbreitet.

Handel. Die hier beschriebenen Gallen werden im Handel mit dem
Namen Aleppische, Türkische oder Levantinische Gallen bezeichnet. Diese gelangen von
Aleppo in Kleinasien über die
levantinischen Häfen Trape-
zunt oder Alexandrette nach
den europäischen Stapelplätzen Liverpool, Marseille, Triest
und Genua. Auch kommt die
Gallensorte von Aleppo nach
Abuschir, an der Ostküste des

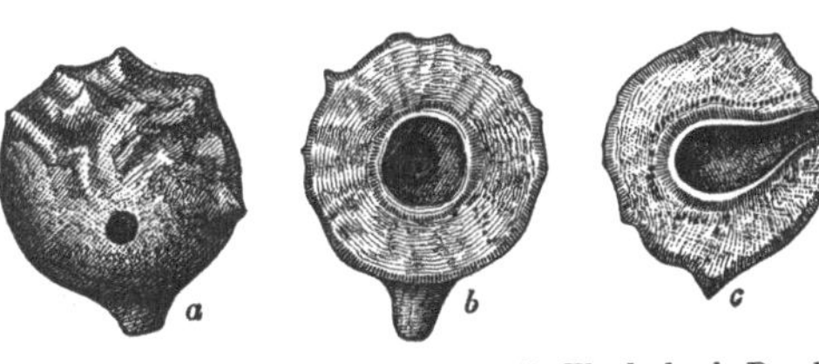

Abb. 90. Gallae, *a* von außen, mit Flugloch, *b* Durchschnitt einer Galle ohne Flugloch, *c* mit Flugloch.

persischen Meerbusens, um von da über Bombay als Indische Gallen
exportiert zu werden.

Beschaffenheit. Galläpfel (Abb. 90) sind von kugeliger bis birnförmiger
Gestalt, 1,5—2,5 cm (sehr selten 3 cm) im Durchmesser, und von dunkel-
graugrüner bis hellgelblichgrauer Farbe. Die obere Hälfte der Kugelfläche
ist höckerig und faltig, während die untere häufiger glatt, etwas glänzend
und in einen dicken, kurzen Stiel verschmälert ist. Ist das Insekt, dessen
Ei die Veranlassung zu der Gallenbildung gegeben hat, schon ausgekrochen,

so befindet sich ein kreisrundes, etwa 3 mm weites Flugloch in der unteren Hälfte der Kugelfläche. Solche Gallen sind meist etwas leichter und von mehr gelblichgrauem Farbenton, während die Gallen ohne Flugloch, welche gewöhnlich etwas höher geschätzt werden, schwerer sind und vorwiegend die dunkelgraugrüne Farbe zeigen. Die Gallen sind äußerst hart und zeigen beim Zerschlagen einen wachsglänzenden körnigen oder strahligen Bruch von weißlicher bis bräunlicher Farbe. Auf Querschnitten zeigt sich eine 5—7 mm weite, zentral gelegene, runde oder ovale Grube, in welcher die Larve sich entwickelt hat und in welcher sie bei Gallen ohne Flugloch auch noch vorzufinden ist. Die Larvenkammer wird von einer schmalen, weißlichen bis braunen, durch ihre Härte und ihre Färbung vor der Umgebung sich auszeichnenden Schicht begrenzt. Galläpfel sind geruchlos und schmecken stark und anhaltend herbe.

Anatomie. Die Galle besteht aus zweierlei Schichten (vgl. Abb. 91), einer mächtigen (Außengalle), in deren Zellen reichlich Kalziumoxalatkristalle und große Gerbstoffkugeln bzw. -ballen anzutreffen sind, und einer viel dünneren, aber steinharten Schicht (Innengalle), welche aus sehr dickwandigen, stark getüpfelten Steinzellen besteht und ein festes Gehäuse um die Larvenkammer bildet. Im Inneren dieser Steinzellschicht findet sich die sog. Nährschicht, ein aus dünnwandigem Parenchym bestehendes Gewebe, welches in den äußeren Lagen Stärke und weiter innen fettes Öl und eigenartige, traubige, verholzte Körper führt.

Merkmale des Pulvers. Das Pulver ist graugelblich und besteht zum größten Teil aus den farblosen, kantigen Gerbstoffschollen des Parenchyms, die sich in Wasser ziemlich rasch lösen. Weiter sind bezeichnend: Steinzellbrocken, Parenchymfetzen, spärliche winzige, 6—10 μ große, rundliche Stärkekörner, Kristalle, besonders aber die eigenartigen traubigen Körper aus der Nährschicht, die im Phloroglucin-Salzsäure-Präparat bei sorgfältiger Beobachtung aufzufinden sind.

Das Pulver färbt sich mit verdünnter Eisenchloridlösung sofort blauschwarz.

Bestandteile. Bis 70%, meist weniger, Gerbsäure (sog. türkisches Tannin, das von dem meist im Handel befindlichen, aus den chinesischen Gallen

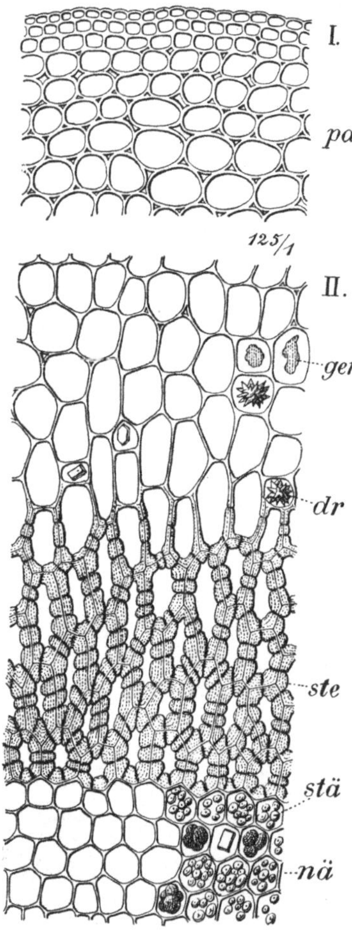

Abb. 91. Gallae halepenses. ($^{125}/_1$.) *I* Randpartie, *II*. Innere Partie. *pa* Parenchym, *ger* Gerbstoffkugeln, nur vereinzelt gezeichnet, *dr* Kristalldrusen, *ste* Steinzellen, *stä* Stärkekörner der Nährschicht *nä*. (Gilg.)

gewonnenen Tannin verschieden ist), daneben Gallussäure, etwas Ellagsäure, Kohlenhydrate, Fett, wenig Mineralbestandteile.

Prüfung. Andere Gallen, von denen es noch eine große Anzahl Handelssorten gibt, weichen von der oben gegebenen Beschreibung ab; sie sind
teilweise viel kleiner, teilweise heller und leichter, und sind nicht mit alep-
pischen zu verwechseln.

Gehaltsbestimmung. Vom Arzneibuch nicht vorgeschrieben, jedoch
durchführbar nach dem Hautpulververfahren, bequemer nach der in der
Einleitung beschriebenen Blutmethode. 100 ccm des in seiner Wirkung
auf Blut mit der dort angegebenen Tanninlösung zu vergleichenden Drogenauszuges werden aus 0,2 g Galläpfelpulver hergestellt. Etwa 50% Gerb-
säuregehalt kann in arzneilich zu verwendender Droge verlangt werden.

Geschichte. Zur Zeit der alten Griechen wurden die Gallen schon technisch und medizinisch angewendet, und besonders seit der Zeit der Kreuz-
züge kamen sie in Menge aus Kleinasien nach Europa.

Anwendung. Gallen finden hauptsächlich technische Verwendung und
sind allein wegen ihres Gerbsäuregehaltes als Arzneimittel (Tinct. Gallarum)
geschätzt.

Cortex Quercus. Eichenrinde.

Abstammung. Eichenrinde stammt von unseren deutschen Eichbäumen
Quercus robur *L.* und Qu. sessiliflora *Salisbury*, welche in fast ganz
Europa heimisch sind und speziell zur Rindengewinnung in Eichenschäl-
waldungen gezogen werden. Eichenrinde ist die sog. „Spiegelrinde" jünge-
rer, höchstens 15—20 Jahre alter Bäume, besonders der sog. Stockausschläge,
welche noch keine oder nur ganz wenig Borkenbildung zeigen. Von diesen
wird sie im Frühjahr gewonnen, indem man am lebenden Baum mehrere
Ringschnitte macht und die Rinde von einem Schnitt zum andern in Längsstreifen ablöst. In Deutschland liefern
Eichenrinde namentlich der Taunus,
Schwarzwald, Odenwald und das bergische
Land.

Beschaffenheit. Die Droge bildet röhrenförmig eingerollte Stücke von 1—2,
selten bis 4 mm Dicke und verschiedener
Länge. Die Außenseite ist bräunlich bis
grau (silbergrau), an jüngeren Rinden
glatt und glänzend, mit spärlichen, schwach
quergestreckten, weißlichen Lentizellen
besetzt (an älteren, unzulässigen Rinden
uneben und rissig), selten Flechten tragend. Die Innenseite ist hellbräunlich
bis braunrot, matt und mit stark hervortretenden, groben und unregelmäßigen Längsleisten (gänzlich unpassend „Schutzleisten" genannt) versehen.

Der Querbruch ist hauptsächlich in der inneren Partie splitterig-faserig.
Ein glatter Querschnitt zeigt den dünnen Kork (Abb. 92 *p*) als dunkle
Linie und in der bräunlichen Rinde, namentlich am inneren Rande, zarte
peripherische Strichelung.

Der Querschnitt wird mit Eisenchloridlösung infolge des hohen Gerbstoffgehaltes sofort schwarzblau.

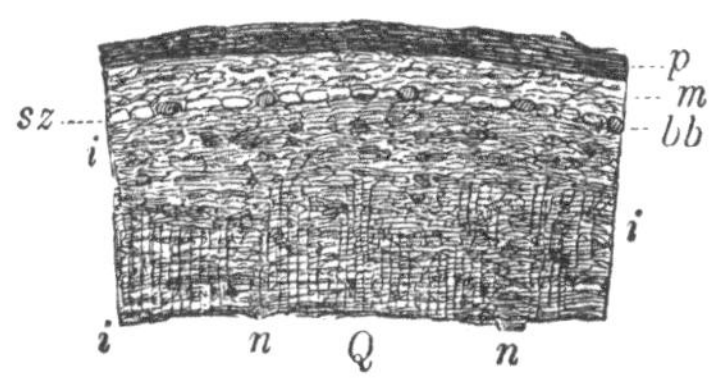

Abb. 92. Cortex Quercus, Querschnitt,
10 fach vergrößert. *p* Kork, *m* Außenrinde,
i Innenrinde, *sz* Steinzell-, *bb* Bastfasergruppen des mechanischen Ringes, *n* Schutzleisten.

Eichenrinde riecht besonders in angefeuchtetem Zustand loheartig und schmeckt stark zusammenziehend und schwach bitter.

Anatomie. Eine jüngere Rinde, bei der die Borkenbildung (wie z. B. bei Abb. 93) erst beginnt, zeigt folgenden anatomischen Aufbau:

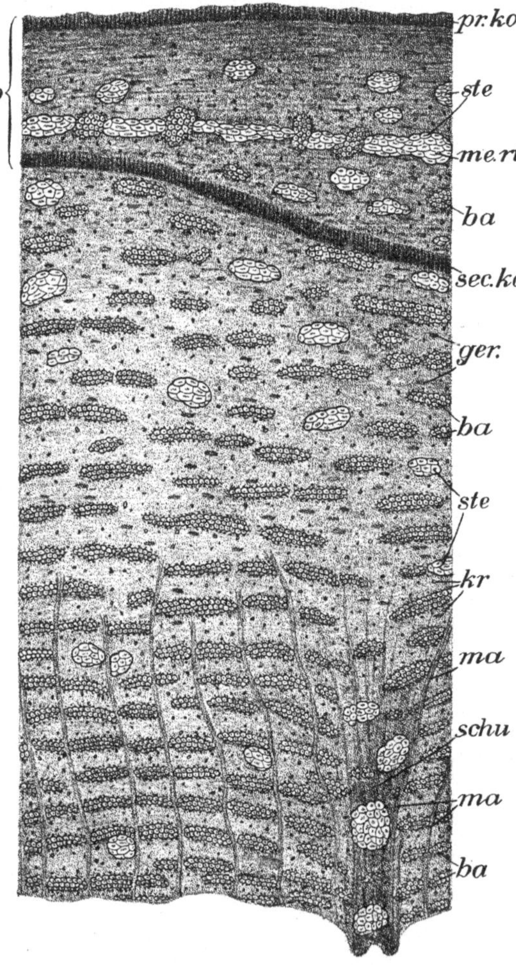

Abb. 93. Cortex Quercus. Querschnitt durch eine junge Spiegelrinde, bei der die Borkenbildung erst beginnt, *bo* Borke, *pr.ko* primärer Kork, *ste* Steinzellnester, *me. ri* gemischter (d. h. aus Bastfaserbündeln und Steinzellen bestehender) mechanischer Ring, *ba* Bastfaserbündel, *sec. ko* sekundäre Korkschicht, *ger* Gerbstoff führende Zellen, *ba* Bastfaserbündel, *ste* Steinzellnester, *kr* Kristalle, *ma* Markstrahlen, *schu* Schutzleiste. Vergr. $^{30}/_1$. (Gilg.)

Der rotbraune **Kork** besteht aus dünnwandigen, flachen, normalen, mit braunem Inhalt erfüllten Korkzellen (*pr. ko*). Unter ihm liegt eine schmale Zone derbwandigen Phelloderms. Die **primäre Rinde** setzt sich zusammen aus dünnwandigem, reichlich Drusen führendem Parenchym, zwischen das vereinzelte kleine Nester von Steinzellen (*ste*) eingelagert sind. Ungefähr in der Mitte liegt ein sogenannter gemischter mechanischer Ring (*me. ri*), zum weitaus größten Teil aus Steinzellen bestehend, zwischen welche hier und da ansehnliche Bastfaserbündel eingelagert sind. In ganz jungen Zweigen besteht der Ring nur aus Bastfasern; da diese an Zahl nicht vermehrt werden, der Ring also dem Dickenwachstum des Zweiges nicht zu folgen vermag, so wird er gesprengt, d. h. es schieben sich dünnwandige, sich lebhaft teilende Parenchymzellen zwischen die Bastfasern ein; aus diesen Parenchymzellen werden dann durch allmähliche Verdickung Steinzellen, so daß zuletzt der Ring wieder nur aus mechanischen Elementen besteht. Es ist danach klar, daß bei zunehmender Dicke der Rinde die Zahl der Steinzellen immer mehr zunehmen muß, während die Bastfasern

an Menge zurücktreten. Das Gewebe außerhalb des gemischten Ringes ist die primäre Rinde, die Fasern des Ringes sind aus dem Perizykel entstanden, der sich innerhalb des mechanischen Ringes noch nach innen fortsetzt. Seine Zellen führen wie die der primären Rinde reichlich Oxalatdrusen, und

zwischen sie sind zahlreiche Nester von Steinzellen (*ste*) und Bastfaserbündel (*ba*) eingelagert. Bei älteren Rinden (wie sie auch unter der offizinellen Droge nicht selten vorkommen) kann man häufig beobachten,
wie diese innere Partie der Rinde von einem sekundären Phellogen (*sec. ko*)
und einem von diesem erzeugten mehr oder weniger starken Korkring durchzogen wird (vgl. Abb. 93), d. h. wie Borke (*bo*) entsteht, durch welche Bildung
später die ganze äußere Partie der primären Rinde (inkl. mechanischem
Ring) abgeworfen wird.

Die sekundäre Rinde (Abb. 94) zeigt zahlreiche, eine, selten zwei Zell-
lagen breite, geschlängelt verlaufende Markstrahlen (*ma*). In den Rindensträngen finden sich
hier und da (unregel-
mäßig verteilt) große
Steinzellnester (*ste*);
ganz regelmäßig
wechseln jedoch zwi-
schen den Markstrah-
len breite tangentiale
Platten, resp. Bänder,
von Bastfasern (*ba*)
mit dem reichlich
Oxalatdrusen (*krd*)
führenden Paren-
chym (*pa*) ab, zwi-
schen welchem Sieb-
elemente nicht oder
nur sehr undeutlich
wahrzunehmen sind.
Alle Bastfaserbündel
sind von Kristallkam-

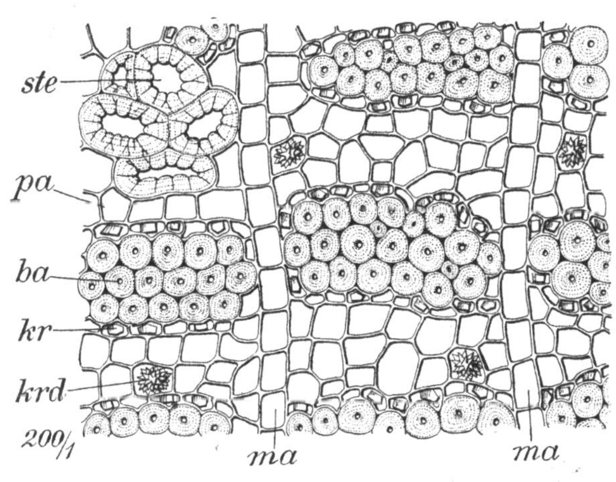

Abb. 94. Cortex Quercus. (²⁰⁰/₁.) Stück aus dem Querschnitt durch die
sekundäre Rinde mit Steinzellen *ste*, Bastfasern *ba*, und Markstrahlen *ma*.
— *kr* Einzelkristalle der Kristallzellreihen, *krd* Kristalldrusen. (Gilg.)

merscheiden (Abb. 94 *kr* und 95 *oe*) begleitet. Ferner treten überall im Parenchym dünnwandige Zellen auf, welche einen dichten, tief gelbbraunen Inhalt
(Gerbstoff) führen. Stärke kommt nur in sehr geringer Menge vor.

Auffallend sind endlich an der Rinde die oben schon erwähnten sog.
„Schutzleisten" (Abb. 93, *schu*), d. h. stark nach innen vorspringende
Gewebekomplexe, welche man als markstrahlartige Bildungen auffaßt. Sie
bestehen zum größten Teil aus mehr oder weniger radial verlaufendem
Parenchym, in welches mächtige Steinzellnester eingelagert sind; auf diese
letzteren ist es zurückzuführen, wenn beim Eintrocknen auf der Innenseite
der Rinde die charakteristischen Längsleisten entstehen.

Die Rinde ist hiernach an mechanischen Elementen außerordentlich
reich: in großen Mengen finden sich Bastfasern und Steinzellen.

Merkmale des Pulvers. Das Pulver ist graubraun und besteht aus sehr
zahlreichen Bruchstücken von Faserbündeln, die vielfach noch mit Kristallzellreihen mit Einzelkristallen in Verbindung stehen, zahlreichen Steinzellen, Parenchymtrümmern, Korkschüppchen, Drusen und Einzelkristallen.
Besonders charakteristisch sind selten auftretende Faserbruchstücke, die
mit Steinzellen in Verbindung stehen, sie stammen aus dem mechanischen
Ring.

Das Pulver wird durch verdünnte Eisenchloridlösung sofort blauschwarz gefärbt.

Bestandteile. Die Eichenrinde enthält 6—20% Eichengerbsäure, ferner Gallussäure, Ellagsäure, Lävulin, Querzit und etwa 6% Mineralbestandteile. Sie riecht, befeuchtet, loheartig.

Prüfung. Über Verwechselungen und Verfälschungen ist bisher nichts bekannt geworden. Das Pulver darf nach dem Verbrennen nicht mehr als 8% Asche hinterlassen.

Gehaltsbestimmung. Eine solche wird vom Arzneibuch nicht verlangt, ist aber in der Technik nach dem Hautpulververfahren allgemein üblich. Einfacher ist zur Ermittelung des Gerbstoffgehaltes die in der Einleitung beschriebene Blutmethode. 100 ccm des mit der Tanninlösung in der Wirkung auf Blut zu vergleichenden Drogenauszuges sind aus 1 g Drogenpulver herzustellen. In guter Ware wird man 10% Gehalt erwarten dürfen.

Geschichte. Schon im Altertum wurde die Eichenrinde gelegentlich medizinisch verwendet, ohne jemals größere Bedeutung zu erlangen.

Anwendung. Eichenrinde dient in der Technik zum Gerben, in der Pharmazie als zusammenziehendes Mittel und zu Bädern.

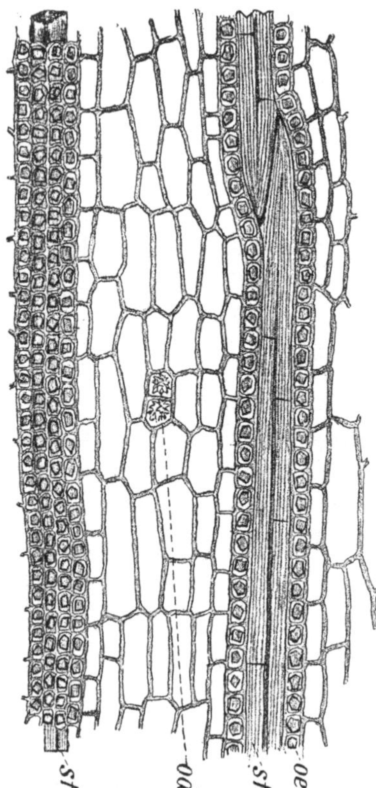

Abb. 95. Cortex Quercus, Längsschnitt. *sf* Bastfasern, begleitet von den mit Einzelkristallen erfüllten Kristallzellreihen (*oe*), *od* Kalziumoxalatdrusen. Vergr. $^{105}/_1$. (Mez).

Semen Quercus und Semen Quercus tostum.
Eicheln und Eichelkaffee.

Die Samen von Quercus robur *L.* und Qu. sessiliflora *Salisb.* Die reifen Früchte, die aus der Achsenkupula ausgefallen sind, werden getrocknet und von der Fruchtwandung befreit. Der Samen ist von der Gestalt der Frucht, länglich bis länglich eiförmig, mit einer dünnen Samenschale versehen, rotbraun. Nährgewebe fehlt. Der Embryo besteht aus zwei dicken, frisch fleischigen, blaßgelblichen, trocken bräunlichen Keimblättern, einem kurzen Würzelchen und einem winzigen Knöspchen. Die Droge besteht aus den stärkereichen Keimblättern, die sich voneinander losgelöst haben. Diese enthalten in ihrem dünnwandigen Parenchym, das von feinen Gefäßbündeln durchzogen ist, meist einfache, ellipsoidische, eiförmige, keulige oder etwas nierenförmige bis 20 μ große Stärkekörner, die einen verzweigten Längsspalt erkennen lassen. Zur Herstellung des Eichelkaffees werden die Samen in einer geschlossenen, eisernen Trommel unter Umdrehen über Feuer geröstet, bis sie eine dunkelbraune Farbe angenommen haben und leicht zerbrechlich sind. Erkaltet, werden sie grob gepulvert. Sem. Quercus tost. stellt ein bräunliches, schwach brenzlich, geröstetem Kaffee nicht unähnlich riechendes Pulver von schwach zusammenziehendem Geschmack dar, das nur aus Parenchymfetzen und -trümmern besteht, in und neben denen meist verquollene, selten unversehrte Stärke, weiter spärliche Bruchstücke dünner Gefäßbündel vorkommen. Steinzellen (aus der Fruchtschale) dürfen nicht oder nur spurenweise vorhanden sein.

Reihe **Urticales.**

Familie **Moraceae.**

Alle Arten dieser Familie sind durch Milchröhren ausgezeichnet.

Einige derselben wie Castilloa elastica *Cerv.* (Zentral- und nördliches Südamerika), Ficus elastica *Roxb.* (indisch-malayisches Gebiet), Ficus Vogelii *Miq.* (tropisches Westafrika) und wohl noch andere Ficus-Arten liefern Kautschuk. Genaueres über diesen s. bei den Euphorbiaceae.

Caricae. Feigen.

Die Feige (Abb. 96) ist der birnförmige, fleischige Fruchtstand des Feigenbaumes, Ficus carica *L.*, eines im Mittelmeergebiet heimischen und jetzt in allen gemäßigt warmen Zonen kultivierten Baumstrauchs. In der Höhlung des Fruchtstandes, der an der Spitze eine durch borstige Blättchen verschlossene Öffnung zeigt, sitzen zahlreiche, kleine, nüßchenartige Früchte. Der große Zuckergehalt, bis 70%, entsteht erst bei der Überreife oder beim Trocknen aus dem stärkemehlreichen Inhalt der frischen Scheinfrucht.

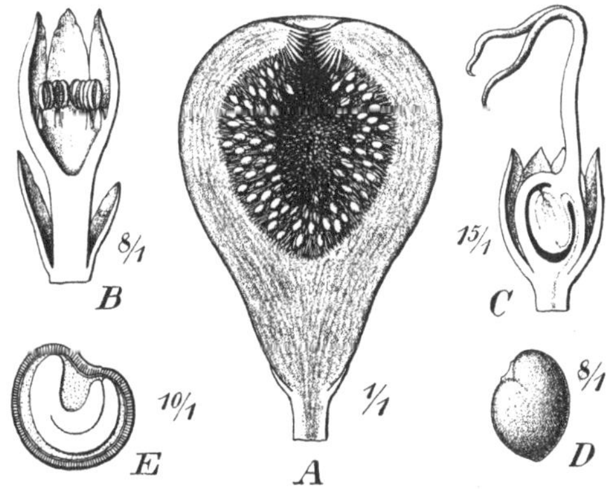

Abb. 96. Ficus carica. *A* Fruchtstand im Längsschnitt ($^1/_1$). *B* einzelne männliche Blüte im Längsschnitt ($^8/_1$). *C* weibliche Blüte im Längsschnitt ($^{15}/_1$). *D* steriler Samen aus einer sog. Gallenblüte ($^8/_1$). *E* fertiler Samen, längs durchschnitten. ($^{10}/_1$.) (Gilg.)

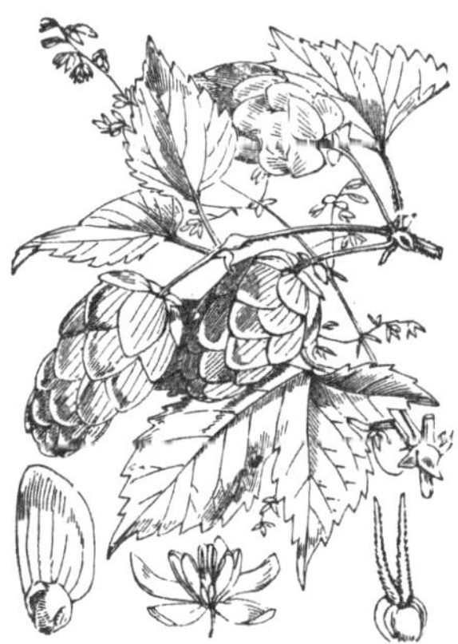

Abb. 97. Humulus lupulus. Eine weibliche Hopfenpflanze, dahinter ein männlicher Blütenstand. Unten die männliche und die weibliche Blüte sowie die Frucht.

Strobuli Lupuli. Hopfenzapfen.

Die im September geernteten weiblichen Blütenstände von Humulus lupulus *L.* (Abb. 97). Die weiblichen Pflanzen werden in Kulturen gezogen, mit Sorgfalt vor Bestäubung bewahrt, indem man die in der Nähe wild vorkommenden männlichen Pflanzen ausrottet, wodurch erreicht wird, daß sich die Blütenstände vergrößern, kräftig entwickeln und ein starkes Aroma erhalten. Die Zapfen sind eiförmig, bis 4 cm lang, gestielt, grüngelblich und bestehen aus sitzenden, sich dachziegelig deckenden, eiförmigen, zugespitzten, dünnen, trockenhäutigen Deckblättern, in deren Achseln meist je zwei, von je einem kurz- und derbgestielten, schiefeiförmigen dünnhäutigen Deckblättchen umhüllte Blüten stehen. Blüten und Deckblättchen sind reichlich, Zapfenachse und Deckblätter sehr spärlich mit Drüsenhaaren besetzt. Die Zapfenachse ist grau behaart. Die Droge riecht kräftig, aromatisch und hat einen kratzenden Geschmack.

Deckblätter und Deckblättchen haben fast die gleiche Anatomie. Die Epidermen bestehen beiderseits aus wellig-buchtigen, derbwandigen Zellen und umgeben ein wenigschichtiges, aus flacharmigen Zellen gebildetes Schwammgewebe. Sie tragen einzellige, konische, häufig gebogene, ziemlich kurze Deckhaare, Drüsenhaare mit einzelligem Stiel oder ohne diesen und wenigzelligem Köpfchen und Drüsenschuppen, die Glandulae Lupuli (s. diese). Der Unterschied der Deckblätter und Deckblättchen ist schon oben erwähnt. Wesentliche Bestandteile s. Gland. Lupuli.

Hopfenzapfen sollen keine Samen enthalten, von kräftigem Aroma und gutem Aussehen sein. Auf Beschwerung mit anorganischen Stoffen (Sand, Ocker) wird durch Aschebestimmung (7—9%), auf Puderung mit Harz, die erfolgt, um schlechten Hopfen wieder klebrig zu machen, kann mit der Lupe oder durch Auskochen der Droge geprüft werden, wobei sich das Harz auf dem Wasser sammelt. Schlechte, verlegene Ware wird auch durch Schwefeln geschönt. Zum Nachweise des Schwefelns bringt man ein Dekokt des Hopfens mit etwas Zink in einen Kolben, setzt Stopfen mit Ableitungsrohr und bis zum Boden reichendem Trichterrohr auf, gibt etwas Salzsäure zu. Wenn geschwefelter Hopfen vorliegt, entwickelt sich außer Wasserstoff auch Schwefelwasserstoff, der in vorgelegter Kalilauge aufgefangen und mit Bleiazetat (schwarzer Niederschlag) oder Nitroprussidnatrium (blaue Färbung) nachgewiesen wird.

Glandulae Lupuli. Lupulinum. Hopfendrüsen. Hopfenmehl.

Hopfendrüsen sind die gelben Drüsenschuppen, welche an den lockeren Fruchtzapfen der zur Bierbereitung vielfach kultivierten, im nördlich temperierten Europa und Asien einheimischen Schlingpflanze Humulus lupulus L. (Abb. 97), besonders reichlich dem ausgewachsenen Perigon und den Deckblättchen (Abb. 98) ansitzen. Sie werden durch Absieben der getrockneten Hopfenzapfen gewonnen und stellen frisch ein grüngelbes, später gold- oder orangegelbes, gröbliches, klebriges Pulver von eigentümlich durchdringendem, angenehm aromatischem Geruche und gewürzhaft bitterem Geschmacke dar. Unter dem Mikroskop zeigen sie eine kreiselförmige Gestalt (Abb. 99). Der untere Teil zeigt ein Gewebe aus kleinen polygonalen, reihenförmig

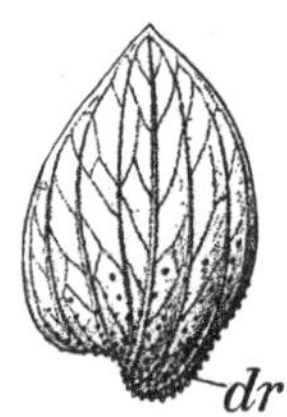

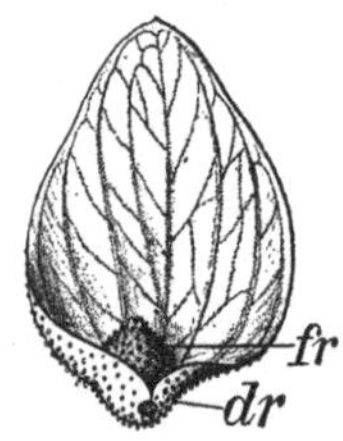

Abb. 98. Humulus lupulus. Deckblättchen und Perigon der Frucht (*fr*) mit den Drüsenschuppen (*dr*). (Gilg).

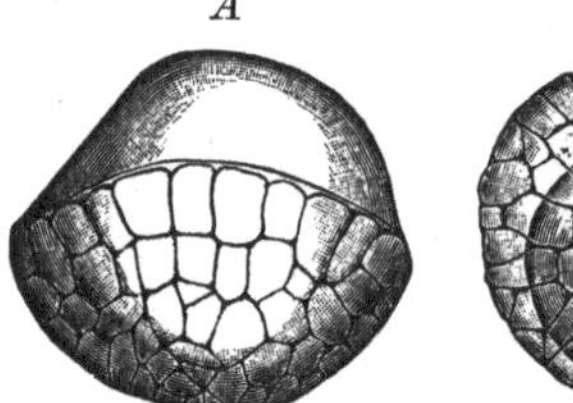

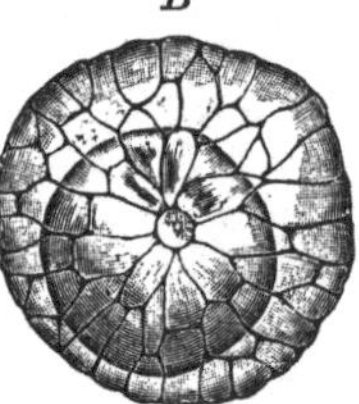

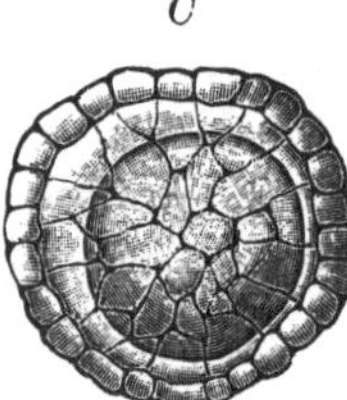

Abb. 99. Glandulae Lupuli, 125fach vergrößert. *A* von der Seite, *B* von unten *C* von oben gesehen.

gestellten Tafelzellen, während der obere Teil aus der durch die Absonderung ätherischen Öles abgedrängten und emporgehobenen Kutikula gebildet wird. Ihr Durchmesser schwankt von 150 bis 260 μ. Sie sind reich an Bitterstoff. Der Aschegehalt soll weniger als 10% und der Gehalt an ätherlöslichen Substanzen (Harz und ätherischem Öl) nicht unter 70% betragen. Wenn Hopfendrüsen schlecht aufbewahrt werden oder sehr alt sind, riechen sie käseartig, infolge Bildung von Baldriansäure aus dem im ätherischen Öl enthaltenen Valerol. Sie sind deshalb vor Licht geschützt und nicht über ein Jahr lang aufzubewahren. Von zu hohem Sandgehalt kann man sie durch Anschütteln mit kaltem Wasser, Abschlämmen, wobei sich der Sand sehr rasch unten absetzt, Filtration und vorsichtiges Trocknen ohne Wärmeanwendung befreien. Sie finden gegen Blasenleiden und gegen Schlaflosigkeit Anwendung.

Herba Cannabis indicae. Indischer Hanf.

Indischer Hanf (Abb. 100) besteht aus den getrockneten, stets Blüten und zuweilen auch Früchte tragenden Stengel- und Zweigspitzen der in Ostindien kultivierten, sehr harzreichen, weiblichen Hanfpflanze, Cannabis sativa L., var. indica *Lamarck*. Die Droge ist in 2 Sorten im europäischen Handel. Bhang oder Guaza besteht aus den zur Blütezeit vom Stengel abgestreiften Blättern, untermischt mit einigen Früchten, oder auch mit blühenden Zweigspitzen, Gunjah sind in der besten Qualität die blühenden, auch mit jungen Früchten versehenen durch ausgeschiedenes Harz oft miteinander fest verklebten Zweig- und Stengelspitzen. Die Blätter der Pflanze sind meist 5—7zählig gefingert, gestielt, die obersten 3zählig oder ungeteilt, sitzend, die Abschnitte lanzettlich, gesägt. Die Blätter haben Spaltöffnungen nur unterseits. Das Mesophyll besteht aus einer Palisadenschicht und einem meist schmaleren Schwammgewebe, in welchem Zellen mit Oxalatdrusen verstreut liegen. Die Behaarung der Unterseite besteht aus 2 Haarformen, erstens einzelligen, starkwandigen, nach der Blattspitze zu mehr oder weniger gebogenen, spitzen Haaren mit einem traubigen, die basale Erweiterung des Haares erfüllenden Zystolithen, der einer flachwulstigen Erhebung an der der Blattbasis zugekehrten konvexen Seite der Haarkrümmung angewachsen ist, zweitens Drüsenhaaren, meist vom Typus der Labiatendrüsenschuppen mit niedriger Stielzelle, 8zelligem Köpfchen und durch das Sekret blasig abgehobener Kutikula.

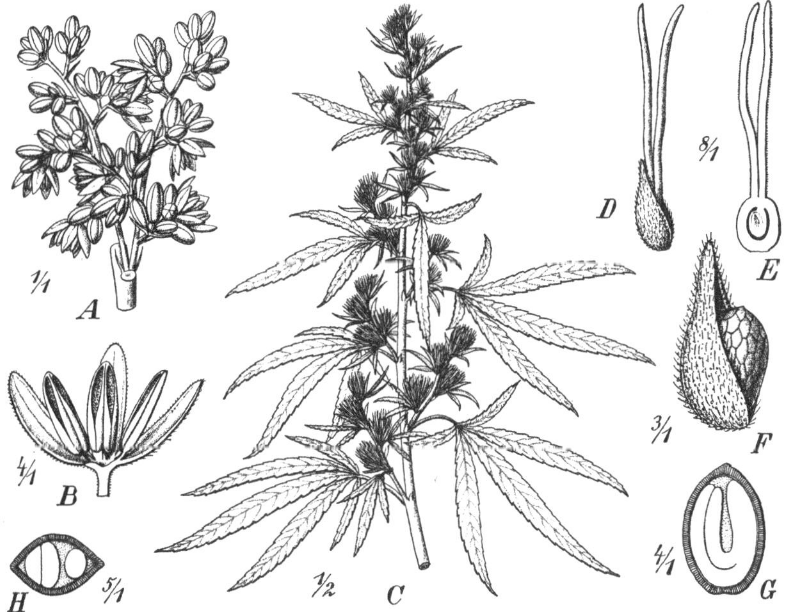

Abb. 100. Cannabis sativa *L.* *A* Blütenstand der männlichen Pflanze (¹/₁) *B* männliche Blüte (⁴/₁); *C* blühender Zweig der weiblichen Pflanze (¹/₂); *D* weibliche Einzelblüte ganz, *E* dieselbe längsdurchschnitten (⁸/₁); *F* Frucht (³/₁); *G* Längsschnitt, *H* Querschnitt derselben (⁴/₁ u. ⁵/₁). (Gilg.)

Die Zahl der Sezernierungszellen schwankt, der Stiel ist manchmal mehrzellig, manchmal fehlend. Die Behaarung der Blattoberseite besteht nur aus kurz kegelförmigen, an der Spitze **sehr** stark verdickten, mit der Spitze wiederum nach dem oberen Ende des Blattes gebogenen, einzelligen, mit der stark erweiterten Basis erheblich ins Palisadengewebe hineinragenden Haaren, die einen in ähnlicher Weise wie bei den Haaren der Unterseite befestigten kugeligen Zystolithen enthalten. Das Leptom der Nerven wird von Milchsaftschläuchen begleitet. Über die Fruchtanatomie s. Fruct. Cannabis. An den Deckblättern der Blüten, die beiderseits Spaltöffnungen, geradlinig polygonale äußere und wellige innere Epidermiszellen, im Mesophyll sehr viele Oxalatdrusen und ähnliche Haare wie die Blattunterseite haben, sind die zahlreich vorhandenen Drüsen auf vielzelligen Stielen hoch emporgehoben. Die Droge enthält ätherisches Öl, Harz und Alkaloide, die aber noch nicht genauer bekannt sind. Sie wirkt zugleich harntreibend und schlafmachend. Sie ist als kräftiges Narkotikum vorsichtig zu handhaben.

Fructus Cannabis. Hanfsamen oder besser Hanffrüchte.

Sie stammen von der überall hauptsächlich ihrer Faser wegen angebauten Hanfpflanze Cannabis sativa *L.* Die reifen Früchte (Abb. 100 *F—H*), die zum Gebrauch kommen, sind nüßchenartig, einsamig, eirund, 4—5 mm lang, etwas flach, am Rande schmal gekielt, mit glatter, glänzender, grünlich-grauer, durch ein Adernetz heller gezeichneter, leicht zerbrechlicher Fruchtschale versehen. Nährgewebe ist nur in Spuren vorhanden. Der ölreiche Keimling ist hufeisenartig gebogen (das Würzelchen der Mitte des einen Cotyledo anliegend) und wird von einer dunkelgraugrünen Samenschale umhüllt. Die Fruchtschale besteht aus einer stark verdickten, mit welligen Seitenwänden versehenen Epidermis, einem schmalen, von zarten Gefäßbündeln durchzogenen etwas schwammigen Gewebe, 2 undeutlichen, mit welligen Seitenwänden ausgestatteten Zellschichten von brauner Farbe und der sehr eigenartigen Palisadenschicht. Diese besteht aus im wesentlichen prismatischen, senkrecht zur Oberfläche der Frucht orientierten Steinzellen, deren Seitenwände sowohl auf Querschnitten wie auf Flächenschnitten durch die Fruchtschale wellig erscheinen und in den äußeren Partien bis zum Verschwinden des Lumens, an den an die Innenwand grenzenden Partien fast gar nicht

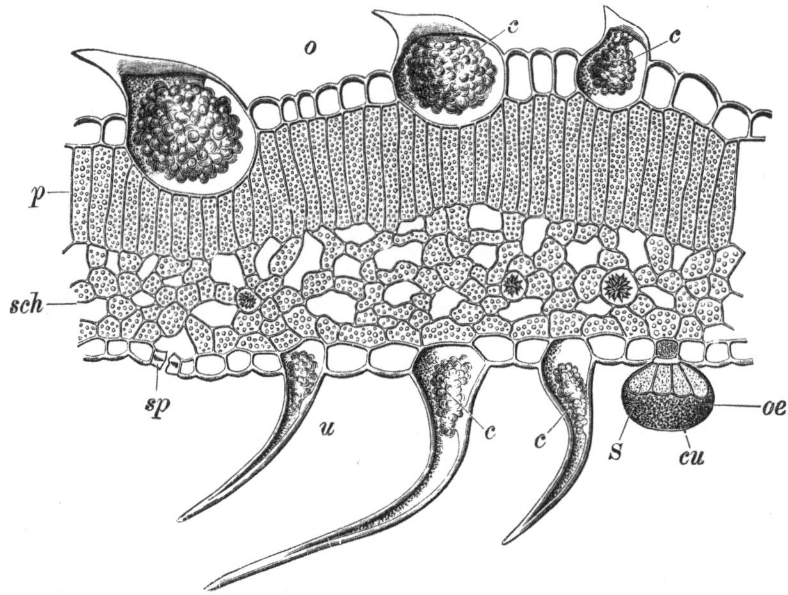

Abb. 101. Querschnitt durch ein Laubblatt des Hanfes. *o* Oberseite, *u* Unterseite, *p* Palisadengewebe *sch* Schwammparenchym, *c* Zystolithen in den Haaren, *Sp* Spaltöffnung, *oe* Drüsenschuppe (*S* sezernierende Zellen, *cu* durch das abgeschiedene Sekret abgehobene Kutikula). (Tschirch.)

verdickt sind, so daß ein etwa kegelförmiges Lumen entsteht. Die Verdickungsschichten sind von sehr zahlreichen gewundenen Poren durchzogen. Die Innenwand dieser Palisaden ist gleichmäßig verdickt, sehr porös. Die der Fruchtschale fest anhaftende Samenschale ist sehr dünn und sie besteht aus einer Schicht im Sinne der Frucht gestreckter Schlauchzellen, mit zahlreichen seitlichen Ärmchen und einem kollabierten, kleinzelligen, aber typisch armigen Schwammgewebe. Das Perisperm (Nuzellusrest) ist eine kaum noch kenntliche flachgedrückte Parenchymlage, das Endosperm eine meist einreihige Aleuronschicht. Die Kotyledonen haben 2 Reihen Palisaden und enthalten Öl und Aleuron.

Die Droge ist auf Fehlen alter, zerbrochener und hohler Früchte, sowie auf süßöligen, nicht ranzigen Geschmack zu prüfen.

Reihe **Santalales.**

Familie **Santalaceae.**

Lignum Santali album.   Weißes oder gelbes Sandelholz.

Es ist das von der Rinde und dem Splint befreite, gelbe oder bräunliche Kernholz mehrerer Arten der Familie der Santalaceae, ansehnlicher Bäume, von denen besonders Santalum album *L.* (indisch-malayisches Gebiet, in Britisch-Indien kultiviert), und Fusanus acuminatus *R. Br.* (= Santalum Preissianum *Miq.*, West-Australien) zu erwähnen sind. Das Holz ist hart und dicht, aber leicht spaltbar, zeigt auf dem Querschnitt feine Markstrahlen, bei schwacher Vergrößerung zarte konzentrische Ringe. Das Holz besitzt ein- bis vierreihige, meist 7—12 Zellen hohe Markstrahlen aus dickwandigen, grobporösen und radial gestreckten Zellen. Die ziemlich weiten, kurzgliedrigen, dickwandigen, sehr reichlich porösen Hoftüpfelgefäße stehen einzeln oder in kleinen Gruppen, zum größten Teil eingebettet in dickwandiges hofgetüpfeltes Prosenchym, das von ein- bis zweireihigen, tangentialen Binden von Parenchym unterbrochen ist. Im Prosenchym Kristallkammerreihen mit Einzelkristallen. Ölzellen fehlen, aber ölhaltige Thyllen in den Gefäßen sind reichlich vorhanden, auch ist Öl im Parenchym enthalten.

Andere Sandelhölzer sind abweichend gebaut (z. T. mit höheren Markstrahlen oder kleineren Gefäßen oder stets einreihigen Markstrahlen) und sind alle von abweichendem Aroma. Sandelholz besitzt einen kräftigen aromatischen Geschmack und besonders beim Zerkleinern und Erwärmen, einen feinen Duft. Es ist reich (bis 4,5%) an ätherischem, dickflüssigem, gewürzig riechendem, Santalol enthaltendem Öl (Oleum Santali). Das Holz dient besonders im indisch-malayischen Gebiet als Räuchermittel, das Öl wird für Parfümeriezwecke benutzt, medizinisch aber auch bei Darmkatarrh, Gonorrhöe, Blasenkatarrh und Lungenaffektionen.

Familie **Olacaceae.**

Lignum Muira-puama. Potenzholz. Muira-puama.

Die Droge besteht aus dem Stamm- und Wurzelholz von Liriosma ovata *Miers*, vorwiegend dem letzteren. Die Stammstücke sind bis ½ m lang, mehrere Zentimeter dick, zylindrisch, die Wurzeln im wesentlichen bis 30 cm lange, möhrenförmige Pfahlwurzeln, von den Nebenwurzeln befreit. Beide sind mit dünnerer, außen graubrauner, innen gelblichweißer oder hellbrauner Rinde bedeckt. Der feste Holzkörper zeigt unter der Lupe keine Jahresringe, aber strahligen Bau und glitzernde Oxalatkristalle.

Die Rinde älterer Wurzelstücke enthält an der Innengrenze der primären Rinde kleine Gruppen von Steinzellen und Bastfasern, in der sekundären Rinde ein- bis zweireihige Markstrahlen und Fasergruppen, die von Kristallzellreihen begleitet sind. Die Markstrahlen sind meist etwa 20—25, selten bis 50 Zellen hoch und enthalten z. T. sehr große Oxalateinzelkristalle. Die Hoftüpfelgefäße stehen einzeln oder in kurzen Radialreihen und sind häufig durch Thyllen verschlossen. Sie werden, hauptsächlich seitlich, von Libriformgruppen begleitet, zwischen welche sich von den Markstrahlen her einreihige tangentiale Streifen von Holzparenchym einschieben. Die parenchymatischen Elemente der Droge enthalten etwas Stärke.

Potenzholz ist geruch- und geschmacklos und enthält Gerbstoff, ätherisches Öl, einen kristallinischen zuckerartigen Stoff und angeblich auch ein amorphes Alkaloid. Es wird zur Herstellung eines Fluidextraktes gebraucht. Man schreibt ihm Wirksamkeit als Exzitans, Aphrodisiakum und gegen Ruhr zu.

Reihe **Aristochiales.**

Familie **Aristolochiaceae.**

Rhizoma Asari. Haselwurz.

Das bewurzelte Rhizom von Asarum europaeum *L.*, einer durch ganz Europa in Laubwäldern stellenweise häufigen, ausdauernden Pflanze. Es bildet bis 2 mm dicke, bis 10 cm lange, hin- und hergebogene, graubraune, innen weiße, stumpf vierkantige, entferntgegliederte, zart längsstreifige, unterseits mit dünnen Wurzeln oder deren Narben besetzte dünne Stücke. Der Querschnitt zeigt eine breite Rinde, einen Kreis kleiner Gefäßbündel, durch breite Markstrahlen getrennt und ein ziemlich großes Mark. An den Leptomteilen keine Bastfasern, im Hadrom Netzgefäße und dünnwandiges Hadromparenchym. Rinde und Mark mit Ölzellen mit verkorkter Membran, im übrigen mit kleinkörniger, oft (zu 2—4) zusammengesetzter Stärke.

Die Droge riecht aromatisch, kampferartig, schmeckt brennend scharf, aromatisch, bitterlich und enthält 1% ätherisches Öl, in demselben das kristallinische Asaron.

Die oftmals dem Rhizom noch ansitzenden Blätter und Blüten, deren Vorhandensein durch ihre charakteristische nierenförmige Gestalt und ihre fast gegenständige Stellung vor Verwechselungen schützt, sind, weil unwirksam. vor dem Gebrauch zu entfernen. Verwechselungen sind die Rhizome von Viola odorata (Violaceae), Fragaria vesca, Geum urbanum (Rosaceae), Arnica montana (Compositae), Valeriana officinalis (Valerianaceae), Vincetoxicum officinale (Asclepiadaceae).

Fragaria vesca hat ein außen mit Schuppen besetztes, durch Blattstielreste oben lang seidenhaariges Rhizom mit dunkelbrauner Rinde, 3 durch nur schmale Markstrahlen getrennten, sehr breiten Gefäßbündeln und großem rotbraunen Mark, ohne Ölzellen, mit Stärke. Die Stolonen von Viola odorata haben eine schmale Rinde, einen Holzring und ein großes Mark, in Rinde und Mark Oxalatdrusen. Die Wurzeln haben einen soliden Holzkörper, eine starke sekundäre Rinde mit recht dicken Zellwänden und genau radialer Zellanordnung ohne Fasern, Steinzellen, Stärke und Kristalle. Geum urbanum hat ein hartes, höckeriges Rhizom mit rotbrauner Rinde ohne Fasern, ringförmigem oder nur hie und da unterbrochenem Holzkörper und großem dunkellila gefärbtem Mark, in den Zellen Drusen, Harzballen oder Stärke. Arnica, Valeriana s. die betr. Artikel. Vincetoxicum s. bei Valeriana.

Das Pulver ist durch die kleinkörnige Stärke, Netzgefäße, Ölzellen und das Fehlen von Fasern oder Steinzellen charakterisiert. Die Droge wird zu Tinktur, gepulvert auch zu Niespulver usw. gebraucht.

Radix Serpentariae virginianae. Schlangenwurzel.

Die Droge (Abb. 102) besteht aus den **Wurzeln** samt **Wurzelstock** der in Nordamerika wildwachsenden Aristolochia serpentaria *L.* Dem wurmförmig gekrümmten, etwas flachgedrückten, liegenden Rhizom, welches oberseits kurze Stengelreste trägt, sitzen seitlich und unterseits die zahlreichen runden, dünnen, hellbraunen Wurzeln an. Das Rhizom hat eine dünne Rinde und einen exzentrischen Holzkörper. Das stielrunde Mark liegt der Rhizomoberseite stark genähert, der Holzkörper weist breite Mark- und Holzstrahlen auf und erscheint dadurch, besonders auf der Unterseite auf dem Querschnitt fächerartig. Die Wurzeln besitzen eine ziemlich breite Rinde und einen dünnen Zentralstrang. Die primäre Rinde des Rhizoms besteht aus einem Parenchym, in das größere Ölzellen eingestreut sind. An der Grenze zwischen primärer und sekundärer Rinde liegen Gruppen von Bastfasern, die z. T. dickwandig und verholzt, z. T. weniger verdickt und unverholzt sind. Die sekundäre Rinde ist sehr schmal. In den Holzstrahlen sind 4—6 Jahresringe an den großen Gefäßen des Frühjahrsholzes nachweisbar. Das Mark besteht aus großzelligem, derbwandigem Parenchym. Alle parenchymatischen Elemente des Rhizoms enthalten Stärke. Die Wurzeln führen ebenfalls Ölzellen in der Rinde und Stärke als Inhalt des Parenchyms. Das Gefäßbündel ist tetrarch bis pentarch, der marklose Holzkörper daher 4 bis 5eckig. Die Droge schmeckt bitter, riecht kampferartig und enthält ätherisches Öl und Bitterstoff. Sie soll öfters mit der auch als Schlangenwurzel bezeichneten Wurzel von Aristolochia reticulata, ferner mit Asarum virginicum, Spigelia marylandica, Panax quinquefolius u. a. vermischt vorgekommen sein, wie sie selbst auch schon als falsche Senega, falsche Hydrastis usw. aufgetreten ist.

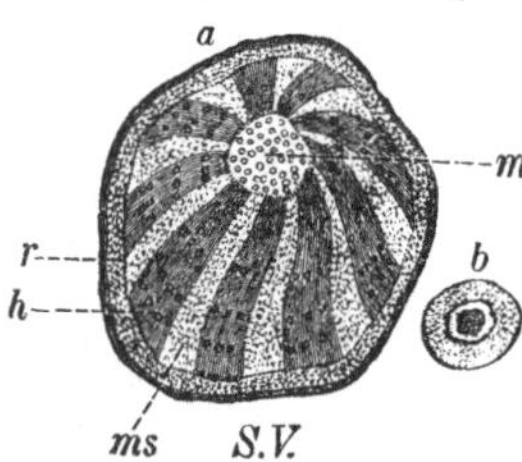

Abb. 102. Radix Serpentariae, Querschnitt *a* des Wurzelstockes, zehnfach vergrößert, *b* der Wurzel, dreifach vergrößert, *r* Rinde, *h* Holzkörper, *m* Mark, *ms* Markstrahlen.

Reihe Polygonales.

Familie Polygonaceae.

Rhizoma Rhei, auch **Radix Rhei.** Rhabarberwurzel. Rhabarber.

Abstammung. Rhabarber besteht aus den tief geschälten und oft unregelmäßig zugeschnittenen Wurzelstöcken und Wurzeln des im chinesischen Gebirge heimischen Rheum palmatum *L.* var. tanguticum *Maxim.* Da das Arzneibuch auch in Deutschland kultivierten Rhabarber zugelassen hat, haben wir jetzt den bisher offizinellen chinesischen Rhabarber und deutschen Rhabarber zu unterscheiden. Beide sind gleichwertig, aber in der äußeren Beschaffenheit nicht ganz gleich, insbesondere besteht der deutsche Rhabarber aus Rhizomen und Wurzeln, während chinesischer Rhabarber niemals Wurzeln enthält.

Gewinnung. Die Droge wird in China, besonders im Gebiete des Kukunoor von wildwachsenden Exemplaren vor der vom Juni bis August dauernden Blütezeit gesammelt, im frischen Zustande geschält und in Stücke geschnitten, diese auf Schnüre gereiht und teils an der Luft, teils am Ofen (selten nur über freiem Feuer) getrocknet. Die trockenen Stücke werden dann nochmals nachgeschält, glatt geschnitten und nach den chinesischen Häfen Tientsin, Schanghai, Hankow oder Kanton gebracht, von wo aus sie in den europäischen Handel gelangen. Zu pharmazeutischer Verwendung eignet sich in erster Linie die unter der Bezeichnung Schensi-Rhabarber in den Handel gebrachte beste Rhabarbersorte, während die Handelssorten: Kanton-Rhabarber und Schanghai-Rhabarber weit weniger geschätzt sind wegen ihres bei Kanton-Rhabarber schwach brenzligen, bei Schanghai-Rhabarber stark brenzligen Geruches und wegen ihres stark bitteren Geschmackes, der bei der Kanton-Sorte zugleich zusammenziehend, bei der Schanghai-Sorte zugleich schleimig ist.

Beschaffenheit. Schensi-Rhabarber besteht aus harten, schweren, meist

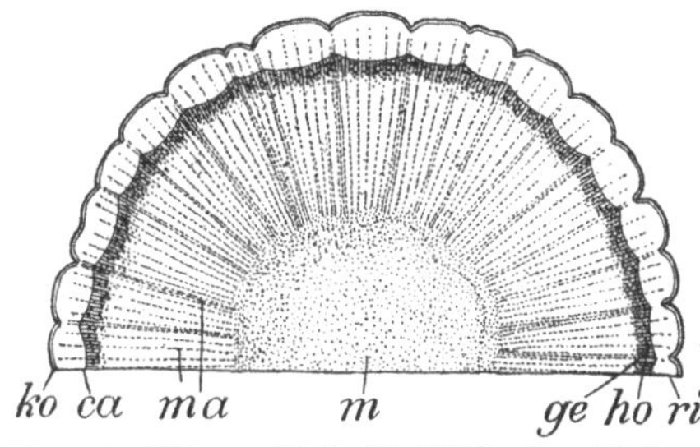

Abb. 103. Rhizoma Rhei. Die Hälfte eines frischen, einjährigen Rhizoms im Querschnitt in natürlicher Größe. *ko* Kork, *ca* Kambiumring, *ma* Markstrahlen, *m* Mark, *ge* Gefäße des Holzkörpers *ho*, *ri* Rinde. (Gilg.)

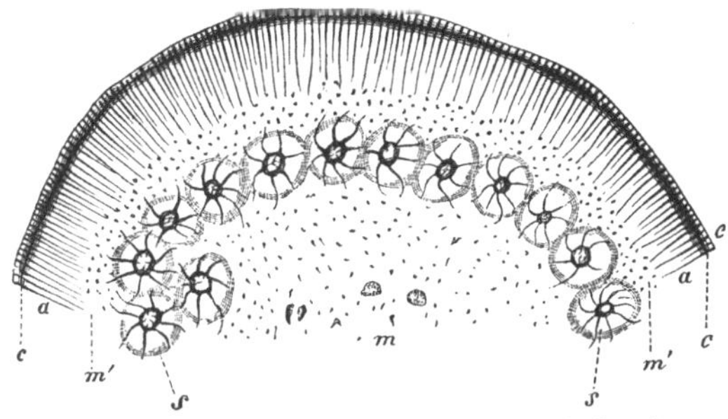

Abb. 104. Rhizoma Rhei im Querschnitt, stark schematisiert. *e* Reste der abgeschälten Rinde, *c* Kambium, *a* Markstrahlen des Holzkörpers, *s* Masern, *m* Grundgewebe. (Flückiger u. Tschirch.)

etwas bestäubten Stücken und zeigt zum Unterschiede von der Kanton- und einem Teil der Schanghai-Sorten körnige, fast bröckelnde Struktur und eine scharf markierte orangegelbe Marmorierung. Auf einem geglätteten Querschnitt eines Stücks der Droge erkennt man mit der Lupe am Außenrande eine deutliche radiale Streifung; nach innen folgt darauf eine unregelmäßig gezeichnete, schmale Schicht, darauf eine breite Schicht, die deutliche Maserung zeigt; in der Mitte des Rhizoms ist die Maserung meist nur recht undeutlich.

Die Droge wird nur aus sehr kräftigen und vieljährigen Rhizomen zubereitet und besitzt einen ziemlich komplizierten anatomischen Bau, welcher dadurch noch schwerer verständlich wird, daß die Rinde und selbst die äußeren Anteile des Holzkörpers meist weggeschnitten sind (Abb. 103 und 104). Die Stücke der Droge sind von sehr mannigfacher, zylindrischer bis polygonaler Gestalt und häufig mit einem Bohrloche (vom Trocknen herrührend) versehen. Sie sind von körniger Struktur und zeigen, in Wasser gelegt, schnell eine oberflächliche schwammige Erweichung.

In Deutschland wird seit einer Reihe von Jahren ebenfalls Rheum palmatum *L.* var. tanguticum *Maxim.* kultiviert. Zahlreiche Untersuchungen haben gezeigt, daß dieser den besten Sorten der aus China kommenden Droge mindestens ebenbürtig ist. Weil aber eine zur Erzielung großer Stücke genügend lange Kultur in Deutschland nicht rentabel sein würde, hat das Arzneibuch auch die Wurzeln und jüngeren Wurzelstöcke, die ebenso gehaltreich sind wie die großen Rhizomstücke, zugelassen. Der in Deutschland gezogene echte medizinische Rhabarber stellt daher kleinere, ungeteilte Stücke von spindelförmiger bis zylindrischer Gestalt oder größere Spaltstücke mit meist gewölbter Außenseite und fast flacher Innenseite oder ganz unregelmäßig geformte Quer- oder Längsscheiben, bisweilen auch durchbohrte Stücke dar. Selten nur kommen ähnliche Stücke wie die des in China kultivierten Rhabarbers aus deutschen Kulturen in den Handel. Die Stücke der Wurzel zeigen auf dem Querschnitt in einer weißlichen Grundmasse orangerote Markstrahlen.

Der Geruch des Rhabarbers ist zwar schwach aber charakteristisch, nicht unangenehm, der Geschmack schwach aromatisch und etwas bitter; beim Kauen bemerkt man ein Knirschen zwischen den Zähnen (von den großen Kristallen herrührend).

Anatomie. Das Rhizom der Rhabarberpflanze besitzt eine von Kork bedeckte schmale Rinde und ein mächtiges Mark und zwei anscheinend getrenntläufige Gefäßbündelsysteme. Das eine dieser beiden entsteht aus den wie bei allen Dikotylen im Kreise gestellten Anlagen und wächst durch ein Kambium in normaler Weise in die Dicke, nach außen Leptom, nach innen Hadrom und nach beiden Seiten außer den primären feine sekundäre Markstrahlen in großer Zahl erzeugend. Das zweite Bündelsystem entsteht dadurch, daß sich dicht unter dem Vegetationspunkte gewisse ziemlich peripher gelegene Zellen und Zellgruppen des großen Markes zu Siebelementen umbilden. Die so entstehenden Leptomteile treten durch tangential und radial gerichtete Leptomstränge miteinander in Verbindung und entsenden ferner durch die primären Markstrahlen des normalen Gefäßbündelzylinders hindurch Stränge zu den dem Rhizom ansitzenden Knospen. Sofort nach ihrer Entstehung umgeben sie sich mit kleinen Kambien, die nach innen Siebelemente und Parenchym, nach außen Gefäße und Parenchym und mit diesen Leptom-Hadromstrahlen abwechselnd Markstrahlen erzeugen. Es sind somit leptozentrische Bündel entstanden. Da nun sämtliche Markstrahlzellen beider Bündelsysteme rotgelben Inhalt führen, so kennzeichnet sich auf dem Querschnitt des Rhizoms das normale Bündelsystem durch einen peripher gelegenen Strahlenkranz, das sekundär entstandene, aus leptozentrischen Bündeln bestehende System durch die in der Markperipherie anzutreffenden kleinen Strahlenkreise, die sog. Masern. Da ferner diese leptozentrischen Bündel nicht nur in axialer Richtung verlaufen, sondern durch horizontale Anastomosen in verschiedener Richtung miteinander verbunden sind, und auch durch die Markstrahlen des normalen

Bündelsystems in die Knospen ausbiegen, so sind auch auf dem Längsschnitt Masern anzutreffen. Da endlich die Droge tief geschält ist, so ist von dem normalen Bündelsystem höchstens am Rande des Querschnitts noch· ein wenig als orangeroter Strahlenkranz zu sehen; die Masern erkennt man an der gewölbten Außenfläche der Droge, auch wohl an den flachen Begrenzungsflächen derselben, hier aber oft verzerrt, weil diese Flächen meist wohl von schief durch die Droge gehenden Schnitten herrühren, bei denen die leptozentrischen Bündel in den verschiedensten mehr oder weniger schiefen Richtungen angeschnitten werden. Das Grundgewebe des Markes ist weiß oder rötlich. Es besteht aus großen, dünnwandigen, farbstoff- und stärkehaltigen oder aber drusenführenden Parenchymzellen. In den Masern sind die Siebröhren obliteriert, das Parenchym enthält ebenfalls Stärke oder Drusen, die zwei- bis mehrreihigen Markstrahlen Schollen eines rotgelben Körpers. Die Gefäße sind typische, nicht verholzte, ziemlich weite, relativ dünnwandige Netzgefäße. Die Kambien sind deutlich kenntlich. Die jetzt auch bei deutschem Rhabarber zugelassenen Wurzeln enthalten das

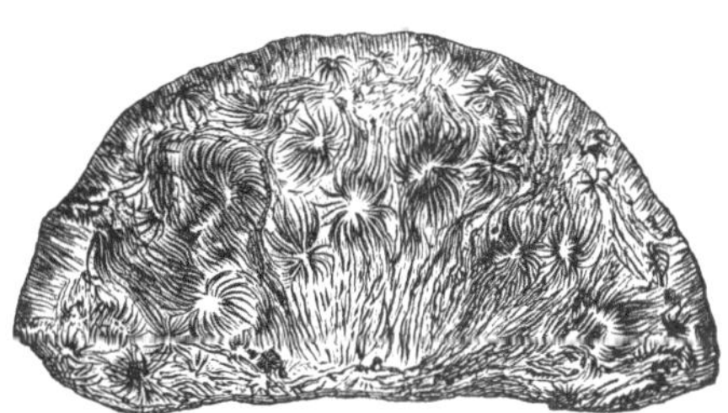 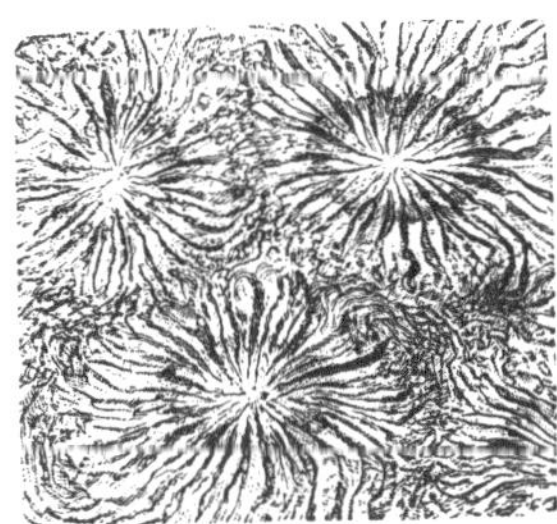

Abb. 105. Rhizoma Rhei. *A*. Querschnitt, *B* Partie aus dem mittleren Teil des Querschnittes mit Masern 5 fach vergrößert.

gleiche Grundgewebe, die Kalziumoxalatdrusen und Stärkekörner wie der Wurzelstock. Ihre Markstrahlen führen gleichfalls einen stark gelben Farbstoff. Die verhältnismäßig wenigen weiten Netzgefäße sind ebenfalls unverholzt.

Mechanische Elemente fehlen der Droge vollkommen.

Stärkekörner kommen stets in großer Menge in der Droge vor; es ist jedoch festzuhalten, daß die Menge, je nach der Herkunft der Droge (vielleicht auch der Zeit des Sammelns), großen Schwankungen unterworfen ist. Die Stärkekörner sind klein, einfach oder zusammengesetzt. Die einfachen Körner sind kugelig, die größten etwa $12—20\,\mu$, selten mehr, im Durchmesser, die zusammengesetzten bestehen aus zwei bis vier Einzelkörnchen, die oft fest zusammenhängen.

Die in außergewöhnlicher Menge und Größe vorkommenden Drusen haben gewöhnlich $60—120\,\mu$, manchmal bis $200\,\mu$ Durchmesser und sind grobspitzig.

Merkmale des Pulvers. Das orangegelbe oder goldgelbe, feine Pulver (Sieb VI) besteht in der Hauptmasse aus meist fein zermahlenen Trümmern von großen, mehr oder weniger kugeligen, dünnwandigen, deutliche Interzellularen zeigenden, spärlich grob getüpfelten, oft noch Stärke führenden und mit dichtem gelblichem bis bräunlichem Plasma erfüllten Parenchymzellen, Bruchstücken oder -stückchen der (seltener ganz erhaltenen) großen

Kristalldrusen, winzigen, meist gelblichen bis gelben Protoplasmakörnchen, den gelben, aus ihren Zellen ausgefallenen Farbstoffschollen resp. ihren Trümmern (diese in Wasser fast sofort löslich!), sowie Bruchstückchen der weitlumigen Treppen- und Netzgefäße. Dazwischen finden sich in Menge kleinere, wohlerhaltene Gewebsfetzen. Diese stammen meistens aus dem Parenchym und bestehen nur selten aus zahlreichen, allermeist aus wenigen bis vereinzelten Zellen; diese sind gewöhnlich kugelig, seltener polygonal bis gestreckt rechteckig oder endlich fast quadratisch (Markstrahlzellen), oft (bei feinsten Pulvern) stark zerknittert, stets dünnwandig (Wandung farblos), sehr spärlich grob getüpfelt; die meisten Parenchymzellen enthalten in einem dichten, zähen, farblosen, gelblichen bis gelbbraunen Protoplasma reichlich kleine Stärkekörner, spärlicher (aber immer noch sehr häufig, führen sie (Farbstoffzellen) mehrere oder einzelne große, fast kristallähnliche, gelbe bis gelbbraune, in Wasser schnell, in Glyzerin langsam lösliche, in Alkohol unlösliche Farbstoffschollen, oder aber je eine mächtige, meist 60—120 μ große, selten noch größere, mit zahllosen, scharfen Spitzen versehene Druse. Die Stärkekörner sind klein, entweder einfach kugelig, in der Größe sehr wechselnd, meistens 4—20 μ groß, selten größer oder kleiner, oder aber zu 2—4 zusammengesetzt, die Körnchen kugelig oder mehr oder weniger eiförmig; besonders die größeren Körner zeigen eine deutliche zentrale Spalte; die Stärkekörner der einzelnen, zertrümmerten Zellen werden häufig mehr oder weniger vollständig durch das zähe Protoplasma ballenartig zusammengehalten (die Menge der Stärke kann selbst bei bester Droge innerhalb ziemlich weiter Grenzen schwanken!). Spärlicher werden im Pulver beobachtet farblose bis gelbliche Bruchstücke weiter, charakteristisch grob verdickter, oft eigenartig gebogener Netzgefäße oder Treppengefäße, selten von Ring- oder Spiralgefäßen. Nur selten endlich treten auf Partien aus dem Siebgewebe, meist in der Form des sog. Keratenchyms, d. h. vollständig zusammengedrückter, weiß glänzender, langgestreckter Elemente.

Charakteristisch für das Pulver sind außer der freiliegenden kleinkörnigen, oft durch das Protoplasma ballenartig zusammengehaltenen Stärke die stärkeführenden Parenchymzellen, die Farbstoffschollen enthaltenden Farbstoffzellen, die mächtigen Drusen, resp. ihre massenhaften Trümmer und Trümmerchen (besonders bei Beobachtung durch das Polarisationsmikroskop auffallend!), endlich die grob verdickten, meist auffallend weiten, nicht verholzten Gefäße.

Rhabarberpulver wird untersucht in Glyzerinwasser (Untersuchung der Stärke), in Chloralhydratlösung (nach Entfernung der Stärke durch evtl. mehrfaches starkes Erwärmen des Präparats unter dem Deckgläschen treten Kristalle, Kristallbruchstücke und Gefäße sehr deutlich hervor!), in absolutem Alkohol (die Farbstoffzellen, ihre freiliegenden Schollen und Splitter, sowie die gelbe protoplasmatische Substanz der Stärkezellen treten unverändert [ohne Lösung] auf; nach Zusatz von etwas Wasser an den Rand des Alkoholpräparats erfolgt rasche Lösung des Farbstoffs und es entstehen kugelige, später zerfließende, gelbe Farbstoffzonen um die sich lösenden Schollen; setzt man dem Alkoholpräparat am Rande etwas Kalilauge zu, so lösen sich die Farbstoffschollen mit kirschroter Farbe), endlich in Glyzerinjod und in Phloroglucin-Salzsäure.

Zur raschen Orientierung, ob Rhabarber(pulver) vorliegt, kann die Mikrosublimation dienen, bei der gelbe, kristallinische, in einem Tröpfchen Kalilauge mit roter Farbe lösliche Sublimate von Anthrachinonderivaten entstehen.

Bestandteile. Die wichtigsten Bestandteile sind Oxymethylanthrachinone, besonders Chrysophansäure und Emodin, beide frei und in Glykosidform,

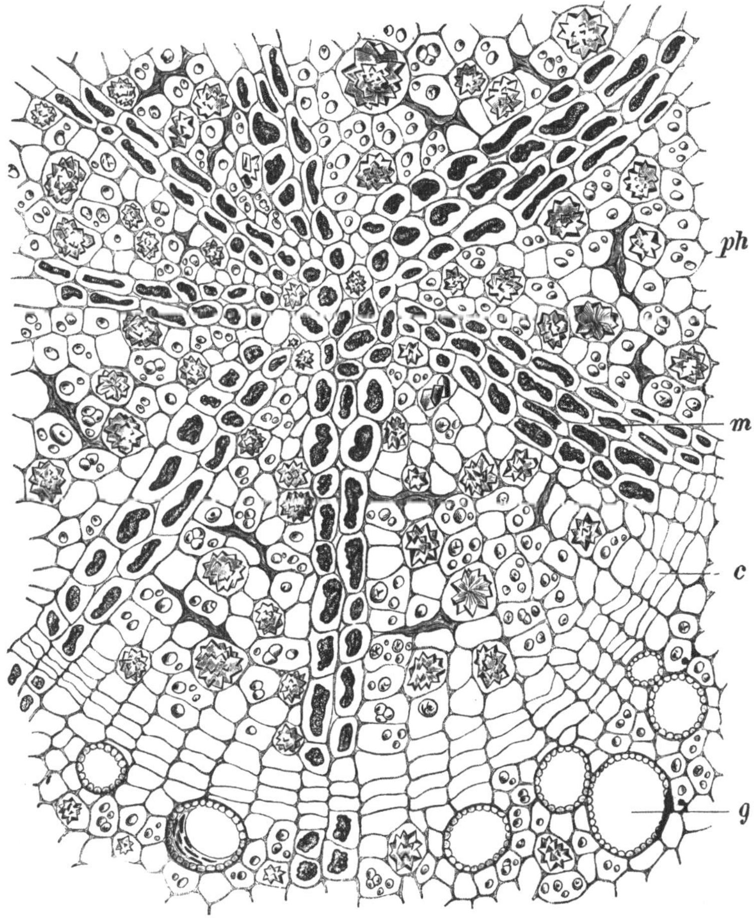

Abb. 106. Rhizoma Rhei, Querschnitt einer Maser. Das Kambium (c) umgibt den zentralen Siebteil, dessen Markstrahlen (m) gelbe Inhaltsmassen führen und dadurch scharf abstechen von den aus Parenchym und Siebröhren zusammengesetzten Siebgewebepartien (ph). Die Parenchymzellen enthalten teils Stärke, teils Drusen aus Kalziumoxalat. Denselben Inhalt führt das Parenchym des Holzteils, welcher jedoch leicht kenntlich ist an den großen Gefäßen (g). (Möller.)

ferner Tannoglykoside, sowie in der Regel 5—15%, manchmal bis nahezu 30% Mineralbestandteile, von dem hohen Kalziumoxalatgehalt herrührend.

Prüfung. Rhabarber ist besonders als Pulver mancherlei Fälschungen ausgesetzt, und auch in minderwertigen Qualitäten im Handel. Was zunächst die Handelssorten ganzen Rhabarbers angeht, so ist bei Kanton-Rhabarber die Maserung des Querschnittes verschwommener und blaßrötlich, der

Geruch unangenehm räucherig und der Geschmack bitter, stark zusammenziehend. Auch knirscht er wenig beim Kauen. Bei Schanghai-Rhabarber ist die Maserung deutlicher, aber auch die weißliche Grundmasse mehr hervortretend. Der Geruch ist noch stärker räucherig (vom Trocknen an Kamelmist-Feuer) und der Geschmack gallig bitter und schleimig. Beide Sorten sind wesentlich leichter. Europäischer Rhabarber, d. h. die Wurzeln des besonders in Österreich und England angebauten Rheum rhaponticum *L.* und undulatum *L.*, ist sofort an dem Fehlen der Masern festzustellen. In Schnittformen und als Pulver sind die Kanton- und Schanghai-Sorte an ihrem räucherigen Geruch bei genügend großer Übung zu erkennen, mikroskopisch aber ebenso wie europäischer Rhabarber nicht nachweisbar. Was letzteren angeht, so ist Unterschiebung reinen Rhapontikpulvers oder ein 25% übersteigender Zusatz von Rhapontik zum Rhabarber durch den Gehalt des Pulvers an Rhaponticin nachweisbar, indem man 5 g Pulver mit 20 g verdünntem Weingeist eine Viertelstunde auf dem Wasserbade erwärmt, die Mischung auf ein glattes Filter bringt und nach dem Ablaufen der Flüssigkeit das Pulver mit etwa 20 g heißem, verdünntem Weingeist nachwäscht, wobei man fast völlige Erschöpfung des Pulvers erreicht. Das Filtrat wird dann in gewogenem Schälchen auf etwa 3—4 g eingedampft, soweit möglich noch warm in ein verschließbares Gläschen übertragen, in diesem mit 5 g Äther nach dem Erkalten durchgeschüttelt und ruhig stehen gelassen. Je nach der Menge des zugesetzten Rhapontik beginnt das Auskristallisieren des Rhaponticins in nadelförmigen Kristallen in kürzerer oder längerer Zeit (einige Stunden bis einige Tage).

Allgemein wird auch eine Prüfung des Rhabarbers auf Kurkumapulver empfohlen, obschon die Experten über die Auffindung desselben in neuerer Zeit wenigstens niemals zu berichten haben, diese Verfälschung also wohl sehr selten ist. Man erkennt diesen Zusatz durch die Rotfärbung, welche die Kurkumateilchen in einem mit einer Mischung aus 1 Teil Alkohol und 2 Teilen Schwefelsäure hergestellten Präparate annehmen, in dem die Rhabarberteilchen ihre gelbe Farbe behalten. Kurkumastärke ist ferner verquollen und gelb gefärbt.

Rhabarberpulver soll mit Mandelpulver gefälscht oder wahrscheinlich wohl nur geschönt werden. Es werden daher anscheinend nur geringere Mengen zugesetzt. Mandeln sind an den tonnenförmigen Epidermiszellen der Samenschale nachweisbar. Zugesetztes Süßholz und andere Drogen werden an verholzten Fasern und Gefäßen, Mehle und Stärkesorten an den abweichend geformten oder 35 μ Größe überschreitenden Stärkekörnern erkannt. Zur Reinheitsprüfung der Pulver gehört nach unserer Erfahrung unbedingt die Prüfung auf mineralische Beimengungen. Im Gegensatz zu anderen Drogen kann sie hier nicht durch einfache Veraschung vorgenommen werden, weil der Aschegehalt des Rhabarbers von 5 bis 28% schwankt und aschearme Sorten daher mit großen Mengen von Mineralien gemischt werden könnten, ohne daß die obere Grenze des natürlichen Aschegehaltes erreicht würde. Der vom vorigen Arzneibuch beschrittene Weg, alle aschereichen Sorten (über 12%) auszuschließen, ist ungerecht und unsachlich, weil unserer Erfahrung nach gerade auch sehr aschereiche Sorten hohen Gehalt an wirksamen Stoffen haben können. Man muß vielmehr den Gehalt der Droge an in verdünnter Salzsäure unlöslichen Aschebestandteilen als

Maßstab für die Verschmutzung nehmen, und man darf daher die Veraschung nur nach dem im Arzneibuch vorgeschriebenen Verfahren ohne Sand vornehmen. Der Gehalt an diesen in Salzsäure unlöslichen Bestandteilen darf 0,5% nicht überschreiten (s. Einleitung).

Gehaltsbestimmung. Das Arzneibuch hat eine Gehaltsprüfung nicht vorgeschrieben, weil die meisten der in der Literatur vorgeschlagenen Methoden unzuverlässige Resultate geben und das von Brandt auf Grund kritischer Nachprüfung anderer Methoden angegebene Verfahren den Nachteil der Umständlichkeit hat, wenn auch nach diesem Verfahren die beiden wichtigsten im Rhabarber enthaltenen Anthrachinonabkömmlinge zuverlässig bestimmt werden. 0,5 g gepulverter Rhabarber werden mit 100 g Benzol und 5 g einer Mischung aus gleichen Teilen Weingeist und verdünnter Salzsäure eine Stunde und dann mit neuem Benzol und neuer Salzsäuremischung mehrmals gekocht, bis das Benzol so gut wie farblos ist und eine Probe desselben mit dem gleichen Volumen Kalilauge geschüttelt die letztere nicht mehr rot färbt. Die vereinigten Benzolauszüge werden mit je 30 ccm verdünnter Kalilauge (1 + 2) ausgeschüttelt, bis diese nicht mehr rosa gefärbt wird. Die vereinigten alkalischen Flüssigkeiten werden mit Äther gewaschen, dann mit Salzsäure übersättigt und mit Äther wiederholt ausgeschüttelt. Die vereinten ätherischen Lösungen werden mit 10 proz. Natriumbisulfitlösung 2—3 mal gewaschen, bis diese nichts mehr aufnimmt, dann mit 1 proz. Salzsäure gewaschen, dann mit einer 5 proz. Lösung von verwittertem Ammoniumkarbonat von amorphen, z. T. Anthrachinoncharakter tragenden Stoffen durch mehrfaches Ausschütteln befreit. Die klare gelbe Ätherschicht wird nun mindestens dreimal mit je 20 ccm verdünnter Kalilauge (1 + 2) ausgeschüttelt, welche Emodin und Chrysophansäure aufnimmt. Die ganz blank abgelassenen, alkalischen Flüssigkeiten werden auf 500 ccm mit Wasser verdünnt, 20 ccm der Lösung (= 0,02 g Droge) dann mit Wasser auf 100 ccm in einem Kolorimeterglas weiter verdünnt. Man berechne, wie viel von der verdünnten Kalilauge (1 + 2), in 100 ccm dieser Lösung enthalten ist. Dann werden 0,01 g einer Mischung aus 2 Teilen reiner Chrysophansäure und 1 Teil reinem Emodin in 30 ccm verdünnter Kalilauge (1 + 2) gelöst, die Lösung auf 500 ccm mit Wasser verdünnt. Von dieser Lösung gibt man in eine Serie von 7 Kolorimetergläsern die Mengen 40—32—25—20—16—12,5—10 ccm. Dann setzt man den Gläsern so viel verdünnte Kalilauge (1 + 2) zu, daß sie alle ebensoviel davon enthalten, wie die 100 ccm der aus der Droge hergestellten, verdünnten Lösung. Hatte z. B. zur völligen Erschöpfung des Äthers ein dreimaliges Ausschütteln mit 20 ccm der verdünnten Kalilauge genügt, so sind den 7 Gläsern folgende Mengen der Lauge zuzusetzen 0,0—0,5—0,9—1,2—1,4—1,6—1,8 ccm. Dann werden alle Gläser bis zur Marke auf 100 ccm mit Wasser aufgefüllt und das mit der Drogenlösung gefüllte Glas (= 0,02 g Droge) hinsichtlich seiner Farbtiefe in die Serie eingeordnet. Dasjenige Glas, dessen Inhalt in der Farbtiefe dem Drogenglas völlig gleicht, enthält soviel Emodin plus Chrysophansäure, wie 0,02 g Rhabarber, wonach dann der Prozentgehalt der Droge zu berechnen ist.

Emodin- und Chrysophansäure halten sich leider bei der Aufbewahrung nur kurze Zeit unverändert, weshalb auch pharmakologische Methoden zur Bewertung des Rhabarbers vorgeschlagen wurden, doch konnten auch diese nicht im Arzneibuch Aufnahme finden.

Geschichte. Schon drei Jahrtausende v. Chr. wurde Rhabarber in China gebraucht, kam auch schon zur Zeit der alten Griechen und Römer auf dem Handelswege nach dem Mittelmeergebiet. Dies war auch im Mittelalter, wenn auch nur verhältnismäßig wenig, der Fall. Anfangs des 18. Jahrhunderts wurde die Droge auf Anordnung der russischen Regierung durch Zentralasien von Karawanen nach Rußland gebracht, so daß nur von hier guter Rhabarber in den europäischen Handel gelangte. Seit Mitte des 19. Jahrhunderts kommt jedoch die Droge auf dem Schiffswege nach Europa.

Anwendung. Rhabarber ist ein Magenmittel und wirkt abführend und verdauungsbefördernd. Er wird zu diesem Zwecke in Stücken gekaut, in Pulver genommen oder in Form seiner Präparate, Extr. Rhei, Extr. Rhei comp., Sirup. Rhei, sowie Tinct. Rhei aquosa und vinosa gereicht.

Herba Polygoni avicularis. Vogelknöterich.

Abstammung. Vogelknöterich ist die zur Blütezeit im Sommer gesammelte, einjährige Pflanze Polygonum aviculare *L.*, die auf Wegen und Äckern ungemein verbreitet ist.

Beschaffenheit. Die an der lebenden Pflanze niederliegenden Stengel tragen abwechselnde, 1—1,5 cm lange, längliche bis lanzettliche, am Rande etwas rauhe, mit zweispaltigen Nebenblattüten versehene Blätter und blattwinkelständige, kleine Blüten mit einfacher, fünfzipfeliger, grüner, weiß- oder rotgeränderter Blütenhülle. Staubgefäße 8, Fruchtknoten mit 3 Narben, Frucht eine von der bleibenden Blütenhülle bis zur Spitze umhüllte, einsamige Nuß. Beide Blattepidermen aus fast geradlinig-polygonalen Zellen, beide mit Spaltöffnungen, die von 3 Nebenzellen umgeben sind, im Mesophyll Oxalatdrusen von z. T. sehr erheblicher Größe.

Bestandteile. Ein wenig Gerbstoff, Kohlenhydrate, eine Spur flüchtiges Öl.

Anwendung. Volksmittel gegen Lungenleiden.

Reihe Centrospermae.

Bei dieser Reihe sind die Samenanlagen meist kampylotrop, und die Samen enthalten nach Verdrängung des Endosperms durch den Embryo nur noch Perisperm.

Familie Chenopodiaceae.

Herba Chenopodii ambrosioidis. Mexikanisches Traubenkraut. Gänsefußkraut.

Das blühende Kraut von Chenopodium ambrosioides *L.*, einer einjährigen, im tropischen Amerika heimischen, bei uns kultivierten und leicht verwildernden Pflanze mit kantig gefurchtem, 30—60 cm hohem Stengel und alternierenden, kurz gestielten oder fast sitzenden, bis über 6 cm langen, beiderseits zugespitzten, länglich lanzettlichen, entfernt gezähnten, unterseits drüsig punktierten Blättern. Blüten klein, regelmäßig, apetal, fünfzählig, grün, in achselständigen, oberwärts zu beblätterten, unterbrochenen Scheinähren gehäuften Knäueln, deren Endblüten zwitterig, deren seitliche Blüten weiblich sind.

Beide Blattepidermen enthalten kleine Spaltöffnungen und bestehen aus geradlinig-polygonalen Zellen. Im Mesophyll verstreut sind zahlreiche Zellen mit Oxalatsand. Die Behaarung der Blattunterseite besteht aus sitzenden Drüsenhaaren mit eiförmigem Köpfchen und mehrzelligen Deckhaaren mit langer, zylindrischer, glatter, oft gewundener, der nächst unteren Zelle meist einseitig rechtwinklig aufgesetzter Endzelle.

Die Droge riecht angenehm aromatisch, schmeckt scharf gewürzig, kampferartig und enthält 1% ätherisches Öl.

Familie **Caryophyllaceae.**

Herba Herniariae. Bruchkraut. Harnkraut.

Das zur Blütezeit gesammelte Kraut der in Deutschland stellenweise verbreiteten Herniaria glabra *L.* und H. hirsuta *L.* Die ästigen, flach ausgebreiteten Stengel tragen kleine, fast sitzende, eiförmige, ganzrandige und von weißen, häutigen Nebenblättern begleitete, unten gegenständige, oben wechselständige Blätter, in deren Achseln die sehr kleinen, grünlichgelben Blüten knäuelförmig angeordnet sind. Die Blätter sind kahl (glabra) oder behaart (hirsuta), haben beiderseits Spaltöffnungen, im Mesophyll 3 obere und 1 untere Palisadenschicht und zahlreiche Oxalatdrusen. Das Kraut riecht angenehm, waldmeisterartig und enthält Herniarin, das Alkaloid Paronychin, Saponin und Gerbstoffe und steht in der Volksheilkunde als wassertreibendes Mittel in Ansehen. Grammblutwert (s. Einleitung) etwa 800—1000; zu seiner Ermittelung ist die Droge im Verhältnis 1 : 200 mit physiologischer Kochsalzlösung zu extrahieren.

Radix Saponariae. Seifenwurzel.

Abstammung. Die Droge ist die meist von kultivierten ein- oder zweijährigen Exemplaren der Saponaria officinalis *L.* im Frühjahr oderHerbst gesammelte Hauptwurzel, der auch Ausläufer beigemengt sein können.

Beschaffenheit. Die Wurzeln sind bis etwa 20 cm lang, bis 5 mm dick, rund, fein längsfurchig, kaum verzweigt, mit feinen Wurzelfasern besetzt, braunrot, auf dem glatten Bruch weißlich. Der Querschnitt zeigt eine schmale, weiße Rinde und einen breiten, gelblichen Holzkörper und wird mit Jodlösung betupft braun. Die selten vorhandenen Ausläufer sind rund, ebenfalls braunrot, die den Wurzeln noch ansitzenden, kurzen Stengelreste sind gelbbraun und haben etwas verdickte Knoten.

Die Droge schmeckt bitterlich süß, dann stark kratzend und ist geruchlos.

Ein wässeriger Auszug schäumt beim Schütteln stark.

Anatomie. Die Wurzeln sind von einem normalen, braunen Kork bedeckt, unter dem einige Reihen farbloser, dünnwandiger, vielfach Oxalatdrusen enthaltender Zellen liegen. Im Kambialzuwachs fehlen Markstrahlen, die sekundäre Rinde ist daher ein gleichmäßiges, Siebelemente und Parenchym mit verstreuten Oxalatdrusen enthaltendes Gewebe; auch der Holzkörper besteht aus Parenchym mit eingestreuten verholzten Gefäßen, in seinem Parenchym liegen Zellen mit Oxalatdrusen oder Oxalatsand. Stärke fehlt.

Als Zellinhalt findet sich besonders in den Zellen der Wurzelrinde in Weingeist unlösliche, in Wasser leicht lösliche Saponinschollen, die durch Glyzerinjod gelb gefärbt werden.

Die Stengelreste sind durch Schwund des Markes meist hohl und haben in der den festen Holzzylinder umgebenden Rinde einen breiten, geschlossenen Ring verholzter Bastfasern mit ziemlich weitem Lumen. Etwa vorhandene Ausläufer unterscheiden sich von den Wurzeln durch ihr Mark und deutliche Markstrahlen.

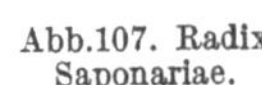

Abb.107. Radix Saponariae.

Bestandteile. Saponin, Kohlehydrate.

Prüfung. Die Droge kann des ähnlichen Namens wegen mit den als Radix Saponariae alba gehandelten Wurzeln von Gypsophila-Arten verwechselt werden, auch andere Caryophyllaceen sind nicht ausgeschlossen. Sie unterscheiden sich durch ihren bräunlichen oder gelblichen Kork. Fälschung ist beobachtet worden mit den Stengeln von Solanum dulcamara. Diese sind auch in geschnittener Ware an dem Fehlen des Bastfaserringes in der Rinde kenntlich.

Gehaltsbestimmung. Da es eine exakte Saponinbestimmung nicht gibt, kann man zur Bewertung der Droge den von ihrem Gehalt abhängigen Grammblutwert bestimmen (s. Einleitung). 100 ccm des zum Ansatz in der Gläserserie zu verwendenden Drogenauszuges sind durch

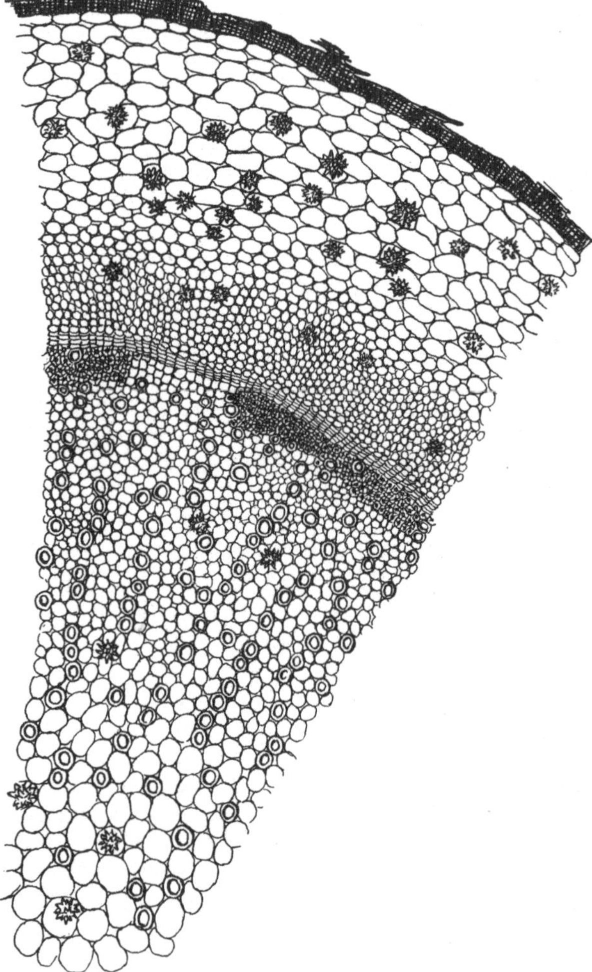
Abb. 109. Radix Saponariae. Stark vergrößert.

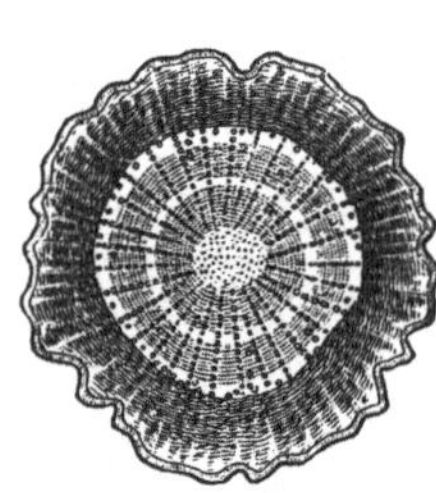

Abb. 108. Radix Saponariae Querschnitt, fünffach vergrößert.

zweimalige Extraktion von 0,5 g Drogenpulver mit einer Mischung aus 2 Teilen Methylalkohol und 3 Teilen Wasser auf dem Wasserbade, Verjagen des Alkohols aus dem Filtrat, Verdünnen mit Wasser auf 100 ccm und Zusatz von 0,9 g Kochsalz herzustellen. Der Grammblutwert normaler Droge liegt bei etwa 1000.

Geschichte. Rote Seifenwurzel ist seit langem als Volksmittel in Gebrauch.

Anwendung. In Form des Dekokts wie Radix Senegae.

Reihe **Ranales**.

Familie **Ranunculaceae**.

Rhizoma Hydrastis. Radix Hydrastidis. Hydrastisrhizom.

Abstammung. Die Droge stammt von Hydrastis canadensis *L.*, welche in den Wäldern der östlichen Staaten von Nordamerika, namentlich in Kentucky, West-Virginia, Ohio und Indiana heimisch ist. Neuerdings sind mehrfach in Übersee sowohl, wie bei uns erfolgreiche Kulturversuche angestellt worden, doch sind die europäischen Kulturen noch nicht von Bedeutung.

Beschaffenheit. Das Rhizom bildet bis 6 cm lange und bis 8 mm (sehr selten mehr) dicke, meist aber wesentlich dünnere, knorrige und hin und her gebogene, manchmal fast knollige, wenig verzweigte Stücke, welche hier und da Stengelnarben und an der Spitze oft noch Stengel -und Blattreste tragen. Die Farbe ist dunkelbraungrau mit einem Stich ins Gelbgrünliche, die Oberfläche leicht längsrunzelig und zugleich fein quergeringelt. Ringsum sitzen zahlreiche, leicht zerbrechliche, bis 1 mm starke Wurzeln an, welche oft mehrere Zentimeter Länge haben, meist aber kurz abgebrochen und auf dem Querbruch gelb sind. Die Rhizome sind sehr hart und brechen glatt; die Bruchfläche ist hornartig, grünlichgelb.

Der Querschnitt zeigt 6—14, selten bis 20 hellgelbe, im Kreise angeordnete, in dunkelgelbes stärkehaltiges (Jodprobe) Gewebe eingebettete Gefäßbündel.

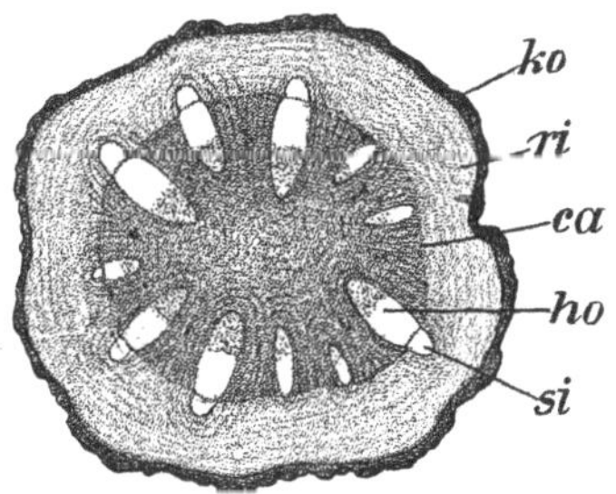

Abb. 110. Rhizoma Hydrastis, Querschnitt. *ko* Kork, *ri* Rinde, *ca* Kambiumring, *ho* Holzteil, *si* Siebteil der Gefäßbündel. Vergr. $^{10}/_1$. (Gilg.)

Die Droge hat einen schwachen, charakteristischen Geruch und schmeckt bitter. Sie färbt den Speichel gelb.

Anatomie. Die Korkschicht, welche das in die Dicke gewachsene Rhizom umhüllt, ist sehr schmal. Das Gewebe der Rinde besteht aus meist dünnwandigen Parenchymzellen (Abb. 111, *pa*), die, wie das Parenchym des Markes und der Markstrahlen, dicht mit Stärkekörnern erfüllt sind, häufig aber auch gelbe, formlose Massen enthalten. Das Siebgewebe (*le*) der Rinde tritt wenig hervor. Der von einem Kambiumring (*ca*) umgebene Holzkörper wird von außerordentlich breiten Markstrahlen aus dünnwandigem Parenchym durchzogen, so daß die einzelnen Gefäßbündel weit voneinander getrennt liegen. Die Holzteile sind sehr auffallend gebaut. Ganz innen liegen wenige primäre Spiralgefäße (primäre Holzelemente). Auf sie folgt nach außen, oft durch eine schmale Partie von Parenchym unterbrochen, eine breite Schicht von dickwandigen, kurzen, spärlich schief getüpfelten Libriformfasern (*ho*), welche stets scharf zugespitzt sind und gelegentlich in zwei oder drei kleine Spitzen endigen. Dieser Fasermasse sind einige Gefäße eingelagert. Nach außen folgen dann weiter zahlreiche, in Holzparenchym eingelagerte und eine breite Schicht bildende Sekundärgefäße (*ge*), ziemlich weitlumige Tüpfelgefäße, welche aus kurzen Gliedern bestehen und in der Nähe der oft nur schwach schief gestellten Querwand oder auf der Querwand selbst ringförmig perforiert sind. Auf diese Region der Sekundärgefäße

kann nach außen wieder eine Libriformfaserschicht, darauf wieder eine von
Parenchym reichlich durchsetzte Gefäßschicht folgen, so daß der Holzkörper
einen sehr eigenartigen Anblick bietet.

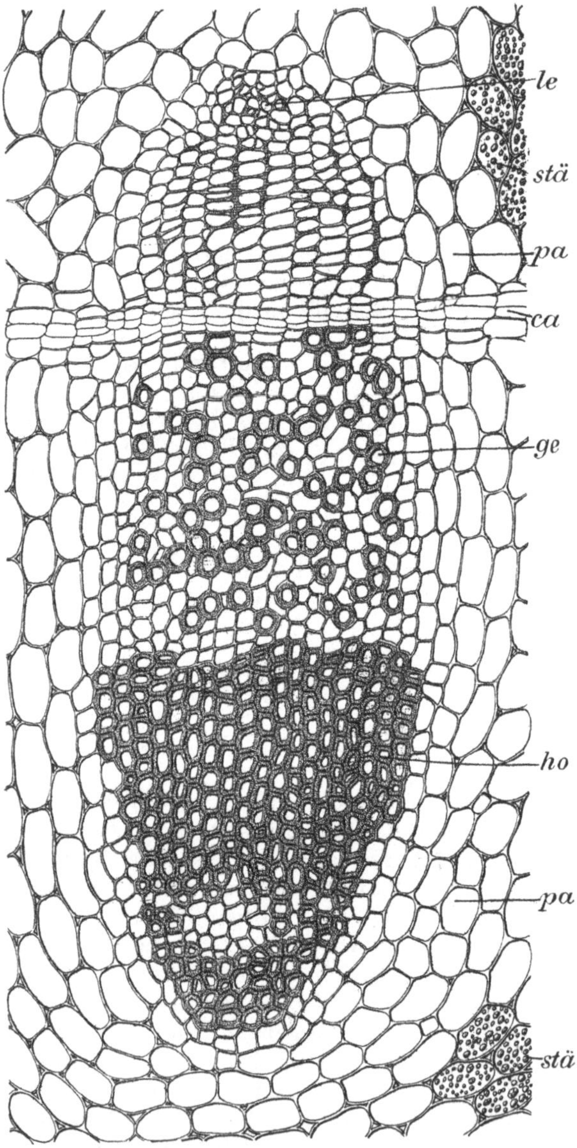

Die Wurzeln sind sehr dünn und zeigen niemals ein Dickenwachstum. Ihre Endodermis besteht aus dünnwandigen Zellen. Der Holzkörper ist meist vierstrahlig.

Die alle Parenchymzellen erfüllenden Stärkekörner sind sehr klein, meist einfach, seltener zu wenigen zusammengesetzt; ihre Form ist meist kugelig bis eiförmig; ihr Durchmesser beträgt 4 bis 8 μ, selten mehr oder weniger.

Kristalle kommen nicht vor.

Elemente des Pulvers. Hauptmasse des grünlich- oder bräunlichgelben Pulvers sind stärkeerfüllte Parenchymelemente in Fetzen oder Trümmern, ferner freiliegende Stärke; spärlicher sind Gefäßfragmente, Libriformfasern (die beiden letzteren von gelber Farbe), braune bis braunschwarze Epidermisfetzen oder -schuppen (aus den Wurzeln).

Mikrochemie. Eine kleine Menge des Pulvers oder ein Schnitt durch die trockene Droge, in einem Tropfen Salpetersäure unter Deckglas beobachtet, zeigt sehr

Abb. 111. Rhizoma Hydrastis, Querschnitt durch ein Gefäßbündel, *le* Siebteil, *stä* einige der Parenchymzellen der Markstrahlen mit ihrem Stärkeinhalt gezeichnet, *pa* Parenchym der Markstrahlen, *ca* Kambiumring, *ge* Gefäße, in Holzparenchym eingelagert, *ho* Libriformfasern. Vergr. $^{275}/_1$. (Gilg.)

rasch sich bildende, zahlreiche, gelbe Nadeln von Berberinnitrat.

Bestandteile. Die wirksamen Bestandteile des Hydrastisrhizoms sind die drei Alkaloide Berberin, Hydrastin und Canadin, von denen Hydrastin das wichtigste ist.

Prüfung. Als falsche Hydrastis wurde folgendes gefunden: Jeffersonia diphylla, Leontice thalictroides (Berberidaceae), Stylophorum diphyllum (Papaveraceae), Aristolochia serpentaria (Aristolochiaceae), Cypripedilum pubescens (Orchidaceae), Polygala Senega (Polygalaceae), Athyrium filix femina (Filices), Collinsonia canadensis (Labiatae). Jeffersonia hat in der Rinde Steinzellen, ihre Stärke ist doppelt so groß wie die von Hydrastis. Leontice ist in Ganzdroge durch das Fehlen der Faserbündel im Kambialzuwachs nachweisbar, Stylophorum hat in Rhizom und Wurzel Gerbstoffzellen, Aristolochia hat Ölzellen in der Rinde (s. Rad. Serpentar.), Cypripedilum äußerst kleinkörnige Stärke und Oxalatraphiden (s. Rad. Senegae) und, wie vorige und Senega selbst, fast farblose verholzte Elemente, während Gefäße und Fasern bei Hydrastis gelb sind. Athyrium hat verzweigte, mit schwarzen Wedelresten, schwarzen Wurzeln und an der Spitze mit rostfarbenen Spreuschuppen besetzte Rhizome mit mehreren hadrozentrischen Gefäßbündeln, welche Treppentracheiden enthalten.

Ganzdroge darf Stengelteile der Stammpflanze höchstens in geringer Menge enthalten.

Das Hydrastispulver muß von Steinzellen, Kristallen, farblosen Holzelementen und Fasern, treppenförmig verdickten Hadromteilen und Stärke

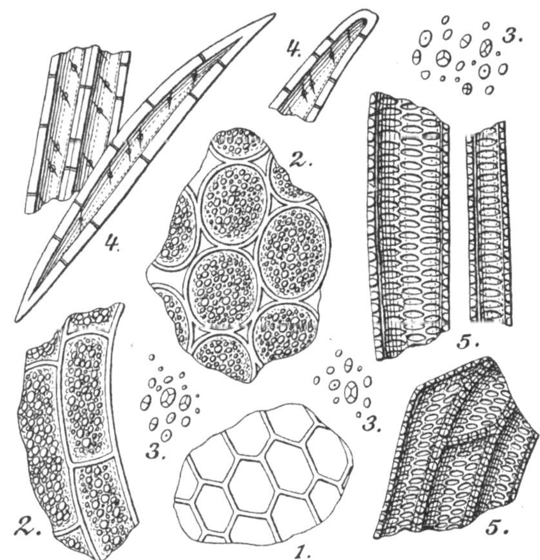

Abb. 112. Rhizoma Hydrastis. Elemente des Pulvers. *1.* Kork in der Flächenansicht. *2.* stärkeführendes Parenchym. *3.* freiliegende Stärke. *4.* Fasern. *5.* Gefäßbruchstücke.

über 20 μ Durchmesser frei sein. Sein Aschegehalt darf 6% nicht übersteigen. Ein mit einigen Tropfen einer Mischung von 1 Teil Weingeist und 3 Teilen Schwefelsäure hergestelltes Präparat darf rot gefärbte Teilchen nicht erkennen lassen (Kurkumawurzel).

Gehaltsbestimmung. Da für die Wirkung fast allein das Hydrastin in Betracht kommt, so wird die Menge dieses Alkaloides bestimmt.

4 g mittelfeines Pulver mit 40 g Äther und 4 ccm Ammoniakflüssigkeit unter häufigem Umschütteln eine halbe Stunde lang stehen lassen, dann 20 g Petroleumbenzin zusetzen und einige Minuten schütteln. Bei dieser Behandlung geht im wesentlichen nur Hydrastin in Lösung, mitgelöstes Berberin wird durch das Petroleumbenzin ausgefällt. Man gießt die ätherische Flüssigkeit ab und schüttelt sie mit 2 ccm Wasser, die die letzten Reste von Berberin entfernen. 45 g der nach dem Absetzen filtrierten ätherischen

Flüssigkeit (= 3 g Droge) werden bis auf einige Kubikzentimeter abdestilliert, um Ammoniak zu entfernen, dann mit 5 ccm $^1/_{10}$-Normal-Salzsäure und 5 ccm Wasser auf dem Wasserbade bis zum völligen Verschwinden des Äthergeruches erwärmt; der Säureüberschuß wird nach dem Erkalten und nach Zusatz von 2 Tropfen Methylorangelösung mit $^1/_{10}$-Normal-Kalilauge zurücktitriert, wozu höchstens 3,04 ccm Lauge verbraucht werden dürfen (Feinbürette). Die durch das Alkaloid gesättigte Menge der $^1/_{10}$-Normal-Salzsäure beträgt also mindestens 1,96 ccm und zeigt bei dem Molekulargewicht 383,2 für Hydrastin mindestens 0,075 g Alkaloid in 3 g Droge, also 2,5% an.

Zum Beweise, daß das titrierte Alkaloid Hydrastin ist, wird die titrierte Flüssigkeit mit 1 ccm verdünnter Schwefelsäure, dann mit 5 ccm Kaliumpermanganatlösung versetzt und bis zur Entfärbung geschüttelt. Sie muß jetzt blaue Fluoreszenz zeigen, die beim Verdünnen mit Wasser auf 50 ccm noch deutlicher wird, und die von der Bildung von Hydrastinin aus Hydrastin herrührt.

Aufbewahrung vorsichtig.

Geschichte. Hydrastisrhizom wurde erst seit 1833 in Amerika, seit 1884 in Europa medizinisch angewendet.

Anwendung. Die Droge wirkt gefäßverengernd und daher Blutungen stillend.

Semen Paeoniae. Pfingstrosensamen.

Die reifen Samen von Paeonia peregrina *Miller*, einem in Gärten, besonders auf dem Lande, viel kultivierten Strauch mit zusammengesetzten Blättern, großen Blüten und 2—5 lederigen, vielsamigen Balgkapseln. Die Samen sind glänzend schwarz, glatt oder dunkelbraun und dann fein punktiert, rundlich eiförmig, bis 10 mm lang; am dünneren, kurz zugespitzten Ende befindet sich der strichförmige, helle Nabelfleck und von hier aus verläuft die wenig deutliche Raphe zum dickeren Ende. Die Samenschale ist spröde, dünn, das Endosperm weißlich, in ihm liegt, dem dünneren Ende des Samens genähert, der kleine Keimling. Die Samenschale besteht aus einer von einer derben Kutikula überzogenen Epidermis, einer Reihe radial gestreckter Steinzellen und mehreren Lagen derbwandigen getüpfelten Parenchyms. Die Epidermiszellen sind groß, kurzprismatisch, mit dunkelbraunem Inhalt erfüllt. Das Endosperm ist ein fettes Öl, Aleuron und Stärke enthaltendes Parenchym.

Die Droge ist geruchlos, schmeckt milde ölig und enthält neben den schon erwähnten Stoffen u. a. angeblich auch ein Alkaloid, was jedoch von anderer Seite bestritten wird. Sie ist teilweise in schlechter, mißfarbiger, geschrumpfter Form im Handel und soll durch künstliche Färbung geschönt worden sein.

Semen Nigellae. Schwarzkümmel.

Die reifen Samen von Nigella sativa *L.*, eines in Südeuropa und Westasien heimischen, bei uns öfters kultivierten und verwilderten einjährigen Krautes. Die Samen sind ei- oder keilförmig, drei- bis vierkantig, bis 3 mm lang, tiefschwarz, matt, von feinkörniger und netzadriger Oberflächenstruktur. Die Samenschale ist dünn, das Endosperm groß, weiß oder bläulich, der dem spitzen Ende genäherte Keimling klein. Die Samenschale besteht aus einer mit tiefbraunschwarzem Inhalt erfüllten Epidermis, deren Zellen papillenartig vorgewölbt, und zwar in den netzadrigen Verzierungen höher emporgewölbt und seitlich miteinander verwachsen sind, mehreren Lagen kollabierten Parenchyms, einer Reihe relativ kleiner, derbwandiger, dicht gestreifter und einer Lage dünnwandiger, farbloser Zellen. Das Endosperm besteht aus Fett und Aleuron enthaltendem Parenchym. Beim Zerreiben riechen die Samen muskatnuß- und kampferähnlich; sie schmecken erst bitter, dann scharf gewürzig. Sie enthalten 25—40% fettes Öl, etwa 0,5% ätherisches Öl, ein giftiges Glykosid Melanthin, kein Damascenin. Sie werden oft nicht genau von den Sem. Nigell. damascenae unterschieden. Diese Samen (von Nigella damascena) sind etwas kleiner, anatomisch nicht unterschieden, entwickeln aber beim Zerreiben einen deutlichen Erdbeergeruch und enthalten neben 0,5% ätherischem Öl das Alkaloid Damascenin zu 0,7%, das z. T. mit dem ätherischen Öl zusammen destilliert. Der Nachweis dieser Verwechselung läßt sich am besten durch Isolierung des ätherischen Öles aus einer genügend großen Probe (10—20 g) mit Hilfe der Wasserdampfdestillation und Verreiben des Öls mit einem Tropfen Platinchloridlösung erbringen. Bei Gegenwart von Damascenin entstehen Kristalle von Damasceninchloroplatinat.

Weitere Verwechselungen und Beimengungen sind nach der Literatur die Samen von Nigella arvensis, Datura stramonium (Solanaceae), Agrostemma githago (Caryophyllaceae). Die Samen von Nigella arvensis *L.* sind grau, geruchlos. Die Samen von Datura Stramonium (s. diese) unterscheiden sich durch ihre erheblichere Größe, ihren spiralig aufgerollten Keimling und ihre aus welligen, U-förmig stark verdickten Zellen gebildete Epidermis. Die Samen von Agrostemma githago sind dunkelbraun, und besitzen eine höckerig gestreifte Oberfläche und rundlich-nierenförmige Gestalt. Sie enthalten Stärke und haben eine Epidermis aus unregelmäßig welligen, sehr dickwandigen, unregelmäßig höckerig nach außen vorgewölbten, mit Kutikularwarzen besetzten Zellen. Sie stellen infolge ihres Saponingehaltes, wie die Datura-Arten ihres Alkaloidgehaltes wegen eine gefährliche Beimengung dar. Die Samen von Asphodelus fistulosus *L.* sind einmal ebenfalls in Sem. Nigellae gefunden worden.

Radix Cimicifugae.   Radix Actaeae racemosae.   Cimicifugawurzel.
Nordamerikanische Schlangenwurzel.

Die nach der Fruchtreife gesammelten Rhizome und Wurzeln von Cimicifuga racemosa *Nuttall* (= Actaea racemosa *L.*) eines in Wäldern Nordamerikas von Kanada bis Florida heimischen, bei uns gelegentlich verwilderten ausdauernden Krautes. Das Rhizom ist bis 15 cm lang, stark knotig, rauh, oberseits mit rundlichen Stengelnarben, seitlich und unterseits mit dünnen, rotbraunen, längsfurchigen Wurzeln versehen und deutlich geringelt. Bruch etwas faserig. Der Rhizomquerschnitt zeigt eine schmale,· dunkle, hornartige Rinde, einen Kreis von zahlreichen, durch dunkle Markstrahlen voneinander getrennten, ziemlich großen, ungleichmäßig verholzten Holzteilen und ein großes, horniges, dunkles Mark. In der Rinde ist die Endodermis noch kenntlich. Der Wurzelquerschnitt weist einen meist durch 4 breite Markstrahlen kreuzförmig zerlegten Holzkörper mit parenchymatischem Mark oder Markhöhlung und eine parenchymatische Rinde ohne deutliche Endodermis auf. Die Droge führt einfache, geschichtete oder wenig zusammengesetzte Stärkekörner. Sie riecht kräftig eigenartig, schmeckt scharf und bitter und enthält Salizylsäure und andere Säuren, Phytosterin, Tannin, und wahrscheinlich ein Alkaloid „Cimicifugin".

Sie kann mit dem gelegentlich auch noch gebrauchten Rhizom von Actaea spicata', das recht ähnlich ist, und mit Rhiz. Arnicae verwechselt werden (s. Arnica). Sie wird als Dekokt oder als Fluidextrakt verwendet.

Tubera Aconiti.   Radix Aconiti.   Eisenhutknollen.   Akonitknollen.

Abstammung. Die zu Ende der Blütezeit gesammelten, von den Wurzeln befreiten, rasch getrockneten Tochterknollen wildwachsender Pflanzen des in den Gebirgen der gemäßigten Zone Europas und Asiens heimischen Aconitum napellus *L.* Die Pflanze besitzt eine rübenförmige Wurzel, die am oberen Ende in ein kurzes Rhizom übergeht, welches einige Niederblätter und den blühenden Stengel trägt. In der Achsel eines Niederblattes entsteht ein mit einer Knospe endender Sproß, der alsbald eine Wurzelanlage bekommt. Er durchbricht das Niederblatt, wächst eine kurze Strecke horizontal und entwickelt seine Wurzelanlage zur Tochterknolle, aus der im nächsten Jahre die aus der Knospe hervorgehende blühende Pflanze die nötigen Nährstoffe entnimmt. Jede Pflanze hat somit 2 Knollen und beide Knollen waren früher auch in Gebrauch, werden auch jetzt natürlich noch gesammelt und gelangen somit in den Handel, doch verlangte die Internationale Konferenz 1902 in Brüssel die alleinige Verwendung der Tochterknolle, obgleich die Mutterknolle nicht unwirksam ist.

Beschaffenheit. Die Knollen sind 4—8 cm lang, 2—3 cm dick, rübenförmig, unten verjüngt, oben von der eingeschrumpften Knospe gekrönt, mit Wurzelnarben spärlich besetzt und zeigen oben neben der Knospe die Abbruchstelle des Sproßteils, der sie mit der Mutterknolle verband. Sie sind prall oder etwas längsrunzelig, braun, innen weißlich und mehlig, der Bruch ist eben, stäubend. Auf dem Querschnitt erkennt man ein sternförmiges Kambium, in den Spitzen des Sterns liegen die Gefäßgruppen. In natureller Ware finden sich neben den Tochter- auch die stärker runzeligen, mit dem Stengelrest gekrönten, auf dem Querschnitt bräunlichgrauen, hornartigen, oftmals hohlen Mutterknollen, oder beide Knollen hängen noch zusammen (Abb. 113)

Anatomie. Die Anatomie der Droge wird am leichtesten an ihrer Entwicklungsgeschichte klar oder bei Betrachtung einer in der Reihenfolge von unten nach oben angefertigten Querschnittserie. Die jüngsten Knollen oder die unteren unverdickten Teile der Knolle zeigen das typische Bild einer Wurzel, die eben mit der Kambialtätigkeit begonnen hat. Man sieht die Epidermis, die primäre Rinde mit Parenchym und eingestreuten Steinzellen, die Endodermis und den radialen pentarchen bis heptarchen Zentralstrang.

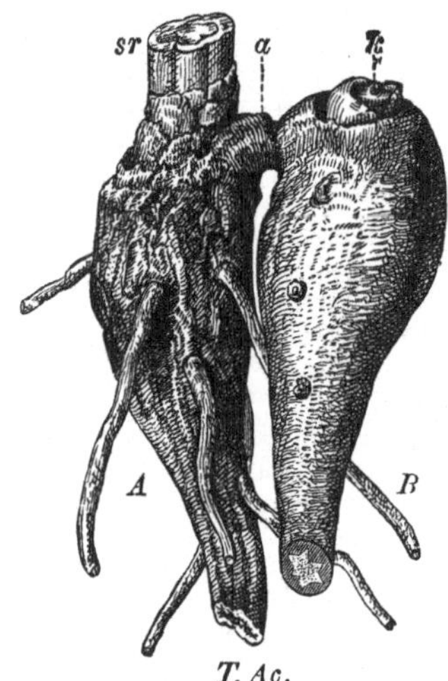

Abb. 113. Tubera Aconiti, frisch. *A* Mutterknolle, *B* Tochterknolle, *a* Verbindungsstrang zwischen beiden, *sr* Stengelrest, *k* Knospe.

Dieser besitzt ein kleines Mark, 5—7 primäre Hadromteile, deren kleinste (älteste) Gefäße auswärts liegen und, mit den primären Hadromteilen alternierend, die primären Leptomstränge. Das Kambium verläuft sternförmig unter den Leptomteilen und über den primären Hadromteilen hinweg und hat zu beiden Seiten der letzteren je eine Gruppe sekundären Hadroms, nach außen Parenchym und Leptom abgeschieden. Die Hadrompartien stehen dicht beieinander, sind nur durch schmale Parenchymstreifen getrennt. Höher in der Knolle ist das Bild wesentlich verändert. Zunächst fällt ein erheblich größeres Mark auf, die Holzteile, Kambium usw. sind mithin durch starkes Wachstum des Markes weit nach außen geschoben. Die Epidermis ist durch Metaderm ersetzt, indem bei ihrem Tode die an sie grenzenden primären Rindenzellen braun werden und den Schutz der Knolle übernehmen. Die Rindenzellen sind stark tangential gedehnt, es sind zwischen ihnen weit mehr Stereiden vorhanden. Das Kambium ist sternförmig geblieben, in den Sternspitzen liegen wiederum Hadromteile. Auch hier erkennt man die primären Gefäßgruppen in der gleichen Anordnung wieder, rechts und links von jeder Gruppe eine sekundäre Hadromgruppe von etwas gebogener, im wesentlichen keiliger Querschnittform, zwischen beiden außerhalb der primären Gefäße Parenchym. Zwischen den weit auseinanderliegenden Sternspitzen, bzw. Hadromteilen, hat das Kambium aber nach innen nur wenig Parenchym, nach außen desto mehr sekundäre Rinde, bestehend aus viel Parenchym mit eingestreuten kleinzelligen Leptomgruppen, abgeschieden, und aus diesem Verhalten des Kambiums erklärt sich seine noch sternförmige Gestalt. In den dicksten Teilen der Knolle endlich findet man dieselben Verhältnisse, wie eben, wieder, nur ist das Mark noch größer geworden und die einwärts gebogenen Partien des Kambiums zwischen den Sternspitzen haben begonnen, hie und da kleine Gefäßgruppen nach innen abzuscheiden. An den dicksten Teilen der Mutterknollen kann man das Endstadium beobachten. Die Metadermbildung ist weit in die primäre Rinde vorgedrungen, diese ist sehr schmal geworden, häufig aufgerissen oder gar abgeworfen und den Schutz übernimmt nun die Endodermis oder noch tiefere in Metaderm verwandelte Schichten. Auch innerhalb der Endodermis sind jetzt Steinzellen zu sehen, das Mark ist z. T. geschwunden.

Alle parenchymatischen Elemente der Knolle enthalten Stärke in kleinen, runden Einzelkörnern von 8—15 μ Größe oder in zu 3—5 zusammengesetzten Körnern. Kristalle fehlen. Die Gefäße sind Hoftüpfelgefäße mit runder, einfacher Perforation der Querwände, die Siebröhren sind eng, das Parenchym z. T. derbwandig mit deutlicher Spaltentüpfelung, unter der Epidermis und Endodermis etwas kollenchymatisch verdickt, die Steinzellen sind meist axial gestreckt, gelb bis bräunlich, gleichmäßig verdickt, weitlumig, mit deutlicher und reichlicher Tüpfelung versehen.

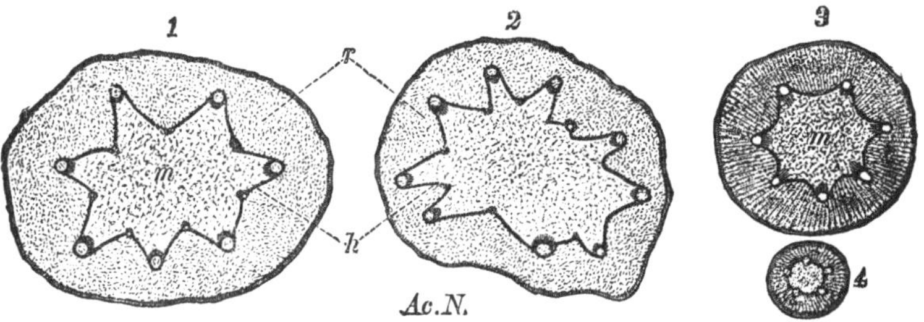

Abb. 114. Tubera Aconiti, Querschnitt durch frische Knollen verschiedenen Alters. *r* sekundäre Rinde *h* Kambium, *m* Mark.

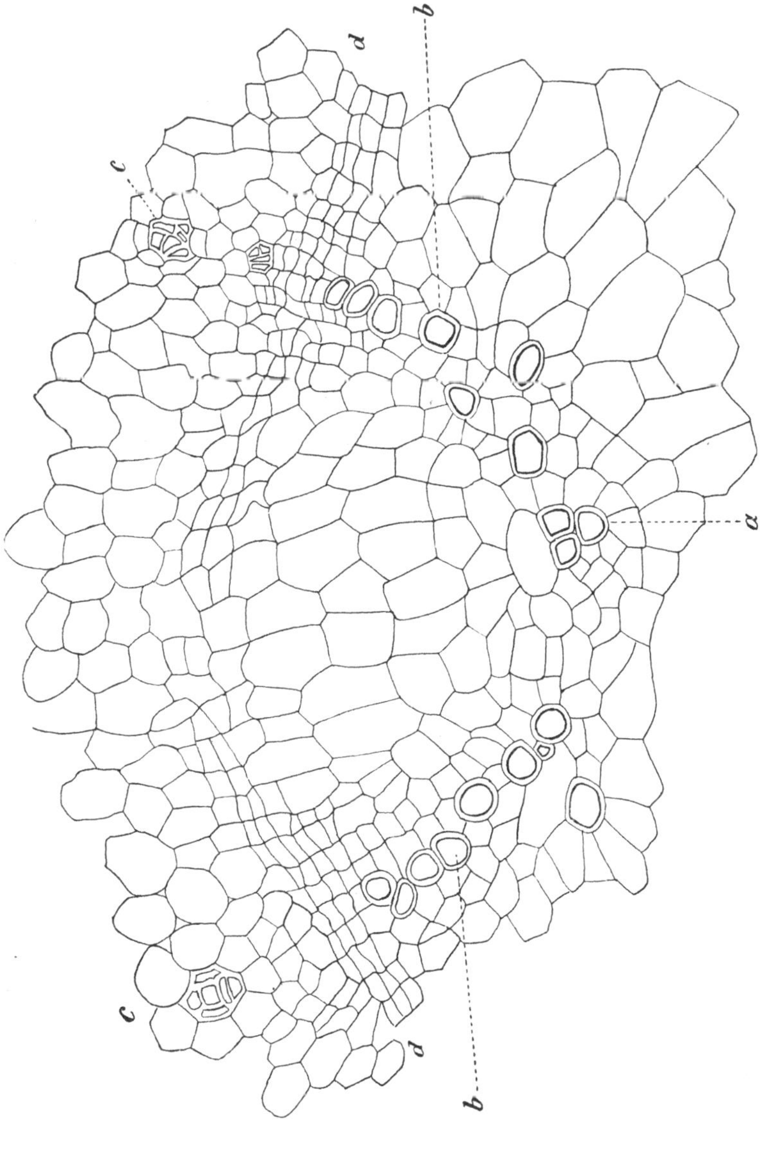

Abb. 115. Querschnitt durch eine Spitze des Kambiums, stärker vergr. *a* primäres Holz, *b* sekundäres Holz, *c* sekundärer Siebteil, *d* Kambium.

Merkmale des Pulvers. Das Pulver (vgl. Abb. 116) hat eine gelblichbraune Farbe. Es besteht zum großen Teil aus Stärkekörnern; auffallend sind ferner die Steinzellen, Gefäßbruchstücke, Bruchstücke der braunen Endodermis, Fetzen des tiefbraunen Metaderms.

Bestandteile. Die Knollen enthalten Aconitin, an Aconitsäure gebunden, und noch andere diesem verwandte Alkaloide und sind sehr giftig. Sie schmecken anfangs süßlich, dann kratzend und zuletzt scharf und stark würgend.

Prüfung. Die fast gleich aussehenden, meist nur etwas kleineren Knollen von Aconitum Stoerkianum *Reichenbach* und A. variegatum *L.* dürften ebenso wirksam sein und sind als eigentliche Verwechselungen nicht zu bezeichnen. Sie kennzeichnen sich durch geringere Größe und schlankere Form. Dagegen ist die bisweilen versuchte Beimischung der Knollen von Aconitum ferox *Séringe*, welche im Himalayagebirge

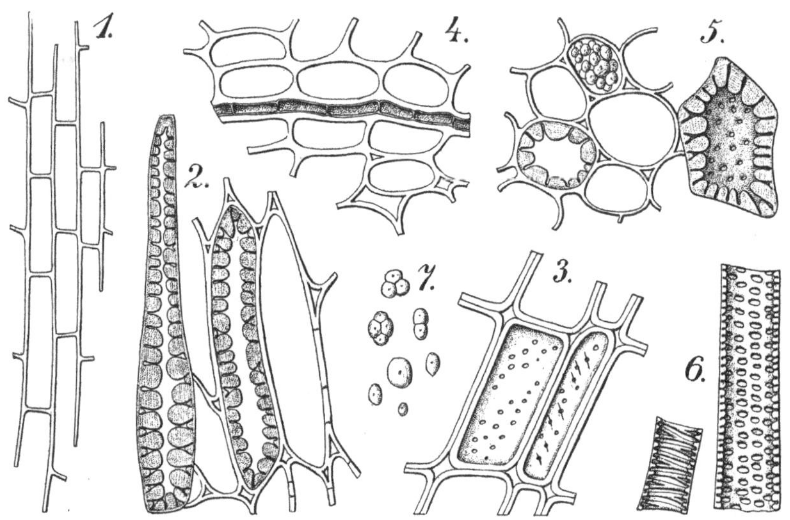

Abb. 116. Tubera Aconiti, Elemente des Pulvers. *1.* Epidermis der Nebenwurzeln in der Flächenansicht, *2.* Steinzellen aus den äußeren Rindenschichten der Knolle, *3.* steinzellartiges Parenchym aus der Nachbarschaft der Gefäße, *4.* Endodermis im Querschnitt, *5.* Parenchym der äußeren Rinde mit Steinzellen *6.* Gefäßbruchstücke, *7.* Stärkekörner. Vergr. ca. $^{200}/_1$. (Gilg, teilweise nach Koch u. Möller.)

heimisch ist, eine Verfälschung. Diese Knollen sind größer und schwerer, im Innern infolge des vor der Trocknung üblichen Abbrühens hornartig und bräunlich. Japanische Akonitknollen sind kurz zugespitzt und nur wenig runzlig oder ganz glatt.

Im Pulver können die Knollen von A. Stoerkianum und variegatum nicht, von A. ferox höchstens an verkleisterter Stärke erkannt werden. Da die Mutterknollen, die eigentlich nicht beigemischt sein sollen, notwendig mitgeerntet werden, wird man sie in der Droge und in ihrem Pulver stets antreffen. Sie werden im Pulver erkannt an den Elementen der Stengelbasis, die ja der Tochterknolle nicht eigentümlich ist. Die im Kreise angeordneten Gefäßbündel der Stengelbasen haben starke Beläge von dickwandigen, aber doch weitlumigen Fasern, Bruchstücke solcher Fasern zeigen also das Vorhandensein der Mutterknollen an.

Gehaltsbestimmung. 15 g Drogenpulver einige Minuten lang mit 150 g Äther durchschütteln, dann 6 ccm Ammoniakflüssigkeit zusetzen und unter häufigem Schütteln eine halbe Stunde stehen lassen. Nach Zusatz von 6 ccm Wasser oder wenn nötig wenig mehr wird kräftig durchgeschüttelt, nach Zusammenballung des Drogenpulvers und völliger Klärung des Äthers werden 120 g desselben (= 12 g Droge) abgegossen und filtriert, dann durch Destillation vom Äther befreit. Der Rückstand wird in 5 ccm absolutem Alkohol gelöst, die Lösung mit 10 ccm Wasser, 3 Tropfen Haematoxylinlösung und 30 ccm Äther versetzt und aus einer Feinbürette mit $^1/_{10}$-Normal-Salzsäure bis zur Rotbraunfärbung der wässerigen Schicht, nach weiterem Zusatz von 30 ccm Wasser unter kräftigem Schütteln bis zur Gelbfärbung der wässerigen Schicht titriert.

Hierzu sollen mindestens 1,5 ccm der Säure verbraucht werden, was bei einem mittleren Molekulargewicht der Alkaloide von 645 einer Alkaloidmenge von 0,09675 g in 12 g Droge, daher einem Alkaloidgehalt der Droge von 0,8% entspricht.

Aufbewahrung vorsichtig.

Geschichte. Schon im Altertum kannte man die große Giftigkeit der Akonitknollen, und im Mittelalter wurden sie hier und da auch medizinisch verwendet; im 17. Jahrhundert wurden sie in deutschen Apotheken geführt. Um die Mitte des 18. Jahrhunderts reihte die Wissenschaft die Blätter, erst in neuerer Zeit wieder die Knollen dem Arzneischatz ein.

Anwendung. Innerlich als harn- oder schweißtreibendes Mittel, als Beruhigungsmittel bei Nervenschmerzen, gegen Rheumatismus; die Tinktur mit Jodtinktur gemischt in der Zahnheilkunde.

Herba Pulsatillae. Küchenschelle.

Das Kraut der ausdauernden, auf sandigen Hügeln Norddeutschlands häufigen Pulsatilla vulgaris *Miller* und P. pratensis *Miller*. Es wird gegen Ende der Blütezeit, im April und Mai gesammelt. Die grundständigen Blätter sind an der Basis scheidenartig, zwei- bis dreifach fiederteilig mit ganzrandigen Abschnitten. Sie entwickeln sich erst nach dem Verblühen vollständig und sind bis 15 cm lang. Sie umgeben den mit nur einer Endblüte versehenen Blütenschaft, der unterhalb derselben 3 sitzende und miteinander verwachsene, handförmig geteilte Blätter mit linealen Abschnitten trägt. Zu Beginn der Blütezeit ist das zwischen dieser Hülle und der Blüte sitzende Schaftstück sehr kurz, so daß die Blüte von der Hülle direkt umgeben ist, zu Ende der Blütezeit ist es gestreckt, so daß Hülle und Blüte voneinander entfernt sind. Bei Pulsatilla vulgaris steht die Blüte aufrecht oder nur wenig geneigt, und ihre 6 länglichen, spitzen, außen seidig behaarten Perigonblätter schließen nur am Grunde glockig zusammen, ihre Spitzen sind nicht zurückgerollt und doppelt so lang, als die zahlreichen Staubgefäße. Die Blüten enthalten zahlreiche Fruchtknoten aus je einem Karpell mit langem Griffel, der sich nach dem Abblühen noch bedeutend verlängert. Bei Pulsatilla pratensis sind die Blüten überhängend, die Perigonblätter bilden eine glockige Hülle mit zurückgeschlagenen Spitzen um die nur wenig kürzeren Staubgefäße. Im übrigen stimmen beide Arten überein; die Blütenfarbe ist bei beiden hell- bis dunkelviolett, Stengel und Blätter und die Hüllblätter am Schaft sind bei beiden zottig behaart. Die Haare sind entweder lang, einzellig, mit derber, glatter Wand und engem Lumen, oder es sind einzellige, dünnwandige, keulige Drüsenhaare. Beide Blattepidermen haben Spaltöffnungen, das Mesophyll enthält eine Reihe Palisaden und zerstreute Zellen mit Oxalatsand.

Beim Trocknen der Droge geht der ursprünglich brennend scharfe Geruch und Geschmack verloren, sie ist geruchlos und schmeckt herbe und etwas bitter. Sie enthält in frischem Zustande das scharfe und giftige Anemonin und Anemonenkampfer, die bei der Wasserdampfdestillation übergehen, und eisengrünenden Gerbstoff. Aus der trockenen Pflanze sind Anemonin und Anemonenkampfer nicht mehr gewinnbar, da sie sich zersetzen. Trotzdem gilt sie als Separandum.

Verwechselungen mit der durch bronzefarbige Behaarung, einfach gefiederte Grundblätter und innen weiße Blüten abweichenden Pulsatilla vernalis *Miller* und der durch handförmig dreiteilige, mit dreispaltigen Abschnitten versehene Blätter unterschiedenen Pulsatilla patens *Miller* sind der relativen Seltenheit dieser Arten wegen kaum zu befürchten.

Herba Adonidis. Frühlings-Adoniskraut.

Die Droge ist das im Handel in Bündeln vorkommende, getrocknete Kraut der in Deutschland stellenweise einheimischen, krautigen Adonis vernalis *L.*, samt den ansehnlichen, zitronengelben Blüten. Stengel einfach oder wenig ästig, stielrund, gestreift, kahl oder oberwärts behaart, Blätter sitzend, mit ihrer Scheide etwas stengelumfassend, drei- bis mehrfach fiederschnittig mit linealen, ganzrandigen, spitzen Zipfeln, kahl oder schwach behaart. Blüten groß, meist einzeln, an dem Stengel und den Verzweigungen endständig mit fünfblättrigem, hinfälligem Kelch aus oberwärts gezähnten, außen behaarten Blättern, zahlreichen, fast spatelförmigen, gelben kahlen Blumenblättern, zahlreichen Staubgefäßen und vielen aus je einem Karpell mit kurzem Griffel gebildeten Fruchtknoten mit je einer Samenanlage. Die Droge ist geruchlos und schmeckt scharf, bitter und enthält das digitalisähnlich wirkende Glykosid Adonidin, Akonitsäure und den süßschmeckenden fünfatomigen Alkohol Adonit.

Adonis aestivalis ist durch rote Blüten unterschieden. Früher waren von Adonis vernalis auch Rhizom und Wurzeln gebräuchlich. Die Droge ist vorsichtig zu handhaben und wird an Stelle der Digitalis bei Herzkrankheiten und gegen Wassersucht angewendet.

Familie **Berberidaceae.**

Rhizoma Podophylli.   Podophyllumrhizom.

Die Droge (Abb. 117) ist der im August gesammelte Wurzelstock des in Nordamerika heimischen Podophyllum peltatum *Willdenow*. Er ist oft hin und her gebogen, außen dunkelrotbraun, fein geringelt, innen weiß und von hornartigem Bruche, anfangs süßlich, später bitter schmeckend. Die Bestandteile sind dieselben wie die des

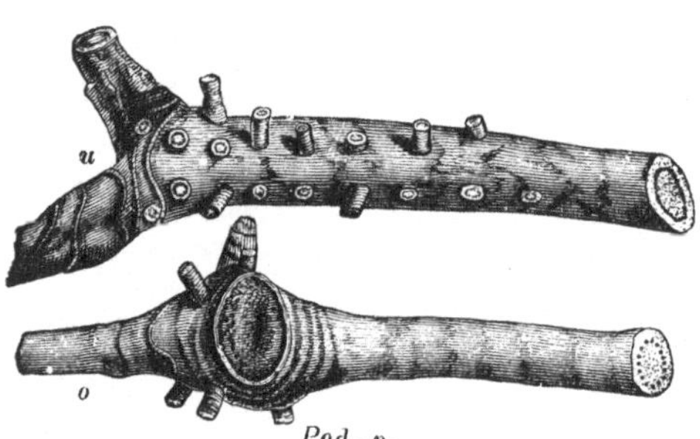

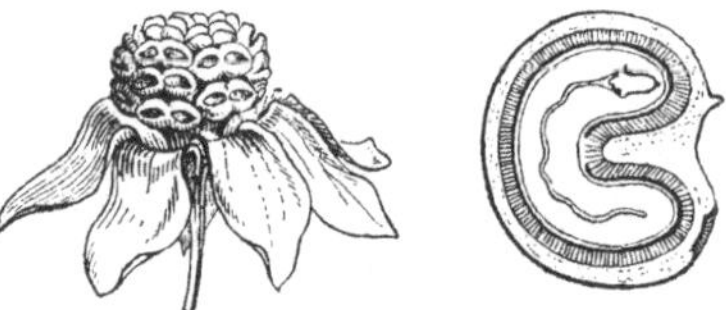

Abb. 117. Rhizoma Podophylli, *u* Unterseite, *o* Oberseite.   Abb. 118.   Anamirta paniculata. *a* männliche Blüte, *b* Steinfrucht, längs durchschnitten.

daraus dargestellten Podophyllins, nämlich Pikropodophyllin, Podophyllotoxin, Podophyllinsäure, Farbstoff und Fett.

Familie **Menispermaceae.**

Fructus Cocculi.   (Semen Cocculi.) Kokkelskörner. Fischkörner. Läusekörner.

Kokkelskörner, auch Fischkörner oder Läusekörner genannt, sind die Früchte des im indisch-malayischen Gebiet heimischen Schlingstrauches Anamirta paniculata *Colebr.* (= A. cocculus *Wight* et *Arn.*). Die beerenartigen, roten Steinfrüchte (Abb. 118 *b*) sind getrocknet fast kugelig oder kugelig-nierenförmig, von 0,5 bis 1 cm Durchmesser, dunkelgraubraun, runzelig, von der Narbe des Stiels bis zu der stark seitlich gebogenen Fruchtspitze kräftig gekielt, einsamig. Die Fruchtschale ist dünn, geschmacklos. Der stark gekrümmte Samen zeigt in einem ölig-fleischigen Nährgewebe einen ebenso gekrümmten Keimling, der widerlich bitter schmeckt und narkotisch giftig wirkt. Die Droge wirkt stark auf das Zentralnervensystem, wird auch als Insecticidum und in ihrer Heimat besonders zum Betäuben der Fische benutzt. Die Samen führen das bittere, giftige Pikrotoxin (1,5%).

Radix Colombo.   Kolombo- oder Kalumbawurzel.

Abstammung. Die Droge stammt von der im tropischen Ostafrika, auch in Deutsch-Ostafrika heimischen Jatrorrhiza palmata (*Lamarck*) *Miers* (Jateorrhiza ist eine ebenfalls gebräuchliche, aber falsche Schreibweise), welche in Mozambique zum Zwecke der Gewinnung der Droge auch kultiviert wird. Die Droge, aus den oberen, rübenförmig verdickten, fleischigen Teilen der Nebenwurzeln bestehend, wird im März ausgegraben und gewaschen; sie wird dann in Scheiben geschnitten und im Schatten getrocknet.

Beschaffenheit. Die Droge besteht meist aus runden bis elliptischen Scheiben, welche bis 8 cm (meist 3—6 cm) Durchmesser erreichen und 0,5 bis 2 cm dick sind (Abb. 119). Seltener sind Längsviertel der verdickten Wurzel im Handel. Die vom Kork bedeckte Außenseite ist grob längsrunzelig und graubraun, die Schnittflächen sind schmutziggelb, am Rande zitronengelb, in der Mitte bräunlich und infolge des Eintrocknens auf beiden Seiten uneben eingesunken. Der Bruch ist kurz, mehlstäubend.

Auf dem geglätteten Querschnitt erkennt man in der gelblichen Gewebemasse deutlich den scharfen, feinen, dunklen Ring des Kambiums (Abb. 119 *ca*), welcher die 3—6 mm starke, hellgelbe, korkbekleidete Rinde vom Holzkörper trennt. Vom Kambium aus verlaufen in der Rinde die mattbraunen, ungleich langen Linien der Siebstränge (*le*) in radialer Richtung und im Holze die schon mit bloßem Auge sehr deutlich hervortretenden Radialreihen der Gefäße (*ge*).

Kolombowurzel ist fast geruchlos und schmeckt bitter und etwas schleimig.

Anatomie. Die nach dem Aufweichen wieder fleischige Wurzel

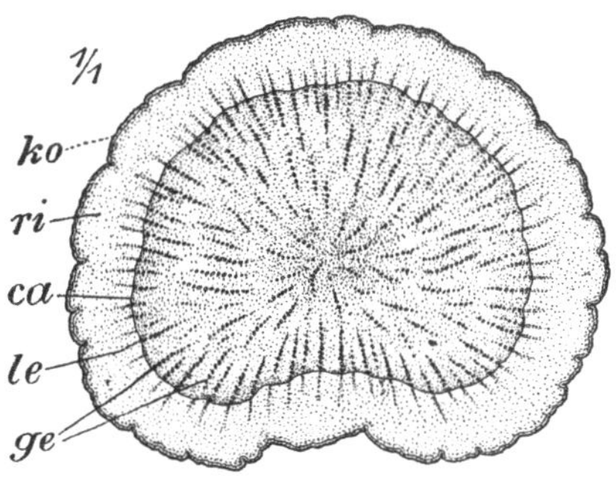

Abb. 119. Radix Colombo. Lupenbild eines Querschnittes durch die Wurzel (¹/₁). *ko* Kork, *ri* Rinde, *ca* Kambium, *le* Siebröhrenpartien, *ge* Gefäße. (Gilg.)

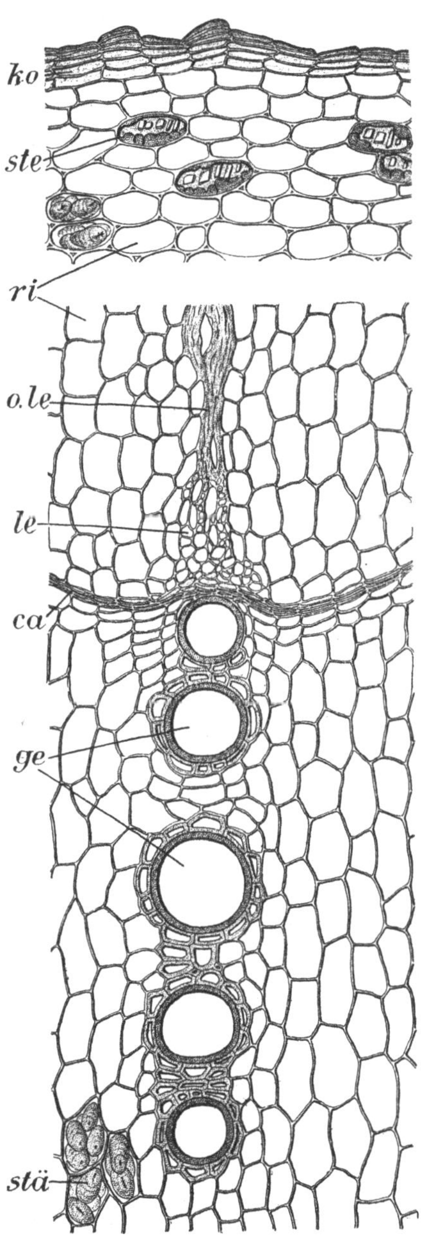

Abb. 120. Radix Colombo, Querschnitt. *ko* Kork, *ste* Steinzellen mit Einzelkristallen, *ri* Rinde (ein großer Teil der Rinde ist nicht gezeichnet), *o. le* obliteriertes Siebgewebe, sog. Keratenchym, *le* funktionsfähiges Siebgewebe, *ca* Kambium, *ge* Gefäße, *stä* stärkeführende Parenchymzellen (in den übrigen Parenchymzellen ist die Stärke nicht gezeichnet). Vergr. ⁸⁵/₁. (Gilg.)

besteht im wesentlichen aus großzelligem Parenchym, das zum größten Teil dem Kambium seine Entstehung verdankt. Der Kork ist normal gebaut, dünnwandig. Die Rinde führt in ihren äußeren Schichten, einzeln oder in kleinen Gruppen, unregelmäßig verdickte, gelbe, verholzte, getüpfelte Steinzellen (*ste*), die meist mehrere kleine Oxalatprismen enthalten (Abb. 121). Die Leptomteile der sekundären Rinde sind vom Parenchym zu radialen Streifen obliterierten, hornartigen Gewebes zusammengedrückt, auch zu Lebzeiten der Pflanze nur in der Nähe des Kambiums noch funktionstüchtig, in der Droge hier häufig zerrissen. Der Kambium ist schmal. Im Holzkörper stehen die Gefäße in öfters unterbrochenen Radialreihen. Sie sind ziemlich weit, mit großen Hoftüpfeln versehen, von (hofgetüpfelten) Tracheiden und netzig verdickten Ersatzfasern, denen sich hie und da einige Fasern beigesellen, umgeben. Im Zentrum ist der Verlauf der Gefäße unregelmäßig. Das gesamte Parenchym der Wurzel führt sehr reichlich Stärke, wenige Zellen daneben auch kleine Oxalateinzelkristalle, die nach Entfernung der Stärke sichtbar werden.

Von mechanischen Elementen kommt besonders den eigenartig verdickten, Kristalle führenden Steinzellen Bedeutung zu. Es kommen aber auch einige Fasern (in der Umgegend der Gefäße) vor.

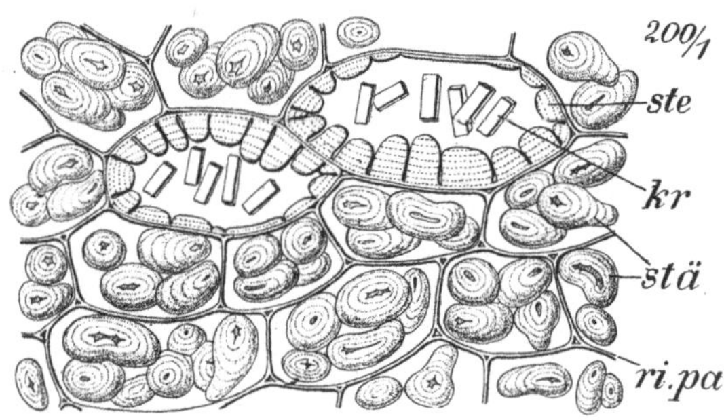

Abb. 121. Radix Colombo. Partie aus dem Parenchym der primären Rinde *ri. pa* mit Steinzellen *ste*, letztere mit Kristallen *kr*. Parenchymzellen dicht mit verschieden geformten Stärkekörnern *stä* gefüllt ($^{200}/_1$). (Gilg.)

Die Stärkekörner sind nur sehr selten zusammengesetzt, meist kugelig, eiförmig, keulig oder abgerundet-dreieckig, deutlich meist exzentrisch geschichtet, oft mit sternförmiger Kernhöhlung versehen, in den äußeren Wurzelpartien kleiner ($10-15-25\,\mu$), in den inneren Partien größer ($25-50$, sogar bis über $80\,\mu$).

Kristalle (Einzelkristalle) kommen hauptsächlich in den Steinzellen der Rinde vor, spärlicher auch im Grundgewebe.

Merkmale des Pulvers. Für das gelbe, geruchlose Pulver sind besonders charakteristisch: reichliche Parenchymfetzen mit dem auffallenden Stärkeinhalt, frei liegende Stärke, Steinzellen mit den Kristallen und ungleichmäßig verdickter Wandung von intensiv gelber Farbe, Gefäße und Bruchstücke solcher, von dunkelgelber Farbe, auffallend durch ihre kurzen Glieder und breiten Tüpfel, spärliche Fasern, gelegentlich noch den Gefäßen anhängend. Außerdem kann zum Beweise der Identität die intensiv grüne Färbung dienen, welche die Steinzellen, in etwas geringerem Grade auch die Gefäße, mit 70proz. Schwefelsäure annehmen. Dies ist eine Verholzungsreaktion, die gerade bei Rad. Colombo besonders schön in Erscheinung tritt.

Bei der Mikrosublimation entstehen aus gelben und braunen Tropfen bestehende Sublimate, von denen die heller gefärbten nach einiger Zeit kleine, fast farblose Kriställchen enthalten.

Bestandteile. Der bittere und etwas schleimige Geschmack der Kolombowurzel rührt von dem Bitterstoff Kolumbin und der Kolumbosäure her. Berberin enthält nach neuen Untersuchungen die Kolombowurzel nicht, dagegen 3 mit dem Berberin verwandte Alkaloide.

Prüfung. Es soll zuweilen eine Unterschiebung sogenannter falscher oder amerikanischer Kolombowurzeln von der Gentianacee Frasera carolinensis *Walter* vorgekommen sein, welche der Kolombowurzel recht ähnlich ist, aber durch den Mangel an Stärke beim Betupfen mit Jodlösung leicht erkannt werden kann. Mit Radix Bryoniae von Bryonia alba *L.* und B. dioica *Jacq.* (Cucurbitaceae) kann die Droge kaum verwechselt werden, da diese weiß oder hellbraun ist, wenn sie nicht, wie das vorgekommen zu sein scheint, künstlich gelb gefärbt worden ist. Sie ist anatomisch nachweisbar durch die sekundär in den inneren Wurzelpartien entstehenden hadrozentrischen Gefäßbündel, die dadurch zustande gekommen sind, daß ein Gefäß oder eine Gefäßgruppe mit einem Kambium umgeben wurde, welches nach innen fast nichts, nach außen reichlich Leptom abgeschieden hat. Alle Leptomteile der Wurzel führen reichlich längs verlaufende Zellenzüge mit intensiv gelbem Inhalt. Die Stärke ist im Durchschnitt erheblich kleiner, mechanische Elemente fehlen. Im Pulver kann Bryonia durch netzige Gefäßverdickung mit ovalen Tüpfelflächen, Frasera durch stärkefreies, Kristallnädelchen im spärlichen gelben Zellinhalt führendes Parenchym und netzige Gefäßverdickung mit stark quergestreckten, schmalen, an den Enden spitzen Tüpfelflächen nachgewiesen werden.

Kolombowurzel ist z. T. in schlechter, mißfarbiger Qualität im Handel, auch wurden Beimengungen von Achsenstücken mit anormalem Dickenwachstum, vielleicht oberirdische Achsen der Stammpflanze, beobachtet.

Der Aschegehalt des Pulvers darf 9% nicht übersteigen.

Geschichte. Gegen Ende des 17. Jahrhunderts kamen die ersten Nachrichten über die Droge nach Europa. Erst seit Ende des 18. Jahrhunderts fand sie hier ausgedehntere Anwendung.

Anwendung. Colombowurzel findet bei Erkrankungen der Verdauungsorgane in Dekoktform Anwendung.

Familie **Magnoliaceae.**

Fructus Anisi stellati. Sternanis. Badian.

Sternanis (Abb. 122) sind die getrockneten, rosettenförmigen Sammelfrüchte von Illicium verum *Hooker*, einem in den Gebirgen des südlichen und südwestlichen China, namentlich in der Provinz Kwangtsi, sowie in Tonkin wachsenden und jetzt in manchen Tropengebieten kultivierten Baume. Die Früchte bestehen je aus etwa acht rosettenförmig einem Mittelsäulchen angewachsenen, steinfruchtartigen, holzharten, 12—17 mm langen, matt graubraunen bis dunkelbraunen, höckerigen, mit breiter Basis und kurzer Spitze versehenen Karpellen von seitlich zusammengedrückter, kahnförmiger Gestalt, welche an der obenliegenden Bauchnaht meist geöffnet sind, innen heller, von gelbbrauner Farbe, glatt und glänzend erscheinen und je einen gelbbraunen bis rotbraunen, harten, glänzenden, stark zusammengedrückten, mit einem warzenförmigen Nabelwulst versehenen Samen einschließen. Die Fruchtstiele sind oberwärts gekrümmt. Die Droge ist von stark gewürzigem Geruch (ähnlich dem Anis oder vielleicht noch mehr dem Fenchel) und Geschmack, enthält in Ölzellen reichlich ätherisches Öl (Anethol) und dient zur Aromatisierung von Spezies, Sirupen und Likören, sowie zur Fabrikation des ätherischen Öles, das an Stelle des nicht in ausreichender Menge im Handel befindlichen Anisöls verwendet werden darf.

Die äußere Epidermis der Karpelle ist kleinzellig, mit starker Außenwand versehen, die innere besteht aus 500 μ langen Palisaden mit erheblichem Lumen, das Gewebe des Karpells ist ein Parenchym mit eingestreuten Stein- und Ölzellen. Im Gewebe der Fruchtsäule und des Fruchtstieles, in letzterem in Rinde und Mark finden sich stark verdickte, gespreiztarmige Idioblasten (Astrosklereiden) von 220 μ mittlerer Länge und 146 μ mittlerem Durchmesser. Die Samenschale besteht zu äußerst aus einer Schicht dickwandiger, grob getüpfelter, englumiger Palisaden, darauf folgt ein mehrschichtiges, flacharmiges Schwammgewebe, dessen äußerste Zellagen sklerotisiert und dessen innerste Schichten stark kollabiert sind und Oxalateinzelkristalle enthalten. Das Endosperm enthält Aleuronkörner von unregelmäßig-lappiger Form und rauher Oberfläche, meist 13—17 μ, selten 25 μ im Durchmesser, selten mit Kristalleinschlüssen.

Die Droge darf nicht verwechselt werden mit dem japanischen Sternanis, den Sikimmifrüchten von Illicium religiosum *Siebold* (Syn.: Illicium anisatum *Loureiro*), welcher giftig ist und kein Anethol enthält. Er ist etwas kleiner, leichter und runzliger, die Einzelfrüchtchen sind bauchiger, mehr klaffend und ihre Schnäbel spitzer, zugleich etwas größer und mehr gebogen. Die Samen der Sikimmifrüchte sind gerundeter, weniger zusammengedrückt als die des echten Sternanis und besitzen gegenüber dem warzenförmigen Nabelwulst meist einen kleinen knopfförmigen Vorsprung. Die selten vorhandenen Fruchtstiele sind meist nicht gebogen. Die Palisaden der inneren Karpellepidermis sind durchschnittlich 375 μ lang; die in der Fruchtsäule auftretenden Skleriden sind nicht so stark armig, mehr rundlich und 100 μ lang und durchschnittlich 56 μ breit. Im Fruchtstiel im Mark und in der Rinde nur selten Sklereiden. Die Aleuronkörner des Endosperms meist 10—13, selten 15 μ groß, von glatter

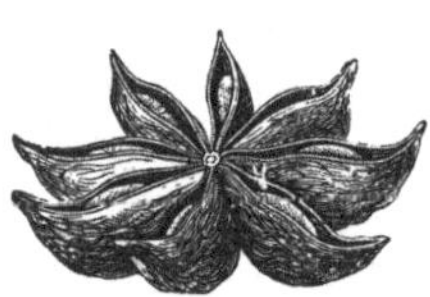

Abb. 122.   Fructus Anisi stellati.

Oberfläche und meist mit 1—3 Kristalleinschlüssen. Ihr Geschmack ist nicht anisartig, sondern mehr terpentinartig. Mit verdünnter Kalilauge gekocht, gibt Sternanis eine blutrote, die Sikimmifrucht eine orangebräunliche Flüssigkeit. Da der Nachweis des stark giftigen Illicium religiosum in Mischung mit echter Droge in Schnittformen und Pulvern als unmöglich bezeichnet werden muß, muß gefordert werden, daß die Ware nur in ganzem Zustand gekauft und sorgfältig durchgesehen wird. Verdächtige Stücke (siehe die morphologischen Charaktere) werden mikroskopisch betrachtet und, wenn sich der Verdacht bestärkt, werden die verdächtigen Stücke einzeln, jedes für sich, von den Samen befreit und grob zerstoßen. Je eine zerstoßene Frucht wird mit 5 ccm Alkohol ausgekocht. Das Filtrat wird mit 25 ccm Wasser versetzt und die entstehende Trübung mit Petroläther ausgeschüttelt. Der Verdunstungsrückstand des Petrolätherauszuges wird in 2 ccm Eisessig gelöst, mit einer Spur Eisenchloridflüssigkeit versetzt und mit konzentrierter Schwefelsäure unterschichtet. War die Frucht Sternanis, so entsteht sofort ein brauner Ring, war es Sikimmi, so färbt sich der Eisessig rasch grün, der braune Ring entsteht nur sehr langsam. Wenn so eine giftige Frucht gefunden wird, ist der ganze Posten zu beanstanden.

Familie **Myristicaceae.**

Alle Myristicaceen sind durch den Gehalt an Zellen mit ätherischem Öl ausgezeichnet. Als Nährgewebe führen sie Endosperm und Perisperm im Samen.

Semen Myristicae. Muskatnüsse.

Abstammung. Die sog. „Muskatnüsse" sind die von der Schale befreiten Samen der baumartigen Myristica fragrans *Houttuyn*, welche auf den Molukken heimisch ist, aber jetzt in den Tropengebieten der ganzen Erde kultiviert wird, besonders auf Malakka, Java, Sumatra, auf Réunion und Mauritius. Die Früchte (Abb. 124) werden mit hölzernen Gabeln zweimal im Jahre gepflückt, einmal im November und Dezember, das zweitemal in den Monaten April bis Juni. Das aufplatzende Fruchtfleisch und der als Macis Verwendung findende, die Samenschale lose umschließende Arillus (Abb. 125) werden entfernt und sodann die Samen auf Hürden über schwachem Feuer so lange getrocknet, bis die harten Schalen sich durch Schlagen mit Holzknüppeln leicht von den nun (infolge des Trocknens) lose darinliegenden Samenkernen entfernen lassen. Nach einer kurzen Behandlung mit gelöschtem Kalk oder meist mit Kalkmilch werden diese Samenkerne bei gewöhnlicher Temperatur nochmals längere Zeit getrocknet. Sie werden hauptsächlich über Batavia und Singapore nach London exportiert.

Beschaffenheit. Die Muskatnüsse sind von stumpf eiförmiger oder seltener annähernd kugeliger Gestalt; sie sind bis 3 cm lang und bis 2 cm dick. Auf der bräunlichen, von dem anhängenden Kalk hellgrau oder weiß bestäubten, dicht netzrunzeligen Oberfläche erkennt man an dem stumpfen Ende eine meist hellere Stelle, den Nabel, und an dem spitzeren Ende einen kleinen dunklen, etwas vertieften Punkt, den Ort, wo das Gefäßbündel der Samenanlage in die Chalaza eintrat. Beide Punkte werden durch eine flache Längsfurche verbunden, welche unter der Raphe der losgelösten Samenschale lag. (Der Samen ist aus der einzigen im Fruchtblatt enthaltenen, grundständigen, anatropen Samenanlage hervorgegangen, Abb. 123, *b*). Auf einem in der Richtung der Raphefurche geführten Längsschnitt (Abb. 126) findet man am Nabelende im Endosperm den vertrockneten, sehr kleinen Keimling *(k)*. Auf Quer- und Längsschnitten erkennt man, daß eine dünne dunkelbraune Schicht (das Hüllperi-

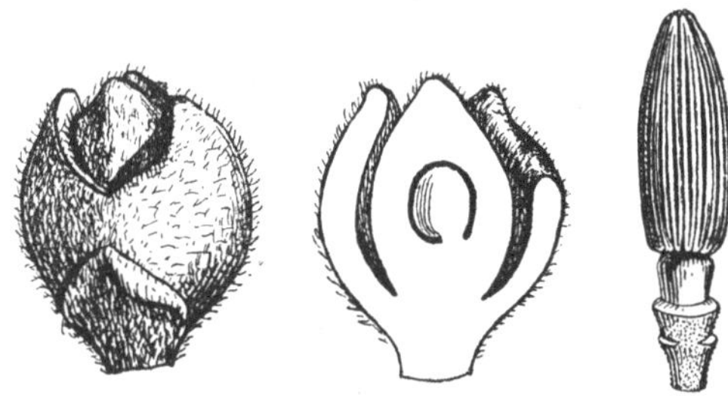

Abb. 123. Myristica fragrans. *a* weibliche Blüte, *b* diese im Längsschnitt, *c* die verwachsenen Staubblätter der männlichen Blüte.

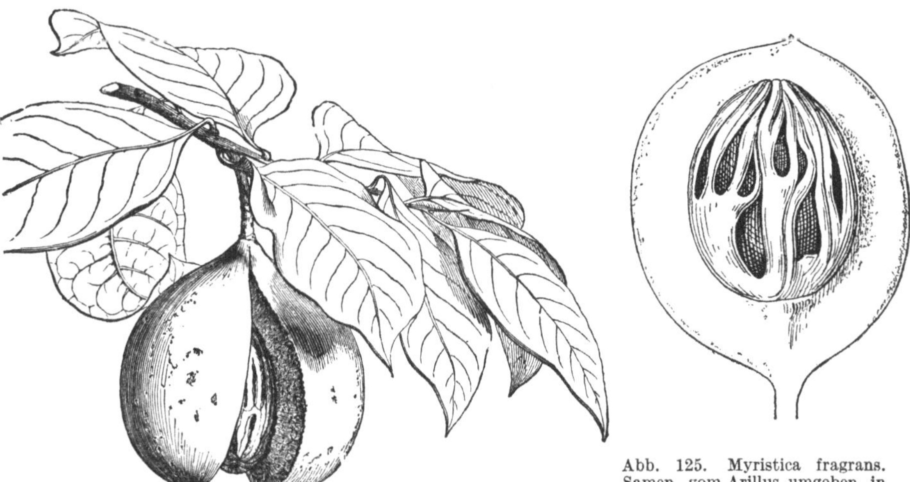

Abb. 124. Myristica fragrans. Zweig mit der aufgesprungenen Frucht.

Abb. 125. Myristica fragrans. Samen, vom Arillus umgeben, in der Frucht liegend; die obere Fruchthälfte entfernt.

sperm) den Samenkern umgibt, welche Leisten braunen Gewebes in das hellgelbe bis rötlichgelbe Endosperm hineinsendet und so eine unregelmäßige Felderung (Rumination) des Samenquer- und -längsschnittes herbeiführt. (Es sei an dieser Stelle nur kurz darauf hingewiesen, daß nach erfolgter Befruchtung der Samenanlage das Gewebe des Nuzellus (Perisperm) sich sehr stark entwickelt, und daß ein Teil desselben durch das mächtig heranwachsende Embryosackgewebe (Endosperm) wieder aufgezehrt wird. Das Endosperm läßt schon sehr frühzeitig zahlreiche wellenförmige Einstülpungen erkennen, in welche dann Gewebestränge des Perisperms sehr tief eindringen, so daß sie zuletzt das Endosperm durchsetzen.)

Muskatnüsse riechen kräftig aromatisch und schmecken eigenartig gewürzhaft.

Anatomie. (Vgl. Abb. 127.) Das den Samen an seinem Außenrande umhüllende Perisperm (Hüllperisperm, *h. per*) besteht aus ziemlich ansehnlichen, flachen Zellen, deren dünne, braune Zellwände verholzt sind; sie sind teilweise mit rotbraunem Inhalt versehen und führen meist zahlreiche Einzelkristalle, die teils aus kohlensaurem Kalk, teils wahrscheinlich aus Weinsteinsäure (nach Tschirch) bestehen. Im Hüllperisperm finden sich keine Sekretzellen, diese sind jedoch in den das Endosperm durchziehenden Perispermsträngen *(ru)* sehr häufig. Die Perispermstränge bestehen fast nur aus großen, blasenförmigen Sekretzellen (mit verholzten Zellwänden, *oe*), zwischen denen sich, wenigstens stellenweise, winzige, dünnwandige, meist sehr undeutliche Zellgruppen erkennen lassen; die Stränge werden von zarten Gefäßbündelchen durchzogen *(ge).* — Das Endosperm *(end)* wird von kleinen, dünnwandigen (gelegentlich durch Gerbstoff braun gefärbten) Zellen gebildet, welche in einem dichten Ölplasma (das Fett findet sich häufig auch in kristallinischer Form) je ein Aleuronkorn (oft ist das Eiweißkristalloid sehr groß entwickelt, *a. kr*) und sehr reichlich kleine oder winzige, meist zu mehreren zusammengesetzte Stärkekörner *(stä)* führen. Es ist jedoch festzuhalten, daß die äußeren Schichten

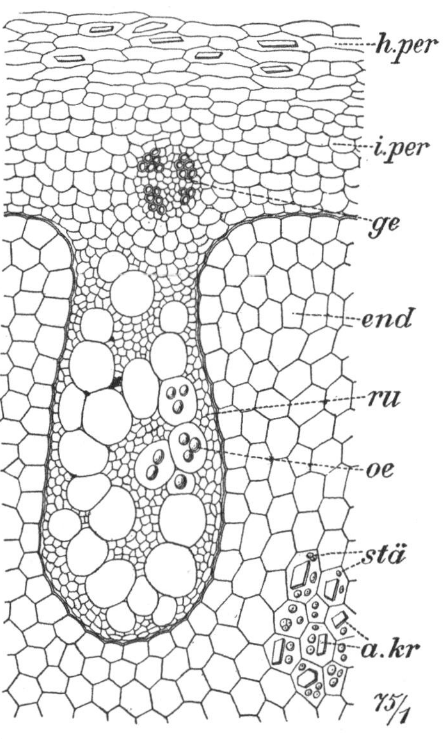

Abb. 127. Semen Myristicae. Stück eines Querschnittes durch die Randpartie des Samens ($^{75}/_1$). *h. per* Hüllperisperm, *i. per* inneres Perisperm, *ge* Gefäßbündel, *end* Endosperm, *ru* Ruminationsgewebe, *oe* mit Öltropfen erfüllte große Zellen desselben, *stä* Stärke und *a. kr* Aleuron Kristalle in einigen Zellen des Endosperms gezeichnet. (Nach Tschirch-Österle.)

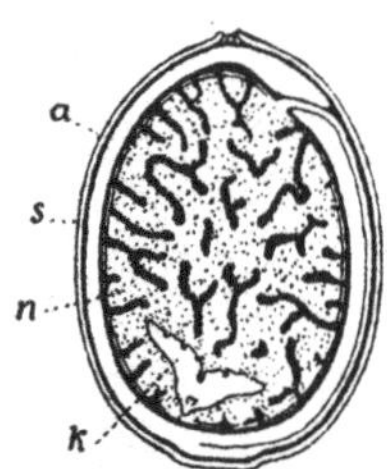

Abb. 126. Samen von Myristica, samt dem Arillus (Macis) im Längsschnitt. *a* Arillus, *s* Samenschale, *n* Endosperm und Perisperm, *k* Keimling.

des Endosperms viel reicher an Reservestoffen sind als die inneren; letztere enthalten auch meist nur Stärke. Die Eiweißkristalloide lassen sich durch schwaches Erwärmen eines Schnittes mit Millons Reagens sehr schön rosa färben.

Merkmale des Pulvers. Das rötlichbraune, etwas ins Graue oder Gelbliche spielende, feine Pulver (Sieb VI) besteht zum größten Teil aus fein zermahlenen Trümmern der dünnwandigen, farblosen, Stärke führenden Endospermzellen, des dünnwandigen, gelbbraunen bis rotbraunen, meist inhaltslosen Perispermgewebes, aus gelbbraunen bis rotbraunen Bruchstückchen der verhärteten Sekretschollen, massenhaften freiliegenden Stärkekörnchen oder Stärkeballen, Aleuronkörnern, Eiweißkristalloiden, winzigen Protoplasmakörnchen. Dazwischen findet man in Menge größere oder kleinere Gewebefetzen mit wohlerhaltenen Zellelementen. Die meisten von diesen stammen aus dem Endosperm; sie bestehen aus mehr oder weniger dünnwandigen, kugeligen, polygonalen, quadratischen oder rechteckigen, ziemlich großen, kleine Interzellularen aufweisenden, farblosen Zellen, die in einem dichten Fettplasma in Masse kleinkörnige Stärke, meist je ein großes Kristalloid oder spärlich Aleuronkörner, sowie häufig einen verhärteten, gelbbraunen bis rotbraunen in der Gestalt sehr wechselnden Pigmentkörper enthalten; die Stärkekörner sind klein, kugelig, einfach, meist 10—15 μ groß, selten kleiner oder größer, mit deutlichem zentralen Spalt versehen, oder aber zu zweien, dreien, vieren, selten zu mehreren zusammengesetzt; häufig bleiben die sämtlichen Stärkekörner einer Zelle durch das zähe Protoplasma nach der Zertrümmerung der Zellwand als ein zusammenhängender Ballen vereinigt; in den meisten Endospermzellen findet sich je ein großes Eiweißkristalloid oder aber große kugelige oder elliptische (20—40 μ lange resp. große) Aleuronkörner, die je ein großes Kristalloid oder mehrere kleinere Kristalloide enthalten, Globoide aber meist nicht erkennen lassen; die gelbbraunen bis rotbraunen Pigmentkörper (wahrscheinlich aus verhärtetem ätherischen Öl aus dem Faltengewebe stammend!) füllen in zahlreichen Endospermzellen jeden freien, nicht von den Inhaltsstoffen eingenommenen Raum aus, finden sich auch in den Interzellularen; ihre Gestalt und Größe wechselt also sehr. Häufig sind im Pulver ferner Fetzen aus dem Perispermgewebe; sie bestehen aus kleinen, dünnwandigen, gewöhnlich polygonalen, inhaltslosen, gelbbraunen bis rotbraunen Zellen, zwischen denen sich nicht selten große, kugelige bis polygonale, manchmal in der Längsrichtung des Samens, aber auch schlauchartig gestreckte, meist inhaltslose Sekretzellen finden; in oft dunkelbraunen Fetzen, die aus den äußersten Partien des Hüllperisperms stammen, findet man in locker gelagerten, dünnwandigen, runden Zellen häufig zahlreiche kleine Kristalle in der Form von Prismen und Plättchen. Nur selten werden beobachtet enge Gefäße, die ringförmig oder spiralig verdickt, seltener dicht porös sind. Extrahiert man unter dem Deckgläschen eine kleine Menge des Pulvers mit Chloroform, so bilden sich beim Verdunsten Kristallbündel von Myristicin (?), die sich mit Phloroglucin-Salzsäure rot färben.

Besonders charakteristisch für das Pulver sind die dünnwandigen, farblosen, aber durch das eingewanderte, verhärtete ätherische Öl manchmal gelblich bis gelbbraun gefärbten Elemente aus dem Endosperm mit ihrem Inhalt an Stärke, Fett, Kristalloiden, Aleuronkörnern und in der Form sehr wechselnden Pigmentkörpern (verharztes ätherisches Öl!), sowie die ebenfalls dünnwandigen Fetzen aus dem Perisperm mit ihren kleinen, inhaltslosen gelbbraunen bis rotbraunen Zellen, zwischen denen häufig die viel größeren Sekretzellen wahrgenommen werden.

Das Pulver wird untersucht in Glyzerinwasser, in konzentrierter wässeriger Natriumphosphatlösung (Studium der Kristalloide und Aleuronkörner!), sowie in Chloralhydratlösung (bei Erwärmung des Präparats treten anfangs reichlich Fettkugeln auf!).

Bestandteile. Der der Droge eigentümliche, aromatische Geruch und Geschmack rührt von dem Gehalt an ätherischem Öl (aus Pinen, Kamphen, Dipenten, kleinen Mengen Phenolen und Terpenalkoholen und Myristicin bestehend) her; außerdem ist fettes Öl in großer Menge (bis 40%) darin enthalten.

Prüfung. Ihre Güte richtet sich, abgesehen davon, daß zerbrochene, wurmstichige, schimmelige, ranzig riechende Samen ausgelesen sein müssen, wesentlich nach der Größe; bei einer guten Durchschnittssorte gehen etwa 200 Samen auf 1 kg, von den besten nur 150. Nicht zu verwenden sind die schwächer aromatischen und daher minderwertigen, langen Muskatnüsse des Handels, welche von viel gestreckterer Form, aber sonst ähnlich sind. Sie stammen von Myristica argentea *Warburg* aus Neu-Guinea. Ihre Unterscheidung als Pulver oder ihr Nachweis in echtem Pulver ist unmöglich. Gefälscht wird Muskatnußpulver mit Kakaoschalen, Mehl aus Zerealien und Hülsenfrüchten, Ölkuchen und mineralischen Stoffen. Großkörnige Stärke, die charakteristischen Samenschalenbestandteile der Ölfrüchte, die Sklereiden der Kakaoschale, überhaupt mechanische (dickwandige) Zellen irgendwelcher Art, dürfen nicht vorhanden sein. Der Aschegehalt betrage 2,5 bis höchstens 5%.

Geschichte. Wahrscheinlich waren es die Araber, welche die im Mittelalter außerordentlich wertvolle Droge nach Europa brachten, wo sie im 12. Jahrhundert zum ersten Male erwähnt wird. Erst nach Entdeckung des Seeweges nach Indien (Anfang des 16. Jahrhunderts) kam die Muskatnuß mehr in den Handel und spielte eine große Rolle in den Gewürz-Monopolbestrebungen der Holländer, bis es um die Mitte des 18. Jahrhunderts gelang, den Baum nach Mauritius zu verpflanzen.

Anwendung. Die Droge findet hauptsächlich als Gewürz Verwendung. Aus ihr und aus der Macis wird das Oleum Myristici aethereum hergestellt.

Macis. Arillus Myristicae. Muskatblüte.

Muskatblüte ist der getrocknete Samenmantel (Arillus) von **Myristica fragrans** *Houttuyn* (Abb. 128—129). Der im frischen Zustande fleischige und blutrote Samenmantel wird von der harten Samenschale der Muskatnuß sorgfältig gelöst und rasch an der Sonne getrocknet; er ist am Grunde glockenförmig, in der Handelsware meist flach zusammengedrückt, 3—4 cm lang, 1 mm dick, nach oben unregelmäßig viel-

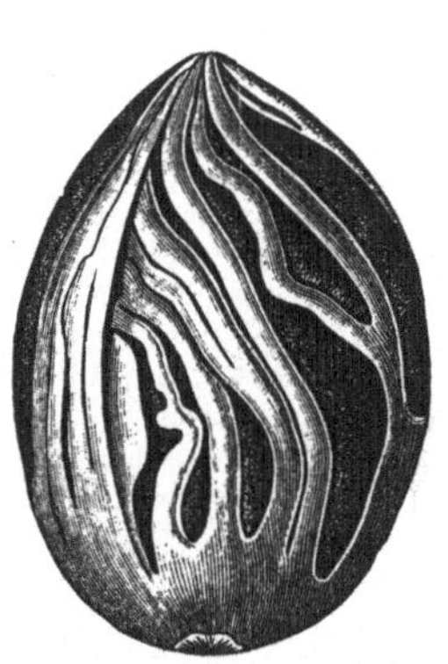

Abb. 128. Samen von Myristica fragrans, die Samenschale vom Arillus noch umschlossen. (Möller.)

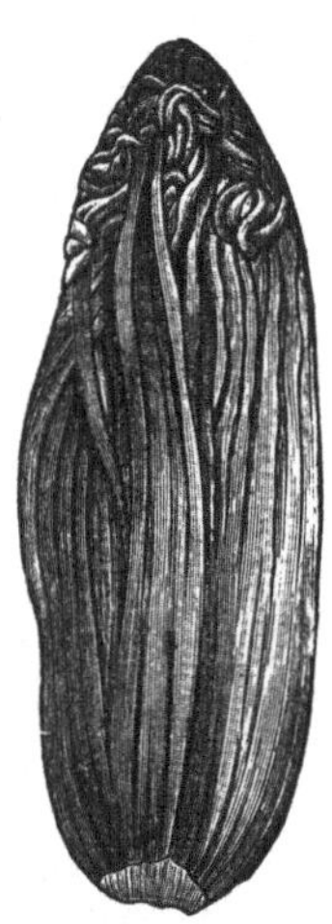

Abb. 129. Samen von Myristica malabarica, vollständig vom Arillus umhüllt. (Möller.)

spaltig, mit bandartigen, wellenförmigen Zipfeln, hornartig, leicht zerbrechlich, fettglänzend, durchscheinend und orangefarben; an dem nicht zerteilten Grunde ist er mit einer unregelmäßig runden Öffnung versehen. Der in Glyzerin zu studierende mikroskopische Bau ist sehr einfach. Zwischen den beiden aus längsgestreckten Zellen bestehenden Epidermen liegt ein Parenchym mit größeren Ölzellen, die meist nur wenig Inhalt haben, und kleinen Gefäßbündeln. Die Parenchymzellen enthalten Körnchen von Amylodextrin, die sich mit Jodglyzerin weinrot färben. Der angenehme Geruch und der feurig-gewürzhafte, später etwas bittere Geschmack rühren von dem Gehalt an ätherischem Öl her. Myristicin(?)-Nachweis mikrochemisch wie beim Muskatnußpulver. Zu verwerfen sind Sorten, denen die nicht aromatische Bombay-Macis (der Samenmantel von **Myristica malabarica** *Lamarck*, Abb. 129) beigemischt ist. Letztere ist dunkelrot, hat schmalere Lappen, im Querschnitt radial gestreckte Epidermiszellen, im Innern große Farbstoffzellen mit rotem, in Alkalien blutrot werdenden

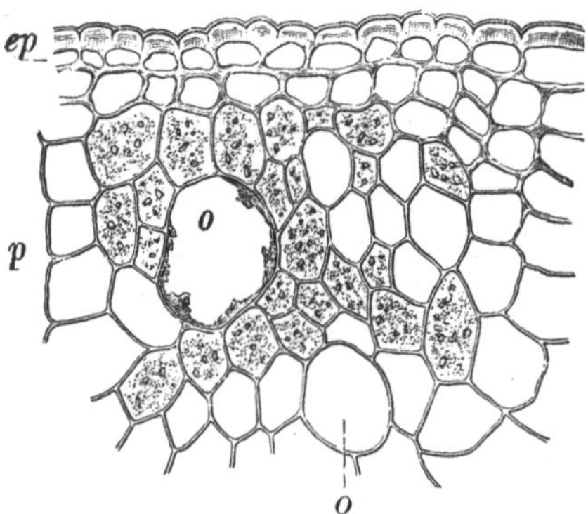

Abb. 130. Querschnitt durch Macis. *ep* Epidermis, rechts eine sog. Verstärkungsrippe, *p* Parenchym mit körnigem Inhalt, *o* Ölzellen. Vergr. $^{160}/_1$. (Möller.)

Inhalt. Im Pulver ist sie dadurch leicht nachzuweisen, daß eine Probe davon 1 : 10 mit Alkohol ausgezogen und das Filtrat mit Kaliumdichromat versetzt wird; blutrot wird es und läßt einen gelben, später rot werdenden Niederschlag fallen, wenn Bombay-Macis vorhanden war. Lösung und Niederschlag bleiben gelb bei echter (Banda-)Macis.

Familie **Monimiaceae.**

Folia Boldo. Boldoblätter.

Abstammung. Die Droge besteht aus den Laubblättern des in Chile sehr verbreiteten, diözischen, immergrünen Baumes Peumus boldus *Molina* (= Boldoa fragrans *Gray*).

Beschaffenheit. Die 3—8 cm langen, 2—4 cm breiten, kurzgestielten, eiförmigen oder länglichen, ganzrandigen, blaßgraugrünen Blätter sind von lederiger oder steifer und brüchiger Konsistenz, am Rande nach unten umgebogen, unterseits glatt, oberseits rauhhöckerig und tragen auf jedem Höckerchen, wenigstens an jüngeren Blättern, Büschelhaare. Die größeren Nerven treten unterseits stark hervor.

Anatomie. Die obere Epidermis besteht aus geradlinig-polygonalen oder schwach welligen, die untere aus stark welligen Zellen. Das Mesophyll umfaßt ein ein- bis dreischichtiges, derbwandiges Hypoderm, zwei Palisadenschichten und ein sehr lockeres Schwammgewebe. In letzteren beiden, besonders aber im Schwammgewebe, finden sich zahlreiche Zellen mit ätherischem Öl. Beide Epidermen tragen Büschelhaare, die in der oberen den durch lokale Verstärkung des Hypoderms entstandenen Höckern aufsitzen.

Bestandteile und Anwendung. Boldoblätter schmecken und riechen stark aromatisch, pfefferminzartig, enthalten Gerbstoff, 2% ätherisches Öl, das Alkaloid Boldin (0,1%) und werden in Tinktur bei Leber- und Gallensteinleiden, sowie gegen Gonorrhöe, Rheuma usw. gebraucht.

Familie **Lauraceae.**

Alle Lauraceen führen in Rinde, Holz, Blättern und Früchten Zellen mit ätherischem Öl; allermeist finden sich neben diesen Ölzellen auch noch Schleimzellen.

Cortex Cinnamomi chinensis oder **Cortex Cassiae.**
Chinesischer Zimt. Zimtkassie. Kaneel.

Abstammung. Der chinesische Zimt ist die vom Kork nur teilweise befreite Rinde der Zweige von Cinnamomum cassia *(Nees) Blume,* eines im südlichen China und Cochinchina heimischen und dort kultivierten Baumes.

Gewinnung. Zur Gewinnung werden die über dem Boden abgeschnittenen, nur wenige Zentimeter dicken Schößlinge der Pflanze geschält, indem man in Entfernungen von 30—50 cm Ringschnitte und darauf diese rechtwinklig treffende Längseinschnitte in die Rinde macht. Dann werden gewöhnlich die Rindenstreifen oberflächlich abgeschabt oder abgehobelt und endlich getrocknet. Die dicke Rinde älterer Stämme dient nicht zu pharmazeutischem Gebrauch, ebenso nicht die der dünnsten Zweige, welche in China selbst verbraucht wird.

Handel. Hauptplätze für chinesischen Zimt sind Kanton und Pakhoi, wohin er aus den chinesischen Provinzen Kwangsi und Kwangtung gebracht wird. Einfuhrhäfen sind London und Hamburg.

Beschaffenheit. Der chinesische Zimt bildet, in der Form wie er aus dem Ursprungslande zum Versand kommt, Röhren (Abb. 131 a) oder Halbröhren (b) von 30—50 cm Länge und 0,5—3 cm Durchmesser. Die Stärke der Rindenstücke beträgt meist 1—2 mm, ihre Breite (aufgerollt) 2—6 cm; Stücke, denen der Kork noch ansitzt, können bis 3 mm stark sein. Chinesischer Zimt, dessen Korkschicht (und mit ihr ein Teil der Außenrinde) entfernt ist, ist

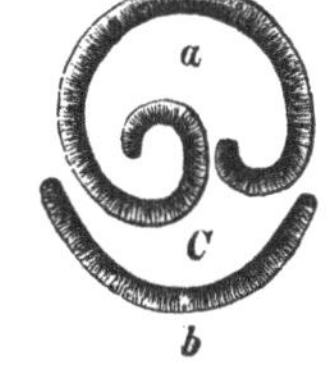

Abb. 131. Cortex Cinnamomi chinensis. *a* Querschnitt eines röhrenförmigen, *b* eines halbröhrenförmigen Stückes.

außen hellbraun oder gelblichbraun bis dunkelbraun, während die Korkschicht von bräunlichgrauem Farbenton ist. An ungeschälten Stücken erkennt man rundliche oder wenig quergestreckte Lenticellen. Die Innenseite der Rinde ist feinkörnig oder fast glatt und nahezu von derselben Farbe wie die von der Korkschicht befreite Außenseite. Die Querbruchfläche ist fast glatt, kaum faserig. Auf der Bruchfläche, ebenso wie auf geglätteten Querschnitten, verläuft parallel der Außenseite in der Mitte, oder mehr der Außenseite genähert, in der braungelben Rindenmasse eine hellere Linie. Zimt riecht und schmeckt eigenartig, mild würzig.

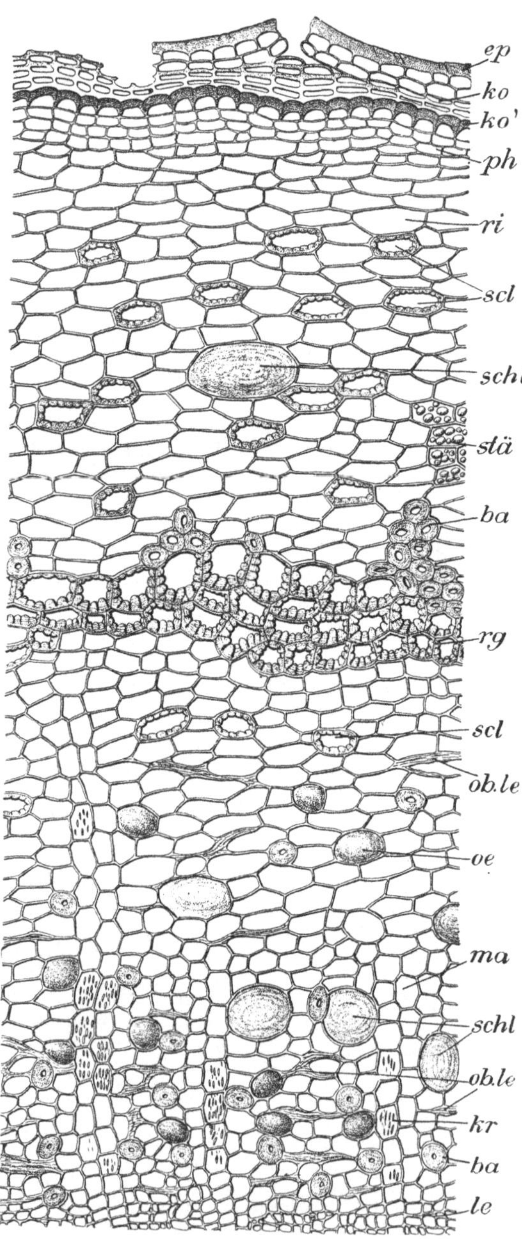

Abb. 132. Cortex Cinnamomi chinensis, Querschnitt. *ep* Epidermis, *ko* Kork, *ko'* Steinkork, *ph* Phellogen, *ri* primäre Rinde, *scl* Steinzellen, *schl* Schleimzellen, *stä* einzelne Parenchymzellen mit Stärkeinhalt gezeichnet, *ba* Bastfaserbündel, *rg* gemischter mechanischer Ring, hauptsächlich aus Steinzellen bestehend, *ob. le* obliteriertes (zusammengedrücktes) Siebgewebe, *oe* Ölzellen, *ma* Markstrahlen, *schl* Schleimzellen, *kr* Kriställchen führende Zellen der Markstrahlen, *ba* Bastfasern, *le* funktionsfähiges Siebgewebe. Vergr. $^{100}/_1$. (Gilg.)

Anatomie. Charakteristisch für den Zimt ist, daß alle Zellwände der Rinde von einem gelbroten bis rotbraunen Farbstoff infiltriert sind. Der Kork (den man an vielen Stellen der Rinde gewöhnlich noch erhalten findet) ist oft noch von der Epidermis bedeckt (Abb. 132 *ep*); die Korkzellen sind entweder gleichmäßig (*ko*) oder ungleichmäßig (außen, *ko'*) stark verdickt, nur die jüngsten Elemente sind dünnwandig (*ph*). Die äußere primäre Rinde (*ri*) besteht aus dünnwandigem Parenchym, in welchem sich zahlreiche Steinzellen (*scl*), vereinzelte Schleimzellen (*schl*) und Sekretzellen eingelagert finden. (Von dieser Partie kann ein größerer oder geringerer Teil durch das Schaben entfernt worden sein.) Am Innenrande der primären Rinde befindet sich der mechanische Ring, d. h. ein fast völlig geschlossener, nur an vereinzelten Stellen durch Parenchymstreifen unterbrochener Ring von isodiametrischen, meist auf der Innenseite stark, auf der Außenseite nur schwach verdickten, stark getüpfelten Steinzellen (*rg*), an den sich außen vereinzelte oder zu weniggliedrigen Bündeln vereinigte, lange Bastfasern (*ba*) anlegen.

Die kleinzellige sekundäre Rinde, welche gleich unterhalb des mechanischen Ringes beginnt, ist charakterisiert durch die zahlreichen, meist zwei, seltener nur eine Zellreihe breiten Markstrahlen (*ma*); in den Markstrahlzellen liegen meist größere Mengen von winzigen Kalziumoxalatnädelchen (*kr*), welche besonders bei Betrachtung durch ein Polarisationsmikroskop deutlich hervortreten. In den Rindensträngen fallen vor allem auf die großen Schleimzellen (*sch*) (mit geschichtetem Schleiminhalt) und die etwas kleineren und von jenen nur wenig verschiedenen (oft nicht zu unterscheidenden) Ölzellen (*oe*); beide sind in großer Anzahl vorhanden, viel zahlreicher als in der primären

Rinde. Ferner finden sich in der sekundären Rinde (hauptsächlich dem äußeren Teil) vereinzelte Steinzellen (*scl*) und überall eingelagert, kurze Bastfasern (*ba*), die niemals zu Bündeln vereinigt sind. Die Siebelemente (*le*) findet man nur noch an den innersten Teilen der Rinde in funktionsfähigem Zustande, außen sind sie vollständig obliteriert, aber zwischen dem Parenchym stets noch sehr deutlich zu erkennen (*ob. le*).

Sämtliche parenchymatischen Teile der Rinde sind mit Stärke (*stä*) erfüllt. Die Stärkekörner sind klein (10—15 μ im Durchmesser), einfach oder zu 2—4 zusammengesetzt (*stä*).

Merkmale des Pulvers. Als besonders wichtig für die Erkennung des Pulvers (Abb. 133) kommen in Betracht: Steinzellen (oft einseitig verdickt (*c*), Bastfasern (*a*), gelbbraun gefärbte Parenchymfetzen, manchmal mit mehr oder weniger stark einseitig verdickter Wandung und stets dicht mit Stärkekörnern erfüllt (*d*), Elemente des sehr auffallenden sog. Steinkorkes (*e*), freie Stärke (*f*).

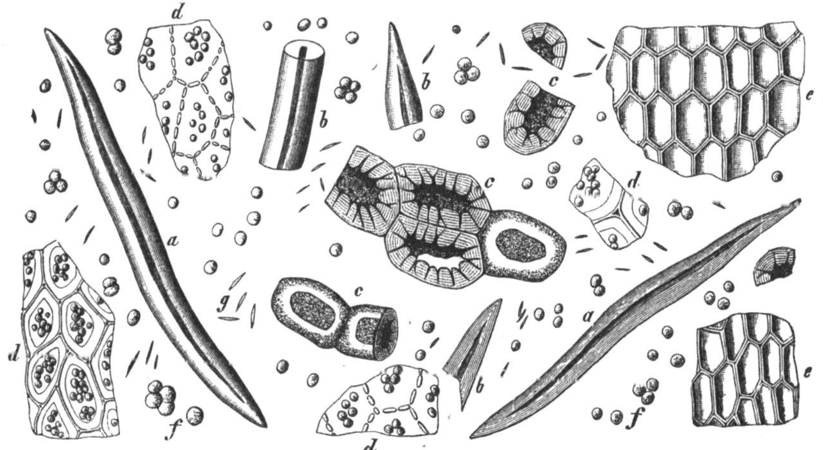

Abb. 133. Pulver des chinesischen Zimts. *a* Bastfasern, *b* Bruchstücke dieser, *c* Steinzellen, *d* Parenchym mit Stärke, *e* Steinkorkpartien, *f* Stärkekörner, *g* winzige Kriställchen. Vergr. $^{150}/_1$. (Gilg.)

Bestandteile. Chinesischer Zimt enthält 1—2% ätherisches Öl, welches hauptsächlich aus Zimtaldehyd besteht; daneben sind Stärke, Schleim, Harz, Gerbsäure und 3—5, selten mehr Prozent Mineralbestandteile vorhanden. Geruch und Geschmack sind durch das dem Zimtöl eigene, würzige Aroma gekennzeichnet.

Prüfung. Verwechslungen und Verfälschungen mit minderwertigen Zimtrinden (von Stämmen und älteren Zweigen), welche häufig im Innern der Originalpackungen vorkommen, kennzeichnen sich meist schon durch andere, den obigen Größenangaben usw. nicht entsprechende morphologische Verhältnisse. Ihr Aroma ist geringer und verändert das der ordnungsgemäßen Ware, der ein deutlich schleimiger oder herber Beigeschmack fehlen muß. Das Pulver wird vorwiegend mit den gemahlenen Schnitzeln des Stammholzes verfälscht, welche beim Schneiden und Schälen des Ceylon-Zimtes abfallen. Sie sind durch Gefäßbruchstücke leicht nachweisbar.

Gehaltsbestimmung. 10 g Rindenpulver müssen bei der Wasserdampfdestillation mindestens 0,1 g ätherisches Öl liefern (s. Einleitung), die Droge soll also mindestens 1% ätherisches Öl enthalten.

Flores Cassiae. Zimtblüten.

Zimtblüten sind die nach dem Verblühen gesammelten und getrockneten Blüten von Cinnamomum cassia (*Nees*) *Blume*. Sie sind keulenförmig, holzhart, schwarzbraun, stark gerunzelt, etwa 1 cm lang. Sie riechen und schmecken stark gewürzig, enthalten ätherisches Öl und dienen mehr als Gewürz denn als Arzneimittel.

Cortex Cinnamomi ceylanici oder Cinnamomum acutum. Ceylon-Zimt.

Abstammung. Diese Rinde stammt ab von Cinnamomum ceylanicum *Breyne*, einem auf Ceylon einheimischen und dort sehr viel kultivierten Baume.

Gewinnung. Die in Zimtgärten gezogenen, rutenförmigen, höchstens
2 Jahre alten und noch sehr dünnen Schößlinge werden geschält; die ungefähr 1 m lange Rinde wird sodann durch Schabeisen von dem größten
Teil der primären Rinde befreit, worauf sie sich sehr stark einzurollen beginnt; dann steckt man endlich mehrere (meist 10) solcher Röhren, bzw.
Doppelröhren, ineinander und läßt sie trocknen (Abb. 134).

Beschaffenheit. Die in etwa meterlange und 1 cm dicke Doppelröhren
vereinigten Rindenstücke sind etwa ¼ bis höchstens ½ mm dick; sie besitzen eine fein längsstreifige, hellbraune Außenfläche und eine mattbraune
Innenseite. Auf der Bruch- oder Schnittfläche erkennt man den mechanischen Ring an der Außenseite der Rinde als helle Linie.

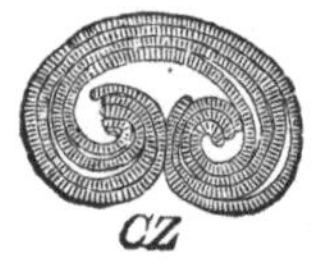

Abb. 134. Cortex
Cinnamomi ceylan.
Querschnitt durch
4 in einander ge-
steckte Doppel-
röhren.

Ceylonzimt riecht eigenartig, fein gewürzig, schmeckt
scharf aromatisch und zugleich süßlich.

Anatomie. Da bei der Gewinnung der Rinde eine tiefe
Schälung stattgefunden hat, sind Kork und primäre Rinde
bis auf den aus Bastfasern und Steinzellen gebildeten mechanischen Ring entfernt. Hat bei älteren Schößlingen schon
die Borkebildung begonnen, so kommt es vor, daß die innersten Korklamellen bis in die sekundäre Rinde vorgedrungen
sind. Die Pflanze hat dann innerhalb derselben einen neuen,
diesmal natürlich nur aus Steinzellen gebildeten Ring erzeugt, und die Schälung erfolgt nun wieder bis zu diesem Ringe; da er
der Faserbündel entbehrt, zeigt solche Rinde keine hellere Streifung auf
ihrer Außenfläche. Die äußere Begrenzung der Rinde auf dem Querschnitt
besteht somit stets aus dem (primären oder sekundären) mechanischen
Ringe, meist dem primären, dem dann Faserbündel angelagert sind. Seine
Steinzellen sind meist allseits gleichmäßig verdickt. Die sekundäre Rinde
enthält ein- bis drei-, meist zweireihige, sich nach außen merklich erweiternde Markstrahlen. Rindenstrahlen mit 30 bis 60 μ weiten Ölzellen,
ebenso großen Schleimzellen, 10—30 μ breiten Fasern und zum großen
Teil obliterierten Siebsträngen. In einzelnen Zellen findet man feine,
nadelförmige Kriställchen von Oxalat, im übrigen Parenchym Stärkekörner
von 3—10 μ, selten bis 15 μ Durchmesser.

Merkmale des Pulvers. Das gelbbraune, feine Pulver (Sieb VI) des Ceylon-
zimts besteht in der Hauptmenge aus feinst zerriebenen, gelblichen, seltener
fast farblosen oder bräunlichen Zellmembranstückchen, sowie gelblichen
bis gelben Protoplasmakörnchen oder -klumpen. Sehr häufig treten auf
farblose oder meist gelbliche bis braune, isodiametrische oder gestreckte,
in der Größe stark wechselnde Steinzellen oder ihre Bruchstücke, charakterisiert durch ihre stark geschichtete, meist gleichmäßig, ziemlich stark
verdickte, dicht und deutlich getüpfelte Wandung. Reichlich sind auch vertreten bis 700 μ lange, 15—22 μ dicke (seltener dünnere oder dickere), farblose oder gelbliche, meist in Bruchstücken vorkommende, spitz auslaufende,
stets vereinzelte (nie in Bündeln zusammenliegende) Bastfasern, deren
Lumen meist auf einen feinen zentralen Spalt reduziert, seltener etwas
ansehnlicher ist und deren Wandung keine Schichtung und nur äußerst
feine und spärliche Tüpfel aufweist. Parenchymfetzen von gelblicher bis
brauner Farbe, in deren dünnwandigen oder mehr oder weniger stark verdickten Zellen meist Stärke zu erkennen ist, sind ebenfalls ziemlich häufig.

In großer Menge tritt freiliegende Stärke auf; die Stärkekörnchen sind meist 3—7, seltener bis 10 μ groß, selten noch etwas größer, und treten meist als Einzelkörner, seltener zu 2—4 zusammengesetzt auf; im Zentrum zeigen sie meist eine deutliche rundliche oder strahlige Höhlung. Die winzig kleinen, zahlreich vorkommenden Kristallnadeln werden meist nur mit dem Polarisationsapparat deutlich sichtbar.

Charakteristisch für das Pulver ist die gelbliche bis braune Färbung aller Elemente (wovon nur manchmal die Steinzellen und die Bastfasern ausgenommen sind), ferner die massenhaft vorkommenden, meist gleichmäßig verdickten Steinzellen und die gewöhnlich fast bis zum Verschwinden des Lumens verdickten Bastfaserbruchstücke, endlich die ziemlich reichlich vorkommende, kleinkörnige Stärke. Läßt man zu etwas unter dem Deckgläschen liegendem, trockenem Zimtpulver Chloroform hinzutreten und bringt nach dessen Verdunsten eine Lösung von Phenylhydrazinhydrochlorid (1 : 10) hinzu, so entstehen in der Randschicht stäbchenförmige Kristalle von Zimtaldehyd-Phenylhydrazon. Man kann die Reaktion auch mit dem Mikrosublimat vornehmen.

Das Pulver wird am besten in Glyzerinjod sowie in Chloralhydratlösung untersucht.

Bestandteile. Der Ceylonzimt enthält bis 4% ätherisches Öl mit etwa 66—76% Zimtaldehyd.

Prüfung. Zimtfälschungen gibt es massenhaft: Rinden fremder Lauraceen, entölte Zimtrinde, Matta (ein zum Zwecke der Fälschung hergestelltes Pulver) aus Hirsespelzen, Chips, d. h. beim Schneiden der Rinde abfallende Holzschnitzel und Blätter des Zimtbaumes, Mehl, Eicheln, Holz, Ölkuchen, Baumrinden, Gebäck, Mineralstoffe. Fremde Rinden sind durch abweichende Gewebselemente, häufig sofort, häufig erst nach sorg-

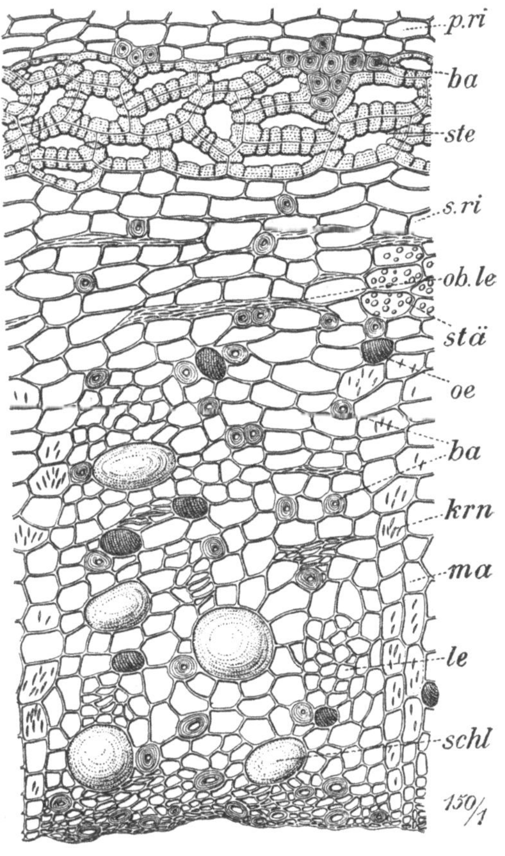

Abb. 135. Cortex Cinnamomi ceylanici. Querschnitt (^{150}/$_1$). *p. ri* Reste der primären Rinde, *ba* Bastfaserngruppen, *ste* Steinzellenring, *s. ri* sekundäre Rinde; *ob. le* obliteriertes Siebgewebe, *stä* Stärkekörner, *oe* ölführende Zellen, *ba* einzene Bastfasern, *krn* Kristallnadeln in den Markstrahlen *ma*, *le* noch funktionierendes Siebgewebe, *schl* Schleimzellen. (Gilg.)

fältigem Studium, oft auch an abweichenden Stärke- oder Kristallformen zu erkennen. Auch chinesischer Zimt ist durch Korkfetzen erkennbar. Matta ist sofort nachweisbar durch die überaus wellige Struktur der Epidermiszellen, Chips durch Blattepidermis, Gefäßbruchstücke usw.; durch letztere ist auch jede andere Holzsorte erkennbar. (Besonders häufig kommt rotes Sandelholz und Zigarrenkistenholz vor.) Alle Ölkuchen verraten sich durch die auffälligen Bestandteile des Samenschalengewebes. Mineralische Beschwerung ergibt sich durch Aschebestimmung, Höchstzahl ist 5% Asche. Mehl, Gebäck, Eicheln verraten sich durch die reichliche, großkörnige Stärke, die bei Gebäck zudem verkleistert ist. Entölter Zimt erniedrigt den Gehalt der Ware an ätherischem Öl.

Gehaltsbestimmung. Bei der Wasserdampfdestillation (s. Einleitung) müssen 10 g gepulverter Ceylonzimt mindestens 0,1 g ätherisches Öl ergeben, die Droge muß also mindestens 1% Öl enthalten.

Geschichte. Zimt ist eines der ältesten bekannten Gewürze; er war in China schon ca. 3000 Jahre v. Chr. geschätzt, war auch den alten Griechen sehr wohl bekannt. Ja diese wußten schon den feineren Ceylon-Zimt (Cinnamomum) von dem gröberen chinesischen Zimt (Cassia) zu unterscheiden.

Anwendung. Zimt dient als Gewürz und als aromatisches Mittel in der Pharmazie. Präparate sind Sirupus und Tinct. Cinnamomi; außerdem wird Zimt in vielen Zubereitungen als Geschmackskorrigens verwendet.

Camphora. Kampfer.

Abstammung. Kampfer, zum Unterschiede von anderen Kampferarten von gleicher oder abweichender chemischer Zusammensetzung auch Lauraceen- oder Laurineen-Kampfer genannt, stammt von Cinnamomum camphora (*L.*) *Nees* et *Ebermayer* (Syn.: Camphora officinarum *Bauhin* oder Laurus camphora *L.*), einem an der Küste Ostasiens von Cochinchina bis an den Jangtsekiang und auf den Inseln des südchinesischen Meeres, besonders auf Formosa, Hainan und den Liu-Kiu-Inseln, sowie den südlichen Inseln Japans heimischen und hauptsächlich auf der Insel Formosa kultivierten, mächtigen Baume. Er wird neuerdings auch in den südlichen Vereinigten Staaten von Nordamerika viel angepflanzt.

Gewinnung. Man gewinnt Rohkampfer an Ort und Stelle in China und Japan, indem man Kampferholzspäne mit Wasser destilliert. Das Holz des Kampferbaumes enthält ursprünglich ein flüssiges Öl (Kampferöl) von der Zusammensetzung $C_{10}H_{16}$, welches (durch Oxydation im lebenden Baume sowohl wie auch später) in Kampfer (ein Keton) von der Formel $C_{10}H_{16}O$ übergeht und häufig in den Spalten des Holzes auskristallisiert vorkommt. Die gespaltenen und bis zum Faserigwerden geklopften Kampferholzstücke werden auf Formosa in primitiven Destillationsapparaten aufgeschichtet; dann werden von unten her Wasserdämpfe durch sie geleitet. Die Kondensation der mit Kampfer und Kampferöl gesättigten Dämpfe geschieht entweder in gekühlten Vorlagen oder in Kühlhelmen. Etwas rationeller, d. h. mit Verwendung besserer Destillierapparate, wird die Rohkampfergewinnung in Japan bewerkstelligt. Der erhaltene Rohkampfer gelangt als eine schmutzige, krümelige Masse, welche noch bis zu 20% flüssiges Kampferöl enthält, aus den chinesischen und japanischen Häfen zum Export und wird oft erst in den Verbrauchsländern, in Europa und Amerika, einem Reinigungsverfahren unterworfen, neuerdings jedoch auch schon in Hongkong und in Japan. Zu diesem Zwecke wird der Rohkampfer durch Pressen oder Zentrifugieren vom Kampferöl befreit, dann mit Kohle, Sand und Eisenfeile oder Kalk gemischt und in besonderen Destillationsgefäßen aus dem Sandbade umsublimiert (raffiniert). Das flüssige Kampferöl wird durch Abkühlen und nachheriges Zentrifugieren noch vollends vom Kampfer befreit und sodann auf Safrol verarbeitet.

Sorten. Der sublimierte Kampfer bildet meist charakteristische runde, gewölbte Kuchen von der Form der als Kühlhelm dienenden schüsselförmigen Gefäße. Die Kuchen haben in der Mitte ein Loch, von der Abzugsstelle der Dämpfe herrührend. Die Masse der Kuchen ist weißlich, durchscheinend, kristallinisch und mürbe, auf Bruchflächen blätterig, auf Schnittflächen glänzend. Kühlt man die Kampferdämpfe bei der Destillation durch Einleiten eines kalten Luftstromes ab, so entsteht ein Kristallpulver, welches entweder als solches oder zu Kuchen zusammengepreßt, auch zu Würfeln geformt in den Handel gebracht wird.

Beschaffenheit. Kampfer fühlt sich fettig an und besitzt einen eigentümlichen starken Geruch und einen anfangs brennenden, bitterlichen, später kühlenden Geschmack. Er schwimmt auf dem Wasser unter ständigen kreisenden Bewegungen und verflüchtigt sich langsam schon bei gewöhnlicher Temperatur, schneller beim Erwärmen. Kampfer verbrennt, angezündet, mit stark rußender Flamme. Das spezifische Gewicht des Kampfers ist 0,992 bei 10°, sein Schmelzpunkt 175° bis 179°, sein Siedepunkt 204° C. Das spezifische optische Drehungsvermögen des Kampfers, gemessen an einer Lösung in absolutem Alkohol, die in 10 ccm 2 g Kampfer enthält, beträgt bei 20° $[\alpha]_D^{20} = + 44{,}22°$. Leicht löslich ist er in Alkohol, Äther und Chloroform, kaum löslich (1:1200) in Wasser. Mit einem seiner Lösungsmittel besprengt, läßt sich Kampfer leicht pulvern (Camphora trita). Mit dem gleichen Gewicht Chloralhydrat zerrieben gibt Kampfer eine farblose Flüssigkeit von Sirupkonsistenz.

Prüfung. Man bringt 0,1 g Kampfer auf ein quadratisches Stückchen Kupferblech von 2 cm Kantenlänge, legt dieses in eine Porzellanschale, zündet den Kampfer an und hält über die Schale ein vorher mehrfach mit Wasser ausgespültes, noch feuchtes Becherglas von 1 l Fassungsvermögen umgekehrt, so daß die Dämpfe in das Glas eintreten. Nach dem Verbrennen des Kampfers spült man das Glas mit 10 ccm Wasser aus und befreit die entstandene Lösung durch Filtration von Ruß. Sie darf nach Zusatz von etwas Salpetersäure durch 0,5 ccm $^{1}/_{10}$-Normal-Silbernitratlösung innerhalb 5 Minuten nicht verändert werden. Durch diese Prüfung soll eine Unterschiebung von synthetischem Kampfer, der aus Pinenchlorhydrat hergestellt werden kann und leicht noch Spuren oder gar größere Mengen von Chlor enthält, nachgewiesen werden.

Kampfer muß in der Wärme vollständig flüchtig sein (nicht flüchtige Beimengungen). Andere Kampfersorten: Borneo- oder Baroskampfer (von Dryobalanops-Arten) und Blumea- oder Ngaikampfer sind für den europäischen Handel ohne Bedeutung.

Geschichte. Der Borneokampfer war schon im 6. Jahrhundert den Arabern bekannt und gelangte auch allmählich nach Europa. Erst im Laufe des 17. Jahrhunderts wurde jener durch den viel billigeren Lauraceenkampfer verdrängt. Der neuerdings dargestellte synthetische Kampfer ist von dem Lauraceen-Kampfer chemisch nur unwesentlich verschieden und wird jetzt wie der offizinelle medizinisch verwendet.

Anwendung. Anwendung findet der Kampfer zu Spiritus camphoratus, Oleum camphoratum, zu Opodeldoc und verschiedenen ähnlichen Linimenten, ferner als Zusatz zu Pflastern wie Empl. fuscum camphor. und Empl. saponat. Innerlich wird Kampfer als belebendes Mittel in Substanz gegeben und dient zur Bereitung von Vinum camphoratum und Tinct. Opii benzoica. Die Droge ist ein wirksames und geschätztes Mottenmittel. In der Technik findet Kampfer ausgedehnte Verwendung zur Herstellung von Zelluloid.

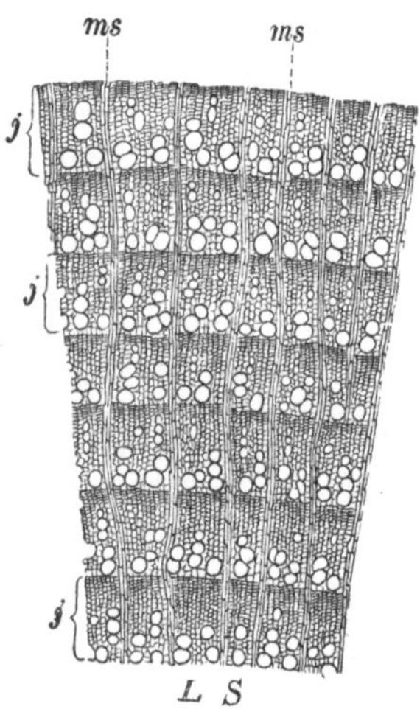

Abb. 136. Lignum Sassafras, Teil des Querschnittes, 20fach vergrößert. Jahresringe, *ms* Markstrahlen.

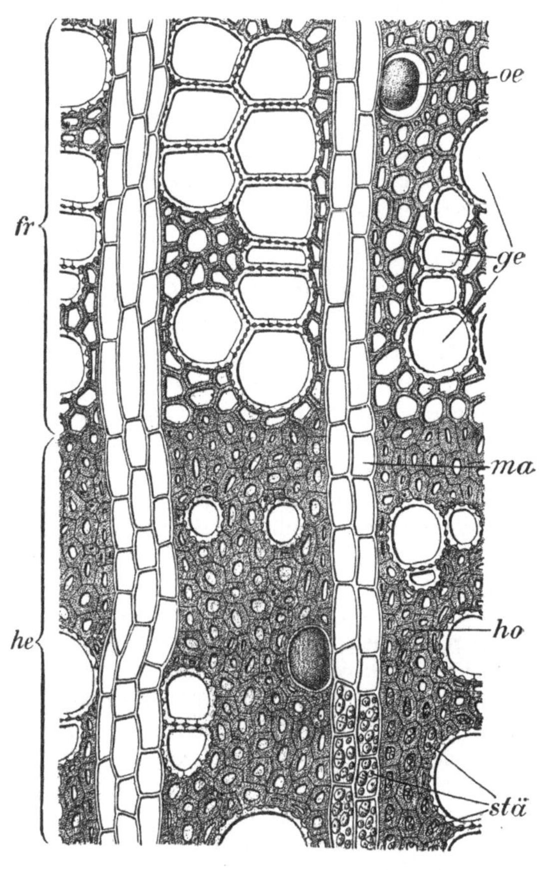

Abb. 137. Lignum Sassafras, Querschnitt. *he* Herbstholz, *fr* Frühjahrsholz; *oe* Sekretzelle. *ge* Gefäße, *ma* Markstrahl, *ho* Ersatzfasern, *stä* Stärkekörner (nur in einigen Zellen gezeichnet). 125/1. (Gilg.)

Lignum Sassafras. Radix Sassafras. Sassafrasholz. Fenchelholz.

Abstammung. Die Droge ist das Wurzelholz von Sassafras officinale *Nees*, eines diözischen Baumes, welcher im östlichen Nordamerika heimisch ist.

Gewinnung. Die Wurzeln werden hauptsächlich in den Staaten New-Jersey, Pennsylvania und Nord-Karolina gewonnen, indem man sie im

Herbste ausgräbt; sie werden mit der Rinde oder ohne diese über Baltimore in den Handel gebracht.

Beschaffenheit. Die bis 20 cm dicken Wurzelholzstücke sind, wenn sie mit der Rinde bedeckt sind, außen rotbraun und durch schwammige Borkenschuppen rauh. Nur jüngere Stücke, welche noch mit der Korkschicht bedeckt sind, besitzen eine graue Farbe. Die Rinde, welche meist dünn, allerhöchstens 1 cm stark ist, erscheint auf dem Querschnitte gleichmäßig braun und von körniger Struktur. Der Querschnitt des leichten und gut spalt-

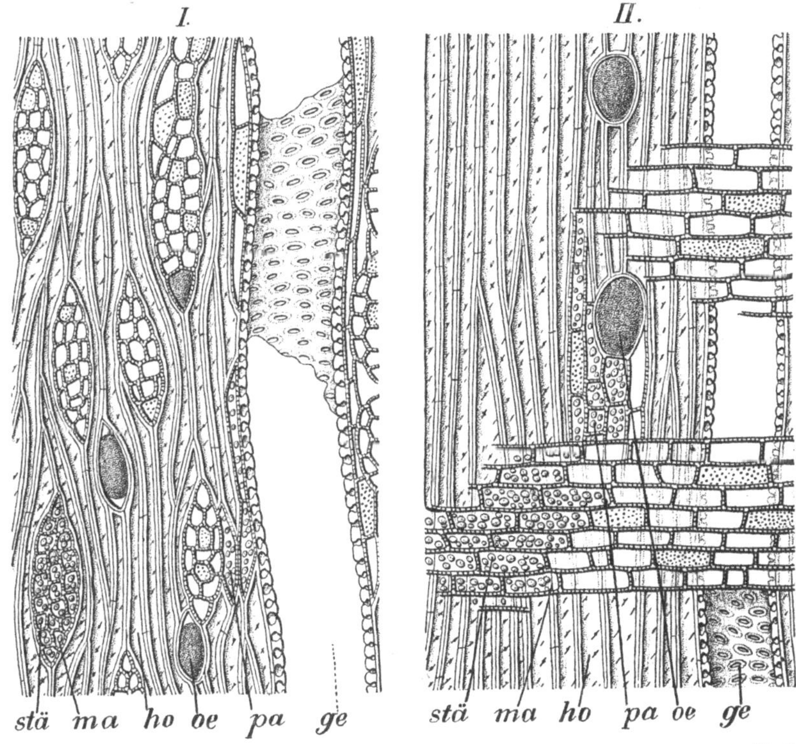

Abb. 138. Lignum Sassafras. *I.* Tangentialer Längsschnitt, *II.* Radialer Längsschnitt. *oe* Ölzellen, *ge* Gefäße, *ma* Markstrahlen, *ho* Ersatzfasern, *pa* Holzparenchymzellen, *stä* Stärke. Vergr. $^{125}/_1$. (Gilg.)

baren, glänzenden Holzes ist graubraun bis fahlrot, das Gefüge der Holzelemente leicht und locker. Mit der Lupe erkennt man zahlreiche konzentrische Ringe (siehe Abb. 136, *j*), welche sich durch die plötzlich einsetzenden, weiten Gefäße als Jahresringe kennzeichnen. Radial verlaufen zahlreiche, einander genäherte, schmale, gerade, hellere Markstrahlen (*ms*). Das Holz riecht fenchelartig und schmeckt würzig und etwas süß.

Anatomie. Sehr charakteristisch ist in dieser Droge der Unterschied zwischen Frühjahrs- und Spätjahrsholz (Abb. 137). In ersterem sind die oft Thyllen führenden Gefäße sehr weit (sie nehmen oft die Hälfte des Raumes zwischen den Markstrahlen ein), die Ersatzfasern dünnwandig und weitlumig, in letzterem die Gefäße sehr viel enger, die Fasern dickwandiger. Die Markstrahlen (Abb. 137 u. 138 *ma*) sind 1—4 Zellen breit, die einen

11*

rotbraunen Inhalt führenden Zellen stark radial gestreckt und reichlich getüpfelt. Die Gefäße sind dicht spaltenförmig behöft getüpfelt (Abb. 138 *ge*).
Die Fasern (*ho*) zeigen nur spärliche, kleine Tüpfel. In die Holzstränge
(oft auch in das Markstrahlgewebe) eingelagert findet man häufig große
Ölzellen (*oe*) mit verkorkter Wandung und farblosem oder gelblichem Sekret.
Die Parenchymzellen und die Fasern (Ersatzfasern) des Holzes enthalten
reichlich kleine Stärkekörner (*stä*), welche eine zentrale Spalte zeigen, einzeln,
rundlich sind oder aber zu wenigen zusammengesetzt und dann kantig
erscheinen.

Merkmale des Pulvers. Im bräunlichgelben Pulver sind die Stärkekörner sehr häufig, ferner die meist verhältnismäßig dünnwandigen Ersatzfasern und ihre Bruchstücke, häufig mit Ansichten der Markstrahlen,
endlich Gefäßbruchstücke mit großen behöften Tüpfeln und meist quer
gestelltem Spalt.

Bestandteile. Rinde und Holz riechen angenehm süßlich aromatisch,
herrührend von dem Gehalt an ätherischem Öl, von welchem das Wurzelholz bis 2%, die Wurzelrinde bis 9% enthält. Das Öl besteht hauptsächlich
auf Safrol, Phellandren und Pinen.

Prüfung. Es gibt noch andere sassafrasähnlichen Geruch besitzende
und als Sassafras gehandelte Hölzer, so von Atherosperma moschatum
Labill., Doryphora sassafras *Endl.* (Monimiaceae), Mespilodaphne
sassafras *Meisner*, Nesodaphne obtusifolia *F. v. Müller* und Cinna-
momum-Arten (Lauraceae), doch scheinen sie im europäischen Handel
nicht von Bedeutung zu sein. Angeblich sind Fälschungen mit Fichtenholz
vorgekommen. Diesem fehlt das Aroma und es besteht nur aus Tracheiden
mit sehr großen, kreisrunden Tüpfeln, Harzgängen und Markstrahlen mit
Quertracheiden und hat keine Gefäße, ist also auch leicht im Pulver erkennbar.

Geschichte. Um 1560 wurden die Franzosen in Florida mit der Droge,
die von den Eingeborenen gebraucht wurde, bekannt. Ende des 16. Jahrhunderts kam sie in Deutschland schon zur Verwendung.

Anwendung. Lignum Sassafras dient hauptsächlich in Mischungen als
Blutreinigungsmittel und bildet einen Bestandteil der Species Lignorum.

Cortex Sassafras (radicis). Sassafrasrinde.

Die Wurzelrinde von Sassafras officinale *Nees.* Sie ist flach oder wenig gebogen, leicht, schwammig, zerbrechlich, außen aschgrau, tiefrissig, runzelig und
höckerig, auf der Innenseite dunkeler, eben, auf dem Querschnitt rotbraun, geschichtet,
radial gestreift, auf dem Bruch blätterig-korkig, aber nicht faserig. Geruch und Geschmack sind stark eigenartig, fenchelartig, der Geschmack daneben süß und etwas
scharf.

Fructus Lauri. Lorbeeren. Lorbeerfrüchte.

Abstammung. Lorbeeren sind die getrockneten, reifen Steinfrüchte des
im ganzen Mittelmeergebiet heimischen und kultivierten Lorbeerbaumes,
Laurus nobilis *L.* (Abb. 139 u. 140).

Beschaffenheit. Sie sind eirund oder seltener fast kugelig, 10—15 mm
lang, 8—14 mm dick. Sie zeigen am Grunde die breite helle Narbe des
Stieles und an der Spitze den Rest des Griffels in Gestalt eines Spitzchens.
Die Fruchtwand ist leicht zerbrechlich und kaum 0,5 mm stark, außen braun-

schwarz oder blauschwarz und runzelig, innen braun, glänzend und umgibt den infolge von Schrumpfung beim Trocknen lose in ihr liegenden bräunlichen, mit dickfleischigen, härtlichen Keimblättern versehenen Keimling. Auf ihrem Querschnitt läßt sich mit der Lupe die äußere dunkle Fleischschicht und die Hartschicht der Fruchtwand erkennen, welcher die mit der innersten Schicht der Fruchtschale fest verklebte, braune, glänzende Samenschale anliegt.

Lorbeeren haben einen streng-aromatischen Geruch und herben, würzigen und bitteren Geschmack.

Anatomie. Die Epidermis der Fruchtwandung ist aus ansehnlich dickwandigen Zellen mit braunem Inhalt gebildet, der sich in Chloralhydratlösung meist mit Purpurfarbe löst (Abb. 141 *ep*). Unter ihr liegt eine dicke Fleischschicht aus locker liegenden, dünnwandigen Parenchymzellen aufgebaut (*pa*), zwischen denen sich zahlreiche mit ätherischem Öl erfüllte Sekretzellen (*oe*) finden. Innen folgt dann die sog. Hartschicht, aus dicht gestellten, großen Steinzellen in einer Lage bestehend (*ste*). Auf dem Fruchtquerschnitt erscheinen sie radial gestreckt, mit geraden Wänden, in der Flächenansicht (Abb. 142) mit gewundenen und wulstig verdickten Wänden. Sie ist aus der inneren Epidermis des Karpells hervorgegangen. Die innen der Hartschicht fest anliegenden, braunen, dünnwandigen und unscheinbaren Zellschichten sind die Samenschale (*sas*). Sie umfaßt die Elemente der Integumente und grenzt an die Reste des Nuzellus und Endosperms. Die die Fruchtwandung durchziehenden Gefäße sind aus sehr kurzen, netzig verdickten Gefäßgliedern zusammengesetzt. Der dicke Embryo führt in seinem dünnwandigen Parenchym fettes Öl und sehr reichlich kleine Stärkekörner; Zellen mit ätherischem Öl sind dazwischen sehr häufig.

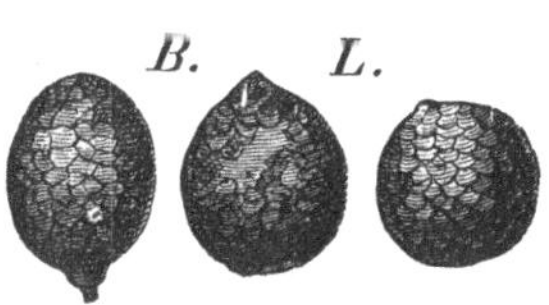

Abb. 139. Fructus Lauri.

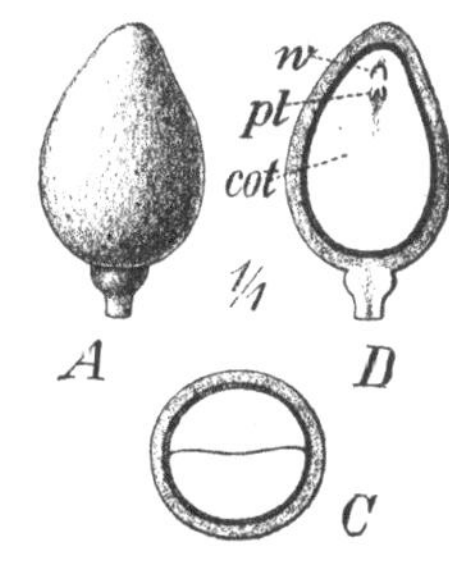

Abb. 140. Fructus Lauri in frischem Zustand. *A* ganze Frucht, *B* Längsschnitt durch dieselbe, *C* Querschnitt ($^1/_1$). *w* Würzelchen, *pl* Plumula, *cot* Keimblätter. (Gilg.)

Merkmale des Pulvers. Das meist gebrauchte mittelfeine (Sieb IV oder V), bräunliche oder rötlichbraune Pulver besteht zum großen Teil aus farblosen bis bräunlichen, fein zermahlenen Parenchymwandtrümmerchen, sowie reichlichen freiliegenden, farblosen bis bräunlichen Protoplasmakörnchen oder -klümpchen und massenhaften Stärkekörnern oder Bruchstücken von Stärkeballen. Dazwischen liegen sehr reichlich größere oder kleinere Gewebefetzen. Diese bestehen allermeist aus dem Gewebe der Kotyledonen, dünnwandigen, kugeligen oder seltener polygonalen, farblosen oder seltener gelblichen bis bräunlichen Zellen, in deren dichtem, zähem Ölplasma neben spärlichen, undeutlichen Aleuronkörnchen in großer Menge Stärkekörner vorhanden sind; die Stärkekörner sind meist nur $10-15\,\mu$ große Einzelkörner von unregelmäßig kugeliger, eiförmiger bis birnförmiger Gestalt und deutlichem Zentralpunkt oder -spalt, seltener sind die Körner zu zweien oder dreien zusammengesetzt; der ganze Inhalt der Zellen bleibt infolge der Zähigkeit des Protoplasmas nach der Zertrümmerung der Zellwand oft noch zusammenhängend erhalten und erscheint dann als ein Stärkeballen, in dem aber die deutlich erhaltenen Stärkekörner durch kleine Abstände voneinander getrennt sind. — Sehr häufig und auffallend sind ferner im Pulver die gelblichen oder gelben, selten bräunlichen Steinzellen aus der Fruchtinnenwand, die meist zu mehreren zusammenhängend, seltener vereinzelt vorkommen; in der Querschnittansicht erscheinen sie als sehr dickwandige Elemente, deren Lumen nur sehr undeutlich und unregelmäßig wahrzunehmen ist, in der allermeist zu beobachtenden Flächenansicht dagegen als sehr große, sehr stark wellig buchtige, mehr oder weniger sternförmige, dickwandige, aber meist ein umfangreiches Lumen zeigende Zellen. Häufig sind weiter im Pulver Epidermisfetzen

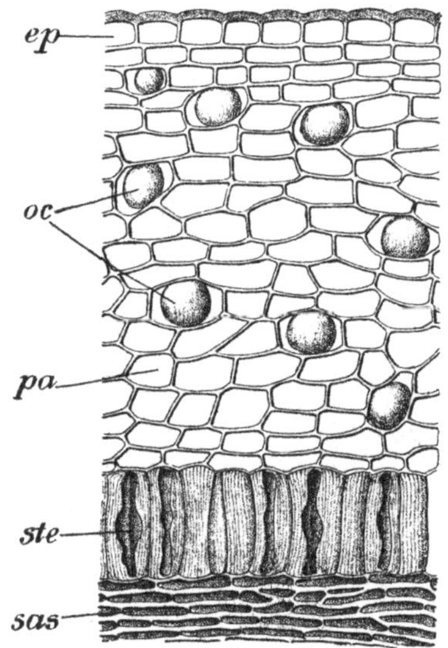

Abb. 141. Fructus Lauri. Querschnitt durch die Frucht- und Samenschale. *ep* Epidermis, *oe* Ölzellen, *pa* Parenchym der Fruchtwandung, *ste* Steinzellenschicht, *sas* Samenschale. Vergr. $^{150}/_1$. (Gilg.)

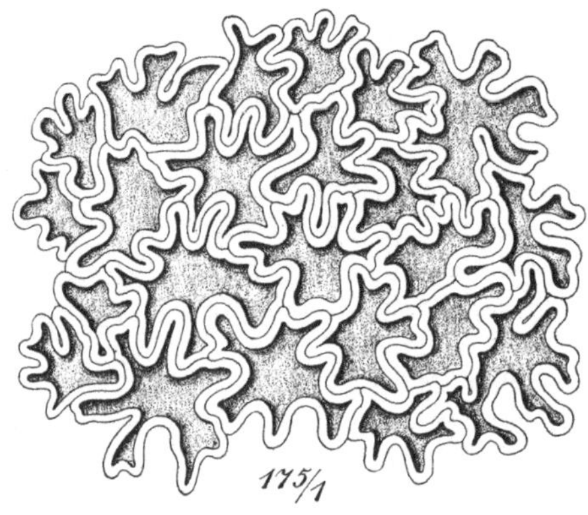

Abb. 142. Fructus Lauri. Die Steinzellschicht der Frucht in der Flächenansicht ($^{175}/_1$). (Gilg.)

der Fruchtwand, aufgebaut aus ziemlich kleinen, rechteckigen, mit dicker Außenwand versehenen, in der meist zu beobachtenden Flächenansicht kräftigwandigen, unregelmäßig polygonalen oder meist etwas gestreckten, in der Größe stark wechselnden Zellen mit farbloser Wandung und bräunlichem, rötlichbraunem bis tiefbraunem Inhalt. Ihnen hängen häufig mehr oder weniger große Fetzen aus dem Parenchym der Fruchtwand an, aus dünnwandigen, mehr oder weniger kugeligen, locker gelagerten, farblosen oder nicht selten bräunlichen bis braunen, spärlich protoplasmatischen Inhalt und nicht selten Tropfen von ätherischem Öl (aus verletzten Ölzellen!) führenden Zellen bestehend, zwischen denen hier und da auch ansehnliche, gelbe bis bräunliche Ölzellen wahrgenommen werden. Spärlicher oder spärlich werden beobachtet: enge, ringförmig oder spiralig verdickte, seltener netzförmige oder poröse Gefäße; Gewebefetzen der dünnen, der Steinzellschicht fest anhängenden Samenschale, aus unregelmäßig polygonalen Zellen mit feinknotig verdickter, aber ziemlich dünner Wandung und gelbbraunem bis rotbraunem Inhalt bestehend; die aus kleinen, polygonalen Zellen bestehende Epidermis der Kotyledonen, deren Ölplasma meist braun gefärbt ist.

Charakteristisch für das Pulver sind besonders das Kotyledonargewebe mit seinem Stärkeinhalt, die auffallenden Steinzellen, das Parenchym (mit Sekretzellen) und die Epidermis der Fruchtwand.

Lorbeerenpulver wird untersucht in Glyzerinwasser, in Chloralhydratlösung (hier löst sich der Inhalt der Fruchtwandepidermis meist purpurn), in Glyzerinjod (Nachweis von Stärke, sowie der geringen Menge von Aleuronkörnern, Abwesenheit von Kleisterballen!), sowie in ½ Wasser und ½ alkoholischer Alkanninlösung (Nachweis des fetten und ätherischen Öls!) endlich in Phloroglucin-Salzsäure (verholzte Elemente).

Prüfung. Verwechselungen und Fälschungen sind nicht bekannt geworden. Jedenfalls dürfen verkleisterte Stärke (aus bei großer Hitze getrockneten oder aber extrahierten Früchten!), Haare, normale Steinzellen, Fasern, Kristalle in dem Pulver nicht vorhanden sein. Der Aschegehalt des Pulvers darf 3% nicht übersteigen.

Bestandteile. Lorbeeren enthalten 25—30% Fett, welches hauptsächlich aus Laurostearin besteht, ferner etwa 1% ätherisches Öl, aus drei Terpenen bestehend, und Laurinsäure.

Geschichte. Lorbeeren sind seit dem Altertum in Anwendung.

Anwendung. Sie sind ein Volksheilmittel und finden außerdem in der Tierheilkunde Anwendung.

Folia Lauri. Lorbeerblätter.

Lorbeerblätter sind die Blätter des Lorbeerbaumes, Laurus nobilis L. Sie sind glänzend, lederig, völlig kahl, lanzettlich oder länglich lanzettlich, zugespitzt, ganzrandig, am Rande stets deutlich schwach gewellt. Im Mesophyll finden sich zahlreiche große Ölzellen, welche bewirken, daß das Blatt, mit der Lupe betrachtet, fein punktiert erscheint. Sie finden wegen ihres gewürzhaften Geruches und Geschmackes Anwendung besonders im Küchengebrauch.

Cortex Coto. Kotorinde.

Die Abstammung dieser augenscheinlich von Stämmen und dickeren Ästen eines Baumes gesammelten, aus Bolivien stammenden Rinde ist nicht sicher festgestellt. Mit einer an Sicherheit grenzenden Wahrscheinlichkeit gehört die Stammpflanze zu den Lauraceen; sie dürfte zur Gattung Cryptocarya zu rechnen sein oder ihr sehr nahe stehen. Die Droge bildet bis 30 cm lange, bis 10 cm breite, bis 1,5 cm dicke meist ziemlich flache oder rinnenförmige Stücke, innen rotbraun und grob längsstreifig, außen von grauer längs- und quergrobrissiger Borke oder von grauem Kork bedeckt. Bruch außen grobkörnig, innen splitterig. Der geglättete Querschnitt zeigt außen tangentiale hellere Streifen, innen viele in die braune Grundmasse eingestreute, grobe, helle Punkte. Der Kork ist ziemlich mächtig und zeigt abwechselnde Lagen dünnwandiger und U-förmig, oder nur an den Innenwänden verdickter Zellen. Die Verdickungsschichten sind farblos oder schwach gelblich, die unverdickten Membranen meist braun, die Zellumina in der Regel mit braunem Inhalt erfüllt. Die primäre Rinde ist ein tangential mehr oder weniger gestrecktes Parenchym mit eingestreuten Ölzellen, dessen Zellen zu einem meist sehr großen Teil zu Steinzellen umgebildet sind, so daß in der Regel ein außerordentlich breiter, aus stark verdickten, reichlich getüpfelten Zellen bestehender, an der Innengrenze der primären Rinde liegender Sklerenchymring von unregelmäßiger Breite entsteht. Die sekundäre Rinde ist durch zahlreiche sehr große Steinzellgruppen, die auf dem Querschnitt regellos verteilt sind, charakterisiert. Die Markstrahlen (1—3 Zellen breit) durchsetzen diese Steinzellgruppen in genau radialer Richtung und ihre Zellen sind innerhalb des Sklerenchyms ebenfalls sklerotisiert, zu radial oft stark gestreckten Steinzellen umgewandelt. Die Steinzellgruppen selbst bestehen aus axial mehr oder weniger gestreckten Steinzellen, deren Streckung z. T. so erheblich ist, daß man von kurzen, knorrigen Fasern sprechen kann. In der Regel sind ihre Membranen bis zum Verschwinden des Lumens verdickt. In den Rindensträngen finden sich neben den allermeist obliterierten, in Tangentialreihen stehenden Siebelementen Parenchym und Ölzellen; ersteres ist wie das der primären Rinde erfüllt mit kleinkörniger Stärke, letztere enthalten gelbliches ätherisches Öl. In den Markstrahlzellen häufig, im Parenchym der sekundären Rinde öfters Oxalat in winzigen Nädelchen.

Kotorinde existiert im Handel in zwei Sorten, der echten, als wirksames Prinzip das Cotoin enthaltenden Rinde, und der Parakotorinde, welche das vom Cotoin verschiedene Paracotoin enthält. Obige Beschreibung paßt auf beide, offenbar von nahe verwandten Pflanzen abstammende Rinden.

Außer diesen beiden sind aber noch mehrere falsche Kotorinden im Handel aufgetaucht. Eine als Kotorinde aus Brasilien bezeichnete Ware stammt von Cryptocarya pretiosa, ist den echten Rinden im Bau sehr ähnlich, enthält aber außer den knorrigen Sklereiden noch Stabzellen in der sekundären Rinde. Sie ist alkaloidhaltig. Eine andere in Brasilien als Koto bezeichnete Rinde stammt von Palicurea densiflora *Martius* (Rubiaceae), einem Strauch; eine dritte falsche Kotorinde ist ebenfalls eine Rubiacee; sie ist auch als Gerberinde unter dem Namen Curtidor aufgetreten, enthält reichlich Gerbstoff und besitzt außerordentlich große, stark verdickte und fein getüpfelte Fasern. Ebenfalls von einer Rubiacee dürfte eine vierte Rinde abstammen, welche durch ihren außerordentlichen Reichtum an isoliert liegenden schmalen, aber stark verdickten und grob getüpfelten Fasern und Oxalat in Form von Kristallsand ausgezeichnet ist, und vereinzelt in der primären Rinde und den äußeren Schichten der sekundären schwach verdickte Steinzellen enthält. Von unbekannter Abstammung ist eine in ganz flachen, bis in die sekundäre Rinde hinein geschälten Stücken aufgetauchte fünfte Rinde, welche zweireihige Markstrahlen und in den breiten Rindenstrahlen meist in Tangentialreihen schmale, kurze, bis zum punktförmigen Lumen verdickte Fasern und sehr viele Komplexe sehr großer, erheblich verdickter, aber doch großlumiger Steinzellen enthält, die sehr vielfach reichlich Stärkekörner in ihrem Lumen führen. Stärke findet sich natürlich auch im Parenchym, welches von obliterierten Siebelementen und zahlreichen Schleimzellen begleitet ist; Ölzellen fehlen, Oxalat wurde nicht gefunden.

Kotorinde wird gegen Diarrhöe gebraucht. Sie ist Separandum.

Reihe **Rhoeadales.**

Familie **Papaveraceae.**

Die meisten Vertreter dieser Familie sind durch gegliederte Milchröhren ausgezeichnet.

Herba Chelidonii. Schöllkraut.

Die in frischem Zustande in Gebrauch genommene blühende ganze Pflanze Chelidonium majus *L.* Sie besitzt ein walziges, mehrköpfiges, außen rotbraunes, innen orangegelbes, mehrere bis 10 cm langes, 2 cm dickes Rhizom, das mit vielen zylindrischen, federkieldicken Wurzeln besetzt ist, und mehrere ½—1 m hohe, ästige, stumpfkantige, hohle, an den Knoten verdickte, sonst ziemlich dünne, blaugrüne, behaarte Stengel mit wechselständigen, nebenblattlosen, oberseits matt hellgrünen und kahlen, unterseits blaugrünen und mit mehrzelligen Deckhaaren besetzten Blättern, von denen die grundständigen langgestielt und an dicht beieinanderstehenden Knoten rosettenartig gehäuft, die oberen kurzgestielt bis sitzend sind. Die im Umriß ovalen Blätter sind fiederteilig bzw. fiederspaltig, fast leierförmig und haben eiförmige, stumpfe, ungleich eingeschnitten-gekerbte Abschnitte. Der Endlappen ist größer, meist dreilappig. Blüten in scheinbar seitenständigen, langgestielten, 3—8 strahligen einfachen Trugdolden. Kelch zweiblättrig, hinfällig, Krone gelb, vierblättrig, viele Staubgefäße, ein Fruchtknoten aus 2 Karpellen mit vielen Samenanlagen. Gegliederte Milchröhren mit rotgelbem, reichlichem Inhalt durchziehen alle Teile der Pflanze in Begleitung der Gefäßbündel. Das Kraut riecht beim Zerreiben widrig, narkotisch, schmeckt brennend scharf und bitter und enthält eine Anzahl Alkaloide, Chelerythrin, Chelidonin, Homochelidonin, Protopin, Berberin. Man bereitet Extrakt und Tinktur daraus. Die Präparate finden Anwendung bei Gallensteinen und Magenkrämpfen.

Flores Rhoeados. Klatschrosen. Feuerblumen.

Klatschrosen sind die getrockneten Blumenblätter von Papaver rhoeas *L.*, eines in Europa häufigen Unkrautes. Beim Trocknen geht die schön rote Farbe der Blumenblätter verloren, und diese zarten Gebilde erscheinen dann braunviolett oder schmutzig violett, am Grunde mit einem blauschwarzen Fleck versehen. Sie sind zerknittert, sehr zart, queroval, 4—6 cm breit und lang, am Grunde verschmälert, ganzrandig. Sie werden von zahlreichen, vom Blattgrunde fächerförmig ausstrahlenden, am Blattrande bogig verlaufenden Gefäßbündeln durchzogen. Ihre Epidermen bestehen aus länglichen, mit geschlängelten Seitenwänden versehenen Zellen und wenigen Spaltöffnungen, das Mesophyll ist ein Schwammgewebe. Rundliche Pollenkörner finden sich ziemlich reichlich in der Droge. Die Blumenblätter besitzen kaum einen Geruch und schmecken bitter und schleimig. Sie enthalten das ungiftige Alkaloid Rhoeadin, ferner Rhoeadinsäure und Schleim und sollen ein beruhigendes Mittel für kleine Kinder sein. Sie werden hauptsächlich in Form von Sirupus Rhoeados gegeben.

Fructus Papaveris immaturi. Mohnkapseln. Mohnköpfe.

Abstammung. Mohnkapseln sind die vor der Reife möglichst bald nach dem Abfallen der Blumenblätter gesammelten, vor dem Trocknen der Länge nach halbierten und von den Samen befreiten Früchte von Papaver somniferum *L.*; diese Pflanze ist im östlichen Mittelmeergebiet und in Westasien heimisch und gedeiht, in Kultur genommen, in fast allen Gegenden der warmen und gemäßigten Zonen.

Beschaffenheit. Die unreifen Mohnkapseln sind von graugrüner Farbe und annähernd kugeliger oder nur wenig länglicher Gestalt; sie sollen 3—3,5 cm im Querdurchmesser haben und ohne die Samen, welche zu arzneilicher Verwendung untauglich sind, 3—4,0 g wiegen. Am Grunde befindet sich am Fruchtstiel ein Ring mit den Narben der abgefallenen Blütenteile und darüber eine wulstige, zum Fruchtknoten gehörige Anschwellung (Abb. 143 *I*). Auf dem Querschnitt zeigt die einfächerige Kapsel innen 7—15 scheidewandartige Plazenten (*III*), denen die Samen ansitzen. Gekrönt wird die Kapsel von der großen, flachen Narbe (Abb. 143 *II*), welche so viele Narbenlappen besitzt, wie die Zahl der Plazenten, also die Zahl der Fruchtblätter beträgt, aus deren Verwachsung der Fruchtknoten hervorgegangen ist.

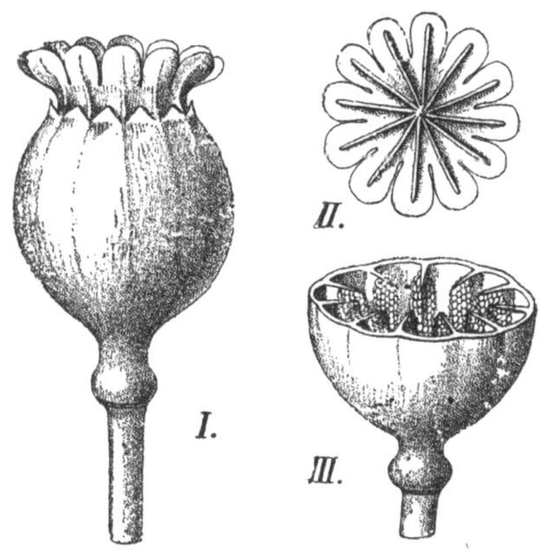

Abb. 143. Fructus Papaveris immaturi. *I.* Kapsel von der Seite gesehen. *II.* Narbe von oben gesehen, *III.* Kapsel im Querschnitt, die unvollständigen, mit Samen besetzten Scheidewände zeigend. Vergr. $^2/_3$. (Gilg.)

Bestandteile. Unreife Mohnkapseln schmecken etwas bitter und enthalten die Opiumalkaloide in sehr geringen Mengen, sowie bis 14% Aschengehalt.

Prüfung. Reife Kapseln, welche zur Samengewinnung gezogen werden und aus denen die Samen durch die unterhalb der Narbe sich öffnenden Poren herausgeschüttelt sind, sind wertlos. Ihr Mangel an Milchsaft kennzeichnet sich dadurch, daß die Schnittfläche keine Spur eingetrockneten Milchsaftes zeigt, welcher an den Schnittflächen der Droge stets deutlich hervorgetreten ist. Ein bräunlich glänzender Überzug auf der Abtrennungsstelle ist das sicherste Merkmal für die zur rechten Zeit erfolgte Einsammlung.

Geschichte. Mohnköpfe sind als Heilmittel schon seit dem Altertum im Gebrauch.

Anwendung. Mohnkapseln dienen noch manchmal als Beruhigungsmittel; äußerlich dienen sie zu schmerzstillenden Kataplasmen; aus ihnen wird Sirupus Papaveris bereitet. Dem beim Volk noch mancherorts bestehenden Brauche, schreienden Kindern zur Beruhigung und Einschläferung Mohnkapseltee oder Mohnsirup zu geben, sollte der Apotheker bestimmt entgegentreten.

Semen Papaveris. Mohnsamen.

Abstammung. Mohnsamen stammt von Papaver somniferum *L.* Die Samen der Spielarten dieser Art variieren in ihrer Farbe zwischen grau, blau, rosa und weiß; doch sollen nur die weißen oder weißlichen zu pharmazeutischer Anwendung gelangen.

Beschaffenheit. Die nierenförmigen Samen (welche aus einer anatropen Samenanlage hervorgehen) sind 1, seltener bis 1,5 mm lang. Die Oberfläche der Samenschale ist (unter der Lupe) von einem sechseckige Maschen bildenden Rippennetz bedeckt (Abb. 144). In der durch die nierenförmige Gestalt bedingten Einbuchtung erkennt man den Nabel als eine deutliche gelbe Erhöhung. Im Innern des Samens liegt der gekrümmte Embryo (Abb. 145), von weißem, öligem, stärkefreiem Endosperm umgeben; er ist mit der konkaven Seite und der Fläche der Keimblätter der Bucht des Samens zugekehrt, und sein Würzelchen ist nach dem einen, stets etwas spitzen Ende des Samens gerichtet.

Mohnsamen sind geruchlos und schmekken mild ölig.

Anatomie. Die Samenschale besteht aus 6 verschiedenen Zellschichten; die Zellen sind jedoch sämtlich sehr klein und zusammengefallen, so daß sie nur sehr schwer unter dem Mikroskop erkannt werden können. Die Epidermis wird hauptsächlich von großen, von der Fläche gesehen polygonalen Zellen gebildet, deren jede einer der vertieften Netzmaschen

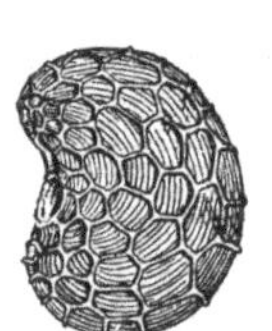

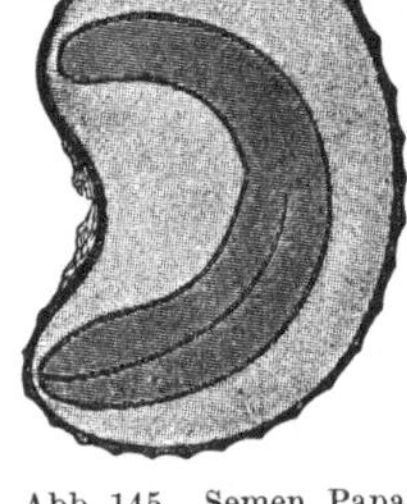

Abb. 144. Semen Papaveris, zwölffach vergrößert.

Abb. 145. Semen Papaveris im medianen Längsschnitt. Vergr. ca. $^{25}/_1$. (Möller.)

der Samenoberfläche entspricht. Sie führen fast kein Lumen, so daß die Außenwand der Innenwand direkt aufliegt. In der nach innen folgenden, aus kleinen, dünnwandigen Zellen bestehenden Schicht findet sich reichlich Kristallsand. Darauf folgt eine Schicht von kleinen, etwas gestreckten, verdickten Zellen (Hartschicht), welche derart, verschieden weit oder dick, gestaltet sind, daß das Netzwerk der Samenoberfläche besonders durch diese Schicht bedingt wird. Von den weiter nach innen liegenden drei Zellschichten besteht die äußere und innere aus winzigen, dünnwandigen, völlig obliterierten Zellen, während die mittlere aus etwas verdickten und gestreckten, stark getüpfelten Zellen gebildet wird. Endosperm und Embryo bestehen aus zartwandigen, parenchymatischen Zellen, welche in einem fetthaltigen Protoplasma Aleuronkörner von sehr wechselnder Größe führen.

Bestandteile. Mohnsamen enthalten etwa 50% fettes Öl, ferner Schleim, Eiweiß, Zellulose und 6—8% Aschenbestandteile. Sie enthalten keine Opiumalkaloide.

Prüfung. Mohnsamen dürfen nicht ranzig riechen und schmecken. Eine Beimengung von Bilsenkrautsamen wurde bisher nur bei den grau und blau gefärbten Sorten, niemals bei der offizinellen, weißen Sorte beobachtet. Aus diesem Grunde hat das Arzneibuch auf einen Hinweis auf diese Beimengung verzichtet.

Anwendung. Sie dienen zur Bereitung von Emulsionen, welche als einhüllendes Mittel gegeben werden, sowie zum Küchengebrauch. Da sie leicht dem Milbenfraß ausgesetzt sind, sind sie in gut verschlossenen Gefäßen aufzubewahren. Ihr Vorrat ist jedes Jahr zu erneuern, da bei längerem Aufbewahren das Öl leicht ranzig wird.

Opium. Laudanum. Meconium. Opium.

Abstammung. Opium ist der eingetrocknete Milchsaft von Papaver somniferum L. Diese Pflanze wird zur Gewinnung der pharmazeutisch verwertbaren Opiumsorten in Kleinasien, und zwar hauptsächlich in dessen höher gelegenen, nordwestlichen Distrikten angebaut. Die Gewinnung des Opiums geschieht in der Weise, daß nach dem Abfallen der Blumenblätter die unreifen Kapseln durch mehrere Schnitte mit besonderen Messern vorsichtig quer geritzt werden, wobei jedoch die Einschnitte nicht bis in das Innere der Kapsel reichen dürfen.

Da die Milchsaftschläuche in der Kapselwand vorzugsweise senkrecht verlaufen, ist es klar, daß senkrechte Einschnitte (Abb. 146 A) sehr viel weniger Milchsaft ergeben werden, deshalb unzweckmäßiger sein müssen, als quer geführte Ritzwunden (Abb. 146 B), durch die sehr zahlreiche Milchsaftschläuche getroffen werden.

Der aus diesen Schnitten austretende Saft wird an jedem Morgen abgeschabt und auf Blätter gestrichen. Die Ausbeute, welche für jede einzelne Kapsel nur 2 cg durchschnittlich beträgt, wird nach dem Erhärtenlassen

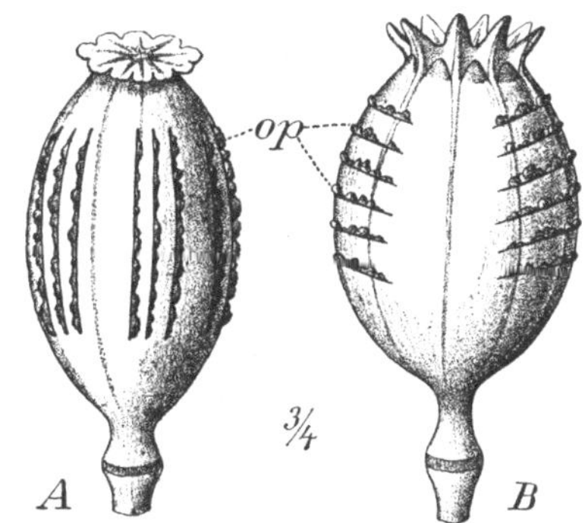

Abb. 146. Zwei zum Zweck der Opiumgewinnung angeschnittene, unreife Mohnkapseln (³/₄). Fig. A zeigt eine unzweckmäßig angeschnittene, B eine in richtiger Weise geritzte Mohnkapsel; op der ausgetretene Milchsaft (Opium). (Möller u. Thoms.)

an der Luft durch Bearbeiten mit Holzkeulen zu Kuchen von 300 g bis zu 3 kg Gewicht vereinigt. Diese werden, nachdem sie in Mohnblätter gewickelt und mit Rumexfrüchten bestreut sind, aus dem kleinasiatischen Binnenlande nach Smyrna, Ismid oder Tarabison gebracht, wo sie von Kontrollbeamten geprüft, im Falle eines Morphiumgehaltes von mehr als 12% häufig durch Unterkneten geringwertiger Sorten auf einen Gehalt von 10—12% gebracht und nach weiterem Trocknen an der Sonne in Kisten zu 70 und 75 kg Gewicht verpackt über Konstantinopel in den europäischen Handel gebracht werden.

Beschaffenheit. Das in Deutschland zur Verwendung vorgeschriebene offizinelle kleinasiatische Guévé-Opium, welches von Guévé und Narhilan nach Konstantinopel gelangt, bildet abgeplattet-runde oder ovale Kuchen von selten mehr als 1 kg Gewicht. Die Bruchfläche ist gleichmäßig dunkelbraun, bei frisch importierten Stücken im Innern oft noch weich und zähe, bei völlig lufttrockenen Stücken aber hart und spröde; der Bruch ist dann uneben, körnig. Opium riecht eigenartig narkotisch und schmeckt sehr bitter und etwas scharf.

Sorten. Persisches, Indisches, Chinesisches und Ägyptisches Opium kommt in anderen Formen, als die charakteristischen Kuchen des Kleinasiatischen Opium es sind, in den Handel. Sie alle sollen zu medizinischem

Gebrauche nicht Verwendung finden und dienen vielmehr zum Opiumrauchen, welches im Orient, besonders aber in Ostasien, sehr verbreitet ist. Das Persische Opium, welches bis zu 15% Morphium enthält, wird vorwiegend zur Morphingewinnung in Fabriken verarbeitet. Auch Amerikanisches und Australisches Opium sind für den europäischen Handel, ebenso wie die geringen Mengen des in Europa (in Makedonien, Bulgarien, Rumänien) gebauten Opiums, ohne Bedeutung.

Mikroskopische Beschaffenheit. Bei mikroskopischer Betrachtung zeigen kleine aus den Kuchen herausgenommene und zerdrückte Mengen, daß das Opium nur aus einer strukturlosen, zum großen Teil in Wasser löslichen Masse besteht, in der sich kleine Fetzen der Fruchtwand der Mohnfrüchte und der Mohnblätter finden. Diese sind besonders durch ihre Epidermen charakterisiert. Die Früchte haben dickwandige kleine Epidermiszellen und wenige große Spaltöffnungen, die Blätter haben eine spaltungsöffnungsfreie obere Epidermis aus dünnwandigen, polygonalen Zellen und eine zahlreiche, große Spaltöffnungen enthaltende untere Epidermis aus schwach wellig begrenzten Zellen. Auch kleine Mengen des Mesophylls und der zarten Leitbündel der Mohnblätter lassen sich finden.

Bringt man etwas zerriebenes Opium oder Opiumpulver in einem Tropfen Gerbsäurelösung (1 + 19) unter Deckglas, so sieht man, wie sich an den Opiumstückchen durch Herauslösen und Hervorquellen von mit der Gerbsäure reagierenden Substanzen Niederschläge oder blasige Niederschlagsmembranen oder eigenartige, an dickwandige pflanzliche Deckhaare erinnernde Protuberanzen bilden. Opiumpulver veranlaßt in einem Gemisch aus 1 Tropfen Quecksilberchlorid- und 1 Tropfen Kaliumbromidlösung unter Deckglas rasch die Bildung von zahlreichen Sphärokristallen. Bringt man auf einem Objektträger etwas Opium in 1 Tropfen Wasser, mischt an anderer Stelle des Objektträgers etwas Ferrichloridlösung, Salzsäure und 1 Tropfen Kaliumferricyanidlösung und führt den Wassertropfen vom Opium zu den Reagenzien mit einem Glasstäbchen hinüber, so entsteht sofort ein blauer Niederschlag.

Bestandteile. Bestandteile sind eine große Anzahl Alkaloide, darunter Morphin, Narcein, Kodein, Narkotin, Thebain, Papaverin u. a., welche hauptsächlich an Mekonsäure gebunden sind, ferner Riech- und Farbstoffe, Zucker, Schleim, Harz und bis 6% Mineralbestandteile. Morphin ist der wichtigste und hauptsächlichste Bestandteil des Opiums.

Gehaltsbestimmung. Das Opium muß zunächst bei einer 60° nicht übersteigenden Temperatur getrocknet werden und wird dann zu einem mittelfeinen Pulver zerrieben. 3,5 g hiervon werden mit 3,5 ccm Wasser angerieben, und durch weiteren Wasserzusatz wird das Gemisch auf 31,5 g Gewicht gebracht. Das Opium wird bei dem nun folgenden einstündigen Stehen und öfteren Umschütteln im Verhältnis 1:8 mit Wasser extrahiert. Da sich hierbei ein wesentlicher Teil des Opiums löst, so nimmt das Gewicht des flüssigen Anteils des Gemisches zu, und deshalb entspricht der weiter zu verarbeitenden Opiummenge eine Filtratmenge, die ein höheres Gewicht als das Achtfache der Opiummenge hat. 21 g des Filtrats (nicht 19,52 g) entsprechen 2,44 g Opium. Sie werden unter Vermeidung starken Schüttelns mit 1 ccm einer Mischung von 17 g Ammoniakflüssigkeit und 83 g Wasser versetzt, um Narkotin auszufällen, und sofort filtriert. 18 g des Filtrats

(= 2 g Opium) werden nun erst mit 5 ccm Essigäther, dann mit 2,5 ccm desselben Ammoniakgemisches wie soeben versetzt und kräftig 10 Minuten lang durchgeschüttelt, dann werden weitere 10 ccm Essigäther zugefügt und die Flüssigkeit unter öfterem gelinden Umschwenken 15 Minuten stehen gelassen. Hierbei fällt Morphin kristallinisch aus, während noch vorhandene Reste des Narkotins im Essigäther in Lösung gehen. Um sie zu entfernen, wird zunächst der Essigäther auf ein glattes Filterchen gegossen, die Flüssigkeit nochmals mit 5 ccm Essigäther gewaschen und wieder der Essigäther allein auf das Filter gebracht, und erst wenn er völlig durchgelaufen und das Filter lufttrocken geworden ist, wird die wässerige Flüssigkeit ebenfalls auf das Filter gebracht. Kölbchen und Filter werden dann mit je 2,5 ccm äthergesättigtem Wasser, das man durch Schütteln von Wasser mit einer überschüssigen Menge Äther im Scheidetrichter und Ablassen der wässerigen Schicht hergestellt, dreimal gewaschen, dann bei 100° getrocknet. Dann löst man die im Kölbchen verbliebenen und die auf dem Filter befindlichen Morphinkristalle in 10 ccm $^1/_{10}$-Normal-Salzsäure auf, wäscht das Filter mit Wasser nach und bringt das Waschfiltrat ebenfalls in das Kölbchen und ergänzt mit Wasser auf etwa 50 ccm. Nach Zusatz von 2 Tropfen Methylrotlösung wird der Säureüberschuß mit $^1/_{10}$-Normal-Kalilauge zurücktitriert, wozu höchstens 1,6 ccm verbraucht werden dürfen. Die zur Sättigung des Morphins notwenige Menge von $^1/_{10}$-Normal-Salzsäure von mindestens 8,4 ccm zeigt bei einem Molekulargewicht des Morphins von 285,2 mindestens 0,239568 Alkaloid in 2 g Opium, gleich rund 12% an.

Daß das titrierte Alkaloid wirklich Morphin ist, wird beweisen durch die mit der titrierten Flüssigkeit anzustellende Reaktion, die auf der durch Morphin veranlaßten Reduktion des Ferricyanids zu Ferrocyanid beruht. Versetzt man die braunrot gefärbte Mischung aus 10 ccm Wasser, einem Körnchen Kaliumferricyanid, 1 Tropfen Eisenchloridlösung und einigen Tropfen Salzsäure mit 5 ccm der titrierten Flüssigkeit, so muß sie blau werden infolge der Bildung von Berlinerblau.

Geschichte. Das kleinasiatische Opium war schon im Altertum bekannt, doch wurde es im Mittelalter nur wenig arzneilich benutzt. Dagegen fand es Verwendung als Genußmittel (Opiumrauchen). Aus ihm wurde von dem Apotheker Sertürner in Einbeck (Westf.) 1806 zum erstenmal ein Alkaloid, das Morphin, dargestellt.

Anwendung. Innerlich als Beruhigungsmittel sowie als schmerz- und krampfstillendes Mittel, bei Durchfällen, Kolikschmerzen, Darmblutungen, Starrkrampf.

Opium wird gebraucht zur Herstellung der galenischen Präparate: Extr. Opii, Opium concentratum, Tinct. Opii crocata und Tinct. Opii simplex, nicht aber zu Rezepturzwecken. Für diese ist das nach Trocknung bei einer 60° nicht übersteigenden Temperatur hergestellte und durch Vermischen mit Reisstärke auf einen Morphingehalt von 9,8—10,2% gebrachte Opium pulveratum zu verwenden. Dieses Präparat darf unter dem Mikroskop außer den dem Opium eigentümlichen histologischen Elementen und amorphen Schollen nur Reisstärke, nicht aber andere oder verquollene Stärke enthalten. Sein Wassergehalt darf höchstens 8% betragen. Die Gehaltsbestimmung wird in genau gleicher Weise durchgeführt wie beim Opium, der Verbrauch an $^1/_{10}$-Normal-Kalilauge muß hier aber mindestens 2,85 ccm und höchstens 3,13 ccm betragen, was dem oben angeführten Höchstgehalt bzw. Mindestgehalt des Pulvers entspricht.

Herba Fumariae. Erdrauch.

Das blühende Kraut von Fumaria officinalis *L.*, einer einjährigen, auf Äckern sehr verbreiteten Pflanze. Stengel kantig, hohl, Blätter wechselständig, abstehend, doppelt fiederspaltig, mit dreiteiligen Abschnitten, deren Zipfel länglich spatelförmig sind. Blüten in seitenständigen, lockeren Trauben, kurzgestielt, mit zweiblättrigem, hinfälligem Kelch und purpurroter, mit dunklem Fleck an der Spitze versehener, vierblättriger Krone, deren oberes Blatt kurz und dick gespornt ist. Die ganze Pflanze ist graugrün und völlig kahl. Sie ist geruchlos, schmeckt bitter und salzig und enthält das Alkaloid Protopin, Fumarsäure und reichlich Kalisalze. Andere Fumaria-Arten sind recht ähnlich, sind aber meist sehr selten und kommen daher als Verwechselungen ernstlich nicht in Betracht. Junge Pflänzchen der gleichfalls sehr häufigen Sisymbrium sophia *L.* (Cruciferae) ähneln dem Erdrauch durch ihre dreifach fiederspaltigen, graugrünen Blätter mit schmal linealen Zipfeln, sind aber durch ihre Behaarung deutlich unterschieden.

Familie Cruciferae.

Herba Cochleariae, Löffelkraut.

Abstammung. Löffelkraut stammt von Cochlearia officinalis *L.*, welche in Europa an den Ufern der Nord- und Ostsee häufig, im Binnenlande jedoch nur spärlich, und zwar nur auf salzhaltigem Boden (z. B. Umgebung von Soden und Aachen) gedeiht. Gesammelt werden meist alle oberirdischen Teile der Pflanze zur Blütezeit im Mai und Juni, seltener nur die grundständigen Blätter der Blattrosetten vor der Blütezeit.

Beschaffenheit. Die grundständigen (Rosetten-)Blätter (Abb. 147 *A*) sind von durchaus anderer Gestalt als die Stengelblätter. Sie sind etwas fleischig, langgestielt, kreisförmig oder breit eiförmig, oben abgerundet, am Grunde schwach herzförmig, ganzrandig oder nur schwach ausgeschweift, 2—3 cm breit. Die dem kantigen, hellgrünen, 20—30 cm hohen Stengel ansitzenden Blätter hingegen sind schmäler (Abb. 147 *B*), sitzend und mit tief herz- oder pfeilförmigem Grunde stengelumfassend, im Umriß spitzeiförmig und mit wenigen spitzlichen Sägezähnen versehen. Beide Blattformen sind kahl.

Der Blütenstand ist eine reichblütige Traube; die Blüten besitzen vier Kelchblätter und vier doppelt so lange, weiße Blumenkronenblätter, ferner vier lange und zwei kurze Staubgefäße und einen rundlich-eiförmigen Fruchtknoten, welcher bei der Reife ein kugelig-aufgedunsenes, ungefähr 5 mm langes, eiförmiges, spitzes, von einem bleibenden Griffel gekröntes, 1—2 cm lang gestieltes Schötchen mit je einem bis vier Samen in jedem Fache bildet.

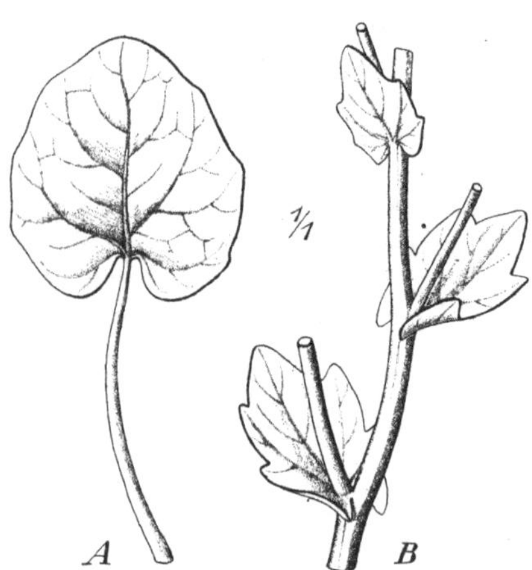

Abb. 147. Herba Cochleariae. *A* Grundständiges Blatt, *B* Stengelblätter ($^1/_1$). (Gilg.)

Bestandteile. Das Kraut besitzt einen bitteren und salzigen Geschmack; es enthält ein Glykosid, welches unter dem Einfluß eines passenden Enzyms spaltbar ist und ein schwefelhaltiges, scharfes, ätherisches Öl, sekundäres Butylsenföl $\dfrac{C_2H_5}{CH_3}{>}CH—N{=}CS$, liefert.

Gehaltsbestimmung. Diese beruht auf der Spaltung des Butylsenfölglykosides und der titrimetrischen Bestimmung des entstandenen Senföls. Da die Droge kein wirksames Enzym mehr enthält, muß ein solches zugesetzt werden. Dies geschieht durch Zugabe von Semen Erucae, der Myrosin enthält. Sie enthalten zwar auch ein Senfölglykosid, das mit dem der Herba Cochleariae gleichzeitig gespalten wird, aber das dabei entstehende Senföl ist im Gegensatz zu dem der Cochlearia nicht flüchtig. 10 g gepulvertes Löffelkraut werden mit 2,5 g gepulvertem weißen Senf und 150 g Wasser 3 Stunden lang unter öfterem Umschwenken in verschlossenem Kolben stehen gelassen, dann werden 50 g oder so viel abdestilliert, daß ätherisches Öl nicht mehr übergeht. Das Destillat wird mit 10 ccm $^1/_{10}$-Normal-Silbernitratlösung und 5 ccm Ammoniakflüssigkeit eine Stunde lang in einem mit einem Trichter bedeckten Meß-kölbchen von 100 ccm Inhalt auf dem Wasserbade erwärmt, nach dem Erkalten wird bis zur Marke aufgefüllt und nach dem Durchmischen filtriert. 50 ccm des Filtrats (= 5 g Droge) werden mit 3 ccm Salpetersäure und 1 ccm Ferriammoniumsulfatlösung versetzt und in der Mischung der Silberüberschuß mit $^1/_{10}$-Normal-Rhodanammonium-lösung bis zur schwachen Rotfärbung zurücktitriert, wozu höchstens 2,3 ccm der Lösung verbraucht werden dürfen, so daß mindestens 2,7 ccm $^1/_{10}$-Normal-Silber-nitratlösung zur Umsetzung des aus 5 g Droge stammenden ätherischen Öls notwendig sind, was bei einem Molekulargewicht des Öls von 115,15 und unter Berücksichtigung des Umstandes, daß 1 Mol. Silbernitrat mit 2 Molen Senföl reagiert, einem Mindest-gehalt der Droge von 0,31% entspricht.

Geschichte. Um die Mitte des 16. Jahrhunderts wurde die Droge gegen Skorbut, die furchtbare Krankheit der Seefahrer (besonders der nordischen), empfohlen.

Anwendung. Die Droge wird gegen Skorbut angewendet und dient zur Bereitung von Spiritus Cochleariae.

Semen Sinapis (nigrae). Schwarzer Senfsamen.

Abstammung. Die Droge stammt von Brassica nigra (*L.*) *Koch* (Syn.: Sinapis nigra *L.*), welche in Deutschland und allen übrigen Ländern der gemäßigten Zonen als Feldfrucht gebaut wird (Abb. 148). Als Handels-sorten kursieren außer dem wirksamsten, ein frischgrünes Pulver liefernden Holländischen schwarzen Senf, hauptsächlich Russischer, Puglieser, Syrischer, Ostindischer und Chilenischer.

Beschaffenheit. Die annähernd kugeligen Samen haben 1—1,5 mm im Durchmesser und sind außen rotbraun oder teilweise graubraun, innen gelb bis grünlich. Die Oberfläche der Samenschale erscheint unter der Lupe deutlich netzgrubig und an den grau gefärbten Samen durch die im Ablösen begriffene Epidermis weißschülferig. Der Nabel tritt an dem einen, meist etwas stumpferen Ende als weißes Pünktchen hervor. Durch zwei parallele Furchen kennzeichnet sich die Stelle, an welcher das Würzelchen des den ganzen Raum innerhalb der Samenschale ausfüllenden, grünlich-gelben Keimlings liegt. Entfernt man die Samenschale und läßt man dann den Embryo im Wasser etwas quellen, so sieht man, daß das eine Keimblatt das andere vollständig umhüllt, daß beide in der Mittellinie gefaltet sind und daß in der durch die Faltung entstandenen Höhlung das unterhalb der Keimblätter stark umgebogene Stämmchen (Radicula) verläuft (Abb. 149). Alle Teile des Gewebes sind frei von Stärke, wie man an einem mit Glyzerin-jod behandelten Quetschpräparate leicht feststellen kann.

Anatomie. (Abb. 150.) Die Epidermis der Samenschale (*a*) besteht aus großen, von der Fläche gesehen isodiametrischen, im Querschnitt schmalen, schleimerfüllten Zellen, welche bei Wasserzusatz quellen. Unter diesen liegt eine Schicht von großen, sehr dünnwandigen, leeren Zellen (*b*). Darauf folgt eine sehr charakteristische, die sog. Palisadenzellschicht (*c*). Sie besteht aus stark radial gestreckten Zellen, welche innen verdickte, gelbbraune außen dagegen sehr dünne, scharf gegen den inneren, verdickten Teil abgesetzte Wandungen besitzen. Ihre Länge wechselt sehr, doch so, daß auf dem Querschnitt ein regelmäßiges Zunehmen und Abnehmen in der Größe der nebeneinanderliegenden Zellen zu beobachten ist. In die Partien, · wo diese Zellen die geringste Höhe besitzen, erstrecken sich die großen, inhalts-

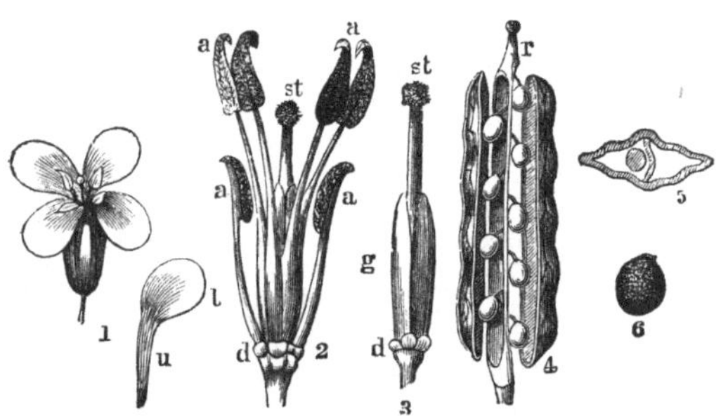

Abb. 148. Brassica nigra. *1* Blüte, *2* Gynaeceum und Androeceum von den Blumenblättern befreit, vergrößert, *3* Fruchtknoten, *4* Schote, *5* Querschnitt derselben, *6* Samen. *a* Staubblätter, *st* Narbe, *g* Fruchtblätter, *d* Honigwulst, *r* Schnäbelchen (Griffel).

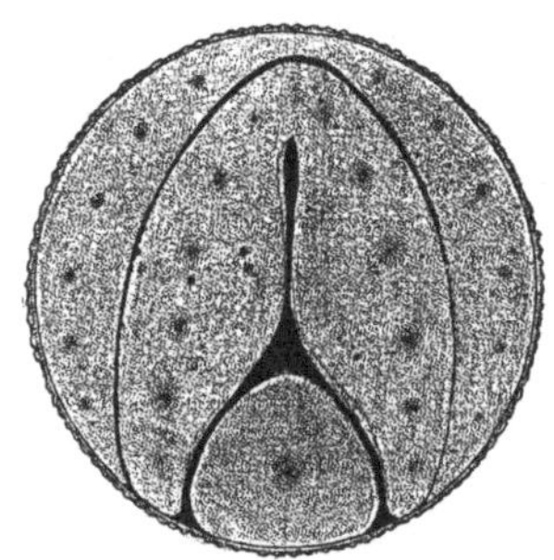

Abb. 149. Semen Sinapis. Querschnitt ca. 25 fach vergrößert. Man erkennt die beiden gefalteten, das Stämmchen einhüllenden Keimblätter. (Gilg.)

losen Zellen der zweiten Schicht hinein, und daraus resultiert auch, da diese Zellen im trockenen Zustand der Samen vollständig kollabiert sind, die Faltung der Samenschale, welche mit bloßem Auge als „netzgrubig" zu

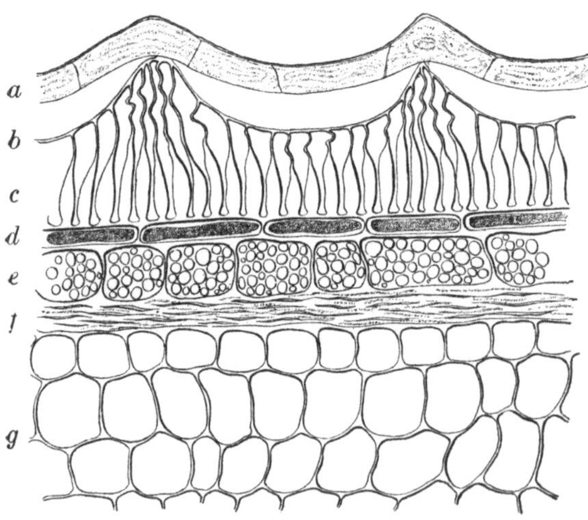

erkennen ist. Unter der Palisadenschicht folgt eine Lage von dünnwandigen Zellen, welche einen dunkelbraunen Farbstoff enthalten, die Farbstoff- oder Pigmentschicht (*d*). Ihr verdankt die Droge ihre Färbung. Nur die äußerste der nun folgenden Schichten besteht aus deutlich erkennbaren, etwas dickwandigen, isodiametrischen, auf dem Querschnitt quadratischen Zellen, welche fettes Öl und Aleuronkörner führen (Ölschicht, *e*). Die übrigen Schichten (*f*) sind vollständig kollabiert und zerdrückt; sie

Abb. 150. Semen Sinapis, Querschnitt *a* Schleimepidermis, *b* dünnwandige, leere Zellen, *c* Palisadenzellschicht, *d* Pigmentschicht, *e* Ölschicht, *f* Nährschicht der Samenschale, aus vollständig kollabierten Zellen bestehend, *g* Gewebe des Embryos, die Inhaltstoffe der Zellen (fettes Öl und Aleuronkörner) nicht gezeichnet. Vergr. ca. ²⁵⁰/₁. (Gilg.)

stellen die Nährschicht der Samenschale dar und sind, wie die Ölschicht, aus dem Endosperm hervorgegangen. Der Embryo selbst besteht aus dünnwandigen Zellen (*g*), welche mit fettem Öl und Aleuronkörnern erfüllt sind.

Merkmale des Pulvers. Das grünlichgelbe, von rotbraunen Teilchen durchsetzte feine Pulver (Sieb VI) besteht zum großen Teil aus fein zermahlenen
Trümmern der dünnwandigen, farblosen bis gelblichen Zellen des Embryos,
denen allermeist Aleuronkörner an- oder einliegen und von denen besonders
die Epidermiszellen durch ihre kräftige Außenwand auffallen, ferner aus
farblosen Bruchstücken der Schleimepidermis der Samenschale, endlich
aus massenhaft freiliegenden Aleuronkörnern, sowie farblosen Protoplasmakörnchen oder -klümpchen. Dazwischen treten in Menge größere oder
kleinere Gewebefetzen mit wohlerhaltenen Zellelementen auf. Die meisten
von diesen stammen von dem Embryo; sie zeigen eine aus rechteckigen oder
quadratischen Zellen aufgebaute Epidermis, deren Außenwand schwach
verdickt ist, während die übrigen Wände sehr dünn sind; das Innengewebe
ist ausnahmslos sehr dünnwandig und besteht aus kleinen oder sehr kleinen,
polygonalen oder rundlichen, seltener etwas palisadenartig gestreckten
(Oberseite der Kotyledonen in der Querschnittsansicht) Zellen, die manchmal von Strängen schmaler, langgestreckter Zellen (Prokambiumstränge)
durchzogen werden; alle Zellen des Embryo sind schwach grünlichgelb

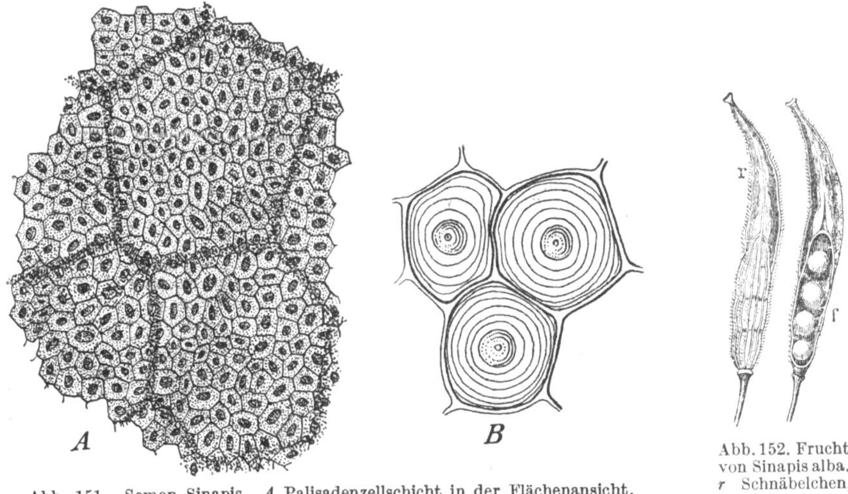

Abb. 151. Semen Sinapis. *A* Palisadenzellschicht in der Flächenansicht,
B Schleimzellen. Beide stark vergrößert.

Abb. 152. Frucht
von Sinapis alba.
r Schnäbelchen,
f Samen.

gefärbt und enthalten in einem dichten Ölplasma massenhaft dicht gedrängte
Aleuronkörner; diese sind in der Gestalt sehr wechselnd, kugelig, eiförmig,
fast walzenartig, manchmal gelappt oder schwach gekrümmt, meist 5—15 μ
groß, und enthalten meist zahlreiche kleine Kristalloide und Globoide.
Häufig sind ferner Bruchstücke der Samenschale die meist in der Flächenansicht beobachtet werden; die farblose Schleimepidermis besteht im Querschnitt aus wurstförmigen oder gestreckt rechteckigen, in der Flächenansicht aus großen (etwa 50—90 μ im Durchmesser), scharf polygonalen Zellen
mit dünner Mittellamelle und fast die ganze Zelle ausfüllender sekundärer
Schleimwandschicht, die bei Zutritt von Wasser quillt und bald Schleimkugeln bildet; die unter der Epidermis folgende Schicht (Großzellenschicht)

besteht aus farblosen, sehr großen, inhaltslosen Zellen, die im Samenquerschnitt, da sie kollabiert sind, kaum hervortreten, in der Flächenansicht aber sehr deutlich als 70—120 μ große, polygonale Zellen wahrgenommen werden, die in sehr charakteristischer Weise durch die sich
zwischen sie einschiebenden Partien der oberen, hier dünnwandigen Steinzellschicht voneinander getrennt werden; die darauf nach innen folgende
Palisadenschicht besteht aus gelblichen bis gelbbraunen Zellen, die im
Samenquerschnitt von schmaler radial gestreckter Gestalt sind, sich durch
sehr ungleiche Höhe auszeichnen (die längsten von ihnen erstrecken sich
durch die Großzellschicht hindurch bis zur Epidermis!) und deren Innenwände und inneren Teile der Radialwände stark verdickt sind, während die
äußeren Teile der Radialwände ziemlich plötzlich abgesetzt, sehr dünn sind;
in der Flächenansicht erscheint die Palisadenschicht als zusammengesetzt
aus kleinen (6 bis 10 μ großen), je nach der Mikroskopeinstellung stark bis sehr
stark verdickten, polygonalen, dicht zusammengefügten Zellen; die hierauf
nach innen folgende Pigmentschicht ist gebildet aus dünnwandigen, in der
Querschnittsansicht schmalen, tangential gestreckten, in der Flächenansicht aus großen, scharf polygonalen Zellen, die mit einem dichten Inhalt
erfüllt sind; die Innenschicht der Samenschale (Aleuronschicht) endlich
besteht aus kräftigwandigen, farblosen, in der Querschnittsansicht quadratischen bis rechteckigen, in der Flächenansicht polygonalen, 30—40 μ
großen Zellen, die in einem dichten Ölplasma reichliche Aleuronkörner enthalten. (Die Schichten der Samenschale, die, mit Ausnahme der Aleuronschicht, in den Samenschalenpartikelchen des Pulvers meist wohlerhal-
ten sind, werden nur sehr selten voneinander losgelöst, sondern meist zu
zweien oder dreien oder sämtlich miteinander vereinigt beobachtet, so
daß bei höherer oder tieferer Einstellung des Mikroskops meist die einzelnen Schichten nacheinander in der Flächenansicht beobachtet werden
können.)

Besonders charakteristisch für das Pulver sind die dünnwandigen Zellen
des Embryo mit ihrem schwach grünlichgelben Öl- und Aleuroninhalt,
sowie die auffallenden Elemente der Samenschale, besonders der Schleimepidermis, der meist gelbbraunen Palisadenschicht und der braunen Pigmentschicht.

Senfpulver wird untersucht in Glyzerin (Feststellung der Farben,
Schleimzellen noch unverändert!), Glyzerinjod (bei sofortiger Beobachtung sind die gefärbten Aleuronkörner deutlich zu erkennen, Fehlen
von Stärke), in gesättigter, wässeriger Bismarckbraunlösung (Färbung der
sofort entstehenden Schleimkugeln, resp. unregelmäßigen Schleimfiguren!),
in Chloralhydratlösung (die sämtlichen Elemente werden allmählich, besonders nach mehrmaligem, starkem Erwärmen des Präparats unter dem
Deckgläschen, deutlicher; die einzelnen Schichten der Samenschale lassen
sich mit dem Mikroskop leicht durchdringen!).

Bestandteile. Senfsamen sind in ganzem Zustande geruchlos und
schmecken anfangs milde ölig und schwach säuerlich, bald darauf aber
brennend scharf. Diese Schärfe entwickelt sich auch kräftig in der gelblichen, sauer reagierenden Emulsion, welche beim Zerstoßen der Senfsamen
mit Wasser entsteht, und rührt daher, daß das darin enthaltene Glykosid
Sinigrin oder myronsaures Kalium bei Gegenwart von Wasser unter dem

Einfluß des gleichzeitig anwesenden Enzymes Myrosin in ätherisches, kräftig und charakteristisch riechendes Senföl (Allylsenföl), Traubenzucker und Kaliumbisulfat zerlegt wird; außerdem sind fettes Öl, Schleim und etwa 4% Aschenbestandteile darin enthalten.

Prüfung. Die Samen des schwarzen Senfes unterscheiden sich im Aussehen meist nur wenig von denjenigen einiger anderer Brassica-Arten, besonders dem von Brassica juncea *L.* stammenden Sarepta-Senf, welcher geschält und gemahlen das beliebte, schön gelbe und scharfe Sarepta-Senfpulver liefert; doch sind die Samen dieser Art durchschnittlich ein klein wenig größer und etwas heller, ihre Becherzellen (Palisaden) etwas breiter, ihre Großzellen oft ganz obliteriert. Die Samen vieler anderer Brassica-Arten, von denen Brassica rapa *L.*, der Rübsen, Brassica napus *L.*, der Raps, und Brassica oleracea *L.*, der Kohl, hauptsächlich in Betracht kommen, entbehren sämtlich des scharfen Geschmackes. Brassica Rapa ist anatomisch durch die matte, nicht netzige Oberfläche und durch die undeutlich-zellige Ausbildung der Epidermis und Großzellschicht und damit im Zusammenhang durch die fast genau gleiche Höhe aller Palisadenzellen, eine Erscheinung, die auch bei Brassica Napus vorkommt, vom Senfsamen verschieden, doch kommen diese Unterschiede für die Beurteilung des Senfsamenpulvers nicht in Betracht. Nur die weißen Senfsamen von Sinapis alba (s. diese) sind im Pulver durch ihre hellgefärbten Palisadenzellen mikroskopisch nachweisbar. Eine Beimengung aller dieser Samen muß den Gehalt der Ware an Senföl herabsetzen. Weißer Senf liefert zwar auch ein Senföl; dieses ist aber nicht flüchtig. Stärke, dickwandige Fasern, farblose Steinzellen, Kristalle dürfen in dem Pulver nicht vorhanden sein. Bei entölten Pulvern, die häufig ohne besondere Angabe als Senfpulver verkauft werden, fehlen die in normalen Pulvern stets in großer Menge vorhandenen Ölkugeln vollständig oder fast vollständig. Neuerdings ist auch der Zusatz von Kurkumapulver zum Senf beliebt, um eine gute gelbe Farbe vorzutäuschen. Abgesehen vom Stärkegehalt desselben ist Kurkuma nachweisbar durch die rote Färbung, die seine Teilchen in einem mit einer Mischung aus 1 Teil Alkohol und 2 Teilen Schwefelsäure hergestellten Präparate annehmen. Der Aschegehalt des Pulvers darf 5% nicht übersteigen.

Gehaltsbestimmung. Sie beruht auf der titrimetrischen Bestimmung des bei Berührung der Samen mit Wasser aus ihrem Glykosid entstehenden flüchtigen Senföls. 5 g gepulverte Senfsamen läßt man mit 100 ccm Wasser 2 Stunden bei 20—25° stehen, dann destilliert man etwa 50 ccm ab, die man in einem Maßkölbchen von 100 ccm Inhalt auffängt, welches 10 ccm Ammoniakflüssigkeit und 10 ccm Weingeist enthält. Nach Zusatz von 20 ccm $^1/_{10}$-Normal-Silbernitratlösung erhitzt man das Kölbchen mit aufgesetztem Trichter eine Stunde auf dem Wasserbade. Nach dem Erkalten wird bis zur Marke mit Wasser aufgefüllt, umgeschüttelt und filtriert. In 50 ccm (= 2,5 g Droge) des Filtrats wird nach Zusatz von 6 ccm Salpetersäure und 5 ccm Ferriammoniumsulfatlösung der Silberüberschuß mit $^1/_{10}$-Normal-Rhodanammoniumlösung zurücktitriert, wozu höchstens 6,5 ccm erforderlich sein dürfen. Die zur Umsetzung des Senföls aus 2,5 g Droge mindestens nötigen 3,5 ccm $^1/_{10}$-Normal-Silbernitratlösung zeigen nach der Reaktionsgleichung

$$\begin{array}{c} \diagup N\text{—}CH_2\text{—}CH = CH_2 \\ C = S \\ \end{array} \quad + NH_3 \rightarrow \quad \begin{array}{c} \diagup NH\text{—}CH_2\text{—}CH = CH_2 \\ C = S \\ \diagdown NH_2 \end{array}$$

$$\begin{array}{c} \diagup NH\text{—}CH_2\text{—}CH = CH_2 \\ C = S \\ \diagdown NH_2 \end{array} \quad + 2\,AgNO_3 + 2\,NH_3 \rightarrow$$

$$\begin{array}{c} \diagup NH\text{—}CH_2\text{—}CH = CH_2 \\ C \\ \diagdown N \end{array} \quad + Ag_2S + 2\,NH_4\,NO_3$$

und bei dem Molekulargewicht des Senföls von 99,12 eine Menge von 0,017 346 g Senföl an, was einem Gehalte von rund 0,7% entspricht.

Geschichte. Senfsamen waren schon bei den alten Griechen und Römern als Gewürz und Heilmittel bekannt.

Anwendung. Gepulverter Senfsamen findet besonders zu hautreizenden Aufschlägen und zu Fußbädern Anwendung.

Semen Erucae oder Semen Sinapis albae. Weißer Senf.

Abstammung. Weißer Senf stammt von Sinapis alba *L.*, welche in Südeuropa heimisch ist und in ganz Mitteleuropa kultiviert wird.

Beschaffenheit. Die reifen Samen sind mehr oder weniger kugelig und ungefähr 2 mm dick. Ihre Samenschale ist weißlich bis hell-rötlichgelb, sehr zartgrubig (nur mit starker Lupe zu erkennen), manchmal etwas weißschülferig. Lage und Faltung des Keimlings ist genau dieselbe wie bei Semen Sinapis (Brassica nigra).

Anatomie. Der anatomische Bau des weißen Senfs (vgl. Abb. 153) weicht in manchen Punkten von dem des schwarzen Senfs ab. Die Epidermiszellen (*a*) sind auf dem Querschnitt nicht langgestreckt sondern fast isodiametrisch, besonders wenn die bei Wasserzusatz erfolgende, starke Quellung dieser Schleimschicht eingetreten ist. Unter der Epidermis folgen zwei, seltener drei Schichten ziemlich dickwandiger, großlumiger, isodiametrischer Zellen (*b*), welche kollenchymatisch, d. h. hauptsächlich an den Ecken, verdickt sind. Die Palisadenschicht (*c*) besteht aus denselben (hier jedoch eigenartig gelblichweißen) Zellen wie beim schwarzen Senf, doch zeigen sie nur ganz

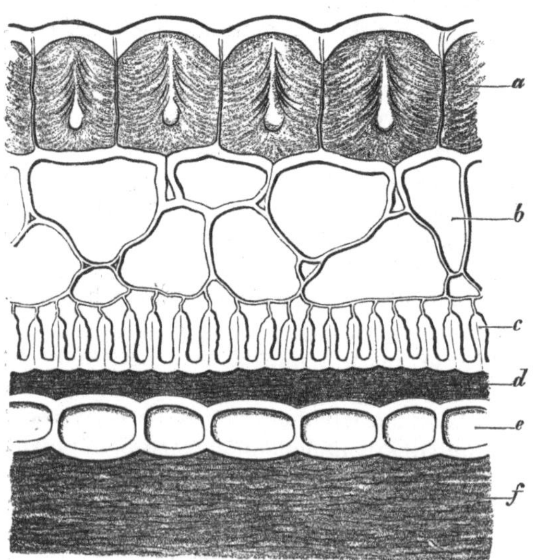

Abb. 153. Semen Erucae, Querschnitt durch die Samenschale, *a* Schleimepidermis, *b* kollenchymatisch verdicktes Parenchym, *c* Palisadenzellschicht, *d* obliterierte Parenchymschichten, *e* Ölschicht, *f* obliterierte Parenchymschichten (Nährschicht der Samenschale). Vergr. $^{300}/_1$. (Gilg.)

unbedeutende Größenunterschiede. Hierauf und auf die Dickwandigkeit der beiden unter der Epidermis liegenden Zellschichten ist es zurückzuführen, daß die Samenschale nur sehr undeutlich punktiert erscheint, viel undeutlicher als beim schwarzen Senf. Unter der Palisadenschicht folgt beim weißen Senf keine Farbstoffschicht, sondern es liegen hier zwei bis drei Schichten sehr kleiner, dünnwandiger, kollabierter Zellen (*d*). Der übrige Bau des Samens (Ölschicht (*e*), kollabierte Nährschicht der Samenschale (*f*), Gewebe des Embryos) ist mit dem des schwarzen Senfs übereinstimmend.

Merkmale des Pulvers. Das Pulver ist sehr charakteristisch und von dem des schwarzen Senfs leicht zu unterscheiden. Besonders kennzeichnend sind: die hellgelbe Palisadenschicht, die kollenchymatisch verdickte Schicht, das Fehlen der Pigmentschicht, die schleimführende, sehr abweichende Epidermis. Mit dem schwarzen Senf hat der weiße Senf gemeinsam das eigenartige, die Hauptmasse des Pulvers ausmachende Gewebe des Embryos.

Bestandteile. Weißer Senfsamen ist in ganzem Zustand geruchlos und schmeckt beim Kauen brennend scharf. Er enthält das Glykosid Sinalbin, welches bei Gegenwart von Wasser unter dem Einfluß des zugleich vorhandenen Fermentes Myrosin in nichtflüchtiges, geruchloses Sinalbin-Senföl, Sinapinbisulfat und Traubenzucker zerlegt wird. In den Samen finden sich ferner Sinapin, sowie 31% fettes Öl.

Anwendung. Die Droge wird bei der Herstellung des Spiritus Cochleariae dem Löffelkraut zugemischt, weil sie das Enzym Myrosin enthält, welches das Senfölglukosid der Cochlearia zu spalten vermag.

Herba Bursae pastoris. Hirtentäschelkraut.

Das blühende Kraut von Capsella bursa pastoris *Mönch*, einer an Rainen und Wegen überall ungemein verbreiteten, einjährigen Pflanze. Stengel aufrecht mit grundständiger Rosette gestielter, länglich-lanzettlicher, meist fiederspaltiger, seltener buchtig gezähnter, noch seltener ungeteilter Blätter und wenigen, kleineren, sitzenden Stengelblättern. Die Behaarung wechselt, wie überhaupt die Pflanze variiert. Blüten klein, weiß, gestielt in gedrängter Traube, die sich bei der Fruchtreife wesentlich streckt, so daß die 4—6 mm großen, flachgedrückten, dreieckigen oder durch Ausrandung verkehrt herzförmigen kahlen Schötchen weit auseinander gerückt sind. Griffel bleibend, kurz, die Ausrandung nicht überragend. Schötchen durch eine senkrecht zur Fläche der platten Frucht gestellte falsche Scheidewand zweifächerig mit vielen, kleinen, rotbraunen Samen. Das Kraut riecht und schmeckt scharf und enthält ein Glykosid Bursasäure, nach früheren Autoren auch Alkaloide, welche die Wirkung gegen Blutungen und Harnbeschwerden bedingen sollten, doch wurde neuerdings das Fehlen solcher Alkaloide nachgewiesen, vielmehr nur Spuren von Cholin und Azetylcholin gefunden und die Wirkung auf reichlich vorhandene Kaliumsalze zurückgeführt. Zeitweise haben wir es auch für möglich gehalten, daß die Wirkung auf das Vorkommen zweier parasitischer Pilze, die sich im Sommer oft in dichten Mengen auf der Pflanze finden, zurückzuführen ist, doch wurden in den erkrankten Pflanzen nicht größere Mengen organischer Basen gefunden, als in den gesunden. In beiden fanden wir den Kaliumgehalt teilweise enorm hoch. Man stellt ein Fluidextrakt aus der Droge her.

Reihe Rosales.

Familie Hamamelidaceae.

Styrax. Styrax liquidus. Balsamum Styrax liquidus.
Flüssiger Styrax. Storax.

Abstammung. Styrax entsteht als pathologisches Produkt im Holzkörper von Liquidambar orientalis *Miller*, einem platanenähnlichen Baume Kleinasiens und Syriens, welcher stellenweise hainbildend vorkommt. Der unverletzte Baum bildet niemals Balsam; letzterer entsteht (in schizolysigenen Gängen) erst nach einer vorausgegangenen Verwundung des Baumes im Jungholz, wird jedoch auch in der Rinde in Menge gespeichert. Die Rinde und das Splintholz werden abgeschält und ausgekocht, worauf der abgepreßte Balsam mit Wasser vermengt in den Handel gelangt. Dieser Balsam wird namentlich auf der Insel Rhodos gewonnen. Er kommt über Smyrna in den Handel.

Beschaffenheit und Prüfung. Styrax ist in das neue Arzneibuch nicht wieder aufgenommen worden, weil bekannt ist, daß er vielfach gefälscht wird, und weil es nicht gelang, zweifellos reine Ware zu beschaffen und auf Grund der an ihr festgestellten Eigenschaften Prüfungsvorschriften auszuarbeiten. Der handelsübliche flüssige Styrax bildet eine trübe, klebrig-zähe, angenehm benzoeartig riechende Masse von grauer bis brauner Farbe und dem spez. Gew. 1,112—1,115. Er sinkt deshalb in Wasser unter; an der Oberfläche des Wassers zeigen sich hierbei nur höchst vereinzelte farblose Tröpfchen. Mit dem gleichen Gewicht Alkohol liefert Styrax eine graubraune, trübe, nach dem Filtrieren klare, sauer reagierende Lösung, welche nach dem Verdampfen des Alkohols eine in dünner Schicht durchsichtige, halbflüssige, braune Masse zurückläßt. Dieser Rückstand soll von 100 Teilen Styrax mindestens 65 Teile betragen und in Äther, Schwefelkohlenstoff und Benzol fast völlig, in Petroleumbenzin aber nur zum Teil löslich sein.

Der nach dem vollkommenen Lösen von 100 Teilen Styrax mit siedendem Alkohol hinterbleibende Rückstand soll nach dem Trocknen höchstens 2,5 Teile der ursprünglichen Masse betragen. Zum Gebrauche befreit man Styrax durch Erwärmen im Wasserbade von dem größten Teil des anhängenden Wassers, löst ihn in gleichen Teilen Alkohol auf, filtriert die Lösung und dampft sie ein, bis das Lösungsmittel verflüchtigt ist. Der so gereinigte Styrax stellt eine braune, in dünner Schicht durchsichtige Masse von der Konsistenz eines dicken Extraktes dar. War dem Styrax Terpentin beigemischt, so würden sich alsbald nach dem Erkalten Kristalle zeigen. Gereinigter Styrax löst sich klar in gleichen Teilen Alkohol und bis auf einige Flocken in Äther, Schwefelkohlenstoff und Benzol. Die weingeistige Lösung trübt sich bei Zusatz von mehr Weingeist. Wird 1,0 g Styrax mit 3 g konz. Schwefelsäure verrieben und mit kaltem Wasser geknetet, so muß eine zerreibliche Masse entstehen. Bleibt diese schmierig, so ist dem Styrax fettes Öl beigemischt.

Wird ein Tropfen Styrax auf eine weiße Porzellanfläche gestrichen und mit einem Tropfen roher Salpetersäure in Berührung gebracht, so soll der Balsam an der Berührungsstelle eine schmutziggrüne Färbung annehmen. Mit Terpentin verfälschter Balsam wird bei dieser Prüfung intensiv blau; andere fremde Harze geben braune oder braunrote Färbungen.

Geschichte. Der Balsam wurde schon zur Zeit der alten Griechen durch die Phönizier nach Europa gebracht.

Bestandteile und Anwendung. Flüssiger Styrax enthält Styrol, Styracin und andere Ester der Zimtsäure und findet, gereinigt, als äußerliches Mittel gegen bestimmte Hautkrankheiten Anwendung.

Cortex Hamamelidis. Hamamelisrinde.

Die Stamm- und Zweigrinde von Hamamelis virginiana *L.*, eines in den atlantischen Staaten von Nordamerika bis Kanada heimischen, bei uns hie und da als Zierstrauch gepflanzten, bis 7 m hohen, in der Tracht unserem Haselstrauch ähnlichen Strauches. Sie bildet bis 20 cm lange, bis 3 cm breite und bis 2 mm dicke, rinnige, seltener röhrig gerollte oder bandartig flache Stücke mit zimt- oder rötlichbrauner, wo der Kork noch erhalten ist, weißlicher oder graubrauner Außen- und gelblich- bis rötlichbrauner, längsstreifiger Innenseite. Der Bruch ist splitterig, langfaserig. Der geglättete Querschnitt zeigt unter der Lupe im braunen Gewebe eine der Außenseite genäherte helle, periphere Linie, die inneren Partien sind weißlich gesprenkelt.

Die Rinde ist von einem aus breiten Schichten dünnwandiger und schmalen Schichten sklerotisierter Zellen aufgebauten Kork umgeben. Erstere sind höher, letztere niedriger, mit formlosem, braunem Inhalt erfüllt. Der Kork umgibt ein kollenchymatisches Phelloderm, dann die dünnwandige, primäre, hie und da Einzelkristalle enthaltende Rinde, an deren Innengrenze ein kontinuierlicher, mehrschichtiger Steinzellring verläuft. Seine Elemente sind meist sehr stark verdickt, reichlich getüpfelt, z. T. auch mit größerem Lumen versehen und dann mit braunem Inhalt oder einem Einzelkristall erfüllt. Im äußeren Teil der sekundären Rinde liegen größere oder kleinere Steinzellgruppen. Im übrigen besteht die sekundäre Rinde aus einreihigen, zahlreichen Markstrahlen und schmalen Rindenstrahlen, in denen z. T. kollabierte Siebelemente und Parenchym mit tangential gestreckten Gruppen englumiger Faserbündel abwechseln. Die Fasergruppen sind von Kristallkammerscheiden mit Einzelkristallen umgeben. Die parenchymatischen Elemente der Rinde sind stärkefrei, aber mit braunem Inhalt erfüllt, der sich mit Eisenchlorid tiefblau färbt.

Neben Fett, das bemerkenswerterweise wenig Glyzerinester, aber reichlich Phytosterinester enthält, finden sich in der Rinde als wirksamer Bestandteil 3% Hamamelitannin, ferner einige unwichtigere Stoffe wie Phlobaphene, Gallussäure usw. Sie besitzt einen stark adstringierenden, bitteren Geschmack und ist geruchlos.

Der Droge hängen oft noch Teile des Holzkörpers an. Solche Stücke sind nicht zu verwenden, bzw. vor der Verwendung vom Holz zu befreien. Im Pulver dürfen Gefäße nicht nachweisbar sein.

Folia Hamamelidis. Hamamelisblätter.

Die Laubblätter von Hamamelis virginiana *L.* Sie sind von gerundet-rautenförmigem bis verkehrteiförmigem Umriß, bis 15 cm lang, bis 7 cm breit, oben zugespitzt, an der Basis schief, oft etwas herzförmig, am Rande gekerbt oder stumpf gezähnt, kurz gestielt. Da sie gegen den Herbst gesammelt werden, ist die Farbe der meisten schon braungrün, unterseits heller und die Behaarung meist auf die Nervenwinkel der Unterseite beschränkt. Die in geringerer Anzahl vorhandenen jungen Blätter sind dunkelgrün, unterseits heller, und auf der ganzen unteren Fläche dicht behaart. Die Nervatur ist besonders unterseits stark hervortretend, fiederig und die in spitzen Winkeln vom Hauptnerven abgehenden Nebennerven erster Ordnung endigen in den stärkeren Zähnen des Blattrandes und sind untereinander durch feine auf ihnen ziemlich genau senkrecht stehende Adern verbunden.

Die obere Epidermis ist spaltöffnungsfrei, wie die untere aus welligbuchtigen Zellen gebildet. Die Spaltöffnungen der Unterseite sind von einem bis zwei Paaren von Nebenzellen umgeben. Das Mesophyll besteht aus einem einreihigen Palisaden- und einem lockeren, etwa fünfschichtigem Schwammgewebe aus mehr oder wenig deutlich gespreiztarmigen Zellen. Im Mesophyll verstreut finden sich große, oft den ganzen Raum zwischen den Epidermen durchmessende, unregelmäßig ästige, dickwandige und verholzte Idioblasten mit inhaltsleerem Lumen. Kalziumoxalat kommt in den Mesophyllzellen in Einzelkristallen, seltener in Drusen vor. In den Nerven sind die Gefäßbündel von Faserbündeln mit Kristallkammerscheiden begleitet, in den Kammern liegen Einzelkristalle. Die Behaarung der Blätter besteht aus einzelligen, starkverdickten, starren, gebogenen im Basalteil grob getüpfelten Haaren, die, aus einer kleinen Epidermiszellgruppe hervorgehend, büschelförmig beieinanderstehen. Die Mesophyllzellen färben sich mit Eisensalzen schwarzblau, mit Kalilauge beim Erwärmen violett, blau oder blaugrün.

Die Blätter sind geruchlos und schmecken schwach adstringierend und etwas bitter. Sie enthalten im wesentlichen dieselben Bestandteile wie die Rinde und werden wie diese in Form von Fluidextrakt usw. als stopfendes und blutstillendes Mittel innerlich und äußerlich angewendet.

Familie **Rosaceae.**

Unterfamilie **Spiraeoideae.**

Cortex Quillaiae. Seifenrinde. Panamarinde.

Abstammung. Als Seifenrinde bezeichnet man die von der Borke, der Außenrinde und oft noch einem Teil der sekundären Rinde befreite Achsenrinde von Quillaia saponaria *Molina*, eines immergrünen Baumes, welcher in den südamerikanischen Staaten Chile und Peru heimisch ist. Die Droge kam früher über Panama in den Handel und führt deshalb häufig noch den Namen Panamarinde.

Beschaffenheit. Die zu pharmazeutischem Gebrauche verwendete Rinde bildet große, bis 1 m lange, oft 10 cm breite und meist bis 1 cm dicke, vorwiegend flache, zuweilen etwas rinnenförmige Stücke von gelblichweißer Farbe, die auf der Außenseite grob längsgestreift, auf der Innenseite glatt sind. Zuweilen hängen ihnen an der Außenseite Reste des nicht völlig entfernten, roten, äußeren Rindengewebes an. Der Querbruch der ziemlich zähen Rinde, die sich leicht in dünne Platten spalten läßt, ist überaus splitterig; nur die innerste Partie bricht fast glatt. Oft schon mit bloßem

Auge, noch besser mit der Lupe, lassen sich auf dem gefaserten Bruche zahlreiche lebhaft glitzernde, prismenförmige Kalkoxalatkristalle erkennen. Die Querschnittfläche der Rinde (Abb. 154) erscheint mit Ausnahme der innersten Schichten unter der Lupe quadratisch gefeldert, und die quadratischen Felder (*ba*) werden beim Betupfen mit Phlorogluzin-Salzsäure rot (oft schon mit Salzsäure allein rosa), da sie aus verholzten Fasern bestehen.

Die Droge ist geruchlos und schmeckt schleimig und kratzend.

Ihr wässeriger Auszug schäumt beim Schütteln stark.

Anatomie. Die Droge besteht nur aus sekundärer Rinde. (Vgl. Abb. 155 u. 156.) Die innere, weiche Zone besteht aus den jüngsten, eben erst von Kambium erzeugten Partien. Wir erkennen unter dem Mikroskop 4—5 Zellreihen breite Markstrahlen (*ma*), zwischen welchen Parenchympartien mit großlumigen Siebröhrengruppen (*le*) abwechseln. Hier trifft man zahlreiche, in der Längsrichtung der Rinde gestreckte Zellen, von denen jede ein mächtiges, 70—100, seltener bis 150 μ langes Kristallprisma (*kr*) umschließt. In den äußeren Partien der Rinde sind gewisse Zellgruppen zwischen den Siebelementen allmählich zu dicken, groben, knorrigen, sehr kurzen Fasern

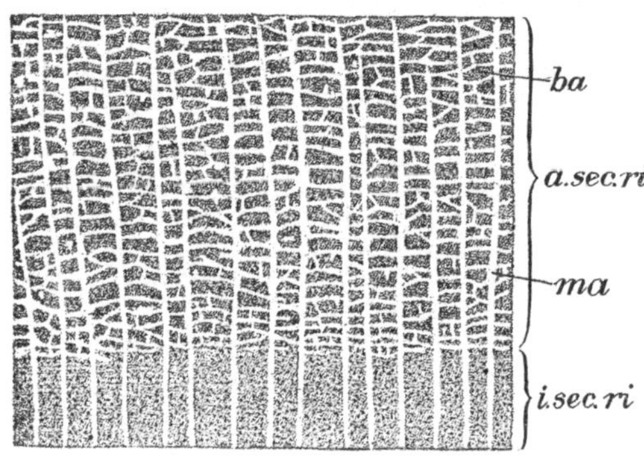

Abb. 154. Cortex Quillaiae. *a.sec.ri* = äußere sekundäre Rinde, *i.sec.ri* = innere sekundäre Rinde, *ba* Bastfaserbündel, *ma* Markstrahlen. Vergr. ¹⁵/₁. (Gilg.)

und Stabzellen (*ba*) geworden. Diese bilden dann tangentiale, große, vielzellige, auf dem Rindenquerschnitt rechteckige oder mehr oder weniger quadratische Gruppen zwischen den Markstrahlen, welche nach außen und innen durch die obliterierten und nicht mehr deutlich nachweisbaren Siebelemente und Parenchym voneinander getrennt werden. Sie sind von den eben geschilderten Kristallzellen überall umgeben und durchsetzt. Nicht selten werden auch die an die Bastfaserbündel angrenzenden Markstrahlzellen zu mäßig verdickten Steinzellen (*ste*). Die parenchymatischen Elemente sind mit Stärke (*stä*) erfüllt.

Die **Stärkekörner** sind klein, meist Einzelkörner, 5 bis 10, selten bis 20 μ im Durchmesser groß; ausnahmsweise kommen auch zu dreien zusammengesetzte Körner vor.

Merkmale des Pulvers. Charakteristisch für das Pulver sind in erster Linie die großen Mengen von kurzen, knorrigen Bastfasern, ferner die Kristallprismen oder wenigstens die in Menge vorkommenden Bruchstücke derselben, endlich in der Masse zurücktretende Stärkekörner.

Bestandteile. Seifenrinde enthält bis 10% Saponin, welches sich schon beim Durchbrechen eines Rindenstückes durch Erregen von Niesreiz bemerkbar macht, ferner Stärke und 9 bis gegen 18% Mineralbestandteile.

Prüfung. Manchmal fanden sich sehr ähnliche, wahrscheinlich von nahen verwandten Arten abstammende Rinden in der Handelsware. Da diese dieselben wirksamen Bestandteile enthalten, ist wohl nicht viel dagegen einzuwenden. Das Pulver darf englumige Steinzellen (von fremden Rinden) und Gefäßbruchstücke (Holz) nicht enthalten und nach dem Verbrennen höchstens 18% Asche hinterlassen.

Gehaltsbestimmung. Da eine exakte Saponinbestimmung nicht möglich ist, muß man sich auf die (vom Arzneibuch nicht geforderte) Bestimmung des Grammblutwertes der Droge beschränken (s. Einleitung).

100 ccm der dazu erforderlichen Flüssigkeit werden durch zweimaliges zwölfstündiges Ausziehen von 0,2 g gepulverter Droge mit je 40 ccm kaltem Wasser, Nachwaschen des Filters, Auffüllen auf 100 ccm und Lösen von 0,9 g Kochsalz hergestellt. Totale Hämolyse sollte mindestens bis zum siebenten Glase der Serie eintreten, was einem Grammblutwert von mindestens 2400 entspricht.

Geschichte. In ihrer Heimat fand die Rinde wohl schon seit langer Zeit Verwendung. Aber erst seit Mitte des vorigen Jahrhunderts fand sie Eingang in den Arzneischatz, erlangte auch bald ansehnliche technische Bedeutung (besonders zur feinen Wäscherei), so daß sie jetzt einen bedeutenden Ausfuhrartikel bildet.

Anwendung. Außer zum Waschen wird Quillaiarinde pharmazeutisch dort verwendet, wo Saponin angezeigt ist.

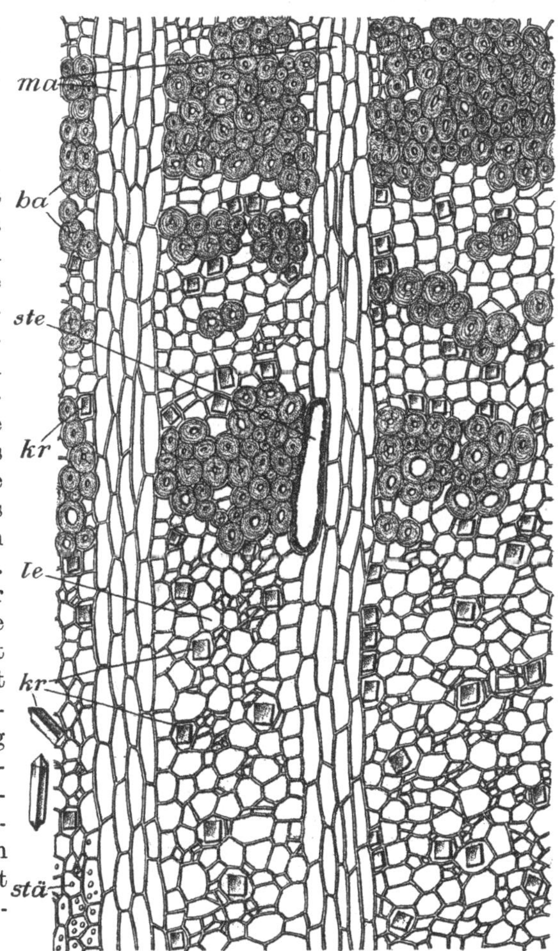

Abb. 155. Cortex Quillaiae, Querschnitt. *ma* Markstrahlen, *ba* Bastfaserbündel, *ste* Steinzelle, *kr* Kristalle, *le* Siebgruppen, *stä* Stärkeinhalt einiger Parenchymzellen angedeutet. — Der Schnitt verläuft an der Grenze zwischen äußerer und innerer sekundärer Rinde. Vergr. $^{175}/_1$. (Gilg.)

Unterfamilie **Pomoideae.**

Semen Cydoniae. Quittensamen. Quittenkerne.

Quittensamen stammen von dem in Südeuropa heimischen und überall in Kultur genommenen Strauche Cydonia vulgaris *Persoon.* Sie sind keilförmig oder verkehrt eiförmig und kantig, hart, rotbraun, meist durch das Trocknen mit ihrem Schleim, entsprechend ihrer Lagerung in den Fruchtfächern, fest aneinander geklebt, von eingetrocknetem Schleim wie mit einem weißen Häutchen überzogen. Der Querschnitt zeigt die Samenschale mit der aus senkrecht zur Oberfläche gestellten schmalen, hohen, farblosen, schleimerfüllten Zellen gebildeten Epidermis und mehreren Lagen derbwandiger, mit braunem, festem Inhalt erfüllter Zellen, die gänzlich obliterierten Reste des Nuzellus (Perisperms), das schmale aus isodiametrischen Zellen gebildete Endosperm und das Parenchym des Keimlings. Endosperm und Keimling enthalten in ihren Zellen Öl und Aleuron. Nur einige noch unreife Samen enthalten auch Spuren von Stärke. Die Samen schmecken schwach nach bitteren Mandeln und entlassen, in Wasser aufgeweicht, einen reichlichen Schleim aus ihren Epidermiszellen und finden wegen dieses Schleimes Verwendung. Apfel- und Birnenkerne unterscheiden sich durch ihre spitzeiförmige, niemals durch gegenseitigen Druck eckige Form, ihre glatte, glänzende Oberfläche und durch die nahezu quadratische Form ihrer Epidermiszellen auf Querschnitten.

Unterfamilie **Rosoideae.**

Rhizoma Tormentillae. Radix Tormentillae. Blutwurz.

Die Droge ist der im Frühjahr gesammelte Wurzelstock der in fast ganz Europa heimischen Potentilla silvestris *Necker* (Tormentilla erecta *L.*)

Beschaffenheit. Die Droge bildet zylindrische oder unregelmäßig knollige, häufig gekrümmte, oft unregelmäßig höckerige, vielköpfige, sehr harte, bis 10 cm lange und bis fingerdicke Stücke, welche außen rotbraun und mit vertieften Wurzelnarben versehen sind. Der Bruch ist braunrot oder dunkelrot und läßt zahlreiche weiße oder gelbliche, kleine Flecke erkennen, welche in radialen Reihen im Parenchym liegen.

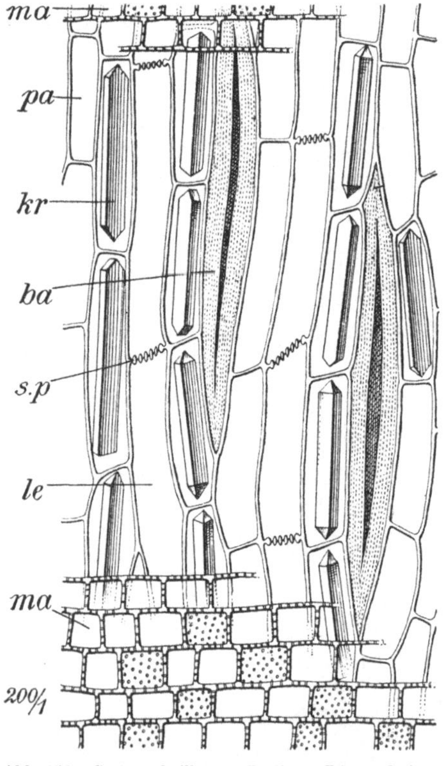

Abb. 156. Cortex Quillaiae. Radialer Längsschnitt. *ma* Markstrahl, *pa* Siebparenchym, *kr* Kristalle. *ba* Bastfasern, *s. p* Siebplatte einer Siebröhre (*le*). (Gilg.)

Anatomie. Das Rhizom besitzt eine schmale von Kork bedeckte, zum größten Teil aus Kambialzuwachs bestehende Rinde, einen breiten sekundären Holzkörper und, von einem Kranze kleiner primärer Gefäßgruppen umgeben, ein großes Mark. Da die Markstrahlen außerordentlich breit, die Holzrindenstrahlen sehr schmal sind, besteht das ganze Rhizom vorwiegend aus Parenchym. Bemerkenswert ist, daß vom Kambium in den Holzstrahlen abwechselnd Faserbündel, denen Gefäße ein- und angelagert sind, dann Parenchymzonen gebildet werden, in denen kleine Gefäßgruppen in einer Reihe angeordnet sind. Die Gefäße haben kreisförmige Perforation der z. T. sehr schräg stehenden Querwände, zahlreiche, kleine Hoftüpfel und sind kurzgliedrig. Das gesamte Parenchym ist dicht mit kleinen Stärkekörnern erfüllt, auch finden sich reichlich Oxalatdrusen und Farbstoffmassen.

Merkmale des Pulvers. Das rotbraune Pulver besteht zum größten Teil aus stärkehaltigen Parenchymzellen und deren Trümmern sowie aus der sehr kleinkörnigen Stärke, aus Bruchstücken der kurzgliedrigen, mit einfacher Perforation der Querwände versehenen Gefäße und der Fasern und enthält verhältnismäßig an Zahl zurücktretende Korkfetzen. Infolge seines Gerbstoffgehaltes färbt er sich mit verdünnter Eisenchloridlösung (1 + 9) schwarz, mit Vanillin-Salzsäure rot. Es ist geruchlos und schmeckt stark zusammenziehend.

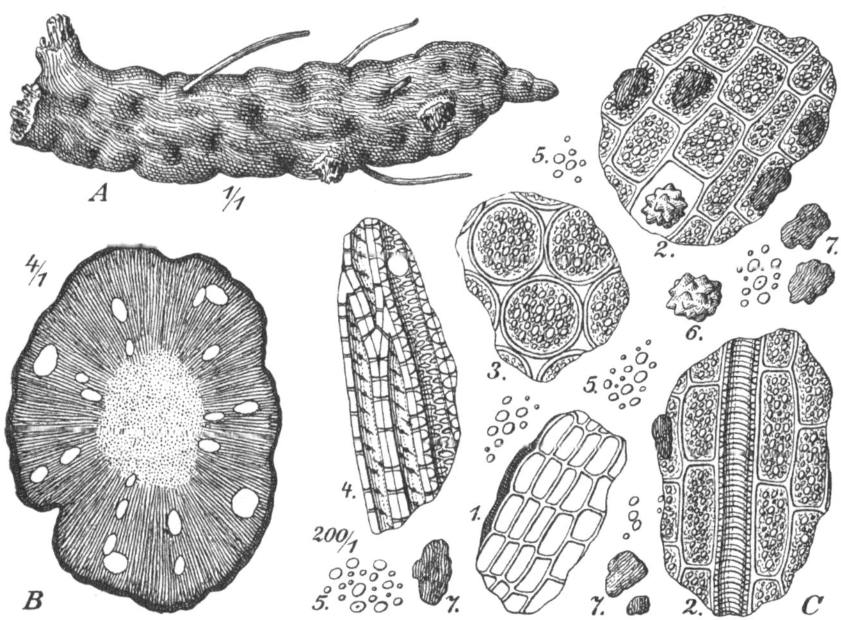

Abb. 157. Rhizoma Tormentillae. *A* Habitusbild in natürlicher Größe, *B* Querschnitt bei Lupenvergrößerung, *C* Elemente des Pulvers bei starker Vergrößerung: *1.* Kork, *2.* Parenchym mit Stärke, Kalziumoxalatdrusen und Farbstoffzellen, *3.* stärkeführendes Parenchym, *4.* Fasern und Gefäße, *5.* Stärke, *6.* Kalziumoxalatdruse, *7.* freiliegende Farbstoffklumpen und Stärke.

Bestandteile. Bis 20% Gerbstoffe und Gerbstoffrote, etwas Ellagsäure.

Prüfung. Verfälschung mit anderen Drogen wurde bisher nicht beobachtet. Der Aschegehalt des Pulvers darf 6% nicht übersteigen.

Gehaltsbestimmung. Da die Drogen, welche leicht in rot gefärbte Verbindungen übergehende Gerbstoffe enthalten, besonders in Pulverform infolge von Rotbildung rasch an Gerbstoffgehalt abzunehmen pflegen, wäre eine Gehaltsbestimmung sehr erwünscht, sie wird aber vom Arzneibuch nicht verlangt. Sie ist nach der Hautpulvermethode durchführbar, bequemer jedoch nach der Blutmethode (s. Einleitung.) Der hierbei zu verwendende Drogenauszug wird aus 1 g Drogenpulver durch zweimaliges, zwölfstündiges Ausziehen mit je 40 ccm kaltem Wasser, Waschen des Filters, Lösen von 0,9 g Kochsalz im Filtrat und Auffüllen auf 100 ccm dargestellt. Wir glauben, daß man 10% Gehalt wird verlangen dürfen.

Geschichte. Die Droge war schon im Altertum in Gebrauch.

Anwendung. Als Adstringens.

Folia Rubi fruticosi. Brombeerblätter.

Abstammung. Als Brombeerblätter sind die Blätter mehrerer Rubus-Arten, besonders Rubus plicatus *Weihe* et *Nees* (R. fruticosus *L.*) in Gebrauch, die als stachelige, strauchartige Pflanzen an Waldrändern und in Gebüschen überall verbreitet sind.

Beschaffenheit. Die Blätter sind gestielt und haben 2 dem Blattstiel angewachsene, schmale Nebenblätter, einen mit Stacheln besetzten Blattstiel und eine meist aus 5 Blättchen handförmig zusammengesetzte Blattspreite. Die beiden untersten Blättchen sind fast sitzend, die mittleren kurz gestielt, das Endblättchen verhältnismäßig lang gestielt. Blättchen etwa herzförmig, fiedernervig, am Rande gesägt, beiderseits grün, oberseits kahl, unterseits weichhaarig. Blattnerven unterseits stark hervortretend, der Mittelnerv stachelig.

Anatomie. Die Epidermen der Ober- und Unterseite bestehen aus stark welligbuchtigen Zellen; nur die der Unterseite enthält Spaltöffnungen. Die Leitbündel sind von Kristallzellreihen umgeben; im Mesophyll finden sich einige Oxalatdrusen. Als gutes Kennzeichen für die ganze Gattung Rubus finden sich lange, gerade Borstenhaare, die fast völlig verdickt sind und in ihrem Basalteil Tüpfel zeigen. An ihrer Kutikula sind besonders im Chloralhydratpräparat ein oder zwei gegeneinanderlaufende Schraubenlinien sichtbar. Endlich finden sich bei manchen Unterarten einzellige, lange, schlaffe, vielfach gewundene und filzig verwebte Deckhaare der Blattunterseite.

Bestandteile. Genaueres nicht bekannt.

Anwendung. Volksmittel, angeblich Diureticum und Antidiarrhoicum, auch als Ersatz des chinesischen Tees.

Folia oder Herba Agrimoniae. Odermennigkraut.

Die Droge besteht allermeist aus den Blättern, seltener dem Kraut der in Deutschland verbreiteten Staude Agrimonia eupatoria *L.* (Abb. 158).

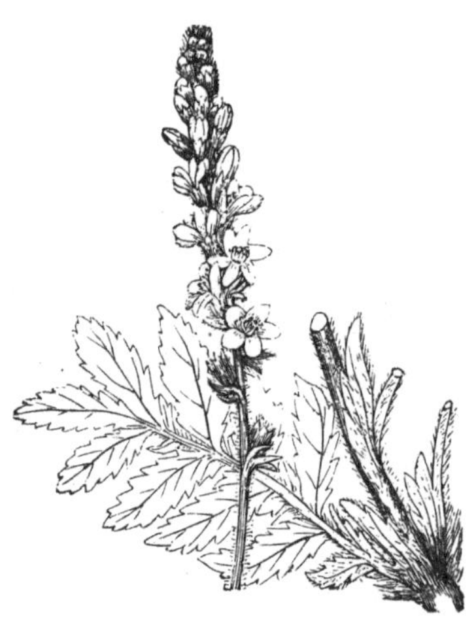

Die Blätter stehen abwechselnd am Stengel und tragen am Grunde halbpfeilförmige, eingeschnitten gesägte Nebenblätter; ihre Spreite ist unterbrochen leierförmig gefiedert, zottig behaart, die größeren Blättchen sind länglich, grob gesägt. Der Geruch ist angenehm, der Geschmack gewürzhaft bitter.

Flores Koso. Kosoblüten.
Kussoblüten.

(Auch oft Flores Brayerae genannt.)

Abstammung. Kosoblüten sind die zu Ende der Blütezeit oder nach dem Verblühen gesammelten, getrockneten Blüten weiblicher Exemplare von Hagenia abyssinica *Gmelin* (Syn.: Brayera anthelmintica *Kunth* oder Bankesia abyssinica *Bruce*). Nur die weiblichen (Abb. 159 *C, D*) sind wirksam, da, wie es scheint, der Sitz der wirksamen Bestandteile die

Abb. 158. Agrimonia eupatoria.

jungen Samen sind. Die Pflanze, ein bis 20 m hoher Baum, ist in Abyssinien, am Kilimandscharo und in den Gebirgen von Usambara (Deutsch-Ostafrika) heimisch. Da Hagenia zweihäusig (polygamdiözisch) ist, so ist es beim Einsammeln leicht, die mit weiblichen Blütenständen besetzten Exemplare von denen mit männlichen zu unterscheiden: die Kelchblätter der weiblichen Blüten sind nach dem Verblühen groß und rotviolett, die der männlichen Blüten hingegen klein und grünlich. Die weiblichen Blüten werden entweder lose getrocknet, oder es werden gewöhnlich die ganzen weiblichen Blütenstände (vgl. Abb. 159 *A*) zu mehreren in zylindrische Bündel gepackt und mit gespaltenen Halmen eines Zypergrases (Cyperus articulatus *L.*) spiralig umwickelt.

Handel. Aus Abyssinien gelangt die Droge zunächst gewöhnlich nach Aden, von wo sie nach Europa verschifft wird.

Beschaffenheit. Die Blütenstände bestehen aus einer bis 1 cm dicken, behaarten Hauptachse, welcher auf geknickten, ebenfalls dicht be-

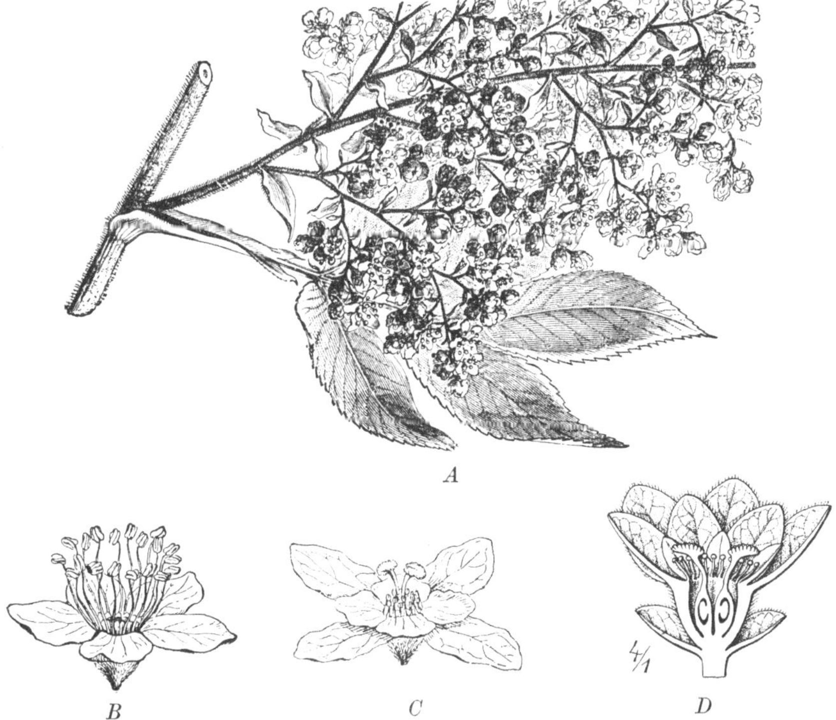

Abb. 159. Hagenia abyssinica. *A* Blütenzweig mit dem hängenden Blütenstand. *B* männliche, 5 zählige Blüte mit den großen Kelchblättern, die den Nebenkelch verdecken (darf als Droge nicht Verwendung finden!). *C* weibliche, 4 zählige Blüte mit vergrößertem Nebenkelch und dem auf diesem aufliegenden normalen Kelch. Die kleinen linealischen Blumenblätter sind weggelassen, resp. schon abgefallen. *D* weibliche Blüte im Längsschnitt (⁴/₁).

haarten, 1 mm dicken Stielen ziemlich dicht gedrängt die weiblichen Blüten ansitzen. Bei frischer Droge haben die ganzen Blütenstände ein mehr rötliches, bei älterer und deshalb weniger wirksamer Droge ein mehr braunes Aussehen.

Die weiblichen Blüten (Abb. 159 *C* u. *D*) werden von zwei runden, stengelumfassenden, netzaderigen Vorblättern (nur aus den Blüten und Vorblättern darf die Droge bestehen!) an der Basis umgeben, welche an der Droge beim Aufweichen deutlich sichtbar sind. Die Blüte selbst umhüllen zwei 4- oder 5-gliederige Kelchblattwirtel. Die Kelchblätter des äußeren Kreises sind nach dem Verblühen zu nahezu 1 cm langen, sehr auffallenden rötlichen bis purpurroten, hervortretend geaderten und am Grunde borstig behaarten, länglichen Blattgebilden ausgewachsen, während die Kelchblätter des inneren Kreises unscheinbar, kaum 3 mm lang sind und sich im Gegensatz zu den ausgebreiteten äußeren Kelchblättern bei der trockenen Droge über den noch kleineren Blumenblättern und den zwei borstigen Griffeln zusammenneigen. Die Blumenblätter sind in der Droge fast stets schon abgefallen. Kelchblätter und Blumenblätter, ferner zahlreiche verkümmerte, unfruchtbare Staubblätter stehen am oberen Ende der krugförmigen, am oberen Rande verengerten, außen behaarten Blütenachse, in deren Grunde zwei freie Fruchtblätter eingefügt sind, von denen aber nur eines zur Entwicklung gelangt und sich manchmal schon mehr oder weniger weit zur Frucht (Nüßchen) entwickelt hat. Die beiden langen Griffel mit kräftigen Narben ragen weit aus dem Achsenbecher hervor.

Kosoblüten haben einen schwachen eigenartigen Geruch und

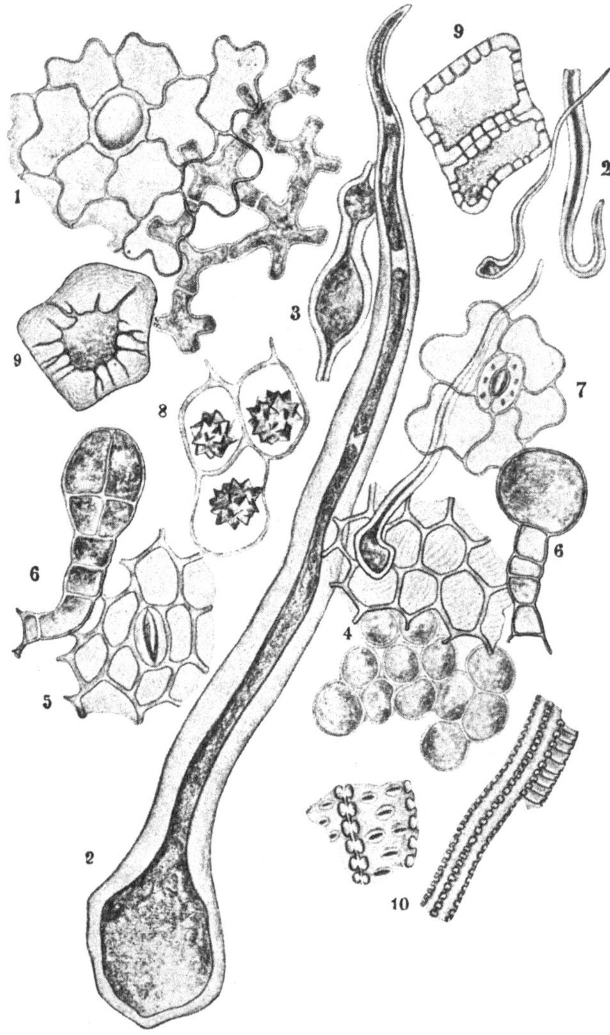

Abb. 160. Flores Koso. Bestandteile des Pulvers. *1* Epidermis der Unterseite eines Kelchblättchens, darunter Schwammparenchym, *2* Blatt- und (rechts oben) Blütenhaare, *3* Bruchstück eines Haars mit erweitertem Lumen. *4* Epidermis der Oberseite eines grünen Hochblattes, darunter Palisadenparenchym, *5* Epidermis der Unterseite eines grünen Hochblattes, *6* zwei Formen von Drüsenhaaren, *7* Epidermis des Blumenblattes, *8* Kristallzellen aus dem Blattparenchym, *9* Steinzellen, *10* Bruchstücke von Gefäßen aus dem Stengel. Vergr. ca. $^{200}/_1$. (Möller.)

schmecken etwas bitter, kratzend und zusammenziehend.

Mikroskopische Verhältnisse. (Vgl. Abb. 160.) Vorblätter und Kelchblätter tragen am Rande einzellige, englumige, dickwandige Borstenhaare

(2 und *4)* und kleine Drüsenhaare *(6)*. Auf der Unterseite der Vorblätter treten dagegen große Drüsenhaare mit mehrzelligem Stiel und dick angeschwollenem, einzelligem Kopf *(6)* auf. Auf der Spitze der Kelchblätter finden sich eigenartige, dicke, einzellige Keulenhaare. Im sehr locker liegenden und große Interzellularen aufweisenden Mesophyll dieser Blattorgane sind Zellen mit Oxalatdrusen *(8)* enthalten. Im Blütenbecher finden sich, reihenweise gelagert, Zellen mit je einem Einzelkristall, ferner acht gleichmäßig verteilte Gefäßbündel mit engen Gefäßen.

Merkmale des Pulvers. Das graubräunliche bis rötlichbräunliche, feine Pulver (Sieb VI) besteht in der Hauptmasse aus fein zerriebenen Trümmern von farblosen oder gelblichen bis braunen Epidermiszellen, von farblosen Borstenhaaren, von farblosen Fasern und engen, meist ringförmig oder spiralig verdickten Gefäßen, aus spärlichen Einzelkristallen und Drusen und Kristalltrümmern, sowie farblosen Protoplasmakörnchen und- klümpchen. Dazwischen finden sich sehr reichlich in ganzem Zustande oder in größeren Bruchstücken Borstenhaare; diese sind in der Größe sehr verschieden, stets einzellig, über der zwiebelförmig erweiterten Basis stark umgebogen, mit fast verschwindendem Lumen und sehr dicker, glatter Wandung, selbst an der Basis ungetüpfelt; spärlich finden sich auch ziemlich dünnwandige Haare vor. Häufig finden sich auch in größeren oder kleineren Verbänden, oft mit Gefäßen kombiniert, selten vereinzelt, farblose bis gelbliche, sehr schlanke, ziemlich dünnwandige, 8—12 μ weite, spärlich und undeutlich getüpfelte Fasern. Die nicht selten zu beobachtenden Gefäße oder Tracheiden sind fast durchweg sehr dicht ringförmig oder spiralig verdickt und nur 6—14 μ, selten bis 18 μ breit. Größere, deutliche Epidermisfetzen (vom Rezeptakulum und den Kelchblättern) sind nicht gerade häufig; sie bestehen aus gelblichen bis bräunlichen, selten braunen, mit kräftigen, geraden oder schwach welligen, isodiametrischen Zellen, zwischen denen gelegentlich Spaltöffnungen, sowie Borstenhaare und Drüsenhaare eingefügt sind. Auffallend sind die Elemente der Fruchtknotenwand gebaut, die man im Pulver stets leicht erkennt: die Epidermis wird von isodiametrischen, kräftigwandigen Zellen gebildet, die darunter liegenden Schichten bestehen meist aus dünnwandigen, etwas langgestreckten Zellen; die Innenepidermis ist wie mit dickwandigen Zellen parkettiert, d. h. große isodiametrische Zellen haben sich sehr reichlich, aber untereinander nicht in derselben Richtung geteilt, worauf dann die Wandungen der so entstandenen Zellen verdickt wurden; diese Zellen sind ziemlich langgestreckt, mit einer kräftigen, sehr stark getüpfelten Wandung versehen, verlaufen im allgemeinen quer zu dem Außengewebe des Fruchtknotens und treten im Pulver oft in ziemlich großen Zellverbänden auf, die infolge der parkettierten Zellen von Faser- bis Steinzellform sehr stark auffallen.

Seltener oder nur gelegentlich werden im feinen Pulver beobachtet: Zellschichten aus dem Rezeptakulum mit dünnwandigen, kleinen Zellen, von denen fast jede einen Einzelkristall enthält; Drüsenhaare mit kurzem Stiel und ansehnlichem, mehrzelligem, gelbem bis braunem Kopf; sternförmig verzweigtes Mesophyll aus den Kelchblättern mit meist grünlichrotbraunem Inhalt; farblose Fetzen des jungen Embryos mit dünnwandigen Zellen und dichtem Ölplasma.

Die nur in geringen Mengen (in einem Milligramm des Pulvers höchstens

200) in einem guten Pulver vorhandenen gelben oder gelblichen Pollenkörner sind gewöhnlich 30—36 μ groß, kugelig, glatt und besitzen drei unbedeutende, sehr schwach spaltenförmige Austrittstellen.

Charakteristisch für das Pulver sind besonders die Borstenhaare und ihre Trümmer, die Sklerenchymfasern, die engen Gefäße, die Epidermisfetzen, die parkettierten Zellen der Fruchtknoteninnenwand, die Bruchstücke des ölreichen Embryos.

Das Kosopulver wird in Glyzerinwasser und in Chloralhydratlösung untersucht. Es ist zur Ausführung einer sicheren Analyse stets notwendig, eine ganze Anzahl von Präparaten durchzuuntersuchen. Man muß dafür sorgen, daß in die Präparate nur eine verhältnismäßig geringe Menge des zu untersuchenden, gut durchgemischten Pulvers gelangt, weil andernfalls die gerade hier sehr vielgestaltigen Elemente einander decken und undeutlich werden.

Bestandteile. Flores Koso enthalten Kosotoxin, Kosin, Kosidin, Kosoin, Protokosin, Harze, Gerbsäure, ätherische Öle.

Prüfung. Verfälschungen durch männliche Blüten (Abb. 159 *B*) werden — besonders im Pulver — häufig beobachtet. Diese besitzen, wie erwähnt, nur kleine und grünliche, stark behaarte Kelchblätter. Im Pulver kann die Verarbeitung männlicher Blüten durch das Vorhandensein von Fragmenten der fibrösen Schicht der Staubgefäße mit ihren charakteristischen spiraligen Verdickungsleisten nachgewiesen werden. Auf Mitvermahlung der Blütenstandsachsen und ihrer Verzweigungen wird durch Messung der Lumina der Gefäße geprüft. Diese dürfen 18 μ Weite nicht übersteigen. Auch stärkere Fasern müssen fehlen. Auf Schmutz wird durch Aschebestimmung geprüft. Das Arzneibuch läßt einen Aschegehalt von höchstens 14% zu. — Im allgemeinen aber dürfte höchstens 12% Asche und höchstens 6% Sand zuzulassen sein.

Gehaltsbestimmung. Eine brauchbare Methode zur Gehaltsbestimmung ist nicht bekannt.

Geschichte. Die ersten Nachrichten über die Kosoblüten gelangten Ende des 18. Jahrhunderts nach Europa. Aber erst um die Mitte des 19. Jahrhunderts kam die Droge in größeren Mengen in den Handel.

Anwendung. Kosoblüten werden als Bandwurmmittel gebraucht. Zu pharmazeutischer Verwendung sollen nur die weiblichen Blüten, von den Stielen des Blütenstandes befreit, in Anwendung kommen.

Flores Rosae. Rosenblätter. Zentifolienblätter.

Abstammung. Rosenblätter sind die blaßrötlichen bis dunkelroten, wohlriechenden Blumenblätter von Rosa centifolia *L.*, einer Rosenart, welche in Gärten allenthalben in zahlreichen Formen als Ziergewächs gezogen wird. Die Blumenblätter werden im Juni vor der völligen Entfaltung der Blüten gesammelt und vorsichtig getrocknet. Sie besitzen eine querelliptische oder umgekehrt-herzförmige Gestalt mit einem kurzen nagelförmigen Teil an der Basis. Sie sind mit Ausnahme der fünf äußersten Blätter an der Blüte durch Umbildung aus Staubblättern hervorgegangen.

Anatomisch sind sie gekennzeichnet durch eine obere Epidermis, deren Zellen gerade Seitenwände haben und zu großen Papillen ausgewachsen sind, ein wenigschichtiges lockeres Mesophyll und eine aus welligen Zellen ohne Papillen gebildete untere Epidermis.

Geschichte. Schon im Altertum kultivierte man Rosen ihrer Schönheit und ihres Duftes halber; auch weiß man sicher, daß sie medizinische Verwendung fanden.

Bestandteile und Anwendung. Getrocknete Rosenblätter, die vor Licht geschützt aufzubewahren sind, enthalten nur noch Spuren von ätherischem Öl und verdanken ihre Anwendung zur Bereitung von Mel rosatum wesentlich einem geringen Gerbstoffgehalt.

Unter dem Namen

Flores Rosarum, rote Rosenblüten,

führt das Ergänzungsbuch die Blumenblätter von Rosa gallica *L.* auf, die sich **nur** durch ihre purpurrote Farbe unterscheiden.

Fructus Cynosbati. Hagebutten.

Meist versteht man hierunter den getrockneten fleischigen Blütenboden von Rosa canina *L.* nach mehr oder weniger vollständiger Entfernung der Früchte (Nüßchen). Hagebutten sind meistens zur Entfernung der Früchte längshalbiert, dann bei der Trocknung nach innen eingerollt. Außen sind sie rot bis rotbraun und glatt, innen ebenso gefärbt, aber besonders an der Basis weiß behaart. Die Früchte sind sehr hart, eiförmig, zugespitzt, gelblich weiß und am oberen Teil der gewölbten Dorsalseite gleichfalls behaart.

Die Haare kommen auch als Juckpulver im Handel vor.

Die Früchte finden sich zerstoßen ebenfalls im Handel. Anatomisch kennzeichnen sich die Hagebutten durch die geradwandigen Zellen der Epidermis, durch in den Zellen liegende Karotinkörnchen, welche die rote Farbe bedingen und sich mit Schwefelsäure (nach vorherigem Aufweichen des Gewebes) blauschwarz färben, durch Kalziumoxalatdrusen und vor allem durch die einzelligen, dickwandigen, bastfaserähnlichen, geraden oder schlangenförmig gebogenen, manchmal geknieten, an der Basis getüpfelten und etwas zugespitzten, unverholzten Borstenhaare des Blütenbodens und der Früchte. Außerdem finden sich reichlich Steinzellen von den Früchten.

Hagebutten riechen ähnlich wie Dörrpflaumen, sie enthalten u. a. Gerbsäure. Die zerstoßenen Früchte enthalten reichlich fettes Öl und riechen ähnlich wie Olivenkerne bzw. nach ranzigem Öl.

Unterfamilie **Prunoideae**.

Amygdalae. Semen Amygdali. Mandeln.

Abstammung. Amygdalae amarae, bittere Mandeln und Amygdalae dulces, süße Mandeln, sind die Samen von Kulturformen eines und desselben Baumes Prunus amygdalus *Stokes* (= Amygdalus communis *L.*). Der Mandelbaum ist ein Kulturgewächs, welches wahrscheinlich im subtropischen China heimisch ist, jetzt in den warmen gemäßigten Zonen überall gedeiht und namentlich im Mittelmeergebiet (Südeuropa und Nordafrika) zur Samengewinnung kultiviert wird. Die Frucht des Mandelbaumes ist eine Steinfrucht mit einem oder seltener zwei ausgebildeten Samen; diese kommen von der Fruchthülle (Abb. 161 *A*) befreit als Mandeln in den Handel, und zwar die Samen der süßsamigen Form als süße Mandeln, die der bitter schmeckende Samen liefernden Form als bittere Mandeln. Letztere sind in das neue Arzneibuch nicht mehr aufgenommen worden.

Handel. Unter den Handelssorten der bitteren Mandeln sind die kleinen Berberischen aus Nordafrika und die großen Sizilischen hervorragend, unter denen der süßen Mandeln die Puglieser aus Italien, die Alvolasorte aus Sizilien und die Valencer aus Spanien.

Beschaffenheit. Die Mandeln (*B*) sind von abgeplatteter, unsymmetrisch eiförmiger, zugespitzter Gestalt und von verschiedener Größe. Bittere sind durchschnittlich ungefähr 2 cm lang, bis 1,2 cm breit und an ihrer Breitseite bis 0,8 cm dick; süße ungefähr 2,5 cm lang, 1,5 cm breit und an ihrer Breitseite bis über 1 cm dick. Im übrigen unterscheiden sich beide dem Aussehen nach kaum. Die dünne Samenschale ist braun, längsgestreift und rauh, d. h. durch große, tonnenförmige, leicht sich loslösende, dickwandige, grob getüpfelte Epidermiszellen (Abb. 162) schülferig; sie wird von der Raphe und zahlreichen schwächeren Leitbündeln durchzogen, welche letztere sämtlich von einem Punkt (der Chalaza) ausgehen. Die Samenschale samt der darunter liegenden, unscheinbaren, sehr dünnen Endospermschicht läßt sich nach dem Einweichen in heißem Wasser leicht abziehen; es zeigen sich dann die zwei rein weißen, fleischigen Keimblätter (Abb. 161 *B. k*), welche sich leicht voneinander trennen und nur am spitzen Ende durch

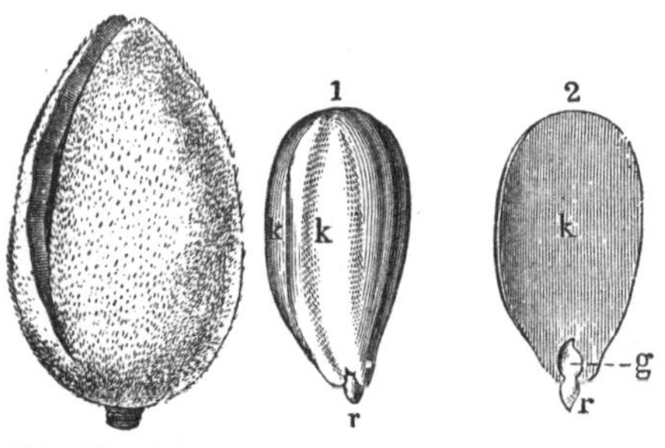

Abb. 161. Amygdalae. *A* Aufgeplatzte Mandelfrucht. *B 1.* Von der Samenschale befreite Mandel: *k* Keimblätter, *r* Radicula; *2.* Dieselbe nach Entfernung des vorderen Keimblattes: *r* Radicula, *g* Knöspchen oder Plumula.

die übrigen Teile des Keimlings, die Radikula (*r*) und die Plumula (*g*), zusammengehalten werden. Das Gewebe der Kotyledonen besteht aus dünnwandigem Parenchym, in dem fettes Öl und große Aleuronkörner enthalten sind.

Prüfung. Die Mandeln sind geruchlos; ihr Geschmack soll nicht ranzig sein, was bei zerbrochenen Stücken meist der Fall ist, weshalb diese zu verwerfen sind. Süße Mandeln schmecken angenehm und eigentümlich (man spricht von mandelartigem Geschmack), bittere Mandeln schmecken stark bitter. Die gelegentlich im Handel vorkommenden süßen Aprikosenkerne unterscheiden sich von den Mandeln durch ihre geringere Größe.

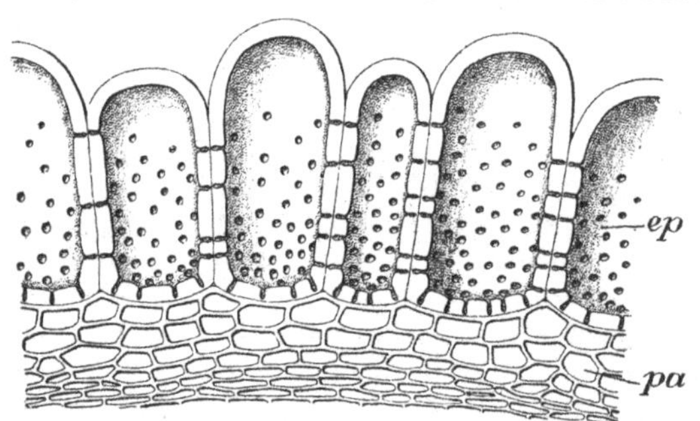

Abb. 162. Querschnitt durch den äußeren Teil der Samenschale der Mandel. *ep* Epidermis, aus tonnenförmigen Zellen bestehend, dünnwandiges Parenchym. Vergr. $^{100}/_1$. (Gilg.)

Bestandteile. Die Bestandteile beider Arten von Mandeln sind Eiweiß, Zucker und fettes Öl. Bittere Mandeln enthalten außerdem Amygdalin, ein Glykosid, welches bei Zutritt von Wasser durch ein im Nährgewebe enthaltenes Enzym, das Emulsin, in Traubenzucker und Benzaldehydcyanhydrin zerlegt wird.

Geschichte. Schon im alten Testament wird der Mandelbaum gerühmt. Die Griechen und Römer kannten schon süße und bittere Mandeln. Bittere Mandeln wurden schon im 6. Jahrhundert medizinisch angewendet, während Bittermandelwasser erst im 18. Jahrhundert in Gebrauch kam.

Anwendung. Süße Mandeln dienen zur Herstellung von Oleum Amygdalarum und Mandelmilch, bittere zur Gewinnung von Aqua Amygdalarum amararum, das neuerdings jedoch aus synthetischem Benzaldehydcyanhydrin dargestellt wird.

Flores Acaciae. Schlehenblüten.

Die auf kahlen Stielen sitzenden Blüten von Prunus spinosa L. — 5 Kelchblätter, breitlanzettlich, ganzrandig, bis 2 mm lang, 5 gelblichweiße, bis 4 mm lange, längliche Blumenblätter und etwa 20 Staubgefäße, die z. T. länger als die Blütenblätter sind, stehen auf dem Rande der becherförmigen, außen glatten, innen mit einer grünlichgelben drüsigen Schicht bekleideten Blütenachse, in deren Grunde sich der eiförmige, glatte aus einem Karpell gebildete, zwei Samenanlagen enthaltende Fruchtknoten mit langem Griffel und kopfiger Narbe frei erhebt. Die Droge ist geruchlos und schmeckt schwach bitter und enthält etwas Amygdalin. Sie soll nicht mißfarbig sein; sie ist leicht dem Insektenfraß ausgesetzt. Die Blüten von Prunus padus L. unterscheiden sich durch zurückgeschlagene, drüsig gesägte Kelchblätter, oberwärts gezähnte Blumenblätter und viel kürzere Staubgefäße.

Familie Leguminosae.
Unterfamilie Mimosoideae.
Gummi arabicum. Gummi Acaciae. Gummi.
Arabisches Gummi. Akaziengummi.

Abstammung. Gummi stammt von mehreren in Afrika heimischen Acacia-Arten. Hauptsächlich ist es Acacia senegal (L.) *Willdenow* (auch Acacia verek *Guillemin* et *Perrottet* genannt), welche das zu pharmazeutischer Verwendung brauchbare Gummi liefert. Dieser bis 6 m hohe Baum wächst im ganzen tropischen Afrika und wird sowohl in Nordostafrika, im südlichen Nubien und Kordofan, als auch in Nordwestafrika, und zwar in Senegambien, auf Gummi ausgebeutet.

Gewinnung. Das Gummi tritt in bis 3 cm dicken Tropfen aus kleinen, den Bäumen beigebrachten Wunden aus und erstarrt am Stamm der Bäume, wobei es durch Austrocknen eine rissige Oberfläche bekommt. Der Ort der Gummibildung dürfte in den inneren Schichten der Rinde zu suchen sein. Daß Gummifluß auch nach Verletzung des Baumes durch Tiere oder infolge von bei Beginn der Trockenzeit sich bildenden Rissen in der Rinde einsetzt, ist anzunehmen. Strittig ist jedoch noch die Frage, in welcher Weise sich die Bildung des Gummi vollzieht, sowie die Ansicht mancher Autoren, daß die in den Gummiklumpen und an den Bäumen gefundenen Bakterien, nicht aber der Baum selbst das Gummi erzeugen.

Die am Baum erstarrten Gummiklumpen werden losgelöst, vom Winde herabgeworfenes Gummi wird aufgesammelt. Die Ernte gelangt meist unsortiert zur Ausfuhr.

Handel. Das Kordofangummi wird über Suakin und Massauah am Roten Meere, oder über Dschidda in Arabien nach Kairo und von da nach Europa, besonders nach Triest gebracht; das in Senegambien gesammelte Gummi gelangt über die Ausfuhrhäfen St. Louis und Gorée nach Bordeaux und von da in den europäischen Handel. Die Sortierung der Gummistücke nach der Reinheit ihrer Farbe geschieht meist erst in den Einfuhrhäfen, bei dem Senegambischen Gummi auch schon in den Ausfuhrhäfen, nie aber am Orte der Gewinnung.

Beschaffenheit. Zu pharmazeutischem Gebrauche eignet sich nur das helle ausgesuchte Gummi. Es besteht aus verschieden großen, abgerundeten, harten und brüchigen, weißlichen oder allenfalls gelblichen, matten, undurchsichtigen und meist mit zahllosen kleinen Rissen durchsetzten Stücken, welche leicht in ungleiche, scharfkantige, an ihrem muscheligen Bruch glasglänzende, zuweilen leicht irisierende Stückchen zerfallen. Dem Kordofangummi ist das rissige Äußere und das leichte Zerbrechen in höherem Maße eigen als dem Senegalgummi; ersteres ist vorzuziehen. In seinem doppelten Gewicht Wasser löst sich Gummi arabicum von guter Beschaffenheit zwar langsam, aber vollständig, höchstens bis auf einige wenige Pflanzentrümmer klar auf und bildet dann einen klebenden, geruchlosen, schwach gelblichen Schleim von fadem Geschmack und schwach saurer Reaktion.

Gummilösung $1 + 2$ ist mit Bleiazetatlösung in jedem Verhältnisse ohne Trübung mischbar, wird aber mit Bleiessig gefällt und selbst in Verdünnung $1 : 50000$ deutlich getrübt. Um zu zeigen, daß die Trübung nicht durch die gelöste atmosphärische Kohlensäure veranlaßt ist, kann man einen Tropfen der Gummilösung $1 + 2$ mit 85 ccm Wasser mischen (was einer Gummilösung $1 : 5000$ entspricht) und nun die Trübungen vergleichen, die 5 Tropfen Bleiessig in 10 ccm der Gummilösung und in 10 ccm Wasser erzeugen. Konzentrierte Gummilösungen werden auch durch Weingeist gefällt und durch Eisenchloridlösungen oder Borax zu einer steifen Gallerte verdickt.

Bestandteile. Gummi arabicum besteht neben wenig Bassorin hauptsächlich aus dem sauren Kalksalze der Arabinsäure neben etwas Kali und Magnesia und enthält 3—5% Aschenbestandteile.

Prüfung. Besonders in neuerer Zeit wird viel über Verwechslungen und Fälschung mit anderen, zum pharmazeutischen Gebrauch ungeeigneten Gummisorten geklagt. Diese haben meist dunklere Farbe und zeigen insbesondere unvollständige Löslichkeit oder nur Quellung in Wasser. Die Prüfung darauf, ob das Gummi mit 2 Teilen Wasser eine filtrierbare oder wenigstens durch ein dichtes Tuch vollständig kolierbare Lösung gibt, ist somit eine der wichtigsten. Auf Fälschung mit stärkehaltigem Material oder mit Stärke oder Dextrin wird geprüft durch Zusatz eines Tropfens $n/_{10}$-Jodlösung zu 10 ccm einer mit Salzsäure schwach angesäuerten Lösung von 1 g Gummi in 9 g Wasser, durch Aufkochen dieser jodhaltigen Lösung und Zusatz eines weiteren Tropfens $n/_{10}$-Jodlösung zur wiedererkalteten Lösung, wobei eine blaue oder weinrote Färbung nicht entstehen darf. Zucker wird nachgewiesen durch Behandlung von 2 g Gummipulver mit 10 ccm verdünntem Weingeist, in dem sich der Zucker, nicht aber das Gummi löst, und Abdampfen von 5 ccm des Filtrats ($= 1$ g Droge) bis zur Trockne. Der Rückstand darf höchstens 0,01 g wiegen. Gummi soll nicht mehr als 5% Asche enthalten.

Geschichte. Die alten Ägypter kannten schon das Gummi, welches sie aus den Somaliländern bezogen. Gummi arabicum heißt die Droge, weil sie durch Vermittlung der Araber aus Nordostafrika in den europäischen Handel gelangte.

Anwendung. Verwendung findet Gummi arabicum in der Pharmazie als reizmilderndes schleimiges Arzneimittel, sowie zur Bereitung von Emulsionen und Pillen. Man bereitet daraus Mucilago Gummi arabici.

Catechu. Catechu nigrum. Katechu.

Abstammung. Katechu, auch häufig als Pegu-Katechu bezeichnet, um es scharf von dem Gambir oder Gambir-Katechu zu unterscheiden, wird von Acacia catechu (*L. f.*) *Willd.* und Acacia suma *Kurz* gewonnen, zwei in ganz Ostindien verbreiteten hohen Bäumen.

Gewinnung und Beschaffenheit. Zum Zwecke der Gewinnung des Katechu wird das dunkelrote Kernholz der Bäume zerkleinert und ausgekocht. Nach hinreichendem Einkochen bis zu dicker Konsistenz wird die Masse in flache Körbe oder auf geflochtene Matten ausgegossen und an der Sonne vollends getrocknet. Dieses Katechu bildet im Handel große, rauhe, matt dunkelbraune bis schwarzbraune, nicht oder kaum durchscheinende Blöcke oder Kuchen. Diese sind hart und spröde, mit muscheligem, gleichmäßig dunkelbraunem Bruch.

Der Geschmack des Katechu ist bitterlich, stark zusammenziehend, später etwas süßlich. Geruch fehlt.

Handel. Katechu kommt hauptsächlich über Ragun in Hinterindien in den Handel.

Bestandteile. Bestandteile des Katechu sind Katechin, Katechu-Gerbsäure, beide in Essigäther löslich, daneben große Mengen eines in Essigäther unlöslichen, aber in Wasser und Alkohol löslichen Gerbstoffes, und Quercetin.

Prüfung. Eine stark verdünnte alkoholische Lösung nimmt nach Zusatz von Eisenchloridlösung eine grünschwarze Farbe an. 1 g Katechu gibt mit der zehnfachen Menge siedenden Wassers eine braunrote, trübe, blaues Lackmuspapier rötende Flüssigkeit, deren Filtrat beim Erkalten einen reichlichen braunen Niederschlag fallen läßt. Das Gewicht des, in heißem Wasser unlöslichen Rückstandes soll, nach dem Auswaschen mit heißem Wasser und nach dem Trocknen bei 100° nicht mehr als 0,15 g betragen. Siedender Weingeist soll bei erschöpfendem Ausziehen dem Katechu mindestens 70% entziehen. Der unlösliche Anteil darf im Phloroglucin-Salzsäure-Präparat nur Trümmer des Holzes der Stammpflanze zeigen, die bei der Darstellung in die Kolatur gelangten. Meist wird man mehr als 70% Lösliches finden. Die Asche der Droge darf höchstens 6% betragen.

Gehaltsbestimmung. Das Arzneibuch verlangt eine Gehaltsbestimmung nicht. Der Gesamtgerbstoffgehalt kann mit Hilfe des Hautpulververfahrens bestimmt werden, man findet in der Regel etwa 70%. Nach der Blutmethode wird nur die Katechugerbsäure bestimmt, von der 5—10% vorhanden sind. 100 ccm der in ihrer Wirksamkeit auf Blut mit der Tanninlösung zu vergleichenden Katechulösung werden durch Lösen von 2 g Katechu zu 100 ccm physiologischer Kochsalzlösung und Filtration erhalten. Die Bestimmung ist durch die dunkle Farbe der Katechulösung erschwert. (S. Einleitung.)

Anwendung. Katechu findet seines hohen Gerbsäuregehaltes wegen Anwendung.

Unterfamilie Caesalpinioideae.

Balsamum Copaivae. Kopaivabalsam.

Abstammung. Das Sekret des Stammholzes zahlreicher, im nördlichen Südamerika einheimischer Arten der Gattung Copaifera, z. B. Copaifera Jacquini *Desfontaines*, C. guianensis *Desfontaines*, C. Langsdorffii *Mart.* und C. coriacea *Mart.*

Gewinnung. Die Gewinnung geschieht durch Sammler, welche in gut ausgewachsene Exemplare lebender Bäume mit der Axt ein Loch bis zum Kernholz einhauen und den durch dieses Loch austretenden, im Holzkörper entstandenen Harzsaft in untergestellten Gefäßen sammeln. Häufig wird das Loch auch derartig hergestellt, daß sein äußerer Rand erhöht bleibt, worauf sich der Balsam allmählich in der Mulde sammelt. Der Balsam entsteht lysigen, beginnend mit einer Überführung der Holzparenchymzellen in Balsam, in welchen Prozeß später auch die übrigen Elemente des Holzkörpers eingezogen werden können. Es sind schon Balsamgänge von über 2 cm Durchmesser beobachtet worden; auch ist bekannt, daß einzelne Bäume bis zu 50 Liter Balsam zu liefern vermögen.

Handel. Im Handel bezeichnet man die Sorten der Droge nach den Häfen, über welche sie exportiert werden. Dickflüssiger Balsam kommt hauptsächlich aus Maracaibo in Venezuela, sowie aus Carthagena in Kolumbien und Demerara in Guyana. Weit dünnflüssigerer Balsam kommt aus Para in Brasilien in den Handel.

Beschaffenheit. Der Kopaivabalsam ist eine ziemlich dicke, zähe, klare, gelbbräunliche, oder auch eine ziemlich bewegliche, gar nicht oder nur schwach fluoreszierende Flüssigkeit von der Dichte 0,92—0,995, von aromatischem, eigentümlichem Geruch und anhaltend scharfem, bitterlichem Geschmack, welche mit Chloroform, Petroleumbenzin, Amylalkohol und absolutem Alkohol klare, allenfalls leicht opalisierende Lösungen gibt. Die klare Lösung von 1 ccm Balsam in 1 ccm Petroleumbenzin wird auf weiteren Zusatz von Petroleumbenzin opalisierend bis flockig trübe.

Bestandteile. Die Bestandteile des Kopaivabalsams sind amorphe und geringe Mengen kristallisierbarer Harze, welche von wechselnden Mengen ätherischen Öles in Lösung gehalten werden, daneben ein Bitterstoff.

Prüfung. Kopaivabalsam pflegt mit Gurjunbalsam (von ostindischen Dipterocarpus-Arten stammend) oder mit Gurjunbalsamöl und Kolophonium, auch mit Terpentinöl oder Harzöl und Kolophonium, ferner mit Venetianischem Terpentin, dünnflüssige Sorten durch Verdicken mit Kolophonium, endlich auch mit fetten Ölen, namentlich Rizinusöl, verfälscht zu werden. Der Nachweis erfolgte früher durch Bestimmung der Säure- und Verseifungszahlen. Doch wird heute auf dieselbe nicht mehr so großer Wert gelegt. Säurezahl ist normalerweise 75,8—84,2, Verseifungszahl 84,2—92,7. Auf fette Öle wird durch Erhitzen von 1 g Balsam auf dem Wasserbade 4 Stunden lang geprüft, wobei sich sein Anteil an ätherischem Öl verflüchtigt. Es muß ein in der Kälte sprödes Harz zurückbleiben. Wäre fettes Öl vorhanden, wäre der Rückstand schmierig. Auf Gurjunbalsam zielt folgende Probe: Lösen von 3 Tropfen Balsam in einer Mischung aus 1 Tropfen Schwefelsäure und 15 ccm Eisessig; innerhalb einer halben Stunde darf sich die Lösung nicht rot oder violett färben. Beim Erwärmen von 1 g Balsam auf 105 ⁰ darf ein Geruch nach Terpentinöl nicht auftreten (Terpentinöl).

Geschichte. Die Eingeborenen Südamerikas kannten den Kopaivabalsam schon seit langer Zeit als Wundmittel. In Europa lernte man ihn erst anfangs des 17. Jahrhunderts durch die Spanier kennen.

Anwendung. Kopaivabalsam wird besonders bei Gonorrhöe angewendet.

Copal. Kopal.

Kopal stammt von mehreren Bäumen, die zur der Familie der Leguminosae gehören, bisher aber nur zum Teil bekannt geworden sind. Der beste, der sog. Zanzibar-Kopal, ist das Produkt von Trachylobium verrucosum (*Lam.*) *Oliver*, eines hohen Baumes, der an der Küste des tropischen Ostafrika verbreitet ist. Das vom Baume abgenommene Harz besitzt jedoch nur geringen Wert; seine spezifischen Eigenschaften erhält es erst durch vieljähriges Lagern im Boden. Deshalb kann man dieses Harz, wie die meisten anderen Kopale, als ein subfossiles Harz bezeichnen. Die Kopale sind dem Bernstein ähnlich, schwer löslich, hart, klingend, farblos, gelblich bis bräunlich, durchsichtig bis durchscheinend, im Bruch muschelig, glasglänzend, geruch- und geschmacklos, erst bei hohen Wärmegraden schmelzbar. — Sie bilden das wichtigste Material zur Herstellung guter, harter Firnisse.

Pulpa Tamarindorum. Fructus Tamarindi. Tamarindenmus.

Abstammung. Die Droge ist das braunschwarze Fruchtfleisch der bis 20 cm langen, breitgedrückten, meist mehrere (bis 12) Samen an geschwollenen Stellen enthaltenden, nicht aufspringenden Hülsen von Tamarindus indica *L.* (Abb. 163), einem Baum, welcher im tropischen Afrika heimisch, durch Kultur jedoch über fast alle Tropengebiete verbreitet ist. Zur Gewinnung des Muses werden die Früchte von der zerbrechlichen Schale (Exokarp der Frucht, *ep*), ferner den stärkeren, das Fruchtmus durchziehenden Gefäßbündeln und teilweise auch von den Samen befreit; darauf wird die zähe, braunschwarze, weiche Füllmasse (Mesokarp, *me*) der Hülsen, welche noch vereinzelte Samen, die pergamentartigen Samenfächer (Endokarp, *en*), bloßgelegte Gefäßbündelstränge und vereinzelte Bruchstücke der spröden, graubraunen Hülsenschalen enthält, in Fässer verpackt und zum Versand gebracht.

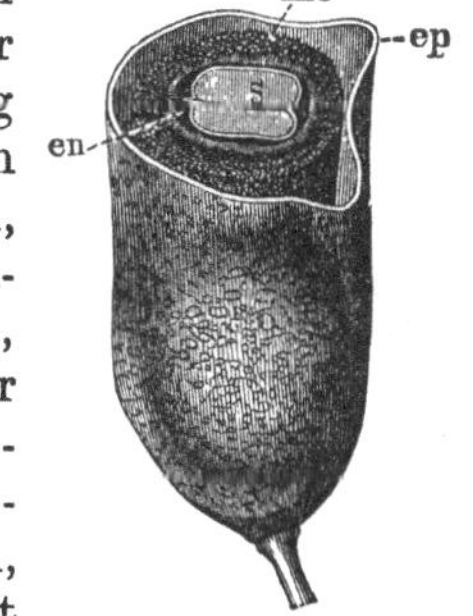

Abb. 163. Tamarindenfrucht. *ep* Fruchtschale, *me* Fruchtmus, *en* Samenfach, *s* Samen.

Tamarindenmus schmeckt rein und stark sauer.

Bestandteile. Tamarindenmus enthält Weinsäure, Zitronensäure und Äpfelsäure, sämtlich zum Teil als Kalisalze, ferner Zucker und Stärke.

Prüfung. Werden 20 g Tamarindenmus mit 190 g Wasser übergossen und durch Schütteln völlig ausgezogen, so sollen nach dem Abdampfen von 50 g des Filtrates mindestens 2,5 g trockenes Extrakt zurückbleiben.

Geschichte. Die Droge wurde im Mittelalter durch arabische Ärzte nach Europa gebracht und in Deutschland schon im 15. Jahrhundert gehalten.

Anwendung. Rohes Tamarindenmus (Pulpa Tamarindorum cruda) gelangt erst nach seiner Verarbeitung zu Pulpa Tamarindorum depurata zu arzneilicher Verwendung. Es ist ein Abführmittel.

Folia Sennae. Sennesblätter.

Abstammung und Handel. Sennesblätter sind die Fiederblättchen mehrerer Cassia-Arten. Unter diesen kommt hauptsächlich in Betracht Cassia angustifolia *Vahl*, von welcher eine bestimmte Varietät im südlichen Teil von Vorderindien angebaut ist, deren Blättchen im Juni bis Dezember gesammelt werden; sie kommen unter der Bezeichnung Folia Sennae Tinnevelly (Abb. 164) aus dem Hafen Tuticorin zur Verschiffung und über England in den Handel. Die ursprüngliche Heimat dieser Cassia-Art ist ebenso wie die der folgenden das nordöstliche Afrika; sie ist verbreitet im ganzen Küstengebiet des Roten Meeres und in Ostafrika südlich bis zum Zambesi. Die unter der Bezeichnung Folia Sennae Alexandrina im Handel befindliche Droge (Abb. 165) wird im Nilgebiet und fast nur von Cassia acutifolia *Delile* gesammelt. Die Ernte geschieht zweimal im Jahre; die hauptsächlichste im August und September, die zweite im März. Sie werden über Alexandrien, Suakin oder Massauah verschifft.

Beschaffenheit. Beide Sorten von Sennesblättern sind an der Basis etwas schief, d. h. ungleichseitig entwickelt, 2,5—6 cm lang und bis 2 cm breit, kurz und etwas dicklich gestielt, eiförmig, eilanzettlich bis lineallanzettlich, zugespitzt, wenig behaart, hellgrün; die Seitennerven treten auf beiden Seiten hervor und sind am Rande bogig verbunden. Sennesblätter riechen schwach eigenartig und schmekken anfangs süßlich, dann bitter und kratzend.

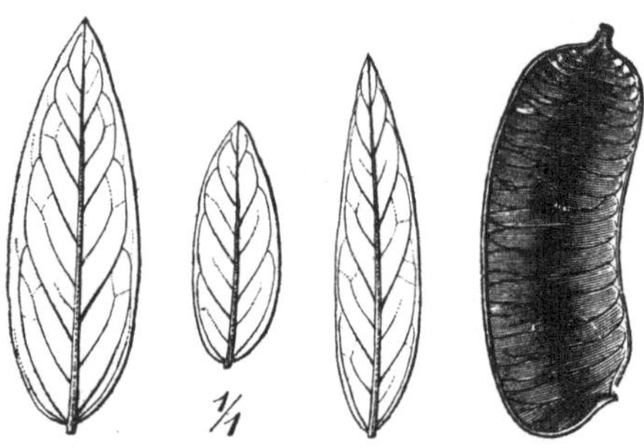

Abb. 164. Folia Sennae Tinnevelly von Cassia angustifolia (*f* Frucht). (Gilg.)

Anatomie. Die Sennesblätter (Abb. 166) sind isolateral gebaut, d. h. ihre Unterseite gleicht einigermaßen der Oberseite. Auf beiden Seiten liegt eine Schicht von Palisadenzellen (die oberen langgestreckt, schmal, die der Unterseite kürzer und dicker, *p*), nur im Innern des Blattes findet sich wenig und lockeres Schwammparenchym (*m*), das Oxalatdrusen führt. Die Gefäßbündel werden von Bastfasersträngen und Kristallzellreihen

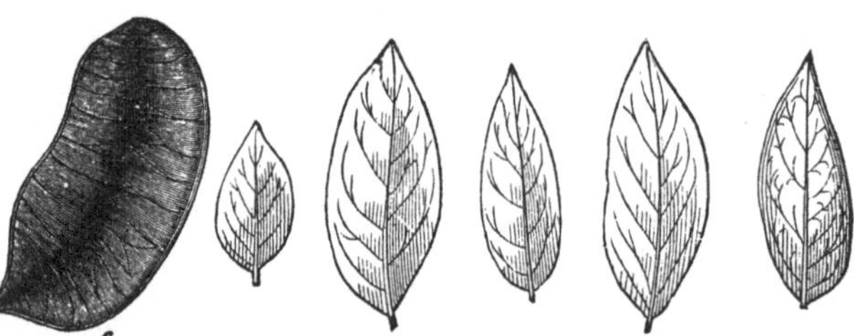

Abb. 165. Folia Sennae Alexandrina von Cassia acutifolia (*f* Frucht).

(mit Einzelkristallen) begleitet. In der beiderseits Spaltöffnungen führenden und aus gleichartigen, polygonalen Zellen gebildeten Epidermis (*h*) finden sich Schleimzellen, d. h. einzelne Zellen zeigen tangentiale Querwände, und die dadurch abgeschiedene Innenzelle führt Schleim (*b*). Die Spaltöffnungen sind meist von 2 zum Spalt parallelen Nebenzellen begleitet, die länger sind als die Schließzellen. Seltener sind die Spaltöffnungen von 3 Epidermiszellen umgeben. Die der Epidermis eingefügten Haare (*tr*) sind kurz, gerade oder etwas gebogen, dickwandig, spitz, einzellig, von einer rauhen, körnigen Kutikula überzogen.

Merkmale des Pulvers. Das gelblichgrüne bis gelbgrüne, feine Pulver (Sieb VI) besteht zur Hauptmasse aus feinst zermahlenen, gelblichen bis grünlichen, seltener farblosen Zellwandtrümmern, winzigen, farblosen Epidermisfetzen, Stückchen von farblosen Fasern, Kristallzellreihen, Haaren, endlich aus massenhaften grünen Chlorophyllkörnern, farblosen bis gelblichen Protoplasmakörnchen oder -klümpchen, spärlichen, winzigen Stärkekörnchen, Einzelkristallen und Drusen oder Kristallbruchstücken. Dazwischen sind größere oder kleinere Gewebefetzen in großer Menge vorhanden. Nicht gerade häufig, aber durch ihre grüne Farbe hervorstechend sind die Mesophyllfetzen; diese zeigen auf Blattober- und Unterseite je eine Palisadenschicht, aus dünnwandigen, schmalen, langen, ziemlich dicht oder dicht geschlossenen, in der meist zu beobachtenden Flächenansicht kreisrunden, dicht zusammenliegenden Zellen aufgebaut; im Innern des Blattes findet sich eine sehr

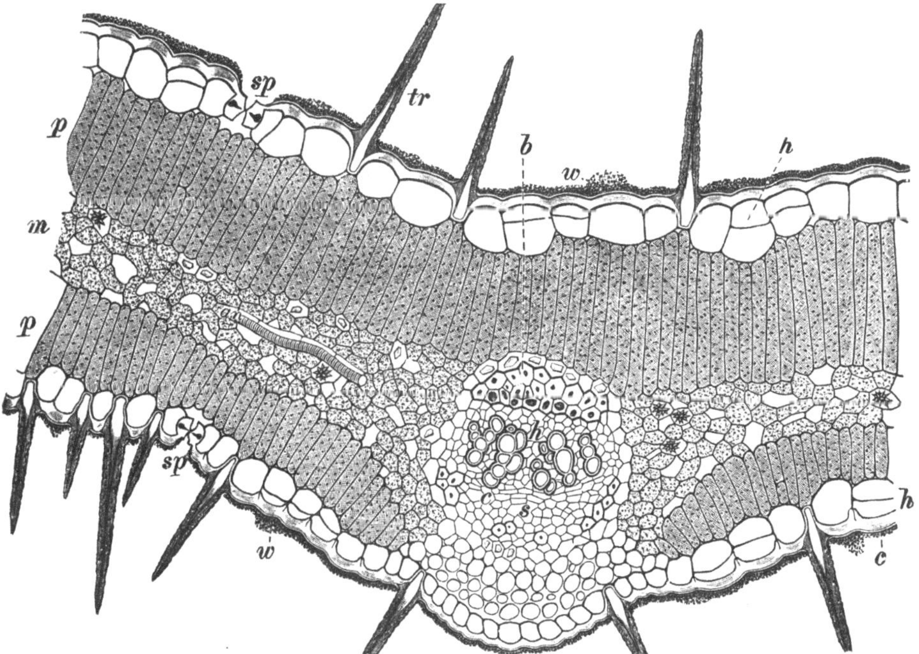

Abb. 166. Querschnitt durch das Blatt von Cassia angustifolia (Folia Sennae). *h* Epidermis, partiell Schleim führend (*b*), *w* Wachskörnchen auf der Oberfläche der Kutikula (*c*). *tr* Haare, *sp* Spaltöffnungen, *p* Palisadenparenchym, *m* Schwammparenchym. (Tschirch.)

schmale, aus kugeligen, locker gelagerten Zellen aufgebaute Schwammparenchymschicht, in der sich 10—20 μ große Einzelkristalle und Drusen nachweisen lassen und in der man häufig Gefäßbündel verlaufen sieht. Viel häufiger als deutliche Mesophyllstücke treten im Pulver oft recht lange, farblose bis gelbliche Faserbündel auf, aus langen, schmalen (10—20 μ breiten), scharf zugespitzten, stark verdickten, spärlich getüpfelten Fasern bestehend. Diese Faserbündel sind allermeist von einem sehr deutlichen und auffallenden Mantel von dünnwandigen Kristallzellreihen umhüllt (wie gepflastert), deren kleine Einzelzellen je einen Einzelkristall enthalten. Ebenfalls sehr häufig finden sich die eigenartigen farblosen bis gelblichen Haare; diese sind oft noch ganz erhalten; sie sind in der Größe sehr verschieden, stets einzellig, spitz, sehr stark verdickt (natürlich ungetüpfelt!), mit starken Kutikularwarzen dicht besetzt, gewöhnlich fast sichelförmig gebogen; selten nur findet man die Haare noch der Epidermis aufsitzend. Epidermisfetzen, oft im Zusammenhang mit Mesophyllbruchstücken, sind auch häufig; sie bestehen in der allermeist zu beobachtenden Flächenansicht stets aus polygonalen, spärlich Spaltöffnungen zeigenden Zellen mit geraden, ziemlich dünnen Wänden; die kräftige Außenwand ist mit körnigen Wachsausscheidungen bedeckt; einzelne der Zellen sind z. T. mit Schleim erfüllt; oft beobachtet man in der Aufsicht die Ansatzstellen abgebrochener Haare, kenntlich an der rosettenförmigen Anordnung der Epidermiszellen um die kleine dickwandige Haarbasis (auf Epidermisfetzen von etwa 20 Zellen bemerkt man durchschnittlich höchstens eine solche Haarspur). Auffallend, wenn auch nicht sehr häufig zu beobachten, sind endlich Bruchstücke der engen, meist 8—15 μ weiten, ringförmig oder spiralig verdickten, selten bis über 30 μ weiten und dann manchmal porös oder fast netzig verdickten Gefäße. Nur gelegentlich werden beobachtet Bruchstücke der Epidermis von den Blattstielen, gekennzeichnet durch in der Flächenansicht dickwandige, schmale, ziemlich langgestreckte Zellen mit deutlicher Kutikularlängsstreifung, sowie das meist farblose, dickwandige und deutlich getüpfelte Rindenparenchym der Blattstiele sowie der Blattnerven.

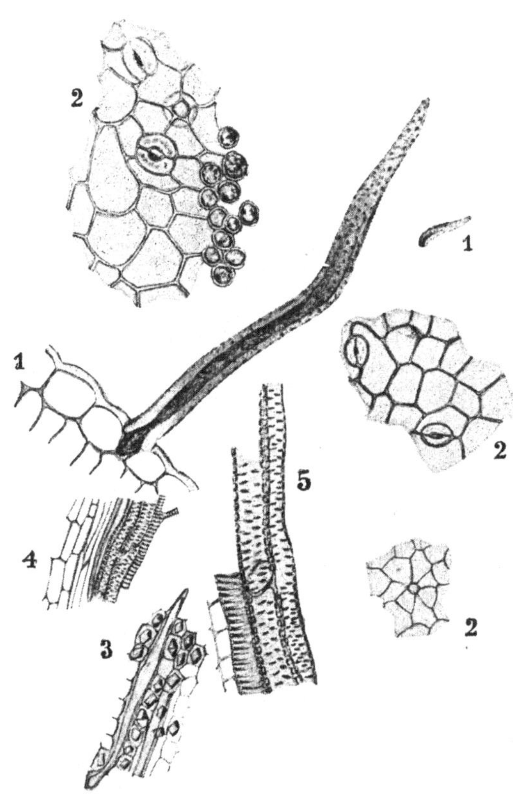

Abb. 167. Folia Sennae. Elemente des Pulvers. *1* Epidermis im Querschnitt mit einem langen Haar, daneben ein kleines Haar, *2* Epidermis in der Flächenansicht mit Spaltöffnungen und Haarspuren, rechts unten liegt auf der Oberhaut eine Gruppe von Palisadenzellen, *3* Fasern mit Kristallzellreihen, *4* Fragment eines Blattnerven, *5* größere Gefäße aus dem Blattstiel. Vergr. $^{250}/_1$. (Möller.)

Besonders charakteristisch für das Pulver sind die oft langen Faserbündel mit ihrem Mantel von Kristallzellreihen, die zahlreichen, eigenartigen Haare, Stücke des Mesophylls, an denen man nicht selten den isolateralen Bau des Blattes (beiderseitige Palisadenanlagen!) erkennen kann.

Das Sennespulver wird in Glyzerinwasser, in Chlorhydratlösung (zur Aufhellung! Präparat eventuell unter dem Deckgläschen mehrmals erhitzen!) und in wässeriger Bismarckbraunlösung (der Schleim tritt in Form braun gefärbter Kugeln deutlich hervor!) untersucht.

Bestandteile. Sennesblätter enthalten Chrysophansäure und Emodin und andere Anthrachinonderivate, frei und in Glykosidform, ferner Äpfelsäure und Weinsäure, Cathartomannit und ca. 10% Aschenbestandteile. Ihr Geruch ist schwach, eigentümlich, ihr Geschmack schleimig, süßlich, später bitterlich, kratzend.

Prüfung. Die aus Kulturen stammenden Tinnevelly-Blätter wurden bisher im allgemeinen recht rein an

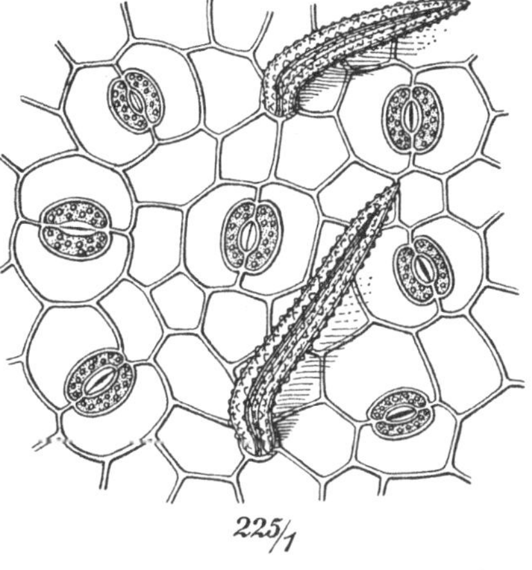

Abb. 168. Folia Sennae. Oberflächenansicht der Epidermis mit Spaltöffnungen und Haaren.

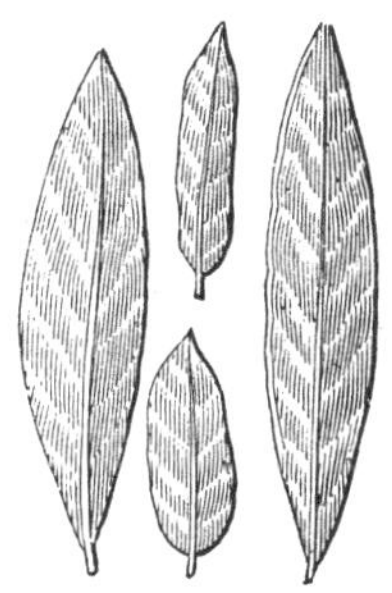

Abb. 169. Folia Arghel.

den Handel abgeliefert. Den Alexandriner Blättern waren früher öfters mehr oder weniger reichlich die steiflederigen, verbogenen und höckerigen Folia Arghel, Blätter der Asclepiadacee Solenostemma arghel *Hayne*, welche durch ihre graugrüne Farbe und ihren kurzen, steifen Haarbesatz kenntlich sind (Abb. 169), sowie die Blätter anderer Cassia-Arten beigemischt, doch gelangen auch sie heute meist rein in den Handel. Anatomisch sind die Arghel-Blätter besonders durch mehrzellige, derbwandige, spitze Haare und mit intensiv braunem Inhalt erfüllte

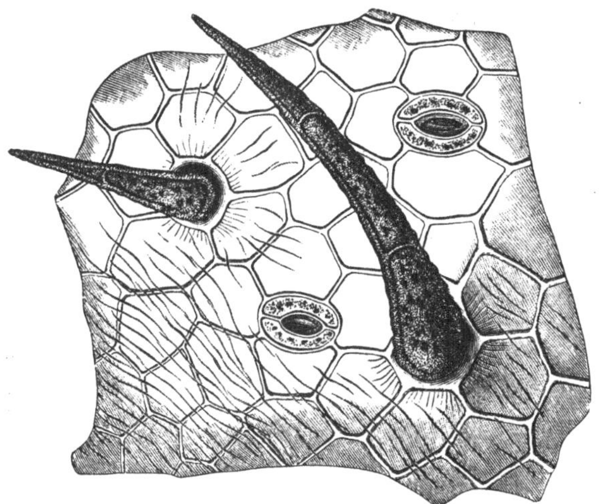

Abb. 170. Epidermis eines Arghelblattes, von oben gesehen. (Moeller.)

Zellen im Mesophyll ausgezeichnet, an denen sie auch im Pulver unschwer nachzuweisen sind. Die neuerdings unter dem irreführenden Namen Palthé Senna im Handel erschienenen Blättchen von Cassia auriculata, die keine Anthrachinone enthalten, sind bifazial gebaut. In Ganzdroge sind sie durch ihre beigemischten, öhrchenförmigen oder fast nierenförmigen, kurzgestielten Nebenblätter und durch ihren ovalen bis verkehrt eiförmigen Umriß gekennzeichnet. Im Pulver sind sie nachweisbar durch die tief karmesinrote Färbung, die ihre Teilchen mit 80proz. Schwefelsäure annehmen, während die Teilchen echter Sennesblätter grün bleiben.

Von Verfälschungen sind mehrfach beobachtet die Blätter von Colutea arborescens, Tephrosia appollinea *DC* (Leguminosae), Coronilla dmerus *L.*, Coriaria myrtifolia (Coriariaceae) und Ailanthus glaneulosa (Simarubaceae). Sie sind alle in ganzem Zustande von Sennesblättern so stark verschieden, daß sie in der Droge bei geringer Aufmerksamkeit gefunden werden müssen: Colutea und Coronilla durch ihre rundliche Form und ihre Kleinheit, Coriaria durch ihre Derbheit, Tephrosia durch ihre reichliche Behaarung, Ailanthus durch ihre Größe. Im Pulver

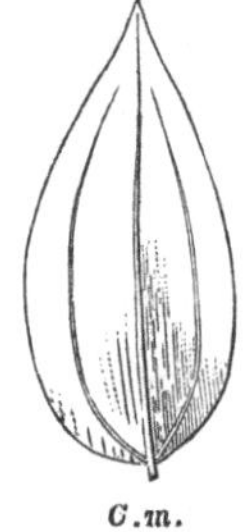

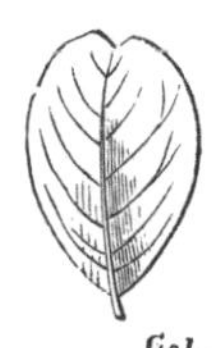

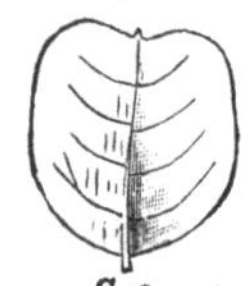

| Abb. 171. Blatt von
Coriaria myrtifolia. | Abb. 172. Blättchen der
Colutea arborescens. | Abb. 173. Blättchen von
Colutea cruenta. |

sind sie nachweisbar durch die Fragmente ihrer Epidermen: Die Epidermiszellen sind wellig begrenzt bei Colutea, Coronilla und Tephrosia, zwar geradlinig polygonal bei Coriaria und Ailanthus, aber bei ersterer mit deutlicher Kutikularstreifung, bei letzterer, mit deutlicher Kutikularstreifung auf der Blattoberseite und höchst eigenartiger welliger Kutikularkräuselung auf der Blattunterseite. Bei Colutea sind fast alle Epidermiszellen außerdem mit je einer dickwandigen, kurzen Papille besetzt.

Enthält ein Pulver, wie das öfters vorgekommen ist, überhaupt keine Sennesblätter, so verläuft die Bornträgersche Reaktion bei ihm negativ, ist der Grad der Verfälschung einigermaßen erheblich, so wird der positive Ausfall der Reaktion undeutlich: Man kocht 0,5 g Pulver mit 10 ccm weingeistiger Kalilauge einige Minuten lang, versetzt mit 10 ccm Wasser und filtriert. 5 ccm Filtrat werden mit Salzsäure übersättigt und mit 10 ccm Benzol ausgeschüttelt; werden 5 ccm des klar abgehobenen Benzols mit 5 ccm Ammoniakflüssigkeit geschüttelt, so muß sich letztere deutlich rot färben.

Der Aschegehalt des Pulvers darf 12% nicht übersteigen.

Gehaltsbestimmung. Eine für das Apothekenlaboratorium brauchbare Methode zur Gehaltsbestimmung ist noch nicht bekannt.

Geschichte. Im frühen Mittelalter wurden von den arabischen Ärzten die Hülsen von Cassia obovata *Coll.* verwendet. Seit dem 11. Jahrhundert kamen jedoch die Sennesblätter immer mehr zur Benutzung. Es sei jedoch nicht unerwähnt gelassen, daß neuerdings die Hülsen (Folliculi Sennae) immer mehr wieder in Aufnahme kommen und manchmal mehr als die Folia Sennae Anwendung finden.

Anwendung. Die Droge wird als Abführmittel gebraucht und findet Anwendung zur Bereitung von Electuarium e Senna, Infusum Sennae comp., Pulvis Liquiritae comp., Sirup. Sennae und Species laxantes. Durch Spiritus wird den Sennesblättern ein Leibschmerzen erregender Stoff entzogen, unbeschadet ihrer Wirkung als Abführmittel.

Folliculi Sennae. Fructus Sennae. Sennesbälge.

Sennesbälge (Abb. 164 und 165 *f*) sind die Früchte (Hülsen) der beiden die Sennesblätter liefernden Cassia-Arten. Sie werden mit den Sennesblättern vom Stocke gestreift und dann beim Sortieren ausgelesen. Früher wurden sie ausschließlich verwendet, später traten lange Zeit die Folia Sennae an ihre Stelle und nur in der Volksmedizin wurde ihnen noch ein Heilwert beigemessen; neuerdings werden sie vielfach wieder für wirksamer gehalten als die Sennesblätter. Sie sind flach, pergamentartig, grau- bis bräunlichgrün, von schwach nierenförmigem Umriß; die Lage der Samen verrät sich durch geringe örtliche Anschwellungen. Die 6—7 Samen sind 5—6 mm lang, flach, verkehrt herzförmig, gegen die verschmälerte Basis mit beiderseitigem erhabenen Streifen, im übrigen runzelig, sehr hart, weißlich grün. Das Endokarp besteht aus mehreren Lagen sich unter spitzen Winkeln kreuzender, faserähnlicher, farbloser Zellen. Die Epidermis der Samenschale ist eine aus schmalen, stark verdickten Zellen bestehende Palisadenschicht, die bei Flächenbetrachtung den Eindruck einer sehr kleinzelligen Steinzellschicht macht. Die Hülsen der C. obovata sollen nicht verwendet werden. Sie sind kenntlich an kammartigen Auswüchsen der Fruchtwand über den Samen.

Cassia fistula. Fructus Cassiae fistulae. Röhrenkassie.

Röhrenkassie ist die lange, fast stielrunde, bei der Reife nicht aufspringende Frucht des in den Tropengebieten Afrikas und Asiens sehr verbreiteten Baumes Cassia fistula

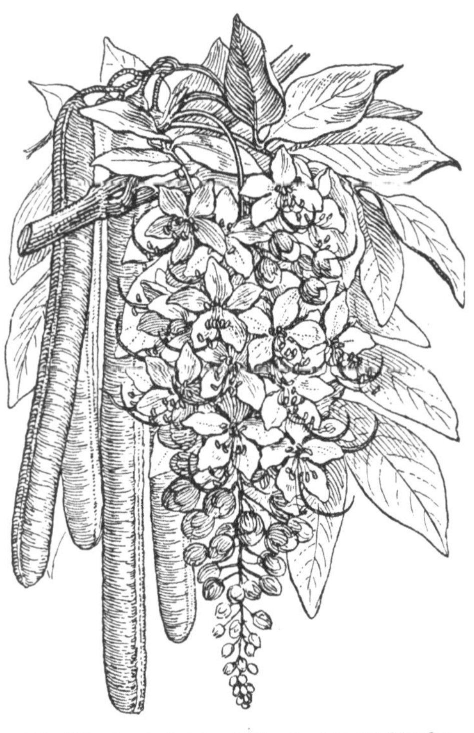

Abb. 174. Cassia fistula. Blühender und fruchtender Zweig.

L. (Abb. 174). Die Früchte (Hülsen) sind schwarz oder schwarzbraun, 50—70 cm lang und 2,5—3 cm dick, zylindrisch und im Inneren durch zahlreiche Querwände in kurze Fächer zerlegt. In jedem Fache liegt horizontal, in ein ziemlich spärliches, säuerlichsüßes Fruchtfleisch (Pulpa, Fruchtmus) eingebettet, ein glänzender, harter Samen. Das Fruchtfleisch, welches viel Zucker, ferner Gummi und Gerbstoff enthält, dient als mildes Purgans. Die Droge findet jedoch nur noch selten Verwendung.

Fructus Ceratoniae. Johannisbrot.
(Auch Siliqua dulcis genannt.)

Johannisbrot (Abb. 175) ist die getrocknete, allgemein als Näscherei bekannte Frucht von Ceratonia siliqua *L.*, einem Baume des Mittelmeergebietes. Die Hülsen sind bis 30 cm lang, bis 4 cm breit, flachgedrückt, mit wulstigen Rändern versehen,

glänzend dunkelbraun, im Inneren hartfleischig, quergefächert und enthalten in jedem
mit zäher Schicht ausgekleideten Fache einen harten, flachen, im Umriß breiteiför-
migen, glänzendrotbraunen Samen. Die Fruchtepidermis besteht aus geradlinig-polygonalen Zellen, führt Spaltöffnungen und umgibt zunächst einige Lagen isodiametrischen
Parenchyms. Dann folgt eine aus Fasern und Steinzellen gebildete, von Kristallzellreihen
begleitete Stereidenschicht, in deren Innenrand sich auch Gefäßbündel finden, dann das
eigentliche Fruchtwandparenchym, dessen Zellen vielfach eigenartige gerippte Klumpen
(Inklusen) enthalten, welche mit verdünnter Kalilauge erst gelb bis grün, dann blau,
beim Erwärmen violett, mit starker Kalilauge vorsichtig erwärmt prachtvoll blau,
mit Vanillin-Salzsäure leuchtend rot werden. Die Samenfächer sind mit einer der
äußeren ähnlichen, aber querverlaufenden Faser- und Steinzellschicht, und einer kleinzelligen Epidermis ausgekleidet. Die Samenschale besteht aus einer stark verdickten
Palisadenschicht, einer Reihe spindelförmiger Trägerzellen mit bis zum Verschwinden des Lumens verdickten Wänden und ebenfalls verdicktem Parenchym. Das große
Endosperm hat sehr stark knotig verdickte Wände und umschließt den kleinen Keimling.
Die Früchte enthalten in ihrem rotbraunen, hartfleischigen Fruchtfleische (Mesokarp)
ein Kohlehydrat Karubin, Zucker, Buttersäure und werden noch häufig als Hustenmittel genossen oder (als Zusatz zu den Species pectorales) angewendet. Die Droge ist
sehr dem Insektenfraß ausgesetzt, daher in dicht schließenden Gefäßen aufzubewahren.

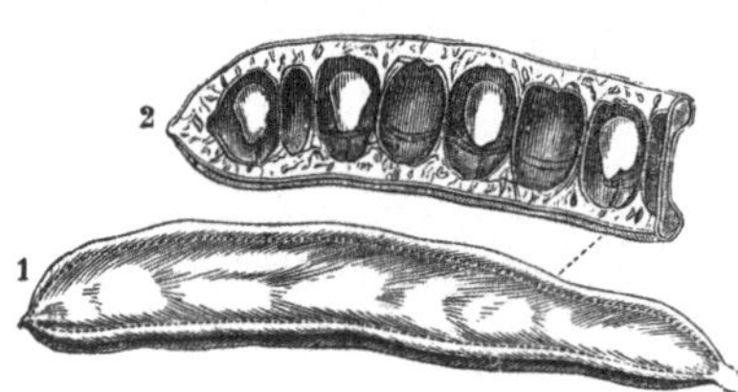

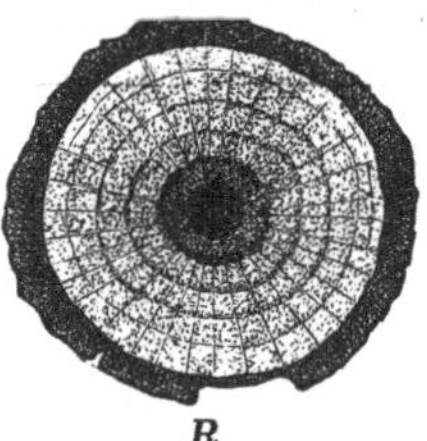

Abb. 175. Fructus Ceratoniae, verkleinert,   Abb. 176. Radix Ratanhiae,
2 Längsschnitt.   Querschnitt.

Radix Ratanhiae. Ratanhiawurzel. Peru- oder Payta-Ratanhia.

Abstammung. Diese Wurzel stammt von Krameria triandra *Ruiz*
et *Pavon*, einem auf sandigen Abhängen der Kordilleren von Peru wachsenden, kleinen Strauche.

Beschaffenheit. Die Droge besteht aus der oben bis faustdicken Hauptwurzel und deren mehrere Meter langen, meist fingerdicken, selten bis
3 cm dicken Nebenwurzeln; diese sind fast zylindrisch, gerade oder sehr
schwach gebogen, wenig verzweigt, wenig biegsam, hart; die stärkeren
und älteren Anteile sind mit längs- und querrissig abblätternder Borke
bedeckt, während die jüngeren von einer fast ebenen Korkschicht umhüllt
werden. Der Bruch der Rinde ist kurz und zähfaserig. Sie gibt, auf Papier
gerieben, einen braunen Strich. Auf dem Querschnitt (Ab. 176) liegt unter
dem dunkelbraunroten, Kork bzw. Borke die etwas hellere, schmale und kaum
über 2 mm starke, dem Holzkörper fest anhaftende Rinde. Der an diese
angrenzende schmale Splint ist wiederum von hellerer Farbe, die des Kernholzes ist meist dunkler. Die dunkle Farbe des Kernholzes rührt daher,
daß in ihm nicht nur die Markstrahlen und das Holzparenchym, sondern
auch die Libriformfasern und selbst die Gefäße von rotbraunen Farbstoffmassen erfüllt sind. Der Holzkörper ist von ganz außerordentlicher Zähigkeit und grobfaserigem Bruch.

Ratanhiawurzel ist geruchlos und schmeckt stark zusammenziehend,
besonders ihre Rinde.

Anatomie. (Vgl. Abb. 177.) Die Wurzel ist an ihrem Außenrande von einem vielschichtigen, regelmäßigen Korkgewebe (*ko*) umhüllt, dessen Zellen einen rotbraunen Farbstoff in großen Mengen enthalten. Die primäre Rinde ist abgeworfen. Die sekundäre Rinde wird von sehr zahlreichen schmalen Markstrahlen (*ma*) durchlaufen, welche innen meist nur eine Zelle breit sind, nach außen aber oft etwas verbreitert erscheinen. In den schmalen Rindensträngen sind die Siebteile (*le*) sehr klein und außen stets obliteriert. Sie werden von Siebparenchym (*rp*) umhüllt, in welchem sich reichlich kleine Gruppen von sehr langen Fasern (*ba*) eingelagert finden. Auch Kristallschläuche sind hier häufig, welche größere Einzelkristalle (*kr*) oder häufig Kristallsand (*kr'*) führen und sich allermeist an die Markstrahlen anlehnen. Der Holzkörper besteht zum größten Teil aus langen, stark verdickten, schwach getüpfelten Fasern. Zwischen ihnen liegen zahlreiche weitlumige, kurzgliederige, behöftgetüpfelte Gefäße (*ge*), welche oft von dünnwandigen, weitlumigen Holzparenchymzellen (wenigstens teilweise) umgeben werden. Nicht selten verlaufen diese Parenchymzellen als schmale Parenchymbinden (*pa. bi*) tangential zwischen den Markstrahlen. — Alle paren-

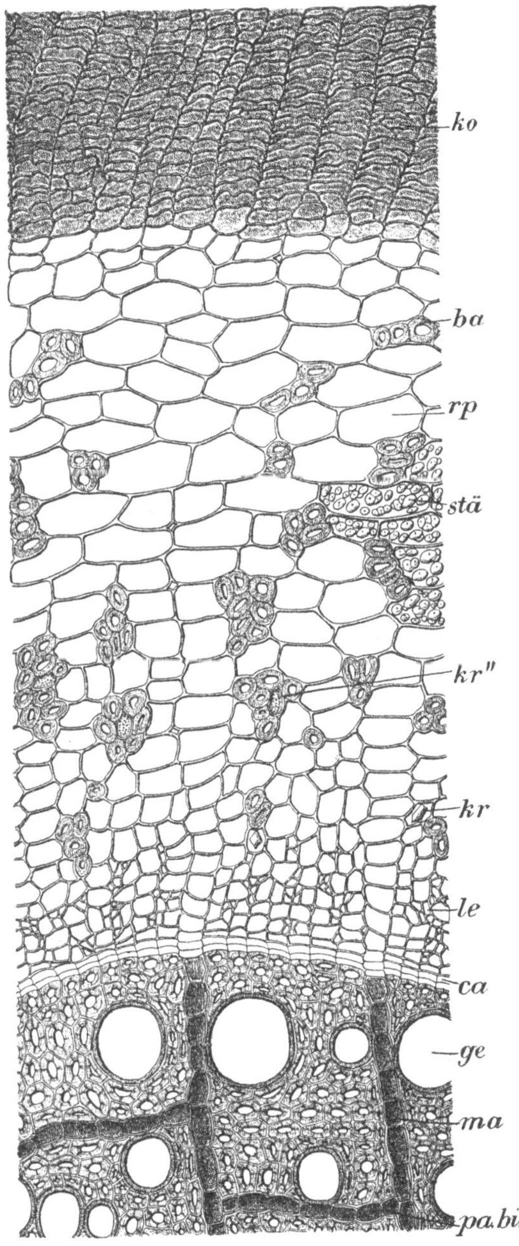

Abb. 177. Radix Ratanhiae. *ko* Kork, *rp* Parenchym der Rinde, *ba* Bastfaserbündel, *stä* Stärkeinhalt einiger Zellen gezeichnet, *kr* größere Einzelkristalle, *kr* Kristallsandzellen, *le* Siebpartien, *ca* Kambium, *ge* Gefäße, *ma* Markstrahlen, *pa. bi* Parenchymbinden, hier und da tangential im Holzkörper verlaufend. Vergr $^{200}/_1$. (Gilg.)

chymatischen Elemente der Rinde (weniger des Holzes) sind von Stärkekörnern erfüllt. Über den braunroten Farbstoff, der stellenweise nur
die parenchymatischen, stellenweise (Kernholz) aber alle Elemente der
Wurzel erfüllt, wurde oben schon gesprochen.

Die Stärkekörner sind meist einfach, kugelig, die größeren 25—30,
selten mehr μ im Durchmesser, die kleinen meist nur 10—15 μ groß, selten
etwas gestreckt birnförmig. Spärlich kommen auch zu wenigen zusammengesetzte Körner vor.

Merkmale des Pulvers. Das hellrote Pulver zeigt folgende charakteristische Elemente: Fasern, z. T. stark verdickt, reichlich schief getüpfelt,
meist in Bruchstücken, z. T. schwächer verdickt und nur äußerst wenig
getüpfelt; Gefäßbruchstücke mit sehr kleinen Hoftüpfeln; braunrote Korkfetzen; Parenchymfetzen mit reichlichem Stärkeinhalt, massenhaft freiliegende Stärkekörner; Einzelkristalle, welche aber meist zertrümmert
sind.

Bestandteile. Ratanhiawurzel besitzt (nur in ihrer Rinde) einen sehr
herben zusammenziehenden Geschmack, von ca. 10% Ratanhiagerbsäure
herrührend (welche in dem wässerigen Auszug der Wurzel auf Zusatz von
Eisenchlorid eine Grünfärbung veranlaßt), daneben das aus derselben hervorgehende Phlobaphen (Ratanhiarot).

Prüfung. Der weingeistige Auszug der Wurzel (1 = 10) muß, nach dem
Versetzen mit überschüssiger, weingeistiger Bleiazetatlösung, einen roten
Niederschlag liefern, und die von letzterem abfiltrierte Flüssigkeit muß
deutlich rot gefärbt sein. Diese Reaktion kommt nur der hier beschriebenen
sog. Peru- oder Payta-Ratanhia zu.

Neben dieser kommen im Handel noch Savanilla-Ratanhia, Texas-
Ratanhia, Para-Ratanhia und Guayaquil-Ratanhia vor, welche von verwandten Krameria-Arten abstammen und sich durch andere, nicht rötliche, sondern braune bis violette Färbung des Holzes, sowie hauptsächlich durch
eine dickere Rinde von jener unterscheiden. Der Aschegehalt des Pulvers
darf 5% nicht übersteigen.

Gehaltsbestimmung. Eine Wertbestimmung der Droge ist nach dem in
der Gerbereitechnik gebräuchlichen, aber umständlichen Hautpulververfahren durchführbar. Gute Resultate gibt auch die Gerbstoffbestimmung
nach der in der Einleitung beschriebenen Blutmethode. Die in ihrer Wirkung auf Blut mit der Tanninlösung zu vergleichende Lösung wird durch
zweimaliges, je zwölfstündiges Ausziehen von 1 g Wurzelpulver mit je 40 ccm
kaltem Wasser, Lösen von 0,9 g Kochsalz im Filtrat und Auffüllen auf 100 ccm
gewonnen. U. E. darf ein Gehalt von etwa 8—10% erwartet werden. Beide
Methoden sind nicht ins Arzneibuch aufgenommen worden. Da aber gerade
bei Drogen, welche leicht in Rote übergehende Gerbstoffe enthalten, der
Gerbstoffgehalt der Pulver durch Rotbildung rasch bis auf Null herunter-
gehen kann, und da die Rote von den Pharmakologen für therapeutisch
wertlos erklärt werden, hat das Arzneibuch eine Prüfung vorgeschrieben,
die anzeigen soll, ob das Pulver noch eine gewisse Menge der ursprünglich
vorhandenen Gerbstoffe enthält: Ein mit kaltem Wasser bereiteter Auszug des Pulvers (1 + 9) muß mit verdünnter Eisenchloridlösung (1 + 9)
eine starke Grünfärbung annehmen.

Geschichte. Ende des 18. Jahrhunderts gelangte die Droge, welche in

Peru zum Reinigen der Zähne gebraucht wurde, nach Europa, wo sie bald medizinische Verwendung fand.

Anwendung. Ratanhiawurzel dient als zusammenziehend wirkendes Mittel entweder in Substanz oder als Tinct. Ratanhiae. Das Pulver ist nur bei Bedarf und nur in kleinen Mengen vorrätig zu halten.

Lignum Fernambuci. Fernambukholz. Brasilholz. Rotholz.

Fernambukholz (Abb. 178) ist das zu Färbezwecken dienende Kernholz des im nördlichen Brasilien heimischen Baumes Caesalpinia echinata *Lamarck*. Das Kernholz ist von gelbbrauner Farbe; es ist schwer, hart, aber leicht spaltbar und zeigt unregelmäßige, in der Färbung etwas verschiedene, konzentrische Ringe und zahlreiche, sehr feine Markstrahlen. Der wässerige, frisch bereitete Auszug aus dem Holze ist schwach rot; durch Zusatz von Kalkwasser wird die Färbung viel intensiver. Der rote Farbstoff wird durch Bleizucker, Alaun oder Eisenvitriol gefällt.

Lignum campechianum oder Lignum Haematoxyli.
Blauholz. Campecheholz.

Campecheholz (Abb. 179) ist das dichte, braunrote, außen violette oder violettschwarze Kernholz des in Westindien und Zentralamerika heimischen und dort auch vielfach kultivierten Baumes Haematoxylon campechianum *L.* Es ist sehr schwer, hart und grobfaserig. Der Querschnitt zeigt eine sehr undeutliche und unregelmäßige konzentrische Schichtung und feine Markstrahlen. Das Holz ist von angenehmem Geruch und süßlichem, später herbem Geschmack. Es enthält Hämatoxylin und findet zuweilen als adstringierendes Mittel pharmazeutische Anwendung. Hauptsächlich aber dient es zum Färben.

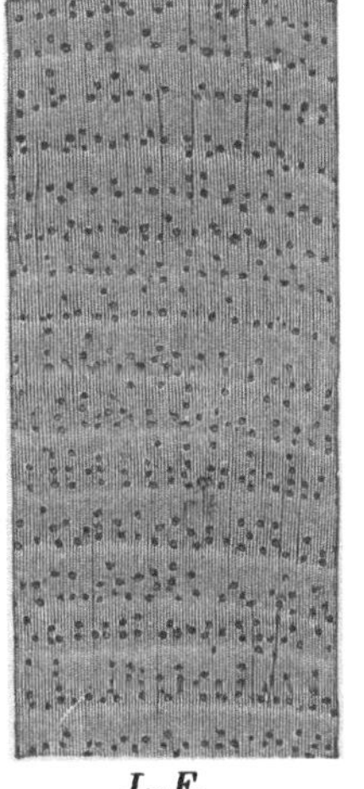

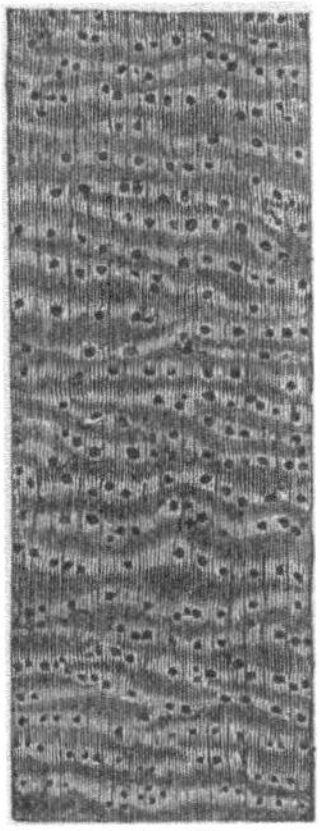

Abb. 178. Lignum Fernambuci. Teil des Querschnitts, vierfach vergrößert.

Abb. 179. Lignum Campechianum. Teil des Querschnitts, vierfach vergrößert.

Unterfamilie Papilionatae.
Balsamum tolutanum. Tolubalsam.

Abstammung. Dieser Balsam ist der erhärtete Harzsaft von Myroxylon balsamum (*L.*) *Harms*, var. genuinum *Baillon*. Im nördlichen Südamerika, besonders am Unterlauf des Magdalenenstroms, wo der Baum sehr verbreitet ist, gewinnt man den Balsam, indem man in die Rinde in großer Zahl je zwei sich nach unten spitzwinkelig treffende (V-förmige) Einschnitte macht und das freiwillig austretende und sich an dem Schnittpunkt der Einschnitte ansammelnde Harz in Flaschen, ausgehöhlten Fruchtschalen oder auf Blättern auffängt.

Beschaffenheit. Frischer Tolubalsam ist braungelb und zähflüssig, in dünnen Schichten durchsichtig; im Handel aber ist er meist zu rötlichbraunen, vielfach kristallinisch glänzenden Stücken erstarrt, welche sich leicht zu gelblichem Pulver zerreiben lassen. Er ist von feinem Wohlgeruch und gewürzhaftem, kaum kratzendem, leicht säuerlichem Geschmack, und ist in Weingeist, Chloroform und Kalilauge klar, in Schwefelkohlenstoff nur teilweise löslich.

Seine alkoholische Lösung rötet Lackmuspapier und wird durch Eisen-chloridlösung grün gefärbt.

Wird 1 g Tolubalsam kurze Zeit mit 5 ccm Wasser gekocht, das Filtrat dann mit 0,03 g Kaliumpermangat erwärmt, so muß es infolge Oxydation der Zimtsäure im Balsam nach Benzaldehyd riechen.

Bestandteile. Der Balsam enthält neben Harz Zimtsäure und Ben-zoesäure sowohl frei wie als Benzylester gebunden, ferner wenig Vanillin.

Prüfung. Werden 5 g zerriebener Tolubalsam mit 30 g Schwefelkohlen-stoff einige Zeit unter Rückflußkühlung auf dem Wasserbade erwärmt, das Filtrat eingedunstet (Vorsicht, Feuersgefahr!), der Rückstand mit 5 g Petroläther aufgenommen, die Mischung filtriert und das Filtrat mit 10 ccm Kupferazetatlösung geschüttelt, so darf keine Grünfärbung entstehen (Fälschung mit Kolophonium, dessen Säuren mit Kupfer grüne Verbindun-gen liefern).

Der Aschegehalt des Tolubalsams darf 1% nicht übersteigen (mineralische Beimengungen).

Sonstige Unregelmäßigkeiten erkennt man an der Veränderung der Säure- und Verseifungszahl des Balsams. 1 g Balsam muß nach dem Lösen in 50 ccm Weingeist und Hinzufügen von 10 ccm weingeistiger ½-Normal-Kalilauge, 200 ccm Wasser und 1 ccm Phenolphthaleinlösung zu Rücktitra-tion des Laugenüberschusses höchstens 6 und mindestens 4 ccm ½-Normal-Salzsäure erfordern, was einer Säurezahl von mindestens 112 und höchstens 168 entspricht. (S. Einleitung.)

Wird 1 g Balsam in 50 ccm Weingeist gelöst und mit 20 ccm ½-Normal-Kalilauge eine halbe Stunde lang auf dem Wasserbade unter Rückfluß-kühlung erhitzt, so müssen nach dem Verdünnen mit 200 ccm Wasser und nach Zugabe von 1 ccm Phenolphthaleinlösung zur Rücktitration des Laugen-überschusses höchstens 14,5 und mindestens 12,5 ccm ½-Normal-Salzsäure verbraucht werden, was einer Verseifungszahl des Balsams von mindestens 154 und höchstens 210 entspricht (s. Einleitung).

Geschichte. Der Balsam wurde durch die Spanier zur selben Zeit in Europa bekannt wie der Perubalsam, war aber lange Zeit, obgleich er in-folge seines feinen Wohlgeruches beliebter war wie dieser, sehr selten. Erst gegen Ende des 17. Jahrhunderts gelangte er häufiger in den Handel.

Anwendung. Tolubalsam dient als Auswurf beförderndes und reiz-milderndes Mittel bei Brustleiden, ferner zu Parfümeriezwecken.

Balsamum peruvianum. Perubalsam.

Abstammung. Perubalsam ist ein durch starke Eingriffe in den Lebensprozeß des Baumes gewonnenes, pathologisches Produkt des in Zentralamerika (San Salvador) heimischen Baumes Myroxylon balsa-mum (*L.*) *Harms*, var. Pereirae (*Royle*) *Baillon*. Zur Gewinnung wird eine bestimmte Stelle der Rinde an der Basis des Baumes durch Klopfen mit einem stumpfen Werkzeuge gelockert und, nachdem wenig Balsam ausgeflossen ist, 5—6 Tage später an den gelockerten Stellen mit Fackeln angeschwelt. Aus den verwundeten Stellen fließt dann etwa nach einer Woche reichlich Harzsaft aus, der mit Lappen aufgesaugt wird, welche meist dreimal erneuert werden. Darauf werden die aufs neue verwundeten Stellen wieder angeschwelt, um sie weiter auszubeuten. Die mit dem Balsam gesättigten Lappen werden ausgekocht und ausgepreßt, der gewonnene Balsam wird abgeschäumt und durch Absetzenlassen geklärt. Die Rinde der ausgebeuteten Stelle wird sodann abgeschnitten, zerkleinert und ausgekocht und liefert ebenfalls einen (allerdings minderwertigen) Balsam. Darauf wird mit der Ausbeutung einer Rindenpartie begonnen, die gerade über der erschöpften Stelle liegt. Indem man so fortfährt, soweit man auf primitiven Leitern in die Höhe gelangen kann, läßt sich ein einziger Baum 30 Jahre hintereinander ausbeuten, da die erschöpften Stellen stets durch das Kambium wieder überwallt werden. Die Ausfuhr der Droge geschieht nur aus San Salvador in Zentralamerika.

Beschaffenheit. Perubalsam bildet eine braunrote bis tief dunkelbraune, in dünner Schicht klare und durchsichtige, nicht fadenziehende und nicht klebende Masse von angenehmem, an Benzoe und Vanille erinnerndem Geruch und scharf kratzendem, bitterlichem Geschmack. Er trocknet an der Luft nicht ein, mischt sich klar mit Alkohol, löst sich nur teilweise in Äther und Petroläther und besitzt eine Dichte von 1,145 bis 1,158. Die Lösung in Weingeist färbt sich mit Eisenchlorid grün.

Bestandteile. Perubalsam besteht aus 25—28% Harz und mindestens 56% Cinnamein. Mit diesem Ausdruck bezeichnet man die Gesamtheit seiner in Natronlauge nicht löslichen, aromatischen Bestandteile, nämlich hauptsächlich Benzoesäure-Benzylester und Zimtsäure-Benzylester.

Prüfung. Infolge seines hohen Preises und seines nach dem äußeren Ansehen nicht zu beurteilenden Wertes war Perubalsam früher in hohem Maße Verfälschungen ausgesetzt. Die Verhältnisse scheinen sich in neuerer Zeit gebessert zu haben, doch besteht gegenwärtig die Möglichkeit der Verwechselung des Balsams mit künstlichen, dem natürlichen sehr ähnlichen Balsamen. Beim Schütteln von 5 Tropfen Balsam mit 6 ccm Petroläther müssen sich die ungelöst bleibenden Anteile als Schmiere an der Glaswand festsetzen, bei Vorliegen von Kunstprodukten fallen sie meist pulverig zu Boden. Schüttelt man 2 g Balsam mit 10 ccm Petroläther und dampft 4 ccm des Filtrats vorsichtig ein, so darf der Rückstand nicht nach Benzaldehyd oder Terpentinöl riechen, und 3 Tropfen des Rückstandes dürfen, in 10 Tropfen Essigsäureanhydrid gelöst und mit 2 Tropfen Schwefelsäure versetzt, nicht sofort eine rotviolette oder blauviolette Färbung geben (Kunstprodukte, Fälschung mit Gurjunbalsam). Schüttelt man weitere 4 ccm desselben Petrolätherfiltrates mit 10 ccm Kupferazetatlösung, so darf sich der Petroläther nicht grün färben (Kolophonium, dessen Säuren grüne Kupferverbindungen liefern). 1 g Perubalsam muß sich in 3 g Chloralhydratlösung (3 + 2) klar lösen (Fälschung mit fettem Öl).

Gehaltsbestimmung. 2,5 g Balsam, 5 ccm Wasser und 5 g Natronlauge werden gemischt, das Gemisch wird mit 30 g Äther 10 Minuten lang geschüttelt, dann werden zwecks Zusammenballung der wässerigen Schicht 3 g Traganthpulver zugegeben und kräftig geschüttelt. 24 g der abgegossenen und filtrierten Ätherlösung (= 1,9 g Balsam) werden in gewogenem Kölbchen vom Äther befreit; der Rückstand muß nach halbstündigem Trocknen bei 100° mindestens 1,07 g wiegen, was einem Cinnameingehalt des Balsams von 56% entspricht. Dieses Cinnamein ist durch seine Esterzahl zu charakterisieren. Man löst den Rückstand in 25 ccm weingeistiger ½-Normal-Kalilauge, erhitzt eine halbe Stunde auf dem Wasserbade unter Rückflußkühlung, gibt 1 ccm Phenolphthaleinlösung zu und titriert den Laugenüberschuß zurück, wobei für jedes g Cinnamein höchstens 16,6 und mindestens 15,9 ccm ½-Normal-Salzsäure verbraucht werden müssen, was einer Esterzahl des Cinnamein von mindestens 235 und höchstens 255 entspricht (s. Einleitung).

Geschichte. Als die Spanier Zentralamerika erreichten, fanden sie den Perubalsam schon von den Eingeborenen angewendet. In Peru ist der Balsam niemals gewonnen worden; er gelangte jedoch, wie die meisten Produkte der pazifischen Küste Amerikas, auf dem Handelswege zunächst nach der Hafenstadt Callao in Peru, von wo er dann nach Spanien ausgeführt wurde.

Anwendung. Perubalsam wird äußerlich gegen Hautkrankheiten angewendet, ferner als Zusatz zu Pomaden und zu Parfümeriezwecken.

Radix Ononidis. Hauhechelwurzel.

Abstammung. Die Droge ist die wenig verzweigte Hauptwurzel der in fast ganz Europa an trockenen Wiesen- und Wegrändern wildwachsenden Ononis spinosa *L.*, welche an ihrem oberen Ende meist ein mehr oder weniger großes Stück des unterirdischen Stammorgans trägt. Sie wird im Herbste von meist vieljährigen Exemplaren gesammelt.

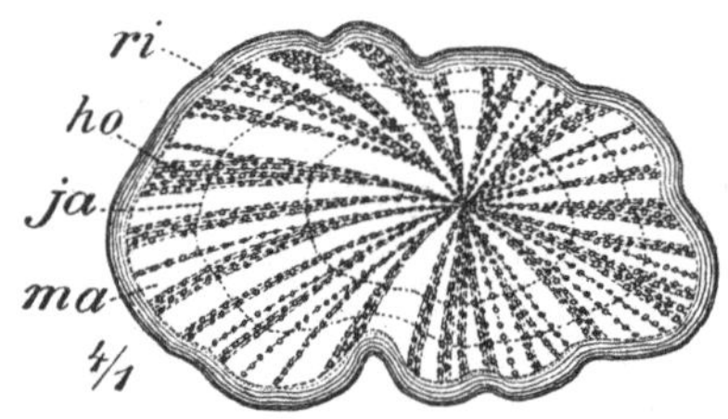

Abb. 180. Radix Ononidis. Lupenbild eines Querschnittes durch eine ältere Wurzel. *ri* Rinde, *ho* Holz, *ja* Jahresringe, *ma* Markstrahlen. (⁴/₁.) (Gilg.)

Beschaffenheit. Der meist mehrköpfige, kurze Wurzelstock geht ganz allmählich in die wenig verzweigte Hauptwurzel über. Diese bildet bis 30 cm lange, 1—2 cm starke Stücke von grauer bis schwarzbrauner Farbe; sie sind meist stark gekrümmt, oft fast bandartig, sehr unregelmäßig zerklüftet und oft um ihre Achse gedreht. Die Querschnittfläche (Abb. 180) der sehr zähen und in Rinde und Holz sehr faserigen Droge ist nie rund, ihr Umfang meist zerklüftet. Unter der fast schwarzen Borke bildet die Rinde nur eine schmale, kaum 1 mm starke, graue Schicht von hornartigem Gefüge. Das Holz ist von gelblicher Farbe und durch verschieden breite, weiße Markstrahlen scharf radial gestreift. Der organische Mittelpunkt liegt häufig stark exzentrisch. Die Holzstränge sind etwas dunkler und durch weite Gefäßöffnungen gekennzeichnet. Die bei stärkerer Lupenvergrößerung, namentlich bei Eintritt der Ligninreaktion durch Phlorogluzinlösung und Salzsäure sichtbaren konzentrischen Ringlinien sind Jahresringe. Mit Jodlösung betupft färben sich die Gewebe infolge ihres Stärkegehaltes blau. Durch Betupfen mit Ammoniak wird das Holz gelb. Auf dem Querbruche der Wurzel ragen die Bastfasergruppen als feine, haarartige Fasern hervor.

Die Droge hat einen an Süßholz erinnernden, schwachen Geruch und schmeckt kratzend, etwas herbe und süßlich.

Anatomie. (Vgl. Abb. 181.) An der Rinde ist sehr charakteristisch die aus abgestorbenem Gewebe bestehende Schuppenborke. An beliebigen, oft sehr tief gelegenen Stellen der Rinde hat sich ein Phellogen gebildet, wodurch die äußeren Partien der Rinde zum Absterben gebracht wurden (*phell*). Die Markstrahlen (*ma*) sind oft 20—30 Zellagen breit. Einige ihrer Zellen, die durch verholzte Wände in 2, 3 oder mehr meist übereinanderliegende Kammern geteilt sind, enthalten in jeder Kammer einen Einzelkristall (*kr*). In den Siebsträngen finden sich zum größten Teil obliteriertes Siebgewebe (*o. le*) und kleine Gruppen sehr stark verdickter, langer, unverholzter Fasern, welche auch oft vereinzelt vorkommen können. Der Holzkörper ist im Gegensatz zu der schmalen Rinde sehr stark entwickelt und zeigt Jahresringe. Er führt spärlich meist vereinzelt liegende, weitlumige Tüpfelgefäße (*ge*), welche von Holzparenchym umgeben sind (*hp*). Einen großen Teil des Holzkörpers nehmen Fasern ein, welche in vielgliederigen Gruppen zusammenliegen und deren Wandung bis zum Verschwinden des Lumens verdickt, aber nur in den äußeren Verdickungsschichten verholzt ist (*ba*). In ihrer Nähe kommen auch Kristallkammerreihen mit Einzelkristallen (*kr*) vor. Die innerhalb des Kambiums liegenden Teile der Markstrahlen sind verholzt, ihre Zellen getüpfelt. Alle Parenchymelemente sind mit Stärke erfüllt.

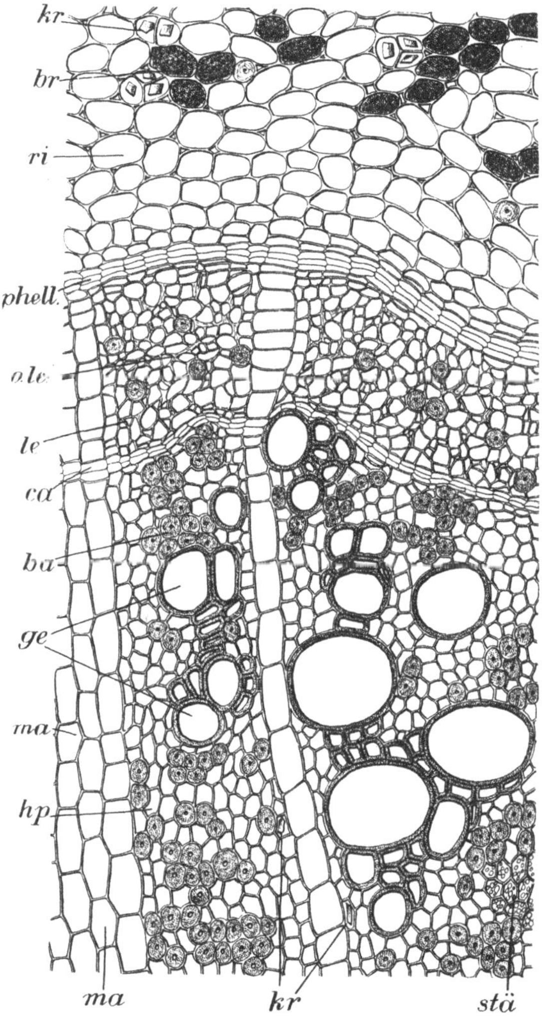

Die Droge ist an mechanischen Elementen sehr reich: langen, bis zum Verschwinden des Lumens verdickten Bastfasern bzw. Libriformfasern, die meist in vielgliedrigen, oft von Parenchymzellen durchsetzten Bündeln zusammenliegen.

Abb. 181. Radix Ononidis Querschnitt. *kr* Kristallzellen der Rinde, *br* Zellen mit tiefbraunem Inhalt, *ri* Rindenparenchym, *phell.* sekundäre Phellogenschicht, die Rinde durchziehend und Borkenbildung verursachend, *o. le* obliteriertes (zusammengedrücktes, funktionsloses) Siebgewebe, *le* funktionsfähiges Siebgewebe, *ca* Kambium, *ba* Libriformfaserbündel, *ge* Gefäße, *ma* primäre Markstrahlen, *hp* Holzparenchym, *kr* Kristalle, *stä* Stärkeinhalt einiger Zellen gezeichnet. — In der Mitte des Bildes verläuft ein sekundärer Markstrahl. Vergr. ²²⁵/₁. (Gilg.)

Die Stärkekörner sind sehr klein, meist einfach, kugelig, seltener zu wenigen zusammengesetzt, die Einzelkörnchen rundlich-kantig, meist 4—10 μ im Durchmesser, mit kleiner zentraler Kernhöhle.

Kristalle kommen nur als Einzelkristalle in den eigenartigen Kristallzellen der Rinde, sowie in den Kristallkammerreihen des Holzkörpers vor.

Merkmale des Pulvers. Das braune Pulver ist durch folgende Elemente gekennzeichnet: Die Hauptmasse bilden die schmalen, oft stark verbogenen, fast vollständig verdickten, ungetüpfelten Faserbruchstücke, ferner Fetzen des gelblichbraunen bis schwarzbraunen Korks und der Borke, Parenchymfetzen mit Stärke oder die freiliegende Stärke in großen Mengen, Bruchstücke der behöft-getüpfelten Gefäße, Stücke der Kristallzellreihen oder ausgefallene Kristalle.

Bei der Mikrosublimation liefert eine kleine Menge des Pulvers farblose, meist amorphe Sublimate von Onocol, die sich aus einem Tröpfchen Weingeist umkristallisieren lassen. Sie lösen sich in einem Tröpfchen Schwefelsäure mit roter Farbe auf.

Bestandteile. Hauhechelwurzel enthält die Glykoside Ononin und das dem Glyzyrrhizin ähnliche Ononid, ferner den sekundären Alkohol Onocerin oder Onocol, endlich Gummi, Harz, fettes Öl und Mineralsalze.

Prüfung. Als Verwechselungen kommen Ononis repens *L.* und arvensis *L.* kaum in Betracht, da ihre Wurzeln viel dünner sind, die Einsammlung derselben daher nicht lohnend ist. Ferner wurden in den Schnittformen nicht selten die oberirdischen Stengel der Stammpflanze gefunden. Sie sind nur 5—7 mm dick, stielrund, stets zentrisch gebaut und besitzen ein großes Mark oder auch eine Markhöhle. Im Pulver ist diese unzulässige Beimengung an den großen, rundlichen, stark verholzten, grob getüpfelten Markzellen nachweisbar. Neuerdings wurden auch Verfälschungen mit den Medicago-Arten beobachtet.

Da der Borke in ihren Rissen, überhaupt der Wurzel in ihren Furchen Bodenpartikelchen meist fest anhaften, ist der Asche- bzw. Kieselsäuregehalt der Droge und ihres Pulvers meist etwas höher, als er der Wurzel selbst eigentümlich ist. Gleichwohl braucht ein höherer Aschegehalt des Pulvers als 7% nicht zugelassen zu werden.

Geschichte. Hauhechelwurzel ist in Deutschland seit Mitte des 16. Jahrhunderts gebräuchlich.

Anwendung. Die Droge wirkt schwach harntreibend.

Semen Foenugraeci. Semen Foeni graeci. Bockshornsamen.

Abstammung. Die Samen stammen von der in Westasien heimischen, einjährigen Trigonella foenum graecum *L.* Diese wird in Thüringen, im sächsischen Vogtlande sowie im Elsaß und in vielen außerdeutschen Ländern auf Feldern angebaut und im Herbst geschnitten; sodann werden aus ihren trockenen, langen, sichelförmigen, am Ende in eine lange, feine Spitze auslaufenden Hülsen die Samen ausgedroschen.

Beschaffenheit. Die harten Samen sind außen hellbraun bis gelblichgrau und feinnarbig punktiert, 3—5 mm lang, 2—3 mm breit und dick und von eigentümlicher, flach rautenförmiger bis unregelmäßig gerundeter Gestalt (Abb. 182). Etwa in der Mitte der einen langen Schmalseite befindet sich der etwas vertiefte, helle, kleine Nabel, von welchem sich nach der einen Seite die Raphe als ein kurzer, dunkler Strich hinzieht. An der anderen Seite befindet sich ein durch eine flache diagonale Furche markierter, nach dem Nabel hin zugespitzter Abschnitt, welcher das Würzelchen des Embryos in sich birgt, während in dem anderen, größeren Abschnitt des Samens die Kotyledonen liegen. Auf einem parallel den breiten Seiten geführten Längsschnitt durch den Samen liegt das aufwärts gebogene Würzelchen den Kanten der Kotyledonen flach an. Auf einem das Würzelchen treffenden Querschnitt erkennt man mit der Lupe leicht unter der Samenschale das dünne, glasige Endosperm, das Würzelchen und die beiden Kotyledonen. Nach erfolgtem Aufweichen des Samens in Wasser quillt das Endosperm gallertig auf und läßt den gelben Embryo leicht herauslösen. Jodlösung färbt die Schnittfläche der Samen wegen der geringen Menge von Stärke nicht blau.

Bockshornsamen haben einen starken, charakteristischen Geruch und schmecken bitter. Beim Kauen werden sie rasch schleimig.

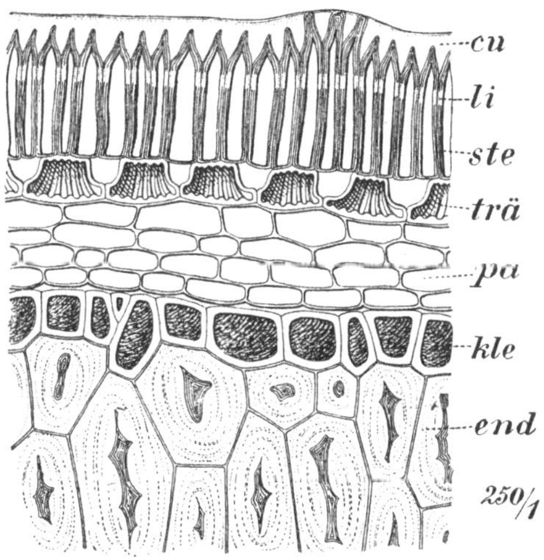

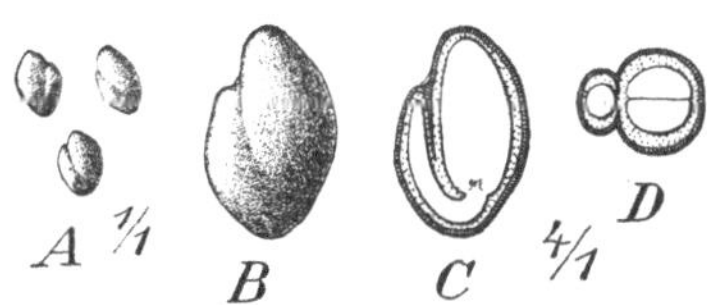

Abb. 182. Semen Foenugraeci. *A* Samen in natürl. Größe. *B* ein einzelner Samen vergrößert, *C* im Längsschnitt, *D* im Querschnitt (⁴/₁). (Gilg.)

Abb. 183. Semen Foenugraeci. Querschnitt durch die Randpartie des reifen Samens. *cu* Kutikula, darunter die Palisadenzellen *ste*, welche in der oberen Hälfte eine helle Linie, Lichtlinie *li*, zeigen, *trä* Trägerzellenschicht, *pa* Parenchymgewebe, *kle* Kleber oder Ölzellenschicht, *end* Endosperm (²⁵⁰/₁). (Gilg.)

Anatomie (vgl. Abb. 183). Die Samenschale zeigt einen auffallenden Bau. Die äußerste Schicht (Epidermis) besteht aus langgestreckten, palisadenartig nebeneinanderstehenden Zellen mit flaschenförmigem Lumen (*ste*), die eine dicke, in Wasser verquellende Außenwand (*cu*) besitzen; die Lumina einiger, gruppenweise beieinanderstehender Epidermiszellen reichen mit breiteren Flächen bis an die Kutikula heran, und sie sind es, die die Zeichnung der Samenoberfläche bedingen. Alle Epidermiszellen haben in gleicher Höhe eine das Licht abweichend von den übrigen Membranpartien brechende Stelle, wodurch die sog. Lichtlinie (*li*) zustande kommt. Die zweite Schicht besteht aus kurzen, säulenfußähnlichen, innen dicht schließenden Zellen, welche nach außen auseinanderweichen und dort deutliche Interzellularräume zeigen; ihre Wandung ist der Länge nach mit verdickten Leisten ausgesteift (sog. Trägerzellen *trä*). Darauf folgt nach innen eine 2—3 reihige Schicht von kleinen, dünnwandigen Zellen (*pa*). Nach innen folgt nun das schmale Gewebe des Endosperms. Die äußerste Schicht besteht aus kleinen derbwandigen Zellen, welche mit Fett und Aleuronkörnern erfüllt sind (*ke*). Dieser liegt innen ein Gewebe von großlumigen Zellen an, deren dünnen Zellulosemembranen dicke, geschichtete, von Tüpfelkanälen durchzogene Schleimmembranen aufgelagert sind (*end*). Der große Embryo besteht aus kleinen Zellen, welche fettes Öl, Aleuronkörner und geringe Mengen von kleinkörniger Stärke enthalten, und weist in den Kotyledonen 3 Palisadenschichten und etwa 8 Schwammschichten, letztere aus ellipsoidischen Zellen, auf.

Merkmale des Pulvers. Das hell-goldgelbe Pulver zeigt folgende charakteristische Elemente: Die Hauptmasse des Pulvers besteht aus den meist sehr stark zertrümmerten Zellen des Embryos. Nicht selten trifft man dazwischen jedoch die auffallenden Elemente der Samenschale an: die Palisadenschicht und die Trägerschicht, meist in Fetzen oder Trümmern, meist in Flächenlage, oft beide Schichten noch in Zusammenhang miteinander; auffallend sind ferner die Schleimklumpen bzw. -ballen des Endosperms.

Bestandteile. Die Samen besitzen einen eigentümlichen aromatischen Geruch und einen zusammenziehend bitteren und zugleich schleimigen Geschmack. Sie enthalten die Alkaloide Cholin und Trigonellin, einen gelben Farbstoff, fettes Öl, Schleim und Mineralbestandteile.

Prüfung. Verfälschungen des Pulvers mit stärkemehlhaltigen Samen sind unter dem Mikroskop im Glyzerinjodpräparate leicht erkennbar. Neuerdings sind uns mehrfach grünliche, aus den ganzen Früchten oder den ganzen Zweigspitzen hergestellte Pulver begegnet, welche reichlich faserartige Zellen, größere Gefäße und chlorophyllhaltige Gewebefetzen enthielten. Mineralische Beimengungen, Staub usw. werden durch Aschebestimmung festgestellt. 5% Asche sind zulässig.

Geschichte. Schon die alten Ägypter, Griechen und Römer kannten diese Pflanze bzw. Droge, welche als Viehfutter und Gemüse Verwendung fand. Im Mittelalter wurden die Samen medizinisch gebraucht. Die Pflanze wurde durch Verordnung Karls des Großen nach Deutschland eingeführt.

Anwendung. Die Droge findet in der Tierheilkunde zu Viehpulvern Anwendung.

Herba Meliloti. Steinklee.

Abstammung. Steinklee besteht aus den Blättern und blühenden Zweigen von Melilotus officinalis (*L.*) *Desrousseaux* und M. altissimus *Thuillier*, zweijährigen Kräutern unserer heimischen Flora, welche durch ganz Mitteleuropa und Vorderasien verbreitet sind und auf Wiesen und an Gräben gedeihen, in Thüringen und in Nordbayern angebaut und im Juli und August während der Blütezeit gesammelt werden.

Beschaffenheit. Die Blätter der bis 1,5 m hohen Pflanzen (Abb. 184) sind dreizählig und mit einem feinbehaarten, bis 1 cm langen Blattstiel versehen; das Endblättchen ist etwas größer und auch meist länger gestielt. Die Spreite der einzelnen bis gegen 4 cm langen Blättchen ist länglich bis elliptisch, am oberen Ende gestutzt, mit sehr kleinem Endspitzchen, am Grunde keilförmig, kahl, oder nur unterseits längs der Nerven behaart; der Rand ist scharf und spitz gezähnt. Am Grunde des Blattstiels stehen 2 pfriemliche, ungeteilte Nebenblättchen.

Die in einseitswendigen, lockeren, achselständigen Trauben stehenden Blüten sind gelb und von dem Bau der Schmetterlingsblüten; sie stehen auf dünnen, kurzen, seidenhaarigen Stielchen in der Achsel kleiner, rötlich gewimperter Deckblättchen. Der feinbehaarte Kelch ist fünfzähnig und umgibt auch nach dem Verblühen die kleinen, bei M. officinalis ein- bis zweisamigen, querrunzeligen, zusammengedrückten, kahlen, bei M. altissimus zerstreut behaarten, netzig runzeligen, braunen, kurzen Hülsenfrüchte. — Die Droge kommt allermeist gerebelt, d. h. von den Stengelteilen befreit, in den Handel. Sie riecht kräftig nach frischem Heu und schmeckt salzig und bitter.

Anatomie. Beide Blattepidermen bestehen aus welligbuchtigen Zellen, das Mesophyll umfaßt eine Reihe Palisaden und ein etwa ebenso breites Schwammgewebe. Die Behaarung ist charakteristisch: kleine Köpfchenhaare mit zweizelligem Kopf und dreizellige Haare mit zwei dünnwandigen unteren Zellen und englumiger, dickwandiger Endzelle mit kräftigen Kutikularknoten. Die Gefäßbündel sind von Faserbündeln mit Kristallzellreihen umgeben, deren Kammern große Einzelkristalle enthalten. Die Antherenepidermis ist mit langen Kutikularstacheln besetzt, der Pollen trocken länglich, dreifurchig, in Wasser ellipsoidisch mit 3 hervortretenden Austrittstellen.

Merkmale des Pulvers. Besonders bezeichnend für das Pulver sind sehr zahlreich vorkommende, spitze, fast bis zum Verschwinden des Lumens verdickte, unregelmäßig knotig angeschwollene Härchen (an allen oberen Organen der Pflanze vertreten), ferner reichlich Faserbündel, die von Kristallzellreihen begleitet werden.

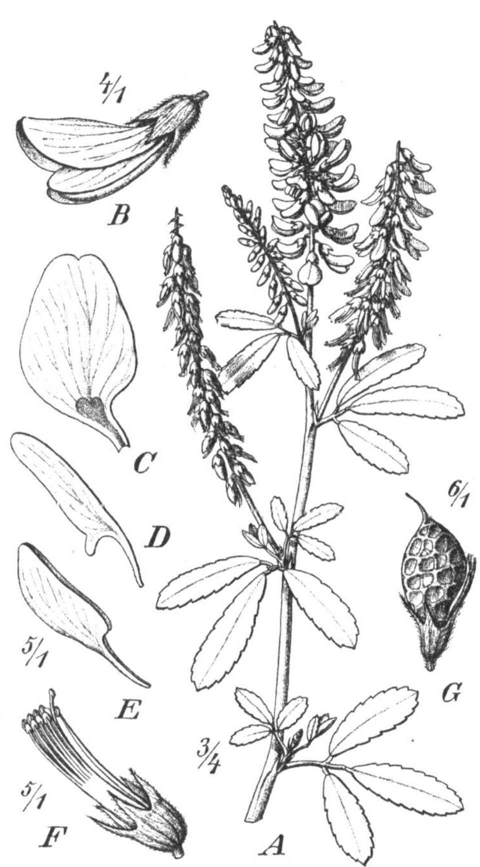

Abb. 184. Melilotus officinalis. *A* Blühender Zweig ($^3/_4$), *B* ganze Blüte von der Seite gesehen ($^4/_1$), *C* Fahne, *D* Flügel, *E* Schiffchen ($^5/_1$), *F* Kelch mit Staubblattsäule und Griffel ($^5/_1$), *G* reife Frucht ($^6/_1$). (Gilg.)

Bestandteile. Steinklee wird wegen seines Gehaltes an Kumarin verwendet; Melilotsäure, Spuren eines ätherischen Öles, Gerbstoff und Mineralbestandteile sind die sonstigen Bestandteile des Krautes.

Prüfung. Das Kraut soll von gröberen Stengelteilen frei sein, das Pulver soll demgemäß weite Gefäße nicht enthalten. Verwechselungen sind Melilotus albus *Desr.* mit weißen Blüten und M. dentatus *Persoon.* Letzterer hat zwar auch gelbe Blüten, ist aber geruchlos und wird, wenn unvermischt, daran erkannt. In Mischungen mit echter

Droge kann er an den eingeschnitten gezähnten Nebenblättern erkannt werden.

Gehaltsbestimmung. Das Arzneibuch hat eine Bestimmung des Kumaringehaltes nicht vorgeschrieben. Obermayer hat eine Methode vorgeschlagen (Zeitschr. f. analyt. Chemie 1913, S. 172), die auf der Isolierung des Kumarins durch Destillation von 10 g des Krautes mit einer (über 100° siedenden) konzentrierten Chlorkalziumlösung und Titration des Kumarins im Destillat mit Kaliumpermanganat beruht.

Geschichte. Die Droge ist seit der Zeit der alten Griechen und Römer (wahrscheinlich sogar schon früher) ständig in medizinischem Gebrauch.

Anwendung. Sie findet zur Bereitung von Species emollientes Verwendung.

Tragacantha. Traganth.

Abstammung. Traganth ist der durch einen Umwandlungsprozeß aus den Mark- und Markstrahlzellen verschiedener in Kleinasien und Vorderasien heimischer Astragalus-Arten entstandene, an der Luft erhärtete Schleim. Zu den Traganth liefernden Arten gehören A. adscendens *Boissier* et *Haussknecht*, A. leioclados *Boissier*, A. brachycalyx *Fischer*, A. gummifer *Labillardière*, A. microcephalus *Willdenow*, A. pycnoclados *Boissier* et *Haussknecht* und A. verus *Olivier*.

Handel. Die Droge kommt hauptsächlich von Smyrna aus in den Handel.

Sorten. Während der sog. wurmförmige Traganth als weniger gute Sorte von pharmazeutischer Verwendung ausgeschlossen ist, wird die hierzu geeignete Sorte im Handel als Blättertraganth bezeichnet.

Beschaffenheit. Er bildet weiße, durchscheinende, nur ungefähr 1—3 mm dicke und mindestens 0,5 cm breite, meist breitere, gerundete, platten-, band-, sichel- oder muschelförmige Stücke mit bogenförmigen Leisten und oft radialen Streifen; er ist mattglänzend, kurz brechend und von hornartiger Konsistenz, schwer zu pulvern.

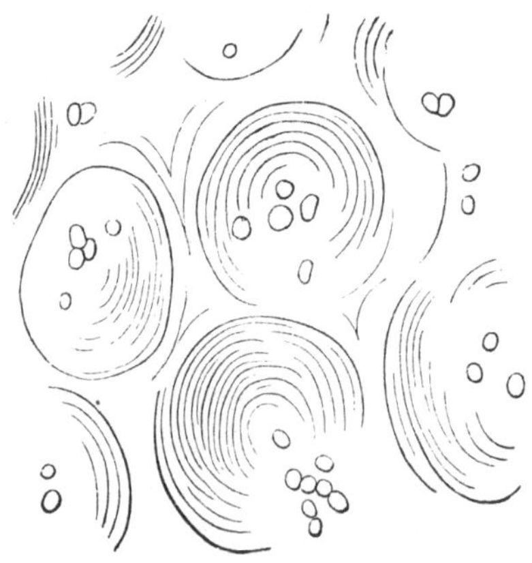

Abb. 185. Querschnitt durch den Traganth. Man sieht noch deutlich die Reste der in Gummi übergeführten Zellmembranen und einzelne Stärkekörner (Flückiger und Tschirch.)

Ganze Stücke, mit 50 Teilen Wasser übergossen, quellen allmählich zu einer durchscheinenden Gallertmasse auf, die beim Erwärmen mit etwas Natronlauge gelb wird. (Um eine knötchenfreie Gallerte aus dem Pulver zu erhalten, reibt man vor dem Wasserzusatz den Traganth mit etwas Weingeist oder Glyzerin an).

Traganth ist geruchlos und schmeckt fade und schleimig.

Anatomie. Mark- und Markstrahlenzellen der Astragaluszweige unterliegen einem Verschleimungsprozeß; ihre Wandungen werden durch vielschichtige Schleimauflagerung stark verdickt, schließen aber oft im Zellinhalt noch unveränderte Stärkekörner ein (Abb. 185). In der Droge sind allermeist noch die Umrisse der verschleimten Zellen und die von ihnen umhüllten Stärkekörner deutlich unter dem Mikroskop zu erkennen, wenn man trocken hergestellte, dünne Schnitte in Glyzerinjod beobachtet. Die Stärkekörner sind meist Einzelkörner, seltener zusammengesetzt, gewöhnlich 5—10 μ groß, selten größer. Es ist zweifellos, daß zur Traganthbildung zufällige Verwundungen der Astragalus-Sträucher viel beitragen; sehr wahrscheinlich bringen aber auch die Sammler zur Gewinnung der besten und reinsten Sorten feine Schnitte an den Stämmen und Ästen an. Da der Schleim unter starkem Druck steht, tritt er durch jede ihm gebotene Öffnung aus und da er rasch erstarrt, nimmt er eine Gestalt an, die von der Form der Austrittsöffnung stark beeinflußt wird.

Merkmale des Pulvers. Untersucht man den weißen, feingepulverten Traganth in Glyzerin, so erkennt man zahlreiche farblose, größere und kleinere Schollen mit meist scharfen, selten mehr oder weniger abgerundeten Kanten und ebenen oder seltener gekrümmten Flächen. Daneben sind spärlich kleine, freiliegende Stärkekörner zu erkennen. Setzt man nun dem Glyzerinpräparat seitlich (neben das Deckgläschen!) ein kleines Tröpfchen Wasser zu, so macht sich rasch eine Quellwirkung bemerkbar. Besonders in größeren Schollen bemerkt man bald undeutlich umgrenzte Räume, die mit kleinen Stärkekörnern erfüllt sind. Nach und nach tritt dann die Zellstruktur der Schollen immer deutlicher in Erscheinung; die Mittellamelle der Wandung läßt sich erkennen, die meist scharf polygonal die Zellen begrenzt, und das Lumen der einzelnen Zellen hebt sich scharf ab. Allmählich nimmt dann weiter die Wanddicke der einzelnen Zellen zu, so daß sich das Lumen verkleinert und eine unregelmäßige Gestalt annimmt, und in den Wandungen zeigt sich zunächst eine zarte konzentrische Streifung, die rasch an Deutlichkeit zunimmt. Bei weiterem Wasserzutritt vergrößern sich die Schollen sehr stark, die Zellen nehmen unregelmäßige Gestaltungen an, zerreißen dann und entlassen die im Lumen lagernde Stärke, die Schichten der Wandung nehmen an Dicke zu, werden dann aber bald undeutlich und verschwinden zuletzt ganz, worauf aus der ursprünglichen Scholle ein mehr oder weniger unregelmäßiger Schleimballen, eine Schleimkugel oder ein Schleimkugelaggregat hervorgegangen ist, die man mit Hilfe von Bismarckbraunlösung färben kann. Die Stärke tritt jetzt in ziemlicher Menge freiliegend im Präparat auf. Die Stärkekörner sind meist einfach, kugelig, 5—15 μ groß, selten größer oder kleiner, und zeigen eine deutliche zentrale Höhlung; seltener sind zu 2—4 zusammengesetzte Körner; auch etwas verquollene Körner kommen gelegentlich vor.

Charakteristisch für das Pulver sind besonders die Quellungserscheinungen bei Wasserzusatz und das dann regelmäßige Auftreten der stärkeerfüllten Lumina der Zellen. Man erkennt bei dieser Gelegenheit eventuell leicht und deutlich auch alle fremden Zusätze, wie Rindenteile, Bodenpartikelchen u. dgl., ferner Fälschungen wie Gummi arabicum, Dextrin u. dgl.

Bestandteile. Traganth besteht aus wechselnden Mengen Bassorin, welches sich in Wasser nicht löst, sondern nur aufquillt, und wasserlöslichem Gummi.

Prüfung. Über die Reinheitsprüfung des Traganths ist neuerdings viel, aber bisher vergeblich diskutiert worden, letzteres besonders deshalb, weil man über die Eigenschaften desselben und über die chemischen Bestand-

teile der Droge noch kein genügend klares Bild hat. So haben z. B. die Ansichten über den Stärkegehalt des reinen Traganths im Laufe der Zeit
mehrfach gewechselt. Nach älteren Autoren soll sein Stärkegehalt so klein
sein, daß er makrochemisch nicht nachweisbar ist, eine Behauptung, die durch
das Verhalten von aus älteren Drogensammlungen stammenden Mustern
zweifellos echter Ware bestätigt wird. Dann beschrieben die Arzneibücher
makrochemische Reaktionen zum Nachweis der Stärke im Traganth, die
aber später von der Kritik abgelehnt wurden mit der Behauptung, daß ein
Traganth, der makrochemisch nachweisbare Stärke enthält, sicher gefälscht
ist. Man neigte also der alten Ansicht wieder zu, bis ganz neuerdings wieder
die Anwesenheit von viel Stärke in zweifellos echtem Traganth angegeben
wurde. Eine Entscheidung ist jetzt um so schwerer zu treffen, als in der
letzten Zeit immer mehr sich die Einfuhr von Produkten anderer Pflanzen
steigert, die sich hinsichtlich ihres Quellungs- und Emulgierungsvermögens
guten Traganthsorten an die Seite stellen können, dabei z. T. keine, z. T.
viel Stärke enthalten, und als es andererseits unter den echten Traganthsorten solche gibt, die in dem wichtigsten Punkte, dem raschen und starken
Quellungsvermögen, keineswegs hohen Ansprüchen genügen.

Unter diesen Umständen kann man nicht sagen, daß durch die vom Arzneibuch gegebenen Vorschriften alle nicht von Astragalus-Arten abstammenden traganthähnlichen Produkte ausgeschlossen werden. Wohl aber
werden grobe Fälschungen ausgeschlossen, und es ist die Gewähr gegeben,
daß die diese Prüfungen haltenden Sorten für die Praxis ausreichendes Quellungsvermögen besitzen.

Traganth darf nicht nach ranziger Butter oder sonstwie unangenehm
riechen (verdorbene Ware, die wir mehrfach antrafen). In einem mit einer
Mischung aus gleichen Teilen Weingeist und Jodlösung hergestellten Präparate dürfen größere Stärkekörner als 20 μ oder verquollene Stärke (Kleister) oder rot- bis violettbraune Schollen oder Körner (Dextrin) nicht vorhanden sein. Der Aschegehalt darf 3,5% nicht übersteigen. Wird 1 g Pulver mit 2 ccm Weingeist angerieben, dann mit 20 ccm Wasser, die in 2 Anteilen zuzusetzen sind, verrührt, so darf nach viertelstündigem Stehen die
entstandene Gallerte beim Neigen des Mörsers keine fließende Bewegung mehr
zeigen. Verrührt man sie nun mit weiteren 30 ccm Wasser, so darf sie eben
gießbar werden. Setzt man nun 2 ccm weingeistiger Benzidinlösung (1 + 49)
zu, so darf nach 12stündigem Stehen eine bläulichgraue Färbung nicht
eintreten (Gummi arabicum, veranlaßt durch dessen Enzyme).

Geschichte. Schon den alten Griechen und Römern war Traganth bekannt. Sie benutzten die Droge technisch und medizinisch. In Deutschland wird Traganth zum erstenmal im 12. Jahrhundert genannt.

Anwendung. Traganth dient häufig als Bindemittel für Pillen und zur
Bereitung des Ungt. Glycerini. Traganth darf nicht bei einer über 50° liegenden Temperatur getrocknet werden.

Radix Liquiritiae. Süßholz.

Abstammung. Süßholz stammt von Glycyrrhiza glabra *L.* Diese
Pflanze existiert in 4 Varietäten, von denen die Stammform, Glyc. glabra
a-typica *Regel & Herder*, die in Südeuropa, Kleinasien, der Krim, im Kaukasus und Nordpersien heimisch ist, das spanische Süßholz, die Varietät

γ-glandulifera *Regel & Herder*, die von Südosteuropa bis Südsibirien heimisch ist, das russische Süßholz liefert. Die Pflanze wird in ihren verschiedenen Formen auch kultiviert in Spanien, Italien, Südfrankreich, im Wolgadelta, in unbedeutenden Mengen auch'in Deutschland. Neuerdings wird die wilde Pflanze in großen Mengen in Syrien gesammelt. Im Handel sind als Sorten **russisches** und **spanisches** Süßholz von Bedeutung. Ersteres gelangt meist ungeschält aus den Produktionsgebieten nach Moskau, Petersburg oder Nischni Nowgorod, wo es geschält wird. Spanisches Süßholz ist meist nicht geschält und kommt in bester Qualität — aus glatten Ausläufern bestehend — aus Tortosa, in geringerer Qualität — Ausläufer und Wurzeln — als Alicante-Sorte in den Handel. Die spanische Ware ist schwerer, die russische lockerer, letztere gilt aber als gehaltreicher und ist die allein vom Arzneibuch zugelassene.

Beschaffenheit. Die Droge besteht aus den geschälten Haupt- und Nebenwurzeln, ist daher außen und innen gleichfarbig gelb, außen auch etwas mit Fäserchen besetzt, im Querbruch langfaserig und splittrig, sehr zähe, 1—4 cm dick, meist unverzweigt, manchmal an einem (dem oberen) Ende stark verdickt und schwimmt auf Wasser, was mit ihrem lockeren Gefüge und den beim Trocknungsprozeß in ihren Markstrahlen entstehenden lufthaltigen Rissen zusammenhängt. Süßholz hat nur einen schwachen, aber charakteristischen Geruch und schmeckt süß.

Anatomie. Der Kork und die primäre Rinde sind abgeschält. Die gesamte Droge mit Ausnahme der kleinen im Zentrum gelegenen primären Hadromteile besteht somit aus Kambialzuwachs und zeigt auf dem Querschnitt zahlreiche Mark- und Holzrindenstrahlen. Das Kambium ist ziemlich breit. Die Markstrahlen sind 3 bis 8 Zellen breit und erweitern sich nach außen noch bedeutend. Die Holzstrahlen enthalten außer Parenchym kurzgliedrige, sehr starkwandige Hoftüpfelgefäße mit kreisrunder Perforation der horizontal gestellten Querwände und oft etwas tonnenförmiger Anschwellung der einzelnen Gefäßglieder, daneben seltener auch Netzgefäße, beide Formen begleitet von Tracheiden; ferner Faserbündel, die mehr oder weniger vollständig von Kristallzellreihen mit Einzelkristallen umhüllt werden und deren Faserzellen bis zum Verschwinden des Lumens verdickt, aber nur in den äußeren Verdickungsschichten verholzt sind. Dieselben Faserbündel mit Kristallzellreihen finden sich auch in den Rindenstrahlen in noch größerer Zahl, daneben wiederum Parenchym, ferner Leptomteile, die jedoch, schon zu Lebzeiten der Pflanze, wenig außerhalb des Kambiums außer Funktion gesetzt und vom Parenchym zusammengedrückt wurden und nun in der Droge ein eigenartiges, hornartiges Aussehen darbieten und in ihrer zelligen Struktur schwer erkannt werden können (Keratenchym). Nur die direkt an das Kambium grenzenden Leptomteile enthalten wohl ausgebildete Siebröhren. Das gesamte Parenchym der Droge ist mit kleinkörniger (3—8 μ) kugeliger oder etwas größerer (6—10—20 μ) ei-, keulen- oder spindelförmiger, ganz selten mit zusammengesetzter Stärke erfüllt und enthält auch hie und da einige Einzelkristalle von Oxalat. Etwa vorhandene Ausläufer haben im wesentlichen denselben Bau, nur besitzen sie ein polygonales Mark.

Das spanische Süßholz ist noch von der Korkschicht, die ganz normal gebaut ist, umgeben.

Kristalle kommen meist nur als Einzelkristalle der Kristallzellreihen (Abb. 187 u. 188 *Kr*) vor.

Merkmale des Pulvers. Das hellgelbe, feine Pulver (Sieb VI) besteht zum größten Teil aus freiliegender, kleinkörniger Stärke, zahlreichen farblosen Protoplasmakörnchen, Einzelkristallen oder Kristalltrümmern, sowie feinst vermahlenen Stückchen der farblosen, deutlich getüpfelten Parenchymzellwände, der gelblichen, grünlichgelblichen bis gelben,

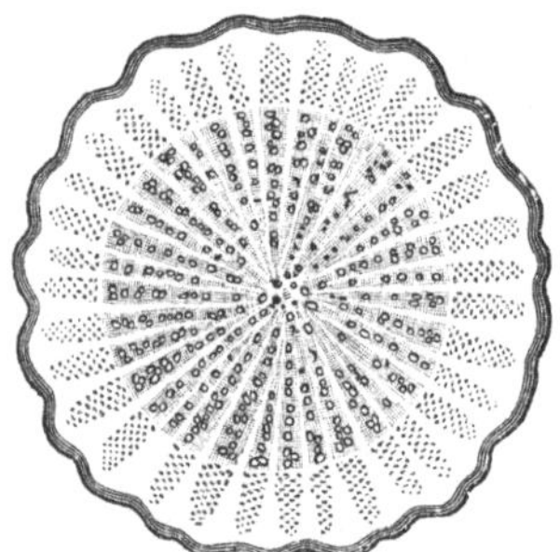

Abb. 186. Radix Liquiritiae, Querschnitt durch eine ungeschälte Wurzel.

deutlich behöft getüpfelten, dickwandigen Gefäße, der fast bis zum Verschwinden des Lumens verdickten, schmalen, farblosen Fasern, denen nicht selten Bruchstückchen der mehr oder weniger vollständig zertrümmerten Kristallzellreihen anhängen. Dazwischen findet man reichlich kleinere oder größere Gewebefetzen mit wohlerhaltenen Zellen. Sie stammen zum großen Teil aus dem Parenchym und bestehen meist aus kugeligen bis ovalen, deutliche Interzellularen zeigenden, seltener

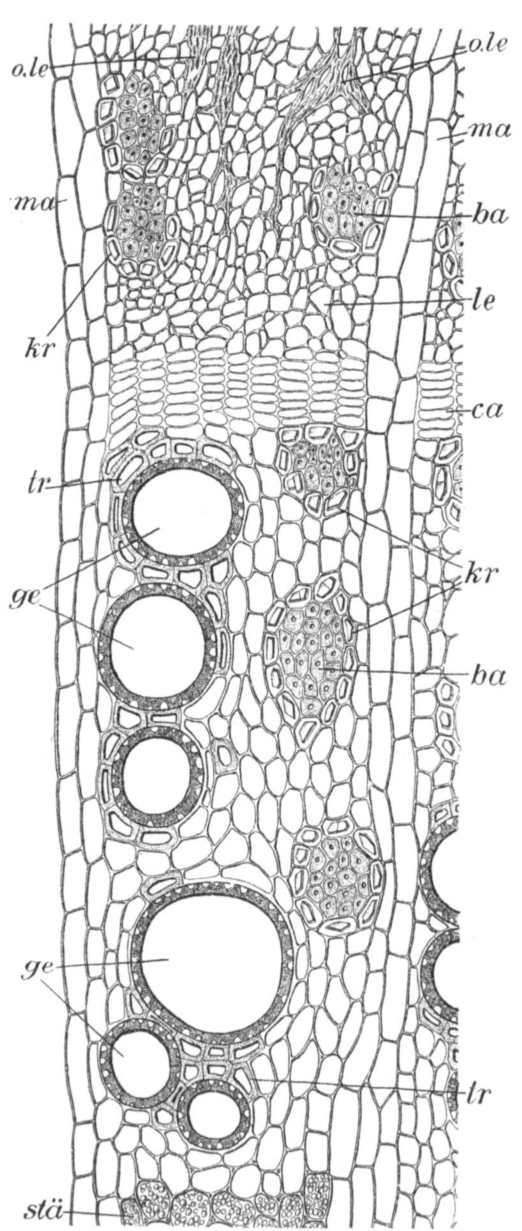

Abb. 187. Radix Liquiritiae, Querschnitt. *o. le* obliteriertes Siebgewebe (Keratenchym), *ma* Markstrahlen, *ba* Faserbündel, *kr* Kristallzellreihen, *le* funktionsfähiges Siebgewebe, *ca* Kambium, *ge* Gefäße *tr* Tracheiden in der Nähe der Gefäße, *stä* Stärkeinhalt einiger Zellen gezeichnet. Vergr. $^{175}/_1$. (Gilg.)

aus polygonalen bis mehr oder weniger gestreckten, in der Größe stark wechselnden, dünnwandigen, deutlich

getüpfelten, farblosen, spärlich Einzelkristalle, sehr reichlich dagegen kleinkörnige Stärke führenden Zellen. Die Stärkekörner sind allermeist einfach, mehr oder weniger kugelig, gewöhnlich 3—8 μ groß, seltener eiförmig
bis unregelmäßig keulenförmig und dann meist 5—12 μ lang, selten zu
zweien oder dreien zusammengesetzt, umgeschichtet, meist mit zentralem
punkt-, strich- oder sternförmigem Spalt. Sehr häufig sind ferner im Pulver
isolierte oder in Bündeln zusammenliegende Fasern resp. deren Bruchstücke; jene sind sehr lang, schmal (in der Mitte 10—16 μ breit), sehr scharf

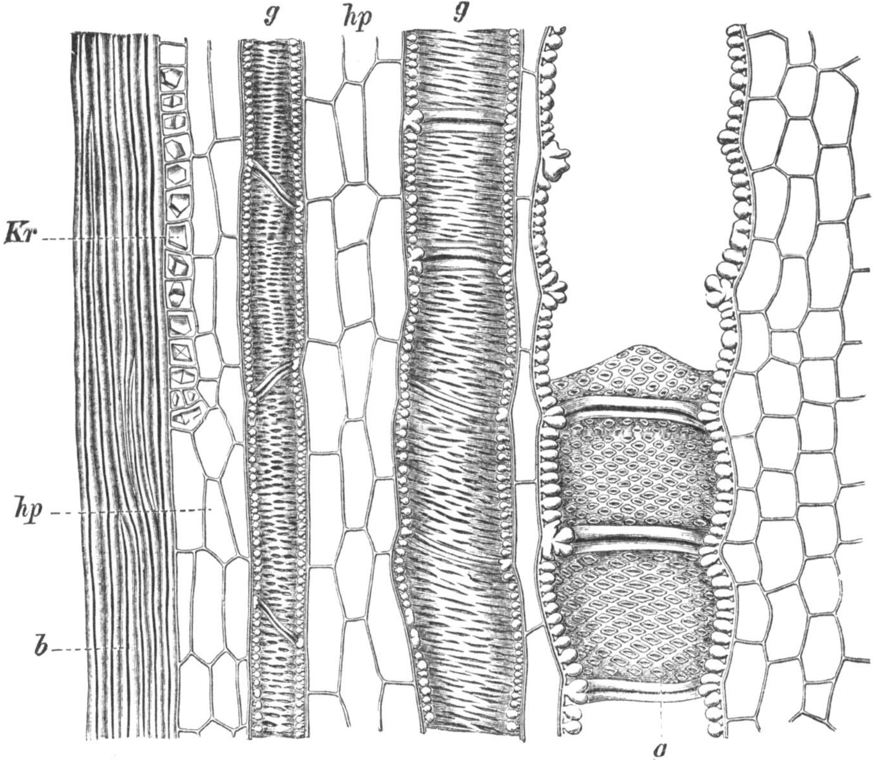

Abb. 188. Radix Liquiritiae, Längsschnitt durch den Holzkörper. *g* Gefäße mit Spaltentüpfeln, *hp* Holzparenchym, *b* Libriform, *Kr* Kristallzellreihen. (Tschirch.)

und ganz allmählich zugespitzt, fast bis zum Verschwinden des Lumens
verdickt, ungetüpfelt, farblos bis gelblich. Den Fasern hängen meist größere
oder kleinere Bruchstücke der farblosen bis gelblichen Kristallzellreihen an,
die aus zahlreichen dünnwandigen, kleinen, quadratischen bis eckigen, je
einen großen (15—28 μ groß), gut ausgebildeten Einzelkristall führenden
Kammerzellen bestehen. Häufig werden ferner Bruchstücke der gelblichen,
grünlichgelben bis gelben (meist stark zertrümmerten) Gefäße beobachtet;
sie sind meist weitlumig (60—120 μ weit), dickwandig, kurzgliedrig (tonnenförmig), dicht rundlich behöft getüpfelt oder unregelmäßig netzartig verdickt, seltener nur 20—40 μ weit und unregelmäßig spaltenförmig getüpfelt.
Seltener oder selten werden beobachtet Züge von dünnwandigen, stärke-

führenden, mehr oder weniger quadratischen Markstrahlzellen (auffallend, da sie häufig mit Gefäßen oder Fasern gemeinsam auftreten und im rechten Winkel zu diesen verlaufen!), sowie der ziemlich dickwandigen, farblosen Siebröhren, an denen die Siebplatten oft deutlich zu erkennen sind.

Charakteristisch für das Pulver sind besonders die großen Mengen kleinkörniger Stärke, die stärkeführenden Parenchymfetzen, die meist mit Kristallzellreihen kombiniert auftretenden, reichlichen, sehr dickwandigen und ungetüpfelten Fasern, sowie die Gefäßbruchstücke mit ihrer charakteristischen Wandstruktur. Charakteristisch ist ferner die Orangefärbung, welche das Pulver mit 80 proz. Schwefelsäure annimmt.

Das Pulver wird untersucht in Wasser oder Glyzerinwasser in Glyzerinjod (Menge der Stärke), sowie in Chloralhydratlösung.

Bestandteile. Etwa 8% des Glykosids Glyzyrrhizin, dem sauren Ammoniumsalz der Glyzyrrhizinsäure, außerdem Zucker, Stärke, Asparagin und ein gelber Farbstoff.

Prüfung. Bestimmte Fälschungen und Verwechselungen des Süßholzes sind nicht zu erwähnen, nur ist darauf zu achten, daß zu Schnittformen und Pulvern nicht das ungeschälte Süßholz verwendet worden ist. Man erkennt es am Vorhandensein von Kork. Es dürfen Korkfetzen (von braunschwarzer, rotbrauner, bräunlicher bis gelbbrauner Farbe), sowie gelblichbräunliches oder bräunliches bis braunes Parenchym oder Trümmerchen aus diesen beiden Geweben (aus schlecht geschälter Droge oder spanischem Süßholz), ferner großkörnige oder in der Form abweichende Stärke, Steinzellen, Drusen in dem Pulver nicht vorhanden sein. Der Aschegehalt des Pulvers darf 6,5% nicht übersteigen.

Gehaltsbestimmung. Das Arzneibuch hat auf eine Glyzyrrhizinbestimmung verzichtet, weil eine zuverlässige Werte ergebende Methode trotz zahlreicher Vorschläge noch nicht hat gefunden werden können.

Geschichte. Süßholz ist eine schon den alten Griechen und Römern bekannte, auch im Mittelalter viel gebrauchte Droge.

Anwendung. Sie ist ein Hustenmittel und findet auch als Geschmacksverbesserungsmittel Anwendung in Pulvis gummosus und Spec. Lignorum. Ersterem Zwecke dient sie in Species pectorales und Pulvis Liquiritiae comp., sowie in den Präparaten Extr. Liquiritiae und Sirupus Liquiritiae. Sehr große Mengen der Droge werden zur Fabrikation des Succus Liquiritiae in den Produktionsgebieten selbst (Italien, Sizilien) verbraucht.

Lignum Santali rubrum. Rotes Sandelholz.

Rotes Sandelholz stammt hauptsächlich von dem in Ostindien und auf den Philippinen einheimischen Pterocarpus santalinus *L. f.*, einem hohen, sehr stattlichen Baume. Das Kernholz dieses Baumes kommt in großen Blöcken in den Handel; es ist sehr dicht, mittelschwer, leicht spaltbar, geruch- und geschmacklos, äußerlich schwärzlichrot, innen sattrot, seidig glänzend und zeigt auf dem Querschnitt grobe Gefäßporen, zahlreiche, tangentiale, hellere Linien von Holzparenchym und äußerst feine radiale Markstrahlen. Wirkliche Jahresringe sind nicht vorhanden. Auf dem radialen Längsschnitt erkennt man die horizontal verlaufenden Markstrahlen und die senkrechten, feinen Parenchymstreifen. An Tangentialschnitten erkennt man eine feine, horizontale Streifung, ähnlich der von Lign. Quass. Jamaic., die ebenfalls ihren Grund in der Lagerung der Markstrahlen in gleicher Höhe hat. Das Holz besteht zum größten Teil aus lang zugespitzten, ziemlich dünnwandigen und weitlumigen Fasern, sie schichtenweise verschieden schräg zur Vertikalen verlaufen. Sie wechseln ab mit tangentialen auf beträchtlichen Strecken in der Vertikalen und Horizontalen verfolgbaren Parenchymbändern aus schwach verdickten, einfach getüpfelten Zellen. Diese Parenchymbänder treten auch an die spärlichen, z. T. bis zu 400 µ weiten, mit großen, zahlreichen Tüpfeln versehenen, ziemlich kurzgliedrigen Gefäße heran. Die Markstrahlen sind außerordentlich zahlreich, 9—12 Zellen hoch, fast ausnahmslos 1 Zelle breit und stehen in Horizontallinien nebeneinander. Parenchym und Markstrahlen führen als Inhalt rote Harzkörnchen, z. T. auch ziemlich große Oxalateinzelkristalle, die Gefäße sind mit einer rotbraunen Harzschicht ausgekleidet, alle Zellwände sind rot gefärbt.

Das leichte, lockere, hochrote Pulver ist gekennzeichnet durch massenhafte Bruchstücke dünnwandiger Fasern, weniger Trümmer von Parenchym, spärliche Gefäßbruchstücke und Oxalateinzelkristalle, und durch die Rotfärbung aller seiner Elemente. Es färbt Äther und Chloroform gelb mit grünlicher Fluoreszenz, Alkalien purpurviolett, Alkohol gelbrot, und gibt an Wasser nur sehr wenig ab.

Die Droge enthält Santal, Santalin, Pterocarpin und Homopterocarpin. Sie wird zu manchen Spezies gebraucht, ist als Kaliaturholz in der Kunsttischlerei sehr geschätzt und wird auch in der Färberei vielfach verwendet.

Kino. Kino.

Der eingetrocknete Saft hauptsächlich aus der Rinde des in Vorderindien und auf Ceylon wachsenden Baumes Pterocarpus marsupium *Roxburgh*. Man läßt den Saft durch Einschnitte aus der Rinde ausfließen und in den zum Auffangen dienenden Gefäßen eintrocknen. Die Droge bildet kleine, kantige Stücke von schwarzbrauner oder dunkelroter Farbe; sie sind undurchsichtig, unter dem Mikroskop in dünnen Splittern blutrot, mit kleinmuscheliger, fast glasglänzender Bruchfläche. Das Pulver ist dunkelbraunrot, geruchlos, von stark zusammenziehendem Geschmack. In kaltem Wasser quillt es auf und gibt an dieses Farbstoff ab. In heißem Wasser und in Alkohol löst es sich größtenteils, und zwar mit tiefroter Farbe. Bestandteile sind besonders Kinorot und Kinogerbsäure; durch letztere wirkt es styptisch. — Übrigens liefern noch zahlreiche andere Bäume Kino, so z. B. Pterocarpus erinaceus *Poiret*, Butea frondosa *Roxburgh* (Leguminosae), mehrere Eucalyptus-Arten (Myrtaceae).

Chrysarobinum. Araroba depurata. Chrysarobin. Goapulver. Bahiapulver.

Abstammung. Die Droge stammt aus den Höhlungen der Stämme von Andira araroba *Aguiar*, eines in den Wäldern der brasilianischen Provinz Bahia heimischen, sehr hohen Baumes. Sie entsteht in den lebenden Elementen (Zellen) des Holzkörpers. Die Wände dieser Zellen und oft ganzer Zellkomplexe werden später aufgelöst, so daß lysigene Hohlräume entstehen, in welchen das Chrysarobin abgelagert ist. Das gelbbräunliche Holz des zuweilen bis 2 m dicken Baumes enthält dann in zahlreichen kleinen und großen Spalträumen ein gelbes Pulver, welches in der Weise gewonnen wird, daß die Bäume gefällt, in Blöcke gesägt und diese gespalten werden. Durch das Auskratzen der Masse aus dem Spaltholze wird sie mit Holzteilen stark verunreinigt. Das durch Absieben von den gröbsten Verunreinigungen befreite Pulver ist das Bahiapulver, auch Araroba- oder Goapulver genannt, weil es früher von den Portugiesen nach der ostindischen Kolonie Goa gebracht und von da nach England eingeführt wurde. Um gereinigtes Chrysarobin zu erhalten, zieht man das Bahiapulver mit siedendem Benzol aus und läßt das Chrysarobin aus diesem auskristallisieren.

Handel. Das Pulver gelangt jetzt direkt von Bahia (Brasilien) in den europäischen Handel und wird hier gereinigt.

Beschaffenheit. Chrysarobin ist ein gelbes, leichtes und kristallinisches Pulver, welches an der Luft eine braune Farbe annimmt, mit 2000 Teilen Wasser gekocht, sich bis auf einen geringen Rückstand löst und ein schwach braunrötlich gefärbtes, geschmackloses, neutrales Filtrat gibt, das durch

Eisenchloridlösung nicht verändert wird. Unter Hinterlassung eines geringen Rückstandes löst sich Chrysarobin in 300 Teilen heißem Weingeist, in etwa 45 Teilen warmem Chloroform und in 250 Teilen Schwefelkohlenstoff. Identitätsreaktionen des Chrysarobins sind folgende: Schüttelt man es mit alkalischen Flüssigkeiten, z. B. Ammoniak, so nehmen diese bei längerem Stehen an der Luft infolge von Oxydation des Chrysarobins zu Chrysophansäure nach einiger Zeit eine karminrote Färbung an. Auf dem gleichen Vorgange beruht es, daß ein Körnchen Chrysarobin, auf einen Tropfen rauchender Salpetersäure gestreut und in dünner Schicht ausgebreitet, beim Betupfen mit Ammoniak eine violette Farbe annimmt. In konzentrierter Schwefelsäure löst sich Chrysarobin mit gelbroter Farbe.

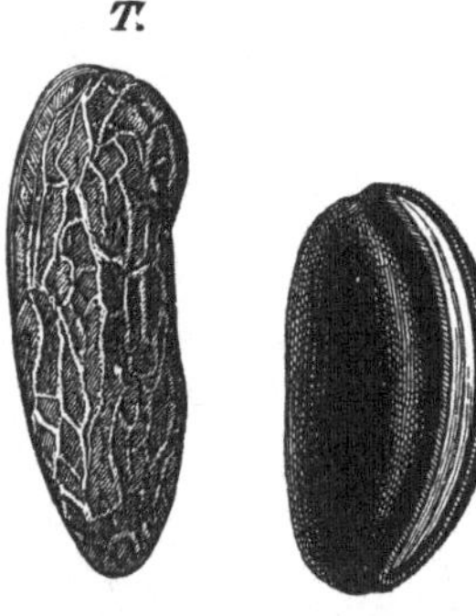

Abb. 189. Semen Tonca, natürl. Größe.

Abb. 190. Semen Physostigmatis, natürl. Größe.

Der Schmelzpunkt des Chrysarobins liegt über 170°. Erhitzt man 0,2 g im offenen Schälchen, so stößt es nach dem Schmelzen gelbe Dämpfe aus, verkohlt dann und verbrennt zuletzt bis auf einen sehr geringen Rückstand.

Bestandteile. Außer der chemischen Verbindung Chrysarobin, welche mit Chrysophansäure nahe verwandt ist, enthält das vom Deutschen Arzneibuch gekennzeichnete Chrysarobin noch 10% in Benzol lösliche harzartige Substanzen.

Prüfung. Streut man Chrysarobin auf Schwefelsäure, so darf ein Aufschäumen oder Schwärzung nicht eintreten (fremde organische Stoffe). Der Aschegehalt des Chrysarobins darf 0,3% nicht übersteigen.

Geschichte. Wie oben schon angeführt, wurde die Droge von den Portugiesen aus Brasilien nach Indien (Goa) gebracht; dort wurde man 1874 auf das Heilmittel aufmerksam, dessen wirkliche Heimat bald darauf festgestellt wurde.

Anwendung. Chrysarobin wird hauptsächlich in Form von Salben und Aufpinselungen gegen bestimmte Hautkrankheiten angewendet.

Semen Tonca oder Fabae de Tonca. Tonkabohnen.

Tonkabohnen (Abb. 189) sind die einer eigenartigen Erntebereitung unterworfenen Samen des im nördlichen Südamerika (Venezuela, Surinam) heimischen Baumes Dipteryx odorata *Willdenow*. Man füllt mit ihnen Fässer nicht ganz an, gießt die Fässer voll Rum und deckt sie zu. Nach 24 Stunden wird der überflüssige Rum abgegossen und die Samen werden an der Luft getrocknet. Sie sind so getötet worden, und das in ihnen enthaltene Kumarin scheidet sich z. T. auf der Oberfläche kristallinisch ab. Sie sind länglich, etwas flachgedrückt, mit scharfer Rücken- und stumpfer Bauchkante. Die grob netzrunzelige, dünne, leicht ablösbare und außen schwarze, fettglänzende, häufig mit Kristallen bedeckte Samenschale umschließt den mit zwei dicken, braunen, ölig-fleischigen Kotyledonen versehenen Embryo. Ihre Epidermis besteht aus verdickten Palisaden mit fast schwarzem Inhalt in dem deutlichen Lumen und im oberen Teil gerippter, bei Flächenbetrachtung geperlter Wand. Darunter liegt eine Trägerzellschicht aus Zellen von im wesentlichen sanduhr- oder spulenförmiger, aber eigentümlich verbogener Gestalt. Dann folgen ein innen stark kollabiertes Parenchym, eine schmale Pigmentschicht, eine Aleuronschicht (Nuzellusrest) und eine hyaline, nicht deutlich zellige Schicht (Endospermrest). Die Kotyledonen enthalten im Parenchym kleinkörnige Stärke und gelbe, unregelmäßig längliche Aleuronkörner. Die Samen riechen infolge ihres hohen Kumaringehaltes sehr stark nach diesem und werden als Geruchskorrigens und zum Parfümieren gebraucht.

Semen Physostigmatis oder Semen Calabar. Calabarbohnen.

Abstammung und Beschaffenheit. Calabarbohnen, auch Fabae calabaricae genannt (Abb. 190), sind die Samen von Physostigma venenosum *Balfour*, einem im ganzen tropischen Westafrika heimischen Kletterstrauche. Sie sind länglich, fast nierenförmig, etwas flachgedrückt, etwa 3 cm lang, bis 2 cm breit, mit schwarzbrauner, glänzender, körnigrunzeliger Samenschale und einer mattschwarzen, rinnenförmigen, fast die ganze Länge der gekrümmten Seite einnehmenden Raphe. Die Samenschale ist hart, spröde, das Endosperm minimal, die Kotyledonen des Keimlings sind im Querschnitt mehr oder weniger konkavkonvex, so daß eine Höhlung zwischen beiden bleibt.

Anatomie. Die Samenschale besitzt eine an den Wülsten bei der Raphe doppelte, im übrigen einfache Epidermis aus bis zu 300 μ langen, radial gestellten, sehr schmalen Palisadenzellen mit stark verdickten, nur im untersten Teil der Zellen unverdickten Seitenwänden, daher einem zum größten Teil strichförmigen, an der Basis bauchig erweiterten Lumen. Darunter liegt die sog. Trägerschicht aus unregelmäßig gestalteten, im wesentlichen aber I-förmigen dickwandigen, große Interzellularen zwischen sich lassenden Zellen. Dann folgen 2 vielreihige Schichten aus kollabierten, z. T. Farbstoff haltenden Zellen, nur an den Wülsten schiebt sich zwischen diese Schichten und die Trägerschicht ein mehrschichtiges Schwammgewebe aus gespreiztarmigen, dickwandigen, Farbstoff führenden Zellen ein. Das Kotyledonargewebe besteht aus Parenchym mit Aleuron und 40—80 μ großen Stärkekörnern, von ovaler Gestalt und mit deutlicher Schichtung und verzweigtem Spalt.

Eine Identitätsreaktion ist folgende. Werden 0,02 g des Kotyledons zerrieben, mit 3 ccm Ammoniak einige Stunden stehen gelassen, dann eingedampft, so nimmt der Rückstand grüne bis blaue Farbe an.

Bestandteile. Die Samen sind geruchlos, schmecken süßlich-mehlig und enthalten die giftigen Alkaloide Physostigmin, Calabarin und Eseridin.

Prüfung. Verwechselungen sind mit den ebenfalls Physostigmin enthaltenden Samen von Physostigma cylindrospermum *Holm.* möglich, doch sind diese meist etwas größer, fast gerade, fast zylindrisch, und die Furche läuft nur über ⅛ der Kantenlänge.

Gehaltsbestimmung. 25 g gepulverte Samen werden mit 200 g Äther und 15 g Natriumkarbonatlösung (1 + 9) 2 Stunden unter häufigem Umschütteln an einem dunklen Ort stehen gelassen, nach dem Absetzen werden 160 g Äther (= 20 g Samen) abfiltriert und auf die Hälfte abdestilliert. Die zurückbleibende Ätherlösung wird mit 20 g Petroläther verdünnt und mehrfach mit verdünnter Salzsäure (1 + 99) ausgeschüttelt. Die vereinigten salzsauren Lösungen werden mit Kaliumbikarbonatlösung schwach alkalisch gemacht und mit Äther ausgeschüttelt, der Äther wiederum durch Ausschütteln mit 10 ccm ¹⁄₁₀-Normal-Salzsäure, dann mit 20 ccm Wasser vom Alkaloid befreit. Nach Zusatz von 2 Tropfen Methylrotlösung wird in den vereinigten wässerigen Lösungen der Salzsäureüberschuß mit ¹⁄₁₀-Normal-Kalilauge zurücktitriert (Feinbürette). Die zur Sättigung des Alkaloids erforderliche Menge ¹⁄₁₀-Normal-Salzsäure muß mindestens 1,08 ccm betragen, was bei einem Molekulargewicht des Physostigmins von 275,2 einem Alkaloidgehalt der Samen, berechnet als Physostigmin, von mindestens 0,15% entspricht. Nach Angabe der Literatur wird meist mehr gefunden.

Aufbewahrung. Vorsichtig. Das Pulver sollte wegen angeblicher Zersetzlichkeit der Bestandteile nicht vorrätig gehalten werden.

Anwendung. Zur Darstellung des Physostigmins, welches besonders in der Augenheilkunde und in der Veterinärmedizin gebraucht wird.

Cortex Piscidiae. Piscidiarinde.

Abstammung und Beschaffenheit. Die Droge besteht aus der Wurzelrinde von Piscidia erythrina *L.*, eines im tropischen Amerika verbreiteten Baumes. Sie bildet bis 1 m lange, bis 8 cm breite und bis 3 mm dicke, flache, rinnen- oder röhrenförmige, in den äußeren Partien ziemlich glatt, in den inneren splitterig brechende Stücke, von welchen außen meist der weiße oder braune, rissige und brüchige Kork abgesprungen ist; wo er fehlt, hat die Rinde grünlichschwarze Farbe, innen ist sie dunkel- bis schwarzbraun, längsstreifig.

Anatomie. Der Kork besteht aus normalen, dünnwandigen, tafelförmigen Zellen. Die primäre Rinde ist ein in den äußeren Partien Chlorophyll enthaltendes, im übrigen

Stärke und Einzelkristalle führendes Parenchym, in welchem sich vereinzelte Fasergruppen und mit einer intensiv braunen, harzartigen, in Kali unlöslichen Masse erfüllte, teils ellipsoidische, teils sehr unregelmäßige gestaltete, von zerdrücktem Gewebe umgebene Räume finden. Die sekundäre Rinde enthält sehr zahlreiche, 1—3 Zellen breite Markstrahlen und schmale Rindenstrahlen, in denen tangentiale Streifen von Faserbündeln mit solchen von Parenchym und schmalen, tangentialen Reihen obliterierter Siebröhren abwechseln. Die Fasern sind sehr schmal, bis zu punktförmigem Lumen verdickt, die Faserbündel von Kristallzellreihen umgeben, welche Einzelkristalle führen. Das Parenchym enthält Stärke. Die Rinde riecht schwach und schmeckt ein wenig scharf.

Bestandteile und Anwendung. Sie enthält Piscidin und Piscidinsäure, Genaueres ist jedoch nicht bekannt. Ein wässeriger Auszug (1:20) trübt sich mit Tanninlösung, darf aber durch Eisenchlorid nicht dunkler gefärbt werden. Sie soll hypnotisch wirken und dient in ihrer Heimat auch als Fischgift.

Legumina Phaseoli. Bohnentee. Fructus Phaseoli sine semine.

Die entsamten Hülsen von Phaseolus vulgaris *L.*, der Bohne. Die Hülsen öffnen sich bei der Reife zunächst an der Bauchnaht, reißen alsbald aber auf der Rückennaht auf, und die beiden Klappen führen antagonistische Torsionen um ihre Medianen aus. In der Droge sind sie meist voneinander getrennt. Jede Klappe ist bis 15 cm lang, bis 2 cm breit, lineal, an beiden Enden kurz schnabelig zugespitzt, unten oft mit Stielresten versehen, spiralig gedreht, außen mattgelblich, innen glänzend, fast weiß, von einem sich leicht ablösenden Häutchen bedeckt. Die äußere Epidermis ist von einer runzligen Kutikula überzogen; sie enthält Spaltöffnungen und Haarnarben. Auf sie folgt ein Parenchym, dann Faserschichten. Die innere Epidermis besteht aus geradlinig polygonalen Zellen.

Bohnentee ist geruchlos, schmeckt schwach schleimig und wird als Diuretikum gebraucht.

Reihe Geraniales.
Familie Linaceae.
Semen Lini. Leinsamen. Flachssamen.

Abstammung. Leinsamen ist der reife Samen des wahrscheinlich aus Westasien stammenden, jetzt nirgends mehr wildwachsenden Linum usitatissimum *L.*, welches in Deutschland, sowie hauptsächlich in Rußland und Indien im großen kultiviert wird.

Beschaffenheit. Die glänzend rotbraunen oder hellbraunen Samen sind von ovaler oder meist länglich-eiförmiger Gestalt und stark flachgedrückt, 4—6 mm lang, 3 mm breit und etwa 1 mm dick (Abb. 191); die glatte Oberfläche erscheint unter der Lupe äußerst feingrubig. An dem einen Ende erkennt man die Mikropyle als kleines, dunkleres Höckerchen, daneben den meist etwas helleren Nabel, von welchem aus die Raphe als hellerer Streifen an der scharfen Kante entlang verläuft. In Wasser gebracht, umgeben sich die Samen mit einer Schleimschicht. Nach dem Entfernen der im trockenen Zustand spröden Samenschale erblickt man den großen, grünlichgelben Keimling mit dem geraden Stämmchen (*wu*) und seinen zwei fleischigen Kotyledonen (*cot*), währden das schmale und weiße oder blaßgrünliche Endosperm (*endosp*) dabei an der Samenschale (*sa.scha*) haften bleibt. Mit Jodlösung betupft färben sich die Schnittflächen des Samens nicht blau, da Stärke in den Geweben nicht enthalten ist.

Leinsamen sind geruchlos und schmecken ölig und schleimig.

Anatomie. Die Epidermis der Samenschale (vgl. Abb. 192) besteht aus großen, in Wasser aufquellenden Schleimzellen (*s. ep.*), welche von der kräftigen Kutikula (*cut*) überdeckt werden. Der Schleim bildet die Verdickungsschichten der Außen- und Seitenwände der Epidermiszellen, deren verschwindend kleines Lumen somit an der Innenwand zu suchen ist. Nach innen folgen zwei oder drei Lagen von kleinen, dünnwandigen Zellen (*d, z*), in denen sich sehr geringe Mengen rundlicher, kleiner Stärkekörner befinden, auf diese eine Steinzellenschicht (*ste*), welche aus stark verdickten, im Querschnitt fast quadratischen oder schwach radial gestreckten, hellgelben, in der Längsrichtung der Samen gestreckten, deutlich getüpfelten Stabzellen mit nur geringem Lumen besteht, darauf mehrere Schichten vollständig kollabierter Zellen, welche rechtwinklig zu der Richtung der Stabzellschicht verlaufen (die sog. Nährschicht der Samenschale, „Querzellen", *nä*); innen endlich wird die Samenschale durch eine sog. Farb-

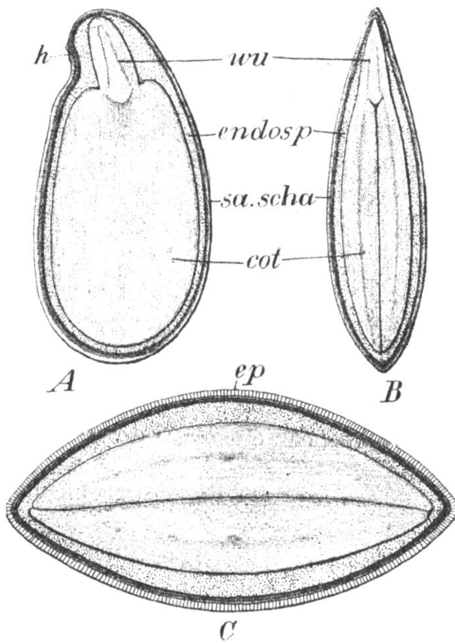

Abb. 191. Semen Lini. *A* Längsschnitt parallel der Breitseite des Samens. *B* Längsschnitt parallel der Schmalseite. *C* Querschnitt des Samens: *sa. scha* Samenschale, *ep* Epidermis dieser, *endosp* Endosperm, *cot* Keimblätter und *wu* Stämmchen des Embryos. *A* und *B* Vergr. 10/1, *C* 23/1. (Gilg.)

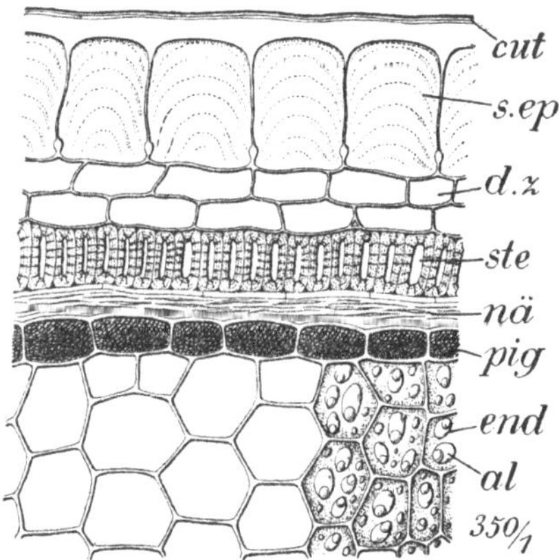

Abb. 192. Semen Lini. Querschnitt durch den Rand des reifen Samens. *cut* Kutikula der Schleimepidermis *s. ep*, *d. z* dünnwandiges Parenchym, *ste* Steinzellenschicht, *nä* Nährschicht der Samenschale, *pig* Pigmentschicht, *end* Endosperm, in den Zellen neben ölhaltigem Protoplasma Aleuronkörner *al*. (Gilg.)

stoffschicht(*pig*) aus dünnwandigen, fein getüpfelten, mit einem dunkelbraunen, festen Inhalt erfüllten Zellen abgeschlossen. Die dünnwandigen Zellen des Nährgewebes (*end*) und des Embryos sind mit einem Ölplasma und großen Aleuronkörnern (*al*) erfüllt. Stärke kommt im Endosperm und Keimling nicht vor.

Merkmale des Pulvers. Das meist gebrauchte grobe (Sieb IV) oder mittelfeine (Sieb V) graue, bis graugelbliche Pulver besteht zum Teil aus fein zermahlenen Trümmern kugeliger bis polygonaler, farbloser Zellen aus dem Embryo und dem Endosperm, deren dünnen Zellwänden häufig das dichte Ölplasma mit Aleuronkörnern noch anhaftet, ferner aus Stückchen der rechteckigen oder polygonalen Pigmentzellen mit kräftiger, dicht getüpfelter, farbloser Wand und gelblichbraunem bis rotbraunem, festem Inhalt, der auch sehr häufig freiliegend angetroffen wird, weiter aus Bruchstücken der dicken, farblosen Außenwand der Epidermiszellen, endlich aus reichlichen freiliegenden Aleuronkörnern und winzigen Protoplasmakörnchen oder -klümpchen. Dazwischen trifft man in großer Menge größere oder kleinere Gewebefetzen mit wohlerhaltenen Zellelementen. Diese stammen zum größten Teil aus dem Embryo; sie bestehen aus sehr dünnwandigen, kugeligen, polygonalen oder (unter der Epidermis) manchmal aus palisadenartig schwach gestreckten, farblosen Zellen, die in einem dichten Ölplasma reichlich kleine Aleuronkörner führen; die Aleuronkörner sind meist nur 8—15 μ groß, selten größer oder kleiner, kugelig oder seltener eiförmig und enthalten meist ein Globoid und mehrere kleine Kristalloide. Die ebenfalls nicht selten auftretenden und denselben Inhalt führenden Zellfetzen aus dem Endosperm bestehen aus kräftigwandigen, rechteckigen bis polygonalen Zellen, die

manchmal eine Anordnung in Reihen erkennen lassen. Besonders charakteristisch sind die in großer Menge auftretenden Bruchstücke der Samenschale. Die in trockenem Zustande von Schleim erfüllten, farblosen Epidermiszellen sind sehr groß, in der Querschnittsansicht quadratisch bis rechteckig, in der meist zu beobachtenden Flächenansicht scharfpolygonal (30—50 μ im Durchmesser) und zeigen im Wasserpräparat eine kräftige Außenwand und dünne Innen- und Radialwände; der Schleim ist im Wasser-

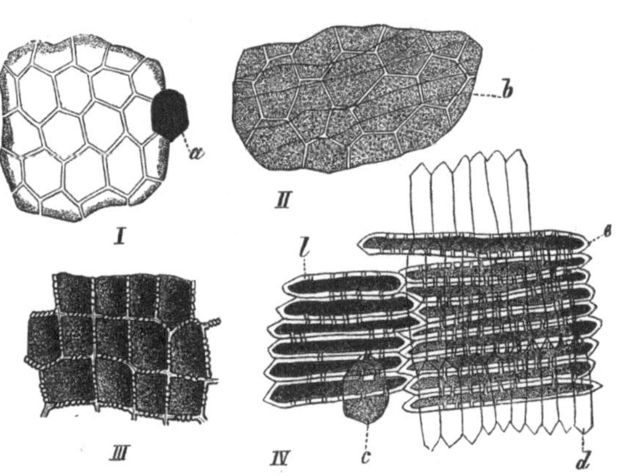

Abb. 193. Semen Lini. Die wichtigsten Bestandteile des Pulvers. *I* Parenchym mit anhängendem Inhalt einer Farbstoffzelle (*a*), *II* Kutikula der Epidermis mit Sprunglinien (*b*), *III* Farbstoffzellen, *IV* Faserschicht (*l*) mit darüber hinweglaufenden Querzellen (*d*) und anhängender Epidermiszelle (*c*). Vergr. $^{150}/_1$ (Gilg, mit Benutzung einer Abbildung von Möller.)

präparat verquollen und läßt sich im Tuschepräparat oder im Bismarckbraunpräparat leicht in Form von Kugeln sichtbar machen. Die unter der Epidermis liegenden Schichten von Parenchym bestehen aus locker gelagerten und deutliche Interzellularen aufweisenden, kräftigwandigen, in der Querschnittsansicht flachen und etwas gestreckten, in der meist zu beobachtenden Flächenansicht großen, runden (20—40 μ im Durchmesser), gelblichen bis bräunlichen, meist inhaltslosen Zellen. Die darauf folgende Schicht der Steinzellen oder Sklerenchymfasern setzt sich zusammen aus im Querschnitt quadratischen oder rechteckigen, in der meist zu beobachtenden Flächenansicht langen, schmalen, seltener etwas breiteren, stark oder sehr stark verdickten, reichlich zart getüpfelten, gelblichen bis bräunlichen Zellen. (An den Kanten des Samens ist diese Schicht aus in der Querschnittsansicht radial gestreckten, in der Flächenansicht polygonalen, sehr stark verdickten und ein Lumen kaum zeigenden Zellen zusammengesetzt; man findet solche Partien im Pulver nur sehr selten.) Die sich nach innen anschließende Querzellenschicht tritt auf der Querschnittsansicht kaum in die Erscheinung, ist auf dem Flächenbild aber sehr deutlich, weil ihre dünnwandigen, farblosen, langgestreckten Zellen im rechten Winkel zu der Sklerenchymfaserschicht verlaufen. Innen wird die Samenschale durch die Pigmentschicht abgeschlossen; diese besteht aus derbwandigen, deutlich fein getüpfelten, in der Querschnittsansicht rechteckigen, in der meist zu beobachtenden Flächenansicht rechteckigen bis polygonalen, 20—40 μ großen, einen festen, gelblichbraunen bis rotbraunen Farbstoffkörper enthaltenden Zellen (man findet im Pulver die einzelnen Schichten der Samenschale seltener noch sämtlich miteinander vereinigt, sondern meist vereinzelt oder zu zweien oder dreien im Verband).

Besonders charakteristisch für das Pulver sind die mit fettem Öl und Aleuronkörnern erfüllten Zellen des Embryo und des Endosperms, sowie von den Elementen der Samenschale hauptsächlich die Epidermis, die Sklerenchymfasern und die Pigmentzellen mit ihrem im Pulver auch sehr häufig freiliegenden, festen, gelbbraunen Inhalt.

Leinsamenpulver wird untersucht in Glyzerinwasser, in Terpentinöl (Aleuronkörner), in Glyzerinjod (Stärke nur in Spuren vorhanden, Färbung der Aleuronkörner), in Glyzerin, worauf dann vom Rande ein Zusatz von Wasser erfolgt (Studium der Aleuronkörner), in konzentrierter, wässeriger Bismarckbraunlösung (Färbung der entstehenden Schleimkugeln), endlich in Chloralhydratlösung (Untersuchung der Elemente der Samenschale, Auftreten von massenhaften Öltropfen aus den Geweben des Embryos und des Endosperms).

Bestandteile. Leinsamen enthalten etwa 35% fettes, trocknendes Öl, 6% Schleim, 25% Proteinstoffe.

Prüfung. Verfälschungen des Pulvers mit stärkehaltigen Samen sind mikroskopisch im Glyzerinjodpräparate durch Blaufärbung der Stärke nachzuweisen. Die Asche des Pulvers soll nicht mehr als 5% betragen. Das Pulver darf nicht ranzig schmecken. Eine Ölbestimmung ist zweckmäßig.

Geschichte. Die Lein- oder Flachspflanze ist eine der ältesten Kulturpflanzen des Menschen, die sich bis in das 14. Jahrhundert v. Chr. bei den Ägyptern zurückverfolgen läßt. Als Heilmittel kannten die Griechen die Leinsamen schon mit Sicherheit. Sehr frühzeitig tauchte die Pflanze auch in Mitteleuropa und in Deutschland auf, wo sie viel kultiviert wurde und wo auch die Heilwirkung der Samen bekannt war.

Anwendung. Gemahlener Leinsamen dient als mildes, ölig-schleimiges Mittel zu Umschlägen oder auch innerlich in der Tierheilkunde. Auch wird der durch Wasser daraus ausgezogene Schleim gegen Husten eingenommen. Durch heißes Pressen gewinnt man das Oleum Lini.

Placenta Seminis Lini. Leinkuchen.

Leinkuchen sind die Preßrückstände, welche bei Gewinnung des fetten Öls der gepulverten Leinsamen erhalten werden. Sie dürfen natürlich nur die Elemente enthalten, welche für die Leinsamen charakteristisch sind, also besonders die Bruchstücke der Samenschale mit der hellgelben Steinzellschicht, der dunkelbraunen Farbstoffschicht, der Schleimepidermis; Stärkekörner dürften nur in Spuren vorhanden sein (vgl. Semen Lini), sind aber, weil zur Ölgewinnung die Samen von vorhandenen Unkrautsamen nicht sorgfältig befreit werden, stets in mehr oder weniger großer Menge im Leinkuchen enthalten.

Der mit siedendem Wasser hergestellte Auszug des Pulvers soll ein fade, nicht ranzig schmeckendes, schleimiges Filtrat liefern. Fälschungen mit billigeren Ölsamenkuchen können durch deren abweichende Samenschalen-anatomie festgestellt werden. Stärkehaltige Samenteilchen dürfen nur in geringer Menge vorhanden sein. Der Aschegehalt darf 6% nicht übersteigen.

Familie **Erythroxylaceae.**

Folia Coca. Folia Cocae. Kokablätter.

Abstammung. Die Blätter des in den Anden von Peru und Bolivien einheimischen und dort viel kultivierten Strauches Erythroxylum coca *Lamarck*. In den tropischen Gebieten der alten Welt, besonders auf den Gebirgen Javas, wird neuerdings vielfach zur Kokaingewinnung eine andere Art der Gattung, E. novogranatense (*Morris*) *Hieronymus*, kultiviert, die aus Neu-Granada stammt.

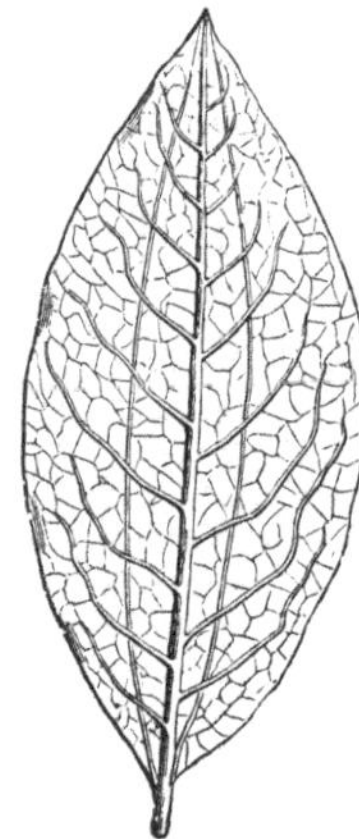

Abb. 194. Fol. Coca.

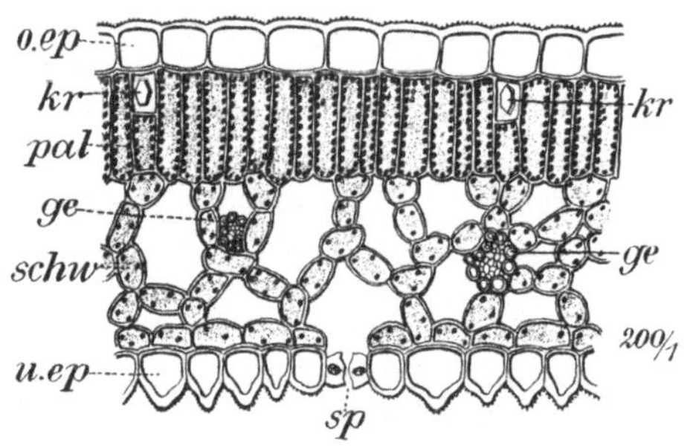

Abb. 195. Folia Coca. Querschnitt ($^{200}/_1$) *o. ep.* Obere Epidermis, *kr* Kristalle, *pal* Palisadengewebe, *ge* Gefäß-bündel, *schw* Schwammparenchym, *u. ep* untere Epidermis mit einer Spaltöffnung *sp* (Gilg).

Beschaffenheit. Kokablätter (Abb. 192) sind kurz gestielt, oval bis lanzettlich, selten eiförmig, kahl, dünnlederig, steif, stark netzaderig, zu beiden Seiten des Mittelnerven mit je einem zarten, bogig vom Grunde bis zur Spitze verlaufenden, besonders auf der Unterseite deutlich sichtbaren Streifen versehen, 8—10 cm lang, 2—4 cm breit; sie sind ganzrandig, an der Basis keilförmig, am oberen Ende oft schwach ausgerandet oder meist mit einem kurzen, an der Droge oft abgebrochenen Spitzchen versehen. Kokablätter riechen schwach teeähnlich und schmecken etwas bitter und scharf.

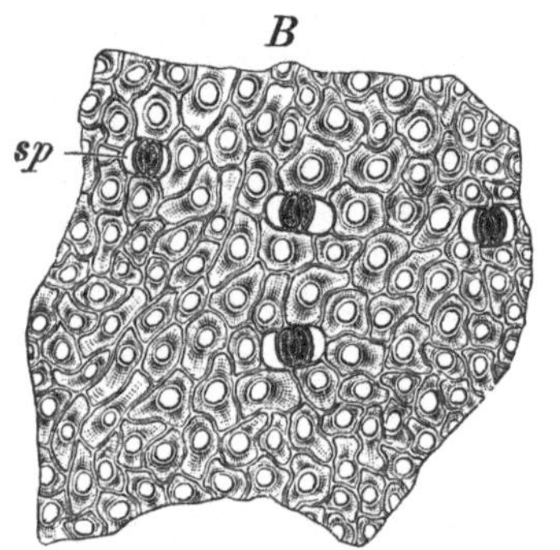

Abb. 196. Folia Coca. Oberhaut der Blattunterseite mit den Papillen und Spaltöffnungen in der Oberflächenansicht. Vergr. $^{160}/_1$. (Möller.)

Anatomie. Die Epidermiszellen der Blattoberseite sind in der Oberflächenansicht geradlinig-vielseitig, im Querschnitt fast quadratisch, die der Unterseite sämtlich schwach papillenförmig ausgestülpt; nur auf der Unterseite (Abb. 196) finden sich zahlreich kleine Spaltöffnungen, die von zwei nicht papillösen Nebenzellen begleitet werden. Unter der oberen Epidermis liegt eine einreihige Palisadenschicht, von deren Zellen manche gefächert sind und dann je einen Einzelkristall enthalten. Das Schwammparenchym ist sehr locker gebaut und besteht aus typisch flacharmigen Zellen. In ihm verlaufen kleine Gefäßbündelchen (*ge*), die spärlich von Fasern begleitet werden. Im Parenchym um diese herum finden sich gelegentlich auch Einzelkristalle. Die beiden unterseits sichtbaren, beiderseits des Mittelnerven verlaufenden bogigen Streifen sind mehrschichtige kollenchymatisch verdickte Epidermispartien, die zur Festigung des Blattes beitragen.

Bestandteile. Kokablätter enthalten hauptsächlich das giftige Alkaloid Kokain.

Prüfung. Kokablätter sollen auf der Oberseite dunkelgrün, auf der Unterseite hellgrün gefärbt sein. Bräunliche Blätter (die zu lange gelagert haben) sind unwirksam. Deshalb ist die Droge auch jährlich zu erneuern.

Geschichte und Anwendung. Schon seit Jahrhunderten wußte man, daß die Eingeborenen Perus und Boliviens die Kokablätter (mit Kalk gemengt) als Genußmittel und Kräftigungsmittel kauen. Erst als im Jahre 1884 aus ihnen das Kokain dargestellt wurde, das als Anästhetikum jetzt eine große Rolle spielt, wurde man auf sie in weiteren Kreisen aufmerksam. Doch spielt die Droge selbst in der Heilkunde nur eine geringe Rolle.

Familie **Zygophyllaceae.**

Lignum Guajaci. Lignum sanctum. Guajakholz. Pockholz. Franzosenholz.

Abstammung. Die Droge kommt zu pharmazeutischem Gebrauch fast nur geschnitten oder geraspelt (hauptsächlich aus den beim Drechseln von Kegelkugeln abfallenden Stücken) im Handel vor und stammt von Guajacum officinale *L.* und Guajacum sanctum *L.*, zwei in Westindien und Zentralamerika heimischen, bis 15 m hohen Bäumen.

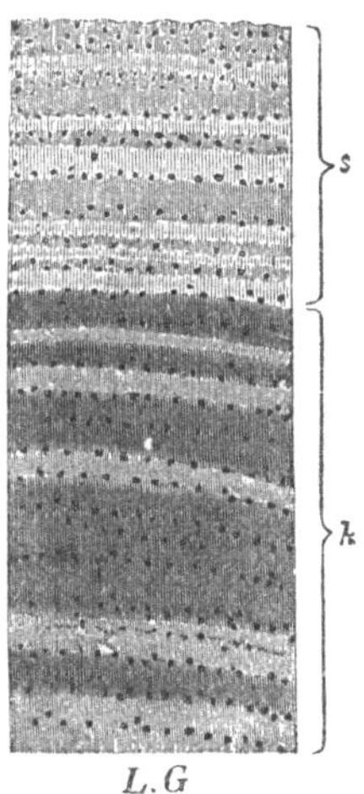

Abb. 197. Lignum Guajaci, Teil des Querschnitts, 4fach vergr. *k* Kernholz, *s* Splint.

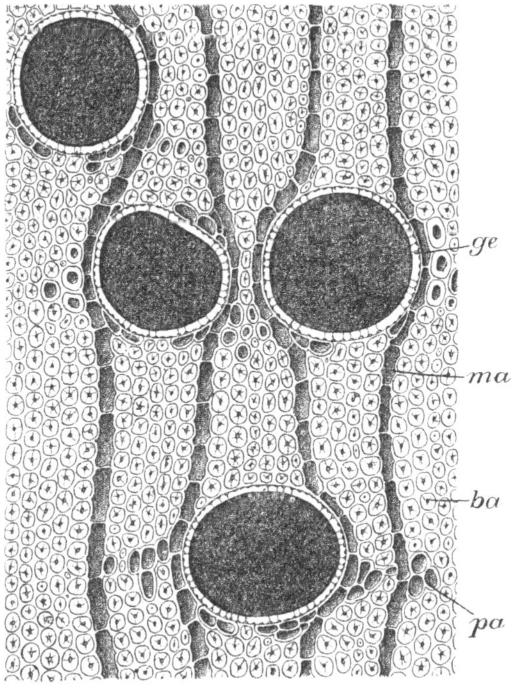

Abb. 198. Lignum Guajaci, Querschnitt. *ge* Gefäße, mit Harz erfüllt, *ma* Markstrahlen, *ba* Libriform, *pa* Holzparenchym. Vergr. $^{150}/_1$. (Gilg.)

Das Holz der erstgenannten Art wird aus den an der Nordküste Südamerikas gelegenen Staaten Venezuela und Columbia, sowie besonders von der westindischen Insel St. Domingo ausgeführt, dasjenige der letzteren Art von den Bahama-Inseln. Beide kommen in der Form mächtiger Blöcke über Hamburg, London und Havre in den europäischen Handel und werden hauptsächlich zu Tischlerei- und Drechslereizwecken verwendet.

Beschaffenheit. Die Querschnittfläche größerer Stücke des Holzes läßt deutlich voneinander getrennt den Splint als äußere, schmale, ringförmige Schicht von hellgelber Farbe (Abb. 197 *s*) und das Kernholz von dunkel-graugrüner bis grünbrauner Farbe (Abb. 197 *k*) erkennen. Das Kernholz besitzt teils infolge seiner außerordentlich stark verdickten Fasern, aber mehr noch wegen seines hohen Harzgehaltes, der die Holzelemente durchtränkt, eine außerordentliche Härte und ein hohes spezifisches Gewicht (bis 1,3); es sinkt daher in Wasser unter.

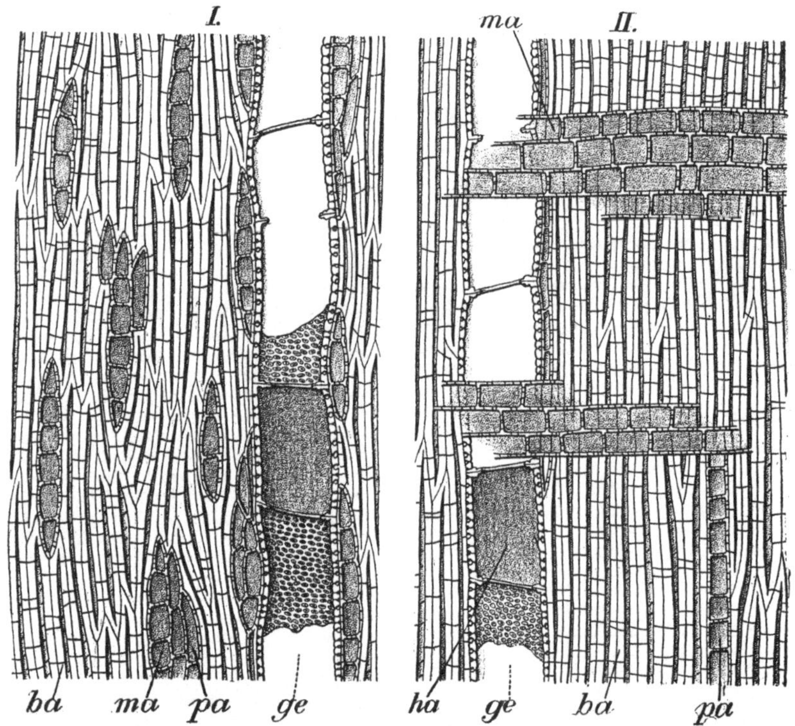

Abb. 199. Lignum Guajaci. *I* Tangentialer Längsschnitt. *II* Radialer Längsschnitt. *ba* Libriformfasern, *ma* Markstrahlen, *pa* Holzparenchym, *ge* Gefäße, einzelne Gefäßglieder mit Harz (*ha*) erfüllt. Vergr. $^{150}/_1$. (Gilg.)

Guajakholz (Abb. 197) zeigt auf der Querschnittfläche infolge ungleichmäßiger Einlagerung des Harzes konzentrische Streifen von abwechselnd dunklerer und hellerer Farbe, unterbrochen von schmalen, radial verlaufenden, dunkleren Streifen (Markstrahlen). Hier und da erkennt man auch die Gefäße als schwarze Punkte.

Daß das Holz sich nicht leicht schneiden und niemals gerade spalten läßt, rührt daher, daß die Fasern nicht gerade, sondern in tangentialer Richtung schräg bzw. in Wellenlinien verlaufen.

Das Splintholz ist geruch- und geschmacklos, das Kernholz schmeckt kratzend und riecht beim Erwärmen aromatisch, etwas an Benzoe erinnernd.

Anatomie. Das Holz (vgl. Abb. 198 u. 199) besteht zum weitaus größten Teil aus sehr langen, vielfach gebogenen und fest verflochtenen Fasern (*ba*) mit bis zum Verschwinden des Lumens verdickten Wänden und schrägen Tüpfeln. Die stets einzeln liegenden Gefäße (*ge*) sind großlumig, meist breiter als die Holzstränge, in denen sie liegen, so daß die Markstrahlen oft starke Ausbiegungen um sie herum machen müssen; sie sind dickwandig, kurzgliedrig, mit dicht stehenden, winzigen Holztüpfeln versehen, meist vollständig mit Harz (*ha*) erfüllt. Die Markstrahlen (*ma*) sind stets nur eine Zellreihe breit und 3—6, meist 4 Zellen hoch. An die Gefäße schließen sich oft kurze, wenigzellige Holzparenchymbinden (*pa*) an, in denen gelegentlich Oxalatkristalle liegen und die (auf dem Querschnitt) von Markstrahl zu Markstrahl sich erstrecken können. Die Farbe des die Gefäße des Kernholzes, die winzigen Lumina der Fasern und das Parenchym dicht erfüllenden Harzes ist wechselnd, hellbraun bis gelbbraun oder sehr selten ziegel- bis karminrot. In den Querschnitten erscheint es jedoch meist mit grünlichgrauer bis grünschwarzer Farbe.

Es sei erwähnt, daß das Harz in den lebenden Zellen des Holzes (besonders den Markstrahlen) entsteht und sodann in den Gefäßen und Libriformfasern abgelagert wird.

Den Zellen des gleichartig gebauten Splintholzes fehlen die Harzeinlagerungen. Seine Parenchymzellen enthalten gelegentlich nicht gut ausgebildete Einzelkristalle von Kalziumoxalat.

Merkmale des Pulvers. Für das bräunlichgelbe, oft schwach grünliche Pulver sind folgende Elemente charakteristisch: Bruchstücke von Fasern (fast das ganze Pulver ausmachend) in allen Stadien der Zertrümmerung, oft in Verbindung mit Markstrahlen, Gefäßbruchstücken, die kurzen, dicht getüpfelten Glieder zeigend, Harz in Klumpen oder Tropfen. Stärke kommt nur in winzigen Mengen vor. Kristalle bedeutungslos.

Für die Droge und ihr Pulver sind folgende Reaktionen charakteristisch. Eine heiß filtrierte mit 5 Teilen Wasser hergestellte Abkochung trübt sich beim Erkalten milchig und schäumt beim Schütteln stark. Wird eine Spur des Holzes mit etwas Weingeist 10 Sekunden lang geschüttelt, das Filtrat mit 1 Tropfen Kupfersulfatlösung und 2 Tropfen $^1/_{10}$-Normal-Rhodanammoniumlösung versetzt, so entsteht eine tiefblaue Färbung.

Bestandteile. Im Kernholz Harz, im Splint Saponin.

Geschichte. Um 1500 kam die Droge nach Europa. Sie galt als Heilmittel bei Syphilis.

Anwendung. Guajakholz soll als Blutreinigungsmittel wirksam sein und bildet einen Bestandteil der Species Lignorum.

Familie **Rutaceae.**

Sämtliche Arten dieser Familie sind durch große schizolysigene Öldrüsen in Rindengewebe, Blättern, Blüten und Früchten ausgezeichnet.

Folia Rutae. Rautenblätter.

Abstammung. Die Droge besteht aus den vor dem Aufblühen der Pflanze gesammelten Laubblättern der Ruta graveolens *L.*, einer im Mediterrangebiet heimischen, bei uns öfters kultivierten Staude. Die Blätter sind gestielt, bis 10 cm lang, bis 6 cm breit, im Umriß fast dreieckig, doppelt bis dreifach fiederteilig mit spatelförmigen oder verkehrt-eiförmigen, oben abgerundeten oder ausgerandeten, 6—12 mm langen Lappen, dunkelgraugrün bis bräunlichgrün, kahl, im durchfallenden Licht mit hellen Punkten versehen.

Anatomie. Beide Epidermen führen Spaltöffnungen, die oberseitige jedoch nur spärlich, am meisten noch im basalen Teil der Blattabschnitte. Oberseits sind die Epidermiszellen wenig wellig oder geradlinig begrenzt, unterseits stärker buchtig. Das Mesophyll besteht aus zwei lockeren, ziemlich breit- und kurzzelligen Palisadenschichten und einem Schwammparenchym, dessen unterste Lage sich der Palisadenform wieder nähert. Im Mesophyll verstreut finden sich Oxalatdrusen. Zahlreich vorhanden sind große bis an die Epidermen reichende schizolysigene Ölräume. Die 4 sie bedeckenden Epidermiszellen haben meist rhombische Form und sind unter das Niveau der übrigen versenkt. Haare fehlen völlig.

Bestandteile. Die Droge riecht stark aber nicht sonderlich angenehm aromatisch und schmeckt aromatisch und bitter. Sie enthält ein Glykosid Rutin und bis 1% ätherisches Öl mit Methylnonyl- und Methylheptylketon als Hauptbestandteilen.

Folia Bucco. Buccoblätter. Buchublätter.

Die Blättchen der südafrikanischen Barosma betulina *Bartling*, B. crenata *Kunze*, B. crenulata *Hooker*, B. serratifolia *Willdenow* und Empleurum serrulatum *Aiton* (Abb. 200). Erstere drei liefern die breiten, letztere zwei die schmalen Buchublätter, welche neuerdings alle untermischt im Handel vorkommen. Sie sind

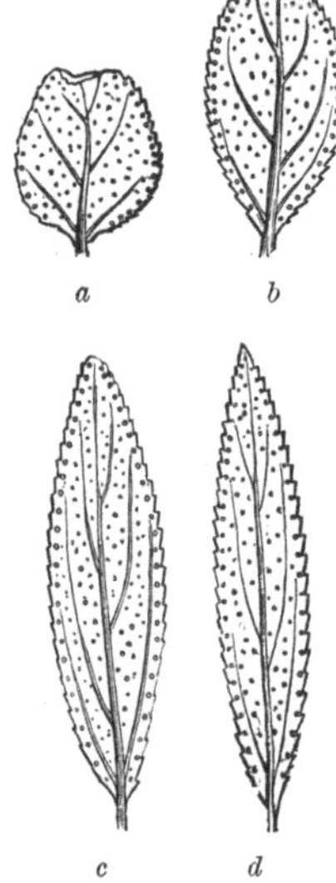

eirund bis lanzettlich und verschieden gerandet, gesägt, gezähnt oder gekerbt, gelbgrün, oberseits glänzend und unterseits drüsig punktiert; die obere Epidermis besteht aus geradlinig-polygonalen Zellen mit sehr dicker Außenwand, grobkörniger Kutikula und sehr zarten Seitenwänden. Unter ihr liegt eine als Wassergewebe dienende Hypodermis mit schleimigem Inhalt, der in Wasser sofort stark quillt. (Die Blätter sind daher zwecks Anfertigung von Querschnitten nicht in Wasser einzuweichen, sondern in feuchter Kammer zu erweichen, oder mit verdünntem Alkohol zu durchtränken, zwischen Holundermark zu schneiden und in Glyzerin zu studieren, dem man später erst Wasser zusetzt.) In den Zellen der Hypodermis findet man kristallinische Massen, die für Hesperidin gehalten werden. Das Mesophyll besteht aus einer Reihe von Palisaden und einem lockeren Schwammgewebe aus gespreiztarmigen Zellen, dessen unterste Schicht sich wieder der Form der Palisaden nähert, aber sehr locker gefügt ist. Untere Epidermis ebenfalls geradlinig-polygonal, mit Spaltöffnungen, diese ohne besondere Nebenzellen. Im Mesophyll große schizolysigene Ölräume und Oxalatdrusen. Behaarung nur auf den Nerven in Form kurzer, einzelliger, gekrümmter, starkwandiger Deckhaare mit warziger Kutikula. Verwechselungen und Verfälschungen bisher keine. Die Blätter enthalten ätherisches Öl und dienen besonders als schweißtreibendes Mittel.

Abb. 200. Folia Bucco. *a* von Barosma betulina, *b* von B. crenata, *c* von B. crenulata, *d* von B. serratifolia

Folia Jaborandi. Jaborandiblätter.

Abstammung. Jaborandiblätter (Abb. 201) sind die Fiederblättchen von Pilocarpus jaborandi *Holmes*, P. pennatifolius *Lem.*, P. Selloanus *Engl.*, P. trachylophus *Holmes*, P. microphyllus *Stapf*, P. racemosus *Vahl* und die (nicht gefiederten) Blätter von P. spicatus *St. Hil.*; hohen Sträuchern, deren Heimat die östlichen Provinzen Brasiliens sind.

Beschaffenheit. Sie sind in Form und Größe wechselnd, eiförmig, oval bis lanzettlich, meist 8—16 cm lang und 2—3,5 cm breit, gelegentlich auch viel kleiner, ganzrandig, selten oberwärts gesägt oder gekerbt und an der Spitze stumpf (Abb. 201 *b* und *d*) oder oft ausgerandet (*a* und *c*). Der Rand der Fiederblättchen ist meist umgeschlagen, ihre Konsistenz in der Regel derb. Die Blattfläche ausgewachsener Blättchen ist kahl, oberseits dunkelgrün, unterseits heller. Der bräunliche Hauptnerv tritt auf der Unterseite stark hervor und die Seitennerven bilden deutliche Rippen, welche am Rande schlingenförmig miteinander verbunden sind. Die Venen sind netzartig und treten deutlich hervor. Auch erkennt man auf der Unterseite mit der Lupe die Ölbehälter als erhabene Punkte, welche im durchfallenden Lichte das Blatt wie fein durchstochen erscheinen lassen.

Anatomie. Die obere wie die untere Epidermis ist bei den meisten Arten durch eine dicke Außenwand ausgezeichnet und von einer oft runzeligen Kutikula überzogen. Die Zellen sind geradlinig-polygonal. Spaltöffnungen mit 4—6 Nebenzellen finden sich nur unterseits. Das Blatt besitzt nur eine Schicht von Palisadenzellen, dafür aber ein mächtiges, sehr lockeres Gewebe von Schwammparenchym aus allermeist flacharmigen Zellen, in dem sich Zellen mit großen Oxalatdrusen finden. Einige Palisaden sind gefächert und führen dann auch Oxalat-drusen in jedem Fach. Besonders charakteristisch sind die auf beiden Blatt-seiten gleich unter der Epidermis liegen-den, großen, schizolysigenen Öldrüsen, welche zahlreiche kleine oder vereinzelte große Öltröpfchen führen. Die Gefäßbün-del werden von starken Faserbelägen be-gleitet.

Die Behaarung wechselt bei den ver-schiedenen Arten. P. jaborandi besitzt spärlich kurze, einzellige Deckhaare mit dicker, außen höckeriger Wand, und tief in das Blatt eingesenkte Drüsenhaare, ohne Stiel, mit vielzelligem Köpfchen. Sitzen sie oberseits, so fehlt unter ihnen die Palisadenschicht. P. pennatifolius verhält sich ähnlich. Die Drüsenköpfchen von P. trachylophus sind nicht in das Blatt versenkt, außerdem sind aus zwei Zellreihen bestehende Drüsenhaare von keuliger Gestalt und bis fast ½ mm lange, höckerige Deckhaare vorhanden. Auch bei den übrigen Arten sind die Drüsen-köpfchen nicht versenkt, ihre Deckhaare sind kurz und glatt.

Merkmale des Pulvers. Für das Pulver sind charakteristisch die Epidermis-fetzen mit den geradlinig-polygonalen Zellen, den breiten Spaltöffnungen, die von einem Kranze von 4—5(—6) schmalen Nebenzellen umgeben sind, Fasern, Spiral-gefäßbruchstücke, Oxalatdrusen, selten Einzelkristalle (aus den Blattstielen) und die meist höckerigen, dickwandigen, bei einigen Sorten auch glatten Haare.

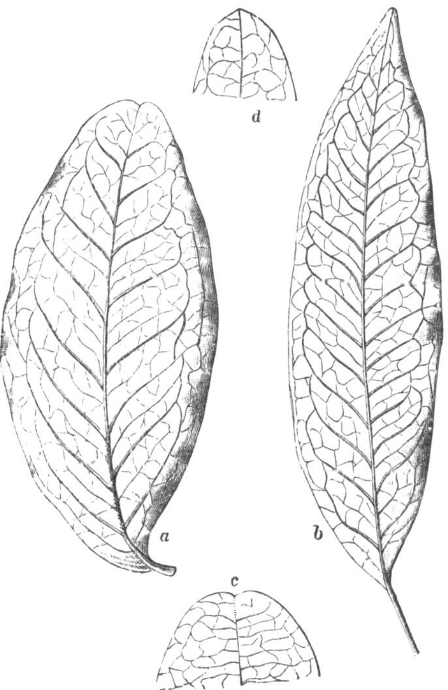

Abb. 201. Folia Jaborandi. Verschieden geformt Fiederblättchen desselben Blattes. *a* und *c* ausgerandet *b* und *d* stumpf.

Bestandteile. Jaborandiblätter enthalten ein ätherisches Öl, welches ihnen beim Zerreiben einen eigenartig aromatischen, an getrocknete Pomeranzenschalen erin-nernden Geruch und beim Kauen einen scharfen Geschmack verleiht, sowie bis zu 1% Alkaloide, besonders das giftige Alkaloid Pilocarpin.

Prüfung. Zu pharmazeutischer Verwendung sind hauptsächlich die im Handel als Pernambuco-Jaborandi bezeichneten Blätter üblich. Jaborandi ist übrigens ein vielen Pflanzen aus den Familien der Rutaceen, Piperaceen und Scrophulariaceen zukommender Name, und es liegt daher die Gefahr der Verwechselung vor. Doch ist bisher anscheinend nur Piper jaborandi *Vellozo* in Europa beobachtet worden. Seine Blätter enthalten das ätherische Öl in Ölzellen, nicht in lysigenen Ölräumen. Ferner wurden als Verfälschung die Blätter von Swartzia decipiens *Holmes* (Leguminosae) gefunden. Ihre Fiederblättchen haben mehrzellige Haare mit langer Endzelle, 2 Pali-sadenschichten und schizogene Ölräume, deren Epithelzellen mit in den Ölraum hinein-ragenden Ausstülpungen versehen sind.

Gehaltsbestimmung. 15 g Blattpulver mit 150 g Chloroform und 6 g Ammoniak-flüssigkeit eine halbe Stunde lang unter häufigem Umschütteln stehen lassen, dann das Ganze auf ein glattes Filter von 12 cm Durchmesser bringen, das mit einer Glasplatte bedeckt wird. Sobald das Durchlaufen des Chloroforms sich merklich verlangsamt, wird etwas Wasser auf das Blattpulver gebracht. Möglichst viel des Filtrats wird mit etwas Talkpulver kräftig geschüttelt, nach einigen Minuten im Scheidetrichter mit 1 ccm Wasser kräftig durchgeschüttelt, dann der Ruhe überlassen. 100 g des abgelassenen und rasch filtrierten Chloroforms (= 10 g Droge) werden nacheinander mit 30, 20 und 10 ccm verdünnter Salzsäure (1 + 99) ausgeschüttelt, die vereinigten salzsauren Lösungen mit etwas Äther gewaschen, dann mit Ammoniakflüssigkeit schwach übersättigt und nacheinander mit 30, 20 und 10 ccm Chloroform ausgeschüttelt. Die Chloroformlösungen werden sofort abdestilliert, der Rückstand in 5 ccm Alkohol gelöst, mit 10 ccm $^1/_{10}$-Normal-Salzsäure und 2 Tropfen Methylrotlösung versetzt und mit 20 ccm Wasser verdünnt. Zur Rücktitration des Säureüberschusses dürfen höchstens 7,5 ccm $^1/_{10}$-Normal-Kalilauge verbraucht werden. Bei einem Molekulargewicht des Pilocarpins von 208 zeigen die zur Sättigung der Alkaloide erforderlichen 2,5 ccm $^1/_{10}$-Normal-Salzsäure 0,052 g Alkaloide in 10 g Droge, berechnet als Pilocarpin, an, was einem Mindestgehalte von 0,52% entspricht. Häufig wird man mehr finden.

Geschichte. Im Jahre 1874 kamen die Jaborandiblätter zum erstenmal nach Europa und wurden bald von sämtlichen Pharmakopöen aufgenommen, wurden später aber durch das Pilocarpin ersetzt.

Anwendung. Jaborandiblätter werden als schweißtreibendes Mittel angewendet und dienen zur Darstellung des Pilocarpins.

Cortex Angosturae. Angosturarinde.

Abstammung und Beschaffenheit. Die Rinde des in Neu-Granada heimischen Baumes Cusparia trifoliata (*Willd.*) *Engler* (= Galipea officinalis *Hancock*). Sie kommt in flachen, rinnenförmigen oder zurückgebogenen, starken Stücken von blaß ockergelber Farbe in den Handel. Sie trägt auf der Oberfläche einen blaßgelben, kleienartigen Kork, der sich leicht abreiben läßt, und ist stark uneben. Die Innenseite ist matt, glatt, rötlichgelb. Der Querschnitt ist rötlichgelb, deutlich radial gestreift. Die Rinde ist leicht zerbrechlich, im Bruch eben. Der Geruch ist unangenehm aromatisch, der Geschmack gewürzhaft bitter.

Anatomie. Der Kork ist entweder dünnwandig oder meist gleichmäßig verdickt oder nur an der Innen- oder Außenwand verdickt. Unter ihm liegt ein mehr oder weniger breites, dünnwandiges Phelloderm. Die primäre Rinde ist ein tangential etwas gedehntes Parenchym, an dessen Innenrande spärlich Gruppen stark verdickter, gelber Bastfasern, hie und da auch Steinzellen in kleinen Gruppen liegen. Die sekundäre Rinde ist zum weitaus größten Teil dünnwandig und besteht aus abwechselnden Lagen Parenchym und obliterierter Siebstränge, durchschnitten von Markstrahlen von einer bis drei Zellen Breite. In dem Parenchym (auch der primären Rinde) liegen reichlich Sekretzellen und Zellen mit Oxalatraphiden, im übrigen ist es stärkehaltig. Hie und da sieht man in den Rindenstrahlen tangential gedehnte Gruppen kurzer, knorriger Fasern und Sklereiden von gelber Farbe. In den inneren Teilen der sekundären Rinde finden sich auch Oxalateinzelkristalle von beträchtlicher Länge in axial gestreckten Zellen.

Merkmale des Pulvers. Das Pulver der Rinde ist charakterisiert durch den z. T. derbwandigen und gelben, z. T. dünnwandigen Kork, das stärkeführende Parenchym, die spärlichen, gelben Fasern, die bis zum Verschwinden des Lumens verdickt sind, die sehr wenigen Steinzellen und die zahlreichen Raphiden und öligen Sekrettröpfchen.

Bestandteile. Eine Anzahl Alkaloide: Cusparin, Cusparidin, Galipein usw. und ätherisches Öl.

Prüfung. Verwechslungen z. T. bedenklicher Art gibt es eine ganze Reihe, nämlich die Rinden von Strychnos nux vomica *L.* (Loganiaceae), die früher vielfach zu schweren Schäden geführt hat, neuerdings aber, da ihre Heimat (Ostindien, Cochinchina, Tongking) weit von der der Angostura entfernt ist, nicht wieder beobachtet worden ist, ferner von Croton niveus (Copalchirinde, Euphorbiaceae), Alstonia constricta *F. v. M.* (Apocynaceae), Esenbeckia febrifuga *Juss.* (Rutaceae), Samadera indica *Gärtner* (Simarubaceae) und wohl noch einigen anderen. Strychnos, Esenbekia und Alstonia sind durch große Mengen von Steinzellen, letztere außerdem durch Milchröhren charakterisiert, Croton enthält reichlich Kristalldrusen, Samadera reichlich Fasern, keine Steinzellen, keine Raphiden, wohl aber Einzelkristalle. Für

das Pulver wird man Fehlen von Drusen und Milchröhren, geringe Mengen von Fasern,
sehr geringe Mengen von Steinzellen fordern.

Anwendung. Als Amarum und Roborans bei Verdauungsstörungen.

<h2 style="text-align:center">Flores Aurantii oder Flores Naphae. Orangenblüten
oder besser Pomeranzenblüten.</h2>

Sie sind die getrockneten, noch geschlossenen Blütenknospen von Citrus aurantium *L.*, subsp. amara *L.* Ihr Kelch ist klein, napfförmig, fünfzähnig, spärlich behaart. Die Korolle ist fünfblätterig, frisch weiß. In der Droge neigen sich die gelb-
bräunlichen länglichen, 12 mm langen, stumpfen, drüsig punktierten Kronenblätter
noch zusammen. 20—25 Staubblätter sind zu 4—8 Bündeln verwachsen. Der Fruchtknoten ist meist 8fächerig und enthält in jedem Fache 2 Samenanlagen. Der lange
Griffel trägt eine kopfige Narbe. Der Kelch enthält keine Öldrüsen, aber Oxalateinzelkristalle und Stärke, die Krone enthält schizolysigene Ölräume. Die Droge besitzt einen
sehr angenehmen Geruch und bitter aromatischen Geschmack. Sie enthält hauptsächlich ätherisches Öl (Oleum Aurantii florum) und Bitterstoff.

<h2 style="text-align:center">Fructus Aurantii immaturi. Unreife Pomeranzen.
Aurantia immatura.</h2>

Abstammung. Sie sind die vor der Reife von selbst abfallenden, getrockneten Früchte des Pomeranzenbaumes,
Citrus aurantium *L.*, subspec. amara *L.*,
welcher wahrscheinlich in Südostasien einheimisch ist, jetzt aber in allen heißen und
warmen gemäßigten Zonen gedeiht und
namentlich im Mittelmeergebiet sehr viel
angebaut wird. Die nach Deutschland eingeführten unreifen Pomeranzen stammen
größtenteils aus Südfrankreich und Süditalien.

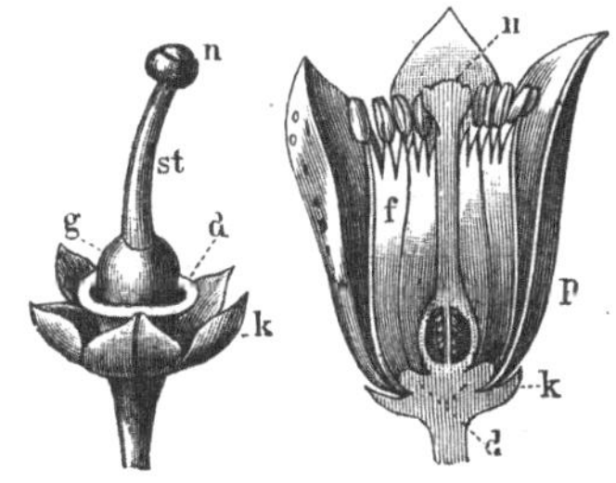

Abb. 202. *A* Blüte von Citrus aurantium, längsdurchschnitten: *k* Kelch,
d Honigwulst, *p* Blumenblätter, *n* Narbe
f die verwachsenen Staubgefäße; *B* dieselbe Blüte, von Blumenblättern und
Staubgefäßen befreit.

Beschaffenheit. Sie sind nahezu kugelig
(Abb. 203), 5—15 mm im Durchmesser, von
dunkel-graugrüner bis bräunlichgrauer Farbe;
ihre Oberfläche ist durch die beim Trocknen
eingesunkenen Sekretbehälter vertieft punk-

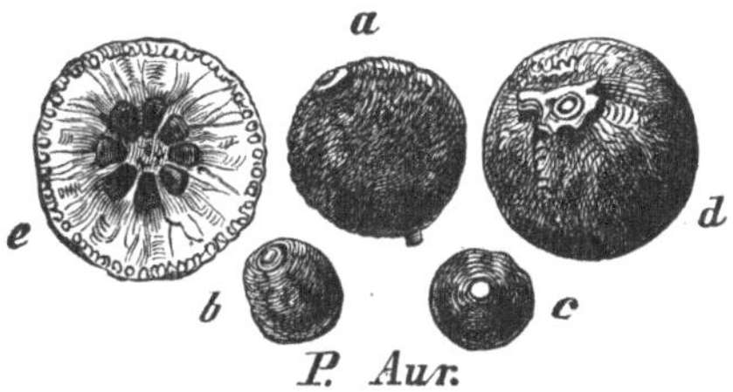

Abb. 203. Fructus Aurantii immaturi. *a* und *b* von
der Seite, *c* und *d* von unten gesehen, *e* im Querschnitt.

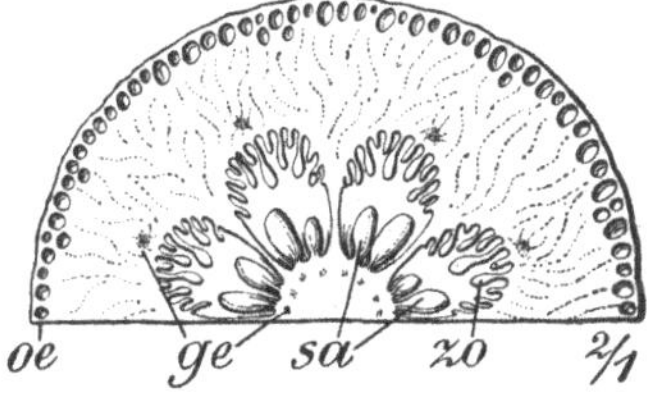

Abb. 204. Fructus Aurantii immaturi.
Ein halber Fruchtknoten, der sich bereits
zur Frucht entwickelt, im Querschnitt.
Lupenbild ($^2/_1$). *oe* Öldrüsen, *ge* Gefäßbündel, *sa* Samen, *zo* Zottenhaare. (Gilg.)

tiert. Schlägt man die sehr harten Früchte in der unteren Hälfte, welche
sich durch die helle Ansatzstelle des Stieles kennzeichnet, quer durch (Abb.
204), so sieht man die 8—10, selten 12 und mehr Fruchtknotenfächer,
welche sich rings um die Mittelsäule gruppieren und je mehrere junge Samen

enthalten (Abb. 204 *sa*). Mit der Lupe erkennt man an der Peripherie der Frucht die angeschnittenen Sekretbehälter (*oe*). Die Früchte riechen und schmecken eigentümlich aromatisch, besonders die äußere Schicht ist bitter.

Anatomie. Die sehr kleinzellige Epidermis führt rundliche, verhältnismäßig sehr große Spaltöffnungen. Die Fruchtwand besteht aus kleinzelligem Parenchym. Vom äußeren Rande der Fruchtknotenfächer laufen in das Innere derselben Zotten, welche bei fortschreitender Reife sich allmählich verlängern und später lang und fleischig (*zo*) werden und dann das fleischige, eßbare Gewebe der reifen Früchte bilden würden. Am ganzen Rande der Früchte liegen, meist in zwei unregelmäßige Reihen geordnet, große schizolysigene Ölbehälter (*oe*) im Parenchym, welches hie und da

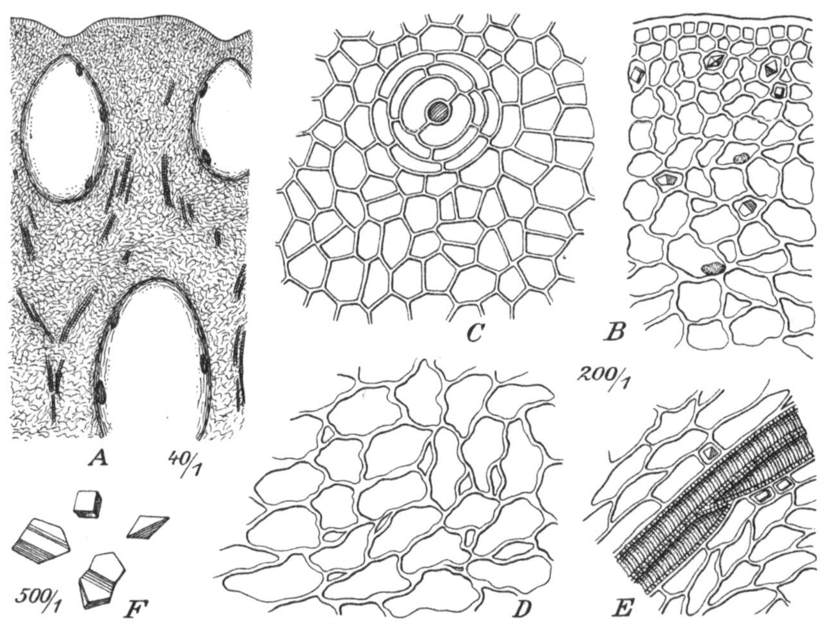

Abb. 205. Pericarpium Aurantii. *A* Querschnitt durch den Außenrand. *B* dasselbe stärker vergrößert. *C* Oberflächenansicht der Epidermis mit einer Spaltöffnung. *D* und *E* Schnitte durch das Parenchym. *F* Kalziumoxalatkristalle.

Einzelkristalle führt, im übrigen aber mit Hesperidin in stark lichtbrechenden Klumpen fast vollständig erfüllt ist.

Merkmale des Pulvers. Im groben Pulver sind häufig Parenchymschollen mit Öldrüsen nachzuweisen, ferner Fetzen der Zotten der Fruchtknotenfächer. Im feinen Pulver erkennt man diese Elemente kaum noch, doch sind für dieses die massenhaften Hesperidinklümpchen, die in allen gewöhnlichen Lösungsmitteln, in Wasser selbst beim Kochen unlöslich, in Kalilauge aber leicht löslich sind, und Fetzen der kleinzelligen Oberhaut mit den großen Spaltöffnungen bezeichnend.

Bestandteile. Die Früchte enthalten ätherisches Öl (Essence de petit grain, wozu jedoch auch Blätter und junge Triebe genommen werden) und die Glykoside Hesperidin und Aurantiamarin, ferner Gerbsäure und 5—6% Mineralstoffe. Den bitteren Geschmack bedingt das Aurantiamarin.

Prüfung. Etwa beigemengte unreife Zitronen sind länglich und oben mit einer kurzen Spitze versehen. Der Aschegehalt des Pulvers darf 6,5% nicht übersteigen.

Geschichte. Vgl. das bei Pericarpium Aurantii Gesagte.

Anwendung. Unreife Pomeranzen sind ein kräftiges Magenmittel und bilden einen Bestandteil der Tinct. amara.

Pericarpium Aurantii. Cortex Aurantii fructus.
Pomeranzenschalen.

Abstammung. Pomeranzenschalen sind die Fruchtschalen der ausgewachsenen, bitteren Früchte des Pomeranzenbaumes Citrus aurantium *L.*, subsp. amara *L.* Nach Deutschland wird die Droge zu pharmazeutischem Gebrauch hauptsächlich von Malaga eingeführt, teilweise auch aus Südfrankreich und Sizilien. Vor der Verwendung ist die innere, weiße Schicht größtenteils zu entfernen. Zu diesem Zwecke weicht man die trockenen Pomeranzenschalen ¼ Stunde lang in kaltem Wasser ein, gießt das Wasser vollkommen ab und stellt die Schalen in einem bedeckten Gefäße an einen kühlen Ort; am anderen Tage werden die noch feuchten Schalen von dem inneren, schwammigen Gewebe durch Ausschneiden befreit und darauf vorsichtig getrocknet.

Beschaffenheit. Die Fruchtschalen werden in meist spitzellipitischen Längsstücken, seltener in Bandform von der Frucht abgeschält, letzteres hauptsächlich bei der französischen Sorte. Die Längsstücke sind, da sie meist zu vier von je einer Frucht abgezogen werden, bogenförmig gekrümmt, im trockenen Zustand an den Rändern meist ein wenig aufwärts gebogen, brüchig, in rohem Zustande gegen 5 mm dick, von der Innenschicht (*Albedo*) befreit etwa 1,5 mm dick. Die äußere gewölbte Fläche ist dunkelgelbrot bis braun, warzig, runzelig und grubig vertieft, die innere, weiße Fläche grobrunzelig, von gelblichen Gefäßsträngen durchsetzt. Die Droge riecht kräftig aromatisch und schmeckt würzig und stark bitter.

Anatomie. Auf dem Querschnitt erkennt man unter der Oberhaut eine gelbrote Schicht mit einer einfachen oder doppelten Reihe großer Ölbehälter (*Flavedo*) und darunter höchstens Reste der schwammigen Innenschicht aus locker gefügten, sternförmig verästelten Parenchymzellen (*Albedo*). Da diese letztere entfernt wird, darf das gelbgraue Pulver nur Spuren von Sternparenchym enthalten; es soll hauptsächlich aus Fetzen dicht zusammenhängenden Parenchyms bestehen, in dem sich nur gelegentlich Stärkekörner, dagegen ziemlich reichlich Einzelkristalle vorfinden.

Bestandteile. Die Pomeranzenschalen enthalten ätherisches Öl (Oleum Aurantii pericarpii), ferner die Glykoside Aurantiamarin und Hesperidin, sowie Hesperinsäure, Aurantiamarinsäure.

Prüfung. Sogenannte Curaçaoschalen sind meist kleiner und von dunkelgrüner Außenfarbe. Das gleiche Aussehen zeigt auch eine andere, in Spanien kultivierte grünschalige Varietät.

Sehr häufig kommt eine bis zu 25% betragende Beimengung von Apfelsinenschalen (abstammend von Citrus aurantium *L.* subsp. dulcis *L.*) vor. Diese können, wenn sie durch Lagern nachgedunkelt sind, den Pomeranzenschalen sehr ähnlich sein, unterscheiden sich aber immer dadurch, daß die grubigen Vertiefungen der Außenfläche weit spärlicher und meist nicht so grob sind, wie bei den Pomeranzenschalen. Wenn auch der Großhandel nach Möglichkeit eine derartig gefälschte Ware zurückweist, so ist bei der großen Ähnlichkeit der Pomeranzen- und Apfelsinenschalen keine Gewähr für die Reinheit der hereinkommenden Zufuhren gegeben, aus demselben Grunde auch das Herauslesen der falschen Stücke sehr schwierig. Zur Unterscheidung beider Schalenarten sind verschiedene mikrochemische Reaktionen empfohlen worden, von denen uns die folgende noch verhältnismäßig am zuverlässigsten scheint: Querschnitte, auf dem Objektträger mit Kaliumchromatlösung erwärmt, bleiben fast unverändert, wenn Apfelsinenschalen vorliegen, während bei Pomeranzenschalen eine mehr oder weniger starke Bräunung eintritt. Für das Pulver ist auch diese Reaktion nicht geeignet.

Der Aschegehalt des Pulvers darf 6% nicht übersteigen.

Gehaltsbestimmung. Eine Bestimmungsmethode für den die Wirkung bedingenden Bitterstoff fehlt bisher. Die Bestimmung des ätherischen Öls (s. Einleitung) führt infolge von Verharzung des Öls meist zu recht niedrigen Werten, ohne daß deshalb die Droge als minderwertig zu bezeichnen wäre. Das Arzneibuch hat daher auch auf sie verzichtet.

Geschichte. Der Pomeranzenbaum ist heimisch in Südostasien, wurde im frühen Mittelalter durch die Araber nach dem Mittelmeergebiet gebracht und gelangte dort zu intensiver Kultur.

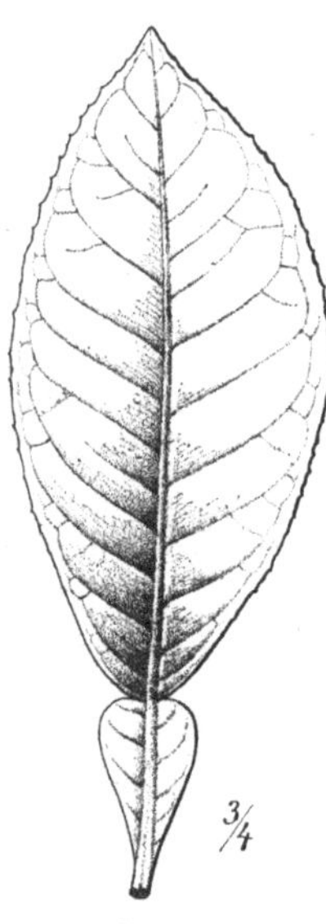

Abb. 206.
Fol. Aurantii ($^3/_4$).

Anwendung. Verwendet wird Pericarpium Aurantii als aromatisches appetitanregendes und verdauungbeförderndes Mittel in Elix. Aurant. comp., Sirup. Aurant., Tinct. Aurant., Tinct. amara, Tinct. Chinae comp. u. a.

Folia Aurantii. Pomeranzenblätter.

Pomeranzenblätter (Abb. 206) stammen von Citrus aurantium *L.*, subsp. amara *L.* Sie sind mit dem geflügelten Blattstiel auffälligerweise durch ein Gelenk verbunden, sind eiförmig, ganzrandig oder entfernt gekerbt, steif und zähe, glänzend, oberseits dunkelgrün, unterseits blasser und durchscheinend drüsig punktiert. Den mikroskopischen Bau des Blattes zeigt Abb. 207 Sie enthalten ätherisches Öl und Bitterstoff und dienen als aromatisches Bittermittel.

Pericarpium Citri. Cortex Citri fructus. Zitronenschalen.

Abstammung. Sie stammen von den ausgewachsenen Früchten von Citrus medica *L.* (Syn. Citrus limonum *[Risso] Hook. f.*), einem im südlichen Himalaya heimischen, jetzt aber in wärmeren Gebieten, besonders im Mittelmeergebiet, allenthalben gedeihenden Baume.

Handel. Zu uns kommt die Droge hauptsächlich aus Italien und Spanien, woselbst die Zitronenbaumkulturen etwa vom 14. Jahre ab, und zwar dreimal im Jahre, Früchte tragen (Zitronen oder Limonen). Diese werden im Januar, August und November, jeweilig kurz vor ihrer völligen Reife, geerntet und zur Gewinnung der Zitronenschalen mit einem Messer geschält, wie man bei uns die Äpfel zu schälen pflegt.

Beschaffenheit. Die getrockneten Schalen bilden Spiralbänder von 2—3 mm Dicke und durchschnittlich 2 cm Breite, riechen kräftig aromatisch und schmecken schwach bitter und würzig. Die Oberfläche ist höckerig grubig und bräunlichgelb, die Innenfläche schwammig und weiß oder weißlich.

Anatomie. Auf dem Querschnitt erkennt man unter der Oberfläche die großen bräunlichen, schizolysigenen Ölräume und unter diesen das locker gefügte Parenchymgewebe (vgl. Pericarpium Aurantii).

Bestandteile. Der Gehalt an ätherischem Öl (Oleum Citri) ist in den trockenen Schalen meist nur gering; sie enthalten ferner Hesperidin und bis 3,5% Minrealbestandteile.

Prüfung. Gute Zitronenschalen zeigen den charakteristischen Zitronengeruch; der Geschmack ist aromatisch und bitterlich. Sie sind deshalb

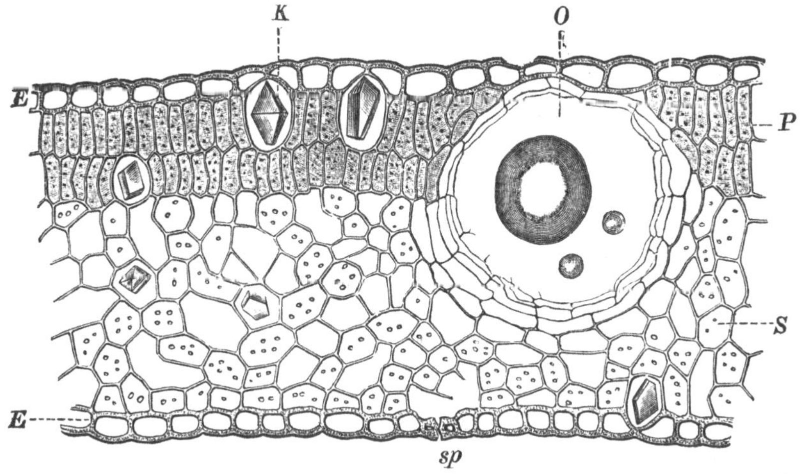

Abb. 207. Pomeranzenblatt im Querschnitt. *O* Schizolysigener Sekretraum. *E* Epidermis, *sp* Spaltöffnung. *P* Palisadenparenchym, *S* Schwammparenchym, *K* Kristalle. (Tschirch.)

mit Fruchtschalen von anderen Citrus-Arten nicht zu verwechseln. Alte und dumpfige Ware ist minderwertig.

Geschichte. Wie die Stammpflanze der Pomeranze gelangte auch der Zitronenbaum wahrscheinlich erst im 11. Jahrhundert nach Süditalien und Sizilien, und zwar durch Vermittelung der Araber. Von den Arabern übernahm auch die deutsche Pharmazie die Kenntnis der Droge.

Anwendung. Verwendung findet die Droge nur als gewürziger Zusatz bei einigen Zubereitungen.

Familie **Simarubaceae.**

Alle Simarubaceen sind durch einen reichen Gehalt an Bitterstoffen ausgezeichnet.

Lignum Quassiae jamaicense. Quassiaholz. Bitterholz.
Fliegenholz. Jamaikaquassia.

Abstammung. Jamaika-Quassiaholz stammt von Picrasma excelsa (*Swartz*) *Planch.*, einem in Westindien einheimischen und dort verbreiteten,

16*

mächtigen Baume. Es wird über Jamaika ausgeführt und bildet bis 30 cm starke, häufig noch von der Rinde bedeckte Blöcke. Zum Gebrauch in den Apotheken kommt es meist geschnitten oder geraspelt in den Handel.

Beschaffenheit. Die ganzen Stücke sind von der bis 1 cm dicken, schwärzlichbraunen, zähen, fest ansitzenden (steinzellfreien) Rinde umkleidet; diese ist gut schneidbar, von faserigem Bruch und zeigt, abgelöst, auf der fein längsstreifigen, graubraunen Innenfläche häufig zerstreute, blauschwarze Flecke. — Das leichte, lockere, gelblichweiße Holz (Abb. 208) zeigt auf dem Querschnitt konzentrische helle und zarte Linien. Sie werden gekreuzt durch radiale hellere, fast gerade, deutliche Markstrahlen. Im Zentrum befindet sich ein schwacher Markzylinder. Auch im Holzkörper kommen häufig blauschwarze Flecken und Striche vor; sie entstehen wie die der Rinde durch Pilzfäden, welche sich im Gewebe ausgebreitet haben. Charakteristisch

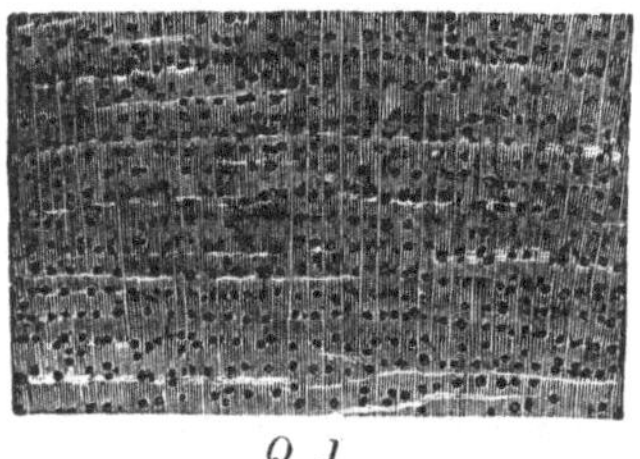

Abb. 208. Lignum Quassiae jamaicense, Teil des Querschnitts, 3fach vergrößert.

für dieses Holz ist eine feine, schon mit bloßem Auge sichtbare, horizontale Streifung, die sowohl auf dem radialen, wie auch auf dem tangentialen Längsschnitt sehr deutlich ist. An ihr ist dieses Holz selbst in geschnittenem

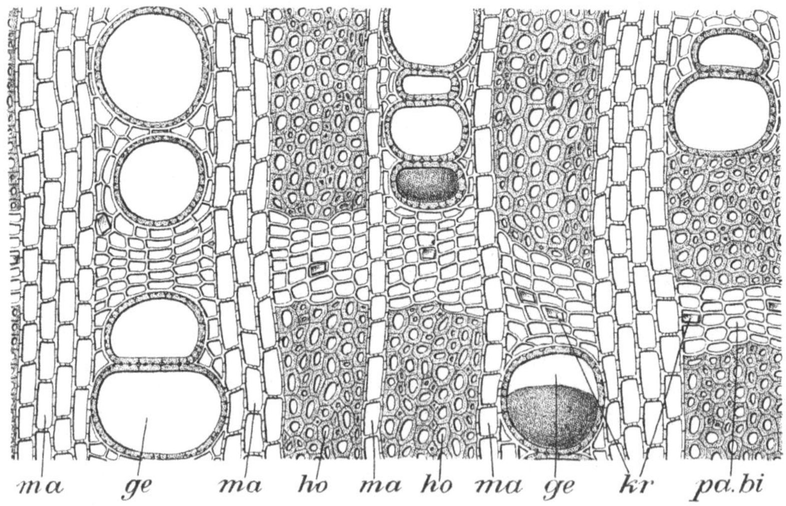

Abb. 209. Lignum Quassiae jamaicense, Querschnitt. *ma* primäre und sekundäre Markstrahlen, *ge* Gefäße, *ho* Libriformfasern, *kr* Kristalle, *pa bi* Parenchymbinden. Vergr. $^{125}/_1$. (Gilg.)

Zustande von der Surinam-Sorte und, in Verbindung mit der hellen Farbe, von allen offizinellen Hölzern zu unterscheiden. An Blöcken erkennt man, daß diese Streifung über sehr große Strecken außerordentlich regelmäßig in tangentialer Richtung verläuft.

Das Holz ist geruchlos und schmeckt ungemein bitter.

Anatomie. Der Holzkörper (Abb. 209 u. 210) besteht zum größten Teil aus dünnwandigen Fasern (*ho*). Die Gefäße (*ge*) sind großlumig, dickwandig und liegen einzeln oder oft zu 2—5 in Gruppen zusammen; sie werden

von den Markstrahlen oft bogig umlaufen und sind mit kleinen, sehr dicht
gedrängten, behöften Tüpfeln versehen. Zwischen den 2—3, seltener bis 4
oder 5 Zellen breiten und 10—25 Zellen hohen Markstrahlen (*ma*) verlaufen
tangentiale, sich an die Gefäße anlegende Holzparenchymbinden (*pa. bi*),
welche auf dem Lupenbilde den Eindruck von Jahresringen hervorrufen.
In dem ziemlich großzelligen Holzparenchym finden sich häufig Kalkoxalatkristalle (*kr*) in Kristallkammerreihen. Die oben erwähnte Streifung des
Holzes kommt an Radialschnitten durch die naturgemäß in ihrer ganzen

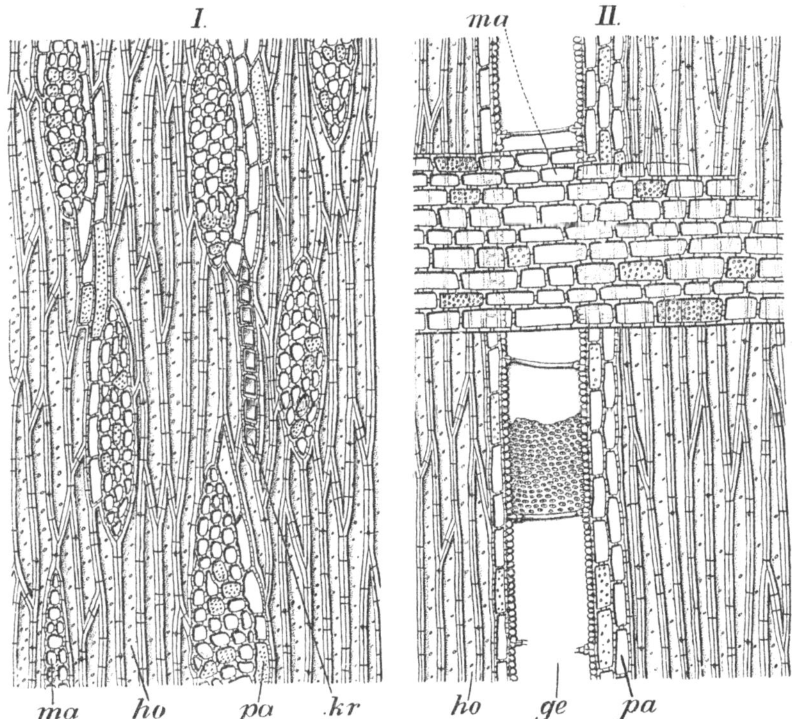

Abb. 210. Lignum Quassiae jamaicense. *I* Tangentialer Längsschnitt. *II* Radialer Längsschnitt, *ma*
Markstrahlen, *ho* Libriformfasern, *pa* Holzparenchym, *kr* Kristallzellreihen *ge* Gefäß. Vergr. $^{135}/_1$. (Gilg.)

Länge angeschnittenen, übereinanderliegenden Markstrahlen zustande.
Auf Tangentialschnitten ist sie dadurch bedingt, daß die Markstrahlen
auf ihnen nicht unregelmäßig verstreut, sondern in weite Strecken über-
spannenden, sehr regelmäßigen Horizontalreihen liegen.

Merkmale des Pulvers. Für das weißlichgraue Pulver sind charakteri-
stisch: Fasern und Bruchstücke dieser (mit ansehnlichem Lumen und schiefen
Tüpfeln), oft auch Fetzen (von Fasergewebe) mit Ansichten der Markstrahlen,
Gefäßbruchstücke, Kristallkammerreihen. Nicht selten finden sich kleine
Fetzen eines schwarzvioletten Pilzmyzels.

Bestandteile. Das Holz besitzt einen anhaltenden, rein bitteren Geschmack, welcher von einem geringen Gehalt (0,07%) an Pikrasmin (Quas-
siin) herrührt. Der Aschegehalt beträgt bis 8%.

Prüfung. Eine Verwechslung mit anderen hellfarbigen Hölzern kann außer durch den bitteren Geschmack, der den Verwechslungen wohl meist fehlen dürfte, durch das Ausbleiben folgender einfacher chemischer Reaktion aufgedeckt werden. Zieht man einige Splitter des Holzes oder etwas Pulver (etwa 0,5 g) mit heißem Weingeist (5 ccm) aus, versetzt das Filtrat mit 2 Tropfen Phloroglucinlösung und 4 ccm Salzsäure, so nimmt die Mischung in kurzer Zeit eine rosarote Färbung an. Auch Wasser und Chloroform ist zum Ausziehen des Holzes geeignet, man nimmt dann den Verdampfungsrückstand mit Alkohol auf und verfährt weiter wie angegeben. Eine Beimengung fremder Hölzer zu Quassiaholz ist durch diese Reaktion nicht nachweisbar.

Geschichte. Erst anfangs des 19. Jahrhunderts wurde das Jamaikabitterholz medizinisch verwendet, nachdem es früher schon zu technischen Zwecken (z. B. in der Bierbrauerei) gebraucht worden war.

Anwendung. Das Holz findet als bitteres Magenmittel pharmazeutische Anwendung.

Lignum Quassiae surinamense.   Surinam-Bitterholz. Bitterholz.

Abstammung. Die Droge führt denselben deutschen Namen wie das Quassiaholz aus Jamaika, bildet aber nur zum geringsten Teile die Droge Lignum Quassiae des Handels. Sie stammt von Quassia amara *L.*, einer strauchigen oder niederbaumförmigen Simarubacee des nördlichen Südamerika, und wird aus Holländisch Guyana (Surinam) in bis meterlangen und 2 bis höchstens 10 cm dicken Stücken ausgeführt. Zeitweise ist sie nur schwer beschaffbar gewesen.

Beschaffenheit und Anatomie. Die dünne (höchstens 2 mm dicke), Steinzellen und Oxalatkristalle führende, spröde, gelblichbraune bis graue Rinde, die an der Ganzdroge fast stets erhalten ist, löst sich leicht vom Holze ab und ist auf ihrer Innenfläche regelmäßig blauschwarz gefleckt. Die beim Jamaikaholz auftretende Horizontalstreifung fehlt der Surinamsorte.

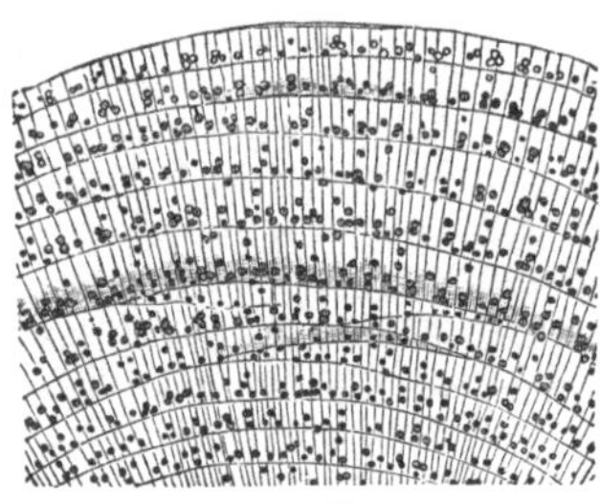

Q. S.

Abb. 211. Lignum Quassiae surinamense, Teil des Querschnitts, dreifach vergrößert.

Der Bau des Holzes ist dem der Picrasma excelsa sehr ähnlich, doch ist das Holz viel dichter (vgl. Abb. 211 bis 213). Die Libriformfasern (*ho*) sind dickwandiger, die Gefäße (*ge*) kleinlumiger, die Markstrahlen (*ma*) fast stets 1, selten 2 Zellen breit und 3 bis 10, selten bis 20 Zellen hoch. Auf dem Tangentialschnitt sind die Markstrahlen unregelmäßig verstreut, wie das bei den meisten Hölzern der Fall ist. In den sehr schmalen Holzparenchymverbindungen (*pa. bi*) finden sich niemals Oxalatkristalle.

Merkmale des Pulvers. Das Pulver ist nur sehr schwer von dem des Jamaikabitterholzes zu unterscheiden; da jedoch beide Arten offizinell sind, kommt der Unterscheidung nur geringe praktische Bedeutung zu. Die Differenzen zwischen den beiden Hölzern wurden oben schon genügend hervorgehoben. Da beim Pulvern des Holzes fast stets die Rinde mitgemahlen wird, findet man im Pulver meist zahlreiche Steinzellen.

Bestandteile. Der Quassiingehalt dieses Holzes ist etwas größer (0,15%) als derjenige des Quassiaholzes von Jamaika. Aschegehalt 3—4%.

Prüfung. Quassiaholz soll mit dem Holz von Rhus metopium verfälscht vorgekommen sein. Dieses ist gerbstoffhaltig und verrät sich daher sofort durch seine Reaktion mit Eisenchlorid. Die Phloroglucin-Salzsäure-Reaktion tritt auch beim alkoholischen Auszuge des Surinamholzes ein, wie bei dem des Jamaikaholzes (s. dieses).

Gehaltsbestimmung. Methoden zur Bestimmung des Quassiins fehlen noch.

Geschichte. Obgleich dieses Bitterholz schon längst bei den Eingeborenen des nördlichen Südamerika Verwendung fand, wurde es in Europa doch erst im Laufe des 18. Jahrhunderts bekannt und gegen Ende dieses Jahrhunderts in den Arzneischatz aufgenommen.

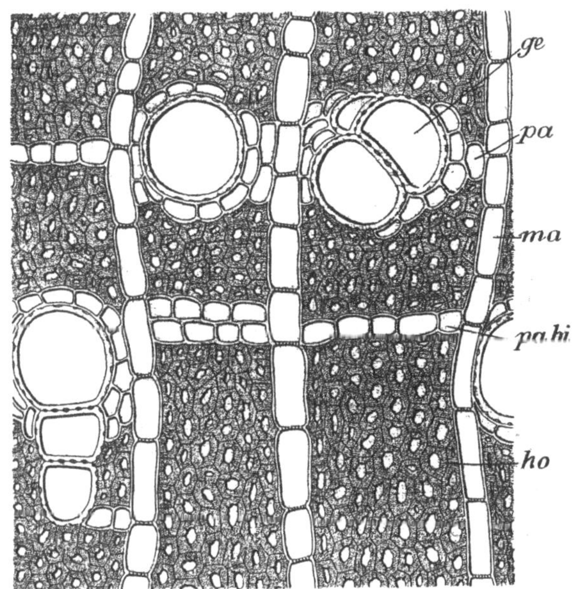

Abb. 212. Lignum Quassiae surinamense, Querschnitt. *ge* Gefäße, *pa* Holzparenchym um die Gefäße, *ma* Markstrahlen, *pa. bi* Parenchymbinden, *ho* Libriformfasern. Vergr. $^{150}/_1$.

Anwendung. Die Anwendung ist gleich der des vorhergehenden Holzes.

Cortex Simarubae. Simarubarinde. Ruhrrinde.

Abstammung. Die getrocknete Rinde älterer, dicker Wurzeln von Simaruba amara *Aublet*, eines in Guyana und Venezuela verbreiteten Baumes.

Beschaffenheit. Die Droge bildet verschieden lange und breite, bis 8 mm dicke, flache, schwach gerollte oder rinnenförmige, von der Korkschicht großenteils befreite Stücke. Die Rinde ist auf der Außenseite hellbräunlichgelb, auf der Innenseite gelbbräunlich, ziemlich leicht, weich, sehr zähe und leicht zerfasernd. Die Außenseite ist rauh, die Innenseite fein längsstreifig, ziemlich glatt oder langfaserig. Der Bruch ist splitterig-langfaserig, der Geschmack bitter.

Anatomie. Der teilweise an der Rinde noch erhaltene Kork ist sehr dünnwandig. Die primäre Rinde besteht aus im Querschnitt etwas tangential gestreckten, im Längsschnitt runden Zellen. Die breite sekundäre Rinde enthält unregelmäßig verlaufende, nach außen sich verbreiternde Markstrahlen aus dünnwandigen Zellen und ziemlich breite Rindenstrahlen, die aus einem dünnwandigen Parenchym, undeutlichen Siebpartien, ungefähr in tangentialen Binden angeordneten Faserbündeln und großen Steinzellnestern bestehen. Die Fasern sind weitlumig, manchmal so dünnwandig, daß sie sich vom Parenchym auf dem Querschnitt kaum unterscheiden, haben glänzende, wellig verbogene, schwach verholzte Membranen, sind gleichwohl aber sehr zähe. Die Bündel werden z. T. von einigen Kristallzellreihen begleitet. Die sehr großen Steinzellen haben gelbe, schön geschichtete und getüpfelte, oft bis zu punktförmigem Lumen verdickte Wände und stehen in axial gestreckten Verbänden beisammen. In den Kristallzellreihen und in einigen Zellen des Rindenparenchyms und der Markstrahlen ist Oxalat in Form von Einzelkristallen vorhanden. Im übrigen besteht der Zellinhalt aus in Wasser und Alkalien löslichen ungeformten Massen. Gerbstoff und Stärke fehlen.

Merkmale des Pulvers. Das bräunlichgelbe Pulver ist durch die massenhaft vorhandenen Bruchstücke der dünnwandigen, weitlumigen Fasern und die großen gelben Steinzellen, das Fehlen von Stärke und das seltene Vorkommen von Korkfetzen charakterisiert.

Bestandteile. Die Rinde enthält hauptsächlich einen Bitterstoff, der mit dem des Lignum Quassiae nahe verwandt ist. Sie schmeckt deshalb bitter. Außerdem ist ein ätherisches Öl mit benzoeartigem Geruch darin enthalten.

Geschichte und Anwendung. Die Droge wird in Mittelamerika als Mittel gegen Ruhr sehr viel verwendet, ist auch in Europa schon lange im Gebrauch.

Familie **Burseraceae.**

Alle Burseraceen führen in ihrer Rinde schizolysigene Harzgänge.

Myrrha. Gummiresina Myrrha.
Myrrhe.

Abstammung. Die Droge ist das Gummiharz mehrerer Commiphora-Arten, hauptsächlich von Commiphora molmol *Engler*, kleiner, im südlichen und südwestlichen Arabien, sowie im nordöstlichen Afrika heimischer Bäumchen, welche freiwillig oder aus Einschnitten in die Rinde einen milchigtrüben, gelblichen, an der Luft eintrocknenden Harzsaft hervortreten lassen. Aus ihren Produktionsländern gelangt die Myrrhe nach Aden und von dort oder erst auf dem Umwege über Bombay in den europäischen Handel.

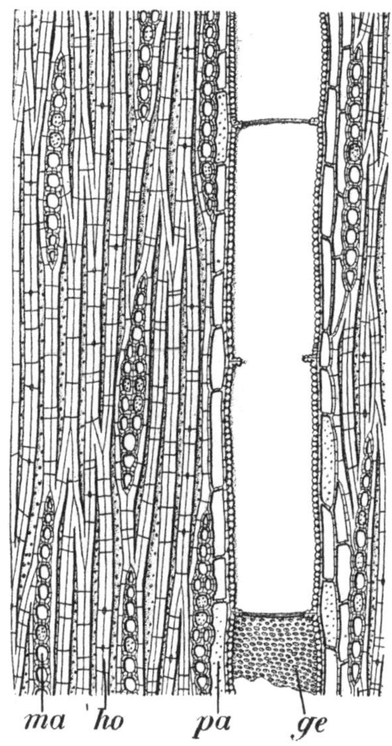

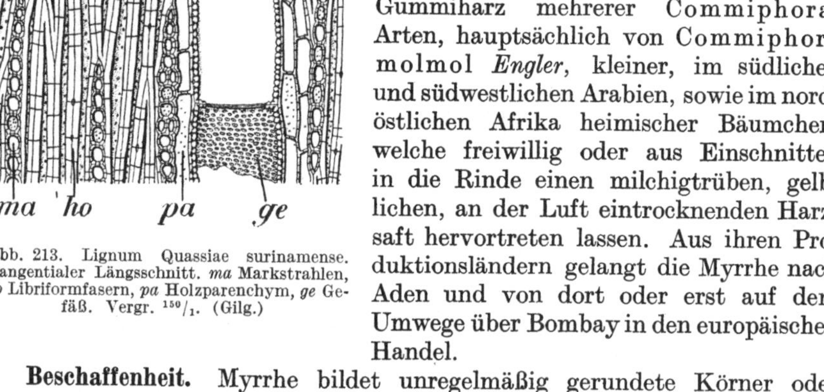

Abb. 213. Lignum Quassiae surinamense. Tangentialer Längsschnitt. *ma* Markstrahlen, *ho* Libriformfasern, *pa* Holzparenchym, *ge* Gefäß. Vergr. ¹⁵⁰/₁. (Gilg.)

Beschaffenheit. Myrrhe bildet unregelmäßig gerundete Körner oder löcherige Klumpen, meist von Nußgröße und darüber (bis Faustgröße), deren rauhe Oberfläche meist gelblich oder rötlichbraun, fettglänzend erscheint und graubraun bis gelbbräunlich bestäubt ist. Auf dem Bruche sind die Stücke glänzend und entweder gleichmäßig rötlichbraun bis Bernsteingelb oder weißlichgefleckt bzw. mit weißlichen Tränen durchsetzt. Der Bruch ist großmuschelig; dünne Splitter sind durchscheinend.

Myrrhe besitzt einen eigentümlichen aromatischen Geruch, haftet beim Kauen an den Zähnen an und schmeckt aromatisch bitter, zugleich kratzend. Beim Verreiben mit Wasser gibt sie eine gelbe Emulsion. Schüttelt man 1 g gepulverte Myrrhe mit 3 ccm Äther, filtriert die Flüssigkeit ab und läßt zu dem gelben Verdunstungsrückstande des Filtrats Bromdämpfe oder die Dämpfe der rauchenden Salpetersäure treten, so färbt er sich rotviolett. Trägt man in einen Tropfen 80 proz. Schwefelsäure einige Splitterchen der Myrrhe und einen Vanillinkristall ein, so färbt sich die Säure rot; beim

Verdünnen mit Wasser verschwindet die einmal entstandene Rotfärbung nicht.

Bestandteile. Myrrhe enthält 40—67% Gummi, 2—6% ätherisches Öl, 27—35% Harz und einen Bitterstoff.

Prüfung. Der nach dem vollkommenen Ausziehen von 3 g Myrrhe mit siedendem Weingeist hinterbleibende Rückstand soll nach dem Trocknen nicht mehr als 2 g wiegen. Er muß sich in Wasser zu einem trüben Schleim lösen, d. h. es sollen nicht direkt unlösliche Klümpchen zurückbleiben. Filtrierbar ist der entstehende Schleim nicht.

Eine Prüfung ist nötig, weil sich zwischen natureller Handelsware oft Beimischungen von Klumpen verschiedener wertloser Gummisorten bzw. Gummiharze unbestimmter Herkunft finden, die natürlich in Alkohol nicht löslich sind.

Der Aschegehalt der Myrrhe darf 7% nicht übersteigen.

Geschichte. Schon bei den alten Ägyptern diente Myrrhe als Heilmittel, wurde aber in erster Linie (ähnlich wie Weihrauch) bei Gottesdiensten als Räucherwerk und zum Einbalsamieren der Leichen verwendet.

Anwendung. Myrrhe findet hauptsächlich als Tinct. Myrrhae zur Zahn- und Mundpflege Anwendung, zuweilen auch zum Verschluß von Wunden und neuerdings auch in Salben und Cremes.

Olibanum. Gummiresina Olibanum. Weihrauch.

Weihrauch ist der eingetrocknete Gummiharzsaft mehrerer im südlichen Arabien und im Somalilande (im nordöstlichen Afrika) heimischen Boswellia-Arten, besonders von B. Carteri *Birdwood* und B. bhaudajiana *Birdwood*. Zur Gewinnung wird die Stammrinde angeschnitten und das ausgetretene und rasch erhärtete Gummiharz nach einiger Zeit von den Bäumen losgelöst; es gelangt über Bombay oder Suez als Ausfuhrhäfen in den Handel. Weihrauch bildet rundliche bis tränenförmige, gelblich-weiße bis rötlichgelbe, bestäubte, leicht zerbrechliche und auf dem Bruche wachs-artige, beim Kauen erweichende Körner, welche in Weingeist nicht völlig löslich sind. Die Droge enthält ätherisches Öl, Harz, Gummi und einen Bitterstoff.

Elemi. Resina Elemi. Elemi.

Abstammung. Eine Gruppe von Harzen, die zweifellos von Arten verschiedener Gattungen der Burseraceae abstammen; das wichtigste dieser Produkte ist das Manila-Elemi, welches von Canarium luzonicum *A. Gray*, einem auf den Philippinen heimischen Baume gewonnen wird, indem man tiefe Wunden am Stamme anbringt und den austretenden Balsam sammelt. Dieser entsteht in infolge des Wundreizes im Holz neu gebildeten, schizolysigenen Balsamgängen und stellt das weiche Manila-Elemi dar. Das harte Manila-Elemi ist das abgekratzte, an den Wundrändern erstarrte Sekret des Baumes. Andere Elemi-Sorten werden von verwandten Arten oder von Arten der Gattung Protium in Asien, Afrika oder Amerika gewonnen.

Beschaffenheit. Weiches Manila-Elemi ist eine salbenartige, zähe Masse von charakteristischem Fettglanz und grünlichweißer Farbe, häufig mit Pflanzenteilchen vermischt.

Hartes Manila-Elemi bildet unregelmäßige, große, wachsglänzende Klumpen oder Ballen von hell- bis dunkelgelber Farbe; diese sind durchscheinend, spröde, aber leicht zwischen den Fingern erweichend und dann klebend.

Beide Sorten riechen lieblich aromatisch und schmecken gewürzig und bitter.

Bestandteile. Beide Sorten sind im wesentlichen chemisch identisch, das harte Elemi enthält nur viel weniger (7%) ätherisches Öl als das weiche (bis 30%). Sie enthalten das in feinen Kristallen in der Masse ausgeschiedene Amyrin, die Manelemisäure und das Harz Maneleresen, sowie den Bitterstoff Bryoidin.

Anwendung und Geschichte. Elemi wurde schon im Mittelalter als Wundmittel gebraucht und spielt auch jetzt noch, besonders als Grundlage für Salben und Pflaster eine wichtige Rolle.

Familie **Polygalaceae.**

Radix Senegae. Senegawurzel.

Abstammung. Senegawurzel stammt von der in Nordamerika heimischen Polygala senega *L.* und deren Varietäten. Die Droge wird von wildwachsenden Pflanzen im Herbste gesammelt, und zwar in den west- und nordwestlichen Staaten Lowa, Nebraska, Dakota. Aus Wiskonsin und Minnesota kommen die einer bestimmten Varietät entstammenden größeren Wurzeln, welche früher als „weiße Senega" bezeichnet wurden, in den Handel.

Beschaffenheit. Die Droge (Abb. 214) besteht aus dem knorrigen, oben mit Stengelresten und rötlichen Blattschuppen versehenen Rhizom samt der oben geringelten, höchstens 1,5 cm dicken, gelblichen Hauptwurzel und ihren meist zahlreichen, bis 20 cm langen, einfachen Verzweigungen. Die Wurzeln sind meist mehr oder weniger zickzackförmig gebogen; die konkave Seite der Biegungen trägt meistens einen scharfen Kiel, während die konvexe Seite wulstige Querringel zeigt; der Kiel läuft auf diese Weise oft spiralförmig um die Wurzeläste herum (Abb. 214*b*), besonders wenn viele Biegungen aufeinanderfolgen.

Der Querbruch der Wurzel ist kurzsplitterig im Holzkörper, in der Rinde hornartig, glatt. Auf dem Querschnitt (Abb. 215) zeigt sich unter der dünnen Korkschicht die hellbräunliche Rinde, welche einen rundlichen, marklosen, weißen, durch schmale Markstrahlen radial gezeich-

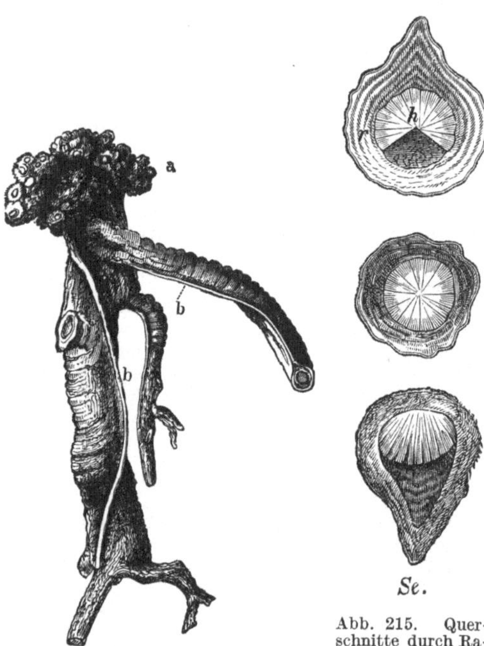

Abb. 214. Radix Senegae. *a* Wurzelkopf, *b* der Kiel der Wurzeln.

Abb. 215. Querschnitte durch Radix Senegae. *r* Rinde, *h* Holzkörper.

neten Holzkörper einschließt. An Stellen, wo die Wurzel gekielt ist, ist der Holzkörper von durchaus unregelmäßiger Gestalt und meist dem Kiel gegenüber durch Parenchym ersetzt, während auf der Seite der Kielbildung der Rindenteil stärker entwickelt und deutlich radial gestreift ist (siehe auch Abb. 216). Reißt man an der aufgeweichten Wurzel die Rinde vom Holzkörper ab, so zeigt sich letzterer an zahlreichen Stellen eingerissen und ausgehöhlt. Stärke enthalten die Elemente der Wurzel, wie man sich durch Betupfen mit Jodlösung überzeugen kann, nicht.

Senegawurzel riecht schwach, unangenehm, eigenartig, und schmeckt kratzend.

Ein wässeriger Auszug schäumt beim Schütteln stark.

Anatomie (vgl. Abb. 216 und 217). Die oben geschilderten, auffallenden

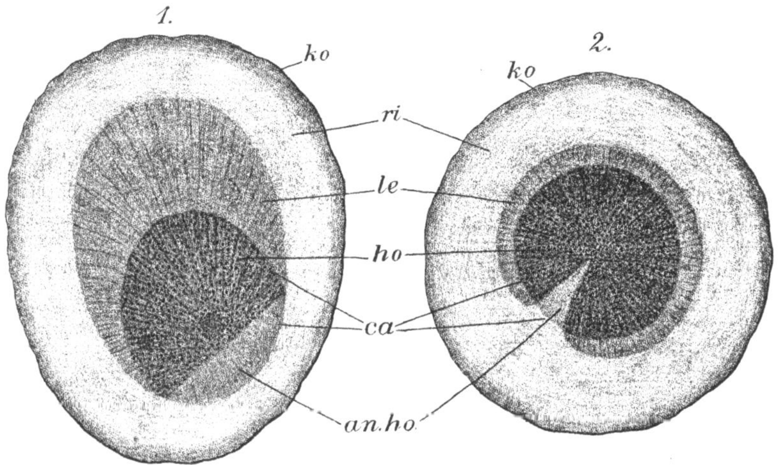

Abb. 216. Radix Senegae, Querschnitt. Zwei verschiedene Stadien des anormalen Dickenwachstums *ko* Kork, *ri* primäre Rinde, *le* Siebteil, *ho* Holzkörper, *ca* Kambium, *an. ho* anormaler Holzkörperteil. Vergr. $^{10}/_1$. (Gilg.)

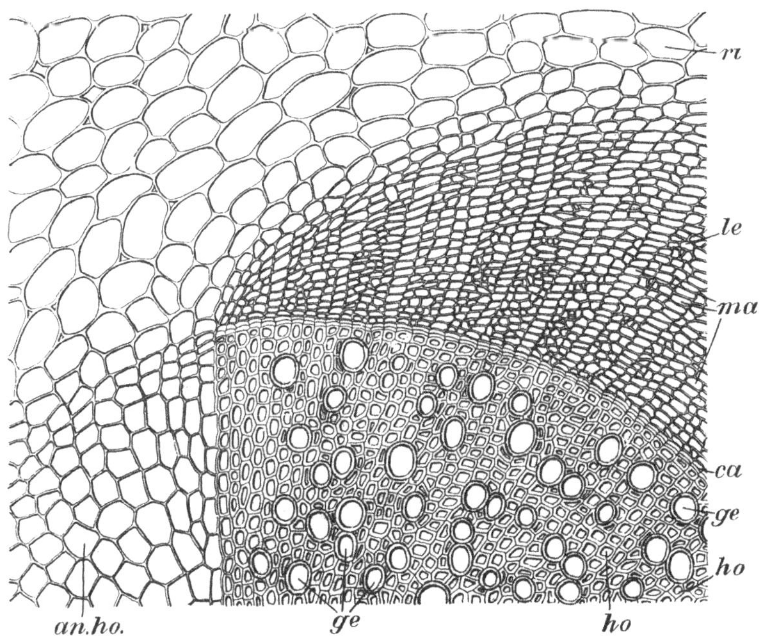

Abb. 217. Radix Senegae, Querschnitt durch das Grenzgebiet zwischen normalem und anormalem Holzkörper. *ri* Primäre Rinde, *le* Siebteil, *ma* Markstrahlen, *ca* Kambium, *ge* Gefäße, *ho* Tracheiden, *an. ho* anormaler (aus Parenchym bestehender) Holzkörper. Vergr. ca. $^{150}/_1$. (Gilg.)

Verhältnisse kommen in der Weise zustande, daß das Kambium auf der Kielseite nach innen regelmäßig Holzgewebe, nach außen anormal viel

Siebparenchym erzeugt (wovon der Kiel entsteht), während auf der anderen Seite das Kambium nach außen und innen Parenchym bildet (nach außen allerdings nur in geringen Mengen!), weshalb der Holzkörper hier zurückbleibt, abgeflacht erscheint oder oft tiefe Rillen zeigt. — Die von Kork- und oft auch von Borkengewebe umgebene äußere Rinde besteht aus dünnwandigem, großzelligem Parenchym, die kleinzelligeren inneren Rindenschichten werden von 1—2, selten bis 3 Zellagen breiten Markstrahlen (*ma*) durchzogen und lassen in den Rindensträngen zahlreiche, winzige Siebteile (*le*) erkennen. Der Holzkörper besteht überwiegend aus kurzgliedrigen Hoftüpfelgefäßen (*ge*) mit einfacher Perforation der Querwände und dickwandigen, mit Hoftüpfeln versehenen Tracheiden (*ho*), nur spärlich sind dünnwandige Fasern und Parenchym mit Spaltentüpfeln vorhanden.

Kristalle und Stärke fehlen vollständig. Dafür enthalten die Parenchymzellen spärlich fettes Öl im Plasma.

Merkmale des Pulvers. Für das Pulver sind bezeichnend: große Massen von stärkefreien, von ölreichem Plasma erfüllten Parenchymzellen mit kräftiger Wandung; sehr reichliche Tracheiden, meist in Bruchstücken, mit ziemlich starker Wandverdickung und behöften Tüpfeln; Gefäßbruchstücke mit breitovalen behöften Tüpfeln oder auch Stücke von Netzgefäßen; Fetzen von Kork und Borke, von gelblicher bis schwarzbrauner Farbe. — Besonders charakteristisch für das Pulver ist das Fehlen von Stärke, Kristallen, dickwandigen Bastfasern und Steinzellen, sowie das spärliche Auftreten von dünnwandigen Stücken verholzter faserartiger und parenchymatischer Elemente.

Bestandteile. Als wirksame Bestandteile enthält die Senegawurzel Saponin. Ferner sind darin enthalten 6% fettes Öl, Salizylsäuremethylester und Baldriansäuremethylester.

Prüfung. Als Verwechselungen, Verunreinigungen oder Fälschungen der Senega sind bisher beobachtet worden die Wurzeln von Panax quinquefolius *L.*, Cypripedilum pubescens *Willd.* und parviflorum *Salisb.*, Chlorocodon Whitei *Hook. fil.*, Ruscus aculeatus *L.*, Vincetoxicum officinale, Triosteum perfoliatum *L.*, Aristolochia serpentaria *L.*, Hydrastis canadensis, Jonidium ipecacuanha und einiger anderer Polygala-Arten. Die meisten dieser Wurzeln weichen in der Gestalt oder Farbe von Senegawurzel völlig ab und können daher in der Ganzdroge nicht übersehen werden. Durch Stärkegehalt nachweisbar sind Panax, Cypripedilum, Vincetoxicum, Triosteum, Aristolochia, Hydrastis und Jonidium, d. h. die Mehrzahl der falschen Wurzeln, und zwar erfolgt der Nachweis im Pulver im Glyzerinjodpräparat. Für die zur Herstellung des Decoct. Senegae beliebte Schnittform empfehlen wir, eine kleine Durchschnittsprobe in einer Porzellanschale mit verdünnter Lugolscher Lösung zu übergießen, nach kurzer Zeit die Lösung durch Wasser zu ersetzen und unter den Drogenstückchen nach schwarz gewordenen Stückchen zu suchen. Ruscus-Wurzeln bringen Oxalatraphiden, ziemlich dickwandige Fasern und die sehr eigenartigen, dickwandigen Parenchymzellen ihrer Rinde in das Pulver, ihr Nachweis als Beimengung geschnittener Ware ist unbequem. Oxalatraphiden enthält übrigens auch Cypripedilum, Oxalatdrusen enthalten Panax, Vincetoxicum, Triosteum und Jonidium. Die Wurzeln anderer Polygala-Arten sind nicht oder schwer nachweisbar. Für das Pulver kann man daher nur die Forderung aufstellen, daß es Stärke, Oxalatkristalle, dickwandige Fasern und Steinzellen nicht enthalten darf.

Der Aschegehalt des Pulvers darf höchstens 5% betragen.

Gehaltsbestimmung. Da eine exakte Methode zur Saponinbestimmung bisher noch fehlt, muß man sich für die Wertbestimmung der Droge mit der (vom Arzneibuch nicht verlangten) Ermittelung ihres Grammblutwertes begnügen (s. Einleitung). Der dazu notwendige Drogenauszug wird durch zweimalige, jedesmal zwölfstündige Extraktion von 0,5 g gepulverter Senegawurzel mit je 40 g Wasser, Nachwaschen des Filters, Lösen von 0,9 g Kochsalz im Filtrat und Auffüllen auf 100 ccm hergestellt. Gehaltreiche Sorten haben einen Grammblutwert von mindestens 1000.

Geschichte. Die Droge wurde von den nordamerikanischen Indianern als Mittel gegen Schlangenbiß gebraucht und kam anfangs des 18. Jahrhunderts nach Europa.

Anwendung. Sie findet als Hustenmittel, namentlich in Dekokten, Anwendung.

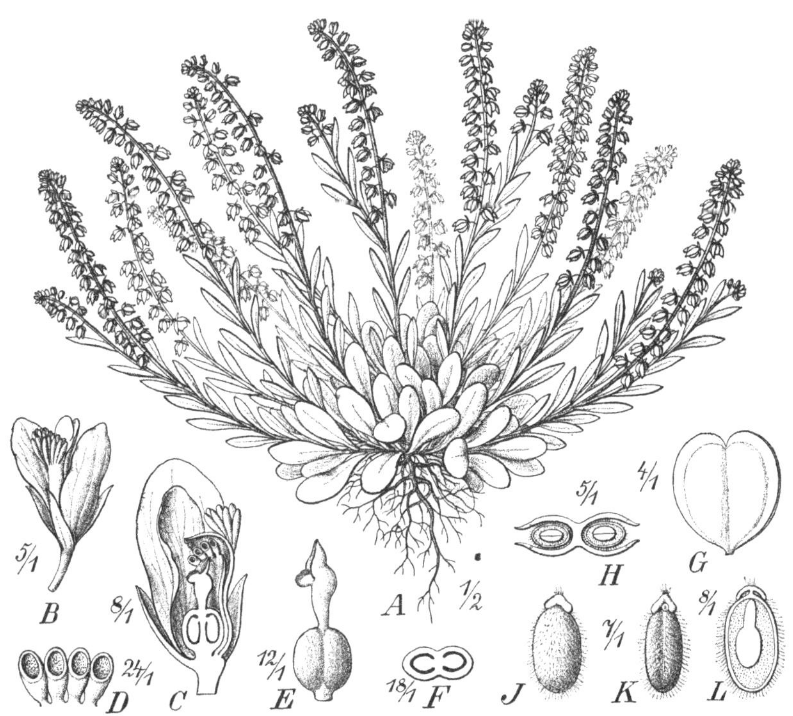

Abb. 218. Polygala amara. *A* Habitus (¹/₂), *B* ganze Blüte (⁶/₁), *C* diese im Längsschnitt (⁸/₁), *D* Staubbeutel von innen gesehen (²⁴/₁), *E* Fruchtknoten mit Griffel und Narbe (¹²/₁), *F* Querschnitt durch den Fruchtknoten(¹⁴/₁), *G* Frucht ohne die Blütenhülle (⁴/₁), *H* diese quer durchschnitten (⁵/₁), *J. K* Samen von der Seite und von vorn gesehen (⁷/₁), *L* derselbe im Längsschnitt (⁸/₁). (Gilg.)

Herba Polygalae. Kreuzblumenkraut.

Abstammung und Beschaffenheit. Kreuzblumenkraut (Abb. 218) ist die zur Blütezeit gesammelte auf Hügeln in Deutschland stellenweise einheimische ganze Pflanze Polygala amara *L.* Die dünne, ästige, hellbraune Wurzel treibt mehrere einfache, bis 10 cm hohe, beblätterte, mit einer Blütentraube endende Stengel. Die unteren Blätter sind rosettenförmig gehäuft, spatelförmig oder verkehrt eiförmig und stets weit größer als die wechselständigen, lanzettlichen oder keilförmig-länglichen Stengelblätter. Alle Blätter ganzrandig, wie die Stengel meist flaumhaarig. Die kleinen blauen oder weißen, zygomorphen Blüten der Blütentraube sind mit 3 äußeren, kleinen, grünen und 2 eigentümlichen, flügelförmigen, blumenblattartigen inneren Kelchblättern versehen, deren Seitennerven nicht netzig verbunden sind. Die drei- bis fünfblättrige Blumenkrone hat ein vorderes, helmartiges mit zerschlitztem Anhängsel versehenes, mit den anderen Kronenblättern seitlich verwachsenes Blatt (Kiel). Staubgefäße 8, verwachsen, Fruchtknoten aus 2 Karpellen mit je einer Samenanlage.

Anatomie. Spaltöffnungen in beiden Blattepidermen. Mesophyll mit 3 Palisadenschichten und einem Schwammgewebe, dessen unterste Schichten dicht sind. Haare: einzellige, dickwandige, unten flaschenartig bauchige Deckhaare.

Bestandteile. Der stark bittere Geschmack der ganzen Pflanze rührt von dem Bitterstoff Polygamarin her; daneben sind ätherisches Öl und Saponin darin enthalten. Es ist ein Volksheilmittel gegen Lungenleiden und Magenbeschwerden.

Prüfung. Es gibt nicht oder wenig bitter schmeckende Varietäten. Diese sind zu verwerfen. Polygala vulgaris und andere Arten (auch nicht bitter) sind durch die am Rande netzigen Aderverbindungen an den korollinischen Kelchblättern ausgezeichnet. Neuerdings ist diese Fälschung vielfach aufgetreten.

Familie **Euphorbiaceae.**

Sehr zahlreiche Arten dieser Familie sind durch den Gehalt an Milchröhren ausgezeichnet. Die mit reichlichem Nährgewebe versehenen Samen enthalten meist in großen Mengen fettes Öl und Aleuronkörner.

Cortex Cascarillae.
Kaskarille.

Abstammung. Kaskarille stammt von Croton eluteria (*L.*) *Bennet*, einem Strauch, welcher in Westindien, und zwar nur auf den Bahamainseln Eleuthera, Andros und Long vorkommt. Die Droge gelangt hauptsächlich von der westindischen Insel New Providence aus in den Handel.

Beschaffenheit. Sie bildet sehr unregelmäßige, rinnen- oder röhrenförmige, harte und ziemlich schwere Stücke, höchstens 10 cm lang, von ca. 1 cm, höchstens 1,5 cm Röhrendurchmesser und 0,5—2 mm dick. Die weißliche oder hellgraue, mit rißartigen, querstehenden Lentizellen besetzte und unregelmäßige Längsrisse zeigende Korkschicht blättert leicht ab und ist auf den Stücken meist nur teilweise vorhanden; an den

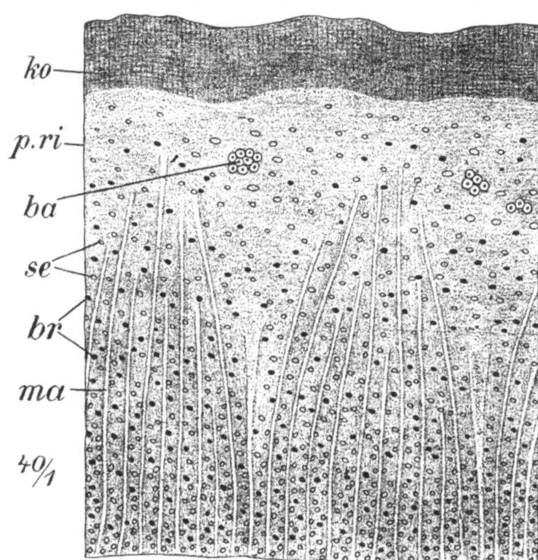

Abb. 219. Cortex Cascarillae, Lupenbild. *ko* Kork, *p.ri* primäre Rinde, *ba* Bastfaserbündel, *se* Sekretzellen, *br* mit einer harzartigen, braunen Masse erfüllte Zellen, *ma* Markstrahlen. (Gilg.)

davon entblößten Stellen ist die Außenseite der Rinde den Vertiefungen der Korkschicht entsprechend längsstreifig und querrissig, von graugelblicher bis brauner Farbe. Die Innenfläche ist graubraun und gleichmäßig feinkörnig. Häufig hängen den Rindenstücken noch Holzsplitter an, auch kommen ganze Zweigstücke vor, da die z. T. recht dünnen Zweige sich nur in ziemlich mühsamer Arbeit vollständig in Rinde und Holz zerlegen lassen. Der Bruch der Rinde ist glatt und hornartig, ölglänzend. Auf ebenen Querschnitten erkennt man die Korkschicht als eine scharf begrenzte (helle) Linie

(Abb. 219 *ko*), darunter die braune Außenrinde (*p.ri*) zwischen den nach außen stark verbreiterten Markstrahlen, keilförmig von innen nach außen hin zugespitzten, dunkleren Rindensträngen der Innenrinde. Die Droge hat einen schwachen, beim Erwärmen oder Anzünden stärker hervortretenden, aromatischen Geruch und schmeckt bitter und gewürzhaft.

Anatomie. (Vgl. Abb. 220 u. 221). Der Kork (*ko*) zeigt einen sehr eigenartigen Bau: Die Korkzellen sind mit stark verdickten und geschichteten Außenwänden versehen, während die Innenwände dünn sind und mit zahlreichen, dicht aneinandergedrängten, winzigen Kalziumoxalatkristallen (*krs*) besetzt erscheinen; auf diese wird die weiße Färbung der Korkschicht zurückgeführt. Hier und da kommt bei stärkeren Rindenstücken Borkenbildung vor. Das unter dem Korke liegende Gewebe ist ein aus dem Phellogen (*phell*) hervorgegangenes Phelloderm, dünnwandiges Parenchym, dessen Zellen Stärke oder ein farbloses Sekret (*oe*, Öl) oder aber Kalziumoxalat in Form von Einzelkristallen oder Drusen (*kr*) enthalten. Die primäre Rinde unterscheidet sich von dem Phelloderm fast nur dadurch, daß ihre Zellen nicht wie bei jenem in radialen Reihen liegen; sie führen also auch Stärke (*stä*), Sekret und Kalziumoxalat. In der primären Rinde finden sich jedoch auch vereinzelte, wenigbis vielgliedrige Bündel von langen Bastfasern (*ba*), in deren Nähe stets einige kurze, ungegliederte, einen dunkelbraunen bis schwarzen Inhalt führende Milchröhren (*mi*) anzutreffen sind. Die sekundäre Rinde bildet ein Gewirr winziger, mehrfarbiger Zellen: Die meisten sind Parenchymzellen; sie sind zum größten Teil mit Stärke erfüllt, andere führen Oxalatkristalle (Drusen und Einzelkristalle, *kr*), wieder andere sind mit einem farblosen, stark lichtbrechenden Ölsekret (*se*) versehen, zahlreiche endlich führen eine braune harzartige Masse (*br*). Zwischen die parenchymatischen Elemente sind ganz vereinzelt stehende Bastfasern (*ba*) spärlich eingestreut. Charakteri-

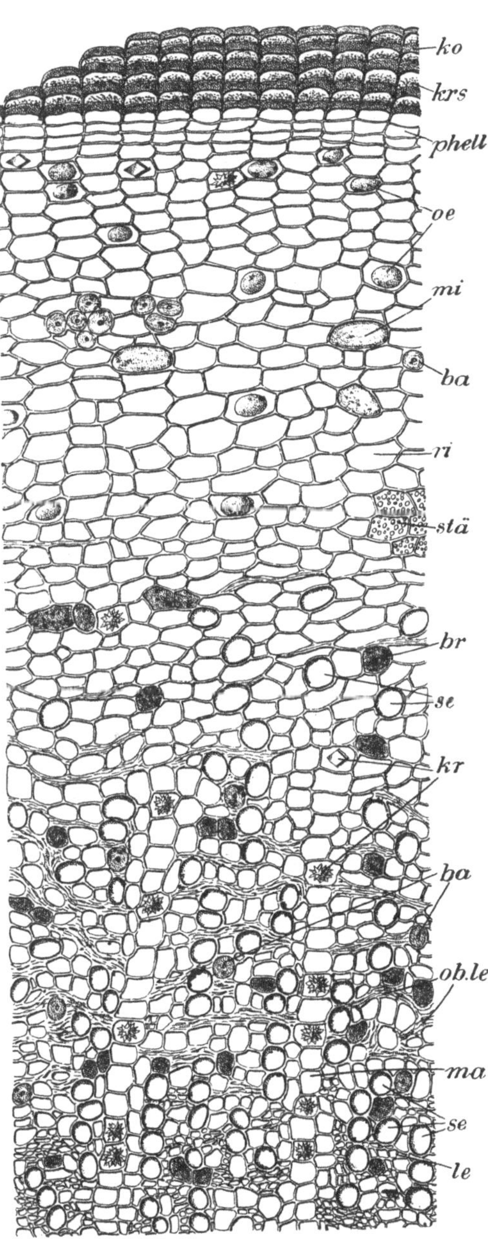

Abb. 220. Cortex Cascarillae, Querschnitt. *ko* Kork, *krs* winzige Kalziumoxalatkristalle in den Korkzellen, *phell* Phellogen, *oe* Ölzellen, *mi* Milchsaftschläuche, *ba* Bastfasern, *ri* primäre Rinde, *stä* der Stärkeinhalt einiger Parenchymzellen gezeichnet, *br* mit braunen, harzartigen Massen erfüllte Zellen, *se* Sekretzellen, *kr* Kristalle (Einzelkristalle und Drusen), *ba* Bastfasern, *ob. le* obliteriertes Siebgewebe, *ma* Markstrahlen, *le* funktionsfähiges Siebgewebe, Vergr. $^{150}/_1$. (Gilg.)

stisch für die sekundäre Rinde ist auch, daß die fast stets einreihigen, Drusen führenden Markstrahlen (*ma*) sehr zahlreich sind, sehr dicht stehen, so daß die Rindenstränge nur ganz schmale Streifen bilden. Die Siebelemente (*le*) sind in den äußeren Partien stets obliteriert (*o. le*) in der Nähe des Kambiums auf Längsschnitten an ihren schräg gestellten Siebplatten erkennbar. Milchsaftschläuche fehlen in der sekundären Rinde.

Die Stärkekörner sind sehr klein, allermeist Einzelkörner, selten zu zweien zusammengesetzt. Sie füllen niemals die Zellen vollständig aus.

Merkmale des Pulvers. Das Pulver ist von graubrauner, sehr charakteristischer Farbe. Besonders fallen von Elementen auf: vereinzelte Bastfasern, Sekretzellen mit rotbraunem Inhalt oder deren Trümmer, Korkfetzen oder deren Trümmer, besonders

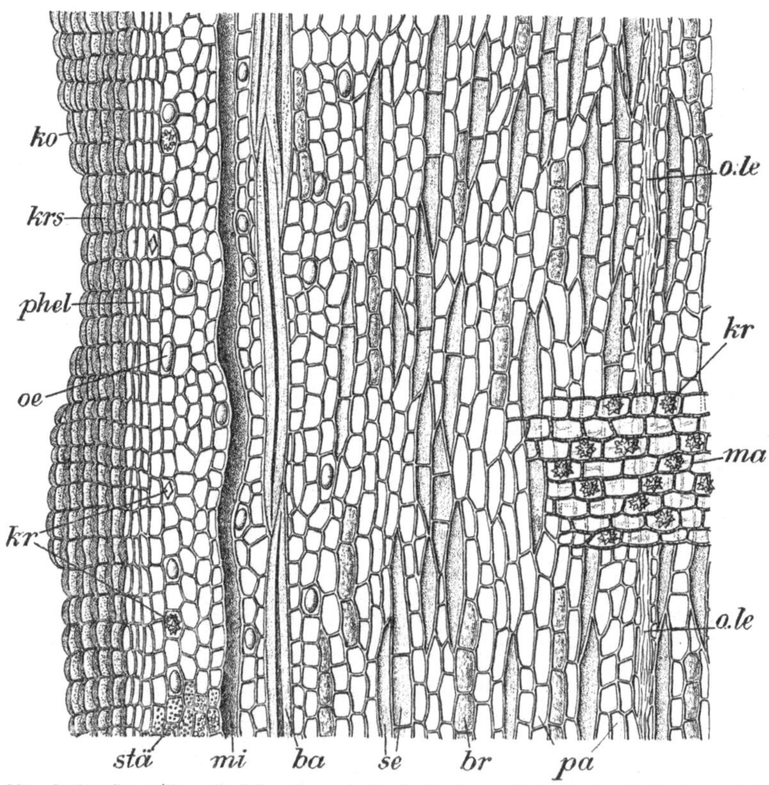

Abb. 221. Cortex Cascarillae. Radialer Längsschnitt. *ko* Kork, *krs* Kristalle der Korkzellen, *phell* Phellogen, *oe* isodiametrische Ölzellen, *kr* Kristalle (Einzelkristalle und Drusen) der primären Rinde, *stä* einige Zellen der primären Rinde mit ihrem Stärkeinhalt gezeichnet, *mi* Milchsaftschlauch, *ba* Bastfasern, *se* Sekretschläuche, *br* mit braunem Inhalt erfüllte Zellen, *pa* Parenchym der sekundären Rinde, *o.le* obliteriertes (zusammengedrücktes) Siebgewebe, *ma* Markstrahl mit Kristalldrusen (*kr*). Vergr. $^{150}/_1$. (Gilg.)

deren stark verdickte Außenwand. Außer diesen sind reichlich Parenchymfetzen mit Stärke oder freiliegende Stärke im Pulver vertreten.

Bestandteile. Kaskarille enthält einen Bitterstoff, Cascarillin genannt, ätherisches Öl (1—3%), Harz. (15%), Stärke, Gerbstoff, Farbstoff und nicht mehr als 12% Mineralbestandteile.

Prüfung. Kaskarille soll mit der Rinde von Croton niveus *Jacquin*, die viel stärkere und längere Stücke bildet, und mit der von C. lucidus *L.* verwechselt worden sein; beide Rinden sind neuerdings nicht mehr im Handel aufgetreten. Beide Rinden führen große Steinzellnester und wären durch diese auch im Pulver der Kaskarille nachweisbar.

Geschichte. Im 17. Jahrhundert kam die Kaskarille als Ersatz oder Verfälschung der Chinarinde in den europäischen Handel, wurde aber bald als von jener verschieden erkannt und dem Arzneischatz allmählich einverleibt.

Anwendung. Kaskarille dient als Verdauung beförderndes Mittel, sowohl in Dekokten, als auch in Form von Extr. Cascarillae und Tinct. Cascarillae.

Semen Tiglii oder Semen Crotonis. Purgierkroton. Purgierkörner.

Purgierkörner sind die Samen von Croton tiglium *L.* (= Tiglium officinale *Klotzsch*). Die Pflanze, ein bis 6 m hoher Strauch oder kleiner Baum mit langgestielten, eilänglichen, kerbig gesägten Blättern und gipfelständigen Blütentrauben, ist einheimisch in Ostindien, auf Ceylon und den Molukken und wird im ganzen indisch-malayischen Gebiet kultiviert. Die Samen sind stumpfeiförmig, 8—12 mm lang, 7—9 mm breit, von brauner oder gelbbrauner, ungefleckter, oft mehr oder weniger stark bestäubter Samenschale umgeben. Innerhalb des leicht in 2 plankonvexe Teile zerfallenden Endosperms liegt der geradläufige, sehr flache Keimling; die Endospermzellen enthalten Öl und große Aleuronkörner mit Globoid und Kristalloid. Der Geschmack der Droge ist erst milde ölig, bald aber kräftig kratzend. Die Samen und ihr Öl (Oleum Crotonis, Krotonöl) sind drastische Abführmittel.

Kamala. Glandulae Rottlerae. Kamála.

Abstammung. Kamala besteht hauptsächlich aus den den Früchten von Mallotus philippinensis *Mueller Arg.* ansitzenden Drüsenhaaren. Sie werden nicht im ganzen Verbreitungsgebiet des Baumes (tropisches Asien, nordöstliches Australien), sondern nur in Vorderindien in der Art gewonnen, daß man die geernteten Früchte des Baumes in Körben kräftig schüttelt, wobei sich die Drüsenhaare samt den ebenfalls auf den Früchten sitzenden Büschelhaaren abreiben und auf untergelegten Tüchern sammeln. Um die Reibung zu erhöhen, wird bei diesem Vorgang allem Anscheine nach Sand, Schmirgel und Bolus auf die in den Körben befindlichen Früchte geschüttet, welche Verunreinigungen sich aus der Droge durch Absieben dann nur schwierig wieder entfernen lassen. Da die Droge in Indien meist nur zum Färben Anwendung findet, so wird auf das Wiederentfernen bzw. auch auf das Fernhalten dieser Verunreinigungen im Ursprungslande wenig Wert gelegt, und es sind Handelssorten mit über 80% solcher Verunreinigungen nach Europa gelangt. Die zu pharmazeutischem Zwecke zu verwendende Droge muß jedoch soweit als irgend möglich, teilweise unter großen Schwierigkeiten, durch Absieben (weniger vorteilhaft durch Schlämmen) wieder davon befreit werden. Neuerdings geschieht die Ernte der Kamala jedenfalls sorgfältiger und offenbar ohne Zusatz von „Reibemitteln", und manche Autoren sind der Ansicht, daß überhaupt bei der Gewinnung keine mineralischen Zusätze gemacht werden, sondern daß diese eine nachträgliche Fälschung darstellen. Wie dem auch sei, die naturelle Ware enthält immer mehr Asche, als der Droge allein eigentümlich ist, was Tschirch u. a. auch auf den atmosphärischen Staub zurückführt, der an den Drüsenhaaren leicht hängen bleibt.

Beschaffenheit. Die Droge erscheint als leichtes und weiches, nicht klebendes Pulver von braunroter, mit Grau gemischter Farbe, ohne Geruch und Geschmack. Die Kamaladrüsen tragen nur selten noch die Stielzelle, durch welche sie den Früchten ansaßen. Sie haben 40—110 μ Durchmesser und bestehen, wie sich unter dem Mikroskop in einem mit verdünnter Kalilauge (1 + 2) hergestellten Präparate leicht erkennen läßt, aus 20—60 von der Stielzelle strahlig ausgehenden, kopfförmig vereinigten Zellen von keulenähnlicher Gestalt. Aus ihnen ist ein rotes, harziges Sekret ausgetreten, welches die die Drüsenzellen umhüllende Kutikula blasig aufgetrieben hat (Abb. 222, *a* u. *b*). — Eine unvermeidliche Beimengung der Kamaladrüsen sind die charakteristisch gestalteten, dickwandigen, vielstrahligen, manchmal etwas verholzten Büschelhaare der Fruchtschale (*c*).

Bestandteile. Kamala enthält 80% eines Harzes, welches sich in Äther, Chloroform, Alkohol und Schwefelkohlenstoff löst. Aus dem Harze wurden die auch in Wasser löslichen Säuren Rottlerin und Isorottlerin dargestellt. Ferner ist in der Droge ein gelbroter Farbstoff enthalten. Siedendes Wasser wird von Kamala nur blaßgelblich gefärbt; Eisenchloridlösung färbt diesen Auszug braun, Alkalien dunkelrot.

Prüfung. Von Blatt- und Stengelresten, sowie von Gewebeelementen der Frucht muß Kamala durch Absieben möglichst sorgfältig befreit sein, ebenso tunlichst von mineralischen Beimengungen; solche dürfen nach dem Arzneibuche nur bis zu einem Aschegehalt von 6% im Pulver enthalten sein, da die reine Droge nur 2,5% Asche hat, eine nicht zu strenge Forderung. Außer mineralischen Beimengungen sind folgende Fälschungen bekannt geworden: Blütenpulver von Carthamus tinctorius, nachweisbar durch

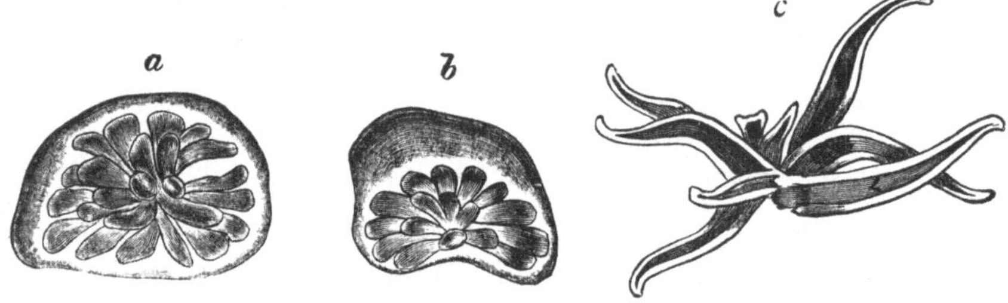

Abb. 222. Kamala, 200fach vergrößert. Drüsenhaare *a* von oben, *b* von der Seite gesehen; *c* Büschelhaar.

die dreiseitigen, warzigen Pollenkörner, Zimtpulver, nachweisbar durch Steinzellen und Fasern, rotgefärbtes Stärkemehl einer Scitaminee (Jodprobe), rotes Sandelholz, nachweisbar durch die Gefäß- und Faserbruchstücke, endlich die als Warras bezeichneten Haare von den Früchten einer Leguminose, vielleicht der Moghania rhodocarpa *Ktze.* Es sind bis 200 μ lange, ellipsoidische, rote Drüsenhaare mit vielen, in mehreren Etagen gelegenen Zellen, daneben einfache, spitze Deckhaare mit sehr kurzer Basalzelle und langer Haarzelle, eventuell noch gemischt mit stärkehaltigen Zellen des Keimlings oder Elementen der Schale des Samens derselben Pflanze.

Anwendung. Kamala dient in der Pharmazie als Bandwurmmittel.

Semen Ricini. Rizinussamen.

Sie stammen von Ricinus communis *L.*, einer Pflanze, welche sicher im tropischen Afrika heimisch ist und jetzt in allen Tropengebieten in sehr zahlreichen Varietäten kultiviert wird. In den heißen Ländern wird Ricinus communis zu einem bis über 10 m hohen Baumstrauch; die Pflanze gedeiht aber auch noch in unsern Klimaten, hier aber nur als einjährige, krautige Staude. Die Samen wechseln, je nach den Varietäten, ganz außerordentlich in Größe und Färbung, dagegen nur wenig in der Gestalt; sie sind mehr oder weniger flachgedrückt, länglich bis oval, 8—22 mm lang, 5—12 mm breit und 4—8 mm dick. Die Samenschale ist in der verschiedensten Weise bunt gefleckt und trägt an ihrem oberen Ende eine sog. Caruncula, d. h. eine weiße, fleischige oder wachsartige Wucherung, die als eine Art von Arillus angesehen werden kann; sie ist an den Samen des Handels manchmal (durch die Reibung der Samen) abgestoßen oder nur in Bruchstücken erhalten. Die Samenschale ist brüchig, aber außerordentlich hart; auf der Bauchseite des Samens läßt sich als Mittellinie die zarte Raphe erkennen. Die Samenschale besitzt eine Epidermis mit stark und unregelmäßig verdickten Zellen, die bei Flächenbetrachtung gekröseartig aussehen. Dann folgt dünnes Parenchym, dann kurze und sehr zartwandige, dann bis zum Verschwinden des Lumens verdickte, sehr lange Palisaden. Der Embryo wird von einem reichlichen Nährgewebe umhüllt, dessen dünnwandige Zellen in einem Ölplasma zahlreiche Aleuronkörner (mit schönen Eiweißkristalloiden und Globoiden) führen. Rizinusöl (Oleum Ricini) ist zu 50—60% in den Samen enthalten. Man fand die letzteren schon in den älteren ägyptischen Gräbern; doch scheint damals das Rizinusöl nur technisch verwendet worden zu sein; seine medizinische Verwertung als Abführmittel begann wohl erst im 18. Jahrhundert. Rizinusölkuchen sind infolge des Toxalbumins Ricin giftig, können aber durch Behandlung mit Dampf entgiftet werden.

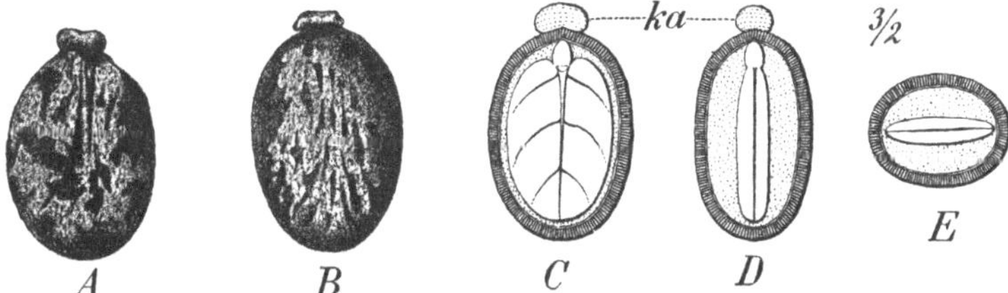

Abb. 223. Semen Ricini. *A* Samen von vorn, *B* von hinten, *C* und *D* die beiden verschiedenen Längsschnitte, *E* Querschnitt (³/₂), *ka* Caruncula.

Cautchuc. Resina elastica. Gummi elasticum. Kautschuk.

Abstammung. Kautschuk findet sich in der Form winziger, mikroskopischer Kügelchen in der Emulsion vor, welche die Milchröhren zahlreicher Pflanzen erfüllt. Diese Kautschuk liefernden Pflanzen gehören den Familien der Moraceae, Euphorbiaceae, Apocynaceae und Asclepiadaceae an; die wichtigsten derselben sollen im folgenden angeführt werden. Von Moraceae sind zu nennen: Castilloa elastica *Cerv.* (Zentral- und nördl. Südamerika) und einige Arten der Gattung Ficus, z. B. Ficus elastica *Roxb.* (indisch-malayisches Gebiet), F. Vogelii *Miq.* (trop. Westafrika; von Euphorbiaceae: zahlreiche Arten der Gattung Hevea (Parakautschuk), welche gegenwärtig zum großen Teil noch unbekannt sind (trop. Südamerika), Arten der Gattung Sapium, ebenfalls noch recht unvollkommen bekannt (trop. Südamerika), Manihot Glaziovii *Muell. Arg.* (Brasilien: Cearakautschuk); von Apocynaceae: Kickxia elastica *Preuß* (trop. Westafrika), mehrere Arten der Gattung Landolphia (trop. Ost- und Westafrika), Arten von Clitandra (trop. Westafrika), Mascarenhasia elastica *K. Sch.* (trop. Ostafrika), Hancornia speciosa *Gom.* (Brasilien: Mangabeirakautschuk), Willoughbeia firma *Bl.* und andere Arten dieser Gattung (Borneo und indisch-malayisches Gebiet); von Asclepiadaceae: Raphionacme utilis *N. E. Brown et Stapf* in West-Afrika.

Gewinnung. Die Abscheidung des Kautschuks aus dem durch Einschnitte in die Bäume gewonnenen Milchsaft, dem Latex, erfolgt in verschiedener Weise. Vielfach wird der Latex durch Zusatz von Säuren oder Fermenten zum Koagulieren gebracht, öfters gerinnt er beim Kochen, und in beiden

Fällen wird die zur Abscheidung gebrachte Masse durch Trocknung, Auskneten usw. von Wasser befreit. In wieder anderen Fällen bringt man das im Latex enthaltene Wasser zur Verdunstung, und dies geschieht entweder in primitiver und z. T. sehr eigenartiger Weise durch die Eingeborenen oder neuerdings auch in erheblichem Umfange in Fabrikanlagen, die dann einen nur mäßig eingedickten Latex nach Europa zum Versand bringen, der hier weiter verarbeitet wird. Nicht alle diese Verfahren sind für jeden Latex brauchbar, vielfach gelingt die Abscheidung des Kautschuks aus dem Milchsaft einer bestimmten Pflanze meist nur bei Befolgung einer bestimmten Methode.

Für den pharmazeutischen Gebrauch ist der aus dem Milchsaft wilder oder kultivierter Hevea-Arten, besonders H. brasiliensis (*Humboldt, Bonpland, Kunth*) *Mueller Argoviensis* gewonnene Parakautschuk vorgeschrieben, weil er sich am besten dazu eignet. Die Pflanze ist im tropischen Südamerika heimisch, wird aber jetzt auch in großen Mengen in Plantagen im ganzen indisch-malayischen Gebiet kultiviert. Die Abscheidung des Kautschuks geschieht in Südamerika in der Weise, daß in den frischgewonnenen Milchsaft ein erwärmtes spatelartiges Instrument eingeführt wird. An diesem bleibt etwas Milchsaft kleben, der sodann über qualmendem Feuer geräuchert wird. Darauf wird dann dieser Prozeß des Eintauchens des Spatels in den Milchsaft und darauffolgender Räucherung der neu angesetzten Schicht Kautschuk so lange fortgesetzt, bis dicke Klumpen von Kautschuk entstanden sind. Diese zeigen beim Durchschneiden eine sehr deutliche Schichtung. In dieser Form ist jedoch der Kautschuk noch nicht verwendbar, er muß erst von den brenzlichen Stoffen, die er bei der Räucherung aufgenommen hat, befreit werden. Dies geschieht durch wiederholtes Auflockern und Kneten der Masse (Mastizieren) und Erwärmen derselben im Vakuum. Das Auflockern wird durch mit Stacheln besetzte, das Kneten durch glatte Walzen besorgt, durch welche der Kautschuk hindurchgezogen wird, beim Erwärmen im Vakuum verflüchtigen sich die brenzlichen Stoffe.

In den indischen Plantagen wird der Kautschuk aus dem Hevea-Latex durch Essigsäure abgeschieden und kommt dann ohne weitere Behandlung als *Crepe* oder mastiziert und evtl. geräuchert als *Sheet* in den Handel.

Neuerdings wird Hevea-Latex aber auch aus den indisch-malayischen Plantagen auch nur in eingedicktem Zustande unter dem Namen *Revertex* nach Europa versandt, es ist uns jedoch nicht bekannt, ob aus diesem Produkt ein zu pharmazeutischen Zwecken verwendbarer Kautschuk hergestellt wird.

Beschaffenheit. Im Vakuum gereinigter und gewalzter Parakautschuk bildet 1—2 mm dicke, braune, durchscheinende, sehr elastische und biegsame Platten von höckeriger Oberfläche, die in heißem Wasser noch elastischer aber nicht wesentlich weicher und nicht knetbar werden. Sie sind in Wasser und Alkohol unlöslich, lösen sich aber in Benzol, Petroleumbenzin, Chloroform und Schwefelkohlenstoff.

Bestandteile. Kautschuk enthält als wesentlichsten Bestandteil amorphe Kohlenwasserstoffe von der empirischen Formel $(C_5H_8)x$, daneben in geringer Menge harzartige Stoffe u. a.

Prüfung. 1 g Kautschuk quillt mit 6 g Petroleumbenzin zunächst stark auf, muß dann aber in einigen Stunden sich zu einer gleichmäßigen, trüben dicken Flüssigkeit lösen. Schmilzt man im Tiegel 2 g Natriumnitrat und 1 g

getrocknetes Natriumkarbonat zusammen und trägt man in die Schmelze
nach und nach 0,2 g mit der Schere in kleine Stückchen zerschnittenen
Kautschuk ein, wobei sie unter Aufflammen zerstört werden, so muß die
erkaltete Schmelze sich ohne Hinterlassung eines Rückstandes (von Blei-
karbonat, Schwerspat oder Goldschwefel) in Wasser lösen. Die Lösung darf
nach dem Übersättigen mit Salpetersäure mit Bariumnitratlösung keine
Trübung oder Fällung geben. Durch diese Prüfung soll vulkanisierter und
mit Füllmitteln versehener Kautschuk nachgewiesen werden, der zum Vulka-
nisieren benutzte Schwefel geht in der Schmelze in Natriumsulfat über. Es
fragt sich aber, ob überhaupt die Gefahr einer Verwechselung oder Verfälschung von Rohkautschuk mit vulkanisiertem oder gar mit Füllstoffen
versehenem Kautschuk besteht.

Anwendung. Gereinigter Parakautschuk wird zu Kautschukpflastern gebraucht. Nach der Vulkanisierung, die durch Einbringung von elementarem
Schwefel erfolgt, wird er je nach den Eigenschaften des erhaltenen Produktes,
die von großer Elastizität bis zu erheblicher Härte und Sprödigkeit sich ab-
stufen lassen, zu den verschiedensten Gebrauchsgegenständen (Schläuchen,
Stopfen, Hartgummiartikeln) verarbeitet.

Andere Kautschuksorten, die von den oben erwähnten anderen Kaut-
schukbäumen geliefert werden, sind je nach der bei der Abscheidung aus
dem Milchsaft befolgten Methode von fast weißer bis dunkelbrauner Farbe,
je nach der Stammpflanze mehr oder weniger harzhaltig und zufolge ihrer
chemischen Zusammensetzung mehr oder weniger haltbar und zur Verarbeitung in der Technik in verschiedenem Grade geeignet. Neuerdings
bevorzugt die Technik den Hevea-Kautschuk entschieden.

Geschichte. Die Eingeborenen des tropischen Amerika waren mit
Kautschuk schon längst bekannt, ehe im 16. Jahrhundert die Europäer
darauf aufmerksam wurden. Um die Mitte des 18. Jahrhunderts gelangte
Kautschuk zuerst nach Portugal, gegen Ende vorigen Jahrhunderts erst
nach Deutschland.

Euphorbium. Gummiresina Euphorbium. Euphorbium.

Abstammung. Das Gummiharz der in Marokko heimischen, blattlosen,
bis 2 m hohen, mit vierkantigen Zweigen versehenen, fleischig-kaktus-
artigen Euphorbia resinifera *Berg.* Es entsteht durch Eintrocknen
des Milchsaftes, welcher aus den ungegliederten Milchsaftschläuchen des
Stengels an absichtlich an den Stengelkanten gemachten Einschnitten
austritt.

Handel. Es wird im Staate Marokko, hauptsächlich im Distrikt Entifa,
einige Kilometer nordöstlich von der Stadt Marokko, gesammelt und kommt
in erster Linie über den Hafen Mogador in den Handel.

Beschaffenheit. Die Handelsware besteht aus unregelmäßigen, kleinen,
höchstens haselnußgroßen, matt hellgelben bis gelbbraunen und leicht zerreiblichen Stücken, welche manchmal noch die beim Eintrocknen ein-
geschlossenen, zweistacheligen Blattpolster, die Blütengabeln und die drei-
knöpfigen Früchtchen umschließen. Sind diese aber, wie gewöhnlich, beim
Trocknen herausgefallen, so sind ihre Abdrücke und die rundlichen Öffnungen,
an denen der Milchsaft die Stacheln umgab, zurückgeblieben. Selten sind
Stücke ohne diese Pflanzentrümmer oder ihre Spuren. Kocht man eine

kleine Menge Euphorbium mit Alkohol aus und setzt zu dem Rückstand Jodlösung, so färben sich die vereinzelten Stärkekörner, die zum Teil hantelförmige Gestalt zeigen, blau.

Euphorbium ist geruchlos und schmeckt anhaltend brennend scharf; sein Pulver bewirkt heftiges Niesen sowie Entzündung der Schleimhäute der Nase, des Mundes und der Augen.

Bestandteile. Ein amorphes Harz, der Träger des scharfen Geschmackes, ferner Euphorbon, Euphorbinsäure, Gummi, ein Bitterstoff, äpfelsaure Salze, Kautschuk und ca. 10% Mineralbestandteile.

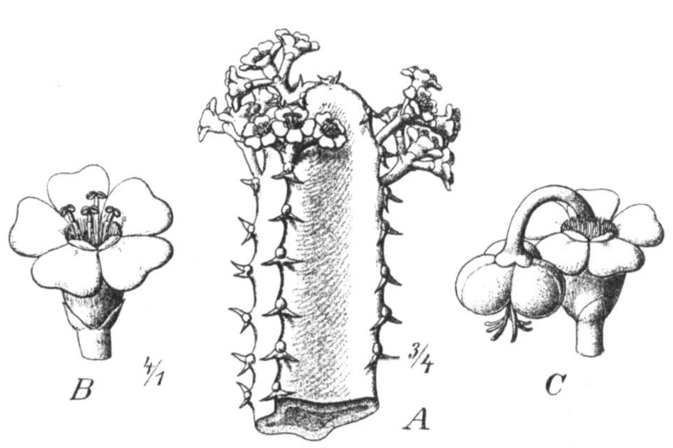

Abb. 224. Euphorbia resinifera. *A* Spitze eines blühenden Zweiges (³/₄), *B* junges männliches Cyathium (⁴/₁), *C* ein anderes älteres, dessen einzige weibliche Blüte sich bereits zur Frucht entwickelt (³/₁). (Gilg.)

Prüfung. Der nach dem vollkommenen Ausziehen von 1 g Euphorbium mit siedendem Weingeist hinterbleibende Rückstand soll nach dem Trocknen nicht mehr als 0,5 g wiegen; der Aschegehalt des Euphorbiums darf nicht mehr als 10% betragen.

Geschichte. Schon die alten Römer kannten Euphorbium, aber erst seit verhältnismäßig kurzer Zeit (nach Mitte des 19. Jahrhunderts) ist man über die Abstammung des Gummiharzes genauer unterrichtet.

Anwendung. Es dient nur zu äußerlicher Anwendung, als Bestandteil des Empl. Cantharid., und in der Tierheilkunde. Es gehört zu den Separanden und ist, namentlich beim Pulvern und im gepulverten Zustande, sehr vorsichtig zu handhaben.

Reihe **Sapindales**.

Familie **Anacardiaceae**.

Alle Vertreter dieser Familie sind durch schizolysigene Harzgänge in der Rinde ausgezeichnet.

Fructus Anacardii occidentalis oder **Anacardia occidentalia**. Westindische Elephantenläuse.

Die Früchte des in Mittel- und Südamerika heimischen und dort, sowie jetzt in sämtlichen Tropengebieten der Erde kultivierten Akajoubaumes, Anacardium occidentale *L*. Die Fruchtstiele dieses Baumes wachsen nach dem Verblühen zu fleischigen, birnförmigen, rot oder gelb gefärbten, angenehm schmeckenden und wie Obst genossenen Gebilden heran, an deren Spitze die nierenförmige Steinfrucht sitzt (Abb. 225). Diese kommt vom Fruchtstiel losgelöst in den Handel, ist in der Mitte eingedrückt und dort am (unteren) Rande gekielt, auf dem Rücken konvex, an beiden Enden stumpf, unten die Ablösungsnarbe tragend, graubräunlich, glänzend, einfächerig, mit einem ölhaltigen, eßbaren Samen. In der Fruchtwand finden sich Lücken, die mit einem braunen, ätzenden Balsam erfüllt sind. — Sie enthalten (in der Fruchtwand) Kardol, Anakardsäure, Harz und Gerbstoffe und dienen als Hautreizungsmittel, sowie zum Färben.

Fructus Anacardii orientalis oder Anacardia orientalia. Ostindische Elephantenläuse.

Die Früchte des in Ostindien heimischen und jetzt in den Tropengebieten der ganzen Erde kultivierten Tintenbaumes, Semecarpus anacardium *L. f.* Ähnlich wie bei Fructus Anacardii occidentalis wird auch hier der Fruchtstiel zu einem fleischigen, birnförmigen Körper, an dessen Spitze die Steinfrucht steht. Diese (Abb. 226) ist fast herzförmig, plattgedrückt, oben stumpf, glänzend, schwarz, einfächerig, einsamig. In der schwarzen Fruchtwand finden sich Lücken, die mit einem schwarzen, scharfen und ätzenden Balsam erfüllt sind. — Ihre Bestandteile und die Verwendung sind die gleichen wie bei den westindischen Elephantenläusen.

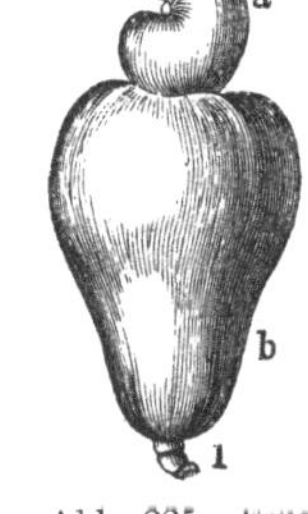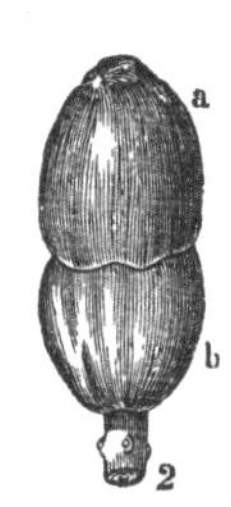

Abb. 225. Fructus Anacardii occidentalis. — Abb. 226. Fructus Anacardii orientalis.

a Steinfrucht, *b* fleischiger Fruchtstiel.

Mastix. Resina Mastix. Mastix. Mastiche.

Abstammung. Mastix ist das im südlichen und südwestlichen Teile der griechischen Insel Chios aus der dort kultivierten, baumartigen Form von Pistacia lentiscus *L.* gewonnene Harz. Es tritt teils freiwillig, teils an Einschnitten hervor und trocknet am Stamme zu tränenförmigen Körnern ein.

Beschaffenheit. Die Droge besteht aus pfefferkorngroßen bis erbsengroßen, rundlichen, seltener keulenförmigen Tränen von blaßzitronengelber Farbe mit glasartig glänzendem Bruche, welche leicht zerreiblich sind und beim Kauen erweichen. Die gewaschenen, möglichst hellfarbigen, klaren Sorten sind am meisten geschätzt. Mastix löst sich bei gewöhnlicher Temperatur vollständig in Äther, teilweise in Chloroform, Benzol, Schwefelkohlenstoff und ätherischen Ölen. Mastix riecht schwach aromatisch und schmeckt würzig.

Bestandteile. Etwas flüchtiges Öl, Harzsäuren, Resen und eine Spur Bitterstoff.

Anwendung. Zu Pflastern, Verbänden, zum Räuchern, in der Zahnheilkunde, technisch zu Lacken.

Cortex Rhois aromaticae. Rinde des aromatischen Sumach, Gewürzsumach.

Abstammung und Beschaffenheit. Die Rinde des im atlantischen Nordamerika bis Mexiko heimischen, etwa meterhohen Strauches Rhus aromatica *Aiton.* Sie bildet bis 2 mm dicke, mehrere Zentimeter lange, mehr oder weniger eingerollte, außen grau- bis dunkelbraune und mit quergestellten Lentizellen versehene, innen weißliche bis fleischrot gefärbte, im Bruch körnige, nicht faserige Stücke. Früher hat man die Wurzelrinde bevorzugt, die keine Lentizellen besitzt, jetzt findet sich Zweig- und Wurzelrinde in der Droge.

Anatomie. Unter der aus dünnwandigen, tafelförmigen Zellen bestehenden Korkschicht liegt eine Reihe kleiner, mit Oxalateinzelkristallen umgebener Gruppen von stark verdickten, teilweise braunen Inhalt führenden Steinzellen. Im Parenchym der äußeren Rindenschichten, sowie in den durch einreihige Markstrahlen getrennten Rindenstrahlen der sekundären Rinde liegen zahlreiche, auf dem Querschnitt ovale, tangential gedehnte, axial gestreckte Sekreträume mit gelbem, öligem Inhalt. Im übrigen bestehen die Rindenstrahlen aus mit zahlreichen, meist obliterierten Siebsträngen abwechselnden Parenchymlagen, deren äußere Partien sehr reichlich Oxalatdrusen enthalten, die übrigens auch, aber weniger zahlreich, in der primären Rinde und den innersten Teilen der sekundären Rinde vorhanden sind. Das gesamte Parenchym enthält Stärke.

Die Droge riecht angenehm, schmeckt etwas aromatisch, bitter, zusammenziehend.

Merkmale des Pulvers. Das Pulver ist durch die Steinzellen, viel Parenchym, Stärke, Öltröpfchen, dünnwandigen Kork und durch das Fehlen von Fasern gekennzeichnet.

Bestandteile. Ätherisches Öl, Harz, Gerbstoff.

Anwendung. Als Fluidextrakt gegen Diabetes und Dysenterie und als Diuretikum gebraucht.

Folia Toxicodendri. Giftsumachblätter.

Abstammung und Beschaffenheit. Die nach der Blütezeit gesammelten Blätter des in Nordamerika heimischen, aufrechten oder klimmenden Strauches Rhus toxicodendron *L.* Sie sind langgestielt, dreizählig, ihre Blättchen eirund, oben spitz, 8—15 cm lang, 5—10 cm breit, am Rande buchtig gezähnt oder weitläufig gekerbt, unterseits weichhaarig, zart, dünn; das mittlere ist etwas größer, gestielt, die seitlichen kurzgestielt oder sitzend. Die Blätter sind geruchlos und schmecken scharf, daneben schwach adstringierend.

Anatomie. Beide Epidermen bestehen aus welligbuchtigen Zellen, nur die untere besitzt Spaltöffnungen. Das Mesophyll besteht aus einer Schicht Palisaden, einer Sammelzellschicht mit deutlich konischen Zellformen und einem flacharmigen Schwammgewebe. In der Palisadenschicht riesige Oxalateinzelkristalle in großer Zahl, im übrigen Mesophyll zahlreiche Drusen. Das Leptom der Gefäßbündel wird von Milchröhren begleitet. Die Behaarung besteht aus starkwandigen, 6—8zelligen, glatten Deckhaaren und keuligen Drüsenhaaren mit ein- oder mehrzelligem Stiel und ein- bis dreizelligem Köpfchen.

Merkmale des Pulvers. Das Pulver ist durch die sehr großen Oxalateinzelkristalle, die kleinen Drusen, die welligen Epidermiszellen, die Milchröhren und die keuligen Drüsenhaare charakterisiert.

Bestandteile. Über die Bestandteile der Droge ist endgültiges noch nicht bekannt. Sie enthält viel Gerbstoff, ist in frischem Zustande sehr scharf und sehr giftig, dürfte getrocknet aber hinsichtlich ihrer Bestandteile Abweichungen gegenüber dem lebenden Zustande aufweisen.

Prüfung. Die Blätter können mit den Blättern von Ptelea trifoliata *L.* (Rutaceae) verwechselt werden. Bei diesen ist das mittlere Blättchen, wie die seitlichen sitzend, im Mesophyll finden sich große schizolysigene Ölräume.

Anwendung. In Form des Fluidextraktes oder der Tinktur als Nervinum und gegen chronische Hautkrankheiten.

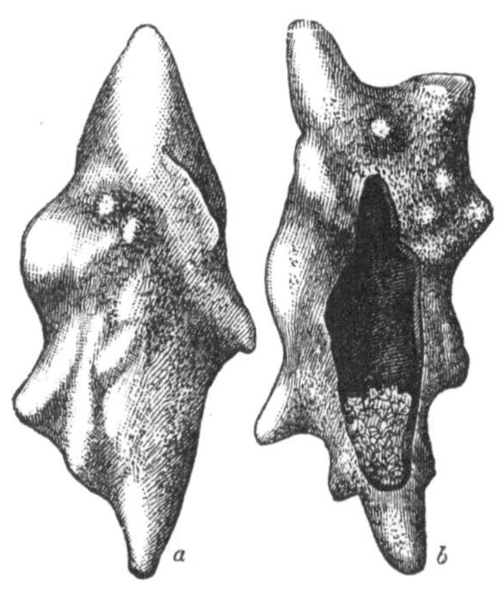

Abb. 227. Gallae Chinenses. *a* von außen, *b* geöffnet.

Gallae Chinenses et Japonicae.
Chinesische Zackengallen.

Chinesische und Japanische Gallen sind blasige Auswüchse, welche durch eine Blattlaus, Aphis chinensis *J. Bell* an den Zweigspitzen und Blattstielen von Rhus semialata *Murray*, eines im nördlichen und nordwestlichen Indien und in China in der Form Rhus Roxburghii *De Candolle*, sowie in Japan in der Form Rhus Osbeckii *De Candolle* einheimischen Baumes, verursacht werden. Sie sind hohle blasenförmige, leichte, 2—8 cm lange und bis 4 cm dicke Gebilde von äußerst mannigfacher Gestalt (Abb. 227), mit vielen hohlen Fortsätzen und Höckern versehen und — weil vor dem Trocknen abgebrüht — von spröder, hornartiger Konsistenz. Sie enthalten Gerbsäure in großer Menge, sowie Gallussäure, Fett, Harz und Asche und werden hauptsächlich zur Darstellung des offizinellen Acidum tannicum, Gerbsäure, sowie technisch als Gerbstoffdroge und zur Herstellung von Tinten gebraucht.

Familie **Aquifoliaceae.**
Folia Mate. Mateblätter. Paraguaytee.

Die Droge stammt von mehreren im südlichen Brasilien heimischen Arten der Gattung Ilex, hauptsächlich von I. paraguariensis *St. Hil.* Die länglichen, lederartigen Blätter dieser Pflanzen, aber auch die jungen, öfters sogar schon deutlich verholzten Zweige werden gesammelt, über Feuer geröstet und sodann grob zerkleinert. Ihr Verbrauch als Tee findet im großen Maßstabe fast ausschließlich in Südamerika statt, nur recht geringe Mengen gelangen nach Europa zum Export. Sie enthalten bis 1% Koffein, besitzen aber nur sehr wenig Aroma und einen herben, rauchigen Geschmack (von dem Rösten über freiem Feuer).

Familie **Sapindaceae.**
Guarana. Pasta Guarana. Guarana.

Die aus den reifen, nach dem Enthülsen schwach gerösteten, zerquetschten Samen des brasilianischen Kletterstrauches Paullinia cupana *Kth.* (= P. sorbilis *Martius*) durch Zusammenkneten mit Wasser bereitete Masse, welche nach dem Trocknen meist in walzenrunden Stangen in den Handel kommt. Die Stücke sind schwer und fast steinhart, rotbraun, etwas glänzend und zeigen muscheligen, mit eingesprengten, mattweißlichgrauen Körnern durchsetzten Bruch. Der bitterliche und zugleich schwach zusammenziehende Geschmack rührt von Gerbstoffen, Harz und Koffein her. Von letzterem soll der Gehalt nicht unter 4% betragen. Die Droge findet wegen ihres hohen Koffeingehaltes gegen Kopfweh Anwendung.

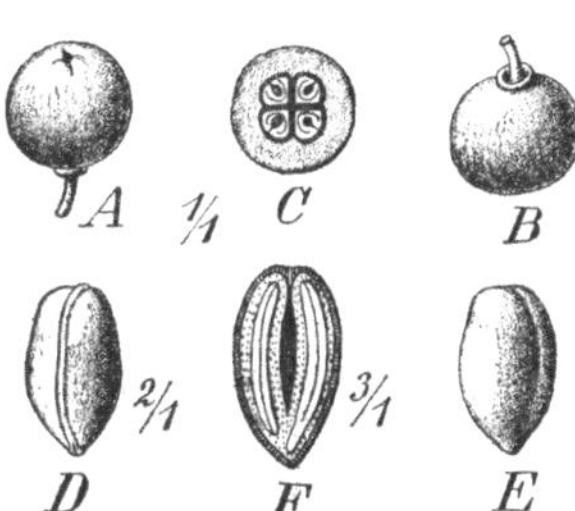

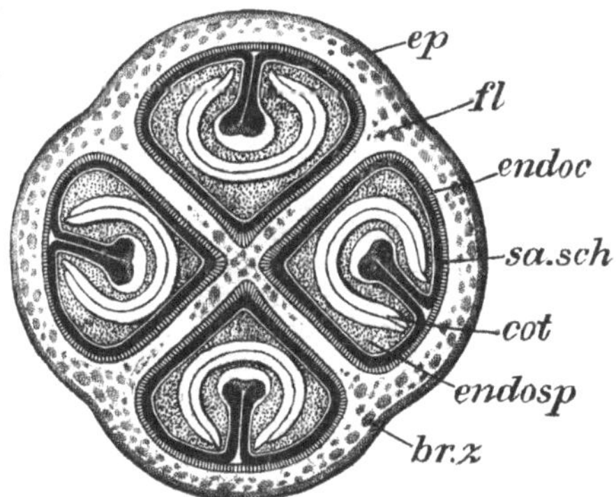

Abb. 228. Fructus Rhamni catharticae. *A* Frische Frucht von oben, *B* von unten gesehen, *C* dieselbe im Querschnitt (¹/₁), *D* Samen von der Außen-(Rapheseite), *E* von der Innenseite (²/₁). *F* Samen im tangentialen Längsschnitt (³/₁). (Gilg.)

Abb. 229. Fructus Rhamni catharticae. Querschnitt. *ep* Epidermis, *fl* Fleischschicht, aus dünnwandigem Parenchym bestehend, *endoc* Endokarp (Hartschichten), *sa.sch* Samenschale, *cot* Keimblätter, *endosp* Endosperm, *br.z* Gruppen von Sekretzellen. Vergr. ⁷/₁. (Gilg.)

Reihe **Rhamnales.**
Familie **Rhamnaceae.**

Fructus Rhamni catharticae. Baccae Spinae cervinae. Kreuzdornbeeren. Kreuzbeeren. Gelbbeeren.

Abstammung. Sie sind die reifen Früchte von Rhamnus cathartica *L.*, einem fast in ganz Europa verbreiteten Strauche. Sie werden zur Reifezeit, im September und Oktober, in größter Menge in Ungarn, gesammelt und finden in frischem Zustande, sowie getrocknet, Verwendung.

Beschaffenheit. Sie bilden in frischem Zustande fast schwarze, annähernd kugelige Körper von ungefähr 1 cm Durchmesser (Abb. 228). Am Grunde haftet die bis 3 mm im Durchmesser erreichende, flache, kreisrunde Kelchscheibe mit dem Stiel fest an, an der Spitze befindet sich die Narbe des Griffels. Die Fruchthüllschicht ist dunkelviolett, die Fleischschicht grünlich. Vier sehr zarte, an der Spitze sich rechtwinklig kreuzende Furchen kennzeichnen schon äußerlich die vier Fachwände, welche die Frucht in ebenso viele regelmäßige Fächer mit je einem von pergamentartigen oder knorpeligen Hartschichten umgebenen Samen teilen.

Der Same besitzt etwa eiförmige Gestalt. Charakteristisch ist für ihn, daß die Raphe auf seinem Rücken tief in den Samen einschneidet (vgl. Abb. 229). Das Nährgewebe (*endosp*) ist, geradeso wie der ziemlich große Embryo (*cot*), um die Raphenfurche herumgebogen.

Getrocknete Kreuzdornbeeren unterscheiden sich von frischen dadurch, daß sie runzelig sind, d. h. daß die gleichmäßig fast schwarze Fleischschicht eingeschrumpft ist. Sie besitzen auch nur 5—8 mm Durchmesser, und die Kelchscheibe ist nur etwa 2,5 mm breit.

Anatomie. Der anatomische Bau der Frucht ist recht kompliziert, und es sollen hier nur die wichtigsten Verhältnisse angegeben werden (vgl. Abb. 229). Die dunkelviolette Epidermis (*ep*) der Fruchtwandung ist dickwandig und unterscheidet sich kaum von den darunterliegenden zahlreichen chlorophyllführenden Kollenchymschichten. Auf diese folgt nach innen eine vielzellige Schicht von dünnwandigem Parenchym (Fleischschicht, *fl*), in welchem sich große, in Gruppen zusammenliegende, durch Eisenchlorid sich schmutziggrün färbende Sekretzellen (*br. z*) finden. Auf die Fleischschicht folgen nach innen um die 4 Samen herum mehrere Hartschichten (*endoc*). Die äußerste besteht aus einer Schicht kleiner, fast quadratischer Steinzellen, welche fast bis zum Verschwinden des Lumens verdickt und grob getüpfelt sind. Sie werden außen von einer Lage von Kristallzellreihen begleitet. Innen schließt sich an eine Schicht von dickwandigen Fasern. Die Fruchtschicht wird abgeschlossen durch eine großlumige, dünnwandige innere Epidermis. Die sich daran anschließende Epidermis der Samenschale (*sa.sch*) besteht aus dickwandigen, stark getüpfelten Steinzellen. In Nährgewebe (*endosp*) und Embryo (*cot*) finden sich als Reservestoffe fettes Öl und Aleuronkörner.

Bestandteile. Kreuzdornbeeren schmecken süßlich und später widerlich bitter; neben dem wirksamen Bestandteil, dem Rhamno-Emodin, sind verschiedene gelbe Farbstoffe darin enthalten, sowie etwa 3% Mineralbestandteile.

Prüfung. Verwechslungen mit den Früchten von Rhamnus frangula *L.*, welche nur 2—3 flache Steinkerne besitzen, oder mit den Früchten von Ligustrum vulgare *L.*, die sich durch rotviolettes Fruchtfleisch mit violettem Farbstoff auszeichnen, sind leicht zu erkennen. Getrocknete, unreife Kreuzdornbeeren besitzen eine sehr stark runzelig zusammengefallene, fast schwarze Hüll- und Fleischschicht. Sie sind auch nur 4—7 mm im Durchmesser dick. Ihre Kelchscheibe hat nur etwa 2 mm Durchmesser.

Geschichte. Seit dem Mittelalter sind die Früchte in medizinischem Gebrauch.

Anwendung. Kreuzdornbeeren sind ein Abführmittel. Sirupus Rhamni catharticae wird jedoch nicht aus trockenen, sondern aus frischen Früchten, und zwar im großen hauptsächlich in der Provinz Sachsen und in der Rheinprovinz gewonnen. — Der ausgepreßte Saft der reifen, frischen Früchte wird durch Alkalien grünlichgelb, durch Säuren rot gefärbt. Sie liefern den bekannten Farbstoff Saftgrün.

Cortex Frangulae. Faulbaumrinde.

Abstammung. Faulbaumrinde ist die an der Sonne getrocknete Rinde der Zweige von Rhamnus frangula *L.* Der Faulbaum ist ein Baumstrauch, der in fast ganz Europa wild wächst und früher häufig angebaut wurde, weil die aus seinem Holze bereitete Kohle zur Fabrikation des schwarzen Schießpulvers Anwendung findet.

Gewinnung. Die Rinde läßt sich wegen der schwachen Verzweigung des Strauches leicht von Stamm und Ästen abschälen. Vor der Verwendung in der Apotheke muß sie mindestens 1 Jahr gelagert haben.

Beschaffenheit. Die getrocknete, nur 1—1,2 mm dicke Faulbaumrinde (Abb. 230) bildet bis 30 cm lange Röhren. Rindenstücke von jungen Zweigen sind außen glatt und rötlichbraun, ältere sind grau und mit feinen Längsrunzeln bedeckt. Beide sind mit heller gefärbten, quergestreckten Lentizellen besetzt. Die Innenseite ist fast völlig glatt oder zart längsgestreift, von sehr verschiedener Farbe, welche von hellgelb bis dunkelbraun variiert; sie färbt sich mit schwachen Alkalien (Kalkwasser) schön rot, mit starken Alkalien braunviolett. Die Farbe der Faulbaumrinde wechselt sehr je nach dem Standorte, auf dem der Baum gewachsen. Der Querbruch ist kurzfaserig und von gelber oder gelblicher Farbe. Auf dem geglätteten Querschnitt erkennt man unter der dunkelroten Korkschicht, namentlich bei jüngeren Rindenstücken, eine schmale hellfarbige Außenrinde und innerhalb dieser die gelbrote bis bräunliche sekundäre Rinde (Abb. 231). An älteren Stücken zeigt die innere Partie, mit der Lupe deutlich erkennbar, dunkle Sklerenchymfasergruppen.

Faulbaumrinde ist getrocknet fast geruchlos und von schleimigem, etwas süßlichem und bitterlichem Geschmack.

Anatomie. (Vgl. Abb. 232.) Die Rinde ist von einer mächtigen Korkschicht (*ko*) bedeckt, deren Zellen dünnwandig flach sind und einen roten Zellinhalt (der auch bei leichtem, oberflächlichem Schaben der Ganzdroge sichtbar wird) führen. Unter dieser liegt ein stark kollenchymatisch (*coll*) ver

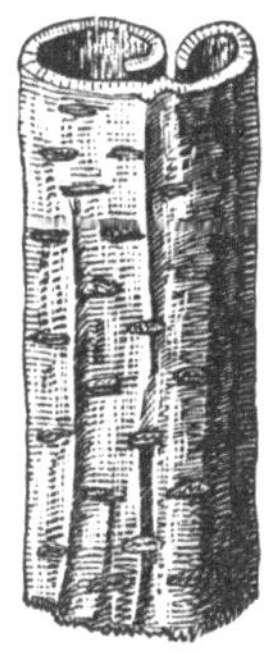

Abb. 230. Cortex Frangulae.

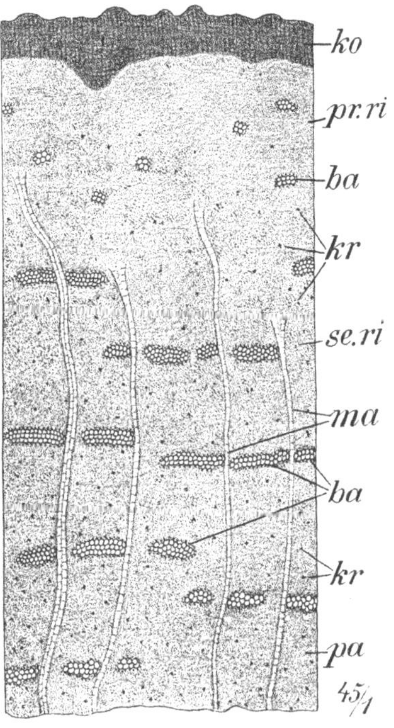

Abb. 231. Cortex Frangulae, Lupenbild ($^{45}/_1$). *ko* Kork, *pr.ri* primäre Rinde, *ba* Bastfaserbündel, *kr* Kristalle, *se.ri* sekundäre Rinde, *ma* Markstrahlen, *pa* Rindenparenchym. (Gilg.)

dicktes Phelloderm mit deutlich tangential gestreckten Zellen. Das übrige Gewebe der primären Rinde besteht aus dünnwandigem Parenchym, welches reichlich Kalziumoxalatdrusen führt; hier und da zwischen die Parenchymzellen eingelagert findet man kleine Gruppen von langen, zähen, deutlich geschichteten, auffallenderweise nicht oder kaum verholzten Bastfasern.

Die Markstrahlen (*ma*) der sekundären Rinde sind 1—2, sehr selten 3 Lagen breit, 10—25 Zellen hoch und treten sehr deutlich hervor, da ihre Zellen stark radial gestreckt sind. In den zwischen den Markstrahlen liegenden Rindensträngen finden sich deutliche Siebgruppen (*le*) mit weiten Siebröhren und spärlich Stärke und Kalziumoxalatdrusen (*kr*) führende Parenchymzellen (*ri. pa*); besonders charakteristisch sind jedoch die zahlreichen, vielzelligen, tangential gedehnten Bastfaserbündel (*ba*), welche zwischen den Markstrahlen unregelmäßig mit mehr oder weniger breiten Parenchymlagen bänderartig abwechseln; die Bastfasern der sekundären

Rinde sind verholzt; die Bündel werden allseitig von Kristallkammerreihen umgeben, deren kleine Zellen je einen Einzelkristall führen (*kr*).

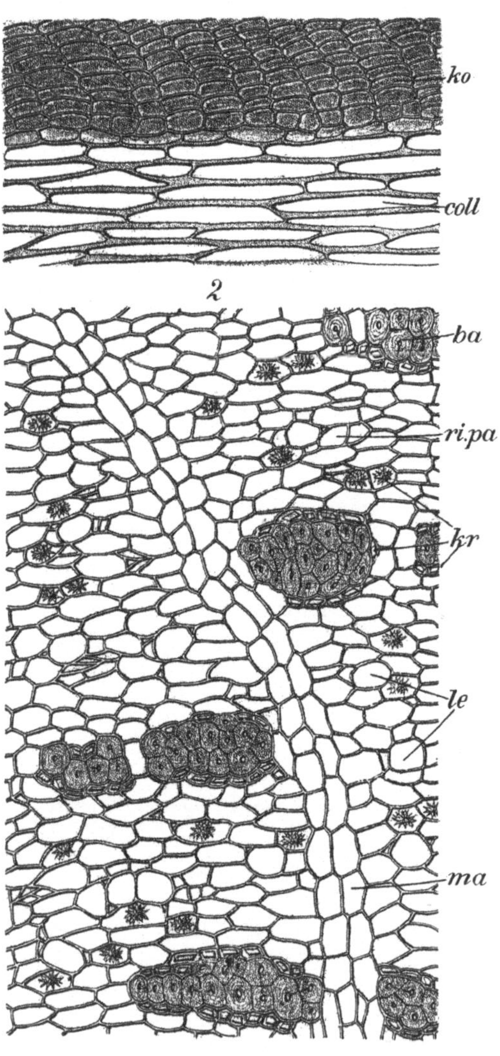

Abb. 232. Cortex Frangulae. Querschnitt. *ko* Korkgewebe, *coll* Kollenchym der primären Rinde. (Zwischen dem oberen und dem unteren Teil (*2*) der Abb. ist der größte Teil der primären Rinde und der äußere Teil der sekundären Rinde in der Zeichnung weggelassen worden.) Innerer Teil der sekundären Rinde. *ba* Bastfaserbündel, von Kristallzellreihen (*kr*) umgeben, *ri.pa* Parenchym der sekundären Rinde. *kr* Kristalle (Kalziumoxalatdrusen. Einzelkristalle in Kristallzellreihen). *le* Siebgewebe, *ma* Markstrahl. Vergr. $^{225}/_1$ (Gilg.

Es kommen in der Faulbaumrinde von mechanischen Elementen nur Bastfasern vor; Steinzellen fehlen vollständig.

Stärkekörner sind nur spärlich in den Parenchymelementen der Rinde enthalten; sie sind sehr klein, rundlich und ohne jede diagnostische Bedeutung.

Kristalle finden sich als Drusen oder als Einzelkristalle (in den Kristallzellreihen) vor.

Merkmale des Pulvers. Das gelbbraune oder grünlichgelbbraune, feine Pulver (Sieb VI) besteht zum größten Teil aus feinst zermahlenen, meist grünlichgelblichen Zellmembranstückchen, gewöhnlich rotbraunen, oft aber auch purpurroten Korktrümmern, sowie grünlichgelben Protoplasmakörnchen oder -klumpen. Reichlich treten ferner auf grünlichgelbe Parenchymfetzen mit mäßig verdickten, oft infolge dichter Tüpfelung perlschnurartigen Zellwänden, die oft von Markstrahlen mit perlschnurartigen Zellwänden durchzogen werden; in den Parenchymzellen werden häufig Kalziumoxalatdrusen, ferner Spuren von Stärke beobachtet. Sehr deutlich treten in Erscheinung zahlreiche gelbliche oder gelbe, meist 15—20 μ dicke Bastfaserbruchstücke mit sehr stark verdickter, ungeschichteter, reichlich und deutlich getüpfelter Wandung und scharf zugespitzten Endigungen; die Bastfasern werden meist von Kristallzellreihen begleitet, deren dünnwandige, kleine Zellen je einen Einzelkristall führen. Auch Bruchstücke der charakteristischen Kristallkammerscheiden trifft man im Pulver häufig an, ebenso kleinere oder größere Fetzen des dünnwandigen rotbraunen bis purpurroten Korkes. Stärke tritt nur in Spuren, und zwar in Form sehr kleiner, rundlicher Körnchen auf, die sich gewöhnlich erst nach Jodzusatz erkennen lassen. Freiliegend finden sich zahlreiche Kalziumoxalatdrusen (aus dem Parenchym) und Einzelkristalle (aus den Kristallzellreihen). Spärlich wird beobachtet mäßig verdicktes Kollenchym.

Charakteristisch für das Pulver sind besonders die in großer Menge einzeln oder zu Bündeln vereinigt auftretenden Bastfaserbruchstücke, die gewöhnlich von Kristallzellreihen begleitet werden, die häufig Kalziumoxalatdrusen führenden Parenchymfetzen mit ihren oft perlschnurartigen Wänden und ihrem auffallend grünlichgelben Inhalt, der sich durch Kalilauge purpurrot, durch Eau de Javelle rot färbt, ferner die dünnwandigen, rotbraunen oder purpurroten Korkfetzen, endlich die reichlich freiliegenden Einzelkristalle und Drusen.

Besonders bezeichnend ist die Farbenänderung von Grünlichgelb in ein kräftiges Purpurrot, die alle Parenchymelemente nach Zusatz von Kalilauge erfahren.

Das Pulver wird am besten in Glyzerinwasser, das einen Zusatz von Jodjodkali erhalten hat; sowie in Chloralhydratlösung, Phlorogluzin-Salzsäure und Kalilauge untersucht.

Zum Identitätsnachweis des Pulvers dient neben dem mikroskopischen Befund auch der mikrochemische Nachweis seiner wichtigsten Bestandteile, der Anthrachinonderivate, durch Mikrosublimation. Es entstehen gelbe, kristallinische Sublimate, die sich in einem Tröpfchen Kalilauge mit roter Farbe lösen.

Bestandteile. Der wirksame Bestandteil ist das Oxymethylanthrachinon Frangulaemodin, welches als Spaltungsprodukt aus dem Glykosid Frangulin hervorgeht; ferner findet sich in der Rinde Chrysophansäure ebenfalls glykosidisch gebunden.

Prüfung. Verwechselungen wurden beobachtet mit den Rinden von Prunus Padus *L.* (Rosaceae), Alnus glutinosa und incana *Gärtner* (Betulaceae), Rhamnus cathartica *L.*, Rh. carniolica *Kern.* und Rh. Purshiana *DC.* (Rhamnaceae). Bei Prunus Padus sind die Lentizellen, wie die ganze Außenfläche grau- bis rotbraun, das Oxalat ist nur in Form von z. T. recht großen Einzelkristallen vorhanden, und an der Innengrenze der primären Rinde finden sich ungewöhnlich stark hin- und hergebogene Fasern. Den Alnus-Rinden fehlt ebenfalls die weiße Farbe der Lentizellen, und sie enthalten in primärer und sekundärer Rinde Steinzellen. Mit Alkalien geben Prunus- und Alnus-Rinden rote Färbungen nicht. Rhamnus Purshiana enthält Steinzellgruppen, und Rhamnus cathartica führt in der sekundären Rinde ungewöhnlich zahlreiche, im Querschnitt elliptische Faserbündel, die so angeordnet sind, daß sie gleichsam die Maschen eines aus den Leptom- und Parenchymelementen gebildeten, braunen Netzes ausfüllen, dessen Fäden schräg zur Markstrahlrichtung verlaufen. Die Markstrahlen durchschneiden die Faserbündel in genau radialer Richtung, sind innerhalb derselben aber sehr oft in Steinzellreihen umgewandelt. Kristallkammerscheiden mit Einzelkristallen umgeben die Bündel vollständig. Im Parenchym finden sich zahlreiche Oxalatdrusen. Die Korkzellen sind so stark zusammengedrückt, daß der zellige Bau des Korkes schwer erkennbar ist. Auch Rhamnus carniolica hat z. T. sklerotisierte Markstrahlen, ist überhaupt sehr reich an Steinzellen. Diese Rhamnus-Rinden enthalten Anthrachinonderivate, sind daher wohl wirksam, geben gleichartige Sublimate bei der Mikrosublimation, werden aber des schlechten Geschmackes und anderer unangenehmer Eigenschaften wegen vom Arzneibuch abgelehnt. Im Pulver dürfen, auch bei Eintreten der roten Kalilaugereaktion, Steinzellen oder Steinzellgruppen oder stark verholzte Faserbündel mit ein- oder angelagerten kleinen Steinzellen, die in Phlorogluzin-Salzsäure am besten auffindbar sind, stark verbogene Fasern, 40 oder mehr μ große Oxalateinzelkristalle, sowie ansehnliche Mengen von Stärke nicht vorhanden sein. Der Aschegehalt des Pulvers darf 10% nicht übersteigen.

Gehaltsbestimmung. Eine solche wird vom Arzneibuch aus mehreren Gründen nicht verlangt, die im wesentlichen dieselben sind, wie bei Rhizoma Rhei. Die Wirkung der Droge wird durch die selbst nicht faßbaren Anthrachinonglykoside, wahrscheinlich daneben noch durch andere Stoffe veranlaßt, ihre Stärke geht daher mit der Menge der exakt bestimmbaren freien und durch Hydrolyse freigemachten Anthrachinonabkömmlinge vielleicht nicht parallel. Von den Anthrachinonderivaten ist nur ein Teil genau bestimmbar, endlich sind die als Vergleichssubstanzen dienenden Stoffe nicht haltbar und in reinem Zustande zwar nicht allzuschwer aber doch für die Praxis etwas umständlich herstellbar.

Man kann jedoch die beiden Anthrachinonderivate Emodin und Chrysophansäure, die man durch Spaltung der in der Droge enthaltenen Glukoside in Freiheit setzt, nach der bei Rhizoma Rhei beschriebenen Weise exakt bestimmen, nur muß man hier die Vergleichslösung aus 0,01 g eines Gemisches von 3 Teilen Emodin und 1 Teil Chrysophansäure herstellen. Man darf von guter Faulbaumrinde einen Gehalt von etwa 3% verlangen.

Geschichte. Die Rinde war schon im Mittelalter, wenigstens in Italien, als Heilmittel bekannt; die gebührende Beachtung fand sie in Deutschland jedoch erst im Laufe des 19. Jahrhunderts.

Anwendung. Im frischen Zustande wirkt die Rinde brechenerregend; nach mindestens einjährigem Lagern ist die brechenerregende Wirkung verschwunden. Die Rinde wirkt dann nur abführend und soll deshalb pharmazeutisch nicht Verwendung finden, bevor sie ein oder besser zwei Jahre lang gelagert hat.

Cortex **Rhamni Purshianae** oder **Cascara Sagrada.**
Amerikanische Faulbaumrinde.

Abstammung. Die Rinde stammt von Rhamnus Purshiana *DC.*, einem im westlichen Nordamerika (Kalifornien, Oregon, Washington, British Columbia) verbreiteten Baumstrauch.

Beschaffenheit. Die Rindenstücke sind mehr oder weniger flach oder rinnenbis röhrenförmig, oft verbogen, wenige bis gegen 20 cm lang, bis 5 cm breit und 2—3, selten bis 5 mm dick. Quergestreckte Lentizellen kommen spärlich auf der braunen oder graubraunen, häufig mit Flechten besetzten, glatten, etwas glänzenden Rinde vor. Der Bruch ist braungelb und kurzfaserig, wie bei der Faulbaumrinde. Die zimtbraune bis tief braune Innenseite zeigt helle Längsstreifen. Auf dem Querschnitt (Abb. 233) erkennt man mit der Lupe eine starke, radiale Streifung der Innenrinde und in den äußeren Partien große Steinzellnester. Der mit Kalkwasser befeuchtete Quer-

schnitt wird sofort blutrot. Der Geruch erinnert etwas an Lohe, der Geschmack ist
bitterlich und schwach schleimig.

Anatomie. Der anatomische Bau ist dem der Rinde von Rhamnus frangula L.
sehr ähnlich. Der Hauptunterschied besteht darin, daß hier in der primären und den
äußeren Partien der sekundären Rinde neben den Bastfaserbündeln große Nester von
Steinzellen vorkommen, die von Kristallzellreihen mit Einzelkristallen mehr oder
weniger vollständig umgeben sind (Abb. 233, *ste*). Ferner sei hervorgehoben, daß die
Markstrahlen (*ma*) 3—5 Zellreihen breit sind, und daß sich in der sekundären Rinde
meist mehr und etwas kräftigere Faserbündel mit Kristallzellreihen mit Einzelkristallen, aber nur spärlich Oxalatdrusen (*kr*) finden.

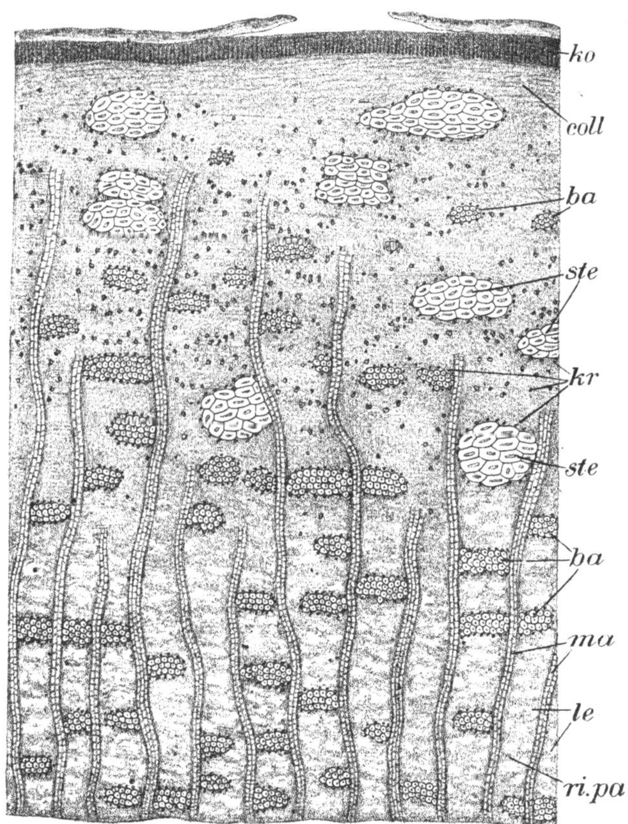

Abb. 233. Cortex Rhamni Purshianae, Querschnitt. *ko* Kork, *coll* Kollenchym, *ba* Bastfaserbündel, *ste*
Steinzellnester, *kr* Kristalle, *ma* Markstrahlen, *le* Siebgewebe, *ri.pa* Parenchym der sekundären Rinde.
Vergr. $^{35}/_1$. (Gilg.)

Merkmale des Pulvers. Für das Pulver sind folgende Elemente bezeichnend:
Steinzellen und Steinzellnester, Bastfasern und ihre Bruchstücke, von Kristallzellreihen
umgeben, Fetzen der Korkschicht, Parenchymfetzen mit spärlichem Stärkeinhalt und
vereinzelten Drusen. Setzt man einem Pulverpräparat Kalilauge zu, so färben sich
alle Parenchymzellen rot bis purpurrot. Bei der Mikrosublimation liefert das Pulver
gelbe, z. T. kristallinische Sublimate, die sich in einem Tröpfchen Kalilauge mit roter
Farbe lösen.

Bestandteile. Ähnlich wie bei Cortex Frangulae.

Prüfung. Der Aschegehalt des Pulvers darf 6% nicht übersteigen.

Gehaltsbestimmung. Diese kann in gleicher Weise wie bei Cort. Frangulae durchgeführt werden. Der Gehalt ist in der Regel geringer als bei dieser.

Geschichte. Die Rinde ist in ihrer Heimat offenbar schon lange in Gebrauch. Erst seit den achtziger Jahren des vorigen Jahrhunderts gelangte sie in allmählich steigender Menge in den europäischen Handel, obgleich sie offenbar keinerlei Vorteil vor Cortex Frangulae bietet.

Anwendung. Anwendung wie bei Cortex Frangulae. Auch diese Rinde muß vor der Verwendung mindestens ein Jahr lang gelagert haben.

Reihe **Malvales.**

Alle hierher gehörigen Formen sind durch großen Schleimgehalt ausgezeichnet.

Familie **Tiliaceae.**

Flores Tiliae. Lindenblüten.

Abstammung. Sie stammen von den beiden als Alleebäume in fast ganz Europa angepflanzten (hier auch einheimischen) Lindenbäumen, der Winterlinde, Tilia cordata *Miller* (= T. ulmifolia *Scop.* = T. parvifolia *Ehrh.*) und der durchschnittlich 14 Tage früher blühenden Sommerlinde, Tilia platyphyllos *Scop.* (= T. grandifolia *Ehrh.*). Von beiden werden die ganzen, voll entwickelten Blütenstände mit den Hochblättern (Brakteen) im Juni und Juli gesammelt.

Beschaffenheit. Den Trugdolden beider Arten ist ein gelblichgrünes, der Blütenstandsachse bis zur Hälfte angewachsenes papierdünnes und deutlich durchscheinendes, zungenförmiges Hochblatt gemeinsam (Abb. 234).

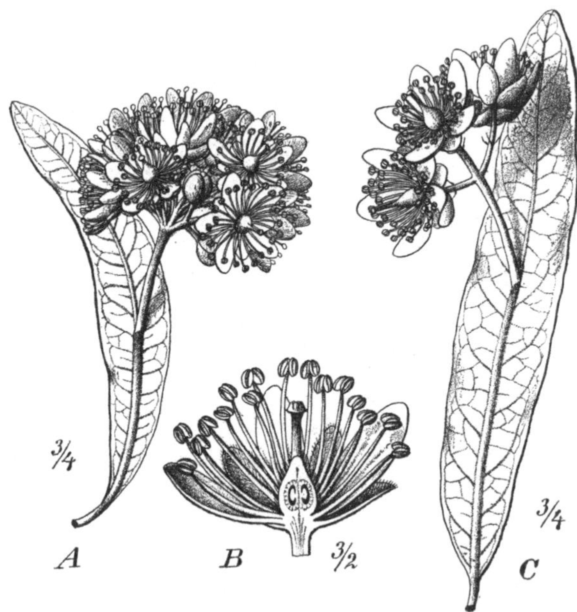

Abb. 234. Flores Tiliae. *A* Blütenstand der Winterlinde (Tilia cordata.) (³/₄). *B* einzelne Blüte im Längsschnitt (³/₂). *C* Blütenstand der Sommerlinde (Tilia platyphyllos.) (³/₄). (Gilg.)

Die Blütenstände der Sommerlinde setzen sich aus 3—7, die der Winterlinde aus zahlreicheren, bis 15 Blüten zusammen. Die Blüten der Winterlinde sind weißgelb, die der Sommerlinde etwas dunkler (gelblichbraun). Der Kelch besteht bei beiden aus fünf leicht abfallenden, innen und am Rande filzig behaarten Kelchblättern; mit diesen alternieren die fünf spatelförmigen kahlen Kronenblätter, welche mit Honigdrüsen versehen sind. Das Andröceum besteht aus 30—40 in fünf Gruppen angeordneten Staubgefäßen mit langen Staubfäden und der Länge nach aufspringenden Antheren, das Gynäceum aus einem oberständigen, kugeligen, meist fünffächerigen, dicht behaarten Fruchtknoten und einem langen Griffel mit fünflappiger Narbe.

Trockene Lindenblüten besitzen einen eigentümlichen, aber mit dem der frischen Blüten nicht mehr identischen, angenehmen Geruch.

Anatomie. In fast allen Teilen der Blüten finden sich Schleimzellen im meist kleinzelligen Gewebe, viele Zellen enthalten Oxalatdrusen. Die Droge

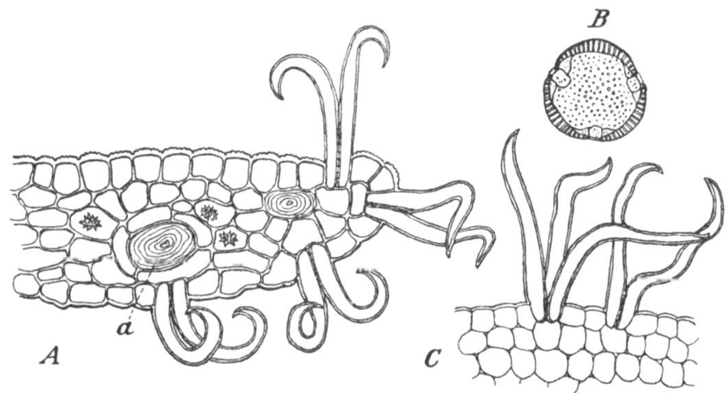

Abb. 235. Flores Tiliae. *A* Querschnitt durch den Rand eines Kronblattes, *a* Schleimzelle. *B* Pollen- korn. *C* Querschnitt durch den äußeren Teil des Fruchtknotens

ist durch lange einzellige, einzeln stehende Haare und durch sternförmig auseinanderspreizende Haarbüschel ausgezeichnet. Die Pollenkörner zeigen eine feine Punktierung ihrer Exine und haben 3 Austrittstellen für den Pollenschlauch. Das Mesophyll der Brakteen besteht nur aus Schwammgewebe.

Prüfung. Die Blüten der Silberlinde, Tilia tomentosa (= Tilia argentea *Desfontaines*), welche aus Österreich zuweilen eingeführt werden, sollen pharmazeutisch nicht verwendet werden. Sie besitzen außer den fünf Blumenblättern noch fünf blumenblattartige Staminodien und zeichnen sich außerdem durch eine abweichende Form des Hochblattes aus. Dieses ist oberwärts am breitesten, oft mehr als 2 cm breit und unterseits meist sternhaarig, sein Mesophyll besteht aus einer oberseitig gelegenen einreihigen Schicht kurzer Palisadenzellen, an welche sich ein Schwammgewebe anschließt. Hieran ist sie auch in geschnittener Ware leicht nachweisbar; es genügt einige Stücke der Brakteen aus einer Durchschnittsprobe unter Deckglas mit Chloralhydratlösung aufzukochen und unter dem Mikroskop zu betrachten. Die in der Flächenansicht runden Palisadenzellen sind leicht zu erkennen. Ebenso sind die Blüten anderer Lindenarten, welche zuweilen aus der Türkei, Italien usw. importiert werden, nicht zu verwenden, da sie alle unangenehm schmecken und ein widrig riechendes Öl enthalten.

Geschichte. Lindenblüten werden seit dem Mittelalter arzneilich angewendet.

Anwendung. Die Lindenblüten sind als schweißtreibendes Mittel sehr beliebt; man schreibt ihnen auch eine blutreinigende Wirkung zu.

Familie **Malvaceae.**

Radix Althaeae. Altheewurzel. Eibischwurzel.

Abstammung. Die Droge besteht aus den Hauptwurzelzweigen und den Nebenwurzeln zweijähriger Exemplare von **Althaea officinalis** *L.*, einer salzliebenden Pflanze, welche im östlichen Mittelmeergebiet heimisch ist und in Nordbayern (Nürnberg, Bamberg, Schweinfurt), sowie auch in Ungarn, Belgien und Frankreich kultiviert wird. Zur Gewinnung der Droge werden die fleischigen, noch nicht verholzten Wurzelstücke von der dünnen, gelblichgrauen Korkschicht und einem Teil der äußeren Rinde befreit.

Beschaffenheit. Die bis 30 cm langen Stücke sind bis 2 cm dick, ziemlich gerade, oft etwas gedreht und zeigen rein weiße oder gelblichweiße, vom Eintrocknen wellig längsfurchige Oberfläche, welche nur hier und da von den bräunlichen Narben der Wurzelfasern unterbrochen ist. Der Querbruch der Wurzeln ist mehlstäubend, am Rande von dünnen, verfilzten Bastbündeln weichfaserig, im Inneren uneben und körnig. Auf der weißen Querschnittfläche (Abb. 236) zeichnet sich nur das Kambium (*ca*) deutlich als hellbraune Linie ab; diese liegt im äußeren Fünftel des Wurzeldurchmessers. Die strahlenförmig im Mittelpunkt sich vereinigenden Gefäßreihen (*ge*) treten beim Befeuchten des Schnittes mit Phloroglucinlösung und Salzsäure als schmale Reihen zarter roter Punkte hervor. In der schmalen Rinde erblickt man zwischen den Markstrahlen

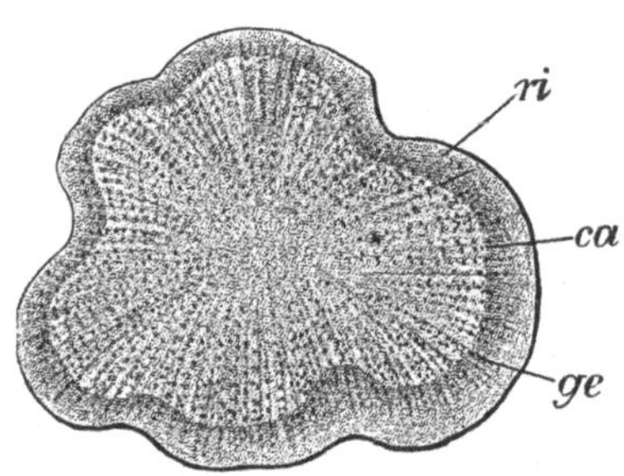

Abb. 236. Radix Althaeae, Querschnitt. *ri* Rinde, *ca* Kambiumring, *ge* Holzkörper mit den deutlich hervortretenden Gefäßen. Vergr. ⁴/₁. (Gilg.)

bei der Betrachtung mit der Lupe zarte, dunklere Querzonen, welche von Fasergruppen gebildet werden. Beim Betupfen des Querschnittes mit verdünnter Jodlösung färbt sich dieser sofort blauschwarz und läßt bei Betrachtung mit der Lupe anfänglich noch deutlich eine scharf markierte radiale Streifung von abwechselnd dunkelblauen und gelben Zellreihen bzw. Gefäßreihen erkennen. Beim Betupfen mit Ammoniakflüssigkeit färbt sich der Querschnitt sofort gelb. Mit Wasser benetzt werden die Wurzelstückchen sofort schlüpfrig weich.

Eibischwurzel hat einen schwachen, eigenartigen Geruch und schmeckt süßlich und schleimig.

Mit kaltem Wasser gibt Altheewurzel einen nur schwach gelblich gefärbten, schleimigen, fade schmeckenden Auszug, der durch Ammoniakflüssigkeit gelb gefärbt, durch Jodlösung aber nicht verändert wird, da kaltes Wasser keine Stärke löst.

Anatomie. (Vgl. Abb. 237.) Die primäre Rinde fehlt der Droge. Die Holz und Rinde durchziehenden Markstrahlen (*ma*) sind 1—2 Zellen breit. In den Rindensträngen wechseln tangentiale Parenchymstreifen (mit den Siebsträngen) mit Gruppen von Fasern (*bf*) nicht sehr regelmäßig ab; die Fasern sind lang und zähe, aber verhältnismäßig dünnwandig und von unregelmäßiger Gestalt, ziemlich reichlich linksschief getüpfelt, ganz oder fast unverholzt. In allen parenchymatischen Teilen (auch des Holzkörpers) finden sich Zellen mit Oxalatdrusen (*dr*) und Schleimzellen (*schl*). Der stark in die Dicke gewachsene

Holzkörper besteht zum größten Teil aus unverdicktem Holzparenchym, ferner aus vereinzelten oder in Gruppen zusammengelagerten Netz- und Tüpfelgefäßen (*ge*), welche von kleinlumigeren Tracheiden umgeben werden; spärlich finden sich auch kleine Fasergruppen (*bf*).

Es kommen in der Altheewurzel von mechanischen Elementen nur Bastfasern und Libriformfasern vor. Sie sind sehr lang, schmal, oft eigenartig zugespitzt und mit Auswüchsen versehen, verhältnismäßig dünnwandig, ziemlich reichlich (linksschief) getüpfelt.

Das Parenchym der Droge ist mit Stärke in Einzelkörnern, selten in Form von zusammengesetzten Körnern gefüllt. Die Körner sind in der Größe sehr verschieden und wechseln zwischen 3 und $25\,\mu$ in der Länge. Sie sind entweder kugelig, oder aber meist eiförmig bis nierenförmig oder sogar schmal keulenförmig und zeigen im Zentrum stets eine deutliche Höhlung, die oft zu einem Spalt verlängert ist.

Merkmale des Pulvers. Das weiße oder gelblichweiße feine Pulver (Sieb VI) besteht zum großen Teil aus freiliegenden Stärkekörnchen, fein vermahlenen, farblosen, dünnwandigen Parenchymtrümmern, farblosen Schleimzellbruchstücken, sehr kleinen Bruchstücken der farblosen bis gelblichen Fasern, aus den Zellen ausgefallenen Schleimballenbruchstücken, winzigen farblosen Protoplasmakörnchen, Gefäßbruchstückchen, spärlichen Kristalltrümmern. Dazwischen liegen in großer Menge kleinere oder größere Gewebefetzen. Diese bestehen allermeist aus farblosen, selten gelblichen bis bräunlichen, dünnwandigen, mehr oder weniger kugeligen oder ovalen, seltener rechteckigen, in der Größe stark wechselnden Parenchymzellen, die dicht mit Stärkekörnern erfüllt sind; die Stärkekörner sind meist nur $5{-}10\,\mu$ groß resp. lang, selten länger, einfach, kugelig oder ei- bis keulenförmig, manchmal

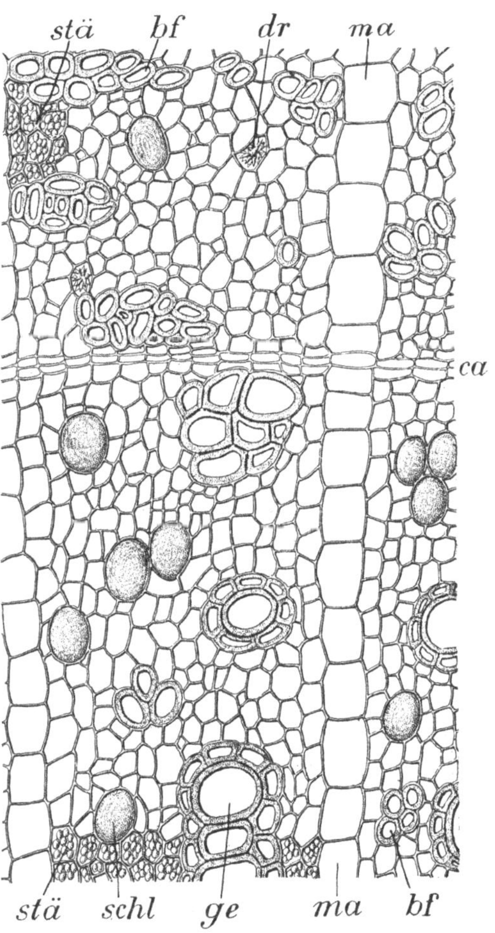

Abb. 237. Radix Althaeae, Querschnitt. *ma* Markstrahlen, *bf* Bastfaser- resp. Libriformfaserbündel, *dr* Kalziumoxalatdrusen, *ca* Kambium, *schl* Schleimzellen, *ge* Gefäße, *stä* Stärkeinhalt einiger Parenchymzellen gezeichnet, sonst weggelassen. Vergr. $^{225}/_1$. (Gilg.)

fast linealisch und zeigen eine zentrale oder schwach exzentrische winzige Höhlung oder häufig einen deutlichen mehr oder weniger langen, manchmal hufeisenförmigen Spalt. In den Parenchymfetzen beobachtet man nicht selten Markstrahlzüge, ferner vereinzelte Drusen und häufig kugelige bis elliptische oder selten noch mehr gestreckte Schleimzellen, die wenig oder ansehnlich größer sind als die Parenchymzellen; sie sind stärkefrei und besitzen im unverquollenen Zustand eine deutliche, dünne, farblose, primäre und eine sehr dicke, verschleimte, farblose bis gelbliche, sekundäre Wandung, so daß nur ein sehr geringes Lumen vorhanden ist; die Sekundärwandung quillt in Wasser sehr rasch zu großen, hyalinen, oft schwach geschichteten, leicht zerfließenden Kugeln auf. Häufig sind im Pulver ferner farblose Fasern oder allermeist deren Bruchstücke; die Fasern sind sehr lang, ziemlich schmal (15—30 μ dick), meist scharf zugespitzt, seltener etwas knorrig, meist ziemlich dünnwandig, seltener dickwandig und zeigen ziemlich zahlreiche, zarte, schief gestellte Tüpfel. Nicht selten beobachtet man auch vereinzelte oder zu mehreren zusammenhängende Gefäßbruchstücke mit ziemlich dicken, gelblichen bis gelben, porösen oder treppen- oder netzförmig verdickten Wänden. Selten oder nur ganz gelegentlich werden beobachtet: Bruchstücke des in Reihen liegenden, sehr dünnwandigen Kambiums (gewöhnlich den Parenchymfetzen anliegend) und Partien des Siebgewebes, aus sehr dünnwandigen, langgestreckten, in Reihen liegenden Zellen bestehend.

Besonders charakteristisch für das Pulver sind die großen Mengen freiliegender, kleinkörniger Stücke, das stärkeführende und häufig Schleimzellen aufweisende, dünnwandige Parenchym, die sehr reichen Mengen von Fasern.

Man untersucht das Pulver in Glyzerinwasser, in Alkohol (Studium der unveränderten Schleimzellen und Schleimballen), in Chloralhydratlösung (nach Verschwinden der Stärke besserer Überblick über die Gewebefetzen), in einer konzentrierten, wässerigen Bismarckbraunlösung bzw. in Tusche (Färbung bzw. Sichtbarmachung der stark aufgequollenen Schleimkugeln resp. Schleimkomplexe), endlich in Phloroglucin-Salzsäure (nur die Gefäße färben sich rot).

Bestandteile. Der wesentliche Bestandteil der Altheewurzel ist Schleim, daneben viel Stärke, Asparagin, Rohrzucker und bis 5% Mineralbestandteile. Bezüglich des Schleims ist zu bemerken, daß der in die Kolatur des wässerigen Auszuges gelangende, lösliche Schleim in Mengen von weit weniger als 1% vorhanden ist, während der in den Schleimzellen abgelagerte Schleim in Wasser unlöslich ist.

Prüfung. Um schnelleres Trocknen der fleischigen Wurzeln zu erzielen und dadurch ihr Verderben zu vermeiden, sollen die Wurzeln frisch vom Kork befreit werden. Dies geschieht nun aber häufig nicht. Entweder werden die Wurzeln ohne Schälung getrocknet, was ziemlich lange dauert, oder sie lagern beim Bauern im Keller, also nicht trocken, um später geschält zu werden, oder sie werden, da sie beim Lagern schon zu trocken geworden sind, in wenig Wasser aufgeweicht und nachträglich geschält. In allen 3 Fällen wird ihre Güte leiden und oft genug auch ihr äußeres Aussehen erheblich von dem normaler Droge abweichen, sei es, daß die Stücke von bräunlichem Kork bedeckt sind, sei es, daß Zersetzungen eingetreten sind, die zu Mißfarbigkeit führen, sei es daß Bakterien

und andere Saprophyten die Droge befallen haben. Derartige minderwertige Ware wird dann öfters durch Bestreuen mit Kalk geschönt.
Deshalb schreibt das Arzneibuch vor, daß Eibischwurzel (besonders geschnitten) nicht durch Korkbedeckung oder durch Zersetzungen mißfarbig
sein und infolge Befalls mit Saprophyten dumpfig riechen darf; die Mißfarbigkeit beobachtet man am besten nach dem Abwaschen der Ware mit
Wasser. Der kalt bereitete wässerige Auszug (1 + 10) muß gelblich sein,
darf nicht fremdartig riechen und darf Lackmuspapier nicht verändern
(Befall durch Gärungserreger). Das Pulver muß frei von Korkschüppchen
sein. Geschnittene Ware, wie auch Pulver darf nicht mehr als 7% Asche
enthalten (Kalkung); in geschnittener Ware weist man die Kalkung auch
derart nach, daß man 1 g, möglichst vom Boden der Versandtüten oder
Vorratsgefäße entnommen, mit 5 ccm verdünnter Essigsäure einige Minuten
schüttelt und das Filtrat mit Ammoniumoxalatlösung versetzt; es darf
höchstens eine schwache Trübung entstehen.

Gehaltsbestimmung. Eine Methode hierzu ist nicht bekannt.

Geschichte. Eibisch war schon den alten Griechen und Römern als
Heilmittel bekannt und wurde auch im Mittelalter viel gebraucht. Die
Pflanze wurde auf Befehl Karls des Großen in Deutschland in Kultur genommen.

Anwendung. Altheewurzel dient wegen ihres Schleimgehaltes in Mazerationen sowohl, wie in Form von Sirupus Althaeae als Hustenmittel und in
Pulverform häufig als Pillenkonstituens. Sogenanntes Decoctum Althaeae
wird stets auf kaltem Wege (Mazeration) bereitet.

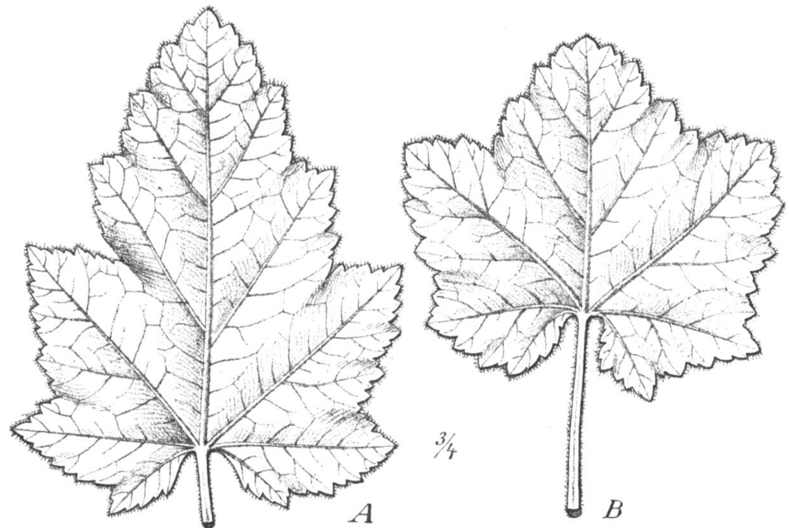

Abb. 238. Folia Althaeae. *A* Längliches, *B* rundliches Blatt (³/₄). (Gilg.)

Folia Althaeae. Eibischblätter.

Abstammung. Eibischblätter stammen ebenfalls von Althaea officinalis *L.*

Beschaffenheit. Sie (Abb. 238) besitzen einen kürzeren oder längeren,
am Grunde rinnigen Stiel, der jedoch stets kürzer ist als die Blattspreite,

meist nur halb so lang. Die stark behaarte (Abb. 238 *A*) Blattspreite ist meist ein wenig länger als breit (bis 10 cm lang) und von verschiedener Gestalt. Junge Blätter sind nahezu eiförmig, ältere gehen in die herzförmige Gestalt über und sind undeutlich dreilappig bis fünflappig mit vorgezogenem Endlappen. Der Rand ist grob gekerbt bis gesägt. Die Zähne sind so lang wie breit, manchmal länger. Die trockenen Eibischblätter sind graufilzig, unregelmäßig zusammengerollt und von derber, brüchiger Beschaffenheit.

Eibischblätter sind geruchlos und schmecken schleimig fade.

Anatomie. (Vgl. Abb. 239.) Der Epidermis beider Blattseiten sitzen in großer Zahl sternartige Büschelhaare auf (3—8 sternförmig auseinanderspreizende, einzellige Haare entspringen ebensovielen nebeneinander liegenden Epidermiszellen; die Radialwandungen dieser letzteren sind verholzt und grob getüpfelt, *st. h*), ferner sind vorhanden kleine Drüsenhaare (*d. h*) und spärlich einzellige Haare mit kolbig verdickter Basis. In der aus schwach wellig

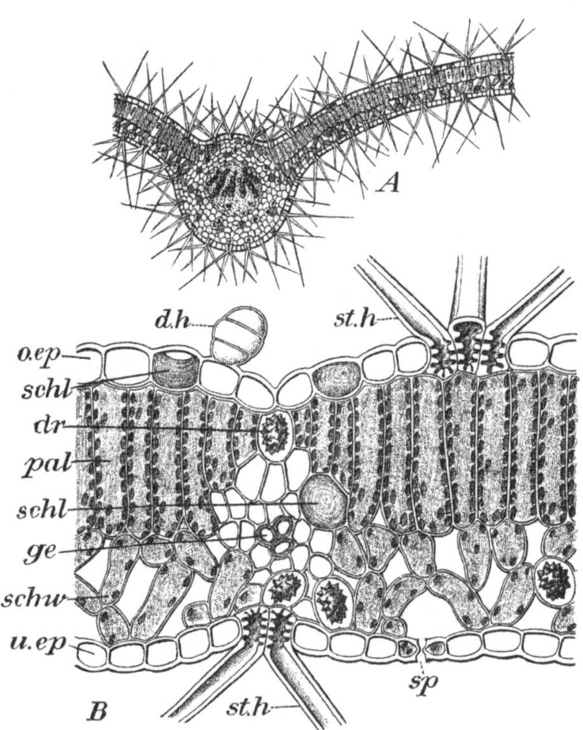

Abb. 239. Folia Althaeae, Querschnitte durch das Blatt. *A* Vergr. $^{25}/_1$; *B* Vergr. $^{175}/_1$. *st.h* Haarbüschel mit verholzten und getüpfelten Basalteilen, *d.h.* Drüsenhaar, *o.ep* obere Epidermis mit Schleimzellen (*schl*), *dr* Oxalatdrusen, *pal* Palisadengewebe, *schl* Schleimzellen im Mesophyll, *ge* Gefäße eines kleinen Blattgefäßbündels (Rippe), *schw* Schwammparenchym, *u.ep* untere Epidermis, *sp* Spaltöffnung. (Gilg.)

begrenzten Zellen bestehenden Epidermis finden sich Schleimzellen (*schl*). Im Mesophyll, besonders häufig unter den Haarbüscheln, kommen große Oxalatdrusen vor (*dr*); das Mesophyll, in dem sich vereinzelte Schleimzellen finden (*schl*), besteht aus einer Schicht von Palisadenparenchym (*pal*) und einem vielschichtigen, lockeren Schwammparenchym (*schw*).

Merkmale des Pulvers. Im groben Pulver fallen besonders die meist wohl erhaltenen Haarbüschel und ihre verholzten und getüpfelten Basalteile auf. Häufig sind darin auch die großen, stacheligen rötlichen Pollenkörner der Eibischblüten zu beobachten. Oxalatdrusen und Drüsenhaare kommen weniger in Betracht. Charakteristisch sind jedoch die aus den Schleimbröckchen im Tuschepräparat entstehenden, farblosen Schleimkugeln.

Bestandteile. Der wesentliche Bestandteil der Blätter ist Schleim, vgl. Radix Althaeae.

Prüfung. Eibischblätter wurden ganz oder teilweise ersetzt angetroffen durch die Blätter von Lavatera thuringica (Malvaceae). Bei dieser sind die Blattzähne doppelt so breit wie lang, und auf der Unterseite des Hauptnerven sitzen die Büschelhaare auf erhabenen Gewebepolstern, während sie bei Althaea einfach in die Epidermis eingesenkt sind. Im Pulver ist diese Verwechslung nicht nachweisbar. Unsere einheimischen Malvaceen werden sehr leicht von dem Rostpilze Puccinia malvacearum befallen, der in den Kulturen öfters Epidemien von enormer Ausbreitung veranlaßt hat. Blätter kranker Pflanzen, die mit Recht vom Arzneibuch abgelehnt werden, sind durch zahlreiche ihre Oberfläche bedeckende, braune Pusteln gekennzeichnet. Im Pulver verrät sich der Pilz durch seine charakteristisch geformten, braunen, zweizelligen Teleutosporen. Ganz vereinzeltes Vorkommen derselben kann man zulassen. Uredosporen bildet der Pilz nicht.

Der Aschegehalt des Pulvers darf 16% nicht übersteigen.

Geschichte. Die alten Griechen kannten den Eibisch schon als Heilmittel. In Deutschland wurde die Pflanze auf Verordnung Karls des Großen im 9. Jahrhundert in Kultur genommen.

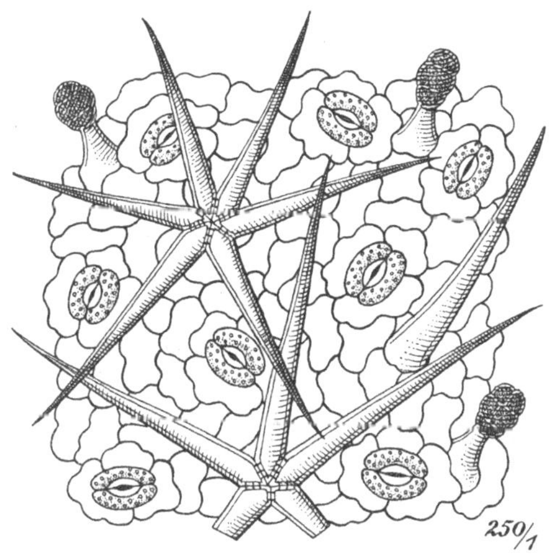

Abb. 240. Folia Athaeae Oberflächenansicht der Blattunterseite.

Anwendung. Eibischblätter sind wegen ihres Schleimgehaltes ein gegen Husten gern angewendetes Volksmittel.

Flores Malvae arboreae. Stockrosenblüten.

Sie sind die getrockneten Blüten der in Gärten häufig kultivierten, ausdauernden Althaea rosea *Cavanilles*, und zwar der Form mit dunkelviolettroten Blüten. Sie haben einen 6—9 spaltigen Außenkelch mit eiförmigen, spitzen Zipfeln, einen fünfspaltigen Kelch, dessen Zipfel den Außenkelch überragen, beide graugrün und dicht mit Haarbüscheln bekleidet, eine fünfblätterige schwarzpurpurne Krone, deren Blätter quer breiter, bis 4 cm lang, fast verkehrt herzförmig, oben meist ausgerandet, am kurzen weißen Nagel gebärtet sind, zahlreiche mit ihren Fäden und den Kronblattnägeln verwachsene Staubgefäße mit nur je 2 Pollensäcken, und zahlreiche im Kreise gelagerte Fruchtknoten mit verwachsenen Griffeln und freien Narben. Sie schmecken schleimig und herb und enthalten einen wasserlöslichen, mit Säuren hellrot, mit Alkalien grün werdenden Farbstoff, neben reichlich Schleim. Sie werden einerseits gegen Husten in der Volksmedizin angewendet, anderseits dient ihr Auszug als unschädliches vegetabilisches Färbemittel, welches eine der Farbe des Rotweines sehr ähnliche Farbe liefert.

Folia Malvae. Malvenblätter. Käsepappelblätter.

Abstammung. Sie stammen von Malva neglecta *Wallr.* und Malva silvestris *L.*, zwei in Europa und Asien weit verbreiteten Gewächsen, und sind während der Blütezeit im Juli und August zu sammeln. Sie werden in Belgien und Ungarn, in kleinen Mengen auch in Bayern und Thüringen, geerntet.

Beschaffenheit. Die bis 20 cm lang gestielten Blätter von Malva neglecta sind im Umrisse annähernd kreisrund, 5—7-lappig, stumpfe Lappen bildend, am Grunde mit tiefem und schmalem nierenförmigem oder tief herzförmigem Einschnitt (Abb. 241 *A*, 242 *A*). Ihr Durchmesser beträgt bis 8 cm.

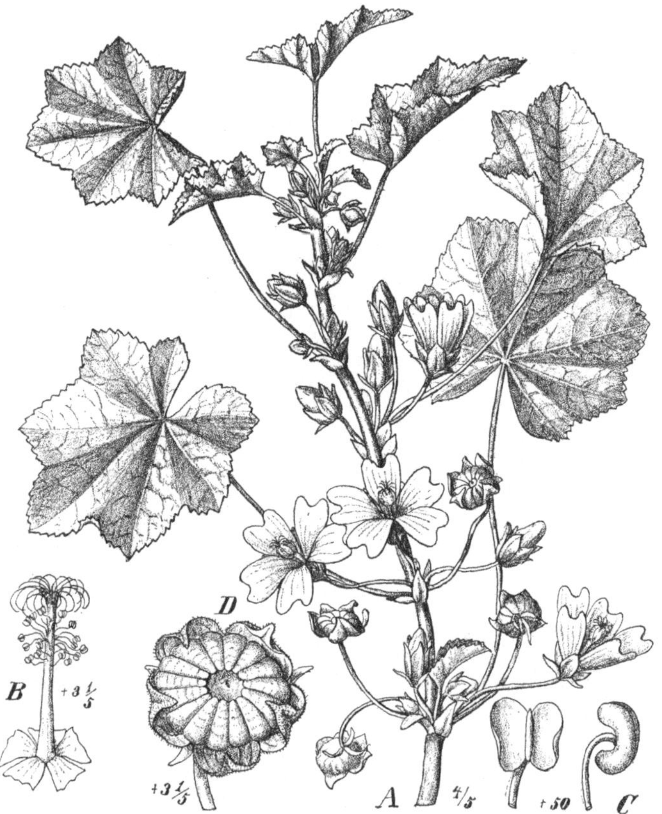

Abb. 241. Malva neglecta. *A* Blühender Zweig, *B* Staubblatt- und Griffelsäule, *C* Antheren, die linke nach dem Ausstreuen des Pollens, *D* Frucht. (Gilg.)

Die Blätter von Malva silvestris hingegen sind am Grunde nicht nierenförmig, sondern flach herzförmig ausgeschnitten, bisweilen abgestutzt, und die drei oder fünf Lappen sind meist schärfer eingeschnitten als bei der erstgenannten Art (Abb. 242 *B* und *C*). Sie sind 7—11 cm lang, 12—15 cm breit; ihr Stiel ist nur etwa 10 cm lang.

Der Blattrand ist bei beiden unregelmäßig kerbig gesägt; die Nervatur handförmig. Die Behaarung wechselt stark, ist aber niemals sehr reichlich. Ihre Farbe ist grün. Die Blätter sind geruchlos und schmecken schleimig fade.

Anatomie. Die Zellen der oberen Epidermis haben nur wenig wellige, die der unteren stark wellige Seitenwände. In beiden Epidermen finden sich

Spaltöffnungen mit 3 Nebenzellen, von denen eine erheblich kleiner ist als die beiden anderen, außerdem Schleimzellen. Aus der Epidermis entspringen kleine, aus mehreren Etagen bestehende Drüsenhaare (*d. h*), sehr charak-

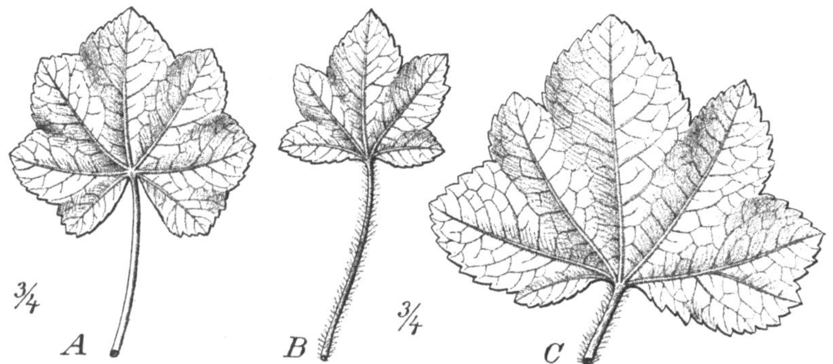

Abb. 242. Folia Malvae. *A* Blatt von Malva neglecta (³/₄), *B* junges, *C* älteres Blatt von Malva silvestris (³/₄). (Gilg.)

teristische, aber meist nur spärlich auf den Nerven anzutreffende, sternförmige Haarbüchel (die Haare stehen meist nur zu wenigen gebüschelt (*st. h*) oder häufig sogar einzeln (*e. h*); ihre Basis ist nur schwach verholzt und fast nicht getüpfelt), endlich hier und da lange, einzellige Haare mit

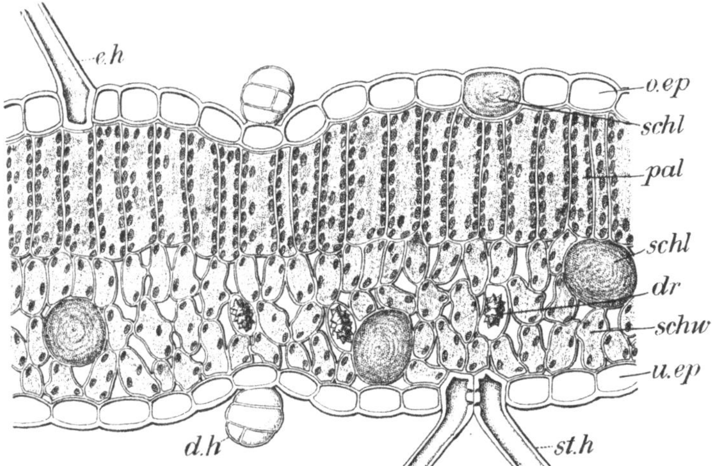

Abb. 243. Folia Malvae. Querschnitt durch das Blatt. *e.h* Einzelhaar, *st.h* Haarbüschel, beide Haarformen mit verholzter Basis, *d.h* Drüsenhaare, *o.ep* obere Epidermis mit Schleimzellen (*schl*), *pal* Palisadenparenchym, *schl* Schleimzellen des Mesophylls, *dr* Oxalatdrusen, *schw* Schwammparenchym, *u.ep* untere Epidermis. Vergr. ¹⁷⁵/₁. (Gilg.)

kolbig verdickter Basis. Das Mesophyll enthält eine Palisadenschicht und ein Schwammgewebe aus kleinen, ellipsoidischen Zellen, in ihm kommen ebenfalls Schleimzellen (*sch*), daneben auch Oxalatdrusen (*dr*) vor.

Merkmale des Pulvers. Im Pulver findet man dieselben Bestandteile wie beim Eibischblattpulver. Doch sind die Haarbüschel viel seltener. Charakteristisch sind auch hier die durch das Tuschepräparat leicht sichtbar zu machenden Schleimpartikelchen.

Bestandteile. Schleim (vgl. Radix Althaeae).

Prüfung. Die Droge ist mit den Blättern von Xanthium strumarium verfälscht angetroffen worden. Diese sind, auch im Pulver, an mehrzelligen Haaren nachweisbar. Betreffs des Vorkommens und des Nachweises pilzbefallener Blätter gilt das bei Folia Althaeae Gesagte. Der Aschegehalt des Pulvers darf 17% nicht übersteigen.

Geschichte. Schon im Altertum waren die Malvenblätter als Heilmittel in Gebrauch.

Anwendung. Als reizlinderndes und erweichendes Mittel.

Flores Malvae. Malvenblüten. Käsepappelblüten.

Abstammung. Malvenblüten stammen von Malva silvestris *L.*, einer in Mitteleuropa sehr verbreiteten Pflanze. Sie werden im Juli und August von dieser an Wegen und auf Grasplätzen wild wachsenden Pflanze gesammelt.

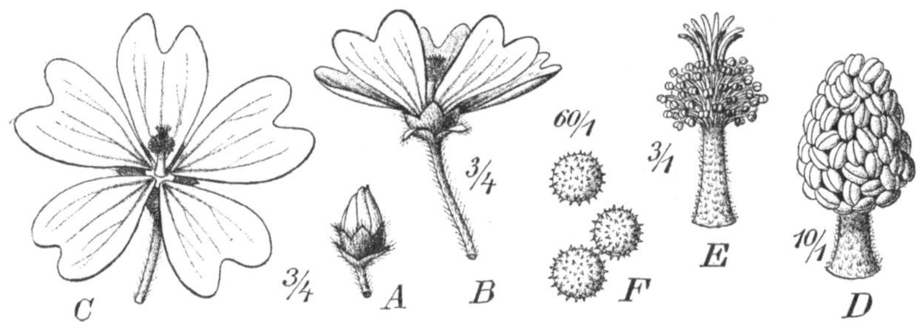

Abb. 244. Flores Malvae. *A* Knospe (³/₄), *B* Blüte von der Seite, *C* von oben gesehen (³/₄) *D* Staubgefäßröhre aus der Knospe, mit den noch fest zusammensitzenden, geschlossenen Staubbeuteln und tief darinnen steckender Narbe (¹⁰/₁), *E* dieselbe nach dem Verblühen mit weit heraus ragenden Griffeln und auseinander spreizenden, entleerten Antheren (³/₁), *F* Pollenkörner (⁶⁰/₁). (Gilg.)

Beschaffenheit. Die Blüten (Abb. 244) besitzen einen 5—8 mm hohen, fünfspaltigen Kelch, welcher von einem Außenkelch, bestehend aus drei lanzettlichen, längsgestreiften, borstigen Hochblättern, umgeben ist. Die Blumenkrone besteht aus fünf 2—2,5 cm langen, verkehrteiförmigen, oben ausgerandeten und an der verschmälerten Basis beiderseits mit einer Haarleiste versehenen, zarten, blauvioletten Kronenblättern, welche am Grunde mit einer langen, bläulich gefärbten, den Fruchtknoten umhüllenden und etwa 45 gestielte Antheren tragenden Staubfadenröhre verwachsen sind. Die Antheren besitzen nur je 2 Pollensäcke. Der Fruchtknoten ist zehnfächerig, flach kuchenförmig und trägt einen säulenförmigen, sich oben in zehn violette Narbenschenkel teilenden Griffel. Die zart blauviolette Farbe der Blumenblätter geht beim Befeuchten mit Säuren in Rot, mit Ammoniak in Grün über.

Malvenblüten sind geruchlos und schmecken schleimig fade.

Anatomie. In den meisten Blütenteilen finden sich Schleimzellen und Oxalatdrusen. Die Behaarung besteht aus einzelligen Wollhaaren, sternförmig spreizenden Haarbüscheln und mehrzelligen Drüsenhaaren, wie sie auch bei Folia Malvae vorkommen. Charakteristisch sind die sehr großen, mit stacheliger Exine und in ihr mit vielen kleinen Austrittstellen für den Pollenschlauch versehenen, kugeligen Pollenkörner.

Bestandteile. Schleim.

Prüfung. Die in der Literatur angegebene Verwechselung mit den Blüten von Malva neglecta *Wallr.* und M. rotundifolia *L.* dürfte wohl nur selten vorkommen, da diese Blüten kleiner, daher schwerer zu sammeln sind. Ihre Kronblätter sind nicht oder kaum länger als ihre Kelchblätter.

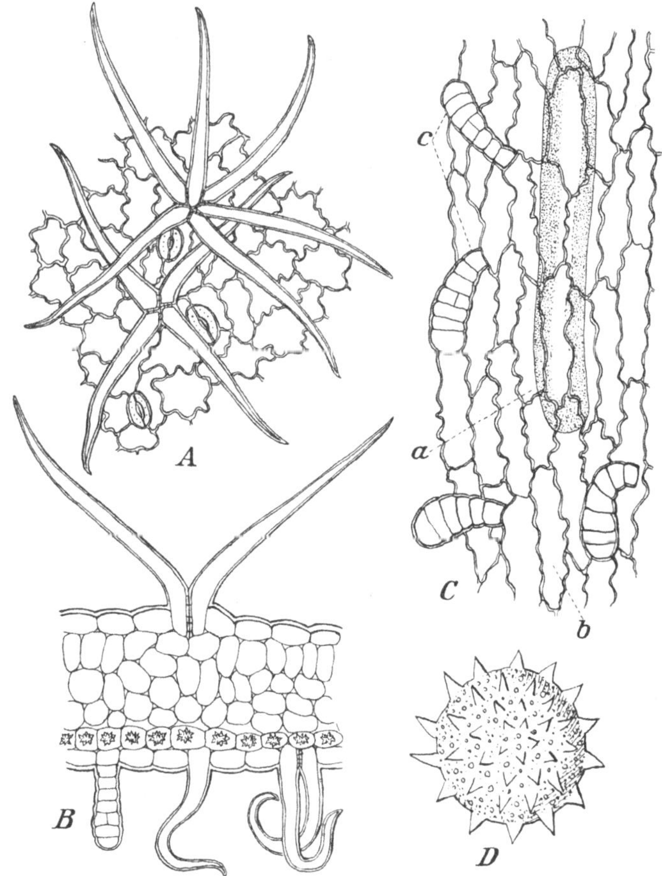

Abb. 245. Flores Malvae. *A* Oberflächenansicht der Außenseite des Kelchblattes. *B* Querschnitt durch ein Kelchblatt. *C* Oberflächenansicht der Epidermis der Kronblattunterseite mit durchscheinender Schleimzelle *a*, *b* wellrandigen Epidermiszellen, *c* Drüsenhaaren.

Geschichte. Die Droge ist in Deutschland seit dem 17. Jahrhundert gebräuchlich.

Anwendung. Die Malvenblüten verdanken dem Schleimgehalte ihre Anwendung in der Pharmazie als schleimiges, einhüllendes Mittel.

Gossypium (depuratum). Gereinigte Baumwolle. Verbandwatte.

Abstammung. Verbandwatte besteht aus den durch mechanische und chemische Reinigung fettfrei und reinweiß erhaltenen Haaren der Samenschale von Gossypium herbaceum *L.*, G. arboreum *L.*, G. barbadense *L.*, G. hirsutum *L.* und anderen Arten der Gattung Gossypium, deren

Heimat z. T. nicht mit voller Sicherheit bestimmt werden kann (einzelne Arten sind sicher der Alten, andere der Neuen Welt angehörig), und welche jetzt in allen Ländern der tropischen und subtropischen Zonen, hauptsächlich in Amerika, Indien und Afrika kultiviert werden.

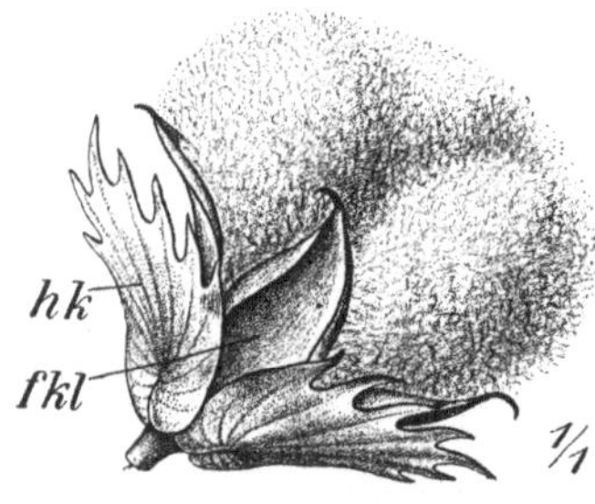

Abb. 246. Aufgesprungene Frucht von Gossypium herbaceum mit der hervorquellenden Baumwolle. (Gilg.)

Gewinnung. Zur Gewinnung der Haare werden die dicht wollig behaarten Samen der Gossypium-Arten nach der Entfernung aus der dreifächerigen, aufgeblasenen Kapsel (Abb. 246) auf Egrainiermaschinen von ihrem Wollschopfe durch Abreißen befreit. Die so gewonnene, 2—4,3 cm in der Länge messende, rohe Baumwolle kommt, in Ballen gepreßt, nach Europa und wird durch Kämmen, Auswaschen mit verdünnter Natronlauge, Bleichen usw. gereinigt.

Beschaffenheit. Unter dem Mikroskop erscheinen die Baumwollsamenhaare als einzellige, bis 4,3 cm lange Haare; sie sind zusammengefallen, so daß sie flache, oft gedrehte, bis $40\,\mu$ breite Bänder bilden (Abb. 247 B). In Kupferoxydammoniak quellen die mit einer kräftigen Wandung versehenen Haare stellenweise auf, indem sie die Kutikula sprengen, und die Zellwand wölbt sich, hier und da von der Kutikula noch eingeschnürt, blasenförmig

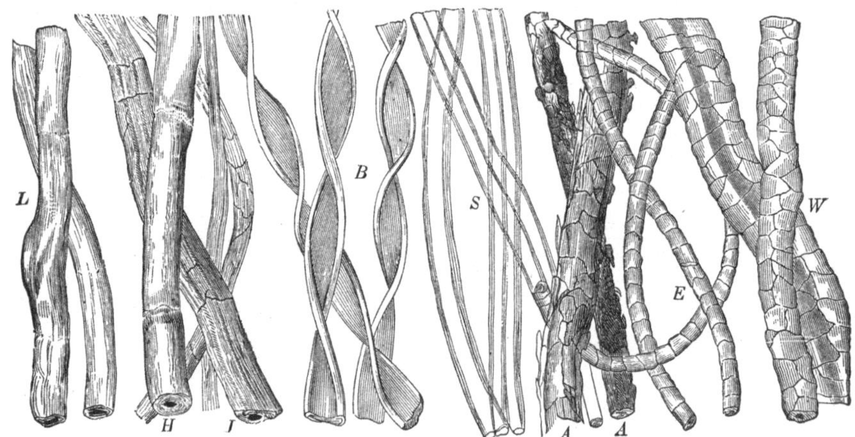

Abb. 247. Eine Anzahl der wichtigsten technisch verwendeten Fasern. Der Unterschied zwischen Baumwolle (B) und den übrigen Fasern tritt sehr deutlich hervor; L Leinfaser, H Hanffaser, I Jutefaser, S Seide, A Alpakawolle, E Elektoralwolle, W Schafwolle. (Flückiger und Tschirch.)

an den gesprengten Stellen auf. Hier erkennt man sehr deutlich zahlreiche feine Schichten, welche die gequollenen Zellwandverdickungsschichten darstellen. Mit Jodjodkaliumlösung färbt sich ganz reine Baumwolle rötlichbraun, bei nachherigem Zusatz von Schwefelsäure rein blau (Beweis für reine Zellulose); Chlorzinkjodlösung färbt sie braunrot oder violett bis blau.

Um zu zeigen, wie leicht sich im allgemeinen Baumwolle von den meisten anderen Faserstoffen mikroskopisch unterscheiden läßt, wurde Abb. 247 beigegeben.

Bestandteile. Die Bestandteile der rohen Baumwolle sind 91—92% reine Zellulose und 0,4% Fett.

Prüfung. Zunächst wird auf gründliche Reinigung der Baumwolle geprüft, Samenfragmente und harte Flocken müssen fehlen. Ein auf durch Abkochen und Abkühlen unter Luftabschluß luftfrei gemachtes Wasser geworfener Watteflocken muß sich sofort vollsaugen und untersinken. Geschieht dies nicht, so ist die Watte nicht genügend entfettet. Dann wird geprüft auf etwa zurückgebliebene Reste der zur Reinigung der Baumwolle benutzten Chemikalien. Mit wenig Wasser durchtränkte Watte darf Lackmuspapier nicht verändern (Säuren oder Alkalien). Ein mit kochendem Wasser 1:10 hergestellter Auszug darf durch Silbernitrat nur opalisierend, durch Bariumnitrat und Ammoniumoxalat nicht sofort getrübt werden (Chloride, Sulfate, Kalziumsalze) und die Mischung von 10 ccm dieses Auszuges mit einigen Tropfen verdünnter Schwefelsäure und 3 Tropfen Kaliumpermanganatlösung muß mindestens 5 Minuten lang rot gefärbt bleiben (reduzierende Stoffe). Der Aschegehalt der Watte darf 0,3% nicht übersteigen.

Geschichte. Gossypium-Arten waren Kulturpflanzen der alten Inder, ebenso wie der Eingeborenen von Peru lange vor der Entdeckung Amerikas. Die Baumwollkultur hat in der Neuzeit eine stets zunehmende Bedeutung erlangt.

Anwendung. Gereinigte Baumwolle findet in der Verbandstofftechnik ausgedehnte Verwendung; außerdem dient sie zur Herstellung des Collodiums.

Cortex Gossypii radicis. Baumwollwurzelrinde.

Abstammung und Beschaffenheit. Die Wurzelrinde von Gossypium herbaceum *L.* Sie bildet lange, etwa 1 cm breite, einen halben Millimeter dicke, außen gelbrote, innen weißliche, leicht vom Kork zu befreiende, zähe Streifen, deren Querschnitt unter der Lupe die hellen, sich nach außen wesentlich verbreiternden Markstrahlen erkennen läßt.

Anatomie. Der Kork besteht aus einigen Reihen großer, dünnwandiger, tafelförmiger Zellen. Die primäre Rinde ist schmal und enthält kleine Gruppen von Gerbstoffzellen, hie und da auch Einzelkristalle von Oxalat und große Sekretbehälter mit braunem, in Alkohol, Äther und Alkalien löslichem Inhalt, im übrigen Stärke. Die sekundäre Rinde besteht aus ziemlich breiten, nach außen sich verschmälernden, durch nach außen sich erweiternde Markstrahlen getrennten Rindenstrahlen, in welchen zahlreiche, große, tangential gestreckte Fasergruppen mit meist obliteriertem Leptom und Parenchymstreifen abwechseln. Die Fasern sind nur mäßig verdickt, weitlumig, lang, mit spitzen Enden versehen. In den Markstrahlen liegen dieselben Sekretbehälter, wie in der primären Rinde. Das Parenchym enthält Stärke, Gerbstoff und Oxalatdrusen. Die Stärke ist einfach, rundlich, selten zusammengesetzt.

Merkmale des Pulvers. Das Pulver ist charakterisiert durch die weitlumigen Fasern, dünnwandiges Parenchym, Oxalatdrusen, wenig Einzelkristalle, Stärke, dünnwandigen Kork, Sekretbehälter und Sekretmassen und das Fehlen von Steinzellen.

Bestandteile. Die Droge ist geruchlos, schmeckt schwach zusammenziehend und scheint phytochemisch noch nicht untersucht zu sein.

Familie **Sterculiáceae.**

Semen Cacao. Kakaobohnen.

Kakaobohnen sind die Samen der im nördlichen Südamerika einheimischen und jetzt in den meisten Tropengegenden kultivierten, baumartigen Theobroma cacao *L.* (Abb. 248). Bei der zweimal im Jahre erfolgenden Ernte werden die Samen aus den gurkenartigen Früchten herausgenommen und meist, nachdem sie einem unterbrochenen Gärungsprozeß ausgesetzt (Rotten des Kakaos), an der Sonne getrocknet. In Deutschland wird von guten Sorten hauptsächlich der aus Guayaquil ausgeführte Kakao verbraucht.

Beschaffenheit. Die Kakaosamen sind mandelförmig und von einer zerbrechlichen, dünnen, hellrotbraunen, oft erdigen Samenschale umschlossen, welche innen von einem sehr dünnen Reste des Endosperms bekleidet ist; letzteres dringt unregelmäßig in die Falten der zwei dicken, unregelmäßig gefalteten Kotyledonen ein, so daß diese leicht in eckige Stücke zerfallen.

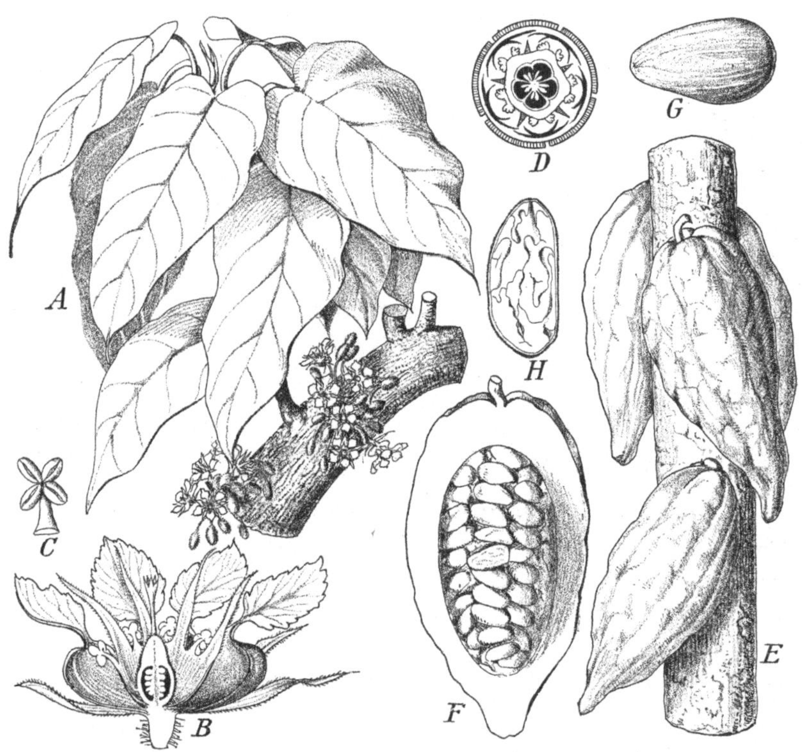

Abb. 248. Theobroma cacao, der Kakaobaum. *A* blühender Ast, *B* Blüte im Längsschnitt, *C* Staubblatt, *D* Diagramm der Blüte, *E* fruchttragendes Stammstück, *F* Frucht im Längsschnitt, die Samen zeigend, *G* Samen, *H* Samen im Längsschnitt, die Zerknitterung der Keimblätter zeigend. (Gilg.)

Anatomie. Das Gewebe des Keimlings der Kakaobohnen ist ein dünnwandiges Parenchym aus isodiametrischen Zellen, welche Stärke und z. T. kristallinische Massen (Fett und Aleuron) enthalten. Bemerkenswert ist, daß die Stärke Jodreaktion nicht oder schlecht zeigt, was daran liegt, daß sie so mit Fett umhüllt ist, daß das Reagens sie nicht erreicht. Entfernt man das Fett durch Äther, so tritt die normale Stärkereaktion auf. Die Stärke ist kleinkörnig, 4—12 μ groß, meist zu wenigen zusammengesetzt. Im Gewebe verstreut finden sich Farbstoffzellen mit braunem, rotem oder violettem Inhalt. Dieser färbt sich mit Chloralhydrat blutrot, mit Eisenchlorid olivbraun bis schwarzblau. Dem Keimling liegt der häutige Endospermrest zum Teil noch an, und er dringt auch in die Falten der Kotyledonen ein. Er besteht aus einer Schicht obliterierter Zellen, der die mehrzelligen, bis auf den obersten Teil einreihigen, keuligen Haare der Kotyledonen (die Mitscherlichen Körperchen) anhaften, die sich in ihrer Basalzelle von der Epidermis des Kotyledo getrennt haben. Sie enthalten braune oder gelbe Pigmentkügelchen.

Merkmale und Prüfung des Pulvers. Das Kakaopulver darf nur aus den Elementen des Keimlings und den ihm anhaftenden Teilen des Endosperms bestehen.

Alle anderen histologischen Elemente, die in ihm gefunden werden, gehören unzulässigen Zusätzen an: Zu diesen gehören in erster Linie Kakaoschalen, die Samenschalen des Kakaos. Sie sind durch Bruchstücke der in ihr enthaltenen, kleinzelligen Sklereidenschicht und durch die in Wasser stark quellenden Schleimklumpen nachzuweisen. Diese Sklereiden sind in Querschnittansicht U-förmig verdickt, erscheinen aber im Pulver meist in Flächenlage und sind dann ringsum gleichmäßig und stark verdickt. Ferner kommen in Betracht Mehle und Stärke von Leguminosen und Zerealien, alle mit viel größeren Stärkekörnern. Gemahlene Eicheln sind ebenfalls durch größere Stärke nachweisbar, Erdnüsse an ihren höchst eigenartig verdickten, reichlich grob getüpfelten Samenepidermiszellen. Die mikroskopischen Verhältnisse werden durch

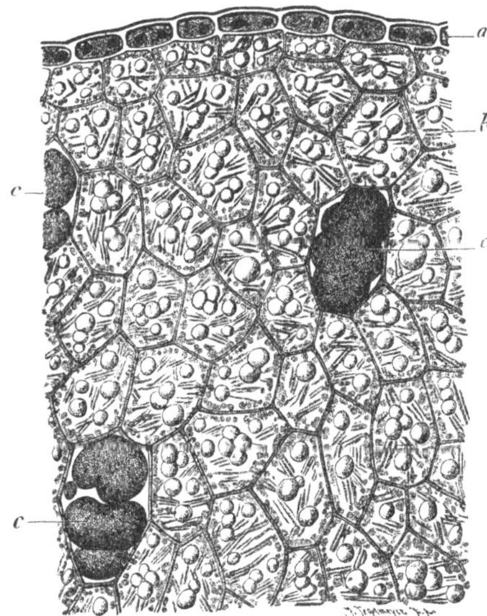

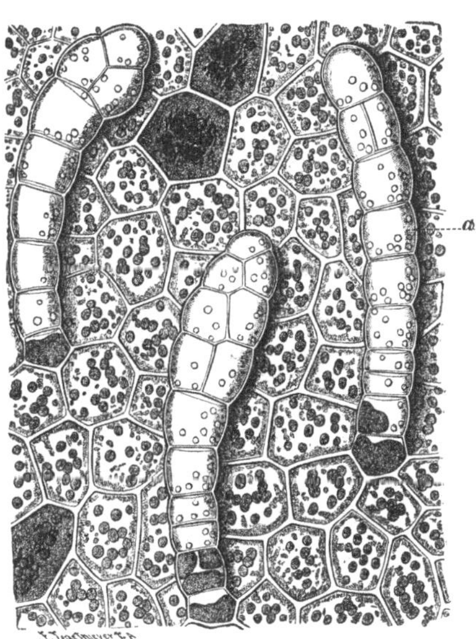

Abb. 249. Querschnitt durch den Kakaosamen, *a* Epidermis, *b* Parenchym, welches Stärke und Fettsäurekristalle führt, *c* Pigmentzellen. Vergr. $^{300}/_1$. (Gilg.)

Abb. 250. Epidermis der Kakao-Kotyledonen in der Flächenansicht. *a* die eigentümlichen Haare (die sog. Mitscherlichschen Körperchen). Vergr. ca. $^{300}/_1$. (Gilg.)

die Abb. 249 und 250 deutlich gemacht. Der Aschegehalt des Kakaopulvers darf 5% nicht übersteigen.

Bestandteile. Das Alkaloid Theobromin, im Mittel 55% Fett, Eiweiß, Stärke, Gerbstoff und Kakaorot. Entölter Kakao, d. h. das handelsübliche Pulver, der durch Abpressen von mindestens der Hälfte des Fettes erhalten wird, enthält somit noch reichlich Fett (15—38%).

Anwendung. Kakaobohnen dienen als nahrhaftes Genußmittel; werden sie (unter Anwendung von Wärme) gemahlen, so entsteht aus ihnen die Pasta Cacao, aus dieser wird durch Auspressen in der Wärme und bei Drucken bis zu 500 Atmosphären Oleum Cacao, Kakaobutter, gewonnen und es bleibt der „entölte Kakao" zurück. Aus diesem wird durch Zusatz von etwas kohlensaurem Alkali der „lösliche Kakao" hergestellt oder durch Zusatz von Zucker und Aromastoffen die Schokolade. Die Kakaoschalen dienen zur Gewinnung von Theobromin.

Semen Colae. Kolasamen.

Abstammung. Kolasamen, auch fälschlich Kolanüsse oder Gurunüsse genannt, sind die getrockneten Samenkerne des an der Westküste des tropischen Afrika, darunter in Togo, heimischen, in Kamerun, Westindien und Südamerika kultivierten Baumes Cola vora *K. Schum.* (Abb. 251), aber auch von C. acuminata *Pal. Beauv.* und anderen Arten dieser Gattung.

Beschaffenheit und Anatomie. Sie sind sehr verschiedengestaltig und häufig in die Kotyledonen zerfallen, außen matt braunrot und etwas rauh, innen zimtbraun und hart, von etwas herbem und bitterlichem Geschmack. Sie bestehen, von zarten Gefäßbündelchen abgesehen, nur aus braunem, dünnwandigem, stärkereichem Parenchym. Die Stärkekörner sind einfach, länglicheiförmig bis nierenförmig, 21—24, selten 30 μ lang, manchmal exzentrisch geschichtet. Die Epidermen tragen einzellige, derbwandige, oft gekrümmte Einzel- oder Büschelhaare.

Bestandteile. Bestandteile sind Koffein, Theobromin und ein leicht in Kolarot übergehender Gerbstoff, ferner Eiweißstoffe, Zucker und Stärke.

Gehaltsbestimmung. 7 g gepulverte Samen werden mit 70 g Chloroform 10 Minuten stehen gelassen, dann nach Zusatz von 4 ccm Ammoniakflüssigkeit eine Stunde

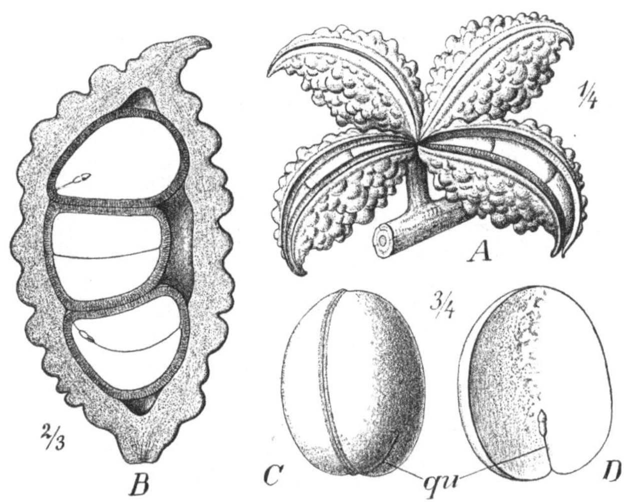

Abb. 251. Cola vera. A ganze Frucht ($^1/_4$), B eine Teilfrucht, längs durchschnitten ($^2/_3$), drei Samen enthaltend, C Keimling nach Ablösung der Samenschale, die Trennungslinie der Keimblätter zeigend ($^3/_4$), D ein Keimblatt von innen gesehen mit der Plumula und dem Würzelchen, qu Querriß der Keimblätter ($^3/_4$). (Gilg.)

lang unter kräftigem Schütteln ausgezogen. Nach 3 Minuten langem Schütteln der Mischung mit 0,5 g Tragant wird das Chloroform durch ein Faltenfilter filtriert unter Bedeckung des Trichters mit einer Glasplatte. 40 g des klaren Filtrates (= 4 g Droge) werden völlig abdestilliert, der Rückstand wird mit 2 ccm Chloroform aufgenommen, mit 15 ccm heißem Wasser versetzt und bis zur Verdampfung des Chloroforms einige Minuten gekocht. Man filtriert in ein Schälchen, wäscht Kolben und Filter mit heißem Wasser nach, verdampft das Filtrat, trocknet bei 95—100° und wägt. Der Rückstand betrage mindestens 0,08 g, was einem Gehalte der Samen an Gesamtalkaloiden von mindestens 2% entspricht.

Anwendung. Als anregendes Mittel.

Reihe **Parietales.**

Familie **Theaceae.**

Folia Theae. Chinesischer Tee.

Abstammung und Gewinnung. Sie sind die einem eigenartigen Erntebereitungsprozeß unterworfenen Blätter von Thea sinensis L. (Abb. 252), einem ursprünglich in Assam heimischen, seit Jahrtausenden in China und Japan, seit Jahrzehnten auch auf Java, Ceylon und Réunion, sowie in Indien, Afrika und Brasilien kultivierten Strauche. Die Blätter und Zweigspitzchen werden nach dem Pflücken sofort verarbeitet. Entweder läßt man sie welken, bis sie sich formen lassen, quetscht sie, indem man sie in rollende Bewegung bringt mit Menschenkraft oder maschinell, wobei der sog. Teesaft abfließt, läßt sie dann eine Stunde lang fermentieren und trocknet sie schnell, wobei man den sog. s c h w a r z e n Tee erhält, oder man bringt sie in von Wasserdampf durchströmte Kisten oder erhitzt sie in sehr heißen Kesseln, wobei sie im eigenen Saft gedämpft werden. Dann werden sie in ähnlicher Weise gerollt, wie oben, dann getrocknet. Man erhält so den g r ü n e n Tee. Von beiden Hauptsorten gibt es viele Untersorten, je nach dem Aroma, der Form usw., z. B. sind Souchong, Congu schwarze, Gunpowder und Imperial grüne Sorten. Pekko sind die Zweigspitzen mit den jüngsten Blättern und Knospen von feinstem Aroma. Die Abfälle der Erntebereitung, Stengelteile, Blattstücke, abgefallene Haare usw., der sog. Teestaub, dient zur Fabrikation von Koffein oder wird zu ordinärem, meist in China verbrauchtem Ziegeltee gepreßt.

Beschaffenheit. Die Blätter der Teepflanze werden zwar bei den chinesischen Formen bis 10, bei Assamtee bis 25 cm lang, der Tee des Handels enthält aber nur Blätter von höchstens 4 cm Länge. Sie sind kurz gestielt, länglichlanzettlich, oben zugespitzt, unten verschmälert, am Rande schwach zurückgerollt, knorpelig gesägt, ganz jung unterseits seidig behaart, später kahl. In der Droge sind die Blätter zu Kügelchen oder schmalen, durch das Trocknen verbogenen Röhrchen zusammengerollt, graugrün oder fast schwarz. Sie haben einen schwachen, feinen, charakteristischen Geruch, ihr Aufguß einen eigenartigen Geschmack.

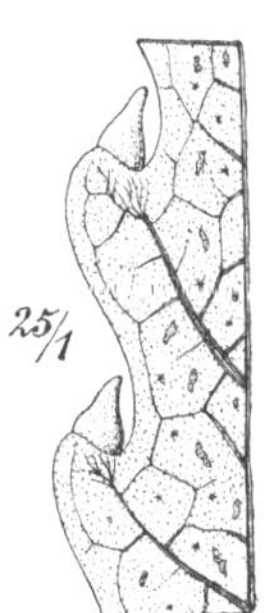

Abb. 253. Folia Theae. Stückchen des Blattrandes mit den charakteristischen Zähnchen. $(^{23}/_1)$. (Gilg.)

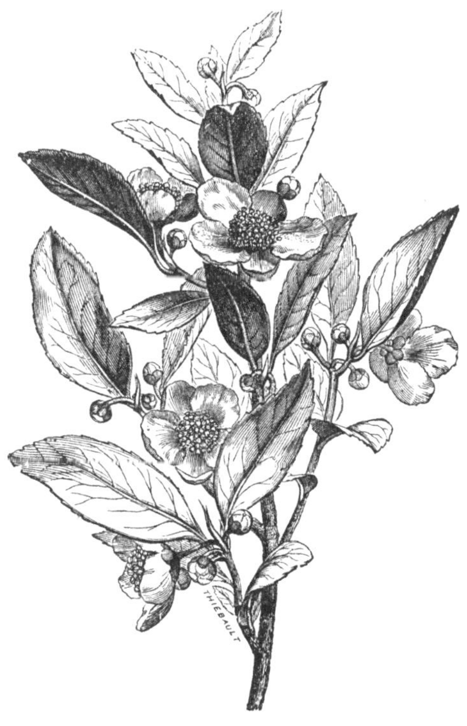

Abb. 252. Thea sinensis. Blühender Zweig.

Anatomie. Die Anatomie wechselt etwas nach dem Alter der Blätter. Beide Epidermen bestehen aus dünnwandigen bis derbwandigen, nicht oder wenig welligen, kleinen Zellen, die obere ist ohne Spaltöffnungen, die untere enthält deren sehr zahlreiche, jede von 4 oder 3 schmalen Nebenzellen umgeben. An ihr stehen auch die 300—500 μ langen, kurz über der Basis rechtwinklig umgebogenen, einzelligen, derbwandigen, glatten Haare. Das Mesophyll besteht aus 2 Palisadenschichten oder einer solchen und einer in ihrer Form und ihrer dichten Lagerung sich den Palisaden sehr nähernden Sammelschicht und einem beträchtlichen Schwammgewebe aus flacharmigen Zellen mit meist nur kurzen Armen. Im Mesophyll verstreut sind zahlreiche Oxalatdrusen. Reichlicher im Nervparenchym, weniger zahlreich im Mesophyll, übrigens in ihrer Zahl wechselnd, finden sich vielarmige, oft von oberer zu unterer Epidermis reichende, dickwandige, in jungen Blättern auch noch dünnwandige Steinzellen, Idioblasten.

Bestandteile. Die wichtigsten Bestandteile des Tees sind Koffein und Gerbstoff.

Prüfung. Betreffend der Prüfung sind von den deutschen Nahrungsmittelchemikern die folgenden Forderungen aufgestellt worden: 1. fremde, pflanzliche Beimengungen dürfen nicht vorhanden sein, 2. 8—12% Feuchtigkeitsgehalt, 3. höchstens 8% Asche, davon mindestens die Hälfte in Wasser löslich, 4. grüner Tee mindestens 29%, schwarzer Tee mindestens 24% wässeriges Trockenextrakt, 5. mindestens 1% Koffein. Die österreichische Pharmakopöe stellt etwas abweichende Forderungen. Über die Untersuchungsmethodik s. „Vereinbarungen zur einheitlichen Untersuchung und Beurteilung von Nahrungs- und Genußmitteln sowie Gebrauchsgegenständen für das Deutsche Reich. Berlin: Julius Springer 1902".

Teefälschungen sind: Schon einmal gebrauchter Tee, meist aufgefärbt mit Katechu, Kino, Kampecheholz; Färbung des grünen Tees mit Indigo, Berlinerblau, Kurkuma; Beschwerung; Beimengung der Blätter anderer Pflanzen. Liegen nur extrahierte Teeblätter oder nur Blätter anderer Pflanzen (Teesurrogate) vor, so ist der Nachweis durch Mikrosublimation leicht zu erbringen. Echter Tee liefert mehrere Sublimate kristallinischen Koffeins, das durch die Murexidreaktion identifiziert wird, die ausgezogenen oder falschen Blätter nicht. In Mischungen ergibt sich die Beimengung extrahierten und wieder geschönten Tees durch Erniedrigung der Kennzahlen für Extrakt und Koffein, aber nicht immer. Beschwerung wird durch die Aschebestimmung angezeigt. Havarierter Tee ist gesundheitsschädlich und wird durch Erhöhung des Chlorgehaltes der Blätter über 0,114% und durch qualitativen Bleinachweis (aus den Teekisten) nachgewiesen. Von fremden Blättern kommen die der Salix-Arten, von Epilobium angustifolium (Oenotheraceae), Lithospermum officinale L. (Borraginaceae), und andere in Betracht. Neuerdings ist die Zahl der Teesurrogate (deutsche Tees) sehr gestiegen. Alle diese Blätter unterscheiden sich durch abweichende Deckhaarformen oder das Auftreten von Drüsenhaaren oder durch größere und stark wellige Epidermiszellen, so daß der Nachweis falscher Blätter nicht allzu schwierig ist.

Gehaltsbestimmung. 10 g gepulverter Tee werden mit 100 g Chloroform einige Minuten, nach Zusatz von 5 ccm Ammoniakflüssigkeit weitere 2 Stunden unter häufigem kräftigem Schütteln stehen gelassen, dann werden 0,5 g Tragantpulver zugesetzt und nach 3 Minuten langem Schütteln 80 g Chloroform (= 8 g Droge) durch ein mit einer Glasplatte gut bedecktes Faltenfilter abfiltriert. Das Filtrat wird völlig abdestilliert, der Rückstand mit 5 ccm Äther aufgenommen, die Lösung mit 15 ccm Wasser und 0,5 g festem Paraffin versetzt und bis zur völligen Verjagung des Äthers und zum Schmelzen des Paraffins erhitzt. Nach dem Erkalten wird die wässerige Lösung durch ein kleines angefeuchtetes Filter filtriert, die Erhitzung des Rückstandes mit Äther und Wasser und die Filtration nach dem Erkalten nochmals wiederholt. Die vereinigten Filtrate werden in gewogenem Schälchen verdampft, der Rückstand bei 100° getrocknet und gewogen. Er muß mindestens 0,08 g wiegen, was einem Koffeingehalt des Tees von mindestens 1% entspricht. Man findet gelegentlich bis zu 5%.

Anwendung. Als anregendes Genußmittel.

Familie **Guttiferae.**

Alle Arten dieser Familie sind durch schizogene Harzbehälter ausgezeichnet.

Herba Hyperici. Johanniskraut.

Das blühende Kraut von Hypericum perforatum L. Der Stengel ist kahl, hat zwei- oder undeutlich vierkantige Internodien, gegenständige, sitzende, eiförmige, 2—3,5 cm lange, ganzrandige, kahle, durchscheinend punktierte Blätter und ziemlich reichblütige, achselständige und terminale, rispige Blütenstände mit großen, gelben, regelmäßigen Blüten. Diese haben 5 lanzettliche, glatte Kelchblätter, 5 ovale, schwarz punktierte Kronenblätter, 50—60, meist in 3, seltener in mehr Bündel verwachsene Staubgefäße und einen Fruchtknoten mit 3 Griffeln. Die obere Epidermis der Laubblätter führt keine Spaltöffnungen, im Mesophyll finden sich große schizogene, mit braunem Sekrete erfüllte Ölbehälter und je eine obere und untere Palisadenschicht. In den Blumenkronenblättern liegen große schizogene Sekretbehälter mit blutrotem Inhalt. Das Kraut besitzt einen herben, bitteren Geschmack und enthält in den Blüten neben dem gelben Farbstoff ein rotes Harz. Es spielt in der Volksmedizin eine Rolle und wird als Ol. Hyperici coctum zur Wundbehandlung und bei Gicht usw. gebraucht.

Gutti. Gummiresina Gutti. Gummigutt.

Abstammung. Gummigutt ist das Gummiharz mehrerer Garcinia-Arten, besonders Garcinia Hanburyi *Hooker* f. (Syn.: Garcinia morella

Desr., var. pedicellata Hanbury), eines Baumes, welcher in Siam, Cochin-china und Cambodja heimisch ist.

Gewinnung. Um das Harz, welches in schizogenen Sekretgängen der Rinde enthalten ist, zu gewinnen, werden spiralförmige Einschnitte um den halben Stamm der Bäume angelegt und in die Wunden Bambusrohre von 3—7 cm Weite eingeschoben, in denen sich das Harz ansammelt und teils von selbst, teils nach Erwärmen über freiem Feuer eintrocknet, um später aus den Röhren herausgestoßen zu werden. Infolgedessen kommt Gutti meist in walzenförmigen Stücken von genannter Dicke und nur selten in verbogenen und zusammengeflossenen Klumpen in den Handel.

Handel. Gummigutt wird aus Cambodja über Bangkok und Saigon nach Singapore gebracht und von da nach Europa verschifft.

Beschaffenheit. Die Oberfläche ist meist rotgelb bis grünlichgelb, bei den walzenförmigen Stücken oft von den Abdrücken der Innenfläche des Bambusrohres längsgestreift. Die Stücke zerbrechen leicht in flachmuschelige, undurchsichtige, glänzende Splitter von rotgelber bis orangeroter Farbe.

Gummigutt ist geruchlos und scheint zunächst geschmacklos zu sein, dann schmeckt es süßlich und brennend.

Gutti gibt mit dem doppelten Gewicht Wasser verrieben eine schöne, gelbe Emulsion von brennendem Geschmack, welche unter dem Mikroskop höchstens ganz vereinzelt Stärkekörner erkennen läßt, auf Zusatz von einem Teil Ammoniak sich klärt und dabei zuerst eine feurigrote, dann eine braune Farbe annimmt; beim Neutralisieren des Ammoniaks scheidet sich unter Entfärbung der Flüssigkeit das Harz wiederum in gelben Flocken ab.

Bestandteile. Gutti ist geruchlos und besteht aus 19—27% Gummi und 70—80% Harz, welches die a-, β- und γ-Garcinolsäure enthält.

Prüfung. 1 Tropfen einer Anreibung mit 2 Teilen Wasser darf nach Zusatz von 1 Tropfen Jodlösung nur ganz vereinzelte Stärkekörnchen erkennen lassen. Der Aschegehalt des Gummigutt darf 1% nicht übersteigen.

Aufbewahrung. Vorsichtig.

Geschichte. Gutti kam zuerst anfangs des 17. Jahrhunderts nach Europa, worauf es sehr bald arzneilich verwendet wurde.

Anwendung. Es ist ein drastisches Purgiermittel und gehört zu den vorsichtig aufzubewahrenden Stoffen. Außerdem findet es in der Aquarellmalerei Verwendung.

Familie **Dipterocarpaceae.**

Alle Arten der Familie besitzen schizogene Harzgänge.

Von einigen Arten der zu dieser Familie gehörigen Gattung Dipterocarpus wird der in der Technik zu Lacken verwendete, oftmals als Fälschungsmittel von Balsamum Copaivae und peruvianum beobachtete Gurjunbalsam gewonnen.

Dammar. Resina Dammar. Dammar oder Dammarharz.

Abstammung. Das Harz von hohen, im malayischen Gebiete heimischen, zu dieser Familie gehörigen, botanisch noch unvollkommen bekannten Bäumen, unter denen einer als Shorea Wiesneri *Schiffner* bezeichnet wurde. Genaueres ist aber auch über ihn nicht bekannt. Das Harz tritt freiwillig oder aber nach Verletzungen in großen Mengen aus den Stämmen aus und erhärtet sehr bald an der Luft.

Beschaffenheit. Das Dammarharz besteht aus gelblichweißen oder rötlichweißen, durchsichtigen, tropfsteinartigen, birn- oder keulenförmigen Stücken von außerordentlich wechselnder Größe, ist leicht löslich in Chloroform und Schwefelkohlenstoff, nur z. T. in Alkohol und in Äther und quillt in Chloralhydratlösung auf, ohne sich zu lösen. Beim Zerreiben entsteht ein weißes, geruchloses Pulver, welches bei 90° nicht erweicht.

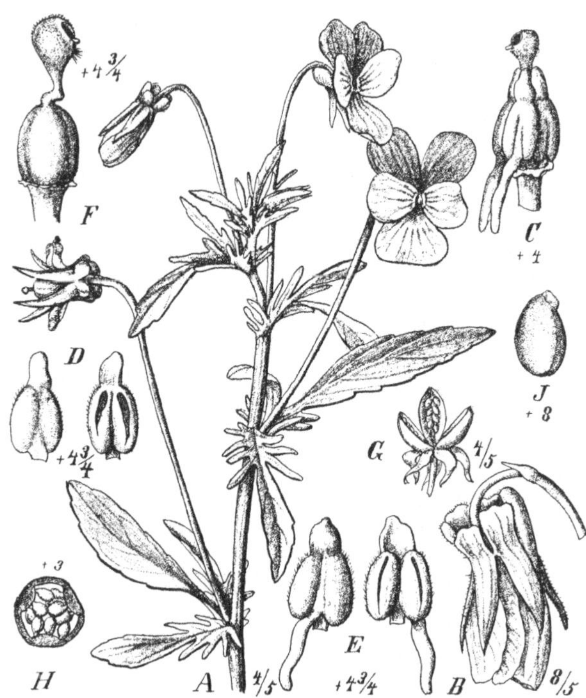

Bestandteile. Dammar enthält 23% Dammarolsäure, 40% α-Dammar-Resen, 22,5% β-Dammar-Resen.

Prüfung. Läßt man 1 Teil fein gepulvertes Dammar mit 10 Teilen Ammoniakflüssigkeit unter Umschütteln ½ Stunde lang stehen und übersättigt das klare oder schwach opalisierende Filtrat mit Essigsäure, so soll eine Trübung nicht eintreten, was bei Zusatz von Kolophonium der Fall wäre.

Geschichte. Dammar gelangt seit Anfang des 19. Jahrhunderts in den europäischen Handel.

Abb. 254. Viola tricolor. *A* blühender Zweig, *B* Knospe, *C* die um den Fruchtknoten fest anliegenden Antheren, zwei von ihnen mit Sporen versehen, *D* ungespornte Antheren, *E* gespornte Antheren, *F* Gynäzeum, *G* aufgesprungene Frucht, *H* Fruchtknotenquerschnitt, *J* Samen. (Gilg.)

Anwendung. Das Harz dient zur Herstellung von Pflastern (Emplastrum adhaesivum).

Familie **Violaceae.**

Herba Violae tricoloris. Herba Jaceae. Stiefmütterchenkraut. Freisamkraut. Dreifaltigkeitskraut.

Abstammung. Die Droge besteht aus den oberirdischen Teilen von Viola tricolor *L.* (Abb. 254), welche auf beinahe der ganzen nördlichen Erdhalbkugel auf Äckern allenthalben verbreitet ist und fast den ganzen Sommer hindurch, vom Mai bis September, in Blüte steht.

Beschaffenheit. An dem hohlen, kantigen Stengel sitzen Blätter von verschiedener Gestalt. Die unteren sind langgestielt, herzförmig bis breit-eiförmig, am Rande ausgeschweift, die oberen kürzer gestielt, länglich eiförmig bis lanzettlich und in den Blattstiel verschmälert, am Rande gekerbt-gesägt. Beide Arten von Blättern sind mit je zwei leierförmigen,

fiederteiligen Nebenblättern versehen, welche den Blattstiel an Länge über-
treffen; die Seitenzipfel der Nebenblätter sind lineal, der Endzipfel hingegen erreicht oft fast die Größe der eigentlichen Blattspreite selbst.

Die Blüten sitzen einzeln an je einem bis 10 cm langen achselständigen,
oben hakenförmig gekrümmten Stiele. Der fünfblättrige Kelch trägt nach
stielabwärts gerichtete Anhängsel. Man unterscheidet 2 Varietäten:

vulgaris *Koch*. Kronenblätter länger als der Kelch, die beiden oberen
dunkel-, die seitlichen hellviolett, das untere größere, gespornte gelb mit
violetter Zeichnung.

arvensis *Murray*. Krone kürzer als der Kelch, die vier oberen Blätter
gelblichweiß bis hellviolett, das untere dunkelgelb mit violetter Zeichnung.

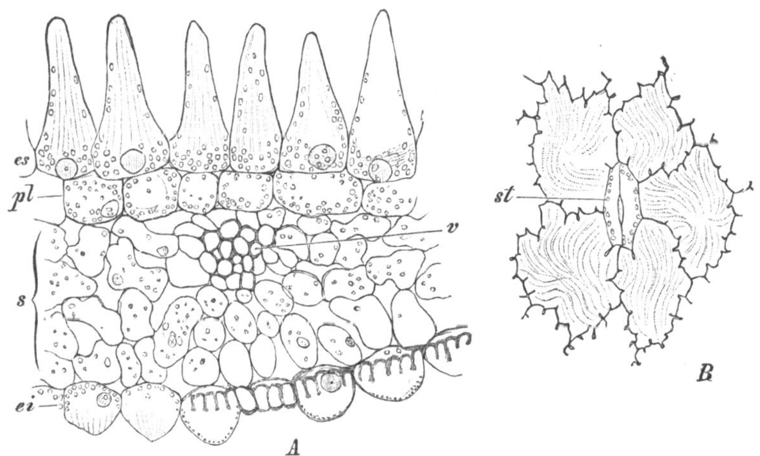

Abb. 255. Viola tricolor. *A* Querschnitt durch ein Blumenblatt. *es* Epidermis der Oberseite, *ei* Epidermis
der Unterseite, *pl* Palisadenparenchym, *s* Schwammparenchym, *v* Leitbündel. *B* Oberflächenansicht der
Epidermis der Blumenblatt-Unterseite mit Spaltöffnung *st* (Straßburger.).

Die var. vulgaris wird vorgezogen. 5 Staubblätter, oben mit häutigem
Konnektivanhängsel, 2 von ihnen gespornt, 1 Fruchtknoten aus 3 Karpellen.

Geschichte. Die Droge ist erst seit Ende des 18. Jahrhunderts in Deutschland in Gebrauch.

Bestandteile und Anwendung. Stiefmütterchenkraut dient als blutreinigendes und harntreibendes Mittel in der Volksheilkunde. Es enthält
das Glykosid Violaquercitrin, das Alkaloid Violin, Gerbstoffe, sowie auch
wenig Salizylsäure und Saponin.

Reihe **Opuntiales.**

Familie **Cactaceae.**

Flores Cacti. Blüten der Königin der Nacht.

Die Blüten von Cereus grandiflorus *Miller*, eines in Mexiko und auf den An-
tillen heimischen sukkulenten Gewächses mit säulenförmigem, geripptem, fast ast-
losem Stamm. Die Blüten haben einen unterständigen, aus vielen Karpellen gebildeten
Fruchtknoten mit parietaler Plazentation und vielen Samenanlagen, eine lange, aus
vielen Kelchblättern gebildete Kelchröhre, eine weiße, aus einer Reihe länglicher,
oben breiterer, fast aufrechter Blätter gebildete Krone von etwa gleicher Länge wie

der Kelch, zahlreiche Staubgefäße mit langen, fädigen Filamenten und einen Griffel mit vielstrahliger Narbe. Die grünen Kelchblätter decken sich dachziegelig und tragen lange Borsten, ihre innersten, obersten Reihen sind lang, mit bräunlichgelben, strahlig auseinandergebogenen Zipfeln versehen.

Die Droge enthält Spuren eines Alkaloids, und ein wahrscheinlich glykosidisches Herzgift.

<h2 style="text-align:center">Reihe Myrtiflorae.</h2>

<h3 style="text-align:center">Familie Thymelaeaceae.</h3>

<h3 style="text-align:center">Cortex Mezerei. Seidelbastrinde. Kellerhalsrinde.</h3>

Abstammung und Beschaffenheit. Sie ist die zu Beginn des Frühjahrs in bandförmigen Stücken abgelöste Stammrinde des in Vorgebirgswäldern Deutschlands stellenweise sehr häufigen Strauches Daphne mezereum *L.* Die Rinde bildet 1—2 cm breite, sehr dünne, zähe und biegsame Bänder, die gewöhnlich zu Bündeln vereinigt in den Handel kommen. Die Rinde ist außen rotbraun oder gelbbraun, fein runzelig, auf der Innenseite gelb oder gelblich, seidenglänzend, glatt, auf der Schnittfläche seidigfaserig. Infolge ihrer Zähigkeit kann man die Rinde nicht brechen. Auch die Rinden von Daphne laureola *L.* und D. gnidium *L.* sollen gesammelt werden. Sie sind der Droge sehr ähnlich und gleichwertig.

Anatomie. Kork aus vielen Reihen ein wenig derbwandiger Zellen, gelb, darunter stark tangential gestrecktes, häufig durch sekundäre Wände geteiltes Phelloderm, gelb, etwas kollenchymatisch verdickt, nur wenige Lagen. Die primäre Rinde ist ein fast farbloses Parenchym, an dessen Innengrenze Bündel stark verdickter Fasern verlaufen. Die sekundäre Rinde enthält in den durch einreihige Markstrahlen getrennten Rindenstrahlen reichlich dünnwandige, aber zähe, infolge der Austrocknung in der Droge meist mit auf dem Querschnitt gewellten Wänden versehene, glänzende Fasern neben Parenchym und obliterierten Siebröhren. Die Fasern liegen in durch eingeschobene Parenchymzellen unterbrochenen, lockeren Gruppen und Grüppchen beisammen oder einzeln. In älteren Rinden, bei denen sich auch bis in die sekundäre Rinde vordringende Borkebildung zeigt, sind auch einzelne der Fasern der sekundären Rinde bis zu punktförmigem Lumen verdickt. Stärke ist wenig vorhanden, Kristalle fehlen.

Bestandteile und Anwendung. Seidelbastrinde ist geruchlos, schmeckt scharf und enthält ein scharfes, blasenziehendes, harzartiges Glykosid (Daphnin oder Mezerein), welchem sie ihre Verwendung zur Bereitung von Empl. Cantharid. perpetuum, bzw. Drouotschem Pflaster verdankt.

<h3 style="text-align:center">Familie Punicaceae.</h3>

<h3 style="text-align:center">Cortex Granati. Granatrinde.</h3>

Abstammung. Als Granatrinde wird sowohl die Stammrinde als auch die Wurzelrinde von Punica granatum *L.*, des in Westasien heimischen, in fast allen Ländern mit subtropischem und warmem gemäßigtem Klima verbreiteten, besonders häufig im Mittelmeergebiet kultivierten Granatbaumes, in Anwendung gebracht. In den deutschen Handel kommt die Droge namentlich aus Algier und Südfrankreich; sie wird dort von den als Obstbäume nicht mehr verwendbaren Exemplaren geerntet.

Beschaffenheit. Granatrinde, vom Stamm gesammelt, bildet röhrenförmige oder rinnenförmige, kurze, selten mehr als 10 cm lange, 1—3 mm dicke und häufig verbogene, unregelmäßige Stücke. Die je nach dem Alter gelblichgrüne oder mattgraue Außenfläche ist meist von stark hervortretenden helleren, gelblichen, längsgestreckten Lentizellen bedeckt, und häufig finden sich darauf schwarze Flechten aus der Gruppe der Graphideen (Arthonia astroidea *Hepp*, Arthonia punctiformis *Acharius* und Arthopyrenia atomaria *Mueller Arg.*). An der Wurzelrinde (Abb. 256) ist die Außenfläche von einem oft etwas mehr bräunlichen Korke bedeckt,

welcher an Stücken von alten Wurzeln durch frühzeitige, starke Borkenbildung sich muldenförmig abschuppt und in diesem Falle tiefe, meist dunkler
gefärbte Narben zurückläßt. Flechten fehlen stets. Die Innenseite der
Stamm- und Wurzelrinde ist bräunlich.

Beide Rinden sind auf dem Querbruche glatt. Die gelbliche Querschnittfläche ist fast homogen. Granatrinde ist geruchlos und schmeckt
herbe, aber nicht bitter.

Anatomie. Anatomisch sind Stamm- und Wurzelrinde nicht wesentlich
verschieden. Das Korkbildungsgewebe zeigt eine kräftige Tätigkeit: nach
außen wird viel Kork, nach
innen reichlich Phelloderm
gebildet. Der Kork (Abb.
258 *ko*) ist dadurch auffallend,
daß die meisten Zellen U-
förmig (d. h. auf der Innenseite) stark verdickt sind; es
wechseln jedoch auch häufig

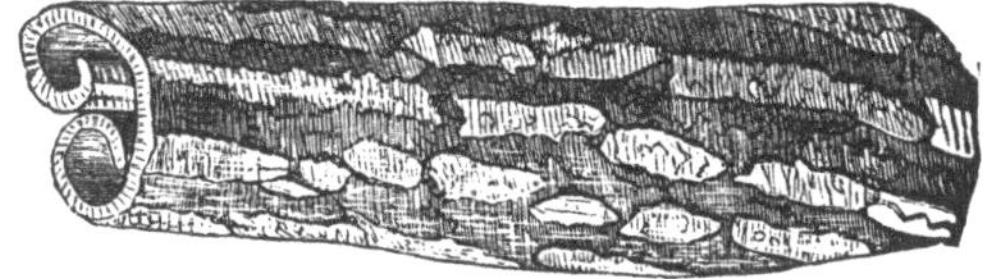

Abb. 256. Cortex Granati, Wurzelrinde.

unverdickte Schichten mit den verdickten ab. Das Phelloderm (*phd*),
welches in der Stammrinde Chlorophyll führt, besteht aus im Querschnitt tangential gestreckten,
kollenchymatisch
verdickten Zellen,
welche hier und da
Einzelkristalle ent-
halten (*kr*); die breite
Schicht geht nach
innen ganz allmäh-
lich in die Außenrinde
über. Die primäre
Rinde des Stammes
(*pr. ri*) ist meist nur
schmal; an ihrem
Innenrande liegen
mächtige, vereinzelte
oder zu 2—3 zusam-
menliegende Stein-
zellen (*ste*), deren
Wandung geschich-
tet und von oft
verzweigten Tüpfeln
durchzogen ist. An
der Wurzel fehlt die
primäre Rinde. Die sekundäre Rinde (*sec. ri*) umfaßt den größten

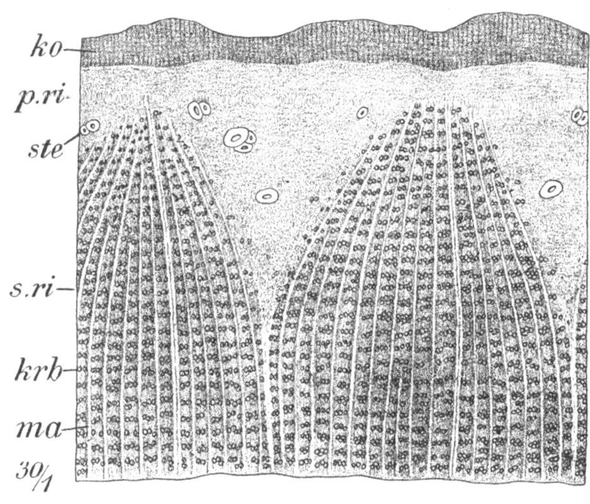

Abb. 257. Cortex Granati, Lupenbild ($^{30}/_1$). *ko* Kork, *p. ri* primäre
Rinde, *ste* Steinzellen, *s.ri* sekundäre Rinde, *krb* tangentiale Binden
von Drusen führendem Parenchym, *ma* Markstrahlen. (Gilg.)

Teil der Rinde. Die primären Markstrahlen (*ma*) erweitern sich nach
außen zu stark (trompetenförmig), und in ihren äußeren Partien kommen
manchmal ebenfalls die Steinzellen vor; die Markstrahlen sind manchmal
innen zwei Zellreihen breit, während die sehr zahlreichen sekundären Markstrahlen (*ma*) stets einreihig sind. Sehr charakteristisch ist die sekundäre
Rinde dadurch, daß in den (infolge der eng gestellten Markstrahlen) sehr

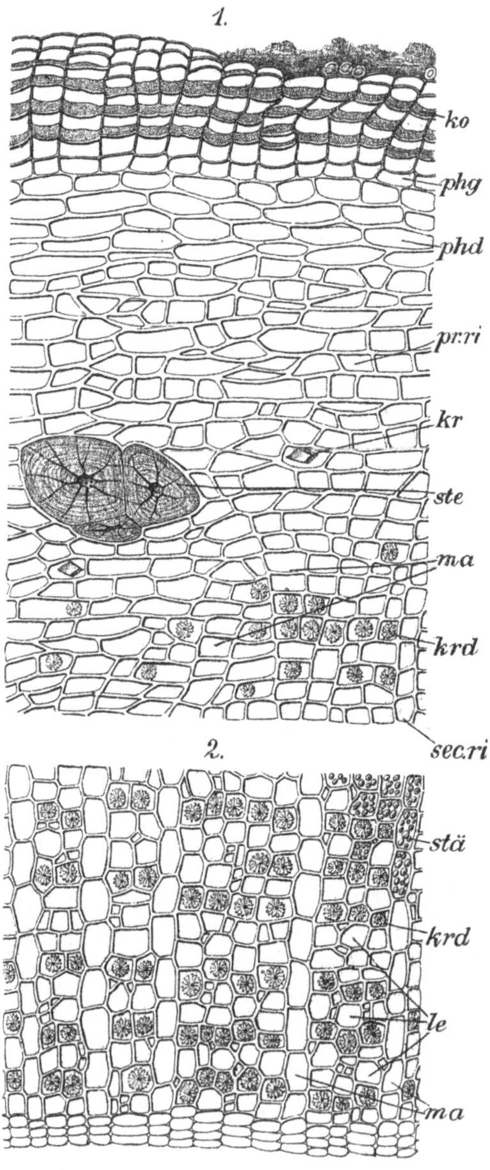

Abb. 258. Cortex Granati, Querschnitt. *1*. Schnitt durch die primäre und den äußersten Teil der sekundären Rinde. *2*. Schnitt durch die innerste Partie der sekundären Rinde. *ko* Kork, *phg* Phellogen, *phd* Phelloderm, *pr.ri* primäre Rinde, *kr* Einzelkristall, *ste* Steinzellnest, *ma* Markstrahlen, *krd* Oxalatdrusen, *sec.ri* sekundäre Rinde, *stä* Stärkeinhalt einiger Zellen gezeichnet, sonst weggelassen, *le* Siebstränge. Vergr. $^{225}/_1$. (Gilg.)

schmalen Rindensträngen stets tangentiale, 1—2 Zellen starke Lagen (Binden) von Oxalatdrusen (*krd*) führenden Parenchymzellen mit 2—3 Zellagen solcher abwechseln, welche keine Kristalle enthalten. Die Siebelemente (*le*) sind wenig deutlich. — Auf das soeben beschriebene regelmäßige Abwechseln kristallführender und kristalloser Parenchymbinden sind die schon mit bloßem Auge in der Innenrinde erkennbaren, konzentrischen Linien zurückzuführen (Abb. 257).

Sämtliche Parenchymelemente (auch das Phelloderm), welche keine Kristalle enthalten, sind mit Stärke (*stä*) erfüllt.

Außer den vereinzelten sehr großen, schwach oder gar nicht verholzten Steinzellen kommen mechanische Elemente nicht vor.

Die Stärkekörner sind sehr klein, nur 2—8 μ groß, rundlich, einzeln oder selten zu zweien zusammengesetzt.

Von Kristallen sind Kalziumoxalatdrusen in außerordentlicher Menge vorhanden. Einzelkristalle (im Phelloderm) sind viel seltener.

Merkmale des Pulvers. (Abb. 259). Das gewöhnlich verwendete, gelbe bis gelblichgrau-bräunliche, feine Pulver (Sieb VI) besteht in der Hauptmenge aus feinst zermahlenen, gelblichen oder gelblichgrünlichen Zellmembranpartikelchen, Korktrümmern mit den farblosen, ziemlich kräftigen, einseitigen Verdickungsschichten, meist farblosen, seltener grünlichgelblichen Protoplasmakörnchen resp. -klümpchen, endlich den in Mengen freiliegenden Stärkekörnchen und den Kalziumoxalatdrusen, resp. ihren Trümmern. Sehr

häufig treten ferner auf ansehnliche, meist farblose, seltener gelbliche
Parenchymfetzen, deren Zellwände manchmal perlschnurartig ausgebildet
sind, und in deren Zellen reichlich Stärke enthalten ist; mit den stärkeführenden Zellen wechseln in den Parenchymfetzen regelmäßig ab auffallende Züge von Kristallzellreihen, deren kleine Zellen je eine Druse
enthalten. Auch farblose, seltener gelbliche bis bräunliche Korkbruch-

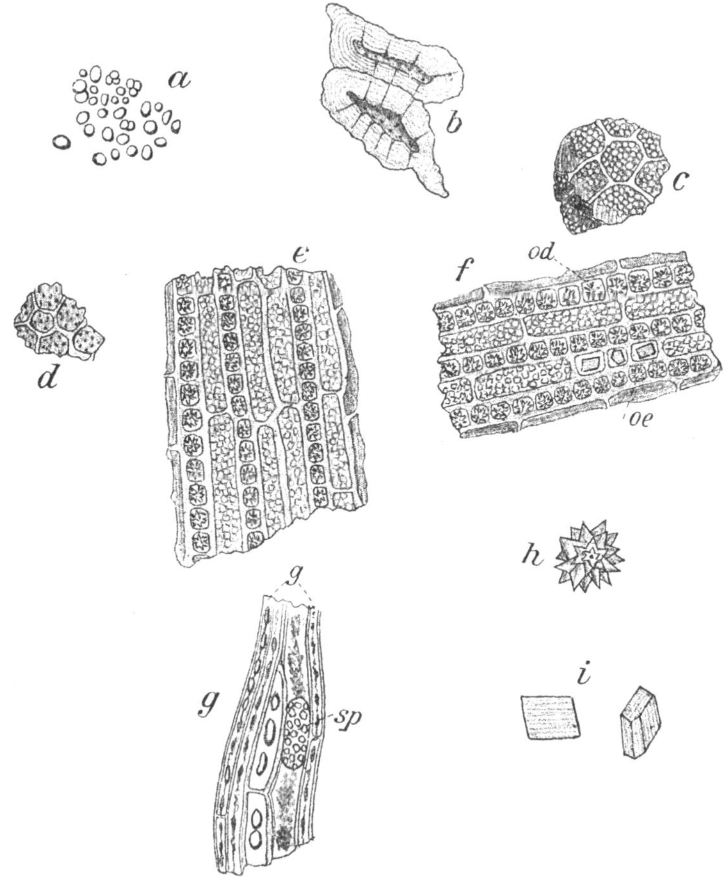

Abb. 259. Cortex Granati. *a—f* Elemente des Pulvers. Vergr. $^{165}/_1$; *a* Stärke, *b* Steinzellen, *c* stärkeführendes Parenchym der primären Rinde, *d* Korkgewebe, *e* und *f* Parenchym der sekundären Rinde
(*od* Kalziumoxalatdrusen, *oe* Einzelkristalle). — *g* Siebröhrengewebe aus mazerierter Rinde. Vergr. $^{385}/_1$.
(*sp* Siebplatte, *g* Geleitzellen einer Siebröhre.) — *h, i* Drusen und Einzelkristalle. Vergr. $^{385}/_1$. (Mez.)

stücke sind häufig; da sie meist in der Flächenansicht beobachtet werden,
ist ihre kräftige Innenwand nicht zu sehen, doch sind sie an ihren scharf
polygonalen Zellen und an dem Fehlen der Stärke leicht zu erkennen;
beobachtet man sie in der Queransicht, so tritt die einseitige Verdickungs-
lamelle sehr deutlich in die Erscheinung. Die in Mengen die Parenchymzellen erfüllende Stärke tritt meist in Form kleiner, meist 7—10 μ großer,
sehr selten größerer (bis 25 μ) Einzelkörner, seltener zu 2—4 Körnchen vereinigt auf. Spärlicher werden beobachtet: Fetzen des Phelloderms, in dem

vereinzelte der im übrigen stärkeführenden Zellen Einzelkristalle enthalten, ferner auffallende, sehr stark verdickte, deutlich grob, oft verzweigt getüpfelte, in der Größe und Gestalt stark variierende, manchmal ziemlich lang gestreckte, seidenartig weiß glänzende Steinzellen (diese auffallenden Körper können in manchen älteren Rinden vollständig fehlen!), endlich in größeren Parenchymfetzen Ansichten der stärkeerfüllten Markstrahlen.

Charakteristisch für das Pulver sind besonders die sehr häufigen Parenchymfetzen mit ihrem regelmäßigen Abwechseln von stärkeführenden und drusenhaltigen Zellzügen, ferner die Korkfetzen, die Steinzellen und die massenhaft frei liegenden Stärkekörnchen und Drusen, resp. deren Trümmer.

Das Pulver wird am besten nacheinander in Glyzerinwasser, sodann in Glyzerinjod, endlich in Chloralhydratlösung untersucht.

Bestandteile. Granatrinde ist geruchlos und von herbem, aber nicht bitterem Geschmack. Sie enthält die Alkaloide **Pelletierin** (das hauptsächlich wirksame Prinzip), **Isopelletierin**, **Pseudopelletierin** und **Methylpelletierin**, ferner reichlich eisenbläuende Gerbsäure, Mannit, Harz, Stärke und 14—20% Mineralbestandteile. Ein mit kaltem Wasser bereitetes Mazerat ist gelblich und scheidet auf Zusatz von Kalkwasser gelbrote Flocken ab; nach Zusatz von Eisenchlorid färbt sich der Auszug, selbst in verdünntem Zustande, infolge des Gerbsäuregehaltes schwarzblau.

Prüfung. Die als Verwechselungen genannten Rinden von Strychnos nux vomica *L.* (Loganiaceae), Buxus sempervirens *L.* (Buxaceae), Berberis vulgaris *L.* (Berberidaceae) und Morus nigra *L.* (Moraceae) sind von ganz anderem Aussehen und Bau, schmecken bitter und werden durch Eisenoxydsalze nicht oder anders gefärbt. Sie sind wohl alle nur gelegentlich einmal beobachtet worden. Auch anatomisch sind sie hinreichend von Granatrinde verschieden, um in geschnittener Ware erkannt zu werden. So hat Strychnosrinde zwar ähnliche Außenfarbe wie Granatrinde, aber sehr viele Steinzellen in primärer und sekundärer Rinde und keine Fasern. Berberisrinde hat grünlichgelbe Farbe und große Mengen von kurzen, spindelförmigen, bis zum Verschwinden des Lumens verdickte Fasern, Buxus- und Morusrinde sind außen schwarz und daher auch in geschnittener Ware sofort auffindbar. Im Pulver verraten sich alle diese Rinden durch ihren Mangel an Gerbstoff, demzufolge ihre Teilchen in einem mit verdünnter Eisenchloridlösung (1 + 9) hergestellten Präparate nicht tief blauschwarz werden, wie Granatrindenpulver.

Der Aschegehalt des Pulvers darf 17% nicht übersteigen.

Gehaltsbestimmung. 6 g gepulverte Granatrinde werden mit 60 g Äther durchgeschüttelt und nach Zusatz von 10 g Natronlauge eine halbe Stunde lang unter häufigem Schütteln stehen gelassen. Die möglichst vollständig abgegossene Ätherschicht wird durch Schütteln mit 1 ccm Wasser geklärt, wobei wegen erheblicher Löslichkeit des Pelletierins in Wasser ein kleiner Verlust entstehen würde, wenn der Äther ohne weiteres abgegossen werden würde. Man setzt daher 2 g getrocknetes Natriumsulfat zu, wodurch das Wasser chemisch gebunden und das in ihm gelöste Alkaloid wieder in ätherische Lösung übergeführt wird. Nach kräftigem Schütteln und nach dem Absetzen filtriert man 30 g Äther (= 3 g Droge) ab, und dunstet sie unter Durchleiten von Luft auf etwa die Hälfte ab, um gelöstes Ammoniak oder Amin zu entfernen. Die bei anderen Drogen übliche Destillation des

Äthers wird der Flüchtigkeit des Pelletierins wegen vermieden. Nach Zugabe von 5 ccm $^1/_{10}$-Normal-Salzsäure und 10 ccm Wasser wird der Äther völlig verjagt, nach weiterer Zugabe von 2 Tropfen Methylrotlösung der Säureüberschuß mit $^1/_{10}$-Normal-Kalilauge aus einer Feinbürette zurücktitriert. Höchstverbrauch hierzu 4,18 ccm Lauge. Die zur Bindung der Alkaloide nötige Menge $^1/_{10}$-Normal-Salzsäure zeigt bei einem durchschnittlichen Molekulargewicht derselben von 147,5 mindestens 0,012095 g Alkaloide in 3 g Droge an, was einem Alkaloidgehalt der Droge von mindestens 0,4% entspricht.

Geschichte. Der Granatbaum war infolge der Schönheit seiner Blüten und des angenehmen, erfrischenden Geschmackes seiner Samen (in den „Granatäpfeln“) schon den alten Assyrern, Ägyptern und Hebräern bekannt. Auch die Fruchtschalen wurden damals schon beim Gerben und zu Färbezwecken benutzt. Von den alten Römern wissen wir mit Bestimmtheit, daß sie schon die Wurzeln gegen Bandwürmer anwendeten. Erst anfangs des 19. Jahrhunderts kam aber die Granatrinde allgemein in Aufnahme.

Anwendung. Granatrinde ist ein geschätztes Bandwurmmittel.

Familie **Myrtaceae.**

Alle Myrtaceen sind durch mächtige schizogene Sekretbehälter (in Rinde, Blättern, Blüten und Früchten) ausgezeichnet.

Fructus Pimentae. Piment. Englisches Gewürz. Nelkenpfeffer. Fructus oder Semen Amomi.

Die Droge stammt von Pimenta officinalis *Berg*, einem in Zentralamerika heimischen und besonders auf Jamaika in Masse kultivierten Baum; sie besteht aus den unreifen und rasch getrockneten Beeren. Diese sind in trockenem Zustande braun oder graubraun, kugelig bis leicht eiförmig, 5—8 mm lang und ebenso oder fast so dick, von körnigrauher Oberfläche und tragen an ihrer Spitze den noch deutlich erkennbaren Kelchsaum und den Griffelrest. Im Innern liegt in jedem der beiden Fruchtfächer ein dunkelbrauner Samen. Im braunen Fruchtfleisch finden sich sehr zahlreiche, außerordentlich große Ölbehälter, ferner Gruppen mächtiger, stark getüpfelter Steinzellen, endlich reichlich Kalziumoxalatdrusen. Der nährgewebelose Same enthält einen reichlich kleine Stärkekörner führenden Embryo.

Piment schmeckt und riecht eigentümlich, jedoch den Nelken ähnlich; er enthält bis 4% ätherisches Öl. Methode zur Bestimmung desselben s. Einleitung.

Fol. Djambu. Djambublätter.

Abstammung und Beschaffenheit. Die Blätter von Psidium guajava *L.*, einem im tropischen Amerika heimischen, überall in der heißen Zone kultivierten Baume von etwa 8 m Höhe. Die Blätter sind kurzgestielt, oval, zugespitzt, bis gegen 15 cm lang, bis 6 cm breit, ganzrandig, steiflederig, brüchig, oberseits weißlichgrau, unterseits mehr grünlich bis bräunlich, durchscheinend punktiert. Nervatur fiederig, Hauptnerv und Nebennerven erster Ordnung oberseits etwas eingesenkt, unterseits stark hervortretend.

Anatomie. Beide Epidermen bestehen aus relativ kleinen geradlinig-polygonalen Zellen, nur die untere enthält außerordentlich zahlreiche Spaltöffnungen mit 2 zum Spalt parallelen Nebenzellen. Auf die obere Epidermis folgt ein meist zweischichtiges Hypoderm aus farblosen, großen polygonalen, im Querschnitt rechteckigen Zellen, darunter das Assimilationsgewebe. Dieses umfaßt ein einschichtiges, nur hie und da zweischichtiges Palisadengewebe aus zylindrischen, dicht beieinanderstehenden Zellen, deren Länge ein Vielfaches ihrer Breite beträgt und ein bis zu 5 Schichten mächtiges Schwammgewebe, das insofern vom Typus abweicht, als es aus kurzzylindrischen, etwa 1½ mal so langen, wie breiten oder gar noch kürzeren, locker gefügten Zellen besteht, deren unterste aus geradezu kubischen Zellen bestehende Schicht wieder palisadenartig dicht ist. Im Assimilationsgewebe verstreut, selten im Hypoderm, liegen Oxalatdrusen, selten kommen Einzelkristalle und Oxalatsand vor. Im Mesophyll, vornehmlich der Unterseite genähert liegen sehr zahlreiche, große, kugelige Sekreträume mit gelbem Öl. Die Behaarung besteht aus einzelligen, dickwandigen, häufig mehrfach gebogenen Haaren, die auf beiden Blattseiten reichlich vorhanden sind. Sehr charakteristischer Weise ist ein großer Teil von ihnen ein wesentliches Stück über der Blattfläche abgebrochen, so daß bei Flächenbetrachtung der Epidermis diese stark erhabenen Haarnarben ein eigenartiges Bild ergeben. Die Nerven, auch die kleinen Adern, sind von Faserbündeln begleitet.

Bestandteile. Die Blätter riechen und schmecken aromatisch und enthalten über 0,3% ätherisches Öl (mit Eugenol), Harz, etwa 9% Gerbstoff.

Flores Caryophylli. Caryophylli. Gewürznelken. Nägelein.

Abstammung. Es sind dies die getrockneten, ungeöffneten Blüten des Baumes Jambosa caryophyllus (*Sprengel*) *Niedenzu* (Syn.: Caryophyllus aromaticus *L.*, Eugenia caryophyllata *Thunberg*, Eugenia aromatica *Baill.*). Ursprünglich auf den Molukken heimisch, wird der Gewürznelkenbaum in vielen Tropengegenden, hauptsächlich auf Amboina und anderen südasiatischen Inseln, im großen auch auf Zanzibar und Pemba, sowie auf Réunion und in Franz. Guyana kultiviert.

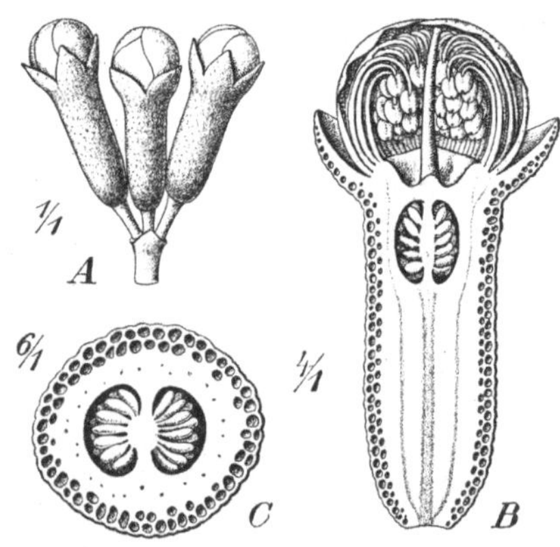

Abb. 260. Flores Caryophylli. *A* Spitze eines Blütenzweiges mit 3 Knospen (¹/₁), *B* eine Knospe im Längsschnitt, *C* Fruchtknotenquerschnitt (⁴/₁). (Gilg.)

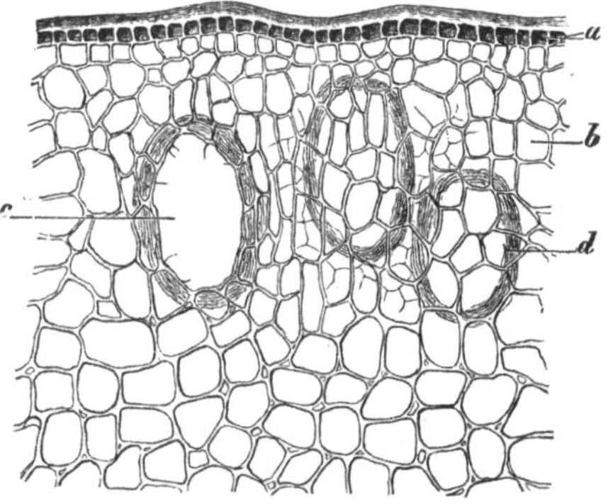

Abb. 261. Querschnitt durch den unterständigen Fruchtknoten der Gewürznelke. *a* Epidermis, *b* Parenchym, *c* Öldrüse, nicht ganz in der Mitte durchschnitten, *d* Öldrüsen, die nicht angeschnitten und vom Parenchym bedeckt sind. Vergr. ¹⁵⁰/₁. (Gilg, mit Benutzung der Abbildung bei Möller.)

Gewinnung. Die Knospen des im Juni und im Dezember blühenden Baumes werden kurz vor dem völligen Aufblühen gepflückt oder abgeschlagen, auf Tüchern gesammelt und an der Sonne getrocknet. Im frischen Zustande sind die Fruchtknoten und die Kelchblätter schön rot, die Blumenblätter milchweiß bis rötlichweiß gefärbt.

Handel. Als feinste Sorte gelten die hellbraunen Amboina-Nelken; die Hauptmenge des Handels bilden dagegen die braunschwarzen Zanzibar- und Pemba-Sorten.

Beschaffenheit. Der im trockenen Zustande gerundet-vierkantige, stielartige (unterständige) Fruchtknoten (vgl. Abb. 260) ist fein gerunzelt, von brauner Farbe, 10—15 mm lang und 3—4 mm dick; in seinem oberen Teile befinden sich zwei sehr kleine Fächer, welche die Samenanlagen enthalten. Der Fruchtknoten breitet sich oben in die vier abstehenden, derben, stumpf dreieckigen Kelchzipfel aus. Diese letzteren umgeben die vier heller (gelbbraun) gefärbten, fast kreisrunden, sich dachziegelartig decken-den Blumenblätter, welche sich über den Anlagen der zahlreichen, am Rande eines niedrigen Walles eingefügten, eingebogenen Staubgefäße und des schlanken, ziemlich dicken Griffels als eine Kugel von 4—5 mm Durch-messer zusammenwölben. In dem fleischigen Gewebe des Fruchtknotens

und des Kelches befinden sich am Rande unter der Oberhaut zahlreiche Öldrüsen. Diese sind in 2—3 un-regelmäßigen, einander stark genä-herten Kreisen angeordnet und auf dem Querbruche oder Querschnitte schon mit der Lupe zu erkennen; das Austreten von Öltropfen aus ihnen beim Zusammendrücken der Nelken mit den Fingern ist ein Zeichen der guten, ölreichen Be-schaffenheit. Nelken riechen stark und charakteristisch und schmecken würzig und brennend.

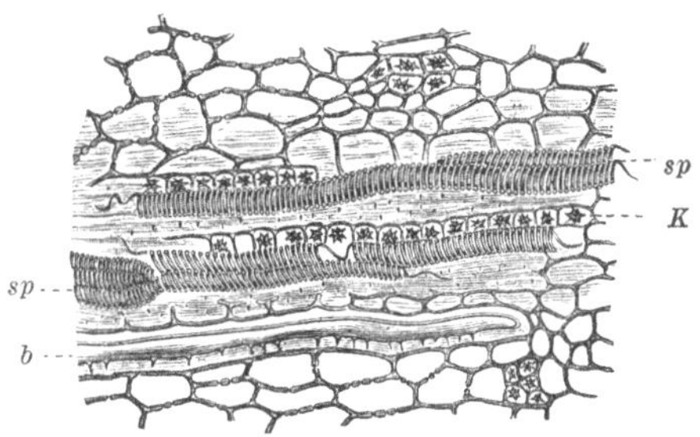

Abb. 262. Längsschnitt durch den unterständigen Fruchtknoten der Gewürznelke, wobei ein Gefäß-bündel getroffen wurde. *sp* Spiralgefäße, *b* eine weitlumige Faser, *K* Kristalldrusen in Gruppen und in Kristallzellreihen. Vergr. $^{150}/_1$. (Möller.)

Anatomie. Auf einem Quer-schnitt durch den mittleren Teil des Fruchtknotens erkennt man eine kleinzellige Epidermis, die eine dicke Außenwand besitzt (Abb. 261). Darunter folgt ein kleinzelliges Parenchym, in dem 2—3 unregelmäßige Kreise großer, kugelig-ovaler, von ätherischem Öl erfüllter Behälter liegen. (Diese letzteren findet man, allerdings in geringerer Zahl, auch in allen übrigen Blütenteilen.) Nach innen folgt sodann ein fast kollenchy-

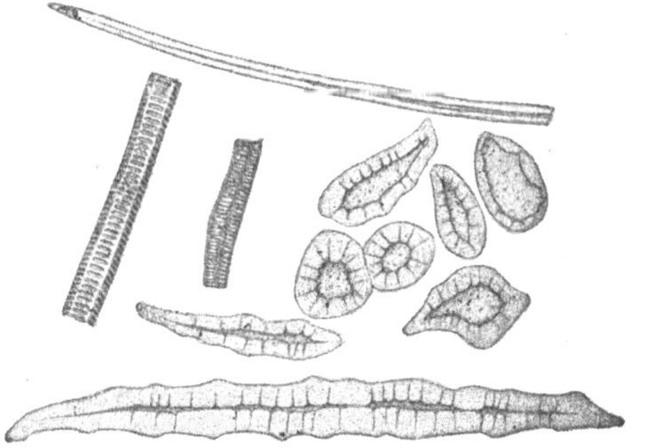

Abb. 263. Verholzte Elemente des Nelkenstielpulvers. (Hager-Tobler.)

matisch verdicktes Parenchym, dessen Zellen gelegentlich Drusen führen und in das spärliche, kreisförmig gelagerte, zarte, unregelmäßig kon-zentrische, vereinzelte Fasern führende Gefäßbündel eingebettet sind. Innerhalb dieses Bündelringes liegt ein sehr lockeres, von mächtigen Interzellularen durchzogenes Parenchym, an das sich im Zentrum ein dich-terer, vereinzelte kleine Gefäßbündel führender Parenchymstrang anschließt; auch in diesem Gewebe finden sich ziemlich zahlreiche Oxalatdrusen.

Merkmale des Pulvers. Charakteristisch für das Pulver sind folgende Elemente: Kollenchymfetzen, deren Zellen häufig Oxalatdrusen in Kri-stallzellreihen führen (Abb. 262 *K*); dünnwandige Parenchymfetzen, die große Interzellularen erkennen lassen; Stücke der dickwandigen, klein-zelligen Epidermis mit vereinzelten Spaltöffnungen; zahlreiche, kugelig-tetraedrische, kleine Pollenkörner; reichlich Gefäßbündelbruchstücke, in denen besonders die sehr zarten Ring- und Spiralgefäße auffallen (*sp*);

endlich spärliche, langgestreckte und noch spärlicher mehr oder weniger knorrige, bis fast steinzellartige Fasern (*b*). Fast alle Pulverteilchen werden infolge Durchtränkung mit dem ätherischen Öl in einem mit verdünnter Eisenchloridlösung (1 + 9) hergestellten Präparate blau.

Bestandteile. Der wertvolle Bestandteil der Gewürznelken ist ätherisches Öl (16—20, selten bis 25%), Oleum Caryophyllorum, welches zum größten Teil aus Eugenol besteht.

Prüfung. Teile des Blütenstandes dürfen nicht vorhanden sein bzw. sind von der Vermahlung zu Pulver zu entfernen. Im Pulver sind diese „Nelkenstiele" durch die in ihnen enthaltenen Steinzellen, die reichlichen Fasern und die etwa 25 μ weiten, kurzgliedrigen Netzgefäße nachweisbar, etwa beigemischte Nelkenfrüchte (Anthophylli, s. diese) verraten sich ebenfalls durch Steinzellen und großkörnige Stärke. Mehl wird durch die Stärke, Holzpulver durch Fasern und Gefäße, Eichelkaffee durch Stärke, Piment durch Steinzellen und Stärke, Reisschalen durch die harmonikaartig gefalteten Epidermisseitenwände nachgewiesen. Asche soll nicht über 8% vorhanden sein.

Gehaltsbestimmung. Zur Bestimmung des ätherischen Öls (s. Einleitung) sind 5 g gepulverte Nelken zu verwenden. Sie müssen mindestens 0,8 g ätherisches Öl liefern, also mindestens 16% davon enthalten.

Geschichte. Etwa im 4. Jahrhundert unserer Zeitrechnung wurden die Nelken in Europa bekannt und gewannen im Mittelalter eine immer größere Bedeutung. 1504 wurden die Gewürzinseln von den Portugiesen entdeckt, 1505 von den Holländern erobert, worauf diese für längere Zeit den Handel monopolisierten. Erst gegen Ende des 18. Jahrhunderts gelangen Anpflanzungen des Baumes auf Réunion und Zanzibar.

Anwendung. Die Nelken dienen als Gewürz und werden auch in der Pharmazie meist nur zum Aromatisieren benutzt.

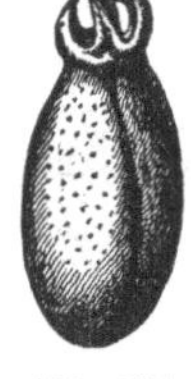

Anthophylli. Mutternelken.

Mutternelken sind die meist nicht völlig ausgereiften Früchte (Beeren) von Jambosa caryophyllus (*Sprengel*) *Niedenzu* (Abb. 264).

Sie sind 2,5 cm lang, 8 mm dick, schwarzbraun, einfächerig und einsamig. An der Spitze ist die Frucht von den vier eingekrümmten Kelchblättern gekrönt, zwischen denen man den Griffelrest erkennt. Die Fruchtwand birgt reichliche Steinzellgruppen. Der Samen enthält einen dunkelbraunen Embryo mit dicken, harten, ineinander gefalteten Kotyledonen, deren Zellen Stärke führen.

Abb. 264.
Anthophylli.

Folia Eucalypti. Eukalyptusblätter.

Abstammung und Beschaffenheit. Die isolateralen Blätter des in Australien heimischen, in den Mittelmeerländern kultivierten Baumes Eucalyptus globulus *Labillardière*. Die Blätter ausgewachsener Bäume (Abb. 265, *b*) sind abwechselnd gestellt, gestielt, spitz, schwach sichelförmig, ganzrandig, mattgraugrün, lederartig und beiderseits dicht-kleinwarzig punktiert, mit wellenförmigen Randnerven versehen. Sie haben einen sehr charakteristischen aromatischen Geruch und schmecken würzig und bitter.

Anatomie. Beide Epidermen haben enorm dicke Außenwände, bestehen aus kleinen, geradlinig-polygonalen, derbwandigen Zellen und enthalten große, von einem Kranz von meist 8 Nebenzellen umgebene, mit ovalem Vorhof versehene Spaltöffnungen. Das Mesophyll besteht, soweit es Assimilationsgewebe ist, ausschließlich aus palisadenähnlichen Zellen und zwar kann man je 3—4 unter den Epidermen gelegene Schichten, die etwas dichter beisammen liegen, zum Palisadengewebe, die 5—6 im Zentrum gelegenen, lockerer gefügten Schichten als zum Schwammgewebe gehörig betrachten. Im letzterem verlaufen die stärkeren mit beiderseitigem Faserbelag, eventuell noch mit farblosem, derbwandigem, bis an die Epidermis reichendem Gewebe versehenen Gefäßbündel der Nerven und die mit Parenchymscheiden umgebenen, weite Tracheiden enthaltenden feineren Adern. Im Mesophyll verstreut finden sich viele Oxalatdrusen und Einzelkristalle. Die riesigen, von größeren Epidermiszellen überdeckten Ölräume der Blätter sind schizogen. Ältere, schon geplatzte und entleerte Ölräume werden durch Kork vom Mesophyll abgetrennt.

Bestandteile. Eukalyptusblätter enthalten ätherisches Öl (Oleum Eucalypti, cineolhaltig), Gerbstoff, Bitterstoff, Harz und sollen ein Mittel gegen Wechselfieber sein.

Prüfung. Die gegenständigen, sitzenden, ovalen, unten herzförmigen, dünnen, bifazial gebauten Blätter junger Stämme sollen nicht verwendet werden.

Gehaltsbestimmung. Die Bestimmung des ätherischen Öls (Methode s. Einleitung) ergibt in der Regel etwa 2%.

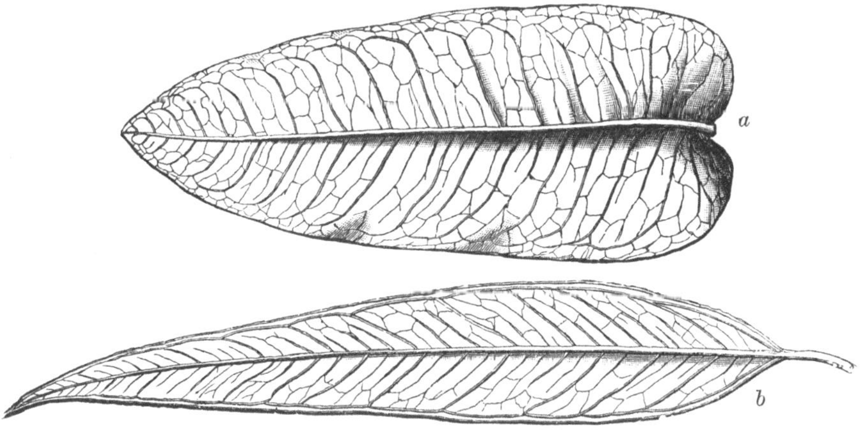

Abb. 265. Folia Eucalypti. *a* Blatt von einem jungen, *b* von einem älteren Baume.

Reihe **Umbelliflorae.**

Familie **Umbelliferae.**

In Stengeln, Wurzeln und meist auch in den Früchten aller Umbelliferen finden sich schizogene Ölgänge.

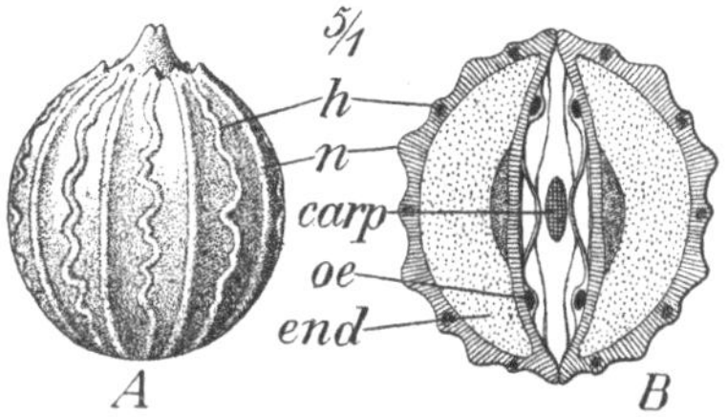

Fructus Coriandri. Koriander.

Abstammung und Beschaffenheit. Koriander (Abb. 266) besteht aus den reifen, nicht in ihre Teilfrüchte zerfallenden, getrockneten Spaltfrüchten des im Mittelmeergebiete heimischen und angebauten Coriandrum sativum *L.* Sie sind kugelig, im Geruch und Geschmack sehr aromatisch, 4—5 mm dick, hohl, hellbraun oder gelbrötlich, kahl und mit zehn flachen, geschlängelten Hauptrippen und ebensovielen stärker hervortretenden, geraden Nebenrippen versehen.

Abb. 266. Fructus Coriandri. *A* Ganz u. *B* im Querschnitt, *h* Hauptrippen, *n* Nebenrippen, *carp* Fruchtträger, *oe* Ölgänge, *end* Endosperm. (Gilg.)

Anatomie. Die Epidermis besteht aus feingestreiften, wellig-polygonalen Zellen, im oberen Teil der Frucht finden sich auch reichlich Spaltöffnungen, in einigen Zellen Oxalatkristalle. Dann folgt ein schmales, z. T. kollenchymatisch verdicktes Parenchym, dann eine breite Zone aus kurzen, stark verdickten verholzten Fasern von unregelmäßigem Verlauf, darauf folgt wieder Parenchym, welches von der inneren Epidermis der Fruchtwand aus parkettartig angeordneten schmalen Zellen überzogen ist. Ölstriemen fehlen den Tälchen, nur 2 große befinden sich auf der Fugenfläche der Teil früchte. Das Endosperm hat konkav-konvexe Quer- und Längsschnittform und enthält in derbwandigen, parenchymatischen Zellen Fett und Aleuron, in letzterem kleine aber deutliche Oxalatrosetten oder Einzelkriställchen.

Bestandteile und Anwendung. Koriander enthält ätherisches Öl und dient als Gewürz und Geschmackskorrigens.

Herba Conii. Schierlingskraut.
(Auch fälschlich Herba Cicutae genannt.)

Abstammung. Schierlingskraut besteht aus den blätter- und blütentragenden Zweigspitzen des zweijährigen Conium maculatum L., welches im ganzen mittlern Europa und Asien verbreitet ist und im Juli und August blüht.

Beschaffenheit. Die Pflanze (Abb. 267) ist im zweiten Jahre, wenn man das Kraut sammelt, bis über 2 m hoch und trägt am Grunde ihres runden, gerillten, bis auf die Knoten hohlen, bläulichgrünen, leicht bereiften und unten meist braunrot gefleckten Stengels bis 40 cm lange Blätter von breiteiförmigem Umriß. Diese besitzen einen langen, runden, röhrigen Stiel, sind dreifach gefiedert und zeigen an der runden, oberseits

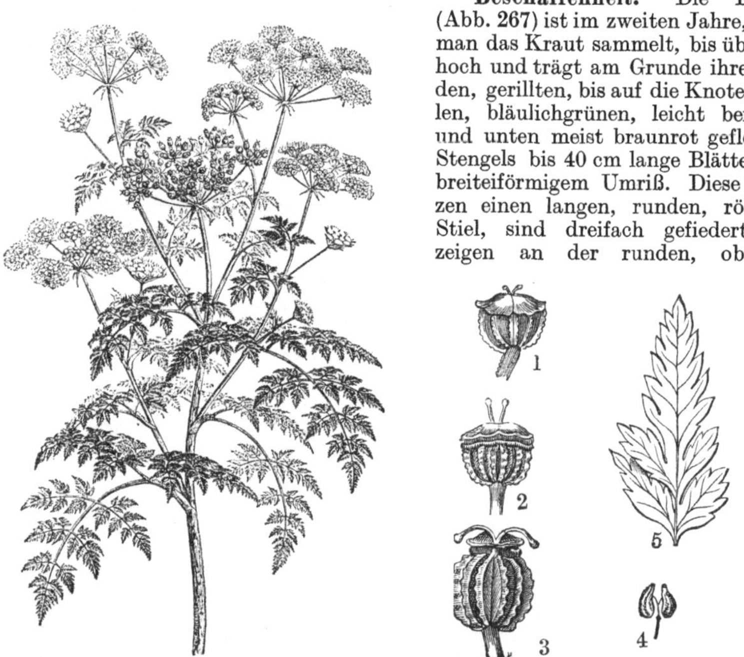

Abb. 267. Herba Conii. *A* Blühende Pflanze. *1, 2, 3* Fruchtknoten in der Entwicklung begriffen, vergrößert, *4* reife Frucht, *5* Blattabschnitt.

etwas kantigen Blattspindel bis acht Paare tief fiederteiliger Blattabschnitte, welche von ähnlichem Umrisse wie das ganze Blatt, gestielt und vier- bis fünfpaarig gefiedert sind. Die Fiederabschnitte dritter Ordnung (Abb. 267 *5*) sind sitzend, unten tief fiederspaltig, nach oben zu mehr und mehr sägezähnig und in ein kurzes, trockenhäutiges Spitzchen ausgezogen. Die Stengelblätter sind kürzer gestielt und, je weiter nach oben, desto kleiner und desto weniger gefiedert; doch zeichnet auch diese Blätter das trockenhäutige Spitzchen der Sägezähne aus. Die Blätter sind mattgrün und kahl. Die Blüten stehen in 10—20strahligen Dolden, bzw. Doppeldolden und sind vom Bau der Umbelliferenblüten. Die Hüllblätter der Dolden sind zurückgeschlagen, die der Döldchen an der Außenseite (des Blütenstandes) aufgerichtet. Der Fruchtknoten zeichnet sich durch die wellige Kerbung seiner zehn Längsrippen und durch einen, namentlich im unreifen Zustande breiten, flachen Diskus auf seiner Spitze aus (Abb. 267 *1, 2, 3*). Früchte sind in der Droge so gut wie nie enthalten, oft schon findet man kaum Blüten, da die Pflanze häufig vor der Blütezeit (entgegen der Vorschrift) gesammelt wird.

Anatomie. Beide Blattepidermen mit Spaltöffnungen, oberseits allerdings nur wenige. Oberseitige Epidermis fast geradlinigpolygonal, untere wenig wellig. Mesophyll mit einer Schicht langer Palisaden und dichtem Schwammgewebe, in beiden und in der Epidermis Hesperidinausscheidungen. Blattstiel hohl, Gefäßbündel im Kreise geordnet, außerhalb des Leptoms eine Gruppe Fasern, darüber ein Ölgang, darüber ein subepidermaler Kollenchymstreifen, im Parenchym Oxalatkristalle. Jedes Blattspitzchen chlorophyllfrei, kegelförmig über die pinselförmig verbreiterten Gefäßbündelenden herausragend. Pollen länglich, in der Mitte etwas eingeschnürt.

Merkmale des Pulvers. Für die Erkennung des gelblich-grünen Pulvers kommen hauptsächlich folgende Elemente in Frage: Massenhafte grüne Zellfetzen (von den Blattorganen, deren Oberhaut eine zartstreifige Kutikula erkennen läßt, spärliche längliche Pollenkörner mit biskuitförmiger Einschnürung der Wandung in der Mitte, endlich zahlreiche Stränge von Kollenchym und Gefäßbündelgewebe. Haare fehlen.

Bestandteile. Das Kraut riecht, gerieben und besonders mit Kalkwasser oder verdünnter Kalilauge getränkt, widerlich, mäuseharnartig und schmeckt unangenehm bitter, scharf und salzig. Es enthält die Alkaloide Coniin, Methylconiin u. a. m., sowie etwa 12% Mineralbestandteile.

Prüfung. Manchmal wird statt dieser Droge von den Sammlern das Kraut von Chaerophyllum bulbosum

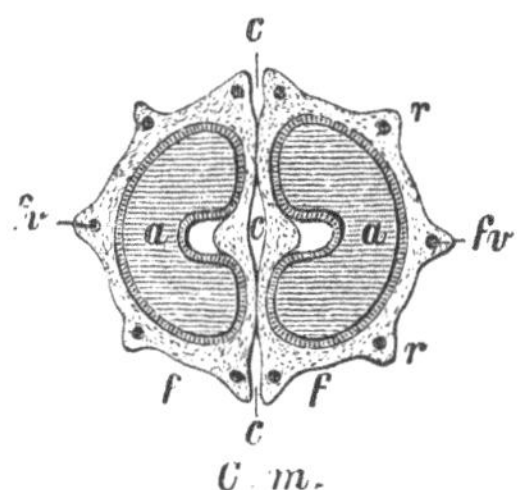

Abb. 268. Querschnitt durch die Frucht von Conium maculatum, schwach vergrößert, *a* Einbuchtungsstelle des Endosperms.

L., Ch. aureum *L.* und Ch. temulum *L.* untergeschoben, welche sich durch das Vorhandensein einer mehr oder weniger rauhen Behaarung auszeichnen. Auch bei den Blättern von Anthriscus silvestris *Hoffmann* sind die Blätter unterseits zerstreut behaart. Aethusa Cynapium *L.*: Blätter zwar auch kahl, aber mit papillösen Ausstülpungen der Epidermis. Palisaden auch unter-

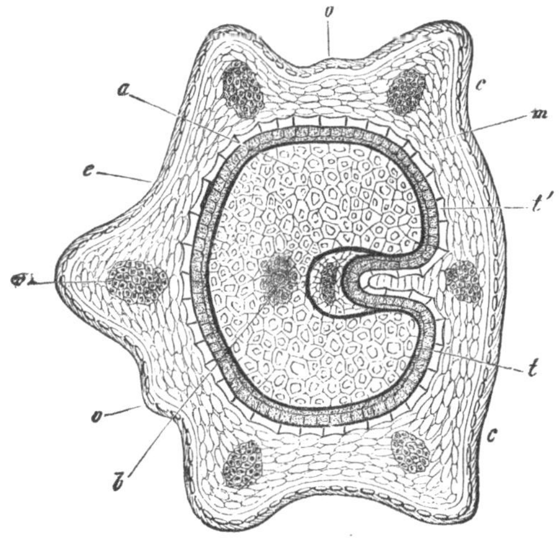

Abb. 269. Fructus Conii, Querschnitt. *a* Nährgewebe, *b* Embryo, *cc* Fugenfläche, *e* Epidermis, *m* Gewebe der Fruchtwand, *t'* eine innere Schicht dieser, *t* Zellschichten, welche Coniin enthalten, *o* Tälchen, *v* Rippen, von Gefäßbündeln durchzogen. (Flückiger und Tschirch.)

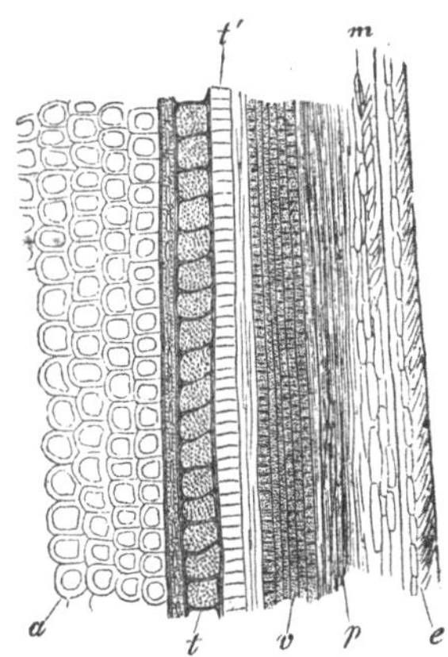

Abb. 270. Fructus Conii, Längsschnitt. Vgl. bez. der Buchstaben die Figurenerklärung von Abb. 269. — Die Coniinschichten (*t*) treten sehr deutlich hervor. (Flückiger und Tschirch.)

seits. Andere Umbelliferenblätter sind nicht so fein gefiedert, Cicuta virosa z. B. höchstens doppelt gefiedert mit scharf gesägten, schmallanzettlichen Blattabschnitten.

Geschichte. Die Droge fand schon bei den alten Griechen und Römern Verwendung, wurde auch im Mittelalter ständig gebraucht.

Anwendung. Sie ist ein starkes, hauptsächlich in der Tierarzneikunde gebrauchtes, narkotisches Mittel.

Fructus Conii. Schierlingsfrüchte.

Die reifen Früchte von Conium maculatum *L.* Graugrün, etwa 3 mm lang, fast ebenso dick, leicht in die Teilfrüchte zerfallend, mit je 5 blassen, meist, aber keineswegs immer, besonders oberwärts gekerbten Rippen. Endosperm mit einer tiefen Längsfurche auf der Fugenfläche. Die Fruchtwand hat eine mit sehr kräftiger Außenwand versehene Epidermis, ein zusammengefallenes Parenchym und zu innerst zwei großzellige Schichten, von welchen die größere, innere die Innenepidermis des Karpells darstellt. Sie besteht aus im Längsschnitt sehr schmalen Zellen. In den Rippen starke Faserzüge in Begleitung der kleinen Gefäßbündel. In den Tälchen keine Ölstriemen, sondern nur hie und da in großer Nähe der Rippengefäßbündel ganz kleine vereinzelte Ölgänge. Samenepidermis deutlich, minimale Reste von völlig zerdrücktem Nucellusgewebe und das große Endosperm umgebend. Dieses aus farblosen, derbwandigen, radial gestreckten, Öl und Aleuron enthaltenden Zellen bestehend. Im Aleuron kleine, aber sehr deutliche Oxalatdrusen. Samenepidermis und die beiden innersten Karpellschichten sind die „Coniinschichten". Embryo klein, im obersten Endospermteil. (Vgl. auch Fruct. Anisi.)

Fructus Cumini. Mutterkümmel. Kreuzkümmel. Römischer Kümmel.

Abstammung und Beschaffenheit. Er besteht aus den getrockneten Spaltfrüchten des in den Mittelmeerländern heimischen und kultivierten Cuminum cyminum *L.* (Abb. 271). Die beiden Spaltfrüchte hängen sehr oft noch zusammen, sind 5—6 mm lang, bis 1,5 mm breit, gelbbräunlich, oben vom Kelchrest und den beiden Griffeln gekrönt, von kleinen Borsten rauh. Jede Spaltfrucht hat 5 hellgelbe Haupt- und 4 dunkle Nebenrippen. Die Droge hat einen eigenartigen, unangenehm aromatischen Geruch und Geschmack.

Anatomie. Die den Rippen ansitzenden Borsten sind bis 500 μ lang, oft verzweigt

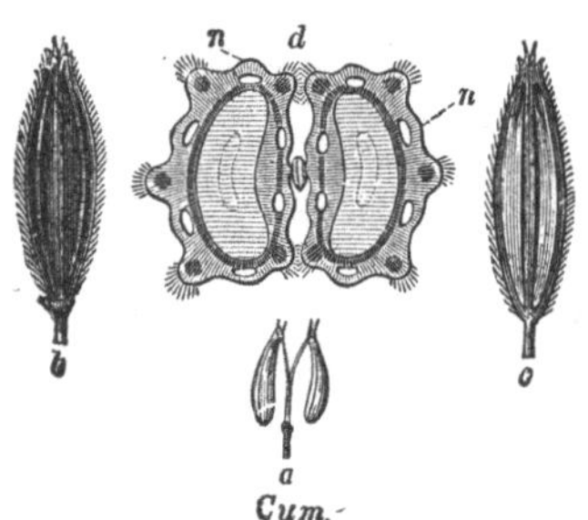

Abb. 271. Fructus Cumini. *a* natürliche Größe, *b* vom Rücken gesehen, *c* von der Bauchseite gesehen, *d* Querschnitt, letztere sämtlich vergrößert (*n* Nebenrippen).

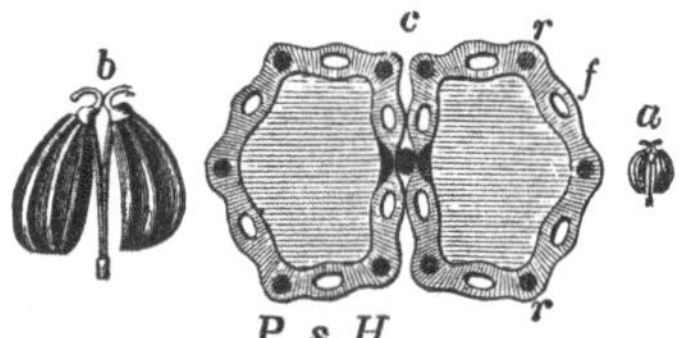

Abb. 272. Fructus Petroselini. *a* natürliche Größe, *b* vierfach vergrößert, *c* Querschnitt vergrößert (*r* Rippen, *f* Ölstriemen).

und bestehen aus mehreren Reihen starkwandiger länglicher Zellen. An der Spitze sind sie stumpf, abgerundet. Neben den großen finden sich kleine, im Prinzip ähnlich gebaute, ferner einzellige, kurze Haare mit derber Wand und rauhem Ende, endlich selten mehrzellige, dünnwandige Haare. In der Fruchtwand verlaufen unter den Nebenrippen je ein großer, im Querschnitt flach dreieckiger Ölgang, auf der Fugenfläche zwei im Querschnitt ovale; in den Hauptrippen Gefäßbündel mit einem wenig mächtigen, ihrer Innenseite angelagertem Faserstrang und einem kleinen, ihrer etwas vertieften Außenseite angelagerten Ölgang. Zwischen Haupt- und Nebenrippen in der Fruchtwand gelegentlich kleine Gruppen gelbgefärbter erheblich verdickter kurzer Fasern. Innere Epidermis der Fruchtwand und die Schichten der Samenschale stark kollabiert. Im Endosperm Fett und Aleuronkörner, in diesen je 1 bis 3 Oxalatdrusen von höchstens 8 μ Größe.

Bestandteile. Ätherisches Öl 2,5—4%, darin Cuminaldehyd und Terpene.

Prüfung. Die Droge ist mit Fruct. Conii und den Früchten von Setaria glauca (zusammen bis 50%) gemengt vorgekommen. Der Nachweis der sehr gefährlichen Beimengung der Fruct. Conii wird ebenso wie bei Fruct. Anisi geführt (S. diese).

Fructus Petroselini. Petersilienfrüchte.

Abstammung und Beschaffenheit. Petersilienfrüchte sind die getrockneten Spaltfrüchte des im Mittelmeergebiet heimischen, bei uns als Gemüsepflanze in Gärten kultivierten Petroselinum sativum *Hoffmann*. Sie sind bis 2 mm lang, kurzeiförmig, graugrün, meist in ihre etwas sichelförmigen Teilfrüchtchen zerfallen, von denen jedes fünf fädliche, strohgelbe Rippen und zwischen diesen je eine dicke, braune Ölstrieme trägt (Abb. 272).

Anatomie. Die Epidermis ist fein längsstreifig. In den Rippen liegt je ein von einem Faserbündel begleitetes Gefäßbündel, in den Tälchen je eine große, ovale Ölstrieme. Die Innenepidermis der Fruchtwand ist auf dem Querschnitt eine schmale, tangential sehr gestreckte Zellschicht, die Epidermis der Samenschale besteht aus im Querschnitt fast quadratischen braunwandigen Zellen. Das Endosperm enthält in seinen Aleuronkörnern Oxalatdrusen von beträchtlicher Größe (bis $10\,\mu$).

Bestandteile und Anwendung. Die Früchte schmecken und riechen gewürzig und enthalten ätherisches Öl (darin Apiol) und fettes Öl und dienen als Volksheilmittel gegen Wassersucht.

Radix Petroselini.   Petersilienwurzel.

Die fleischige, getrocknete Wurzel von Petroselinum sativum *Hoffmann*.

Die nur von kultivierten Pflanzen gewonnene Wurzel wird im Frühjahr gegraben und kommt gewöhnlich der Länge nach zerschnitten in den Handel. Sie ist dünn rübenförmig, 20—30 cm lang, am oberen Ende 2—3 cm dick, nach unten sehr allmählich verjüngt, stark gerunzelt, oft etwas gedreht, im oberen Teil fein braun geringelt, weißlichgelb, hart, auf dem Bruche uneben. Die schmale weiße oder weißliche Rinde zeigt auf dem Querschnitt innen zahlreiche bräunliche Markstrahlen, die auch im außen gelblichen, innen weißen Holzkörper deutlich erkennbar sind.

Petersilienwurzel riecht eigenartig gewürzig und schmeckt aromatisch. Sie enthält ätherisches Öl und das Glykosid Apiin und ist, besonders in der Volksheilkunde, als Diuretikum im Gebrauch.

Fructus Carvi.   Kümmel.

Abstammung. Kümmel ist die reife Frucht von Carum carvi *L.*, einer zweijährigen Pflanze, welche im subtropischen und gemäßigten Asien und in Europa heimisch ist und in Deutschland (Thüringen, Sachsen und Ostpreußen), hauptsächlich aber in Rußland und Holland, angebaut wird.

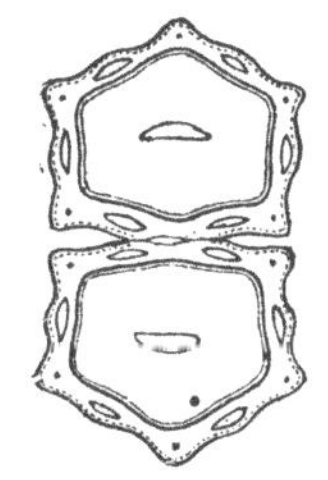

Abb. 273. Fructus Carvi, Querschnitt, vergrößert.

Beschaffenheit. Im trockenen Zustande sind die Teilfrüchtchen fast stets voneinander getrennt und hängen nur selten noch lose an den beiden Schenkeln des Fruchtträgers. Sie sind etwa 5 mm lang und 1 mm dick, sichelförmig gekrümmt, oben und unten zugespitzt. Auf der graubraunen, kahlen Außenfläche befinden sich fünf gleichstarke, schmale, aber scharf hervortretende, helle Rippen. Die vier Tälchen zwischen denselben sind dunkelbraun und lassen in ihrer Mitte eine wenig erhabene Ölstrieme erkennen. Auf der Fugenfläche der Teilfrüchtchen befinden sich ebenfalls zwei Ölstriemen und zwischen ihnen ein hellerer, etwas erhabener Streifen (Abb. 273). Kümmel riecht kräftig eigenartig und schmeckt würzig.

Anatomie. In der Mitte jeder Rippe zieht sich ein winziger Sekretgang hin, unter welchem das kleine, durch einen starken Faserbelag geschützte Gefäßbündel verläuft. In den Tälchen liegt je ein großer, elliptischer Sekretgang, ferner zwei auf der Fugenfläche, im ganzen also sechs auf dem Querschnitt durch eine Teilfrucht. Das Gewebe der Fruchtwandung ist außen von einer Epidermis aus polygonalen Zellen mit deutlicher, längs verlaufender Kutikalarstreifung bedeckt und besteht fast ausschließlich aus dünnwandigem Parenchym (nur am oberen Ende der Rippen ist das Parenchym schwach und gleichmäßig sklerotisiert). Die innere Epidermis der Fruchtwand ist die aus dünnwandigen, senkrecht zur Längsachse der Frucht gestreck-

ten Zellen bestehende Querzellenschicht. Der Karpophor enthält reichlich
Fasern, das Nährgewebe in derbwandigem Parenchym fettes Öl und Aleuronkörner, in denen nach erfolgter Aufhellung kleine Oxalatdrusen erkannt
werden können.

Merkmale des Pulvers. Das gelblichbraune, feine (Sieb VI) oder mittelfeine (Sieb V) Pulver besteht in der Hauptmasse aus fein zerriebenen, farblosen oder gelblichen, kräftigwandigen Endospermfetzchen, in denen oder
an denen meist noch Aleuronkörner sichtbar sind, massenhaften farblosen
Protoplasmakörnchen, spärlichen farblosen Sklerenchymfaserbruchstückchen und farblosen Fruchtwandepidermisfetzchen. Dazwischen sind in
großer Menge größere oder kleinere Gewebebruchstücke zu beobachten.
Besonders reichlich treten solche aus dem Endosperm auf; diese bestehen
aus kräftigwandigen (Wandung farblos, in Chloralhydratlösung sehr stark
quellend), polygonalen oder seltener mehr oder weniger quadratischen,
manchmal reihenförmig angeordneten, kleineren oder größeren Zellen; diese
sind erfüllt mit dichtem, farblosem bis gelbbräunlichem Ölplasma und enthalten zahlreiche kleine (8—12 μ große) Aleuronkörner, in denen sich undeutlich Globoide und Kristalloide, deutlich aber stets sehr kleine (2—5 μ
große) Oxalatrosetten von kugeliger Gestalt und zentralem, luftführendem
(dunkelm) Hohlraum feststellen lassen (die Oxalatrosetten treten besonders
im Chloralhydratpräparat bei Betrachtung mit dem Polarisationsapparat
deutlich hervor!). Spärlicher, aber regelmäßig werden ferner beobachtet:
1) lange, schmale, kräftigwandige, aber stets ein ansehnliches Lumen zeigende
(10—15 μ breite), spärlich undeutlich schief getüpfelte, meist in Bündeln
auftretende, farblose Fasern oder deren Bruchstücke; 2) Fetzen von
dem Epithelbelag der stets vollständig zertrümmerten Sekretbehälter, aus
dünnwandigen, polygonalen, gelbbraunen bis braunen Zellen aufgebaut;
3) mit den Epithelfetzen zusammenhängend, seltener freiliegend oder mit
Gefäßsträngen kombiniert und zu diesen im rechten Winkel verlaufend,
finden sich Bruchstücke der sog. Querzellenschicht, die aus mehr oder
weniger langgestreckten, schmalen, dünnwandigen, farblosen oder gelblichen Zellen bestehen; 4) schmale, ringförmig oder spiralig verdickte oder
häufig poröse Gefäße und Tracheiden, meist in Bündeln und oft umgeben
von Fasern, sowie großen Mengen von Steinzellen oder steinzellartigem
Parenchym; die Steinzellen (aus der Fruchtwand in der Nähe der Gefäßbündel) sind farblos bis gelblich, ziemlich klein, isodiametrisch oder mehr
oder weniger stark gestreckt, ziemlich dünnwandig, stark und grob getüpfelt; 5) dünnwandige oder selten derbwandige, polygonale oder etwas
gestreckte, farblose Epidermiszellen der Fruchtwand mit deutlicher Kutikularstreifung. Nur sehr selten werden Spuren der meist vollständig zerriebenen,
dünnwandig-parenchymatischen, farblosen bis gelben Fruchtwand, sowie
der aus gelbbraunen bis braunen Parenchymzellen bestehenden Innenschicht
der Samenschale beobachtet.

Charakteristisch für das Pulver sind besonders die Endospermbruchstücke mit ihren eigenartigen Aleuronkörnern, die gelbbraunen bis braunen
Epithelfetzen, die Querzellenschicht, die dünnwandigen Fasern, die dünnwandigen Steinzellen, die deutlich gestreiften Epidermisfetzen der Fruchtwand.

Das Pulver wird untersucht in Glyzerinwasser (Studium der Farben),

in Chloralhydratlösung (Aufhellung und Quellung der Endospermwände,
eventuell Präparat mehrmals unter dem Deckgläschen stark erwärmen!),
in Wasser nach Zusatz von etwas Jodjodkaliumlösung (Färbung der Aleuronkörner, Abwesenheit von Stärke!), in einem Gemisch von ½ Wasser und ½
alkoholischer Alkaminlösung (Nachweis des fetten und ätherischen Öls).

Bestandteile. 3—7% ätherisches Öl (Oleum Carvi), dessén aroma-
tischer Bestandteil das Carvon ist.

Prüfung. Das Pulver darf reichlich dickwandige Fasern, weitlumige
Gefäße (aus den Doldenstrahlen), Stärke nicht enthalten. Mehr als 8%
Asche soll es nicht enthalten. Ungehörige Beimengungen wurden beobachtet
von Früchten von Aegopodium podagraria *L.* (Umbelliferae) und Ranunculus bulbosus *L.* (Ranunculaceae). Aegopodium hat in jedem Tälchen 4 kleine Ölstriemen, die äußerlich nicht sichtbar sind, Ranunculus einsamige, oben mit hakigem Schnäbelchen versehene Schließfrüchtchen.

Gehaltsbestimmung. 10 g gepulverter Kümmel müssen bei der Wasserdampfdestillation (s. Einleitung) mindestens 0,4 g ätherisches Öl liefern,
die Droge muß also mindestens 4% ätherisches Öl enthalten.

Geschichte. Die alten Römer kannten den Kümmel, auch war er im
Mittelalter schon in Deutschland in Gebrauch.

Anwendung. Kümmel findet hauptsächlich als Gewürz Verwendung,
außerdem in der Veterinärmedizin als krampfstillendes Kolikmittel.

Fructus Ajowan. Ajowanfrüchte.

Die Fruchte von Carum (Ptychotis) ajowan (*DC.*) *Bth.* et *Hook.*, einer in Ostindien heimischen Pflanze. Sie sind eiförmig, graubraun, dicht mit winzigen Warzen
besetzt, von der Seite stark zusammengedrückt, oben mit einem 5-zähnigen Kelch
und 2 zurückgebogenen Griffelresten versehen, die länger sind als der kegelförmige
Honigwulst, bei der Reife gewöhnlich in die beiden Teilfrüchtchen zerfallen, die von
dem 2-spaltigen Karpophor herabhängen. Die Teilfrüchtchen zeigen 5 fadenförmige,
stumpfe, hellbraunrote Rippen, zwischen denen je ein (im ganzen also 4) schwarz-
braunes, einstriemiges, flaches Tälchen verläuft. Sie liefern in ihrem ätherischen Öl
ein ergiebiges Ausgangsmaterial für die Darstellung von Thymol.

Fructus Anisi (vulgaris). Anis.

Abstammung. Anis stammt von der wahrscheinlich im östlichen Mittelmeergebiet heimischen, einjährigen Pimpinella anisum *L.*, welche in
Thüringen, Sachsen und Nordbayern, sowie außerhalb Deutschlands hauptsächlich in Rußland, ferner aber auch in Spanien, Frankreich, Griechenland
und der Türkei, sowie in Ostindien, zur Fruchtgewinnung angebaut wird.

Beschaffenheit. Die Anisfrüchte sind in der Handelsware meist mit den
Stielchen versehen, und ihre Teilfrüchtchen hängen auch im getrockneten
Zustande größtenteils fest zusammen. Die ganzen Früchtchen (Abb. 274 *A*)
erreichen eine Länge von 5 mm und eine Breite von 3 mm, sind jedoch
meist kleiner als diese Maße. Sie sind breiteiförmig, unten breit, nach oben
zugespitzt und mit dem Rest des Griffels versehen, von der Seite her deutlich zusammengedrückt. Auf der matt-grünlichgrauen oder graubraunen
Oberfläche heben sich 10 hellere, glatte, gerade Rippen nur wenig ab. Die
ganze Frucht ist mit kleinen, aufwärts gerichteten, gelblichen Härchen besetzt. Zwischen beiden Teilfrüchtchen erblickt man in der Mitte den hellen
fadenförmigen Fruchtträger, nach dessen Entfernung die fast flache Fugenseite eine helle Mittellinie und zu beiden Seiten zwei breite dunkle Öl-

striemen zeigt. Das Endosperm ist auf der Fugenseite nicht ausgehöhlt (Abb. 274 *B*).

Anis riecht kräftig eigenartig und schmeckt angenehm würzig und süß.

Anatomie. Zahlreiche Epidermiszellen der fast durchweg parenchymatischen Fruchtwandung sind zu kurzen, meist ein-, selten zweizelligen, kurz papillenförmigen, dickwandigen Härchen mit stark warziger Kutikula ausgewachsen (Abb. 275 *B*). Die Gefäßbündel der Rippen (*A, ge*) sind schwach. Ölstriemen (*oe. str*) sind in großer Zahl entwickelt, aber sehr unregelmäßig verteilt: 1—2 winzige Striemen verlaufen meistens unter den Rippen, unterhalb der Tälchen je 3—5. Auf der Fugenseite jeder Teilfrucht verlaufen meist 2 sehr große Sekretgänge (Striemen). Auf der Fugenfläche, in der Nähe des Karpophors, finden sich reichlich verholzte, kleine Steinzellen mit erheblichem Lumen. Das Karpophor selbst besteht zum größten Teil aus Fasern. Im kleinzelligen Endosperm finden sich fettes Öl und Aleuronkörner, in denen nach erfolgter Aufhellung meist mehrere kleine Oxalatdrusen beobachtet werden können.

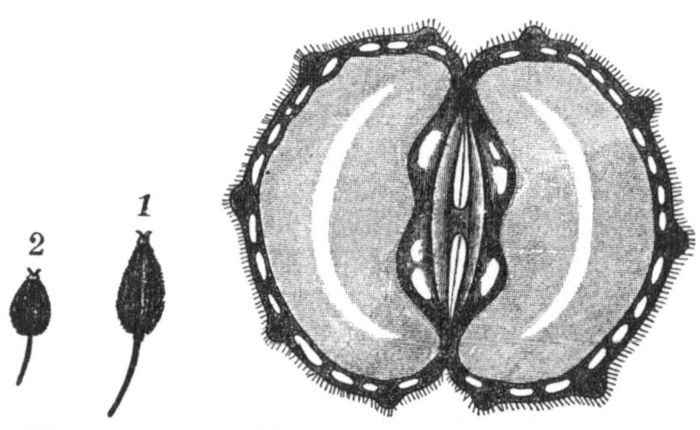

Abb. 274. Fructus Anisi. *A 1* Spanischer, bzw. Italienischer, *2* Deutscher, bzw. Russischer Anis. — *B* Querschnitt, vergrößert. (Abb. *B* nach Möller.)

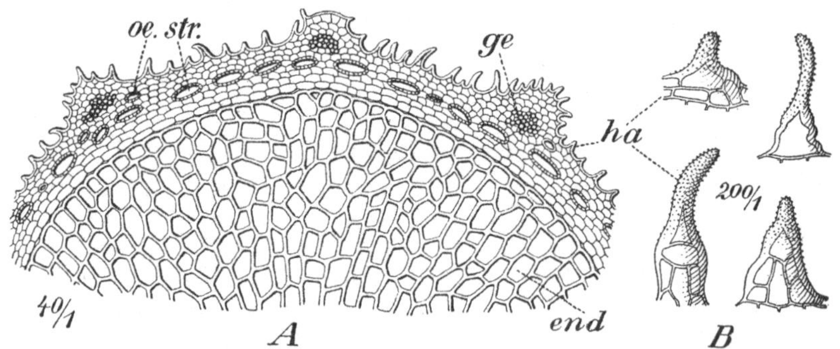

Abb. 275. Fructus Anisi. *A* Stück eines Querschnittes einer reifen Fruchthälfte (⁴⁰/₁), *B* einzelne Haare der Fruchtoberfläche (²⁰⁰/₁), *oe.str* Sekretgänge, *ge* Gefäßbündel, *ha* Haare der Fruchtwandung, *end* Endosperm. (Nach Tschirch-Österle.)

Merkmale des Pulvers. Das graubraune oder gelblichbraune, oft mit einem grünlichen Schein versehene feine (Sieb VI) oder mittelfeine (Sieb V) Pulver besteht zum größten Teil aus fein oder feinst vermahlenen farblosen bis bräunlichen Endospermbruchstückchen, Trümmern der farblosen, dickwandigen, stark gekörnten Haare, gelbbraunen bis braunen, dünnwandigen Epithelfetzchen, farblosen Parenchymwandtrümmern aus der Fruchtwand, endlich aus massenhaften farblosen, winzigen Protoplasmakörnchen oder -klümpchen; nur spärlich beobachtet man freiliegende Aleuronkörner.

Zwischen diesen winzigen Trümmerchen treten mehr oder weniger große Gewebefetzen mit wohlerhaltenen Zellen in großer Menge auf. Besonders häufig sind Bruchstücke des Endospermgewebes; diese bestehen aus ziemlich derbwandigen, in Chloralhydratlösung stark aufquellenden, meist quadratischen, seltener rechteckigen, unregelmäßig gelagerten oder mehr oder weniger regelmäßig in Reihen angeordneten, farblosen Zellen, die mit einem dichten, gelblichen bis bräunlichen Ölplasma erfüllt sind (man sieht das fette Öl häufig in Form von Kugeln in den Präparaten austreten!); dem Ölplasma eingebettet finden wir in den Zellen zahlreiche, 5—15 μ große Aleuronkörner, von denen jedes ein unscheinbares Globoid und eine oder zwei deutliche Kalziumoxalatrosetten einschließt; diese Rosetten sind klein (meist etwa 4 μ groß), kugelig und zeigen im Zentrum einen kleinen dunklen (lufterfüllten) Hohlraum. Häufig findet man in Parenchymfetzen auch Ansichten der Sekretgänge; diese sind selten in Form ziemlich langer, breiter, ziemlich spitz endigender, manchmal quer gefächerter Gänge noch vollständig erhalten, sondern liegen meist in Bruchstücken vor; sie sind von gelber bis brauner Farbe und enthalten mehr oder weniger verharztes ätherisches Öl, das sich auch, aus den Gängen ausgetreten, in anderen Elementen des Pulvers durch Tinktionsmittel nachweisen läßt; die Gänge werden von dünnwandigen oder seltener derbwandigen, schwach gestreckten Parenchymzellen der Fruchtwand umgeben, die eine unregelmäßige Anordnung zeigen oder mit der Querzellenschicht noch zusammenhängen. Letztere besteht aus ziemlich regelmäßig in Längsreihen angeordneten, rechtwinkelig zu den Sekretgängen stark gestreckten Zellen. Das Epithelgewebe der Gänge, das man auch nicht selten freiliegend (nach Zertrümmerung der Gänge) antrifft, besteht aus dünnwandigen, polygonalen, gelblichen bis braunen Zellen, denen häufig noch das mehr oder weniger verharzte ätherische Öl anhängt. Sehr häufig sind im Pulver auch die Haare der Fruchtwand; diese sind papillenförmig bis langgestreckt, 20 bis 150 μ lang, 15—40 μ breit, einzellig oder selten zweizellig, die längeren oft stark umgebogen, sämtliche sehr stark verdickt, mit kräftigen Kutikularhöckern versehen; man trifft sie meist freiliegend, selten noch in Verbindung mit der Fruchtwandepidermis; diese besteht aus ziemlich derbwandigen, polygonalen Zellen, die rosettenförmig um die Insertionsstelle der Haare angeordnet sind und meist eine feine Kutikularstreifung erkennen lassen. Nur verhältnismäßig spärlich oder selten treten im Pulver auf: schmale (nur 5—15 μ weite), ringförmig oder spiralig, selten fein porös verdickte Gefäße oder Tracheiden; schwach oder stark verdickte, ziemlich spärlich schief getüpfelte, farblose oder gelbliche Sklerenchymfasern resp. ihre Bruchstücke, meist in Bündeln zusammenliegend; ziemlich stark verdickte, kräftig getüpfelte, polygonale oder schwach gestreckte, farblose oder gelbliche Steinzellen.

Charakteristisch für das Pulver sind besonders die Endospermfetzen mit ihren kleine Oxalatrosetten führenden Aleuronkörnern und ihrem Öl, die dickwandigen, stark gekörnten Haare, die häufigen Ansichten der Sekretbehälter mit den häufig zu beobachtenden Querzellen.

Man untersucht das Anispulver in Glyzerinwasser (Studium der Farben), in Chloralhydratlösung (Aufhellung der Gewebefetzen usw.), in Wasser nach kräftigem Zusatz von Jodjodkalium (Untersuchung der Aleuronkörner, eventuell Konstatierung von Stärke), in einem Gemisch von ½ Wasser und ½ alkoholischer Alkanninlösung (Nachweis des fetten und ätherischen Öls).

Bestandteile. Anisfrüchte enthalten je nach der Qualität 1,5—3,5% ätherisches Öl (Oleum Anisi) von spezifischem Geruch, dessen hauptsächlicher, das Aroma bedingender Bestandteil Anethol ist, ferner 10—30% fettes Öl.

Prüfung. Anis kommt verunreinigt bzw. gefälscht vor mit Teilen des Fruchtstandes, Steinchen, Sand bzw. Lehm, Unkrautsamen, darunter neuerdings mehrfach Hyoscyamus niger, Früchten von Panicum (Echinochloa) grus galli L., Setaria glauca *Beauv.* (Gramineae) und Conium maculatum L. (Umbelliferae) (mit Setaria zusammen bis zu 50%!), Aethusa cynapium L., sowie mit Anis, dem durch Extraktion oder Destillation das Öl entzogen ist. Die Ganzdroge wird durch genaue Besichtigung einer Durchschnittsprobe geprüft, bei der Doldenstrahlen, Steinchen, Unkrautsamen und die beiden Hirsen ohne weiteres durch die abweichende Form auffallen. Aethusafrüchte sind an den starken, scharfen Rippen zu erkennen, Coniumfrüchte unterscheiden sich vom Anis durch die meist wellige Kerbung ihrer Rippen und ihre Kahlheit, doch trifft man öfters Schierlingfrüchte an, die die Kerben der Rippen nicht erkennen lassen und dann dem Anis sehr ähnlich sehen. Eine sichere Unterscheidung ist zwar durch Lupen- oder mikroskopische Betrachtung eines Querschnittes möglich, da Coniumfrüchte ein auf der Fugenfläche mit einer tiefen Furche versehenes Endosperm und sonstige anatomische Unterschiede aufweisen (s. bei Conium), aber der Nachweis kleiner Mengen von Coniumfrüchten, auf den es hier ankommt, ist in einfacher und sicherer Weise nur auf chemischem Wege zu führen. Man zerstößt eine Durchschnittsprobe des Anises zu grobem Pulver und verfährt wie unten angegeben.

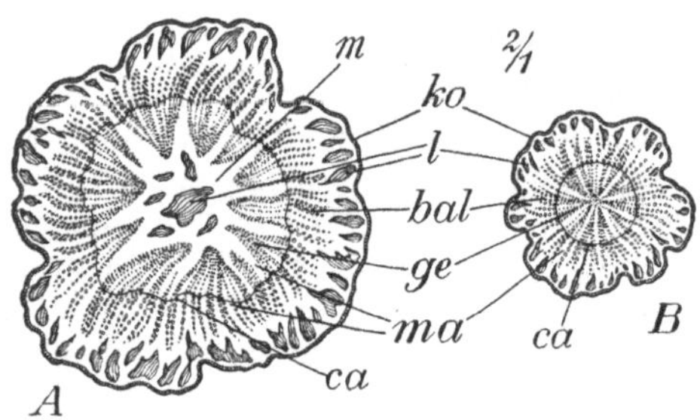

Abb. 276. Radix Pimpinellae. *A* Querschnitt durch den Wurzelstock, *B* durch die Wurzel, *ko* Kork, *l* Luftlücken im Grundgewebe, *bal* Sekretgänge, *ge* Holzteile, *ma* Markstrahlen, *m* Mark, *ca* Kambiumring. (Gilg.)

Anispulver darf große Gefäße (aus Doldenstrahlen), Stärke, Bruchstücke der Spelzen mit im Umriß rechteckigen Epidermiszellen, deren Wände außerordentlich stark wellig sind (Hirsearten), nur in geringer Menge, die wellig begrenzten, dickwandigen, großen Epidermiszellen der Samen von Hyoscyamus überhaupt nicht enthalten. Auf kleine Mengen Conium wird in folgender Weise geprüft. 5 g Anispulver werden mit einer Mischung aus 2 g Natronlauge und 75 g Wasser angeschüttelt, nach 2 Stunden werden 10 ccm Bariumchloridlösung (1 + 9) zugesetzt, dann werden 10 g abdestilliert in eine Vorlage, welche 2 Tropfen Salzsäure enthält. Das Destillat wird nach dem Ausschütteln mit Äther in einer kleinen Glasschale mit flachem Boden auf dem Wasserbade auf wenige Tropfen eingedampft. Der Rückstand wird mit einigen Tropfen Natronlauge alkalisch gemacht und das Schälchen wird nun auf einem Asbestdrahtnetz über ganz kleiner Flamme, die das Drahtnetz nicht berühren darf, vorsichtig erwärmt, nachdem man es mit einem Uhrglas bedeckt hat, in das man zwecks besserer Kühlung vielleicht noch ein paar Tropfen Wasser gegossen hat. Der Schaleninhalt beginnt zu destillieren. Man wechselt das Uhrglas gegen ein neues aus, wenn die Menge des Destillates so zugenommen hat, daß es in das Schälchen zurückzutropfen droht (nach etwa ½ Minute), überträgt den Tropfen durch Auftupfen auf einen Objektträger und fügt ihm ein kleines Tröpfchen Jodlösung oder Brombromkaliumlösung zu. Bei Anwesenheit von Coniin entsteht sofort eine makroskopisch deutlich sichtbare, amorphe, weißliche Fällung. Auch das am zweiten Uhrglas hängende Destillat kann zur Prüfung auf Coniin benutzt werden. Es lassen sich so noch 0,05 g Fruct. Conii in 10 g Anis innerhalb kurzer Zeit nachweisen (= 0,5% beigemengte Schierlingsfrüchte). Einfaches Erwärmen des Anises mit Alkalien, wie es vom vorigen Arzneibuch verlangt wurde, führt oft selbst bei Anwesenheit großer Mengen von Conium nicht zum Ziel, weil der auftretende mäuseharnähnliche Geruch des Coniins durch den des Anises ganz oder teilweise verdeckt wird! Anis soll nicht mehr als 10% Asche enthalten (beigemengter Sand und Lehm). Es kommen Anispulver mit etwa 50% Asche im Handel vor!

Gehaltsbestimmung. 10 g gepulverter Anis müssen bei der Wasserdampfdestillation mindestens 0,15 g ätherisches Öl liefern, also mindestens 1,5% ätherisches Öl enthalten.

Geschichte. Seit dem Altertum ist der Anis ein sehr beliebtes Gewürz.

Anwendung. Anis dient hauptsächlich als Geschmacksverbesserungsmittel und Gewürz. Man gewinnt aus ihm das Oleum Anisi.

Radix Pimpinellae. Pimpinellwurzel. Bibernellwurzel.

Abstammung. Die Droge stammt von Pimpinella saxifraga *L.* und Pimpinella magna *L.*, welche über ganz Europa und Vorderasien verbreitet sind. Die arzneilich verwendeten Wurzelstöcke samt Wurzeln werden im Frühjahr und im Herbst von wildwachsenden Pflanzen ausgegraben.

Beschaffenheit. Die braunen, kurzen Wurzelstöcke sind mehrköpfig, an der Spitze noch mit Stengel- und Blattstielresten versehen und durch Blattnarben deutlich geringelt; aus den Narben ragen die Reste der Gefäßbündel als kleine Spitzchen hervor. Nach unten gehen die Wurzelstöcke in die graugelblichen, runzeligen und höckerigen, bis 20 cm langen und bis 1,5 cm dicken, kaum verzweigten Hauptwurzeln über. Auf dem Querschnitt der leicht schneidbaren, stark zerklüfteten Wurzeln (Abb. 276) erscheint die weiße Rinde von ungefähr gleichem Durchmesser wie das gelbe Holz. Bei den Wurzeln von Pimpinella magna ist das Holz ein wenig stärker und zeigt zerstreute gelbe, größere und kleinere Zellkomplexe. Die Rinde enthält, namentlich in ihrem äußeren Teile, zahlreiche große Luftlücken, welche oft bis in den Holzkörper eindringen, und im Gewebe zahlreiche strahlenförmig (radial) angeordnete Reihen kleiner, braungelber Sekretgänge. Die Droge hat einen sehr eigenartigen aromatischen Geruch und schmeckt erst gewürzig, dann scharf und brennend.

Anatomie. Mikroskopisch ist die Droge der Rad. Angelicae und der Rad. Levistici (vgl. dort!) sehr ähnlich gebaut (Abb. 277). Abweichend ist, daß die Ersatzfasern (wenigstens stets bei den Wurzeln von Pimpinella magna) im Holzkörper stark verdickt sind (*ho*). Stellenweise findet sich eine so starke Verdickung und Verholzung einzelner größerer oder kleinerer Gruppen derselben, daß sie von echten Fasern nicht zu unterscheiden sind. Diese Stellen fallen durch gelbe Färbung auf. Die Sekretgänge (*oe*) sind bei P. saxifraga nur 25—45 μ, bei P. magna bis 60 μ im Durchmesser weit. Die Stärkekörner (*stä*) sind durchschnittlich 4—8 μ groß (lang).

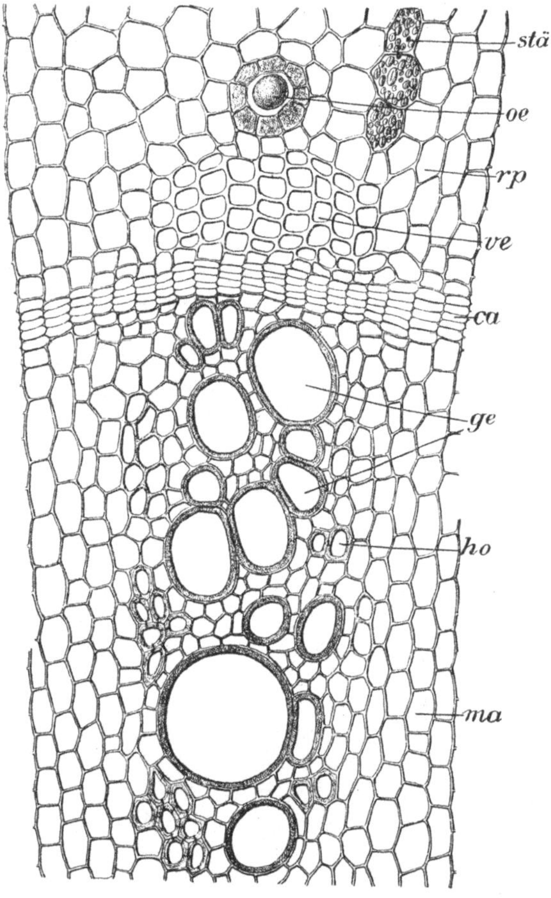

Merkmale des Pulvers. Das Pulver läßt sich mikroskopisch oft nur schwer von dem Engelwurz- und Liebstöckelpulver unterschieden. Das Pulver, das aus den Wurzeln von Pimp. magna (besonders aus älteren) hergestellt wurde, zeigt zahlreiche, dickwandige Fasern, die sonst den Wurzelpulvern der offizinellen Umbelliferen nicht zukommen. Gute Kriterien zur Unterscheidung von anderen Pulvern geben jedoch die Farbe und besonders der sehr charakteristische Geruch des Pimpinellpulvers ab.

Zu seiner Identifizierung kann ferner die Mikrosublimation mit Erfolg herangezogen werden. Es entstehen dabei Sublimate, die sowohl Tröpfchen, als auch Kristallnädelchen oder winzige Körnchen von Pimpinellin enthalten. Sie sind in einem Tropfen Petroläther löslich, bei dessen Verdunstung sich die Öltropfen und das Pimpinellin wieder ausscheiden, letzteres in deutlichen Kristallen.

Abb. 277. Radix Pimpinellae (magnae), Querschnitt. *stä* Stärkeinhalt einiger Zellen gezeichnet, sonst weggelassen, *oe* schizogene Sekretbehälter, *rp* Rindenparenchym, *ve* Partie ziemlich stark verdickter Ersatzfasern, *ca* Kambiumring, *ge* Gefäße, *ho* stark verdickte Ersatzfasern, die in unregelmäßigen Gruppen (manchmal viel größeren als hier gezeichnet) auftreten, *ma* Markstrahlen. Vergr. $^{250}/_1$. (Gilg.)

Bestandteile. Ätherisches Öl und der Bitterstoff Pimpinellin.

Prüfung. Durch Unachtsamkeit beim Sammeln können die weit heller gefärbten und anders riechenden Wurzeln von Heracleum sphondylium L. (Umbelliferae) in die Droge gelangen. Sie besitzen sehr viel weniger Balsamgänge in der Rinde, ihre Holzzellen sind derbwandig und porös. Die Wurzeln von Pastinaca sativa L. und Peucedanum oreoselinum *Moench* (Umbelliferae) unterscheiden sich, in ganzen Stücken, durch den Mangel an Aroma deutlich von der Pimpinellwurzel, sind als Beimengung zu Schnittform und Pulver, ebenso wie Heracleum aber wohl kaum auffindbar. Die Wurzeln der ebenfalls als Bibernelle bezeichneten Sanguisorba minor *Scop.* (Rosaceae), deren untere Blätter zudem denen der Pimpinella entfernt ähneln, können an ihren größeren Stärkekörnern, ihren Oxalatdrusen und ihrem Gerbstoffgehalt von der echten Droge auch in Bearbeitungsformen unterschieden und als Beimischung ihres Pulvers aufgefunden werden.

Der Aschegehalt des Pulvers darf 6,5% nicht übersteigen.

Geschichte. Die Droge wurde seit dem frühen Mittelalter vielfach als Heilmittel gebraucht.

Anwendung. Die Wurzel dient als Volksheilmittel gegen Heiserkeit.

Fructus Foeniculi. Fenchel.

Abstammung. Fenchel besteht aus den Früchten des im Mittelmeergebiet heimischen Foeniculum vulgare *Miller* (= F. capillaceum *Gilibert*), welches in Deutschland (Sachsen, Württemberg und Nordbayern), sowie in Italien, Frankreich, Galizien, den Balkanstaaten und im südlichen Asien kultiviert wird.

Beschaffenheit. Die beiden Teilfrüchtchen der Fenchelfrüchte hängen in der getrockneten Ware oft noch zusammen, oft sind sie auseinandergefallen. Die ganzen Früchte (Abb. 278 *a*, *b*) sind 3—4 mm dick und 6—10 mm lang, oft noch mit dem bis 1 cm langen

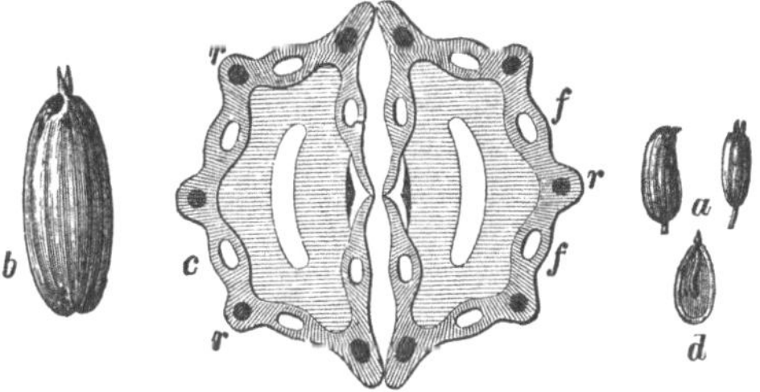

Abb. 278. Fructus Foeniculi. *a* in natürlicher Größe, *b* vergrößert, *c* Querschnitt, stark vergrößert, *d* Teilfrucht, *r* Rippen, *f* Tälchen.

Stiele versehen. Sie sind bräunlichgrün, annähernd zylindrisch, oben und unten etwas zugespitzt und häufig leicht gekrümmt; an der Spitze tragen sie die zwei Griffelpolster. Die Früchtchen besitzen im ganzen Umkreis zehn hellfarbige kräftige Rippen, von denen die aneinanderstoßenden Randrippen etwas stärker hervortreten. Zwischen je zwei Rippen liegt eine dunkle, breite, das Tälchen ausfüllende Ölstrieme. Auf den flachen Fugenseiten, an welchen die beiden Teilfrüchtchen sich berühren, befindet sich in der Mitte der helle, fadenförmige Fruchtträger, nach seiner Entfernung ein hellerer Streifen und zu beiden Seiten von diesem je eine dunkle Ölstrieme (Abb. 278 *c* u. 279). Fenchel riecht stark würzig (deutlich nach Anethol) und schmeckt schwach brennend und süßlich.

Anatomie (Abb. 280). Die Frucht ist von einer Epidermis aus derbwandigen, polygonalen Zellen ohne Kutikularstreifung bedeckt. In den Rippen liegen die Gefäßbündel, welche nur sehr spärlich von Fasern begleitet werden. Oft findet man in den Rippen 1—2 winzige Sekretgänge. Das Parenchym der Rippen um die Gefäßbündel enthält zahlreiche Zellen mit auffallender leistenförmiger oder netzförmiger Wandverdickung (*tü. pa*). Die innere Epidermis der Fruchtwandung ist eigenartig gebaut (Abb. 280, *i. ep, zell,* 281, 5): sie besteht im Querschnitt aus ziemlich stark tangential gedehnten, flach tafelförmigen Zellen, zwischen denen sich Gruppen auffallend kleiner Zellen befinden. Diese Erscheinung kommt so zustande, daß die innere Epidermis ursprünglich aus großen Zellen besteht, die später eine Septierung in viele schmale erfahren. Die Teilungswände verlaufen nicht nur in jeder Zelle parallel, sondern auch in allen Zellen in ziemlich genau derselben Richtung, nämlich der horizontalen. In einigen Zellen aber ist die Teilungsrichtung abweichend, unter Umständen sogar vertikal. Die horizontal septierten Zellen erscheinen demnach auf dem Querschnitt in ihrer ur-

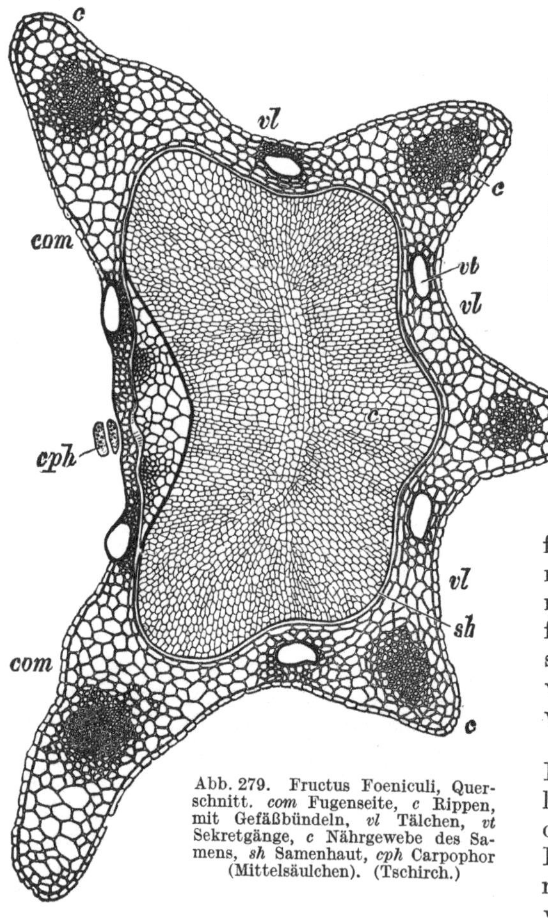

Abb. 279. Fructus Foeniculi, Querschnitt. *com* Fugenseite, *c* Rippen, mit Gefäßbündeln, *vl* Tälchen, *vt* Sekretgänge, *c* Nährgewebe des Samens, *sh* Samenhaut, *cph* Carpophor (Mittelsäulchen). (Tschirch.)

sprünglichen Größe, die vertikal geteilten erscheinen kleinzellig. Die innere Epidermis erweckt daher bei Flächenbetrachtung auf dem Tangentialschnitt, wenigstens stellenweise, den Eindruck eines Parketts. Das Karpophor besteht vorwiegend aus Fasern. Jedes Teilfrüchtchen besitzt sechs große schizogene Sekretgänge (*oe*). Das Nährgewebe (*end*) besteht aus ziemlich kleinen, starkwandigen Parenchymzellen, die fettes Öl und Aleuronkörner führen; in den letzteren lassen sich nach erfolgter Aufhellung je eine, seltener zwei bis mehrere winzige Oxalatdrusen nachweisen.

Merkmale des Pulvers. Das graugelbliche bis gelblichbraune feine (Sieb VI) oder mittelfeine (Sieb V) Pulver besteht in der Hauptmenge aus fein oder feinst vermahlenen farblosen, hell-

gelblichen bis graubräunlichen Endospermbruchstückchen, in denen oder an denen meist noch Aleuronkörner sichtbar sind, massenhaften farblosen Protoplasmakörnchen oder -klümpchen, farblosen oder gelblichen, inhaltslosen Parenchymfetzchen (aus der Fruchtwand), spärlicheren, farblosen Sklerenchymfaserbruchstückchen. Dazwischen sind in großer Menge kleinere oder größere Gewebebruchstücke zu beobachten. Besonders reichlich treten solche aus dem Endosperm auf; diese bestehen aus kräftigwandigen (Wandung farblos, in Chloralhydratlösung ziemlich stark quellend), polygonalen oder seltener mehr oder weniger quadratischen bis rechteckigen, manchmal reihenförmig angeordneten, kleineren oder größeren Zellen; diese sind erfüllt mit farblosem, gelblichem bis bräunlichem dichten Ölplasma und enthalten zahlreiche kleine (8—14 μ große) Aleuronkörner, in denen sich undeutlich Globoide und Kristalloide, deutlich aber stets sehr kleine (2—5 μ große) Oxalatrosetten von kugeliger Gestalt und zentralem, luftführendem (dunkelm) Hohlraum feststellen lassen (die Oxalatrosetten treten besonders in Chloralhydratlösung bei Betrachtung mit dem Polarisationsapparat deutlich hervor!). Reichlich trifft man auch farbloses Parenchym aus der Fruchtwand, aus ziemlich dünnwandigen, ziemlich locker gelagerten, mehr oder weniger kugeligen, inhaltslosen, in der Größe sehr wechselnden Zellen bestehend, zwischen denen man nicht selten gelbbraune bis braune, ziemlich dünnwandige Pigmentzellen wahrnimmt. Mit diesen Parenchymfetzen vergesellschaftet

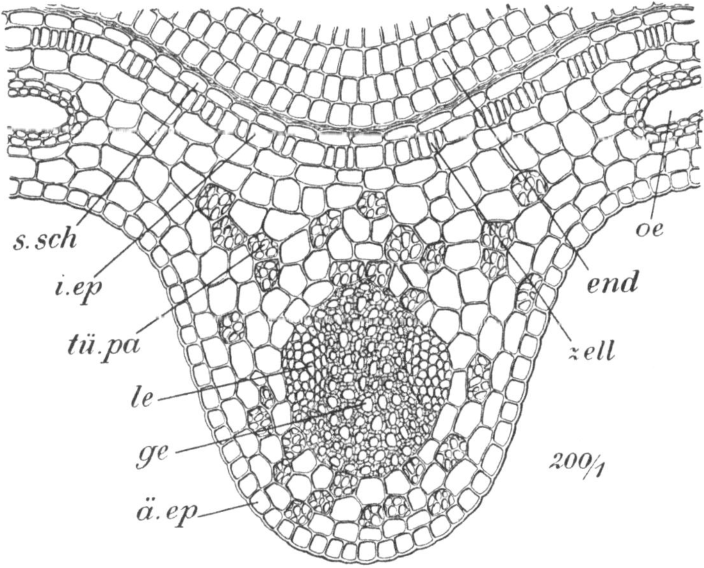

Abb. 280. Fructus Foeniculi. Stückchen eines Querschnittes durch eine Fruchthälfte mit einer Rippe ($^{200}/_1$) *s.sch* Samenschale, *i.ep* innere Epidermis der Fruchtwandung, *tü.pa* Tüpfel-Parenchym, *le* Siebgewebe, *ge* Holzteil der Gefäßbündel, *ä.ep* äußere Epidermis, *oe* Sekretgänge, *end* Endosperm, *zell* parkettierte Zellen der Innenepidermis der Fruchtwand. (Gilg.)

oder seltener freiliegend trifft man ferner andere aus der Fruchtwand stammende Gewebepartien: ziemlich dickwandige, polygonale oder mehr oder weniger gestreckte farblose Zellen mit auffallender, netzförmiger oder meist grob poröser Verdickung; von der innersten Schicht der Fruchtwand stammende, dünnwandige, in der Querschnittansicht langgestreckte, flach tafelförmige Zellen, welche teilweise durch fortgesetzte Teilungen in zahlreiche, schmale Zellen zerlegt worden sind; in der meist zu beobachtenden Flächenansicht sind diese Zellkomplexe dadurch auffallend, daß sie wie parkettiert erscheinen: in den einzelnen Mutterzellen verlaufen die zahlreichen, schmalen, fast wurstförmigen Tochterzellen stets einander parallel, während die Tochterzellen der umliegenden Mutterzellen eine andere Orientierung zeigen; enge (nur 5—12 μ weite) ringförmige oder spiralig verdickte oder häufig poröse, meist in ganzen Bündeln auftretende Gefäße; dünnwandige, gelblichbräunliche bis braune Zellfetzen vom Epithelgewebe der

vollständig zerriebenen Sekretbehälter; kräftigwandige, polygonale, fest
zusammenhängende, farblose Epidermiszellen der Fruchtwand mit glatter
Kutikula. Endlich werden im Pulver nicht selten beobachtet ziemlich stark
bis stark verdickte, schmale, spärlich schief getüpfelte, meist in Bündeln
auftretende Fasern, resp. deren Bruchstücke; nur selten treten polygonale,

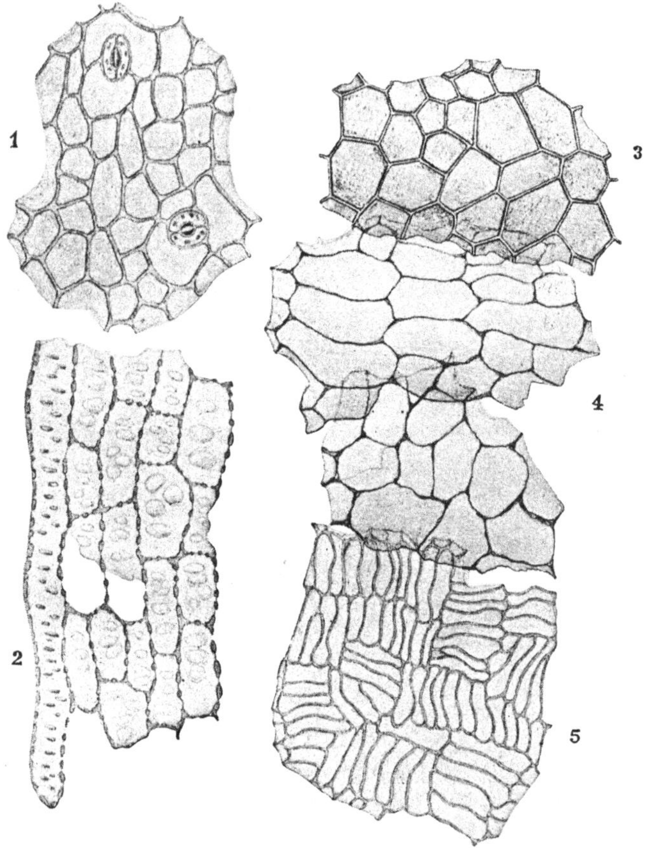

Abb. 281. Fructus Foeniculi. Elemente des Pulvers. *1* Äußere Epidermis der Fruchtschale, *2* Parenchym
dieser (aus dem Mesokarp), *3* Hüllgewebe eines Sekretganges, *4* zwei unter einem Sekretgang liegende
Parenchymschichten, *5* innere Epidermis der Fruchtwandung (ein besonders instruktives Stück). Vergr.
ca. $^{200}/_1$. (Möller.)

ziemlich dickwandige, reichlich grob getüpfelte Steinzellen und Fetzen
der braunen, aus undeutlichen, kollabierten Zellen bestehenden Samenschale auf.

Besonders charakteristisch für das Pulver sind die Endospermbruchstücke mit ihrem auffallenden Inhalt, sowie das grob poröse Parenchym,
die eigenartigen parkettierten Zellen und die bräunlichen Epithelfetzen aus
der Fruchtwand.

Fenchelpulver wird untersucht in Glyzerinwasser, in Chloralhydratlösung (eventuell, falls keine genügende Aufhellung erfolgt, mehrmals das
Präparat unter dem Deckgläschen stark erwärmen!), in Wasser nach Zusatz

von Jodjodkaliumlösung (Gelbfärbung der Aleuronkörner, Abwesenheit von Stärke!), sowie in ½ Wasser und ½ alkoholischer Alkanninlösung (Nachweis des fetten und ätherischen Öls).

Bestandteile. Der Geruch der Fenchelfrüchte ist gewürzhaft, der Geschmack stark aromatisch, zugleich süßlich und schwach brennend; sie enthalten 3—7% ätherisches Öl (Oleum Foeniculi), aus Anethol und Rechts-Phellandren bestehend, ferner 10—12% fettes Öl.

Prüfung. Fenchel ist sehr oft verunreinigt, z. T. mit Steinchen, Sand usw., z. T. mit fremden Früchten, u. a. Sem. Hyoscyami, oder mit Doldenstrahlen. Auch werden ihm Posten beigemischt, die schon zur Gewinnung von Fenchelöl gedient haben und die dann evtl. wieder geschönt worden sind. Auf alle diese Ungehörigkeiten ist besonders beim Pulver zu achten. Anorganische Beimengungen, seien es Sand oder Schönungsmittel für extrahierten Fenchel, werden bei der Aschenbestimmung gefunden. Maximalzahl ist 10% Asche. Doldenstrahlen verraten sich im Pulver durch größere Gefäße, fremde Samen durch Stärke oder abweichende Zellformen, insbesondere der Samenschale, so z. B. Hyoscyamus durch die großen in Flächenansicht gewellten, stark U-förmig verdickten Zellen. Von Fenchelsorten sind zu erwähnen vor allen der von Foeniculum dulce *DC.* abstammende römische, kretische oder süße Fenchel. Er ist bis 12 mm lang, von hellerer Farbe. Puglieser Fenchel aus Apulien hat dunklere Farbe und wenig hervortretende Rippen, mazedonischer ist braun, galizischer graugrün, kleiner als deutscher, japanischer noch kleiner. Alle diese Sorten sind deswegen vom Arzneibuch ausgeschlossen, weil alle kleinere Ölgänge, daher durchschnittlich weniger Öl enthalten. Der Ausschluß dieser Sorten erfolgt durch die Größenangaben des Arzneibuches, die nur auf deutschen und besten französischen Fenchel stimmen. Zu erwähnen ist noch, daß als wilder Fenchel, Bärenfenchel auch die Früchte von Meum athamanticum *Jacqu.* angeboten worden sind. Sie sind etwa von der vorgeschriebenen Größe, aber braun und haben in jedem Tälchen 2—3 Sekretgänge. Ihr Geruch erinnert auffallend an Sem. Foenugraeci.

Gehaltsbestimmung. 10 g gepulverter Fenchel müssen bei der Wasserdampfdestillation (s. Einleitung) mindestens 0,45 g ätherisches Öl ergeben, was einem Ölgehalt der Früchte von mindestens 4,5% entspricht.

Geschichte. Bereits den alten Ägyptern war der Fenchel bekannt. Durch Karl den Großen kam er nach Deutschland, wo er im Mittelalter sehr beliebt wurde.

Anwendung. Fenchel ist ein schwach krampfstillendes und den Appetit anregendes Mittel. Aus ihm wird Aq. Foeniculi und Sirupus Foeniculi bereitet. In Teemischungen dient er als Geschmackskorrigens.

Fructus Phellandrii. Wasserfenchel. Roßfenchel.

Abstammung und Beschaffenheit. Die getrockneten Spaltfrüchte der in Sümpfen wildwachsenden Oenanthe phellandrium *Lamarck.* Sie sind 4—5 mm lang, eiförmig, fast stielrund, oft in ihre Teilfrüchtchen zerfallen, deren jedes fünf breite, wenig hervortretende Rippen mit rötlichen, einstriemigen Tälchen trägt; die zwei randständigen Rippen sind gekielt (Abb. 282). Die Früchte schmecken bitter und riechen unangenehm gewürzig.

Anatomie. Das Gewebe der Fruchtwand besteht großenteils aus derbwandigem, großen, deutlich getüpfelten Zellen, nur unter der Rippenepidermis sind einige Zellen kleiner und dünnwandig. In den Rippen liegen kleine Gefäßbündel mit ihrer Innenseite an das Stereom der Fruchtwand angelehnt. Dieses Stereom besteht aus einem ein- bis drei- oder vierreihigen Faserstreifen, der sich, höchstens an der Außenseite der Ölstriemen auf ganz kurze Strecken unterbrochen, unter den Rippenbündeln und außen um die Ölstriemen herum in einem Bogen durch die Rückenwand der Frucht zieht. Auf der Fugenfläche liegt zwischen den beiden dort befindlichen Ölsträngen ein isoliertes Faserbündel. Die Ölgänge sind groß, im Querschnitt elliptisch und mit orangegelbem Inhalt erfüllt. Die inneren Schichten der Fruchtwand und die Samenschale sind stark kollabiert. Das Endosperm enthält Fett- und Aleuronkörner, die sehr klein sind und Einschlüsse nicht erkennen lassen. Außerdem findet man Oxalatdrusen von einem Durchmesser bis 20 μ, die nicht in Aleuron, sondern frei in den Zellen zu liegen scheinen.

Bestandteile. Fettes Öl im Endosperm, ätherisches Öl, das zum größten Teil aus Phellandren besteht, Harz.

Prüfung. Verwechselungen sind die Früchte von Cicuta virosa L., Sium angustifolium L. und latifolium L. (Umbelliferae). Cicuta entbehrt des Stereoms in der Fruchtwand, und die Sium-Arten haben in den Tälchen je 3 und mehr Ölstriemen.

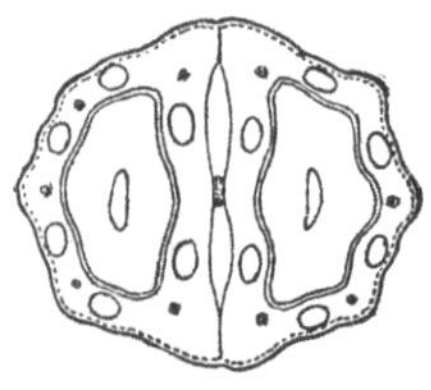

Abb. 282. Fructus Phellandrii. Querschnitt, vergrößert.

Radix Levistici. Radix Ligustici. Liebstöckelwurzel.

Abstammung. Die Droge stammt von dem wahrscheinlich in Südeuropa heimischen, 2—3jährigen Levisticum officinale *Koch* (Angelica levisticum *Baillon*). Diese Pflanze wird zur Gewinnung der Droge in großen Mengen, z. B. bei Cölleda in der Provinz Sachsen, angebaut. Zur Ernte im Herbste werden die Stöcke ausgegraben, die Rhizome und stärkeren Wurzeln meist gespalten und, auf Bindfaden gereiht, zum Trocknen gebracht.

Beschaffenheit. Die Droge bildet etwa 30—40 cm lange und bis 4 cm dicke Stücke. Die kurzen, nicht gekammerten, hellgraubraunen Rhizome tragen an der Spitze zahlreiche ringförmige Blattnarben, gelegentlich auch Blattreste und gehen nach unten in die weniger stark als bei Rad. Angelica verzweigte Hauptwurzel über. Die Wurzeln sind oben querrunzelig und werden nach unten hin längsfurchig. Sie sind außen bräunlichgelb bis graubraun, von glattem Bruch, wachsartig weich zu schneiden. Auf dem Querschnitt (Abb. 283) ist die dünne Korkschicht rötlichgelb, die Rinde außen hell und weißlich, nach innen gelbbraun; der Holzkörper, welcher meist einen viel geringeren Durchmesser besitzt wie die Rinde, ist von gelber Farbe; er umschließt im Rhizom ein ansehnliches Mark (*m*), welches in der Wurzel fehlt. In der Rinde erblickt man große Luftlücken (*l*) und quer durchschnittene Sekretgänge (*bal*), aus denen häufig braune oder rotgelbe Tropfen verharzten ätherischen Öles austreten; dazwischen liegen heller gefärbte Markstrahlen, welche auch im gelben Holzkörper deutlich zwischen den Gefäßstrahlen (*ge*) hervortreten. Dünne Querschnitte der Wurzeln quellen im Wasser stark auf.

Anatomie. Der mikroskopische Bau ist fast genau derselbe wie bei der Angelikawurzel (vgl. dort!). Die Sekretbehälter sind bei Rad. Levistici ebenso weit oder nur wenig weiter als die großlumigsten Gefäße, gewöhnlich 50—100 μ, selten weiter (bei Rad. Angelica hingegen sind sie bedeutend weiter). Die Stärkekörner sind meist 6—16, gelegentlich bis 20 μ groß.

Merkmale des Pulvers. Das Pulver zeigt in den histologischen Elementen zwar eine erhebliche Ähnlichkeit mit dem von Radix Angelicae, ist aber von diesem durch die meist einfachen Stärkekörner und durch die Größe der Einzel- bzw. Teilkörner (bis 20 μ) unterschieden.

Bestandteile. Der wichtigste Bestandteil ist das in geringer Menge vorhandene ätherische Öl, das leicht verharzt, daneben harzige Produkte, Säuren, darunter vielleicht Angelikasäure.

Aufbewahrung. In dicht verschlossenen Blechgefäßen, teils wegen der hygroskopischen Eigenschaften der Droge, teils zum Schutz gegen Verdunstung und Verharzung des Öls und gegen Befall durch Insekten.

Geschichte. Liebstöckel war bei den alten Römern als Küchengewürz geschätzt, wurde auch im Mittelalter zu diesem Zwecke und als Heilmittel angewendet.

Anwendung. Die Droge wirkt harntreibend und ist ein Bestandteil der Species diureticae.

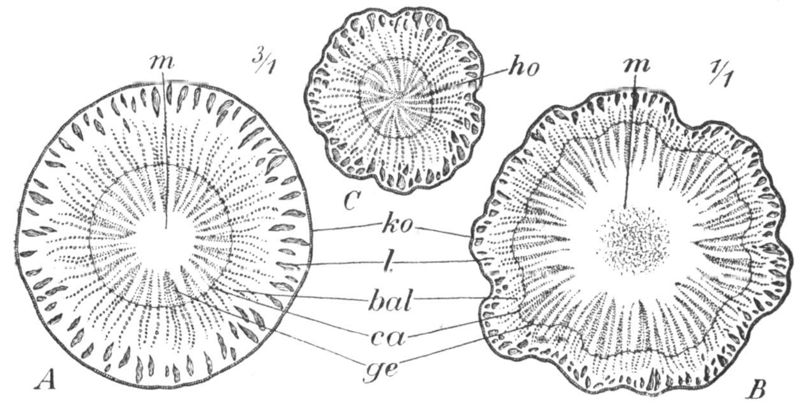

Abb. 283. Radix Levistici. Lupenbild. *A* Querschnitt durch ein frisches Rhizom, *B* Querschnitt durch ein getrocknetes Rhizom, *C* ein solcher durch eine Wurzel, *ko* Kork, *l* Luftlücken, *bal* Sekretgänge, *ca* Kambiumring, *ge* Gefäßgruppen, *m* Mark, *ho* Holzkörper. (Gilg.)

Radix Angelicae. Angelikawurzel. Engelwurz.

Abstammung. Engelwurz ist der unterirdische Teil der im nördlichen Europa verbreiteten Archangelica officinalis *Hoffmann*. Sie besteht aus dem kurzen, bis 5 cm dicken, geringelten und von Blattresten gekrönten Wurzelstocke (Abb. 284 *A* u. *C*), welcher eine bei den kultivierten Exemplaren im Wachstum meist zurückgebliebenen Hauptwurzel und zahlreiche, reich verzweigte, bis 30 cm lange und an ihrem Ursprunge bis 1 cm dicke Nebenwurzeln (Abb. 284 *B*) trägt. Die von wildwachsenden Pflanzen gesammelten Wurzeln zeigen eine kräftige und wenig oder gar nicht verzweigte Hauptwurzel. Die Wurzelstöcke der hauptsächlich in der Umgegend von Cölleda (Prov. Sachsen), ferner bei Jenalöbnitz in Thüringen, bei Schweinfurt in Nordbayern, sowie im Erzgebirge und im Riesengebirge kultivierten Pflanze werden im Herbste ausgegraben, gewaschen, sodann, nachdem die zahlreichen Nebenwurzeln bei den kräftigen Exemplaren zu einem Zopfe verflochten wurden, auf Bindfäden gereiht und an der Luft getrocknet; seltener kommt die Droge der Länge nach durchschnitten in den Handel.

Beschaffenheit. Die Nebenwurzeln, welche die Hauptmasse der Droge bilden, sind graubraun bis rötlichbraun, unregelmäßig längsfurchig und leicht querhöckerig. Sie lassen sich sehr leicht glatt und wachsartig schneiden und zeigen glatte Bruchflächen. Ihre schmutzigweiße Rinde besitzt

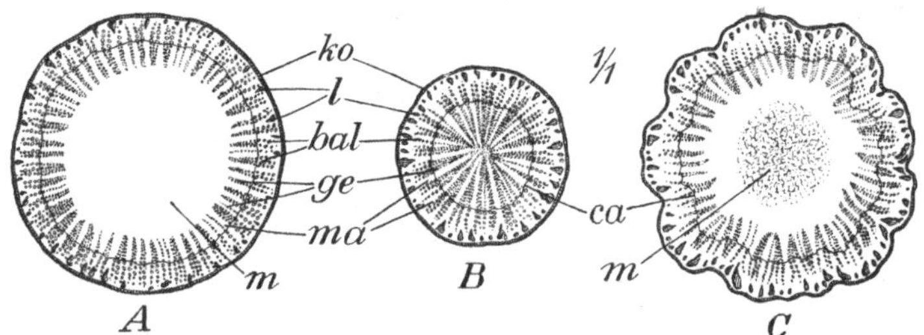

Abb. 284. Radix Angelicae. Lupenbild. *A* Querschnitt durch ein frisches Rhizom, *B* Querschnitt durch eine frische Wurzel, *C* durch ein trockenes Rhizom. *ko* Kork, *l* Luftlücken, *bal* Sekretgänge, *ge* Holzpartien, *ma* Markstrahlen, *m* Mark, *ca* Kambium. (Gilg.)

aufgeweichte, auf dem Querschnitt höchstens den gleichgroßen (Abb. 284 *B*) 285, *1*), meist aber einen erheblich geringeren Durchmesser wie der hellgelbe Holzkörper. Unter der Lupe erscheint der Querschnitt durch die Markstrahlen deutlich radial gestreift; er läßt aus den querdurchschnittenen, strahlig angeordneten Sekretgängen (*bal*) der Rinde häufig einen gelbrötlichen Inhalt von verharztem ätherischem Öl austreten und zeigt zwischen dem grauen Holzzylinder und der sehr lokkeren, große Luftlücken aufweisenden Rinde deutlich erkennbar die Kambiumzone (*ca*). Dort, wo die Wurzeln aus dem Rhizom entspringen, besitzen sie im Zentrum auch einen schwachen Markzylinder, der bei den Rhizomteilen recht umfangreich ist (Abb. 284 *A,C*). Angelikawurzel riecht unangenehm und kräftig eigenartig und schmeckt scharf würzig und bitter.

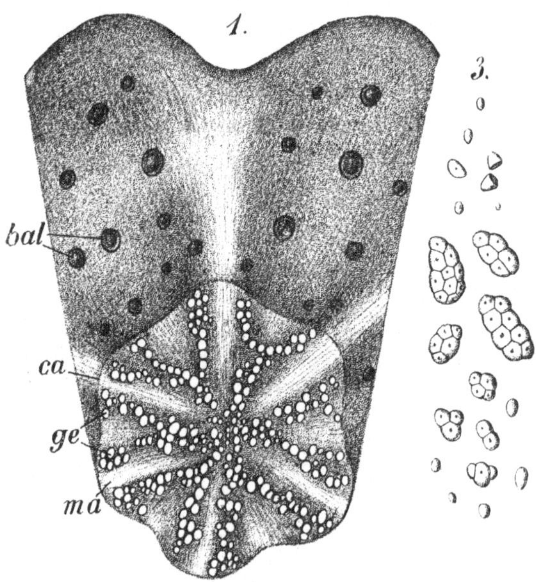

Abb. 285. Radix Angelicae. *1.* Querschnitt. Vergr. $^{20}/_1$. *bal* Sekretbehälter, *ca* Kambiumring, *ge* Gefäße, *ma* Markstrahlen. *3.* Stärkekörner, meist zusammengesetzt. Vergr. $^{360}/_1$. (Gilg.)

Anatomie. Die Wurzel wird von einer kräftigen Korkschicht umhüllt. Die Rinde ist rein sekundärer Natur (da die primäre Rinde abgeworfen ist), sehr locker gebaut, da die Markstrahlreihen, aber auch oft die übrigen Parenchymzellen weithin auseinanderweichen (wodurch mächtige Hohlräume gebildet werden, 284 *l*), und enthält in großer Zahl weitlumige, im Querschnitt runde oder ovale, schizogene, 100—200 μ (und darüber) weite (die äußeren sind weiter, die in der Nähe des Kambiums liegenden enger!) Sekretbehälter (Abb. 285 u. 286, *bal*). Die Siebelemente sind undeutlich, sie werden aber dadurch deutlicher, daß in ihrer Nähe oder um sie herum dickwandigere, prosenchymatische Elemente liegen, welche Fasernatur zeigen, ohne echte Bastfasern (sie sind unverholzt) zu sein (*ve*); sie werden als Ersatzfasern bezeichnet. Die Markstrahlen (*ma*) sind 2—6 Zellen breit; ihre Zellen sind stark radial gestreckt. Der Holzkörper ist sehr parenchymreich. Die Gefäße (Treppen- und Netzgefäße *ge*) sind im Verhältnis zu den Sekretbehältern eng, nur 60—70 μ weit; sie werden von dünnwandigen, scharf prosenchymatischen Ersatzfasern umgeben. Im Holzkörper kommen Sekretgänge nicht vor. In den Markstrahlen, überhaupt in allen parenchymatischen Elementen der Rinde und des Holzes, finden sich sehr reichlich winzige Stärkekörner (*stä*).

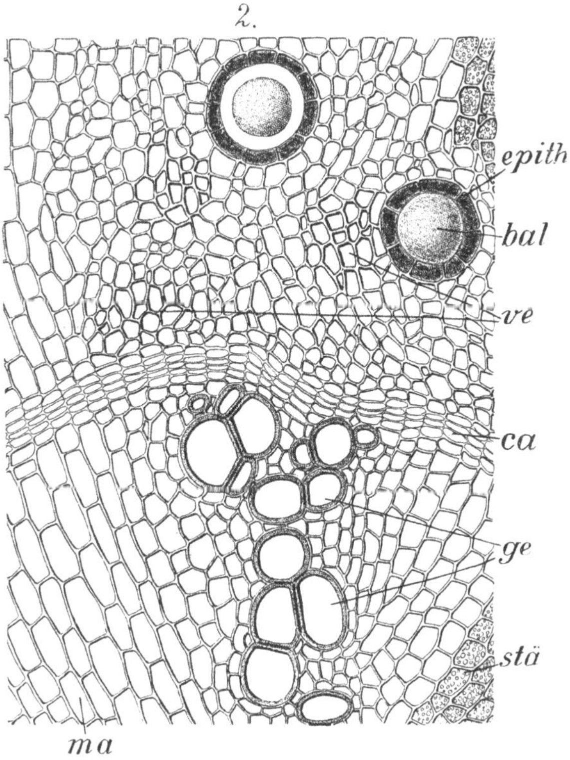

Mechanische Elemente kommen außer den wenig verdickten, unverholzten, gelegentlich auch stärkeführenden Ersatzfasern nicht vor. Diese sind dünnwandig, deutlich spiralig gestreift. Sie werden fälschlicherweise manchmal als „Sklerenchymfasern" bezeichnet.

Abb. 286. Radix Angelicae. Querschnitt. *bal* Sekretbehälter, *epith*, Epithel dieser, *ve* Gruppen von Ersatzfasern in der sekundären Rinde *ca* Kambiumring, *ge* Gefäße, *stä* Stärkeinhalt einiger Zellen gezeichnet, sonst weggelassen. Vergr. $^{100}/_1$. (Gilg.)

Die Stärkekörner sind winzig klein (Durchmesser 2—4 μ, selten wenig mehr), kugelig bis polyedrisch, meist zu mehreren bis vielen zusammengesetzte Körner bildend (Abb. 285, *3*).

Kristalle fehlen vollkommen.

Merkmale des Pulvers. Die Hauptmenge des Pulvers bilden Parenchymfetzen, aus dünnwandigen, stärkeführenden Zellen bestehend, sowie freiliegende Stärke; bezeichnend sind ferner einzeln liegende oder zu Strängen vereinigte Ersatzfasern, Gefäßbruchstücke (treppenförmig oder netzförmig verdickt), Korkfetzen.

Bestandteile. 0,3 bis 1% ätherisches Öl, 6% Harz, außerdem Angelikasäure, Baldriansäure und Rohrzucker, Harz.

Prüfung. Da die Kleinkörnigkeit der Stärke für diese Droge charakteristisch ist, läßt sich eine übrigens wenig wahrscheinliche Verwechselung mit anderen Wurzeln, besonders anderen Umbelliferenwurzeln, durch die in diesen enthaltene großkörnigere Stärke nachweisen. Der Aschegehalt des Pulvers darf 14% nicht übersteigen.

Aufbewahrung. Die Wurzel ist dem Insektenfraß leicht ausgesetzt und muß daher gut getrocknet und zur Wahrung ihres Aromas in dichtschließenden Blechgefäßen aufbewahrt werden.

Geschichte. Die Pflanze wird im Norden Europas (Island, Norwegen) als Gemüsepflanze geschätzt und dort schon seit alten Zeiten auch angebaut. In Mitteleuropa wurde sie zu arzneilicher Verwendung wahrscheinlich erst im 16. Jahrhundert zu kultivieren bzw. zu sammeln begonnen.

Anwendung. Anwendung findet Angelikawurzel hauptsächlich in der Tierheilkunde.

Asa foetida. Gummiresina Asa foetida.
Asant. Stinkasant. Teufelsdreck.

Abstammung. Das Gummiharz, welches in den (namentlich in der Wurzel reichlich vorhandenen) Gummiharzgängen einiger in den Steppengebieten Persiens und Turkestans heimischer, mächtiger, sehr auffallender **Ferula**-Arten enthalten ist. Stammpflanzen sind z. B. die über mannshohen Stauden **Ferula assa foetida** *L.*, **F. foetida** (*Bunge*) *Regel* und **Ferula narthex** *Boissier*.

Gewinnung. Zur Gewinnung wird der obere Teil des Wurzelstocks dieser Pflanzen, nachdem die Blätter nach Ablauf der Vegetationsperiode abgewelkt sind, kurz über der Erde glatt abgeschnitten und dann in seinem oberen Teile von der ihn umgebenden Erde freigelegt; darauf wird entweder aus Einschnitten oder auf der oberen Schnittfläche, welche wiederholt erneuert wird, das austretende Gummiharz gesammelt. Das zuerst austretende ist meist emulsionsartig dünn und gibt die weniger geschätzten Handelssorten, weil es oft mit Gips, Lehm und ähnlichen Substanzen zusammengeknetet wird. Das später austretende Gummiharz ist konsistenter und gibt die zu pharmazeutischem Gebrauch allein zulässigen Handelssorten. Die nicht miteinander verklebten Gummiharztropfen heißen **Asa foetida in granis** oder **in lacrimis**, sind aber selten im Handel und teuer; die gebräuchlichste Sorte ist **Asa foetida in massa**, bei welcher die weißen Gummiharzkörner in bräunlicher Grundmasse, die gleichfalls aus Gummiharz besteht, eingebettet sind.

Beschaffenheit. **Asa foetida in granis** besteht aus losen, im Mittel etwa 2 cm langen, 1—1,5 cm dicken, ellipsoidischen oder unregelmäßigen Körnern mit gelbbrauner Oberfläche und mit weißlicher, höchstens am Rande brauner, wachsartiger Bruchfläche. Diese wird beim Liegen an der Luft nach einiger Zeit rötlich, später braun. **Asa foetida in massa** besteht aus mehr oder weniger zahlreichen meist kleineren, im übrigen aber gleichartigen Körnern, die durch eine bräunliche Grundmasse verklebt sind. **Asa foetida** hat einen durchdringenden, unangenehmen, an Knoblauch erinnernden Geruch und einen bitteren und scharfen Geschmack. Beim Verreiben mit 3 Teilen Wasser gibt Asant eine weißliche, durch einige Tropfen Ammoniakflüssigkeit gelb werdende Emulsion. Kocht man 0,5 g zerstoßenen Asant 2 bis 3 Minuten lang mit etwa 5 ccm Salzsäure, so geht ein Teil in Lösung, ein Teil bleibt ungelöst, wird schmierig und dunkelbraun. Man filtriert nach dem Erkalten durch ein mit Wasser angefeuchtetes Filter, wobei man meist mehrfach zurückgießen muß, um ein klares Filtrat zu erhalten; wird ein Teil des Filtrats, z. B. 1 ccm, mit Ammoniakflüssigkeit übersättigt (Vorsicht, wegen starker Erhitzung bei zu rascher Zugabe), die Mischung mit Wasser auf das fünf- bis zehnfache Volumen verdünnt, so zeigt die hellbräunliche Flüssigkeit blaue Fluoreszenz, die durch Umbelliferon veranlaßt wird.

Bestandteile. Die Bestandteile der Droge sind ätherisches Öl, Gummi und Harz. Letzteres enthält den Ester des Asaresinotannols mit der Ferulasäure, freie Ferulasäure und Vanillin. Umbelliferon ist im Harze im freien Zustande nicht enthalten, entsteht aber durch Hydrolyse z. B. mit Schwefelsäure aus ihm.

Prüfung. Eine beim Kochen des Asant mit Salzsäure (s. o.) auftretende Blau- oder Violettfärbung des ungelöst bleibenden Anteils würde auf beigemischtes Galbanum deuten. Diese Beimengung dürfte kaum vorkommen, auch eine Verwechslung des Asant mit Galbanum kaum zu befürchten sein, weil letzterem der charakteristische Asantgeruch fehlt, doch bietet diese Reaktion eine weitere, scharfe Unterscheidungsmöglichkeit.

Da der Harzgehalt 50—70% beträgt, so muß reine Asa foetida stets mehr als die Hälfte ihres Gewichts an siedenden Alkohol abgeben. Der Aschegehalt von 100 Teilen soll nicht mehr als 15 Teile betragen. Da der natürliche Aschegehalt des Gummiharzes etwa 1% beträgt, liegt eine recht milde Forderung des Arzneibuches vor.

Handel. Der Ausfuhrhafen für Asa foetida ist Bombay, wohin es von Persien durch Karawanen gebracht wird.

Geschichte. Asa foetida wurde durch die Araber etwa um das 10. Jahrhundert dem Arzneischatz zugeführt.

Anwendung. Asa foetida wird zu Tinctura Asae foetidae und zur Bereitung von Pflastern gebraucht. Zu innerlichem Gebrauch findet es in nennenswerten Mengen nur in der Tierheilkunde Anwendung. Asant wird gepulvert, indem man ihn über gebranntem Kalk trocknet und dann bei möglichst niedriger Temperatur zerreibt.

Galbanum. Gummiresina Galbanum. Galbanum. Mutterharz.

Abstammung. Galbanum wird von einigen, in Rinde und Mark mit zahlreichen schizogenen Sekretgängen ausgestatteten, in den Steppen Nord-Persiens heimischen Arten der Gattung Ferula geliefert, darunter hauptsächlich von Ferula galbaniflua *Boissier* et *Buhse* und Ferula rubricaulis *Boissier*. Es ist das eingetrocknete Gummiharz, welches entweder freiwillig austritt oder durch fortschreitendes Wegschneiden des Stengels dicht oberhalb des Wurzelstocks gewonnen wird. Es wird heute kaum mehr auf dem Landwege durch Rußland, sondern vielmehr nach Bombay und von da auf dem Seewege über London in den europäischen Handel gebracht.

Beschaffenheit. Galbanum kommt, wie Asa foetida, sowohl in regelmäßig rundlichen, durchscheinenden, bräunlichgelben bis grünlichgelben, im Innern blaßgelben, häufig verklebten Körnern in den Handel (Galbanum in granis), als auch in formlosen, wachsartigen, grünlichbraunen.

leicht erweichenden Massen, welche häufig Körner obengenannter Art, sowie Fragmente der Stammpflanze einschließen (Galbanum in massa). Auf der frischen Bruchfläche erscheinen die Galbanumkörner niemals weiß. Die Pflanzenreste sind bei der zu arzneilichem Gebrauche bestimmten Droge vorher zu beseitigen.

Der Geruch des Galbanums ist eigentümlich aromatisch, der Geschmack zugleich bitter, aber nicht scharf.

Kocht man 0,5 g zerstoßenes Galbanum einige Minuten lang mit etwa 5 ccm Salzsäure, so geht ein Teil mit brauner oder roter Farbe in Lösung; der ungelöst bleibende schmierige Teil nimmt rasch eine blaue oder violette, zuletzt blauschwarze Färbung an. Man filtriert nach dem Erkalten durch ein mit Wasser angefeuchtetes Filter, wobei man meist mehrfach zurückgießen muß, um ein klares Filtrat zu erhalten. Wird ein Teil des Filtrats, z. B. 1 ccm, mit Ammoniakflüssigkeit übersättigt (Vorsicht wegen starker Erhitzung bei zu rascher Zugabe) und mit Wasser auf das fünf- bis zehnfache Volumen verdünnt, so zeigt die braune Flüssigkeit blaue Fluoreszenz, die durch Umbelliferon veranlaßt wird.

Bestandteile. Bestandteile sind ätherisches Öl, Harz und Gummi. Im Harz findet sich Umbellaiferon, ferner Umbellasäure und Galbanumsäure, welch letztere mit einem Harzalkohol, dem Galbanoresinotannol, zu einem Ester verbunden ist.

Prüfung. Der beim vollkommenen Ausziehen von 1 g zerstoßenem Galbanum mit siedendem Weingeist verbleibende Rückstand darf nach dem Trocknen bei 100° höchstens 0,5 g wiegen. Der Aschegehalt des Galbanum darf 10% nicht übersteigen.

Geschichte. Das Gummiharz war schon den alten Griechen und Römern bekannt und war während des ganzen Mittelalters in Gebrauch.

Anwendung. Galbanum wird gepulvert, indem man es über gebranntem Kalk trocknet und dann bei möglichst niedriger Temperatur zerreibt. Es fand früher innerlich als Menstruationsmittel Verwendung, gelangt jetzt aber meist nur noch zu äußerlicher Anwendung als Bestandteil einiger Pflaster, z. B. Empl. Lithargyri comp.

Ammoniacum. Gummiresina Ammoniacum.
Ammoniak-Gummiharz.

Abstammung. Das Gummiharz mehrerer, in den persischen Steppen heimischer, übermannshoher Arten der Gattung Dorema, z. B. D. ammoniacum *D. Don.* Der Milchsaft dieser Pflanze tritt wohl meist infolge von Insektenstichen aus den schizogenen Sekretbehältern der Stengel aus und erhärtet allmählich an der Luft. Von Ispahan und dem Hafen von Buschir, wo die Ausbeute verhandelt wird, gelangt die Droge über Bombay zur Verschiffung nach Europa.

Beschaffenheit. Ammoniakgummi bildet gesonderte oder zusammengeklebte Körner oder Klumpen von bräunlicher, auf frischen Bruchflächen trübweißer Farbe. Der Bruch ist muschelig, opalartig und wachsglänzend. In der Kälte ist das Gummiharz spröde, erweicht aber in der Wärme, ohne klar zu schmelzen.

Ammoniakgummi besitzt einen eigenartigen Geruch und einen bitterscharfen, unangenehm aromatischen Geschmack. Mit 3 Teilen Wassers angerieben, liefert Ammoniacum eine weiße Emulsion, die nach Zusatz von Natronlauge gelb, dann braun wird.

Bestandteile. Ammoniacum enthält Harz, Gummi und ätherisches Öl; im Harz findet sich das Ammoresinotannol, sowie der Salizylsäureester dieses Harzalkohols.

Prüfung. Ammoniacum ist mit Galbanum vermengt und mit von anderen afrikanischen Ferulaarten stammenden Gummiharzen verfälscht angetroffen worden. Da diese im Gegensatz zu Ammoniacum Umbelliferon enthalten, sind sie durch die Fluoreszenzprobe nachweisbar. Kocht man 0,5 g zerstoßenes Ammoniacum mit etwa 5 ccm Salzsäure 2 bis 3 Minuten lang, so darf sich der schmierige, ungelöst bleibende Anteil nicht blau oder violett färben (Galbanum). Das nach dem Erkalten durch ein mit Wasser angefeuchtetes Filter erhaltene klare Filtrat darf nach dem allmählichen Übersättigen mit Ammoniakflüssigkeit weder sofort noch nach dem Verdünnen mit Wasser eine blaue Fluoreszenz zeigen (Umbelliferon enthaltende Gummiharze).

Der nach dem vollkommenen Ausziehen von 3 g zerstoßenem Ammoniacum mit siedendem Weingeist verbleibende Rückstand darf nach dem Trocknen bei 100° höchstens 1,2 g wiegen (Verunreinigungen).

Der Aschegehalt darf 7,5% nicht übersteigen.

Geschichte. Seit dem 10. und 11. Jahrhundert wird die Droge von persischen Ärzten als Heilmittel aufgeführt.

Anwendung. Ammoniakgummi wird gepulvert, indem man es über gebranntem Kalk trocknet und dann bei möglichst niedriger Temperatur zerreibt. Es wird innerlich als auswurfbeförderndes Mittel kaum mehr angewendet, wohl aber äußerlich zu erweichenden Pflastern.

Rhizoma Imperatoriae, fälschlich Radix Imperatoriae. Meisterwurz.

Die Droge besteht aus dem von den Wurzeln befreiten Wurzelstock samt Ausläufern der in Gebirgen Mittel- und Südeuropas heimischen, hohen Staude Peucedanum (Imperatoria) ostruthium (*L.*) *Koch*. Die Wurzelstöcke sind meist flachgedrückt, geringelt, von Wurzelnarben höckerig, schwärzlichbraun und spröde, die Ausläufer stielrund, entfernt knotig gegliedert und längsfurchig. Die Ausläufer zeigen einen runden, die Rhizome einen ovalen Querschnitt. Unter der dunklen Korkschicht liegt eine ziemlich breite primäre Rinde, in welcher sich große Sekretbehälter finden. Zwischen Rinde und Mark liegt ein Ring von sehr zahlreichen schmalen, auf dem Querschnitt ovalen Gefäßbündeln, durch deren Mitte der Kambiumring verläuft. In dem umfangreichen Markkörper, der wie alle Parenchymelemente mit kleinen Stärkekörnern erfüllt ist, kommen an dem Außenrande zahlreiche Sekretbehälter vor. Die Droge enthält ätherisches Öl, Harz, Imperatorin und Ostruthin.

Fructus Anethi. Dillfrüchte.

Abstammung. Die Früchte des im Mittelmeergebiet heimischen, in Deutschland in Gärten viel kultivierten, einjährigen Anethum graveolens *L.*

Beschaffenheit. Die Frucht ist oval, flach, vom Rücken zusammengedrückt, braun, glatt, am oberen Ende mit einer gewölbten Scheibe, gewöhnlich in die beiden Teilfrüchte zerfallen, die von der Spitze des zweispaltigen Mittelsäulchens herabhängen. Die Teilfrüchte zeigen fadenförmige, hellbräunliche Rippen, von denen die 3 mittleren ziemlich scharf gekielt sind, während die beiden äußeren, zarteren zu einem breiten, hellbräunlichen Rand erweitert sind. Die dunkelbraunen Ölstriemen liegen einzeln in den Tälchen, die sie vollkommen ausfüllen. Auf der Berührungsfläche liegen zwei Ölstriemen. Dillfrüchte riechen und schmecken kräftig und angenehm aromatisch.

Anatomie. Die Epidermis ist mit ziemlich dicker Außenwand versehen, die Fruchtwand ist ziemlich dünn. In den Rippen ein kleiner dem Gefäßbündelchen anliegender

Faserstrang, in den Randrippen je ein mächtiges Faserbündel und quergestrecktes, starkwandiges, getüpfeltes Parenchym. Die Innenepidermis der Fruchtwand recht großzellig, die Samenschale obliteriert. Im Endosperm Fett und Aleuronkörner mit sehr kleinen Oxalatrosetten (höchstens 4 μ).

Prüfung. Bisher ist keine Verwechselung oder Fälschung bekannt geworden.

Bestandteile. Ätherisches Öl zu 3—4%.

Gehaltsbestimmung. Durch Wasserdampfdestillation von 10 g gepulverten Früchten. (S. Einleitung.)

2. Unterklasse **Metachlamydeae** oder **Sympetalae**.

Reihe Ericales.

Familie **Ericaceae**.

Folia Uvae Ursi.   Bärentraubenblätter.

Abstammung. Sie werden von der in Heide- und Gebirgsgegenden hauptsächlich des nördlichen Europas, Asiens, Amerikas wildwachsenden

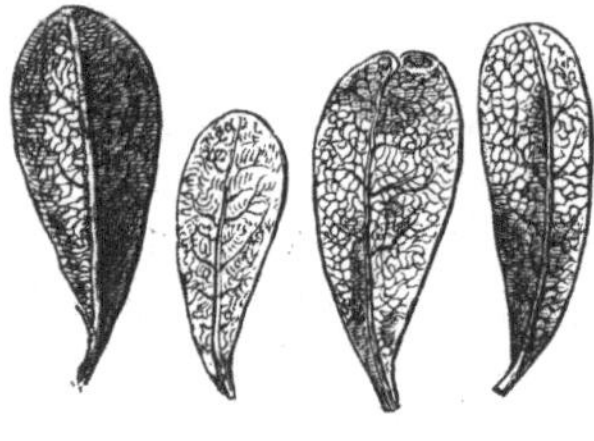

Abb. 287. Folia Uvae Ursi.

Arctostaphylos uva ursi (*L.*) *Sprengel* im April, Mai und Juni gesammelt.

Beschaffenheit. Die nur 3—5 mm lang gestielten, kleinen Blätter (Abb. 287) sind lederig, steif und brüchig, 1,2—2,5 cm lang und 8 mm bis 1,2 cm breit, spatelförmig oder seltener verkehrteiförmig, am Grunde keilförmig in den Blattstiel verschmälert, oberseits abgerundet und zuweilen durch Zurückbiegen der abgestumpften Spitze ausgerandet erscheinend, im übrigen ganzrandig. Die Oberseite ist glänzend dunkelgrün, kahl, vertieft netzadrig, die Unterseite weniger glänzend, blaßgrün und mit schwach erhabener, dunkler Nervatur. Am Rande sind jüngere Blätter oft schwach gewimpert.

Bärentraubenblätter sind geruchlos und schmecken zusammenziehend, bitterlich, nachher süßlich.

Ein wässeriger Auszug der Blätter wird durch Schütteln mit einem Körnchen Ferrosulfat rot, später violett und scheidet nach kurzem Stehen einen dunkelvioletten Niederschlag ab.

Anatomie. Das Blatt (Abb. 288) besitzt oberseits und unterseits eine Epidermis, die aus flachen, in der Flächenansicht polyedrischen, dickwandigen Zellen mit starker, dicker Außenwand und Kutikula besteht (*ep* und *cut*). Nur auf der Unterseite finden sich große, breitovale, eingesenkte Spaltöffnungen, ohne typische Nebenzellen in Gruppen beieinander. Das Mesophyll besteht aus 3—4 undeutlichen Lagen von Palisadenparenchym (*pal*), welches nach unten allmählich in das dicke, lockere Schwammparenchym (*schw*) übergeht. Die Palisadenzellen je einer Schicht sind ungleich lang, wodurch das ganze Gewebe ein etwas unregelmäßiges Aussehen erhält. Die Gefäßbündel (der Nerven) werden meist von chlorophyllfreiem, längsgestrecktem Parenchym (*sc*) begleitet, das oben und unten bis an die Epidermis reicht, vereinzelte Einzelkristalle (*kr*) führt und in den Nebennerven, nicht aber im Hauptnerv, durch faserartige Elemente verstärkt ist.

Merkmale des Pulvers. Im Pulver (vgl. Abb. 289) fallen besonders Epidermisfetzen auf, welche durch die dicken, starren Wände ihrer Zellen und (von der Unterseite) die großen Spaltöffnungen charakterisiert sind. Ihre Kutikula zeigt vielfach Risse und Sprünge. Ferner findet man vereinzelte Fasern (*B*), Einzelkristalle (in den Zellen oder frei liegend), viele Trümmer des Assimilationsgewebes und sehr selten Stücke der kurzen, einzelligen Wimperhaare (des jungen Blattes).

Mikrochemisch ist das Pulver charakterisiert durch die tiefblaue Färbung, die fast alle Teilchen mit verdünnter Eisenchloridlösung (1 + 9) annehmen (Arbutinnachweis), ferner durch die Rotfärbung, die die Mesophyllzellen infolge Gerbstoffgehaltes mit Vanillin-Salzsäure zeigen, endlich durch die nach kurzer Einwirkung von verdünnter Salzsäure bei der Mikrosublimation entstehenden, kristallinischen Sublimate von Hydrochinon (aus dem Arbutin abgespalten), welche ein Tröpfchen Fehlingsche Lösung sofort orange, ein Tröpfchen ammoniakalische Silberlösung sofort grau färben.

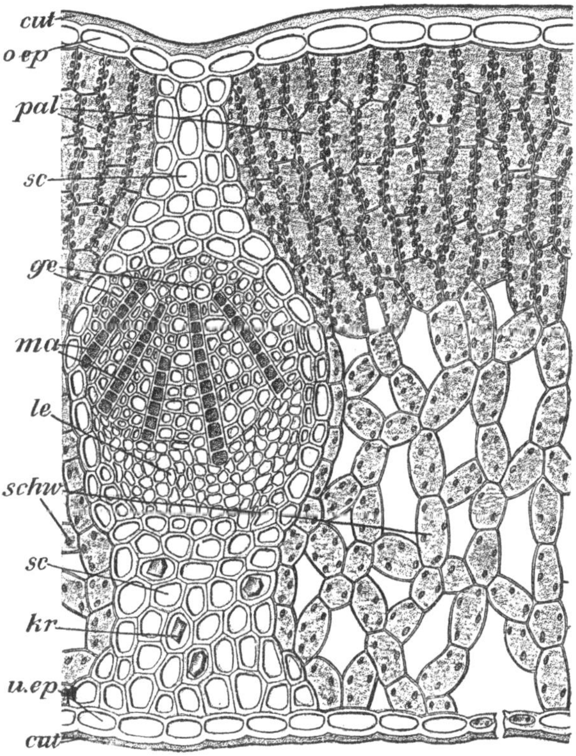

Abb. 288. Folia Uvae Ursi, Querschnitt des Blattes. *cut* Kutikula, *o.ep* obere Epidermis, *pal* Palisadengewebe, *sc* verdicktes, chlorophylloses Parenchym des Gefäßbündels, *ge* Gefäße, *ma* Markstrahlen, *le* Siebgewebe, *schw* Schwammparenchym, *kr* Einzelkristalle, *u.ep* untere Epidermis. Vergr. $^{160}/_1$. (Gilg.)

Bestandteile. Bärentraubenblätter enthalten zwei Glykoside: Arbutin und Methylarbutin, ferner Urson, Gerbsäure, Gallussäure und 3% Asche.

Prüfung. Als Verwechslungen und Fälschungsmittel sind in der Literatur angeführt die Blätter von Arctostaphylos alpina *Spr.*, Vaccinium vitis idaea *L.*, uliginosum *L.*, myrtillus *L.*, Gaultheria procumbens *L.* und G. Shallon *Pursh* (Eriaceae), Buxus sempervierens *L.* (Buxaceae). Von diesen kommen der Verbreitung der Pflanzen und der leichten Gewinnbarkeit der Blätter halber wohl nur die Vaccinien und Buxus in Betracht. Arctostaphylos alpina hat hellgrüne, gesägte Blätter, bei Vaccinium vitis idaea sind die Blätter unterseits braun punktiert, am Rande umgerollt, nicht vertieft netzadrig, bei V. uliginosum nicht lederig, unten graugrün, beiderseits matt, grobnetzadrig, bei V. Myrtillus sehr dünn, gesägt. Die Blätter der Gaultheria-Arten sind bis 5 cm lang und 2,5 cm breit, deutlich gesägt, am Rande umgerollt. Buxus endlich hat oben ausgerandete, in der

Fläche leicht spaltbare oder schon gespaltene, mit sehr feinfiederiger Nervatur versehene Blätter. In der gebräuchlichen Schnittform sind die falschen Blätter z. T. nur anatomisch nachweisbar. Man entnimmt einer Durchschnittsprobe eine Anzahl möglichst verschieden aussehender Stückchen,

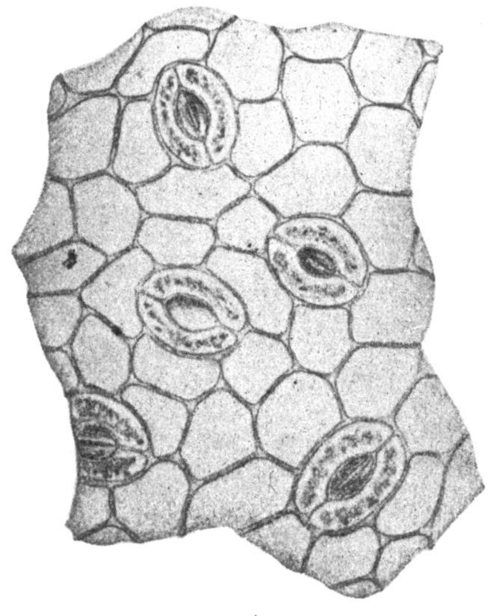

wobei man besonders auch auf dünne Blattstückchen achtet, oder, wenn die Blätter nur grob geschnitten sind, schneidet man mit der Schere von einer Anzahl von Stükken kleine Fetzen ab und kocht sie unter dem Deckglas mit einigen Tropfen Chloralhydratlösung auf. Es dürfen Oxalatdrusen, Drüsenhaare und wellig begrenzte Epidermiszellen (Vaccinium) an keinem

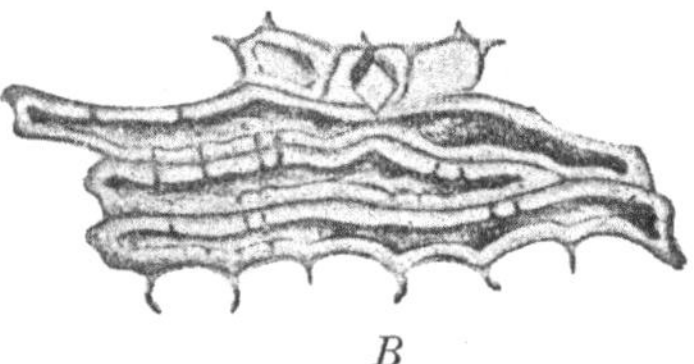

A   B

Abb. 289. Folia Uvae Ursi. *A* Stück der unteren Blattepidermis mit den großen Spaltöffnungen. *B* Fasern und Einzelkristalle führendes Parenchym aus den chlorophyllosen Partien des Blattes um die Gefäßbündel. Vergr. ca. $^{250}/_1$. (Möller.)

Stückchen auffindbar sein. Buxus ist auch in kleingeschnittener Ware noch an seiner eigenartigen Nervatur nachweisbar, ebenso bei einiger Aufmerksamkeit Vaccinium vitis idaea an den braunen Pünktchen (Drüsenhaaren) auf der Blattunterseite. Eine Probe des Pulvers wird nach gleichen Gesichtspunkten im Chloralhydratpräparat untersucht (Nachweis der Vaccinium-Arten), in einem mit verdünnter Eisenchloridlösung (1 + 9) hergestellten Präparate dürfen grün gebliebene Mesophyllfetzen nicht erkennbar sein (Buxus).

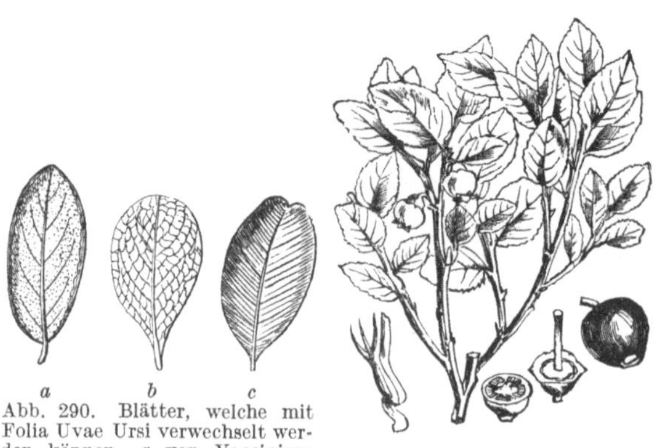

a   b   c
Abb. 290. Blätter, welche mit Folia Uvae Ursi verwechselt werden können, *a* von Vaccinium vitis idea, *b* von Vaccinium uliginosum, *c* von Buxus sempervirens.

Abb. 291. Folia Myrtilli am Stock, nebst Blüten und Früchten, stark verkleinert.

Der Aschegehalt des Pulvers darf 4% nicht übersteigen.

Gehaltsbestimmung. Die Bestimmungsmethoden für Arbutin sind bisher noch für das Apothekenlaboratorium reichlich umständlich, weshalb das Arzneibuch auf die Aufnahme einer derselben verzichtet hat.

Geschichte. Seit Mitte des 18. Jahrhunderts sind die Blätter in medizinischem Gebrauch. Zweifellos sind sie jedoch schon lange vorher als Volksheilmittel der nordischen Völker verwendet worden.

Anwendung. Bärentraubenblätter finden gegen Leiden der Harnorgane Anwendung.

Folia Myrtilli. Heidelbeerblätter.

Abstammung und Beschaffenheit. Die Blätter des niedrigen, in deutschen Wäldern häufigen Heidelbeerstrauches, Vaccinium myrtillus *L.* (Abb. 291). Sie sind 1—2 cm lang, oval, zugespitzt, fiedernervig, gesägt, sehr dünn, hell- bis saftiggrün. Heidelbeerblätter sind geruchlos und schmecken schwach zusammenziehend.

Anatomie. Die obere Epidermis trägt nur ganz wenige, die untere zahlreiche Spaltöffnungen, welche von 2 zum Spalt parallelen Zellen umgeben sind. Die Epidermiszellen sind flach, sehr groß, oberseits mäßig, unterseits stärker wellig begrenzt. Das Mesophyll besteht aus einer Reihe breitzylindrischer Palisaden, einer Schicht mehr oder weniger deutlich ausgeprägter Sammelzellen und einem schmalen, mehrschichtigen Schwammgewebe aus deutlich armigen Zellen. Die Gefäßbündel der Nerven werden von Faserbelägen begleitet, von denen der untere bei den kleinen Nebennerven nur durch eine aus Kristallkammern gebildete Schicht von der unteren Epidermis getrennt ist. Die Behaarung besteht aus wenigen, meist der Nervoberseite ansitzenden kurzen, einzelligen, dickwandigen Deckhaaren mit warziger Kutikula und meist der Nervunterseite und den Zähnen des Randes ansitzenden, keuligen, braunen Drüsenzotten, mit mehrreihigem, vielzelligem Stiel und vielzelligem Köpfchen.

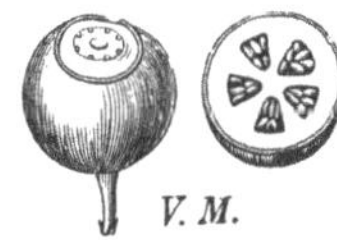

V. M.

Abb. 292. Fructus
Myrtilli.

Bestandteile und Anwendung. Die Blätter enthalten etwas Arbutin und sind neuerdings als Mittel gegen Diabetes in Aufnahme gekommen.

Fructus Myrtilli. Heidelbeeren. Blaubeeren.

Abstammung und Beschaffenheit. Heidelbeeren (Abb. 292) sind die getrockneten Früchte von Vaccinium myrtillus *L.* Sie sind blauschwarz, gerunzelt, von Pfefferkorngröße, von dem ein vertieftes Scheibchen einschließenden Kelchrand gekrönt, haben rötliches Fleisch und zahlreiche Samen in 4—5 Fächern. Die etwa 1 mm großen, schief eiförmigen Samen sind glänzend braunrot, sehr feinrunzelig. Heidelbeeren sind geruchlos und schmecken säuerlichsüß, schwach zusammenziehend.

Anatomie. Die Fruchtepidermis besteht aus polygonalen, derbwandigen, wie das Parenchym der Fruchtwand mit blauem Farbstoff erfüllten Zellen. In der Fruchtwand finden sich kleine Oxalatdrusen und kleine Gruppen von großlumigen, grob getüpfelten Steinzellen, auch die Wände der Fruchtfächer sind z. T. aus dickwandigen Steinzellen aufgebaut. Die Samenepidermis besteht aus rechteckigen, im Querschnitt U-förmig verdickten Zellen, das Endosperm enthält reichlich Fett und Eiweiß, aber keine Stärke.

Bestandteile und Anwendung. Die Früchte enthalten Gerbstoff und Äpfelsäure und finden gegen Diarrhöe Anwendung. Sie werden, wenn nicht gut getrocknet, leicht schimmelig oder von Insekten angefallen, sollen aber nicht zu stark getrocknet, sondern noch ziemlich weich sein.

Herba Ericae cum floribus. Herba Callunae. Heidekraut.

Abstammung. Die zur Blütezeit im Spätsommer gesammelten und getrockneten jüngeren Zweige von Calluna vulgaris *Salisb.*, eines in Europa und Nordamerikae auf Heiden und in trockenen Wäldern allgemein verbreiteten, bis 1 m hohen Strauches.

Beschaffenheit. Die unten stielrunden, von glatter, kastanienbrauner Rinde bedeckten Zweige sind oberwärts, wie ihre kurzen Seitenzweiglein mit sehr kleinen, linealischen, am Grunde geöhrten, dekussiert, daher vierzeilig gestellten Blättern sehr dicht besetzt und endigen vielfach in fast einseitswendigen Blütentrauben mit nickenden Blüten. Die Blüten haben einen aus 4 grünen Vorblättern gebildeten Außenkelch, 4 bleibende, rosa gefärbte Kelchblätter, die größer sind als die 4 am Grunde verwachsenen ebenfalls rosa gefärbten Kronblätter, 8 Staubgefäße mit abwärtsgerichteten Konnektivanhängseln und kegelförmigen, etwas spreizenden, durch Längsriß sich öffnenden Antheren und einen oberständigen, vierfächerigen Fruchtknoten.

Anatomie. Die Blattränder sind so zurückgebogen, daß auf der vom Zweige abgekehrten Blattseite eine schmale, der Blattunterseite entsprechende Furche entsteht, in der die Epidermis Spaltöffnungen führt. Die übrigen Teile der Epidermis sind spaltöffnungsfrei, mit sehr dicker Außenwand und dicker Kutikula versehen. Am Rande der Furche einzellige, bis zum Verschwinden des Lumens verdickte Haare, im Mesophyll Oxalatdrusen. Ähnliche Haare an den Blütenblättern. Pollenkörner mit glatter, derber Exine, zu je 4 in Tetraden zusammenhängend.

Bestandteile. Arbutin, Gerbstoff, Quercetin, organische Säuren, darunter Fumarsäure.

Anwendung. Gegen Nieren- und Blasenleiden.

Reihe **Primulales.**

Familie **Primulaceae.**

Radix Primulae. Primelwurzel.

Abstammung. Primelwurzel ist das Rhizom mit den ansitzenden Wurzeln von Primula officinalis *Jacq.*, einer in Wäldern und auf Wiesen bei uns im allgemeinen recht häufigen Pflanze.

Beschaffenheit. Dem einige Zentimeter langen, bis 5 mm dicken, etwas hin und hergebogenen, graubräunlichen Rhizom sitzen zahlreiche dreieckige bis längliche, ziemlich dicke, gekielte Blattreste und viele, bis 15 cm lange, bis 1 mm dicke längsrunzelige Wurzeln von ebenfalls graubräunlicher Farbe an. Rhizom und Wurzeln brechen glatt und leicht. Der glatte Querschnitt des Rhizoms zeigt eine breite, weißliche, infolge Stärkegehaltes durch Jodlösung sich schwärzende Rinde und einen sehr schmalen, bräunlichen, ein kleines helleres Mark umgebenden Gefäßbündelring. Das Mark wird durch Jodlösung nicht geschwärzt. Ein dünner wässeriger Auszug der Droge schäumt beim Schütteln stark.

Anatomie. Die Rhizomrinde besteht aus einem sehr reichlich Stärke enthaltenden Parenchym aus im Querschnitt rundlichen, derbwandigen, getüpfelten Zellen, in das hie und da vereinzelte, dickwandige, nicht oder schwach verholzte Steinzellen eingestreut sind. Sie ist durch eine deutliche, stärkefreie Endodermis aus dünnwandigen Zellen gegen die sehr schmale, ebenfalls stärkefreie, ausschließlich aus dünnwandigen Zellen aufgebaute sekundäre Rinde abgegrenzt. Im schmalen Holzzylinder sind die zahlreichen ziemlich dickwandigen und ziemlich engen, verholzten Hoftüpfelgefäße in dünnwandiges Gewebe eingebettet, das Mark besteht aus dickwandigen, infolge reichlicher Tüpfelung und starker Erweiterung der Tüpfel gegen das Zellumen hin mit knotig verdickten Wänden versehenen Zellen, die höchstens sehr kleine Mengen winziger Stärkekörner enthalten. Die Stärkekörner der Rhizomrinde sind in der Regel aus wenigen Teilkörnern zusammengesetzt, die Teilkörnchen haben etwa 5—12, meist 8—10 μ Durchmesser.

Die Wurzelrinde ist von einer mit Wurzelhaaren besetzten dünnwandigen Epidermis und einer dünnwandigen Hypodermis bedeckt, sehr breit und besteht aus im Querschnitt runden Zellen mit kräftiger Wand. Sie enthält keine Stärke. Die Endodermiszellen sind dickwandig, das Gefäßbündel des dünnen Zentralstranges zeigt in der Regel nur sehr geringes Dickenwachstum, daher außer den 6—8 primären Gefäßgruppen nur wenige ziemlich dickwandige Sekundärgefäße und zwischen den primären Gefäßgruppen die Leptomstränge. Fasern fehlen wie dem Rhizom, so auch den Wurzeln.

Bestandteile. Saponin, Primulakampfer, der in der lebenden Pflanze in glykosidischer Bindung vorhanden war, Volemit.

Prüfung. Primula elatior, die bei der Einsammlung mit P. officinalis verwechselt werden kann, hat meist Rhizome und Wurzeln von mehr rotbrauner Außenfarbe. Der anatomische Bau derselben stimmt im allgemeinen mit dem der Droge überein, doch finden sich im Mark des Rhizoms von P. elatior große Gruppen stark verholzter Steinzellen. Der Saponingehalt ist geringer. Zur Bestimmung des Grammblutwertes zieht man 0,3 g der Droge am besten mit mäßig verdünntem Methylalkohol aus, verjagt den Alkohol, verdünnt mit Wasser auf 100 ccm und setzt 0,9 g Kochsalz zu. Der Grammblutwert betrage nicht unter 1000.

Anwendung. Als Expektorans in Form des Infuses oder des Fluidextraktes.

Reihe **Ebenales.**

Familie **Sapotaceae.**

Alle Arten der Familie führen in Rinde, Mark und Blättern reichlich Milchsaftschläuche.

Guttapercha. Guttapercha.

Abstammung und Gewinnung. Guttapercha ist ein aus dem Milchsaft von Palaquium-Arten, vornehmlich wohl P. gutta *Burck* durch Koagulation gewonnener, im frischen Milchsaft in feinster Suspension enthaltener Stoff. Früher wurden die Bäume gefällt und dann erst wurden die liegenden Stämme auf der Oberseite verwundet und der herausquellende Milchsaft gesammelt, ein Verfahren, das einen ungeheuerlichen Raubbau darstellte. Jetzt werden Verwundungen am Stamm lebender Bäume selten angebracht, in sehr viel ausgedehnterem Maße werden die in Plantagen gezogenen Bäume eines Teils ihrer Blätter und Zweige beraubt, die dann nach dem Pulvern in Zerkleinerungsmaschinen und Kollergängen mit Wasser eine Stunde lang unter Umrühren auf 70 ° erwärmt werden. Beim Abkühlen der Mischung steigt die koagulierte Guttapercha an die Oberfläche der Flüssigkeit, von der sie abgeschöpft wird, während das Blattpulver zu Boden sinkt. Die Guttapercha wird dann in warmem Wasser erweicht und zu Vliesen ausgewalzt, endlich zu größeren Stücken durch Pressen vereint. Sie hat, so dargestellt, grünlichbraune Farbe. In ähnlicher Weise wird aus den von den Blättern befreiten Zweigspitzen Guttapercha, aber von weißer Farbe, gewonnen. Man kann auch aus Blättern weiße Guttapercha erhalten, wenn man die Blätter einer Vorbehandlung mit Azeton unterwirft, welches das Chlorophyll usw. entfernt. Etwa 75% der in den Blättern enthaltenen Guttapercha (2,4% der frischen Blätter) wird durch die Behandlung mit Wasser gewonnen, der Rest kann mit Benzin extrahiert werden, ist dann aber grün gefärbt.

Beschaffenheit. Guttapercha bildet meist gelbbraune Massen, die in heißem Wasser erweichen und knetbar werden, beim Erkalten wieder erhärten, sich in Chloroform, Schwefelkohlenstoff in der Kälte, in Petroläther und Benzol in der Wärme lösen, in Alkohol, Äther aber nur zum kleinsten Teile löslich sind. Sie hat etwa die Konsistenz von Leder, ist aber schneidbar im Gegensatz zum schwer schneidbaren Kautschuk.

Bestandteile. Der wertvolle Bestandteil ist der zu 80—85% in der Guttapercha enthaltene Kohlenwasserstoff Gutta, daneben sind vorhanden Albane, Fluavil; auch Amyrin-, Lupeol- und Zimtsäureester sind in Guttapercha nachgewiesen worden.

Prüfung. Guttapercha muß in siedendem Chloroform so gut wie vollständig löslich sein.

Geschichte. Die Eingeborenen des indisch-malayischen Gebietes benutzten schon längst Guttapercha zu den mannigfachsten Zwecken; aber erst nach 1843 wurde es in Europa bekannt. Neuerdings hat Guttapercha für die Technik, besonders für die Kabelindustrie, eine außerordentliche Bedeutung erlangt.

Anwendung. Guttapercha findet, zu sehr dünnen, gelbbraunen, durchscheinenden und nicht klebenden Platten ausgewalzt, als Guttaperchapapier (Guttapercha lamellata), sowie sorgfältig durch Umlösen gereinigt und in weiße bis grauweiße Stäbchen (Guttapercha in bacillis) gepreßt als Zahnkitt, in Chloroform gelöst als Traumaticin (eine häutchenbildende, kollodiumähnliche Flüssigkeit) pharmazeutische Verwendung.

Familie **Styracaceae**.

Benzoe. Resina Benzoe. Asa dulcis. Benzoe.

Abstammung, Gewinnung und Sorten. Unter Benzoe im allgemeinen versteht man harzartige Produkte, die im indisch-malayischen Gebiet von Arten der Gattung Styrax durch Einschnitte in den Stamm gewonnen werden. Die unverletzten Bäume enthalten zwar keine Sekretbehälter, infolge des Wundreizes bilden sich jedoch im nach der Verwundung entstehenden Neuholz zahlreiche schizogene Sekretgänge aus, die sich lysigen stark erweitern, sich zu einem ganzen System von Balsamgängen vereinigen und ihr Sekret über die Wundfläche ergießen, wo es allmählich erhärtet. Nach längerer Zeit wird es von den Stämmen abgelöst, angeblich z. T. auch noch weiteren Erntebereitungsprozessen unterworfen. Je nach dem Ursprungslande und damit je nach der das Harz liefernden Pflanzenart, z. T. auch nach den Stapelplätzen unterscheidet man in den Tropen mehrere Sorten, von welchen für den europäischen Handel in Betracht kommen:

Siam-Benzoe vornehmlich aus Tonkin, von mehreren Styrax-Arten, darunter besonders St. tonkinense (*Pierre*) *Craib* und St. benzoides *Craib*, abstammend.

Sumatra-Benzoe aus Nord-Sumatra, von St. benzoin *Dryander* abstammend,

Palembang-Benzoe aus dem Palembang-Hochland Süd-Sumatras, von unbekannter Abstammung.

Diese Sorten kommen in verschiedenen Qualitätsabstufungen vor.

Beschaffenheit. In Deutschland zum pharmazeutischen Gebrauch zugelassen ist allein die Siam-Benzoe in bester Sorte. Sie besteht aus rundlichen, unregelmäßigen oder etwas flachen, weißlichen bis rötlichbraunen, auf dem Bruche weißlichen Stücken. Schlechtere, ausdrücklich vom Arzneibuch abgelehnte Sorten weisen zwar auch derartige „Mandeln" auf, diese sind aber in eine braune Grundmasse eingebettet. Siam-Benzoe riecht schwach, aber sehr angenehm, vanilleartig, dieser Geruch tritt beim Erwärmen auf dem Wasserbade erheblich stärker hervor; beim stärkeren Erhitzen entwickelt die Droge stechend riechende Dämpfe von Benzoesäure. Sie löst sich fast völlig in Weingeist. Der alkoholische Auszug gibt mit Wasser eine gegen Lackmus sauer reagierende Milch, der durch Erwärmen mit 10 Teilen Schwefelkohlenstoff hergestellte Auszug ist farblos und liefert beim Erkalten Benzoesäurekristalle.

Sumatra-Benzoe besteht aus einer braunen Grundmasse, in die größere oder kleinere „Mandeln" eingelagert sind, sie ist also offenbar durch Mischung verschiedener Sorten oder Qualitäten hergestellt. Ihr Geruch ist weniger fein als bei Siam-Benzoe, die Menge der in ihr enthaltenen, in Weingeist nicht löslichen Verunreinigungen größer.

Palembang-Benzoe besteht aus einer weißlichen, durch rote oder braunrote Streifen marmorierten Grundmasse, die öfters Höhlungen enthält, außerdem mit Pflanzenresten verunreinigt zu sein pflegt.

Bestandteile. Siam-Benzoe enthält über 20% freie Benzoesäure, geringe Mengen flüchtiger, öliger Stoffe, etwas Vanillin, hauptsächlich aber

Benzoesäureester von Harzalkoholen, nämlich Benzoesäure-Benzoresinolester und Benzoesäure-Siaresinotannolester. Zimtsäure, frei oder gebunden, fehlt.

Sumatra-Benzoe enthält ebenfalls freie Benzoesäure, daneben freie und gebundene Zimtsäure, Benzaldehyd, Vanillin; die Zimtsäure ist zum kleinen Teil esterartig an Zimtalkohol, Benzylalkohol und Phenylpropylalkohol, zum größten Teil an Harzalkohole, nämlich Benzoresinol und Sumaresinotannol gebunden.

Palembang-Benzoe ähnelt der Siam-Benzoe dadurch, daß Zimtsäure in ihr fehlt, also nur freie und gebundene Benzoesäure in ihr vorkommt.

Prüfung. Beim Erwärmen von 1 g Benzoe mit 10 ccm Wasser und 0,1 g Kaliumpermanganat darf sich ein Geruch nach Benzaldehyd nicht entwickeln. Benzaldehyd würde sich bilden, wenn Sumatra-Benzoe beigemischt wäre, da die in dieser enthaltene Zimtsäure durch Permanganat zu Benzaldehyd oxydiert wird:

$$C_6H_5 \cdot CH : CH \cdot COOH \longrightarrow C_6H_5 \cdot CHO.$$

Der beim vollkommenen Ausziehen von 1 g zerstoßener Benzoe mit siedendem Weingeist verbleibende Rückstand darf nach dem Trocknen bei 100° höchstens 0,02 g wiegen (stärker verunreinigte Sorten).

Der Aschegehalt der Benzoe darf 1% nicht übersteigen.

Geschichte. Im 15. Jahrhundert kam Benzoe erst selten in Europa vor und war sehr kostbar. Aber schon im 16. Jahrhundert wurde sie reichlich eingeführt und fand Eingang in die Apotheken.

Anwendung. Verwendung findet Benzoe hauptsächlich zur Bereitung von Adeps benzoatus, Tinct. Benzoes und von Acidum benzoicum, sowie zum Räuchern und zu kosmetischen Zwecken.

<h2 style="text-align:center">Reihe Contortae.</h2>

<h3 style="text-align:center">Familie Oleaceae.</h3>

<h3 style="text-align:center">Manna. Manna.</h3>

Abstammung. Die Droge ist der eingetrocknete Saft der im östlichen Mittelmeergebiet heimischen Manna-Esche, Fraxinus ornus *L.*, eines Baumes, welcher zur Gewinnung dieser Droge an der Nordküste von Sizilien stellenweise angebaut wird. Die Gewinnung geschieht in der Weise, daß die Stämme, sobald sie einen Durchmesser von 8—10 cm erreicht haben, im Juli und August auf einer Seite des Stammes mit zahlreichen, einander genäherten und parallelen Einschnitten in die Rinde versehen werden, welche bis zum Kambium gehen. Der aus den Wunden sich ergießende Saft ist anfangs bräunlich, wird aber an der Luft unter Erstarrung rasch gelblichweiß und kristallinisch. Hat man in die Einschnitte Stäbchen oder Grashalme gelegt, so veranlassen diese den austretenden Saft, Stalaktitenform anzunehmen, und diese Stücke kommen als beste Sorte unter dem Namen Manna cannulata (auch Manna canellata genannt) in den Handel. Eine etwas geringere Sorte, wesentlich aus zerbrochener Manna cannulata bestehend, wird im Handel als „Tränenbruch" bezeichnet. Die an der Rinde herabgelaufene, mit Rindenstücken gemengte, und die auf den mit Blättern oder Ziegelsteinen belegten Erdboden abgetropfte Manna bilden zusammen die geringwertige Sorte Manna communis oder Manna pinguis.

Beschaffenheit. Manna cannulata, die offizinelle Sorte, bildet dreikantige oder mehr flach rinnenförmige, kristallinische, trockene, aber weiche, in Wasser lösliche Stücke von blaßgelblicher, innen weißer Farbe, rein süßem Geschmack und honigartigem Geruch, Manna communis hingegen klebrige, weiche, gelbliche und mit Rindenstücken durchsetzte Klumpen von weniger süßem, etwas schleimigem und kratzendem Geschmack.

Bestandteile. Manna besteht bis zu 80%, mindestens aber 75%, aus dem Alkohol Mannit; daneben sind Zuckerarten, Schleim, Dextrin, Fraxin, Zitronensäure und ein Bitterstoff darin enthalten.

Prüfung. Der Wassergehalt der Manna soll 10%, der Aschegehalt 3% nicht übersteigen.

Gehaltsbestimmung. Wird 1 g Manna mit 1 ccm Wasser und 20 ccm Weingeist 1 Stunde unter Rückflußkühlung gekocht, die Lösung heiß durch ein Watteflöckchen klar filtriert, die Watte mit 5 ccm heißem Weingeist nachgewaschen, so muß das Filtrat nach dem Eindampfen mindestens 0,75 g bei 100° getrockneten Rückstand hinterlassen, was einem Mannitgehalt von mindestens 75% entspricht.

Geschichte. Die „Manna“ der Bibel ist sicher nicht die jetzt gebräuchliche Manna gewesen. Im 15. Jahrhundert kannte man jedoch unsere Manna, welche man damals als freiwillig ausgetretene Klümpchen von der Manna-Esche sammelte. Erst um die Mitte des 16. Jahrhunderts begann man den Baum anzuschneiden, um größere Ausbeute zu erlangen.

Anwendung. Manna ist für sich oder als Sirupus Mannae ein Mittel gegen Husten und gegen Verstopfung, namentlich bei Kindern; sie bildet einen Bestandteil des Infus. Sennae comp.

Familie Loganiaceae.

Radix Gelsemii. Rhizoma Gelsemii. Gelsemiumwurzel.

Abstammung. Die Droge besteht aus dem Wurzelstock, den Ausläufern und Wurzeln von Gelsemium sempervirens *Aiton*, einem Schlingstrauche des südlichen Nordamerika.

Beschaffenheit. Die Stücke der Droge sind etwa zylindrisch, mehrere Zentimeter lang, manchmal etwas verbogen oder angeschwollen. Die dicksten, bis 2 cm Durchmesser großen Stücke bestehen aus Rhizom- oder Ausläuferteilen, die dünneren, oft nur einige Millimeter dicken, aus den Wurzeln. Ihre Farbe ist außen graugelblich oder graubräunlich, manchmal fast violett, innen gelb. Sie sind schwach gefurcht, grobfaserig, hart. Gelsemiumwurzel riecht schwach aromatisch und schmeckt bitter.

Anatomie. Der Querschnitt des Rhizoms zeigt einen normalen Kork, eine primäre Rinde mit Bastfasern und Steinzellen, und einen starken Kambialzuwachs, der durch bis 8 Zellen breite Markstrahlen gestreift ist, und ein kleines Mark. Die Rindenstrahlen enthalten tangentiale Streifen obliterierter Siebröhren, die Holzstrahlen einzeln stehende, in Holzparenchym und Tracheiden eingebettete weite Hoftüpfelgefäße. Das Mark ist klein, oft geschwunden, so daß auch von dem ursprünglich vorhanden gewesenen markständigen Leptom häufig nichts mehr zu erkennen ist. Die Wurzeln haben keine oder nur ganz vereinzelte mechanische Zellen in ihrer primären Rinde, einen strahligen aber marklosen Holzkörper mit Markstrahlen von meist wenigen, vereinzelt aber auch sehr vielen Zellen Breite, sehr zahlreiche Gefäße in dem sonst dem Rhizom gleichgebauten Holz. Im Rhizom, wie in der Wurzel sind die Markstrahlen des Holzes derbwandig, deutlich fein getüpfelt, die der Rinde enthalten viele Oxalatzwillingskristalle, alles Parenchym ist stärkehaltig.

Das **Pulver,** das durch die eben erwähnten histologischen Elemente charakterisiert ist, gibt dem Methylaesculetingehalte zufolge folgende Identitätsreaktion: 1 g Drogenpulver erteilt 50 ccm Kalkwasser gelbliche Farbe und bläuliche Fluoreszenz, welche auf Zusatz von verdünnter Schwefelsäure ganz oder fast ganz verschwindet.

Bestandteile. Die Droge enthält die Alkaloide Gelseminin und Gelsemin, ferner β-Methylaesculetin, Harz usw.

Prüfung. Gelsemiumwurzel soll mit der Wurzel von Jasminum fruticans *L.* (Oleaceae) verwechselt worden sein, welche sich von ihr durch zahlreiche Fasern in der sekundären Rinde unterscheidet. Eine einfache Methode zum Nachweis dieser Wurzel im Pulver der Radix Gelsemii ist nicht bekannt.

Anwendung. Die Droge ist Separandum und wird als Nervenmittel und gegen Asthma usw. verwendet.

Curare. Kurare.

Kurare ist ein nach Geheimrezepten südamerikanischer Medizinmänner hergestelltes, als Pfeilgift gebrauchtes Extrakt aus Rinden einiger dort heimischer Strychnos-Arten, u. a. Str. Castelnaeana *Wedd.*, toxifera *Benth.* und Crevauxii *Planchon*, und anderen noch unbekannten Zutaten. Als Hauptingredienzen kommen wohl besonders die Korkschichten der Strychnosrinden in Betracht. Kurare kommt in mehreren verschieden verpackten und verschieden zusammengesetzten Sorten vor. Kalebassen-Kurare ist in Flaschenkürbissen verpackt und stellt eine homogene, selten mit Blattresten verunreinigte, trockene, lakritzähnliche Masse dar. Topf-Kurare ist in Tontöpfchen verpackt, trocken, schwarz, mit Pflanzenteilchen (Steinzellen, Parenchym) und gelegentlich auch mit Kaliumsulfatkristallen durchsetzt, öfters grob gefälscht. Tubo-Kurare ist in Bambusröhren verpackt und stellt eine dem Zichorienkaffee oder dem Pumpernickel ähnlich aussehende, manchmal mit Querzitkristallen durchsetzte Masse dar. Kurare ist in Wasser zu 50 bis gegen 75%, Tubo-Kurare sogar bis 85% löslich und enthält reichlich wasserlösliche quartäre und tertiäre Alkaloide. Letztere sind wenig oder gar nicht giftig, erstere stark toxisch. Infolge dieses Alkaloidgehaltes gibt ein wässeriger Kurareauszug amorphe Niederschläge mit Sublimatlösung, Kaliumquecksilberjodid und Ammoniakflüssigkeit. Letzterer Niederschlag enthält die tertiären Basen und ist in Äther löslich. Kalebassen-Kurare ist die beste Sorte und enthält tertiare Basen nur in geringen Mengen, wohingegen das arzneilich unbrauchbare Tubo-Kurare davon größere Mengen enthält. Man prüft auf dieselben und somit auf reines Kalebassen-Kurare, indem man eine Probe mikroskopisch auf Querzitkristalle, eine andere chemisch auf tertiäre Basen untersucht. Die wässerige Lösung wird nach dem Versetzen mit Ammoniak mit Äther ausgeschüttelt, der Äther verjagt, der Rückstand in verdünnter Schwefelsäure gelöst und mit einem Stück Metaphosphorsäure (Acid. phosph. glaciale) versetzt. Ein voluminöser weißer Niederschlag zeigt die tertiären Basen an.

Kurare gehört in den Giftschrank.

Semen Strychni. Brechnüsse. Krähenaugen.
Nux vomica.

Abstammung. Sie sind die Samen von Strychnos nux vomica *L.*, einem in Ostindien wildwachsenden, niedrigen Baume, in dessen apfelähnlichen Beerenfrüchten wenige (höchstens 5) Samen in das Fruchtfleisch eingebettet liegen (Abb. 293 *E*). In den Handel kommt die Droge über die ostindischen Häfen Bombay, Cochin und Madras.

Beschaffenheit. Die Strychnossamen (Abb. 294) sind von scheibenförmiger Gestalt, 2—2,5 cm im Durchmesser und 0,3 bis höchstens 0,5 cm in der Dicke messend, mit einem Überzug von dicht aufeinanderliegenden, nach der Peripherie des Samens gerichteten Haaren von seidenglänzender, graugelber, bisweilen grünlichschimmernder Farbe versehen. Auf der einen meist etwas vertieften Seite tritt der Nabel (*z*) in der Mitte als eine mehr oder weniger hohe Warze hervor, von welcher eine sehr feine Leiste (*st*) radial bis zur zäpfchenförmig schwach hervorragenden Mikropyle (*h*) am Rande der Kreisfläche verläuft. Die dünne Samenschale umhüllt ein weißgraues, hornartiges, sehr hartes Endosperm (*end*), und in einer feinen, zentralen Spalte des letzteren liegt der etwa 7 mm lange Embryo mit seinen zarten, herzförmig gestalteten Keimblättern (c). Parallel zur Kreisfläche (d. h. in dem das Endosperm fast vollständig durchsetzenden Spalt) läßt sich der Samen, besonders nach dem Einweichen in Wasser, leicht in zwei

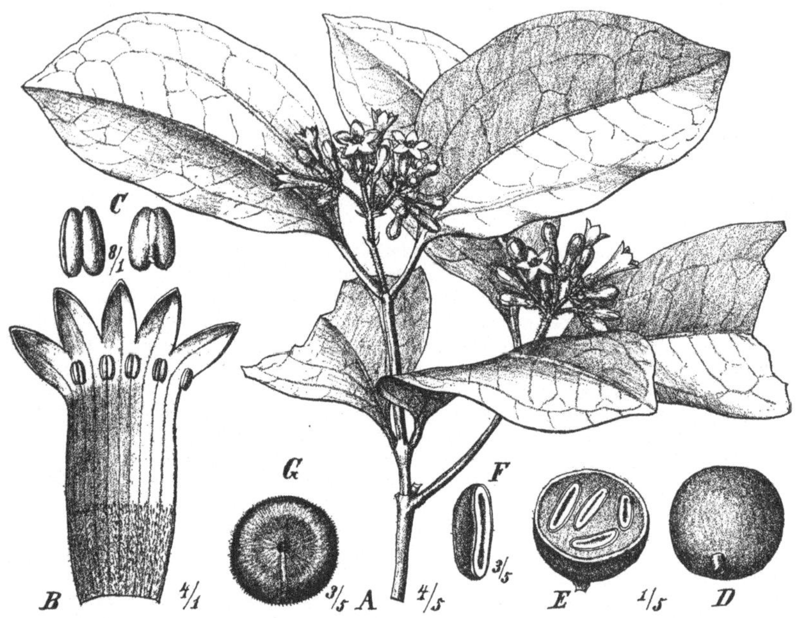

Abb. 293. Strychnos nux vomica. *A* Blühender Zweig, *B* Blüte aufgeschnitten und ausgebreitet, *C* Antheren, *D* Frucht, *E* Frucht im Querschnitt, *F* Samenquerschnitt, *G* Samen. (Gilg.)

scheibenförmige Hälften zerlegen, zwischen denen der Keimling deutlich zu erkennen ist. Brechnüsse sind geruchlos und schmecken ungemein bitter. **Anatomie (Abb. 295).** Jede der grob getüpfelten Epidermiszellen der dünnen Samenschale ist zu einem ungefähr 1 mm langen Haar (*h*) ausgewachsen, welches kurz über der Basis nach dem Rande des Samens hin umgebogen und so der Oberfläche des Samens angedrückt ist; der dünnen Zellulosewandung der Haare sind sehr dicht längsverlaufende, hohe, leistenförmige, verholzte Verdickungen (*lei*) aufgesetzt, wodurch die Haare das Aussehen von dickwandigen, längsgerieften Schläuchen erhalten.

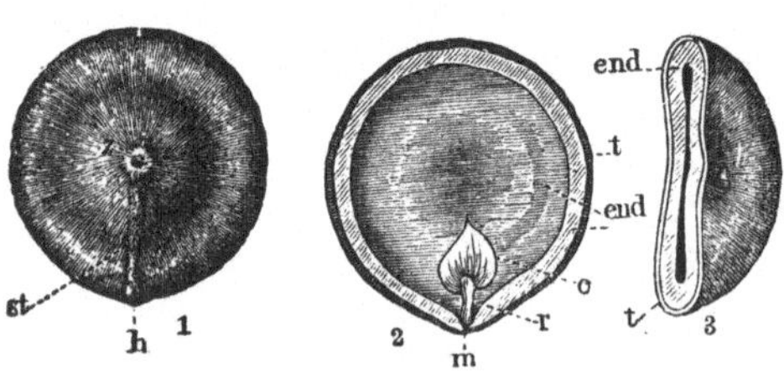

Abb. 294. Semen Strychni. *1* in der Flächenansicht, *2* Längsschnitt, *3* Querschnitt. *z* Nabel, *st* Leiste, *h* Mikropyle, *t* Samenschale, *end* Endosperm, *c* Keimblätter, *r* Stämmchen.

Unter dieser Haarepidermis folgen mehrere dünnwandige, braune, kollabierte Zellschichten (*br*), die Nährschicht, welche im mikroskopischen Bild wenig hervortreten. Das Nährgewebe (*end*) speichert Reservezellulose; es besteht demnach aus dickwandigen, hornartigen, mehr oder weniger isodiametrischen Zellen, welche spärlich fettes Öl und Aleuronkörner enthalten. Die äußeren Zellen des Nährgewebes (gleich unter der Samenschale) sind bedeutend kleinzelliger als die inneren; die Wandung der letzteren quillt bei Wasserzusatz ziemlich stark auf. Die Endospermzellen zeigen niemals deutliche Tüpfel; dagegen läßt sich bei starker Vergrößerung an mit Jodlösung behandelten Präparaten erkennen, daß die Protoplasten benachbarter Zellen miteinander durch zahlreiche, äußerst feine Plasmodesmen verbunden sind. In kleinen, in einen Tropfen rauchender oder konzentrierter Salpetersäure gebrachten Endospermteilchen färbt sich der Zellinhalt infolge des Brucingehaltes orangegelb. Ein mit Petroläther entfetteter Schnitt zeigt nach Behandlung mit Vanadin-Schwefelsäure Blaufärbung der Inhalte der Endospermzellen, die durch das Strychnin veranlaßt wird.

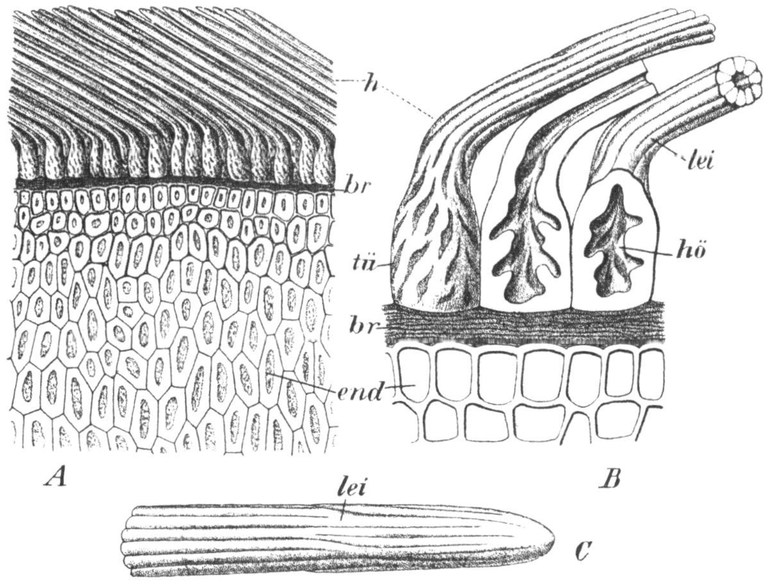

Abb. 295. Semen Strychni. *A* Querschnitt durch den äußeren Teil des Samens; *h* Epidermishaare, *br* obliterierte Schichten der Samenschale (Nährschicht), braun gefärbt, *end* Nährgewebe. Vergr. $^{75}/_1$. — *B* Querschnitt durch die äußersten Teile des Samens, stärker vergrößert; *h* Epidermishaare, im untersten Teil stark getüpfelt (*tü*), im oberen Teil mit starken Leisten (*lei*) versehen (das Haar links von außen gesehen, die beiden anderen ganz oder halb im Längsschnitt, das basale Lumen (*hö*) der Haarzelle zeigend), *br* Nährschicht der Samenschale, aus braunen obliterierten Zellen bestehend, *end* Nährgewebe. Vergr. $^{250}/_1$. — *C* Das Ende eines Haares von oben gesehen; *lei* Verdickungsleisten. Vergr. $^{300}/_1$. (Gilg.)

Merkmale des Pulvers. Das graue oder hellgelblichgraue, feine Pulver (Sieb VI) besteht zum Teil aus fein zermahlenen Trümmern des farblosen, dickwandigen, scheinbar ungetüpfelten Endospermgewebes, sowie aus meist als gerade oder etwas gebogene Leisten oder Stäbchen auftretenden, farblosen, seltener bräunlichen, verholzten Bruchstücken der Haare, ferner zahlreichen Protoplasmakörnchen oder -klümpchen und ziemlich spärlichen Aleuronkörnern. Dazwischen findet man in Menge Gewebefetzen, sowie mehr oder weniger wohlerhaltene Haare. Der Hauptteil des Pulvers besteht aus dem Gewebe des Endosperms; seine Zellen besitzen eine dicke, farblose Wandung, die ohne besondere Behandlung ungetüpfelt erscheint und sich aus drei Schichten zusammensetzt, einer sehr zarten Mittellamelle, einer dicken, verschleimenden Sekundärschicht

und einer sehr feinen, wenig auffallenden inneren Tertiärschicht; die äußeren
Zellen des Endosperms sind ziemlich klein, nicht sehr dickwandig, quadratisch,
rechteckig, die inneren nehmen allmählich an Größe zu, werden dickwandiger
(mit meist etwas gewellten Wänden) und zeigen eine polygonale oder etwas

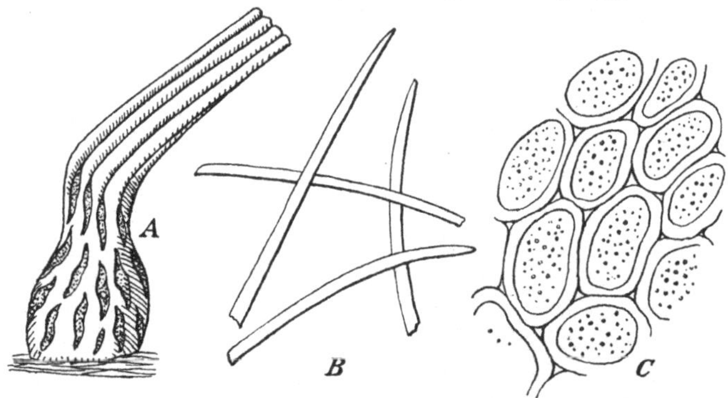

Abb. 296. Semen Strychni. Bestandteile des Pulvers. *A* Haarbasis. *B* Haarleisten. *C* Endospermzellen.

gestreckte Gestalt; sie enthalten in einem farblosen oder gelblichen bis
bräunlichen, klumpigen Ölplasma ziemlich spärlich farblose oder bräunliche
Aleuronkörner von sehr wechseln-
der Größe (15—30 μ groß) und
Gestalt (kugelig, eiförmig, spindelförmig, gelappt), in denen sich
meist mehrere Globoide, aber
keine Kristalloide nachweisen
lassen. Sehr häufig und charakteristisch im Pulver sind ferner
die Epidermishaare der Droge;
diese sind nur äußerst selten einmal mehr oder weniger ganz als
lange, schmale Schläuche erhalten, sondern allermeist von ihrer
Basalpartie abgebrochen der
obere Teil zersplittert; die Basal-
partien sind von grünlich- oder
gelblichbräunlicher Farbe, enthalten manchmal einen gelblichbraunen bis bräunlichen Inhalt

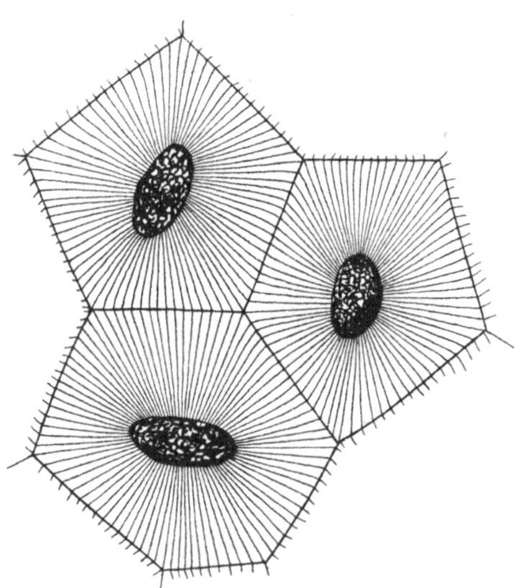

Abb. 297. Semen Strychni. Endospermzellen in Jodlösung, die Plasmodesmen zeigend. Schematisch.

und erscheinen in der Oberflächenansicht (manchmal hängen meh-
rere Haarbasen fest zusammen) polygonal, mit dicker Zellwand, die von
zylindrischen Tüpfeln durchzogen wird, in der Längsansicht als dickwandige, dicht und grob spaltenförmig getüpfelte Partie, die nach oben hin in
ein mehr oder weniger zerfasertes Haar ausläuft; die oberen Teile des Haares
sind inhaltslos und von grünlichbräunlicher Farbe; ihre dünne Wandung
mit den nach innen aufgesetzten, starken Verdickungsleisten ist allermeist
in der verschiedenartigsten Weise zersplittert oder zerfasert, nur die an der

Spitze abgerundeten Endstücke sind häufig noch im Zusammenhang erhalten und zeigen die charakteristische, auf die Verdickungsleisten zurückzuführende Längsstreifung. Nur ziemlich spärlich werden beobachtet gelblichbraune bis braune Fetzen von der Nährschicht der Samenschale, die aus vollständig oder fast vollständig kollabierten, dünnwandigen, sehr undeutlichen Zellen bestehen.

Besonders charakteristisch für das Pulver sind die dickwandigen, scheinbar ungetüpfelten, in einem klumpigen Ölplasma Aleuronkörner führenden Zellen und Zellkomplexe des Endosperms, sowie die Bruchstücke der auffallenden Haare.

Stärke kommt im Pulver nicht vor.

Das Pulver wird untersucht in Glyzerin (Wandung der Endospermzellen ungequollen!), in Glyzerin nach Zusatz von verdünnter wässeriger Bismarckbraunlösung (Färbung der Protoplasmakörnchen oder -klumpen, sowie der Aleuronkörner!), in Chloralhydratlösung (Quellung der sekundären Wandschichten der Endospermzellen, Auftreten von Öltröpfchen bei Erwärmung, Deutlichwerden der Haarbasen!), in Phloroglucin-Salzsäure (verholzte Haarleisten).

Zum Nachweis der Plasmaverbindungen (Plasmodesmen) durch die dicke Wandung der Endospermzellen verfährt man folgendermaßen: Man bringt etwas von dem Pulver in einen großen Tropfen Alkohol, der mit etwas Jodjodkaliumlösung versetzt worden ist, und saugt mit Hilfe von Löschpapier nach einiger Zeit einige seitlich dem Präparat zugesetzte Tropfen Wasser durch das Präparat, so daß dieses ziemlich entfärbt worden ist. Nun erkennt man beim Betrachten von Endospermbruchstücken mit einer starken Vergrößerung deutlich, daß die gesamten Wandungspartien zwischen je zwei Lumina der Endospermzellen von zahllosen, äußerst feinen und einander parallelen Kanälchen durchzogen werden, durch die das Plasma der Zellen in offener Verbindung steht.

1 g Pulver, mit 10 g Spir. dil. 1 Minute gekocht, gibt ein bitteres Filtrat, von dem 5 Tropfen, mit 10 Tropfen verdünnter Schwefelsäure auf dem Wasserbade verdampft, eine violette, nach Wasserzusatz verschwindende, nach dem Wiedereindampfen wieder erscheinende Färbung annehmen (Nachweis des Loganins).

Bestandteile. Die Samen enthalten neben fettem Öl und Eiweiß als wirksame Bestandteile die beiden giftigen Alkaloide Strychnin und Brucin, sowie Igasursäure und das Glykosid Loganin.

Prüfung. Brechnußpulver darf keine Stärke, von anderen Samen herrührend, enthalten. Der Aschegehalt darf 3% nicht übersteigen.

Gehaltsbestimmung. 3 g gepulverte Brechnüsse werden mit 20 g Äther und 10 g Chloroform durchgeschüttelt, nach Zusatz von 3 g Natriumkarbonatlösung eine halbe Stunde unter häufigem Schütteln stehen gelassen, dann mit 7 g Wasser versetzt und kräftig durchgeschüttelt. Nach dem Absetzen und völliger Klärung der ätherischen Schicht filtriert man 20 g derselben (= 2 g Droge) in gut bedecktem Trichter ab, destilliert den Äther bis auf das halbe Volumen zur Entfernung von Ammoniak und Aminen ab und schüttelt den Rückstand nach dem Nachwaschen des Destillierkölbchens mit 5 ccm Chloroform und zweimal 5 ccm Äther im Scheidetrichter mit 5 ccm $^1/_{10}$-Normal-Salzsäure aus, nachdem man nötigenfalls so viel

Äther noch zugesetzt hatte, daß die Ätherchloroformlösung auf der Salzsäure schwimmt. Nach Ablassen der letzteren wird das organische Solvens noch zweimal mit je 5 ccm Wasser gewaschen, dann die vereinigten wässerigen Flüssigkeiten mit 2 Tropfen Methylrotlösung versetzt. Zur Rücktitration des Säureüberschusses dürfen höchstens 3,62 ccm $^1/_{10}$-Normal-Kalilauge (Feinbürette) erforderlich sein. Die zur Sättigung der Alkaloide mindestens nötigen 1,38 ccm $^1/_{10}$-Normal-Salzsäure zeigen bei einem durchschnittlichen Molekulargewicht des Alkaloidgemisches von 364,2 eine Mindestmenge von 0,0502596 g Alkaloiden in 2 g Droge, mithin einen Mindestgehalt der Droge von 2,5% an.

Zum Beweise, daß es die beiden Alkaloide Strychnin und Brucin gewesen sind, die titrimetrisch bestimmt wurden, schreibt das Arzneibuch noch folgende Identitätsreaktionen vor. 2 ccm der titrierten Flüssigkeit müssen sich mit 0,5 ccm verdünntem Bromwasser (1 + 4) vorübergehend rot färben, und nach weiterem Zusatz des Reagenses eine gelbe milchige Trübung geben (Brucin). Beim Unterschichten dieses Gemisches mit dem gleichen Volumen Schwefelsäure muß an der Berührungsfläche der Flüssigkeiten eine rötlichviolette Färbung auftreten, die sich bei ruhigem Stehen der ganzen Lösung mitteilt (Strychnin).

Geschichte. Erst im Laufe des 15. Jahrhunderts kamen die Brechnüsse nach Europa.

Aufbewahrung. Vorsichtig.

Anwendung. Die Droge ist wegen ihrer Giftigkeit mit Vorsicht zu handhaben. Sie dient als magenstärkendes Anregungsmittel, gegen Trunksucht, Lähmungen, Erbrechen der Schwangeren usw.

Familie Gentianaceae.

Alle Arten dieser Familie sind durch den Gehalt an Bitterstoffen ausgezeichnet.

Herba Centaurii (minoris). Tausendgüldenkraut.

Abstammung. Die Droge stammt von Erythraea centaurium (*L.*) *Persoon*, einem in Europa besonders im Mittelmeergebiet auf feuchten Wiesen stellenweise sehr verbreiteten Kraute, und besteht aus den gesamten oberirdischen Teilen dieser Pflanze (Abb. 298); sie wird zur Blütezeit vom Juli bis September gesammelt.

Beschaffenheit. Der einfache, bis 40 cm hohe und bis 2 mm dicke, vierkantige, hohle Stengel, welcher sich oben trugdoldig (zymös) verzweigt, trägt am Stengelgrunde, rosettenartig gehäuft, 4 cm lange und 2 cm breite, eiförmige, kahle Blätter. Weiter nach oben am Stengel werden sie allmählich kleiner und spitzer, länglich oder schmal verkehrteiförmig und bilden kreuzgegenständige Paare; sie sind sitzend, 3—5-nervig, ganzrandig und kahl wie die ganze Pflanze.

Der Blütenstand ist eine endständige Trugdolde mit rosaroten Blüten, deren fünflappiger Blumenkronensaum samt der in der Knospenlage gedrehten, blaßfarbenen Blumenkronenröhre den fünfspaltigen Kelchsaum fast um die Hälfte der Röhrenlänge überragt. Durch das Trocknen schließen sich die Zipfel des Blumenkronensaumes stets zusammen. Die Antheren der 5 Staubgefäße sind nach dem Verblühen schraubig gedreht. Der Frucht-

knoten ist oberständig und enthält viele Samenanlagen. Tausendgüldenkraut ist geruchlos und schmeckt stark bitter.

Anatomie. Für die Stengel dieses Krautes sind die verhältnismäßig
dickwandigen Elemente des Holzkörpers, für seine Blätter die wellig begrenzten Zellen der beiden mit Spaltöffnungen versehenen Epidermen und die je

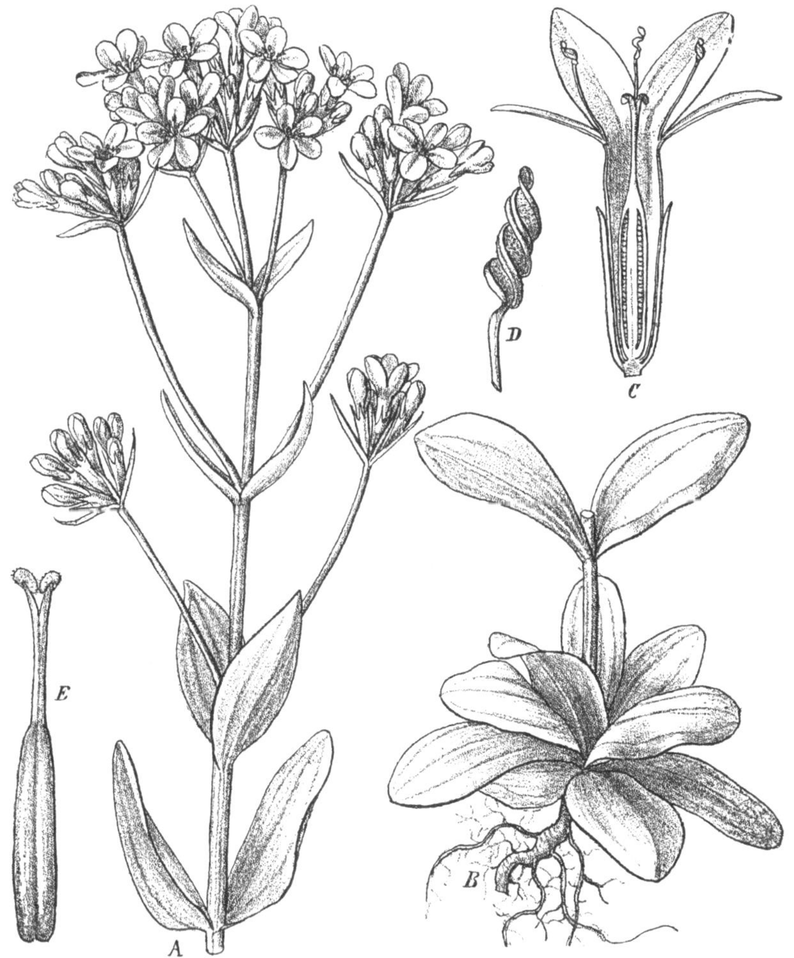

Abb. 298. Erythraea centaurium. *A* oberer Teil, *B* unterer Teil der blühenden Pflanze, *C* Blüte im Längsschnitt, *D* Anthere nach dem Ausstäuben des Pollens, *E* Fruchtknoten mit Griffel und Narbe.   (Gilg.)

einen Oxalateinzelkristall enthaltenden, in 2 Reihen gestellten Palisadenzellen
charakteristisch. Diagnostisch besonders wichtig sind die geradlinig-polygonalen Epidermiszellen der Außenseite der Kelchblätter, die zu dickwandigen Papillen ausgewachsen sind, und deren Außenwand eine eigenartige,
vom Scheitel der Papillen allseitig herablaufende, bei Betrachtung von der
Fläche daher im wesentlichen radial erscheinende Kutikularstreifung zeigt.
Die Pollenkörner sind kugelig und glatt und haben 3 schlitzförmige Austrittstellen für den Pollenschlauch.

Zur Identifizierung geschnittener Ware achtet man auf das Vorhandensein roter Blumenkronenfragmente, nimmt einige Blattstückchen und winzige Teile des Kelches mit der Pinzette heraus, kocht in einigen Tropfen Chloralhydratlösung unter Deckglas auf und sucht im Mikroskop die angegebenen Kriterien auf.

Merkmale des Pulvers. Die Identifizierung des Pulvers erfolgt durch Nachweis der erwähnten Eigentümlichkeiten der Stengel-, Blatt- und Kelchfragmente, sowie der roten Kronenblattfetzen und der Pollenkörner im nötigenfalls aufgekochten Chloralhydratpräparat. In diesem findet man ferner kleinzelliges Gewebe der Fruchtknoten, Samenanlagen, Staubfäden, Fetzen der Antherenwände mit der fibrösen Schicht, farbloses Gewebe der Blattnerven usw. Haare fehlen.

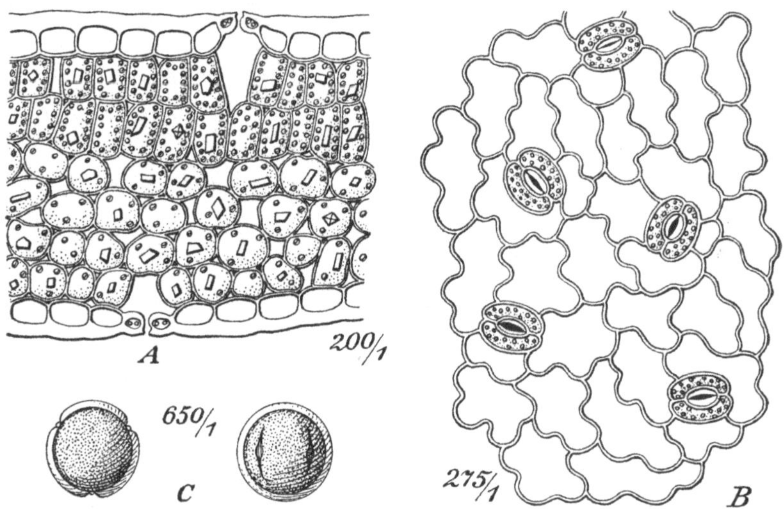

Abb. 299. Herba Centaurii. *A* Querschnitt durch das Blatt. *B* Oberflächenansicht der unteren Epidermis.
C Pollenkörner.

Bestandteile. Tausendgüldenkraut enthält als wichtigsten Bestandteil den glykosidischen Bitterstoff Erytaurin, daneben Harz, angeblich auch einen kristallinischen, geschmacklosen Stoff Erythrocentaurin.

Prüfung. Verwechselungen mit anderen Erythraea-Arten, wie E. pulchella und E. linariifolia *Persoon* sind nicht ausgeschlossen, aber auch kaum zu beanstanden, da diese in Geschmack und Wirkung dem Tausendgüldenkraut gleichkommen. Der ersteren fehlt die Blattrosette, die Blätter der zweiten sind lineal. Verfälschung wurde beobachtet mit dem Kraute von Epilobium angustifolium *L.*, deren Blattfragmente in geschnittener Ware und im Pulver im Chloralhydratpräparat an ihrem Reichtum an Oxalatraphiden und an ihren Haaren leicht zu erkennen sind. Die in der Literatur als Verwechselung angegebene Silene armeria *L.* scheint als solche niemals wirklich beobachtet worden zu sein; sie ist auch eine viel seltenere Pflanze als Erythraea centaurium und ihre Einsammlung dürfte daher nicht lohnend sein.

Der Aschegehalt des Pulvers darf 8% nicht übersteigen.

Gehaltsbestimmung. Eine für das Apothekenlaboratorium geeignete Methode ist noch nicht bekannt.

Geschichte. Seit dem Altertum ist Tausendgüldenkraut ununterbrochen im Gebrauch.

Anwendung. Es findet als magenstärkendes Mittel Anwendung und dient zur Bereitung von Tinct. amara.

Radix Gentianae. Enzianwurzel.
Radix Gentianae rubra.

Abstammung. Die Droge besteht hauptsächlich aus den Rhizomen und Wurzeln von Gentiana lutea *L.* einer in den Gebirgen Mittel- und Süd-europas (in Deutschland: Vogesen, Schwarz-wald, Schwäbische Alb) wildwachsenden, präch-tigen Staude. Daneben werden, namentlich in den außerdeutschen Alpenländern, vielleicht auch die dünneren Rhizome und Wurzeln von G. pannonica *Scop.*, G. purpurea *L.* und G. punctata *L.* hier und da noch gesammelt. Das Trocknen der frisch gegrabenen und meist der Länge nach gespaltenen Droge geschah früher häufig erst nach vorausgegangener, durch haufenweises Aufschichten eingeleiteter Gärung, welche der Droge den charakteristischen Geruch und die rötlichbraune Farbe rasch verleiht. Doch wird beides auch durch langsames Trock-nen erreicht, während bei schnellem Trocknen eine helle und zunächst nicht riechende, extrakt-reichere Ware erhalten wird, die erst bei län-gerem Lagern obige Eigenschaften annimmt. Die rasch getrocknete Ware ist offizinell.

Beschaffenheit. Die getrockneten Wurzel-stöcke (Abb. 300) von G. lutea können bis 60 cm lang und an ihrem oberen Ende bis 4 cm stark sein, die der anderen Arten sind dünner. Die Wurzeln sind gelbbraun, stark längsrunzelig und nur wenig verzweigt. Das Rhizom, aus welchem die Wurzeln entspringen, ist mehr-

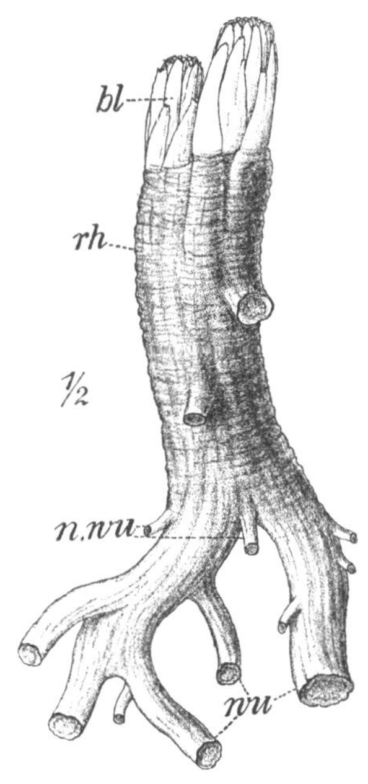

Abb. 300. Radix Gentianae. *bl* Reste des Blattschopfes, *rh* Rhi-zomteil, *wu* Hauptwurzeln, *n.wu* Nebenwurzeln (¹/₂). (Gilg.)

köpfig, oft von gelben trockenhäutigen Blattresten beschopft und darunter durch die Narben der Laubblätter vorausgegangener Jahre quer geringelt.

Der Bruch des Rhizoms sowohl wie der Wurzeln ist glatt und weder holzig noch faserig, noch mehlig; sie zeigen eine weiche, fast wachsartige Beschaf-fenheit. Die gelbliche, rötliche oder hellbraune Querschnittfläche der Wur-zeln (Abb. 301) zeigt eine poröse, oft von großen Lücken durchsetzte Rinde, welche durch die dunkle, meist etwas gewellte Linie des Kambiums von dem gleichmäßigen, eine äußerst schwach radiale Struktur aufweisenden Holze getrennt ist. In Wasser quellen die Stücke stark und werden zähe und bieg-sam. Jodlösung ruft außer einer schwachen Bräunung auf den Schnittflächen infolge der Abwesenheit (oder Spärlichkeit) von Stärke keine Veränderung hervor.

Enzianwurzel riecht eigenartig und schmeckt erst süßlich, dann stark und rein bitter.

Anatomie. (Abb. 302). Die Wurzel ist von einer kräftigen Korkschicht umgeben. Unter dieser folgt eine schmale Lage von ziemlich dickwandigen Parenchymzellen, darauf das breite Gewebe der Rinde, nur aus isodiametrischen Parenchymzellen (*ri*) mit kräftiger Wandung bestehend, zwischen welchen unregelmäßig kleinere oder größere Siebstränge (*le*) eingelagert sind. Dem Holzkörper fehlen (wie der Rinde) Markstrahlen. In reichliches Holzparenchym (*pa*) eingebettet finden sich die einzeln oder in Gruppen liegenden Treppen- oder Netzgefäße (*ge*) und zahlreiche, kleinere oder größere Siebröhrenstränge (*le*) (anormal gebauter Holzkörper!). Die parenchymatischen, stark quellbaren Elemente der Rinde und des Holzes enthalten

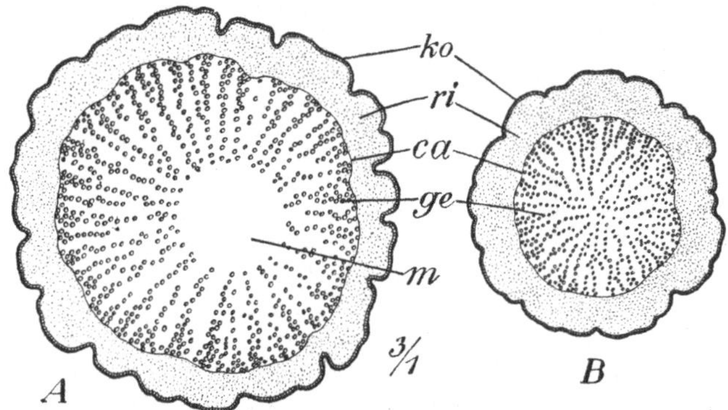

Abb. 301. Radix Gentianae, Lupenbild (³/₁). *A* Querschnitt durch einen Wurzelstock, *B* durch eine Wurzel. *ko* Kork, *ri* Rinde, *ca* Kambiumring, *ge* Gefäße des Holzkörpers, *m* Mark. (Gilg.)

gelbliche, in Wasser lösliche Massen, daneben ölartige Tröpfchen und gelegentlich winzige Oxalatkristalle (meist Nadeln, selten Täfelchen, Prismen oder Oktaeder), ferner sehr selten vereinzelte Stärkekörner. — Charakteristisch für diese Droge ist endlich der Umstand, daß sich das gesamte Gewebe mit Ausnahme von Kork und Gefäßen, bei Zusatz von Chlorzinkjod bläut, also aus reiner Zellulose besteht und ferner, daß die Wände der Parenchymzellen trotz Einweichens mehr oder weniger wellig verbogen bleiben.

Mechanische Zellen finden sich nicht in der Droge, dagegen finden sich Fasern innerhalb der Blütensproßnarben.

Stärke kommt nur gelegentlich und äußerst spärlich in winzigen Körnchen vor.

Kristalle finden sich in der Form sehr kleiner, in der Größe untereinander sehr wechselnder, nadelförmiger Körper in den Parenchymzellen vor. Sie sind häufig schwer zu erkennen und am besten mit Hilfe des Polarisationsapparates aufzufinden.

Merkmale des Pulvers. Das bräunlichgelbe oder braungelbe, feine Pulver (Sieb VI) besteht in der Hauptmenge aus fein vermahlenen Bruchstückchen der farblosen, ziemlich dicken, manchmal deutlich getüpfelten Wände der Parenchymzellen, gelblichen bis bräunlichen Korktrümmern, farblosen Bruchstückchen der Treppen- oder Netzgefäße oder häufig den Bruch-

stücken ihrer Verdickungsleisten, massenhaften farblosen bis gelblichen
Protoplasmakörnchen resp. -klümpchen, sowie sehr kleinen (meist nur
mit dem Polarisationsapparat nachweisbaren) Kalziumoxalatkristallen.
Verhältnismäßig spärlich sind ansehnliche Gewebefetzen mit gut erhaltenen
Zellelementen. Weitaus die meisten von diesen bestehen aus mehr oder
weniger kugeligen, seltener elliptischen oder rechteckigen, gestreckten
Parenchymzellen mit ziemlich dicker, geschrumpfter, aber in Wasser nahezu

wieder ihre normale Ge-
stalt annehmender und
schwach quellender, hier
und da getüpfelter Wan-
dung und dichtem körni-
gem, spärlich fettes Öl
führendem, gelblichem
bis fast gelbem Proto-
plasmainhalt, in dem
mit dem Polarisations-
apparat häufig sehr
kleine, aber in der Größe
sehr stark wechselnde,
nadelförmige Kriställ-
chen nachgewiesen wer-
den können; Stärke
(transitorische Stärke!)
kommt gelegentlich in
sehr geringen Mengen in
der Form winziger Körn-
chen vor, fehlt aber
meist vollständig. An-
dere Elemente trifft man
noch mehr oder weniger
wohl erhalten in Pulver
nur spärlich an: Kork-
bruchstücke, in der meist
zu beobachtenden Flä-
chenansicht aus gelb-
lichen, gelbbraunen bis
braunschwarzen, dünn-
wandigen, polygonalen
Zellen bestehend; eng-
lumige oder weitlumige,
farblose bis gelblich-

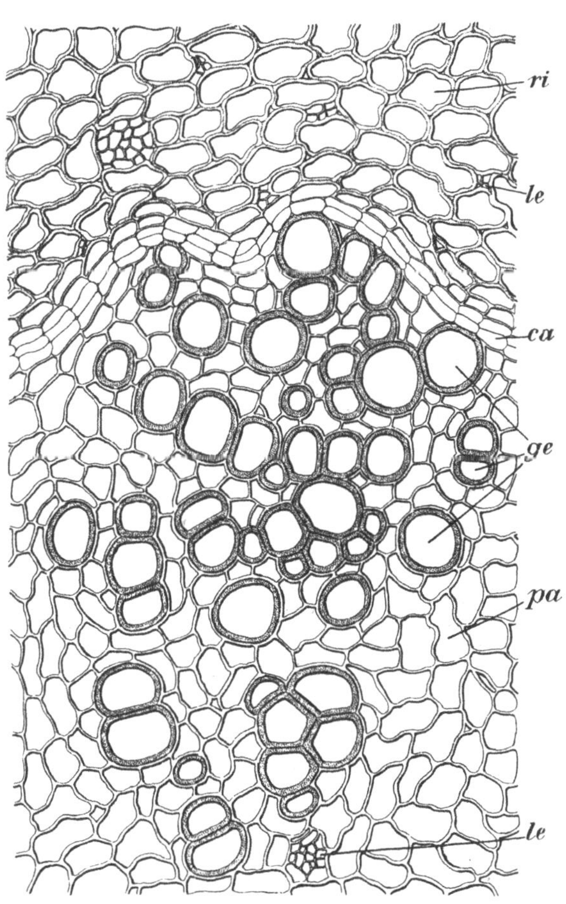

Abb. 302. Radix Gentianae. Querschnitt. *ri* Rindenparenchym, *le*
Siebgruppen, *ca* Kambiumring, *ge* Gefäße, *pa* Holzparenchym, *le* Siebgruppen im Holzkörper. Vergr. $^{175}/_1$. (Gilg.)

bräunliche Gefäßbruchstücke mit meist treppenförmiger oder netzförmiger
Wandverdickung, sehr dünnwandige Zellen mit charakteristischer Reihen-
lagerung aus dem Kambium und dem Siebgewebe.

Charakteristisch für das Pulver sind besonders die Trümmer und Fetzen
des ziemlich dickwandigen Parenchyms mit seinem dichten, körnigen,
fettes Öl und reichliche Kriställchen führenden Protoplasmainhalt, sowie
die besonders bei Betrachtung unter dem Polarisationsapparat reichlich zu

beobachtenden, nadelförmigen Kriställchen. Alle übrigen Elemente (Kork, Gefäße usw.) sind erst nach einem kürzeren oder längeren Suchen aufzufinden.

Man untersucht das Pulver in Glyzerinwasser, in Chloralhydratlösung, in Wasser nach Zusatz von reichlicher Jodjodkaliumlösung (Nachweis des Fehlens oder äußerst spärlichen Vorkommens winziger Stärkekörnchen!), in Alkanninlösung (die Tröpfchen des fetten Öls aus den Parenchymzellen werden gefärbt) und in Chlorzinkjodlösung (alle Elemente des Pulvers, mit Ausnahme der sehr spärlichen Gefäßbruchstücke und Korkelemente, werden blau gefärbt, da sie unverholzt sind!).

Bestandteile. Enzianwurzel enthält einen glukosidischen Bitterstoff, das Gentiopikrin, außerdem sind Gentianasäure, fettes Öl, Rohrzucker darin enthalten. Die in der frischen Wurzel vorhandene Zuckerart Gentianose hat durch Gärung und Trocknen Zersetzung erlitten.

Prüfung. Enzianwurzel gehört neuerdings zu den am meisten und am dreistesten gefälschten Drogen. Schon bei der Einsammlung werden die Wurzeln anderer Pflanzen, besonders Rumex-Arten, mitgesammelt, und obgleich diese Wurzeln als Ganzdroge ganz anders aussehen wie Enzianwurzeln, wird aus dem Gemisch Enzianpulver hergestellt. Außerdem sind Substanzen als Zusätze oder Substitute in Enzianpulver gefunden worden, die gar nichts damit zu tun haben, z. B. Koniferennadeln (Nadelwaldstreu), Nußschalen; endlich sind irgendwelche anderen offizinellen Wurzeldrogen als Verwechselungen oder Zusätze im Enzianpulver beobachtet worden, wie Radix Belladonnae, Radix Bryoniae und Tubera Aconiti. Die gelegentlich vorgekommenen Verwechselungen mit Veratrum album begegneten bisher nur Sammlern, die die Wurzel für eigenen Gebrauch (zur Schnapsbereitung) suchten. Wurzeln von Rumex, Belladonna, Bryonia, Aconitum, Veratrum verraten sich im Pulver durch 20 μ an Größe überschreitende, sehr reichliche Stärkekörner, Rumex-Wurzeln, Nußschalen durch zahlreiche Steinzellen, Koniferennadeln durch Spaltöffnungen in dickwandigen Epidermisfetzen. Die häufigste Verfälschung ist Rumex. Sie wird auch mit Hilfe der Mikrosublimation nachgewiesen; die bei reiner Enzianwurzel farblosen Mikrosublimate werden bei Gegenwart von Rumex gelb und lösen sich in einem Tröpfchen Kalilauge mit roter Farbe statt farblos. Die Droge soll nicht fermentiert, sondern rasch getrocknet sein, weil beim Fermentationsprozeß nicht nur ihr Gehalt an indifferentem Zucker, sondern auch an wirksamem Glykosid sinkt. Man weist die ordnungsmäßige Beschaffenheit durch Extraktbestimmung nach. 1 g gepulverte Droge wird zweimal mit je 25 ccm verdünntem Weingeist je 1 Stunde unter Rückflußkühlung auf dem Wasserbade ausgezogen, die vereinigten Filtrate müssen nach dem Abdampfen und Trocknen bei 100° mindestens 0,33 g (= 33%) Trockenrückstand ergeben.

Der Aschegehalt des Pulvers darf 5% nicht übersteigen.

Gehaltsbestimmung. Eine für das Apothekenlaboratorium geeignete Methode zur Bestimmung des Bitterstoffes ist nicht bekannt.

Anwendung. Anwendung findet die Enzianwurzel als bitteres Magenmittel. Man bereitet daraus Extr. Gentianae und Tinct. Gentianae und verwendet sie zur Darstellung verschiedener Tinkturen, wie Tinct. Aloes comp., Tinct. amara und Tinct. Chinae comp.

Folia Trifolii fibrini. Folia Menyanthidis.
Bitterklee-, Biber- oder Fieberkleeblätter.

Abstammung. Sie stammen ab von Menyanthes trifoliata *L.*, einer ausdauernden Pflanze, welche an sumpfigen Orten auf der ganzen nördlichen Erdhalbkugel verbreitet ist (Abb. 303). Sie müssen während der Blütezeit, im Mai und Juni, gesammelt werden, weil im Sommer die Blätter dieser Pflanze vertrocknen und absterben.

Beschaffenheit. Die (einem weithin kriechenden Rhizom entspringenden)dreizähligen Blätter sind mit einem bis 10 cm langen, bis 5 mm dicken, drehrunden, stark runzelig eingetrockneten, am Grunde breiten Stiele versehen. Die drei Fiederblättchen sind 3—10 cm lang und 2—5 cm breit, derb, rundlicheiförmig, selten verkehrteiförmig bis lanzettlich, breit zugespitzt, am Grunde keilförmig, fiedernervig, ganzrandig oder grob wellig gekerbt, in ausgewachsenem Zustand kahl und unterseits graugrün. Auf verdickten Stellen des Blattrandes finden sich in den Buchten deutliche Wasserspaltenapparate. Auf Querschnitten des Blattstieles läßt sich schon mit der Lupe das großlückige Parenchym erkennen.

Bitterklee ist geruchlos und schmeckt stark und rein bitter.

Anatomie. (Abb. 304.) Blattstiel und Mittelnerv des Blattes besitzen das für Sumpfpflanzen

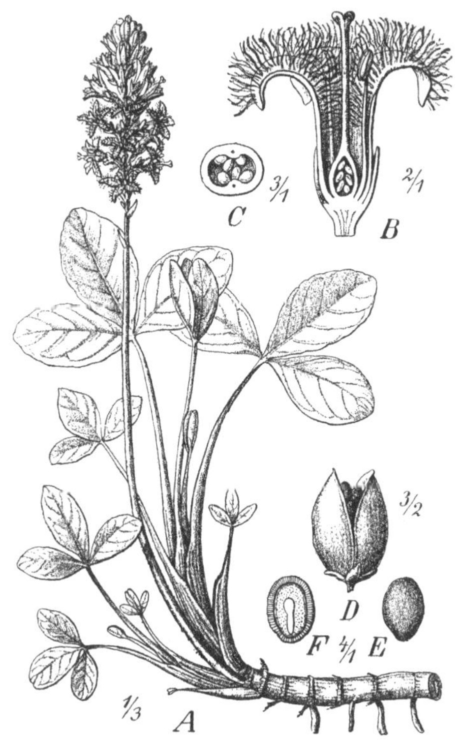

Abb. 303. Menyanthes trifoliata. *A* blühende Pflanze, *B* Blüte im Längsschnitt, *G* Fruchtknoten im Querschnitt, *D* Kapsel mit Samen, *E* Samen, *F* Samen im Längsschnitt. (Gilg.)

charakteristische, sehr lockere, große Interzellularen führende Gewebe. Die Epidermis der Oberseite besteht aus polygonalen, die der Unterseite aus stark wellig-buchtigen Zellen, stellenweise mit sehr feiner Kutikularstreifung. Auf beiden Seiten liegen Spaltöffnungen. Die Gefäßbündel, die nach Ansicht mancher Autoren kollateral, nach anderer Ansicht bikollateral gebaut sind, jedenfalls aber in dem der Oberseite zugekehrten Gewebe keine Siebröhren zeigen, sind von einer Parenchymscheide umhüllt. Im Mesophyll finden sich 2—3 Schichten kurzer Palisadenzellen (*pal*), welche allmählich in ein sehr lockeres, mächtige Interzellularen (*int*) umschließendes Schwammparenchym (*schw*) übergehen. Spärlich kommen vor lange, dünne, mehrzellige, vertrocknete Haare, allermeist sind nur ihre Narben vorhanden. In den meisten Blättern findet sich in sehr vielen Palisadenzellen je eine winzige Kristalldruse (Rosette) von Kalziumoxalat.

Merkmale des Pulvers. Das Pulver zeigt sehr wenige charakteristische Elemente. Es ist gelblichgrün und stark bitter. Man findet in ihm Epidermisfetzen mit den Spaltöffnungen, hier und da anhängende Partien des sehr lockeren Schwammparenchyms, Rosetten von Kalziumoxalat.

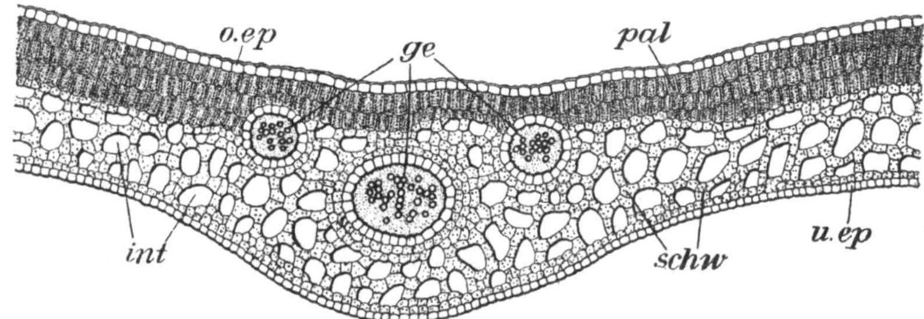

Abb. 304. Folia Trifolii fibrini. Querschnitt durch das Blatt. *o.ep* Epidermis der Blattoberseite, *ge* Blattgefäßbündel (Nerven), *pal* Palisadengewebe, *schw* Schwammparenchym, *int* die großen Interzellularräume, *u.ep* Epidermis der Blattunterseite. Vergr. $^{50}/_1$. (Gilg.)

Bestandteile. 0,7% des glykosidischen Bitterstoffes Meliatin $C_{15}H_{22}O_9$, Kohlenhydrate.

Prüfung. Verwechslungen und Fälschungen wurden bisher nicht beobachtet. Da verholzte Fasern fehlen, macht das Arzneibuch darauf aufmerksam, daß Blattpulver, die solche Fasern enthalten, gefälscht sind.

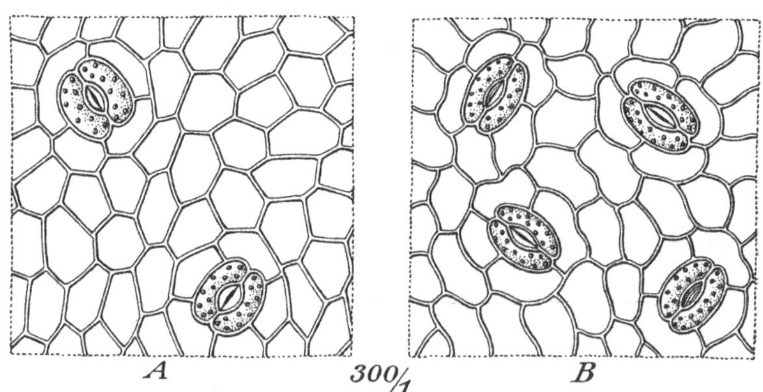

Abb. 305. Folia Trifolii fibrini. Oberflächenansicht *A* der Blattoberseite, *B* der Blattunterseite.

Gehaltsbestimmung. Eine für das Apothekenlaboratorium geeignete Methode zur Bestimmung des Bitterstoffes ist noch nicht bekannt.

Geschichte. Unter dem Namen Bitterklee war die Pflanze den Botanikern des 16. Jahrhunderts schon bekannt. Doch scheint sie erst gegen Ende des 17. Jahrhunderts medizinisch verwendet worden zu sein.

Anwendung. Die Blätter dienen als Magenmittel und zur Anregung des Appetits; aus ihnen wird Extr. Trifolii fibrini bereitet.

Familie **Apocynaceae.**

Alle Arten der Familie sind mit ungegliederten Milchsaftröhren versehen.

Einige derselben wie Landolphia owariensis, Clitandra orientalis, Willoughbya firma, Carpodinus leucantha und andere Arten dieser Gattungen, ferner Hancornia speciosa, Urceola elastica, Kickxia elastica und Mascarenhasia elastica liefern Kautschuk. Genaueres über diesen s. bei den Euphorbiaceae.

Cortex Quebracho. Quebrachorinde.

Abstammung und Beschaffenheit. Die Stammrinde von Aspidosperma quebracho blanco *Schlechtendal*, eines in Argentinien heimischen Baumes. Sie bildet starke, schwere, halbflache oder rinnenförmige, mit starker, meist zerklüfteter, gelbbrauner Borke bedeckte Stücke, deren Innenfläche hellrötlich oder gelblichbraun und längsstreifig ist. Der Bruch ist kurzsplitterig, der Querschnitt zeigt eine sehr große, gelblich- bis ziegelrote, etwa ³/₄ des ganzen Gewebes ausmachende Borke und hellbraune innere Rinde. Sowohl in der Borke, wie in der Innenrinde sieht man zahlreiche weißliche Punkte (Fasern und Steinzellen). Die Droge ist geruchlos und schmeckt sehr bitter.

Anatomie. Die Borke wird von zahlreichen Korklamellen aus kleinen farblosen Zellen durchzogen. Die primäre Rinde ist längst abgeworfen und so besteht das Gewebe zwischen den Korklamellen aus sekundärer Rinde und zeigt daher dieselbe Zusammensetzung wie die inneren Rindenschichten. Diese sind charakterisiert durch 2—5 reihige Markstrahlen, deren Zellen in Berührung mit Stereom dickwandig sind, durch dünnwandiges Parenchym, meist kollabiertes Siebgewebe mit kräftigen Wänden und Siebplatten, welche durch dickere Streifen leitersprossenartig versteift sind, und endlich durch das reichliche Stereom. Dieses tritt in 2 Formen auf: als enorm dicke, relativ kurze, spindelförmige, von Kristallzellreihen vollstandig umgebene, bis zum punktförmigen Lumen verdickte, meist isoliert liegende Fasern und als manchmal mit Fasern vergesellschaftete, ebenfalls sehr weitgehend verdickte, in große Nester zusammengestellte Steinzellen, deren Durchmesser kleiner ist, als der der Fasern. Die Nester sind ebenfalls von Kristallzellreihen umhüllt. Das Parenchym enthält kleinkörnige Stärke.

Für das Pulver sind die zahlreichen spindelförmigen Fasern mit Kristallbelag, die vielen Steinzellen, die reichlichen Einzelkristalle, das häufige Auftreten von Kork und das stärkehaltige Parenchym charakteristisch. Seine Abkochung wird durch Eisenchlorid graubraun gefärbt.

Bestandteile und Verwendung. Die Droge enthält verschiedene Alkaloide, darunter Aspidospermin und Quebrachin, und findet gegen Asthma Anwendung.

Semen Strophanthi hispidi et kombe.
Behaarte Strophanthussamen.

Abstammung. Behaarte Strophanthussamen sind die Samen zweier im tropischen Afrika heimischer Arten der Gattung Strophanthus. Mit Sicherheit sind Strophanthus hispidus *P. DeCandolle* (in Westafrika von Sierra Leone nördlich bis zum Kongo im Süden heimisch), weniger sicher Strophanthus kombe *Oliver* (in Ostafrika, z. B. in Deutsch-Ostafrika und Britisch-Zentralafrika, heimisch) als Stammpflanzen bekannt. Erstere liefert die kleinen, spitzen, braunen Samen des Handels; ob von der letzteren die großen grüngrauen Samen stammen, welche das vorige Deutsche Arzneibuch allein als offizinell erklärte, ist sehr wahrscheinlich, aber noch nicht mit vollster Sicherheit nachgewiesen.

Beschaffenheit. Die Kombe-Samen (Abb. 307) kommen von ihrem langgestielten, federigen Schopf (Abb. 306) befreit in den Handel; sie sind 12—18 mm lang, 3—5 mm breit und bis 2, selten bis 3 mm dick, flach lanzettlich, zugespitzt und an der einen, etwas gewölbten Fläche durch die Raphe stumpf gekielt. Die nach dem Einweichen in Wasser leicht abziehbare Samenschale (*sch*) ist derb und mit einem weichen, graugrünlichen oder seltener gelblichbräunlichen Überzug aus langen, angedrückten, mit der Spitze sämtlich nach der Samenspitze gewendeten und seidenartig glänzenden, schimmernden Haaren bedeckt. Der Samenschale hängt das dünne Endosperm (*end*) fest an, in welches der große Keimling mit seinen beiden, flach aneinanderliegenden Keimblättchen (*cot*) und dem langen, stielrunden Stämmchen (*wu*) eingebettet ist. Behaarte Strophanthussamen riechen schwach unangenehm und schmecken stark bitter.

Anatomie. (Abb. 307 *D*.) Die Epidermis der Samenschale (*ep*) besteht aus (im Querschnitt) flach-tafelförmigen, im allgemeinen dünnwandigen Zellen; nur ihre Radialwände besitzen in der Mitte einen die ganze Zelle umlaufenden Zellulosewulst, weshalb auch die Zellen in der Oberflächenansicht gleichmäßig dickwandig erscheinen; fast sämtliche Epidermiszellen sind in ihrer Mitte zu je einem langen, einzelligen Haar (*h*) ausgezogen, welches kurz über der Basis scharf umgebogen ist. Unter der Epidermis liegt die sog. Nährschicht (*ri*), aus mehreren, sehr dünnwandigen Zellschichten bestehend, welche sehr undeutlich und zusammengefallen sind. Das den Embryo als schmale Schicht umhüllende Nährgewebe (*end*) besteht aus ziemlich dickwandigen Parenchymzellen, welche fettes Öl und Aleuronkörner führen, gelegentlich auch kleine Mengen winziger (8 μ großer) Stärkekörner. Die flach aneinanderliegenden, nur am Rande sich ein wenig umfassenden Kotyledonen des Embryos (*emb*) führen dieselben Inhaltsstoffe wie das Nährgewebe. Oxalatkristalle fehlen im Embryo und Endosperm stets, in der Samenschale fast immer. Der Nachweis des Strophanthins, dessen Anwesenheit die Wirksamkeit der Samen bedingt, wird in der Weise geführt, daß man einen Querschnitt des Samens auf dem Objektträger mit einem Tropfen 80 proz. Schwefelsäure bedeckt, wobei mindestens das Endosperm, meist aber auch der Keimling, eine intensiv spangrüne Farbe annimmt, welche später in Rot übergeht.

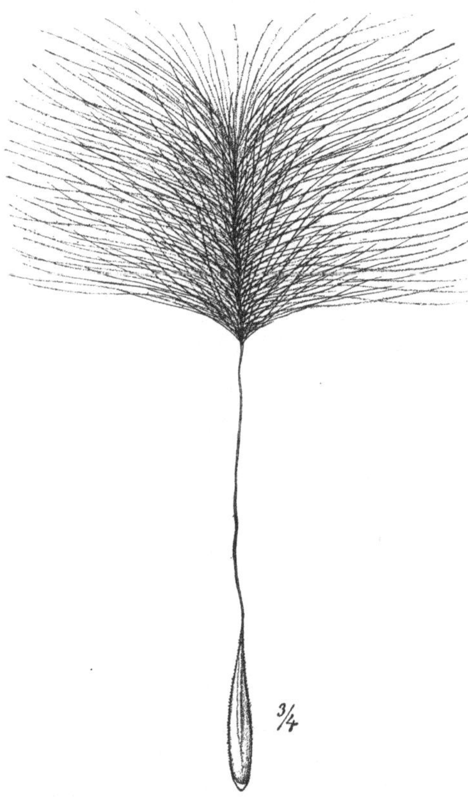

Abb. 306. Semen Strophanthi (Kombe). (Gilg.)

Merkmale des Pulvers. Das Pulver ist ausgezeichnet charakterisiert durch die große Menge von (meist zerbrochenen)Haaren, ferner durch die sehr auffallende Epidermis der Samenschale; die Hauptmasse des Pulvers besteht aus reichlich fettes Öl und Aleuronkörner führendem Gewebe des Endosperms und des Embryos.

Bestandteile. Die Samen schmecken sehr bitter; sie enthalten neben fettem Öl, Schleim, Harz und Eiweißstoffen ein stickstofffreies, sehr stark giftiges Glykosid, Kombe-Strophanthin, und Kombesäure, daneben zwei stickstoffhaltige Stoffe, Cholin und Trigonellin.

Prüfung. Bei der Ähnlichkeit der Früchte und Samen zahlreicher Arten der Gattung Strophanthus kommen die Kombesamen oft mit Samen anderer Strophanthusarten oder gar infolge Verwechselung mit den Samen anderer Gattungen wie Kickxia africana *Bentham*, Holarrhena antidysenterica (*Roxb.*) *Wallich* (beide Apocynaceae) vermischt zu uns. Alle diese fremden Samen geben mit Schwefelsäure nicht die für Kombesamen charakteristische Grünfärbung. Man kann daher den Grad der Verfälschung leicht abschätzen, wenn man etwa 20 Samen einer Durchschnittsprobe der Ware entnimmt, mit dem Taschenmesser ohne viel Mühe je einen mäßig dicken Querschnitt aus jedem Samen herstellt und die Schnitte in einem Porzellanschälchen mit einigen Tropfen 80proz. Schwefelsäure benetzt. Die Zahl der nicht grün (z. B. rot) gefärbten Schnitte, verglichen mit der Zahl der Schnitte überhaupt, zeigt den Prozentsatz falscher Samen in der Ware an.

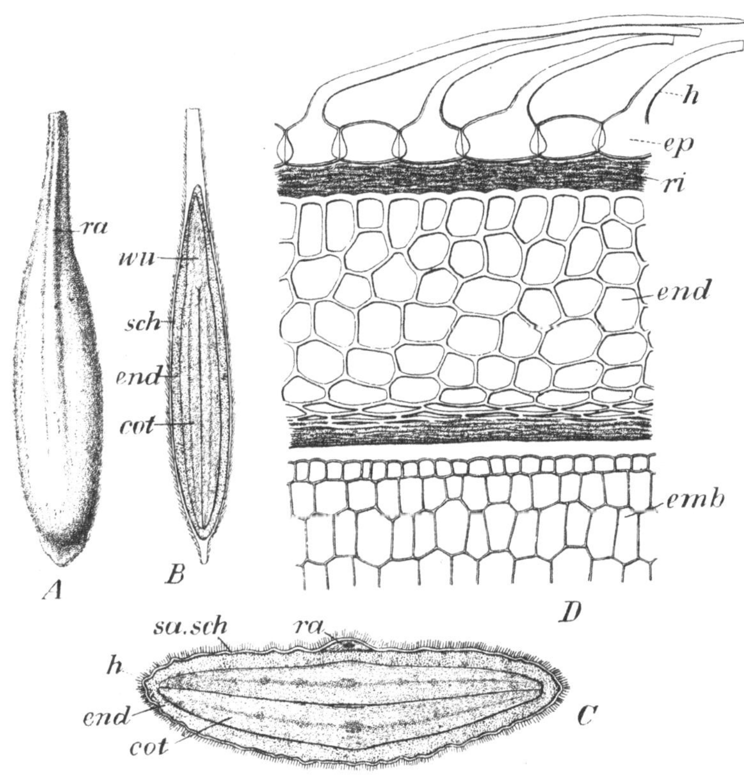

Abb. 307. Semen Strophanthi, Kombe-Samen. *A* Samen von der Bauchseite gesehen: *ra* Raphe. Vergr. ³/₁. — *B* Samen im Längsschnitt: *sch* Samenschale, *end* Nährgewebe, *cot* Keimblätter und *wu* Stämmchen des Embryos. Vergr. ³/₁. — *C* Querschnitt durch den Samen: *ra* Raphe, *sa.sch* Samenschale mit Haaren (*h*), end Nährgewebe, *cot* Keimblätter des Embryos. Vergr. ¹⁵/₁. — *D* Längsschnitt durch den Samen bei stärkerer Vergrößerung: *ep* Epidermiszellen der Samenschale in Haare (*h*) auslaufend, *ri* Nährschicht der Samenschale, aus obliterierten Zellen bestehend, *end* Nährgewebe, *emb* Gewebe der Kotyledonen des Embryos. Vergr. ¹⁷⁵/₁. (Gilg.)

Gehaltsbestimmung. Chemische Methoden zur Bestimmung des Strophanthingehaltes sind nur approximativ, da die quantitative Abscheidung der wirksamen Glykoside selbst in genügender Reinheit nicht gelingt und die Mehode der Bestimmung ihrer Aglukone insofern Schwierigkeiten macht, als bei gelinder Behandlung die Glykoside nicht vollständig gespalten, bei energischerer Behandlung die entstandenen Aglukone weiter zersetzt werden. Man hat daher die pharmakologische Wertbestimmung allgemein bisher vorgezogen, bei welcher ermittelt wird entweder, wie viele Froschdosen in 1 g Droge enthalten sind (s. Einleitung) oder wie groß die Menge g-Strophanthin ist, welche im Tierversuch sich ebenso stark wirksam erweist wie 1 g der Droge.

Anwendung. Strophanthussamen wirken auf das Herz, ähnlich wie die Digitalis-Droge und finden hauptsächlich in Form von Tinct. Strophanthi medizinische Anwendung. Sie sind vorsichtig zu handhaben.

Semen Strophanthi (grati). (Kahle, gelbe) Strophanthussamen.

Abstammung. Die kahlen, gelben Strophanthussamen stammen von dem im tropischen Westafrika verbreiteten Strophanthus gratus (*Wall. et Hook.) Franch.* Sie wurden in das Deutsche Arzneibuch VI aufgenommen, da sie viel leichter auf Verwechselungen und Verfälschungen geprüft werden können, besonders aber weil sie als wirksamen Bestandteil nur ein Glykosid, das gut kristallisierbar, leicht und rein zu gewinnen ist, enthalten, und weil deshalb ihre Gehaltsbestimmung auf chemischem Wege im Apothekenlaboratorium leicht durchführbar und auf Grund derselben ihre Dosierung in der ärztlichen Praxis mit Sicherheit möglich ist.

Beschaffenheit. Die kahl erscheinenden Samen von Strophanthus gratus besitzen eine breitspindelförmige Gestalt; sie sind an der Basis mehr oder weniger abgerundet, manchmal fast abgeschnitten, seltener sehr schwach zugespitzt; am Rande sind sie scharfkantig, manchmal fast geflügelt, seltener mehr oder weniger abgerundet oder etwas unregelmäßig gedrückt; der Spitze zu laufen sie ganz allmählich aus in den ziemlich kurzen Stiel des in der Droge entfernten Haarschopfes. Die Farbe der Samen ist ein charakteristisches leuchtendes Gelb bis Gelbbraun; nur verdorbene Samen, die längere Zeit durch Feuchtigkeit gelitten haben, zeigen eine mehr dunkler braune Farbe. Die Maße sind die folgenden:

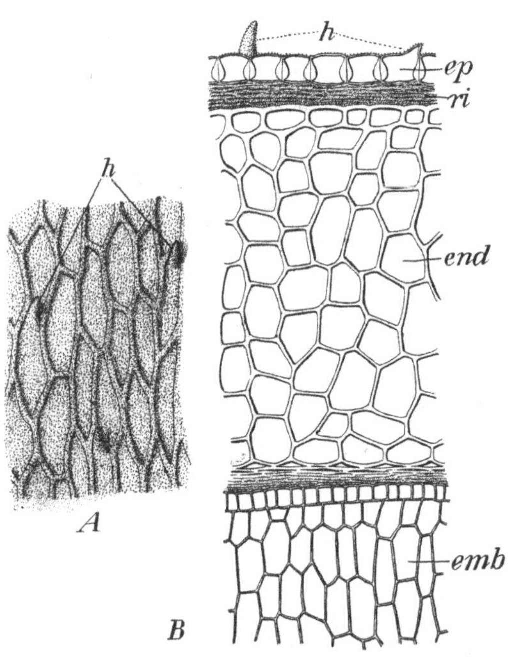

Abb. 308. Semen Strophanthi grati. *A* Oberflächenansicht der Samenschale: *h* kurze, papillenartige Haare. Vergr. $^{100}/_1$. —*B* Querschnitt durch den Samen: *ep* Epidermis, in kurze papillenartige Haare (*h*) auslaufend, *ri* Nährschicht der Samenschale, aus obliterierten Zellen bestehend, *end* Nährgewebe, *emb* Gewebe der Kotyledonen des Embryos. Vergr. $^{150}/_1$. (Gilg.)

Länge des eigentlichen Samens 11—19 mm, Breite 3—5 mm, Dicke 1—1,3 mm, Länge der Granne (des unbehaarten Schopfträgers, der an der Droge des Handels entfernt ist) 1—2 cm, Länge des behaarten Teils des Schopfes 4—5 cm. Der Geschmack ist ganz außerordentlich und lange anhaltend bitter. Die Samen lassen sich leicht und scharf rechtwinklig brechen.

Anatomie. Unter dem Mikroskop zeigen die Samen folgenden Bau (vgl. Abb. 308): Die Epidermis der Samenschale (*ep*) besteht (im Querschnitt) aus tafelförmigen, etwas längsgestreckten (*A*) Zellen, deren Radialwände in der für die Strophanthussamen ganz allgemein charakteristischen Weise in der Mitte sehr stark verdickt sind. Infolgedessen erscheinen die Epidermiszellen, von der Fläche betrachtet, dickwandig. Die Kutikula ist deutlich rauh, feinkörnig-warzig. Einzelne der Epidermiszellen laufen in kurze, kegel- oder eckzahnförmige Papillen (*h*) aus, die mit bloßem Auge nicht erkannt werden, dagegen schon bei Lupenbenutzung auffallen. Unter der Epidermis folgt die aus obliterierten Zellen bestehende Nährschicht (*ri*) der Samenschale. Das schmale Endosperm besteht aus ziemlich dickwandigen, fettes Öl und Aleuronkörner enthaltenden Parenchymzellen, die Zellen des Embryo haben denselben Inhalt, sind aber dünnwandig, ihr Gewebe ist von zarten Gefäßbündelanlagen durchzogen.

Merkmale des Pulvers. Das Pulver ist bräunlich und besteht im wesentlichen aus farblosen, dünnwandigen oder etwas derbwandigen, mit fettem Öl und Aleuronkörnern gefüllten, Stärke nicht oder nur in Spuren und in sehr kleinen Körnchen enthaltenden Zellen oder deren Bruchstücken, sowie hellbraunen, großen, in der Flächenansicht dickwandigen, weitlumigen, ungefähr rechteckigen Epidermiszellen der Samenschale, die z. T. kurze spitze Papillen tragen.

Bestandteile. Das kristallinische, glykosidische Herzgift g-Strophanthin $C_{30}H_{46}O_{12} \cdot 9H_2O$, etwas Saponin, viel fettes Öl von unangenehmem Geruch.

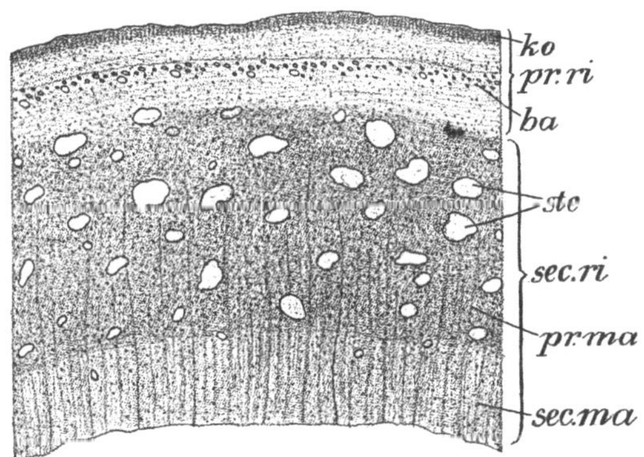

Abb. 309. Cortex Condurango, Querschnitt. *pr.ri* primäre Rinde mit dem mechanischen Ring, *sec.ri* sekundäre Rinde, *ko* Kork, *ba* Bastfaserring, *ste* Steinzellnester, *pr.ma* primäre Markstrahlen, *sec.ma* sekundäre Markstrahlen. (Gilg.)

Prüfung. Grünliche oder braune, behaarte Samen von der Gestalt der Strophanthussamen dürfen nicht vorhanden sein. Macht man von etwa 20 einer Durchschnittsprobe entnommenen trockenen Samen mit dem Taschenmesser nicht zu dünne Querschnitte und befeuchtet sie in einer Porzellanschale mit 80proz. Schwefelsäure, so müssen alle Querscheibchen nach kurzer Zeit rosa, später rot, dann violett werden, grüne Färbungen dürfen nicht auftreten. In einem mit 80proz. Schwefelsäure hergestellten Präparate des Pulvers dürfen nach einigen Minuten grün gefärbte Teilchen, im Chloralhydratpräparate Haare und Oxalatkristalle nicht sichtbar sein (andere Strophanthus-Samen). Der Aschegehalt des Pulvers darf 7% nicht übersteigen.

Gehaltsbestimmung. 7 g gepulverter Strophanthussamen werden in einem gewogenen Kölbchen mit 70 g absolutem Alkohol eine Stunde lang unter Rückflußkühlung auf dem Wassserbade erhitzt, nach dem Erkalten mit absolutem Alkohol auf das ursprüngliche Gewicht gebracht und die Flüssigkeit durch ein bedecktes Faltenfilter abfiltriert. 51,5 g des Filtrats (= 5 g Droge) werden bis auf 1—2 g abdestilliert, der Rückstand mit absolutem Alkohol auf 5 g verdünnt, dann unter Umschwenken mit 30 g Petroleumbenzin versetzt. Hierbei fällt das Strophanthin und Saponin aus, extrahiertes Fett bleibt in Lösung. Sollte in einer halben Stunde sich

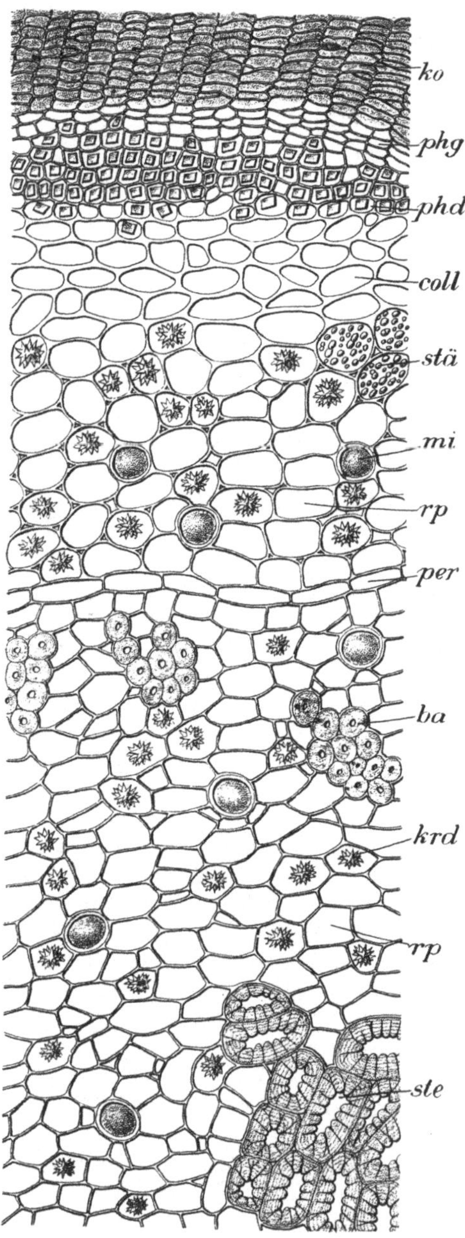

Abb. 310. Cortex Condurango, Querschnitt durch die primäre Rinde und die äußerste Partie der sekundären Rinde. *ko* Kork, *phg* Phellogen, *phd* Phelloderm mit Einzelkristallen, *coll* Kollenchym, *stä* Stärkeinhalt einiger Parenchymzellen gezeichnet, sonst weggelassen, *mi* Milchsaftschläuche, *rp* Rindenparenchym, *per* Stärkescheide, *ba* Bastfaserbündel, *krd* Kristalldrusen, *ste* Steinzellnester. Vergr. ²²⁵/₁. (Gilg.)

der Niederschlag nicht gut abgesetzt haben, gibt man 2—3 Tropfen verdünnten Weingeist zu und schüttelt kräftig, worauf er sich beim Stehen fest am Boden des Kölbchens anheftet. Die Mutterlauge wird abgegossen, der Niederschlag zweimal mit je 5 g Petroleumbenzin gewaschen, dann an der Luft getrocknet. Durch Erwärmen wird der Niederschlag in 10 ccm Wasser gelöst, die heiße Lösung mit 5—6 Tropfen Bleiessig versetzt, die Mischung noch einige Minuten erwärmt, wodurch das Saponin niedergeschlagen wird. Man filtriert heiß ab und wäscht viermal mit je 5 g heißem Wasser nach. Durch Einleiten von Schwefelwasserstoff und zweistündiges Erwärmen wird die geringe Menge gelösten Bleies ausgefällt, die durch Filtration durch ein kleines Filter entfernt wird. Nach dem zweimaligen Auswaschen mit je 5 g heißem Wasser wird das Fil trat, das jetzt fast nur noch g-Strophanthin enthält, in einer größeren Schale auf 5 g, dann in einem gewogenen, zylindrischen, flachen Schälchen von 4 cm Durchmesser und 2 cm Höhe auf 2—2,5 g eingedampft. Man stellt zur Kristallisation an einen kühlen Ort, an dem das Gewicht der Lösung in 24 Stunden auf etwa 1 g zurückgeht, gießt dann die Mutterlauge von den Kristallen ab, ohne Kristalle mit wegzugießen, spült die Kristalle mit der gleichen Vorsicht zur Entfernung der Mutterlaugenreste dreimal mit je 0,5 ccm kaltem Wasser ab und trocknet sie bei 105 bis 110⁰, um sie von Waschwasser und Kristallwasser zu befreien. Ihr Gewicht muß dann mindestens 0,2 g betragen, was einem

Mindestgehalt der Droge an wasserfreiem g-Strophanthin von 4% entspricht.

Aufbewahrung. Vorsichtig.

Anwendung. In Form der Tinktur als Herzmittel.

Familie **Asclepiadaceae.**

Alle Arten der Familie besitzen ungegliederte Milchröhren.

Einige Arten, so Raphionacme utilis, liefern Kautschuk. Genaueres über diesen s. bei den Euphorbiaceae.

Cortex Condurango. Kondurangorinde.

Abstammung. Sie stammt ab von Marsdenia cundurango *Rbch. f.*, einem in Südamerika an den Westabhängen der Kordilleren von Ekuador und Peru heimischen Kletterstrauch.

Beschaffenheit. Die Rinde bildet 5—10 cm lange, röhren- oder rinnenförmige, oft den Windungen des kletternden Stengels entsprechend verbogene Stücke von 2—7 mm Dicke. Die Außenfläche ist bräunlichgrau, schwach längsrunzelig und von großen rundlichen oder etwas quergestreckten Lentizellen höckerig; die Innenfläche ist hellgrau, derb und unregelmäßig längsfurchig. Der hellgelbliche Querbruch (Abb. 309) ist körnig und durch das Hervorragen vereinzelter Bastfasern (*ba*) aus den äußeren Teilen schwach faserig. Der Querschnitt zeigt etwas innerhalb der Korkschicht (*ko*) ein schlängelig-strahliges Rindengewebe, besonders in der Mitte von dunkelgelblichen bis bräunlichen Flecken von Steinzellgruppen (*ste*) durchsetzt.

Kondurangorinde hat einen schwachen eigenartigen Geruch und schmeckt ein wenig bitter und etwas kratzend.

Ein klar filtriertes Mazerat der Rinde trübt sich beim Erhitzen und wird nach dem Erkalten wieder fast klar.

Anatomie. Durch eine sehr lebhafte Tätigkeit des Phellogens (s. Abb. 310 *phg*) wurde nach außen eine dicke Korkschicht (*ko*) von flachen, dünnwandigen Zellen gebildet, nach innen dagegen eine breite Schicht von Phelloderm (*phd*); die Zellen dieses Gewebes sind schwach verdickt und führen meist je einen die Zelle fast ausfüllenden Einzelkristall. Unter dem Phellogen liegt eine kräftige Schicht von ziemlich dickwandigem Kollenchym (coll), die allmählich in dünnwandiges Rindenparenchym (*rp*) übergeht; zahlreiche Zellen dieser Gewebe führen große Oxalatdrusen, auch sind hier schon vereinzelte Milchröhren (*mi*) mit einem dunkeln, fast schwarzen Inhalt zu beobachten. An der Innengrenze der primären Rinde verläuft ein zusammenhängender Ring von dünnwandigen, tangential gestreckten Zellen, die ehemalige Stärkescheide (*per*). Gleich unter ihr liegen im Parenchymgewebe kleine Bündel von sehr langen, zähen, dickwandigen Fasern (*ba*), welche ursprünglich in jungen Zweigen einen geschlossenen perizyklischen Faserzylinder bildeten, später aber durch Parenchymeinschiebungen voneinander getrennt wurden. In der Nachbarschaft dieser Faserbündel sind zahlreiche Milchsaftröhren (*mi*) zu finden.

Die sekundäre Rinde (Abb. 311) ist viel dicker als die primäre. Sie wird von zahlreichen Markstrahlen (*ma*) durchzogen, die meist einreihig, sehr selten zwei Reihen breit und meist etwa 15—20 Zellen hoch sind; sie sind jedoch nicht deutlich zu erkennen, da ihre Zellen reichlich Oxalatdrusen führen und auch ganz die Form des Parenchyms der sekundären Rinde besitzen, d. h. keine radiale Streckung (wie die meisten Markstrahlzellen) aufweisen. Bis nahe an die primäre Rinde heran treten in der sekundären Rinde große Nester von dickwandigen, in der Größe sehr wechselnden, deutlich geschichteten und grob getüpfelten Steinzellen (*ste*) auf, um welche die Markstrahlen oft in weitem Bogen herumlaufen. Das Gewebe der Rindenstränge besteht ferner aus zahlreichen deutlichen Siebgruppen (*le*), Milchröhren (*mi*) und große Oxalatdrusen führendem Parenchym (*kr* und *krd*).

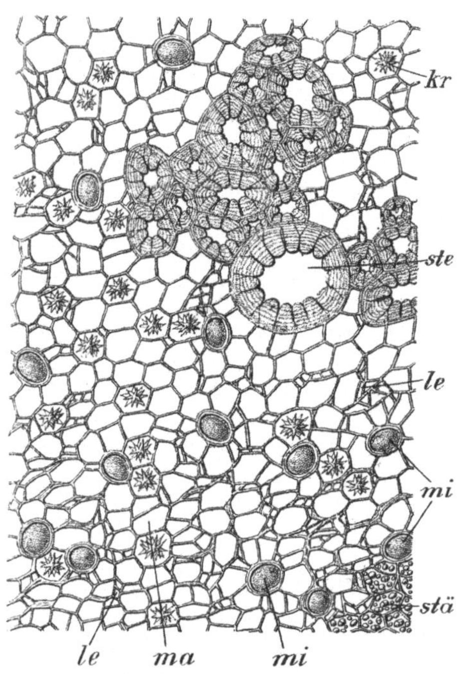

Abb. 311. Cortex Condurango, Querschnitt durch die sekundäre Rinde. *kr* Kristalldrusen, *ste* Steinzellnester, *le* Siebstränge, *mi* Milchsaftschläuche, *stä* Stärkeinhalt einiger Parenchymzellen gezeichnet, sonst weggelassen, *ma* Markstrahlen. Vergr. $^{225}/_1$. (Gilg.)

Sämtliche Parenchymzellen sind mit großen Mengen von Stärke erfüllt (*stä*).

Die Stärkekörner sind klein, meist 8—10 μ groß, selten etwas kleiner oder größer. Sie sind meist Einzelkörner, von runder Form, selten zu 2—5 zusammengesetzt.

Von Kristallen kommen hauptsächlich große (20—30, selten mehr μ im Durchmesser) Oxalatdrusen in Betracht, welche im ganzen Parenchym der Rinde in Menge vertreten sind. Gegen sie treten die kleinen Einzelkristalle des Phelloderms stark zurück.

Merkmale des Pulvers. Das Pulver ist von hellbräunlichgrauer, schwach gelblicher Farbe. Besonders charakteristische Zellelemente sind: Steinzellen von gelber Farbe, in Menge auftretend, Bastfasern, Stücke des Phelloderms mit den jede Zelle erfüllenden Einzelkristallen, Stärkekörner, freiliegende Oxalatdrusen und vereinzelte Einzelkristalle, Bruchstücke von Milchröhren, Korkfetzen.

Bestandteile. Bestandteile sind eine Anzahl Glykoside, die man unter dem Namen Condurangin zusammenfaßt, ferner Stärke, Harz und etwa 12% Mineralbestandteile. Condurangin ist nur in kaltem Wasser völlig löslich; es wird in der Hitze ausgefällt, die trübe Lösung wird jedoch beim Erkalten wieder klar, was bei der Bereitung von Dekokten in Betracht zu ziehen ist. Das Dekokt schäumt beim Schütteln stark.

Prüfung. Es gibt mehrere Drogen, die den Namen Kondurango tragen und die z. T. auch im europäischen Handel angetroffen wurden. Die gebräuchlichste Sorte geht als Mataperro (= Hundetöter). Condurango blanco soll aus den oberen, dünnen, behaarten Stengelteilen der Stammpflanze der Arzneibuchdroge bestehen. Kondurango von Guayaquil sind

holzige Zweige unbekannter Abstammung, mit einer der echten sehr ähnlichen Rinde. Kondurango von Mexiko heißen zwei verschiedene Drogen, von
denen die eine Raphiden enthält, die andere eine Wurzel ist. Kondurango
von Neu-Granada ist in ihrer Abstammung nicht sichergestellt. Endlich
sind die Stipites Guaco, von **Micania guaco** *H.B.K.*, (Compositae) auch
als Kondurango zu uns gekommen. Die meisten dieser Sorten weichen
durch ihren Gehalt an Gefäßen und anderen Holzelementen von der Arznei-

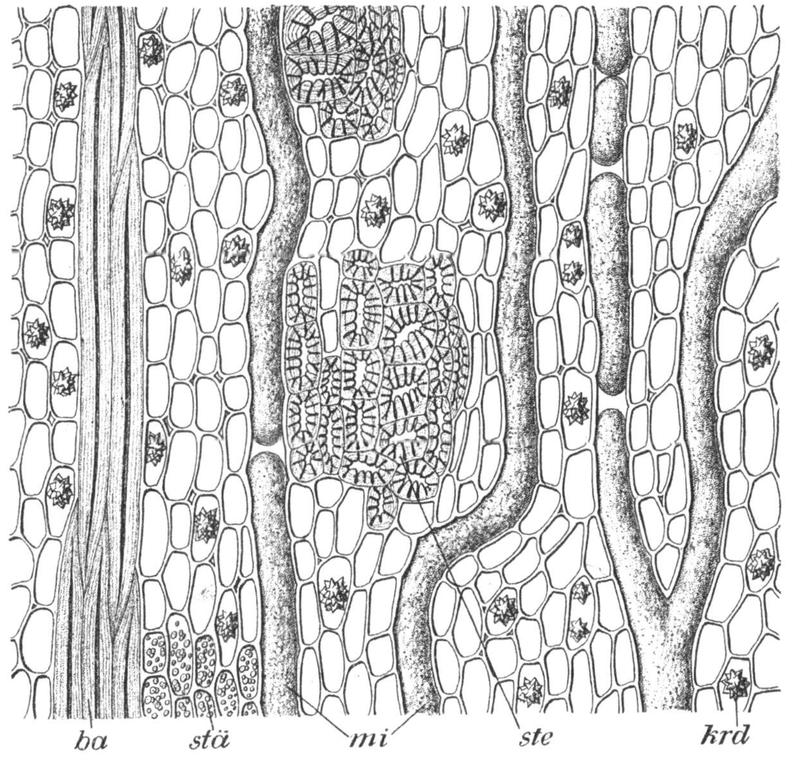

Abb. 312. Cortex Condurango. Radialer Längsschnitt durch die Grenzpartie zwischen primärer und
sekundärer Rinde. *ba* Bastfaserbündel, *stä* einige Parenchymzellen mit ihrem Stärkeinhalt gezeichnet,
mi Milchsaftschläuche, *ste* Steinzellnester, *krd* Kristalldrusen. Vergr. $^{225}/_1$. (Gilg.)

buchdroge ab. Neuerdings wurden auch Verfälschungen mit **Aristolochia
ringens** festgestellt (vgl. Jahresber. Caesar u. Loretz 1924).

Der Aschegehalt des Pulvers darf 12% nicht übersteigen.

Gehaltsbestimmung. Da die wirksamen Glykoside noch nicht genügend
erforscht sind, fehlen naturgemäß noch exakte Methoden zu ihrer Bestimmung. Man hat daher nach der Bestimmung empirischer Zahlen seine Zu-
flucht genommen, um die Qualität der Droge zu bestimmen. Unter diesen
ist die Bestimmung des Extraktgehaltes aus den in der Einleitung erörter-
ten Gründen abzulehnen. E. Richter hat vorgeschlagen (Apoth. Ztg. 1915,
S. 330), das Volumen des in einem 1:5 hergestellten, nach dem Erkalten
filtrierten Dekokt mit 5proz. Tanninlösung entstehenden und mit Kochsalz
ausgesalzten Niederschlages zu messen. Dieser Vorschlag verdient deshalb

kritische Nachprüfung, weil in dem gemessenen Niederschlag nach bisheriger
Erfahrung die wirksamen Bestandteile enthalten sind, es muß allerdings
hinzugefügt werden, daß man nicht weiß, welche Mengen fremder Stoffe
in ihm außerdem noch enthalten sind.

Geschichte. Die Wirksamkeit der Rinde, welche anfangs sehr über-
schätzt wurde, ist erst seit 1871 bekannt.

Anwendung. Anwendung findet Kondurangorinde in Dekokten oder
als Vinum und Extr. fluid. Condurango bei Magenkrebs und anderen
Magenleiden.

<h3 style="text-align:center">Reihe Tubiflorae.</h3>

<h3 style="text-align:center">Familie Convolvulaceae.</h3>

Alle Arten der Familie enthalten Milchsaftschläuche.

<h3 style="text-align:center">Radix Scammoniae. Scammoniawurzel.</h3>

Die Droge stammt von Convolvulus scammonia *L.*, welche im östlichen Mittelmeergebiet bis zum Kaukasus verbreitet und besonders in Kleinasien stellenweise
häufig ist. Die einfache, zylindrische, am oberen Ende Stengelreste tragende Hauptwurzel wird bis 1 m lang und oben bis 10 cm dick. Sie besteht aus weißem oder bräunlichem Parenchym, in dem zahlreiche, unregelmäßig gelagerte (nicht strahlig angeordnete) faserige Holzstränge verlaufen; die Rinde ist hellbraun, stark runzelig, sehr
dünn und enthält Steinzellen; sie läßt, wie das Parenchym des Holzkörpers, zahlreiche
Milchsaftschläuche und Oxalateinzelkristalle erkennen. Die Wurzel ist sehr reich an
Harz und enthält Stärke.

Scammonium oder Resina Scammoniae ist das Harz, das durch Einschnitte
in die frische Wurzel gewonnen wird. Es ist, wie die Droge selbst, ein schon den alten
Griechen bekanntes Purgiermittel.

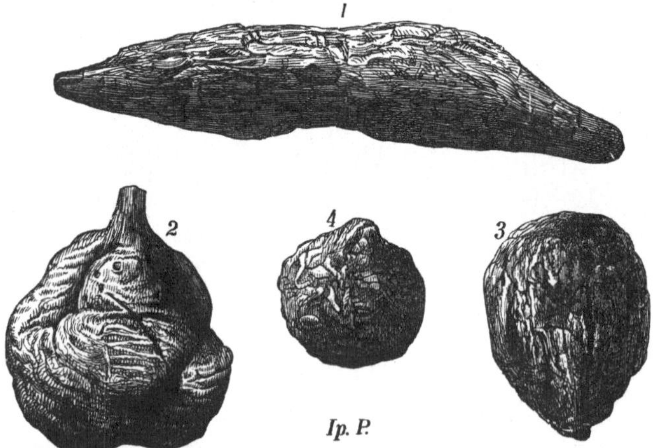

Abb. 313. Tubera Jalapae verschiedener Gestalt.

<h3 style="text-align:center">Tubera Jalapae. Radix Jalapae. Jalapenknollen.</h3>

Abstammung. Sie sind die knollig verdickten Nebenwurzeln des in
feuchten Wäldern der mexikanischen Anden gedeihenden Exogonium
purga (*Wender.*) *Benth.* Sie werden das ganze Jahr hindurch, hauptsächlich aber im Mai, von wildwachsenden Exemplaren gesammelt. Auf
Ceylon und Jamaika ist die Pflanze jetzt in Kultur genommen. Das Trocknen

geschieht, nachdem Wurzelzweige und die dünnere Wurzelspitze entfernt sind, zuerst an der Sonne, dann in heißer Asche oder in Netzen über freiem Feuer, wobei größere Knollen häufig gespalten oder angeschnitten werden.

Beschaffenheit. Die Jalapenknollen sind sehr verschieden groß, oft bis hühnereigroß und darüber, von kugeliger, birnförmiger, eiförmiger oder länglich-spindelförmiger Gestalt (Abb. 313), zuweilen mit Einschnitten versehen, selten zerschnitten, außen dunkel-graubraun, tief längsfurchig und netzig gerunzelt, in den Vertiefungen harzglänzend, durch kurze, quergestreckte, hellere Lentizellen gezeichnet, am oberen Ende Narben von abgeschnittenen Stengelteilen, am unteren solche von Wurzelzweigen und der schlanken Wurzelspitze tragend. Die Stücke sind schwer und dicht. meist hornartig hart, zuweilen etwas mehlig. Die Querbruchfläche ist glatt, nicht faserig und nicht holzig, matt und weißlich, wenn die Stärke der Droge nicht verquollen ist, dagegen harzig und dunkelbraun, wenn die Droge bei höherer Temperatur getrocknet wurde. Auf dem Querschnitt zeigt sich eine sehr dünne, dunkle, hornigharte, harzglänzende Rinde und ein mächtiger, hellerer, weicher und matter Holzkörper; dieser ist durch breitere und schmälere, dunkelbraune Kreislinien entweder durchweg konzentrisch gezont oder aber bei stärkeren Stücken nur im äußeren Teile gezont, innen aber durch mannigfach gekrümmte, aus dunkelbraunen Punkten gebildete Linien, Bänder und Flecken marmoriert.

Jalapenwurzel riecht kaum und schmeckt fade und kratzend.

Anatomie (Abb. 314). Die Knolle wird von einer starken Korkschicht (k) umhüllt. Die schmale Rinde besteht nur aus parenchymatischen, dünnwandigen Zellen und wird von massenhaften, weitlumigen, in Längsreihen angeordneten Milchsaftzellen (m) durchlaufen. Innerhalb des Kambiumringes (c) liegen in dem mächtigen, den größten Teil der Wurzel ausmachenden Holzparenchym die Gefäße (h) unregelmäßig in kleineren oder größeren Gruppen oder radialen Reihen zusammen. Um diese Gefäße herum haben sich sekundäre Kambien (c), gebildet, welche dauernd an Umfang zugenommen und nach innen Gefäße, nach außen Siebelemente, Parenchym und Milchsaftzellen gebildet haben. Nur auf die Tätigkeit dieser die Gefäßgruppen umhüllenden Kambien ist das Auftreten der Milchsaftzellen (m) im Holzkörper zurückzuführen, die anfangs darin fehlten. Die sekundären Kambien sind in älteren Knollen häufig seitlich (vom Querschnitt gesprochen) miteinander verschmolzen. Dadurch sind manchmal mehrere Kambiumringe (c, unten im Bild) entstanden, die dem äußeren, primären Kambiumring parallel verlaufen und die ganze Knolle in konzentrische Zonen zerlegen. Das gesamte Parenchym der Droge ist mit großen kugeligen Stärkekörnern erfüllt; häufig kommen ferner im Parenchym Oxalatdrusen vor. In rasch über Feuer getrockneter Ware sind die Stärkekörner, wenigstens in den äußeren Partien der Knollen, mehr oder weniger vollständig verquollen.

Mechanische Elemente fehlen vollkommen.

Die Stärkekörner findet man unverändert und in allen Stadien der Verkleisterung. Die Körner sind groß, kugelig oder seltener oval, bis 60 μ im Durchmesser, und zeigen deutliche konzentrische oder seltener exzentrische Schichtung (Abb. 315). Meist sind sie rundliche Einzelkörner, seltener zu 2—4 zusammengesetzt. Zwillingskörner mit gekrümmten Berührungsflächen finden sich nicht selten.

Sehr reichlich kommen im gesamten Parenchym große Oxalatdrusen vor.

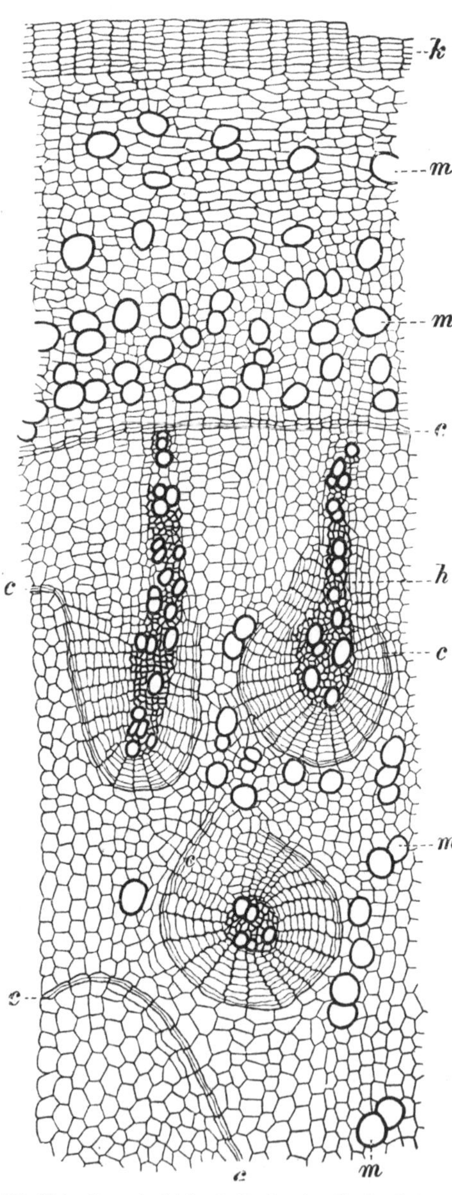

Abb. 314. Querschnitt durch die Randpartie der Jalapen
Knolle. *k* Kork, *m* Milchsaftzellen, *c* Kambiumzonen,
außen das primäre Kambium, im Innern zahlreiche Folge-
kambien, *h* Gefäßgruppen. (Tschirch.)

Merkmale des Pulvers. Das gelblichgraue bis graubraune, feine Pulver (Sieb VI) besteht zum großen Teil aus freiliegenden Stärkekörnern, den fein zermahlenen, farblosen Trümmern dünnwandiger Parenchymzellen, Emulsionskugeln, winzigen farblosen Protoplasmakörnchen. Wohlerhaltene, größere Gewebefetzen kommen im Pulver nur äußerst selten vor, dagegen findet man nicht selten vereinzelte, mehr oder weniger unverletzte Parenchymzellen oder kleine Verbände solcher; die Zellen sind kugelig oder rundlich-rechteckig, seltener polygonal oder sogar ansehnlich gestreckt, dünnwandig, mit farbloser oder seltener gelblicher bis bräunlicher Wandung, ungetüpfelt oder sehr undeutlich und spärlich getüpfelt, dicht mit Stärkekörnern erfüllt, die einer farblosen oder gelblichen bis bräunlichen Zwischensubstanz eingelagert sind; die Stärkekörner sind entweder einfach, kugelig oder schwach eiförmig mit deutlichem zentralen oder schwach exzentrischem Spalt, um den gewöhnlich deutliche konzentrische Schichten herumlaufen, in der Größe außerordentlich wechselnd (8—40 μ, manchmal bis 60 μ groß), oder aber zu zweien, dreien oder vieren zusammengesetzt, wovon oft ungleich große Zwillingskörner mit gekrümmter Berührungsfläche die häufigsten sind; nicht selten treten mehr oder weniger zahlreiche Stärkekörner als Stärkeballen auf, wobei jene durch eine meist gelbliche bis gelblichbräunliche Zwischensubstanz zusammengehalten werden; häufig sind im Pulver auch verkleisterte, mehr oder weniger stark verquollene Stärkekörner oder aber Kleisterballen, wobei der gesamte Stärkeinhalt einer Zelle erhalten sein kann. Spärlich oder selten treten im Pulver auf: meist gelbliche Gefäßbruchstücke, behöft porös oder seltener treppenförmig verdickt; stark verdickte, isodiametrische oder etwas gestreckte, deutlich geschichtete und deutlich getüpfelte, meist gelbliche Steinzellen; gelbbraune Korkfetzen aus dünnwandigen, in der Flächenansicht polygonalen, in der Querschnittsansicht flachen, rechteckigen, in Reihen liegenden Zellen; großlumige, gelegentlich in den spärlichen Parenchymfetzen aufzufindende, in deutlichen Längsreihen angeordnete, inhaltslose Milchsaftzellen, deren Inhalt sich in den Präparaten in Form farbloser, sehr wechselnder, trüber, scheinbar gekörnelter Emulsionskugeln stets in Menge findet; spärliche, 15—25 μ große, häufig zertrümmerte Drusen.

Besonders charakteristisch für das Pulver sind die massenhaften Stärkekörner, Stärkeballen, verkleisterten Stärkekörner und Kleisterballen, die reichlichen Emulsionskugeln, das stärkeführende, dünnwandige Parenchym.

Das Pulver wird untersucht in Wasser (Studium der Stärke!), in Wasser nach Zusatz von Jodkaliumlösung (Untersuchung der jetzt gelblich oder gelb gefärbten Emulsionskugeln, die in Menge vorhanden sein müssen!), sowie in Chloralhydratlösung (nach Lösung der Stärke [Präparat eventuell mehrmals unter dem Deckgläschen stark erwärmen] Studium der vorkommenden Zellformen und der Kristalle!).

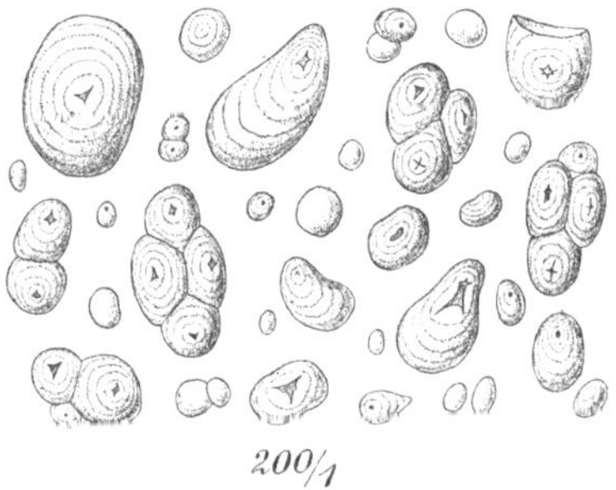

Abb. 315. Tubera Jalapae. Stärkekörner ($^{200}/_1$). (Gilg.)

Bestandteile. Die Jalapen-Knollen enthalten in ihrem Milchsaft ein Harz (Resina Jalapae) bis zu 22% der Droge, welches größtenteils aus Konvolvulin (95%) und zum geringeren Teile (5%) aus Jalapin besteht.

Prüfung. Beigemengte Orizabawurzel (als Stipites Jalapae im Handel) von Ipomoea orizabensis *Ledanois* bildet scheiben- oder walzenförmige, holzige oder faserige Stücke. Tampicowurzel von Ipomoea simulans *Hanbury* besitzt eine korkige Oberfläche und zeigt holzigen Bruch. Turpethwurzel (von Operculina turpethum (*L.*) *Peter*) und Scammoniawurzel sind wegen ihrer nicht knollenförmigen Gestalt nicht mit Tub. Jalapae zu verwechseln. Alle diese Substitute würden mechanische Elemente, besonders erheblichere Mengen von Fasern in das Pulver bringen.

Reichliche oder überhaupt in nennenswerten Mengen vorkommende Steinzellen oder verdickte Fasern dürfen daher im Pulver nicht vorhanden sein. Orizabawurzel ist außerdem dadurch nachweisbar, daß sie im Gegensatz zur Jalapenknolle erhebliche Mengen von in Äther löslichen Stoffen enthält. Durch die Bestimmung des Ätherextraktes können außerdem dem Pulver zugesetzte Harzpulver nachgewiesen werden. Man zieht 2,5 g Pulver mit 15 ccm Äther 6 Stunden lang in der Kälte aus, filtriert und wäscht den Rückstand dreimal mit je 5 ccm Äther aus. Die vereinten Filtrate dürfen nach Verjagung des Äthers und Trocknung bei 100° höchstens 0,03 g Rückstand hinterlassen.

Der Aschegehalt der Droge darf 6,5% nicht übersteigen.

Gehaltsbestimmung. Da das Harz der Droge die wirksame Substanz zu sein scheint, wird die Menge des Harzes, d. i. die Menge des in Wasser unlöslichen Anteils des alkoholischen Extraktes der Droge bestimmt. Man läßt 3 g Drogenpulver mit 30 g Weingeist unter häufigem Schütteln 24 Stunden lang stehen, filtriert 20 g des Auszuges (= 2 g Droge) ab und dampft sie in einer gewogenen Schale auf dem Wasserbade ein. Der Rückstand wird drei- und, wenn nötig, viermal mit je 20 ccm Wasser von etwa 50° ausgewaschen, bis sich das Wasser nicht mehr gelblich färbt. Die Waschwässer werden zwecks Zurückhaltung kleiner Harzmengen durch ein kleines Filter filtriert, das Filter gewaschen, die auf dem Filter angesammelten Harzteilchen, in heißem Weingeist gelöst, in die Schale zurückgebracht, und der Schaleninhalt nach Verjagung des Weingeistes 2 Stunden bei 100° getrocknet. Er muß dann mindestens 0,2 g wiegen, was einem Harzgehalt der Droge von mindestens 10% entspricht.

Aufbewahrung. Vorsichtig.

Geschichte. Die ersten Nachrichten über die Jalapenknollen kamen im Jahre 1530 nach Europa. Um 1650 waren die Knollen schon in Deutschland im Handel. Erst im Jahre 1829 wurde man über die Abstammung orientiert.

Anwendung. Sie dienen hauptsächlich zur Gewinnung des Jalapenharzes, welches stark abführend wirkt.

Familie **Borraginaceae.**

Herba Pulmonariae (maculosae). Lungenkraut.

Abstammung und Beschaffenheit. Das während und nach der Blütezeit im März bis Mai gesammelte Kraut der in Laubwäldern häufigen Pulmonaria officinalis *L.* Die kantigen, krautartigen Stengel tragen, an Seitentrieben grundständig gehäuft, langgestielte Blätter mit eiförmiger bis lanzettlicher, am Grunde abgerundeter oder herzförmiger, ganzrandiger oder kleinzähniger 6—10 cm langer, 3—5 cm breiter Spreite und geflügeltem Stiel, weiter oben kleinere, sitzende oder am Stengel herablaufende, länglich eiförmige, ganzrandige Blätter; alle Blätter sind meist hell gefleckt. Die Blüten stehen kurzgestielt in trugdoldigen Blütenständen und haben einen fünfzähnigen Kelch, eine trichterige, erst rote, später violettblaue Krone, deren Schlund gebärtet, aber n cht durch Anhängsel verschlossen ist, 5 Staubgefäße und einen aus 2 Karpellen gebildeten Fruchtknoten, der bei der Reife in 4 einsamige Klausen zerfällt. Das ganze Kraut ist von den inneren Blütenteilen abgesehen borstig oder rauhhaarig.

Anatomie. Die Blätter haben normale, nur unterseits mit Spaltöffnungen versehene Epidermen und ein Mesophyll aus einer Reihe Palisaden und einem aus flacharmigen Zellen gebildeten Schwammgewebe. Die Haarformen sind mannigfach: kurze, helmspitzenartige oder lange, pfriemliche Borstenhaare, z. T. im erweiterten Basalteil einen Zystolithen bergend, endlich Köpfchenhaare mit drei- bis vierzelligem Stiel und kugeligem oder keulenförmigem Köpfchen.

Bestandteile. Das Kraut ist geruchlos, hat einen schleimigen, etwas herben Geschmack und enthält charakteristische Stoffe nicht.

Prüfung. Das Kraut der übrigens seltenen P. angustifolia *L.* und der in Gärten angepflanzten P. saccharata *Miller* ist durch die in den Blattstiel verschmälerte Spreite der Grundblätter unterschieden. Die Wurzelblätter des früher als Herb. Pulmonariae gallicae gebräuchlichen Hieracium murorum *L.* sind zwar von ähnlicher Gestalt, oft rotbraun gefleckt, aber viel kleiner, weichhaarig, am Rande buchtig gezähnt.

Radix Alkannae. Alkannawurzel.

Abstammung und Beschaffenheit. Die Wurzelstöcke und Wurzeln der in Kleinasien und Südeuropa auf sandigem Boden wachsenden Alkanna tinctoria *Tausch.*

Sie sind walzenförmig und vielköpfig, bis 25 cm lang, bis 1,5 cm dick, von einer dünnen brüchigen, leicht abblätternden, dunkelpurpurnen Borke umgeben. Auf dem Querschnitt sieht man unter dieser eine schmale oder breitere, weiße Rinde, einen unregelmäßig strahligen Holzkörper, in den Rhizomstücken ein beträchtliches, bräunliches Mark. Die Droge ist fast geruchlos, schmeckt schleimig, schwach bitter.

Anatomie. Die äußerst bröckelige Borke enthält Korklamellen und Parenchymzellen von tief dunkelroter bis schwarzer Farbe, und die Borkebildung ist bis tief in die sekundäre Rinde vorgedrungen. Die inneren Partien der sekundären Rinde bestehen aus radial angeordneten, dünnwandigen, farblosen Zellen mit teils noch normalem, teils obliteriertem Siebgewebe. Der Holzkörper ist nicht rund, sondern durch ein unregelmäßig verlaufendes Kambium begrenzt, oft wie zerklüftet, von z. T. recht breiten, als Markstrahlen aufzufassenden, unregelmäßigen Parenchymstreifen mehr oder weniger tief zerschnitten. Er enthält sehr zahlreiche, engere und weitere Hoftüpfelgefäße, in deren Begleitung sich einige dickwandige Fasern befinden, ferner meist tangential verlaufende Parenchymbinden.

Bestandteile. Alkannawurzel enthält Alkannarot oder Alkannin, einen in organischen Solventien rot, in Alkalien blau löslichen Farbstoff, der in Wasser unlöslich ist.

Prüfung. Die Droge wird dadurch gefälscht, daß man die gefärbte Borke abblättert, um sie zur Farbstoffabrikation zu verwenden. Solche nur die innerste Korklamelle enthaltende, äußerlich freilich noch rote Wurzel ist zu verwerfen. Andere Borraginaceen, wie Onosma echioides L. enthalten ähnlichen Farbstoff und sind sehr ähnlich gebaut. Im Handel sind aber auch schon künstlich gefärbte Borraginaceenwurzeln (Anchusa officinalis L. z. B.) aufgetaucht. Sie unterscheiden sich durch den mitgefärbten, nicht farblosen Holzkörper.

Anwendung. Alkanna wird zum Färben und als mikroskopisches Reagens gebraucht.

Familie **Labiatae.**

Fast alle Arten dieser großen Familie sind reich an ätherischem Öl. Dieses wird ausschließlich in Drüsenhaaren gebildet, welche so charakteristisch gebaut sind, daß man sie, obgleich sie auch bei anderen Familien

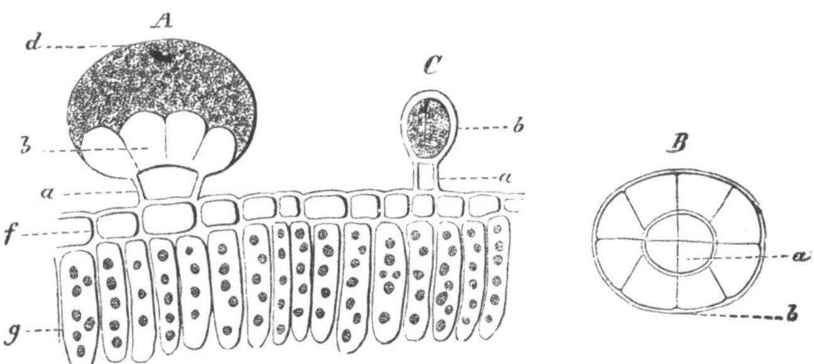

Abb. 316. Drüsenhaare der Labiaten, z. B. des Rosmarins. *A* Großes Drüsenhaar (sog. Drüsenschuppe) im Längsschnitt, *a* Stielzelle, *b* acht zartwandige Tochterzellen welche das ätherische Öl hervorbringen, durch dessen Austritt die Kutikula (*d*) von der Außenwand der Zellen abgehoben wird, *f* Epidermis des Blattes, aus der das Drüsenhaar hervorgegangen ist, *g* Palisadenzellen. *C* kleineres Drüsenhaar, *B* Oberflächenansicht einer großen Drüsenschuppe. (Flückiger und Tschirch, nach De Bary.)

vorkommen, als Labiatendrüsenschuppen oder als Drüsenschuppen vom Typus der Labiaten bezeichnet. Sie werden als im Vergleich zum Endstadium verhältnismäßig kleine Köpfchenhaare mit scheibenförmiger Stielzelle und 1-, 2-, 4-, 8- oder 12zelligem Köpfchen angelegt. Es erfolgt dann die Produktion erheblicher Mengen von ätherischem Öl, derzufolge die Kutikula als stramm gespannte, mit Öl gefüllte Blase von größerer Ausdehnung, als die Anlage des Haares sie hatte, die Reste der Köpfchenzellen überspannt. Die Kutikularblase hat sehr oft die Form einer bikonvexen Linse, wobei ihr

Scheitel schwächer konvex ist als die Basis, in der sich die Reste der Köpfchenzellen befinden. Neben diesen Drüsenschuppen finden sich oft noch kleine Drüsenhärchen und Deckhaare verschiedener Gestalt an den oberirdischen Teilen der Labiaten vor.

Folia Rosmarini oder Folia Anthos. Rosmarinblätter.

Abstammung und Beschaffenheit. Sie stammen von Rosmarinus officinalis L., einer in den Mittelmeerländern heimischen, bei uns kultivierten, mehrjährigen, halbstrauchigen Pflanze. Blätter der wildwachsenden Pflanze sollen denen der kultivierten vorzuziehen sein. Rosmarinblätter sind 2—3,5 cm lang, 3—4 mm breit, ungestielt, lineal oder nadelförmig, am Rande stark umgerollt (Abb. 317), an der oberen Fläche gewölbt, steif lederig und oberseits etwas gerunzelt, glänzend graugrün, unterseits weiß- oder graufilzig. Der Mittelnerv ist oberseits vertieft, unterseits vorspringend.

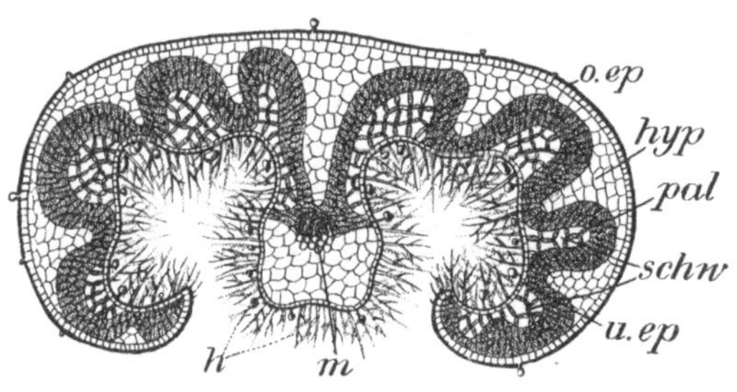

Abb. 317. Rosmarinus officinalis, Querschnitt durch das Blatt. *o.ep* obere Epidermis, *hyp* Hypodermis, *pal* Palisadenparenchym, *schw* Schwammparenchym, *u.ep* Epidermis der Blattunterseite, *m* Mittelrippe, *h* Haare. Vergr. $^{40}/_1$. (Gilg.)

Die Droge riecht aromatisch, etwas kampferartig, ihr Geschmack ist scharf gewürzig, terpentinartig, schwach bitter und herb.

Anatomie. Die stets spaltöffnungsfreie obere Epidermis ist sehr dickwandig, von einer dicken Kutikula überzogen. Das Mesophyll besteht aus einem Wassergewebe, Palisaden- und Schwammparenchym. Das Palisadengewebe ist auf dem Querschnitt wellig angeordnet und umfaßt 2—3 Zellreihen. Zwischen oberer Epidermis und Palisaden befindet sich ein auch die oberseitigen Falten der Palisadenschicht ausfüllendes Wassergewebe aus dickwandigen, großzelligen, farblosen, grob getüpfelten Zellen, während die der Unterseite zugekehrten Falten der Palisadenschicht durch das lockere Schwammgewebe ausgefüllt sind. Die untere Epidermis ist, besonders auf der Innenseite der umgeschlagenen Ränder kleinzellig und mit zahlreichen Spaltöffnungen versehen. Sie trägt auch ein dichtes Haarkleid, welches aus 3 Formen zusammengesetzt ist, nämlich verzweigten, glatt- und dünnwandigen Gliederhaaren, Labiatendrüsenschuppen mit einzelligem Stiel und achtzelligem Kopf und Köpfchenhaaren mit ein- bis zweizelligem Stiel und ein- bis vierzelligem Köpfchen.

Prüfung. Angeblich oder tatsächlich vorgekommene Verwechselungen und Fälschungen sind die Blätter von Ledum palustre L. (Ericaceae), unterseits mit langen, einfachen, rotbraunen, filzigen Haaren, Andromeda polifolia L., (Ericaceae), unterseits ohne Haare, aber von einem Wachsüberzug weiß, Teucrium montanum L., (Labiatae), nur wenig umgerollt, unterseits mit langen, einfachen geschlängelten Haaren und Labiatendrüsenschuppen, Santolina rosmarinifolia L., (Compositae), lineal, flach, kahl und S. chamaecyparissus L., lineal-vierseitig gezähnt, von dickwandigen, einfachen Haaren graufilzig.

Bestandteile. Rosmarinblätter enthalten ätherisches Öl (Oleum Rosmarini) und Gerbstoffe.

Gehaltsbestimmung. Bei der Wasserdampfdestillation (s. Einleitung) sollen 10 g zerstoßene Rosmarinblätter mindestens 0,1 g ätherisches Öl ergeben, was einem Mindestgehalt der Droge an ätherischem Öl von 1% entspricht.

Anwendung. In der Volksmedizin.

Flores Lavandulae. Lavendelblüten.

Abstammung. Sie stammen ab von Lavandula spica L., einer im Mittelmeergebiet heimischen und in Mitteleuropa in Gärten gezogenen, ausdauernden Pflanze, welche zum Zwecke der Blütengewinnung hauptsächlich in Südfrankreich angebaut wird, während man dieselbe Pflanze in England vorzugsweise zur Gewinnung des ätherischen Öles kultiviert. Die Blüten werden meist vor völliger Entfaltung von den an Ähren erinnernden Blütenständen abgestreift.

Beschaffenheit. Die kurzgestielten Blüten (Abb. 318) besitzen einen etwa 5 mm langen, walzig-glockigen oder röhrenförmigen Kelch von stahlblauer bis bläulichgrauer Farbe; er ist durch weiße oder blaue Haare filzig. Von den fünf Zähnen des Kelchrandes sind vier sehr kurz, der fünfte ist stärker ausgebildet (fast 1 mm lang), eiförmig, stumpf, von blauer oder schwarzblauer Farbe. Der Kelch hat 10—13 stark hervortretende Längsrippen. Die Blumenkrone ist von bläulicher bis blauer Farbe und zweilippig; die Oberlippe ist groß und zweilappig; die Unterlippe kleiner und dreilappig. Die Blumenkronenröhre schließt zwei längere und zwei kürzere Staubgefäße, sowie den gynobasischen Griffel ein. Die Antheren springen mit einem über ihren Scheitel verlaufenden Spalt auf.

Lavendelblüten haben einen kräftigen, charakteristischen, aromatischen Geruch und schmecken bitter.

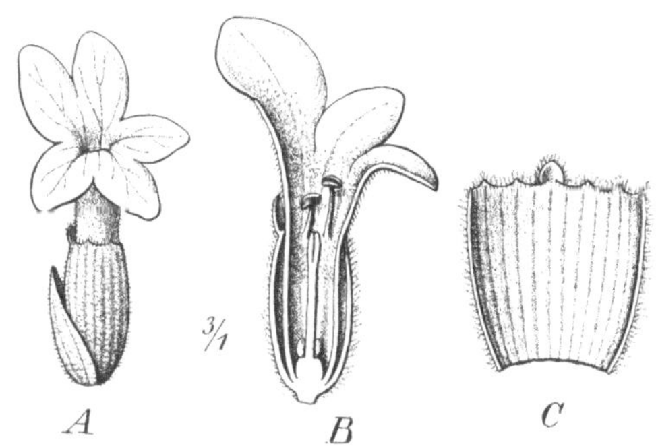

Abb. 318. Flores Lavandulae. *A* Blüte mit Deckblatt, *B* Längsschnitt durch dieselbe, *C* Kelch ausgebreitet und von innen gesehen ($^3/_1$). (Gilg.)

Anatomie. Besonders der Kelch trägt kleine, kegelförmige und größere, verzweigte, dickwandige, spitze, von einer grobkörnigen oder gestrichelten Kutikula überzogenen Deckhaare und kleine, wenigzellige Köpfchenhaare neben Labiatendrüsenschuppen, die Krone trägt auf der Außenseite ganz ähnliche verzweigte Haare wie der Kelch, auf der Innenseite vor allem knorrig verdickte, meist mit kugeliger, drüsiger Endzelle versehene Haare neben Labiatendrüsenschuppen. Die Pollenkörner sind kugelig und durch 6 schlitzförmige Austrittsstellen gekennzeichnet; ihre Exine ist unregelmäßig netzartig verdickt.

Bestandteile. Ätherisches Öl (Oleum Lavandulae) bis 3%.

Prüfung. Von Stengelresten und Blättern soll die zur arzneilichen Anwendung gelangende Droge frei sein.

Gehaltsbestimmung. Bei der Wasserdampfdestillation (s. Einleitung) sollten 10 g Lavendelblüten mindestens 0,1 g ätherisches Öl ergeben. Die Bestimmung des ätherischen Öls wird vom Arzneibuch nicht verlangt.

Anwendung. Bestandteil der Species aromaticae.

Herba Hederae terrestris. Gundelrebe.

Das blühende Kraut von Glechoma hederacea *L.* Stengel vierkantig mit dekussierter Blattstellung. Blätter ei- bis nierenförmig, grob gekerbt, mehr oder weniger behaart, je nach dem Standort von stark wechselnder Größe. Blütenstände blattwinkelständig, wenigblütig. Kelch röhrig, fünfzähnig, Blumenkrone lang, zweilippig, blau bis violett, selten weiß, mit flacher Oberlippe. Die Behaarung der Blätter besteht aus kurzen, einzelligen, und größeren, mehrzelligen Deckhaaren und Drüsenhaaren mit 1—2 zelligen Köpfchen und spärlichen Labiatendrüsenschuppen. Das Kraut enthält etwas grünes ätherisches Öl und ist ein beliebtes Volksmittel.

Flores Lamii albi. Taubnesselblüten.

Die Droge besteht aus den im Mai bis Juli gesammelten Blumenkronen mit ansitzenden Staubgefäßen von Lamium album *L.*, einem bei uns sehr verbreiteten, ausdauernden Kraute. Die weißen, zweilippigen, 10—15 mm langen Blumenkronen haben eine gekrümmte, über dem Grunde zu einem nach vorne und abwärts gerichteten Höcker aufgetriebene Röhre, die unter dem Höcker etwas eingeschnürt ist und innen

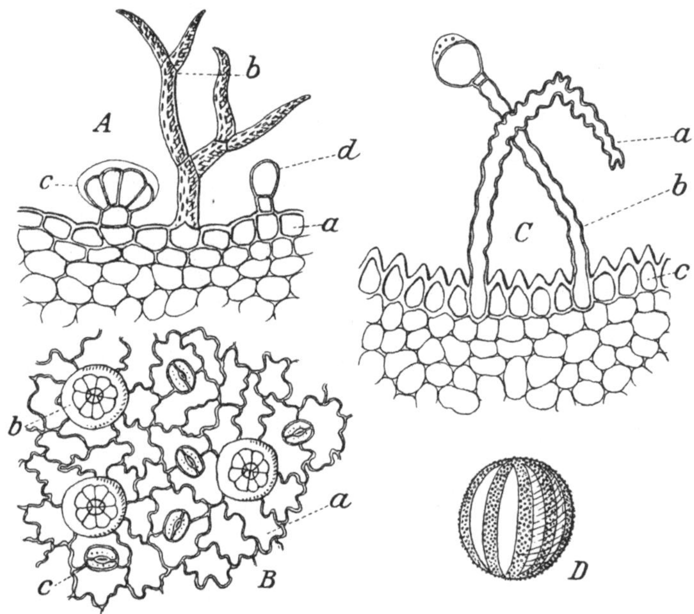

Abb. 319. Flores Lavandulae. *A* Querschnitt durch den Kelch, *a* Epidermis, *b* verzweigtes Deckhaar, *c* Labiatendrüsenschuppe, *d* Köpfchenhaar. *B* Oberflächenansicht der Außenseite des Kelches in einem Tälchen, *a* Epidermiszellen, *b* Drüsenschuppe, *c* Spaltöffnung. *C* Querschnitt durch den inneren Teil der Blumenkrone mit den knorrigen Haaren (*a* und *b*), *c* Epidermis. *D* Pollenkorn.

einen schief verlaufenden Haarkranz und die 4 Staubgefäße trägt; die beiden oberen derselben sind die kürzeren. Die Oberlippe ist stark helmförmig gewölbt, die Unterlippe hat einen verkehrt herzförmigen, gezähnelten, an den Seiten herabgeschlagenen Mittellappen und zwei lange spitze Seitenlappen. Die Blüten haben einen schwachen Geruch und bitteren Geschmack, enthalten charakteristische Stoffe aber nicht (das Alkaloid Lamin war ein Irrtum). Sie dienen dem Volk als Blutreinigungsmittel.

Herba Galeopsidis. Hohlzahnkraut.

Das blühende Kraut der in Deutschland stellenweise sehr verbreiteten, einjährigen Galeopsis ochroleuca *Lamarck*.

Der bis 60 cm hohe, oft rote Stengel ist vierkantig, weichhaarig. Die Blätter sind kreuzgegenständig, gestielt, länglich-eiförmig bis lanzettlich, bis 9 cm lang, am oberen Ende zugespitzt, an der Basis keilförmig, grob gesägt, gelblichgrün, weich behaart. Die Blüten stehen in blattachselständigen Scheinquirlen. Der Kelch besitzt 5 pfriemliche, spitze Zähne und ist drüsig behaart; die große, gelblichweiße Blumenkrone besitzt eine helmförmige Oberlippe und eine dreispaltige, durch einen sattgelben Fleck gezeichnete Unterlippe. Die Blätter tragen derbwandige, zweizellige, spitze Deckhaare mit körniger Kutikula, mehrzellige Haare mit kugeligem Köpfchen und Labiaten-drüsenschuppen mit vielzelligem Köpfchen.

Hohlzahnkraut ist fast geruchlos und schmeckt sehr schwach bitterlich und etwas salzig. Es enthält Kieselsäure, Bitterstoff, Gerbstoff, Harz und wird überall als Volks-heilmittel gegen Lungenleiden angewendet und vielfach von Kur-pfuschern mit großer Reklame vertrieben, neuerdings aber auch in der wissenschaftlichen Medizin wegen seines Kieselsäuregehalts angewendet (Liebersche Kräu-ter, Blankenheimer Tee, Jo-hannistee).

Folia Salviae. Salbeiblätter.

Abstammung. Sie werden von der im Mittelmeergebiet heimischen Salvia offici-nalis *L.*, und zwar von wild-wachsenden oder kultivierten Exemplaren gesammelt (Abb. 320).

Von kultivierten Pflanzen wird die Droge namentlich in Thüringen geerntet, von wildwachsenden in Italien.

Beschaffenheit. Salbeiblät-ter sind je nach dem Stand-ort grünlich bis silbergrau, 2—8 cm lang und 1—4 cm breit, kurz gestielt, von meist eiförmigem bis länglichem Umriß, am Grunde in den Blattstiel verschmälert, ab-gerundet bis sehr schwach herzförmig, bisweilen auch geöhrt. Der Rand ist fein ge-kerbt. Das sehr verzweigte, runzelige, engmaschige Ader-netz, zwischen welchem die Blattfläche nach oben gewölbt ist, ist graufilzig behaart, während bei jüngeren Blät-tern sich der Haarfilz über die ganze Blattfläche ausbreitet.

Salbeiblätter haben einen

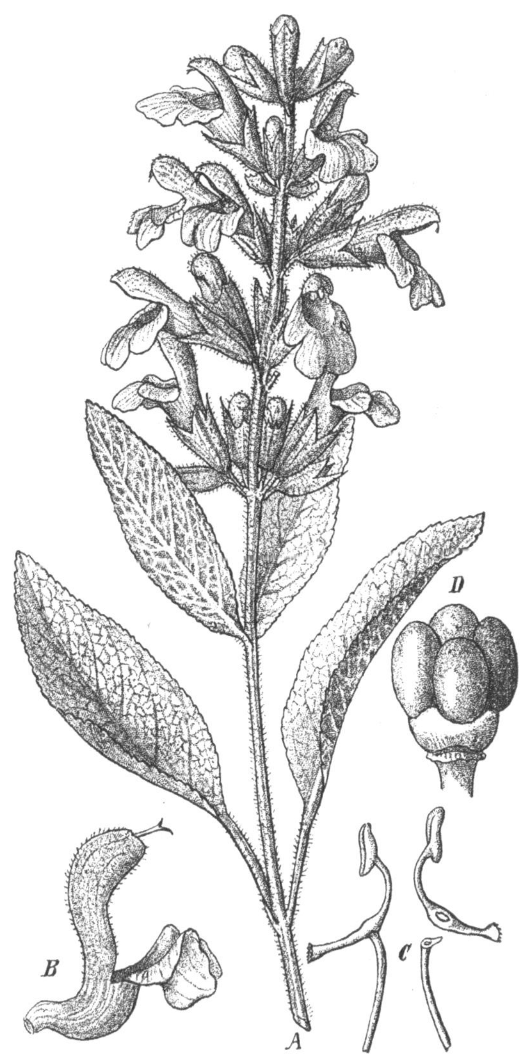

Abb. 320. Salvia officinalis. *A* blühender Zweig, *B* Blüte, *C* die beiden fruchtbaren Staubgefäße, *D* Frucht (Gilg.)

kräftigen, strengen aromatischen Geruch und würzigen und bitteren Ge-schmack.

Anatomie. Im Blatt finden wir 2—3 Lagen von Palisadengewebe, wel-ches ganz allmählich in die schmale Schicht von lockerem Schwamm-parenchym übergeht. An Haargebilden finden sich in der oberseits aus polygonalen, unterseits aus welligbuchtigen Zellen gebildeten Epidermis

zahlreiche große Drüsenschuppen, ferner kleine Drüsenhaare mit 1 zelligem
Stiel und 1- oder 2 zelligem Köpfchen, länger gestielte Drüsenhaare mit
2—4 zelligem Stiel und 1—2 zelligem Köpfchen, endlich zahlreiche nicht
drüsige, 2—5 zellige, dickwandige Gliederhaare, deren unterste Zelle stärker
verdickt ist und ein engeres Lumen zeigt, während die Lumina der oberen
Zellen größer sind und die Endzelle in eine scharfe Spitze ausläuft; alle
diese Zellen sind meist mit Luft erfüllt. Spaltöffnungen finden sich auf

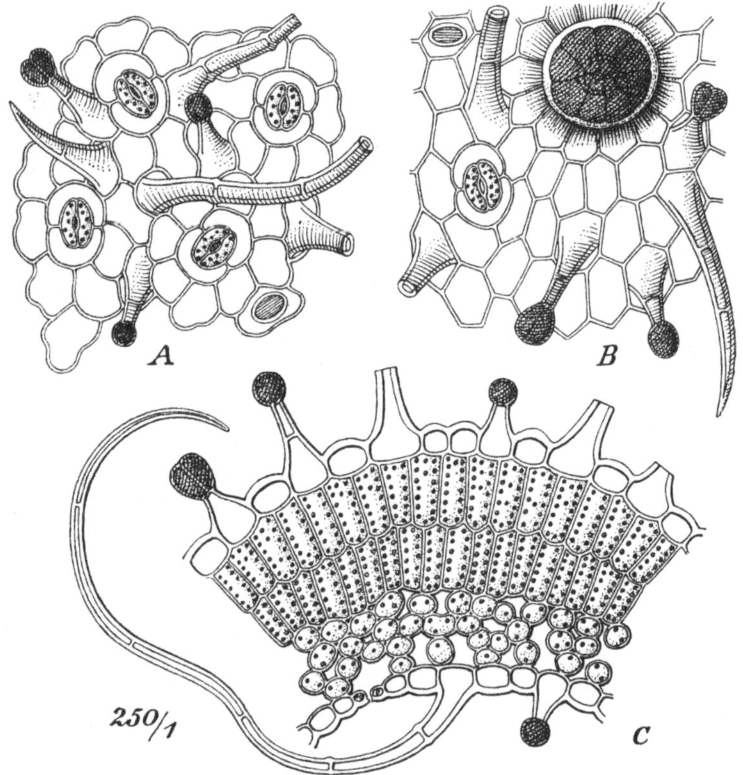

Abb. 321 Folia Salviae. *A* Oberflächenansicht der unteren, *B* der oberen Epidermis, *C* Blattquerschnitt.

beiden Blattseiten, sie werden von 2 ihre Enden (Pole) umfassenden Epidermiszellen umgeben. Oxalatkristalle fehlen der Droge.

Merkmale des Pulvers. Besonders charakteristisch für das Pulver sind
die Gliederhaare mit ihrer eigenartigen Verdickung; weniger in Betracht
kommen die Drüsenhaare und Epidermisfetzen.

Bestandteile. Wichtig nur das ätherische Öl.

Prüfung. Angeblich soll die Droge mit den Blättern von Salvia pratensis *L.* verfälscht worden sein, was kaum anzunehmen ist. Diese Blätter sind,
vorsichtig getrocknet, dunkelgrün, wie Versuche zeigten, werden sie beim
Trocknen sehr leicht schwarz und wären dann unverkäuflich. Sie sind größer, am Grunde herzförmig, nicht aromatisch, da sie sehr wenig ätherisches
Öl enthalten. Tatsächlich gefunden wurden die Blätter einer Phlomis-Art,

(Labiatae), die Sternhaare tragen. Im Pulver ist Phlomis ebenfalls an den Sternhaaren (wenn die Pulver nicht zu fein sind), Salvia pratensis an kleinen, einzelligen, breitkegelförmigen, fast zahnförmigen Haaren nachweisbar.

Der Aschegehalt des Pulvers darf 8% nicht übersteigen.

Gehaltsbestimmung. Bei der Wasserdampfdestillation müssen 10 g gepulverte Salbeiblätter mindestens 0,15 g ätherisches Öl ergeben, was einem Ölgehalte der Droge von mindestens 1,5% entspricht (s. Einleitung).

Geschichte. Die Droge wurde schon im Altertum geschätzt. Die Salbeipflanze wurde wohl sicher durch Karl den Großen nach Deutschland gebracht.

Anwendung. Anwendung finden Fol. Salviae als Hausmittel, namentlich zu Gurgelwässern.

Herba Marrubii. Andornkraut.

Abstammung. Das blühende Kraut des in Deutschland verbreiteten Marrubium vulgare *L.*

Beschaffenheit. Der vierkantige, weißfilzige, ästige Stengel trägt gegenständige, runzelige, weißhaarige, unterseits grau- oder weißfilzige Blätter, von denen die unteren rundlicheiförmig, langgestielt, ungleich grob gekerbt, die oberen spitz-eiförmig, kurz gestielt und kerbig gezähnt sind, sowie zu kugeligen Scheinquirlen vereinigte weiße Lippenblüten, die von einem zottigen Kelche mit 6—10 hakig umgebogenen Zähnen umschlossen sind. Der Querschnitt des Stengels ist infolge des sehr stark entwickelten und möglichst weit nach außen geschobenen, in den vier vorspringenden Kanten des Stengels liegenden Kollenchyms geradezu kreuzförmig.

Anatomie. Die obere Epidermis des Blattes besteht aus geradlinigpolygonalen Zellen, fast ohne Spaltöffnungen, die untere aus buchtigen Zellen, zwischen welchen sich zahlreiche Spaltöffnungen befinden. Das Mesophyll ist aus einer Schicht langer Palisaden und einem zwei- bis vierschichtigen, schmalen Schwammgewebe zusammengesetzt. Die Behaarung umfaßt folgende Haarformen: einzellige, spitze Deckhaare von verschiedener Länge. Haarbüschel, d. h. Gruppen von vielen (bis 15) ein- oder mehrzelligen Deckhaaren. Drüsenhaare mit wenigzelligem Stiel und einzelligem Köpfchen und Labiatendrüsenschuppen mit achtzelligem, auch solche mit vier- oder gar zweizelligen Köpfchen.

Bestandteile. Das Kraut enthält einen Bitterstoff, Marrubiin, ferner Gerbstoff und ätherisches Öl und ist ein Volksheilmittel gegen Lungenleiden.

Prüfung. Verwechselungen bzw. Fälschungen sind Ballota nigra *L.* mit herzförmigen, beiderseits kurzhaarigen Blättern und meist rötlichen Blüten, Nepeta cataria *L.* mit herzförmigen, grobgesägten, unterseits kurz grauhaarigen Blättern und ebenfalls oft rötlichen Blüten, und Stachys germanica *L.* mit herzförmigen, weißwolligen Blättern und roten Blüten.

Folia Melissae. Melissenblätter.

Abstammung. Melissenblätter werden von der im Mittelmeergebiete heimischen, in Deutschland in der Umgebung von Cölleda, Jena, Erfurt und Quedlinburg kultivierten Melissa officinalis *F.* gesammelt.

Beschaffenheit. Die Blätter (Abb. 322) sind mit langem, rinnenförmigem, oben meist zottig behaartem Stiel versehen; die Blattspreite, oberseits sattgrün, unterseits heller, ist breit-eiförmig oder herzförmig, dünn, mit zwischen den Nerven aufgewölbter Blattfläche, und oberseits spärlich und hauptsächlich an der Spitze, unterseits besonders an den Nerven vereinzelt flaumig oder borstig behaart. Mit der Lupe erkennt man auf der Unterseite die glänzenden Drüsenschuppen. Die Länge der Spreite beträgt 3—5 cm, die Breite bis 3 cm; der Umriß ist grob und stumpf gesägt. Die Blätter riechen angenehm zitronenartig und schmecken gewürzig.

Anatomie. (Abb. 323). Die Epidermis besteht aus stark welligbuchtigen Epidermiszellen; sie ist beiderseits mit sehr zahlreichen einzelligen, eckzahnförmigen, d. h. kurzkegelförmigen Haaren mit feinkörnig-rauher Oberfläche versehen (*h*); ferner finden sich vereinzelt, besonders über den Nerven, lange, ziemlich dickwandige, 3—5 zellige Borstenhaare mit rauher Kutikula (*h*), endlich drei verschiedene Formen von Drüsenhaaren, nämlich die großen, auffallenden, braunen Drüsenschuppen (*d.schu*) mit kurzer Stielzelle und acht großen sezernierenden Kopfzellen, weiter kurzgestielte (*d.h*) oder aber seltener langgestielte Drüsenhaare mit einzelligem, selten zweizelligem Kopf (*k.h*). Die Spaltöffnungen sind auch hier, wie sehr häufig bei den Labiaten von 2 ihre Pole umfassenden Epidermiszellen umgeben, das Mesophyll besteht aus einer Schicht langer Palisaden und einem ziemlich lockeren Schwammgewebe. Kristalle fehlen.

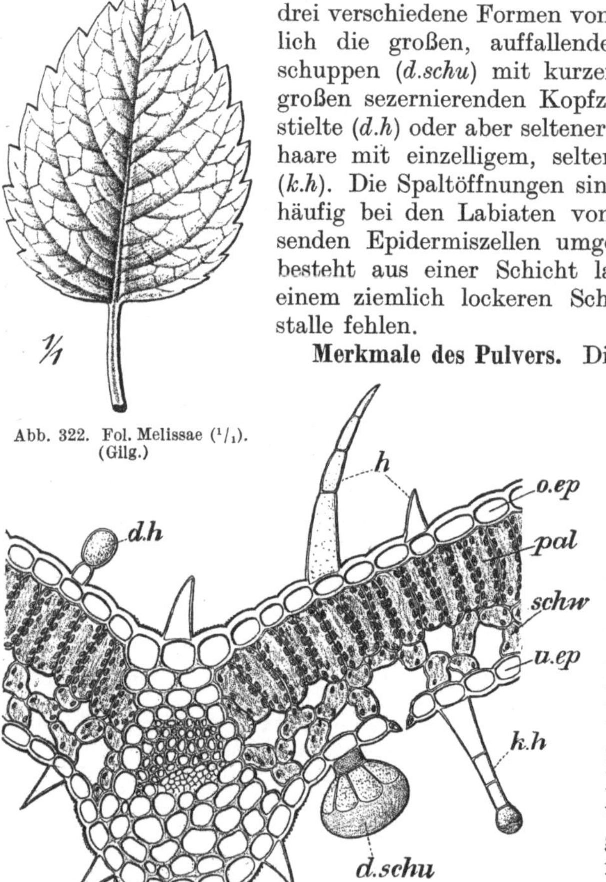

Abb. 322. Fol. Melissae (¹/₁).
(Gilg.)

Abb. 323. Folia Melissae, Querschnitt durch das Blatt. *d.h* kurzgestieltes Drüsenhaar, *d.schu* Drüsenschuppe, *k.h* langgestieltes Drüsenhaar, *h* kurze, seltener etwas verlängerte, einfache, kegelförmige oder eckzahnförmige Haare, *pal* Palisadenparenchym, *schw* Schwammparenchym, *o ep* obere Epidermis, *u.ep* untere Epidermis. Vergr. ¹²⁵/₁. (Gilg.)

Merkmale des Pulvers. Die Farbe des Pulvers ist gelblichgrün. Charakteristisch sind vor allem die sehr zahlreichen, eckzahnförmigen Kegelhaare, welche im Pulver gewöhnlich gut erhalten sind. Die anderen Haarformen treten besonders in feinen Pulvern nur wenig hervor, da sie meist vollständig zertrümmert sind. Es ist daher auf die ein weiteres Kriterium abgebenden Spaltöffnungen mit ihren Nebenzellen zu achten.

Bestandteile. Melissenblätter enthalten in geringen Mengen ein sehr flüchtiges ätherisches Öl.

Prüfung. Melissa officinalis existiert in mehreren Varietäten, von denen die α typica die bessere, hier beschriebene, die β hirsuta *Bentham* die weniger gehaltvolle ist. Letztere ist durch die erheblichere Blattgröße und die starke, zottige Behaarung unterschieden. Nepeta cataria *L.* in ihrer Var. β citriodora *Beck* ist durch die oberseits weichhaarige, unterseits graufilzige Behaarung der Blätter und das Fehlen der zahnförmigen Härchen gekennzeichnet. Außerdem sollen als Beimengung Oxalatkristalle enthaltende Blätter vorgekommen sein.

Der Aschegehalt der Droge darf 14% nicht übersteigen.

Gehaltsbestimmung. Auf die Bestimmung des ätherischen Öles hat das Arzneibuch verzichtet, weil stets nur wenig gefunden wird und das Öl ziemlich flüchtig ist, diese Flüchtigkeit mithin eine Fehlerquelle bei der Bestimmung darstellt.

Geschichte. Schon seit dem Altertum sind Melissenblätter gebräuchlich; sie wurden auch schon im Mittelalter in Deutschland kultiviert.

Anwendung. Sie dienen zur Bereitung von Spiritus Melissae compositus.

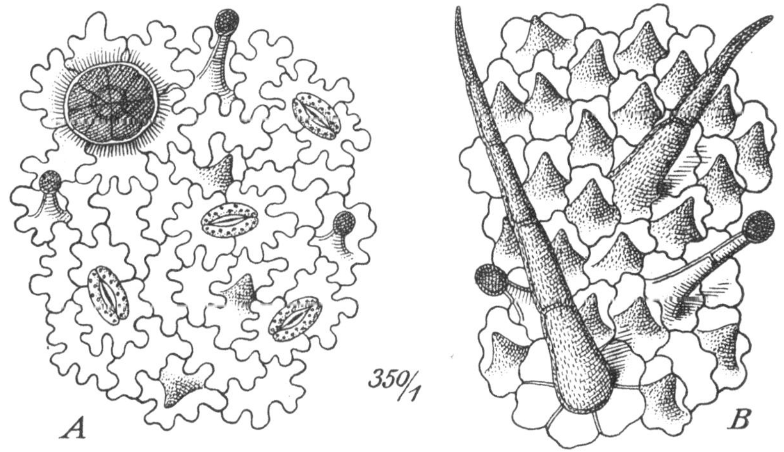

Abb. 324. Folia Melissae. Bestandteile des Pulvers. Oberflächenansicht *A* der unteren, *B* der oberen Epidermis.

Herba Hyssopi. Ysop.

Abstammung und Beschaffenheit. Das blühende, im Juni und Juli gesammelte Kraut des im Mittelmeergebiet und im mittleren Asien heimischen Hyssopus officinalis *L.*, eines Halbstrauches mit vierkantigem, oberwärts flaumhaarigem Stengel, gegenständigen, fast sitzenden, lanzettlichen, ganzrandigen, am Rande nach unten umgerollten Blättern, und blauen, seltener weißen oder rötlichen Blüten in einseitswendigen, endständigen Trauben. Der blau angelaufene Kelch ist röhrig, fünfzähnig, die Krone zweilippig, mit flacher Unterlippe. Staubgefäße spreizend.

Anatomie. Beide Blattepidermen sind mit Spaltöffnungen versehen, und ihre Zellen enthalten reichlich Sphärokristalle (Hesperidin?). Mehrere Palisadenschichten finden sich sowohl auf der Ober- wie Unterseite des Mesophylls, Oxalat fehlt. Die Behaarung besteht aus kurzen, einzelligen, warzigen, zahnähnlichen und mehrzelligen Deckhaaren, von denen die längeren starkwandige Basalzellen besitzen, ferner aus Köpfchenhaaren mit ein- bis zweizelligem Kopf und tief in die Blattfläche eingesenkten typischen Labiatendrüsenhaaren.

Bestandteile und Anwendung. Die Droge besitzt einen kampferartigen Geruch und würzigen, bitteren Geschmack und enthält etwa 1% ätherisches Öl. Sie wird vom Volk als Brusttee verwendet.

Herba Majoranae. Mairan. Majoran.

Abstammung und Beschaffenheit. Die vom blühenden Kraut von Origanum majorana *L.*, einer als Küchengewürz kultivierten, halbstrauchigen Pflanze abgestreiften Blätter und Blüten. Die dünnbehaarten, ästigen Stengel tragen kreuzgegenständige, eirunde oder längliche, bis 4 cm lange, ganzrandige, aber etwas ausgeschweifte, graugrüne, kurzfilzige, drüsig punktierte Blätter und weiße, zu fast kugeligen Ähren an den Spitzen der Äste gehäufte, mit rundlichen, dicht behaarten Deckblättern versehenene, weiße oder rötliche Blüten mit umgekehrt kegelförmigem, fünfzähnigem Kelch.

Anatomie. Die obere Epidermis besteht aus schwach buchtigen, die untere aus stark welligbuchtigen Zellen mit perlschnurartiger, grober Tüpfelung der Seitenwände. Spaltöffnungen oberseits wenig, unterseits reichlich, von 2 zum Spalt senkrecht orientierten Epidermiszellen umfaßt. Das Mesophyll besteht aus einer Schicht großer Palisaden und einem ebenso breiten Schwammgewebe. Die Behaarung beider Seiten umfaßt 3 Formen: Labiatendrüsenschuppen mit einzelligem Stiel und 8—12 Köpfchenzellen, um welche die Epidermiszellen radial angeordnet sind, meist dreizellige, konische Deckhaare mit glatter oder oberwärts körnig rauher Kutikula und Köpfchenhaare mit kurzem 2—4zelligem Stiel und 1—2zelligem Köpfchen. Oxalatkristalle fehlen.

Bestandteile. Geruch und Geschmack der Droge sind stark gewürzhaft infolge des Gehalts an ätherischem Öl (bis 1,8%).

Prüfung. Majoran ist neuerdings vielfach verfälscht angetroffen worden. Die mitgeteilten anatomischen Kriterien dürften zu seiner Charakterisierung und zur Unterscheidung von Fälschungsmitteln ausreichen.

Sein Aschegehalt darf 10% nicht übersteigen.

Anwendung. Zu Ungt. Majoranae, vielfach als Gewürz.

Herba Origani. Dostkraut. Dostenkraut.

Abstammung und Beschaffenheit. Das blühende, von den dickeren Stengeln befreite Kraut des in Deutschland fast überall verbreiteten, ausdauernden Origanum vulgare L. Der Stengel ist bis ½ m hoch, purpurrot gefärbt, undeutlich vierkantig. Die kreuzgegenständigen Blätter sind gestielt, bis 4 cm lang, eiförmig, am oberen Ende meist mehr oder weniger abgestumpft, an der Basis abgerundet, fast ganzrandig, meist sehr schwach behaart, am Rande gewimpert. Die Blüten stehen in Trugdolden, die sich am Ende des Stengels zu Ähren vereinigen; an der Basis jeder Blüte steht ein violettes, ovales Deckblatt; der Kelch ist fünfzähnig; die Blumenkrone ist klein, weiß oder rotviolett und besitzt eine aufrechte, ausgerandete Oberlippe und eine dreiteilige Unterlippe.

Anatomie. Beide Blattepidermen mit Spaltöffnungen, unterseits viel mehr. Mesophyll bifazial. Behaarung nur am Rande reichlicher, teils mehrzellige Deckhaare mit schwach warziger Kutikula, teils in die Epidermis versenkte Labiatendrüsenschuppen.

Bestandteile und Anwendung. Dostkraut besitzt infolge seines Gehaltes an ätherischem Öl einen würzigen Geruch und Geschmack und findet als Volksheilmittel gelegentlich Verwendung, besonders zu Kräuterbädern gegen Skrophulose. Herba Origani cretici stammt von O. vulgare var. creticum.

Herba Thymi. Thymian. Römischer Quendel.
Gartenthymian.

Abstammung. Thymian besteht aus den abgestreiften Blättern und Blüten von Thymus vulgaris L., einer Pflanze, welche in den europäischen Mittelmeerländern heimisch ist und als Gewürzkraut in fast jedem Bauerngarten gezogen, in größerem Maßstabe aber in Thüringen, der Provinz Sachsen und in Nordbayern angebaut und im Mai und Juni geerntet wird (Abb. 325).

Beschaffenheit. Die Blätter sind bis 9 mm lang, höchstens 2 mm breit, sitzend oder kurzgestielt, etwas dick, am Rande stark zurückgerollt, schmal lanzettlich, elliptisch oder gerundet rhombisch (B). Die Blattspreite ist oberseits dunkelgrün, unterseits heller, beiderseits kurz borstig behaart, ungewimpert. Die Blüten sind kurz gestielt, ihr Kelch ist fünfzähnig, zweilippig tief gespalten, innen am Schlunde mit einem Kranz steifer Haare versehen, ihre Krone blaßrötlich, durch die dreilappige Unterlippe und die ungeteilte Oberlippe vierzipfelig.

Thymian hat einen kräftigen, charakteristischen Geruch und Geschmack.

Anatomie. Die Blätter des Thymians haben kleinzellige Epidermen. Die Zellen der oberen Epidermis sind schwach, die der unteren stark wellig begrenzt, beide Epidermen enthalten Spaltöffnungen, die von 2 die Pole umfassenden Epidermiszellen umgeben sind. Beide tragen kleine, birnförmige, einzellige Drüsenköpfchen und eingesenkte Labiatendrüsenschuppen, die obere daneben zahlreiche zahnförmige, ein- bis zweizellige, konische Härchen, die untere statt dieser zahlreiche, längere, zwei- bis dreizellige, knieförmig gebogene Haare mit körniger Kutikula. Das Palisadengewebe ist schmalzellig, ein- bis zweischichtig, die Schwammgewebezellen sind meist ellipsoidisch, klein. Die Pollenkörner sind glatt, kugelig.

Merkmale des Pulvers. Das graugrüne Pulver besteht aus Trümmern des Mesophylls und der klein- und zartzelligen, wenig charakteristischen Blütenteile,

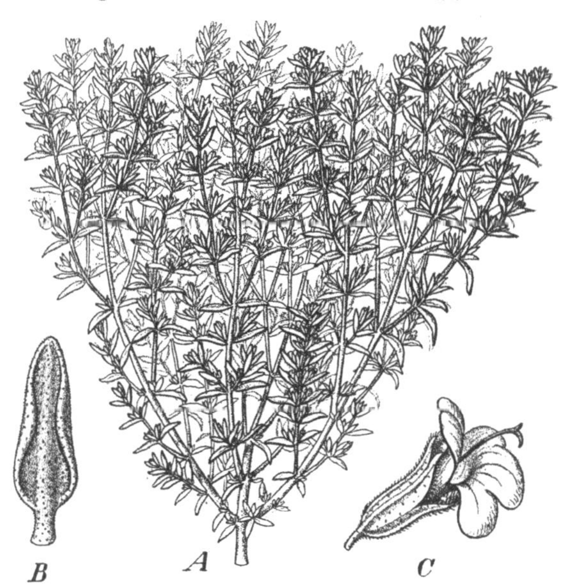

Abb. 325. Herba Thymi. *A* Blühende Pflanze, um die Hälfte verkleinert. *B* Blatt von unten gesehen, Vergr. $^4/_1$. *C* Blüte von der Seite gesehen, Vergr. $^5/_1$. (Gilg.)

von denen die der Krone durch rötliche Farbe auffallen, Trümmern der ebenfalls wenig charakteristischen, oberen Stengelteile, und ist kenntlich an den zahlreichen, geknieten, derbwandigen Haaren, den kleinen zahnförmigen Haaren, den welligen, kleinen Epidermisfetzen mit den Spaltöffnungen.

Bestandteile. Ätherisches Öl mit Thymol und Carvacrol als Hauptbestandteilen (Oleum Thymi).

Prüfung. Der Aschegehalt des Pulvers darf 12% nicht übersteigen.

Gehaltsbestimmung. Eine solche ist nicht vorgeschrieben. Bei der Wasserdampfdestillation (s. Einleitung) müßten 10 g Thymian gegen 0,1 g ätherisches Öl liefern (= 1% der Droge).

Geschichte. Thymian war den alten Griechen und Römern als Gewürz- und Arzneimittel schon bekannt, wurde aber erst im 16. Jahrhundert in Deutschland angebaut.

Anwendung. Das Kraut bildet einen Bestandteil der Species aromaticae und dient als Heilmittel gegen Husten und Keuchhusten, sowie als Gewürz.

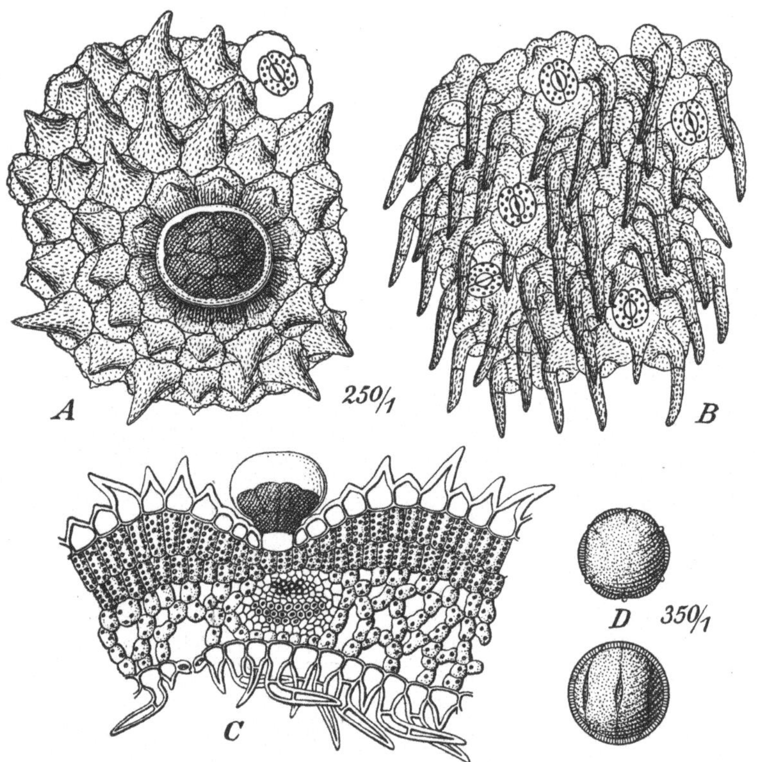

Abb. 326. Herba Thymi. Bestandteile des Pulvers. Oberflächenansichten *A* der oberen, *B* der unteren Epidermis, *C* Querschnitt durch das Blatt, *D* Pollenkörner.

Herba Serpylli. Feldkümmel. Feldthymian. Quendel.

Abstammung. Die Droge besteht aus den oberirdischen Teilen von Thymus serpyllum *L.*, welche in ganz Europa und in Mittel- und Nordasien heimisch und auf trockenen Grashängen häufig ist; sie wird während der Blütezeit im Juni und Juli gesammelt (Abb. 327).

Beschaffenheit. Die holzigen, niederliegenden, an den Knoten wurzelnden, ungefähr 1 mm dicken Zweige dieses kleinen Halbstrauches tragen rötliche, oben blütentragende Äste, welche verzweigt sind und kreuzgegenständige Blätter von wechselnder, rundlich-eiförmiger bis schmallanzettlicher Gestalt (*B*) tragen. Die Blätter sind oben abgerundet, nach unten in den bis 3 mm langen Stiel verschmälert, 1—1,5 cm lang und bis 7 mm breit, ganzrandig und am Rand sehr schwach umgerollt. Die Behaarung ist sehr verschieden und wechselt sehr; die Blätter können ebensowohl fast kahl, als auch dicht rauhhaarig sein; an der Basis sind sie jedoch stets bewimpert. Die dunklen Drüsenschuppen sind auf der Blattunterseite sehr häufig und tief in das Blatt eingesenkt; sie lassen sich schon mit einer Lupe leicht erkennen.

Die Blütenstände bestehen aus armblütigen Scheinquirlen, deren untere am Stengel voneinander entfernt stehen, während die oberen infolge der

Kürze der Stengelinternodien scheinbar zu Blütenköpfchen zusammengedrängt sind. Der Kelch ist bis zur Hälfte in zwei Lippen gespalten, fünfzähnig, am Schlunde mit einem Kranz steifer Haare versehen, braunrot,
stark genervt, behaart, die zweilippige, vierzipfelige Blumenkronenröhre
hellpurpurn, selten weißlich.

Quendel hat einen angenehm aromatischen Geruch und Geschmack.

Anatomie. Die anatomischen Verhältnisse sind denen des Thymians
im allgemeinen sehr ähnlich, charakteristisch sind lange, dickwandige
Borstenhaare mit zarter Kutikularstreifung.

Merkmale des Pulvers. Für das Pulver besonders bezeichnend sind
folgende Elemente: Fasern und Gefäßbündelelemente (aus den Stengel-

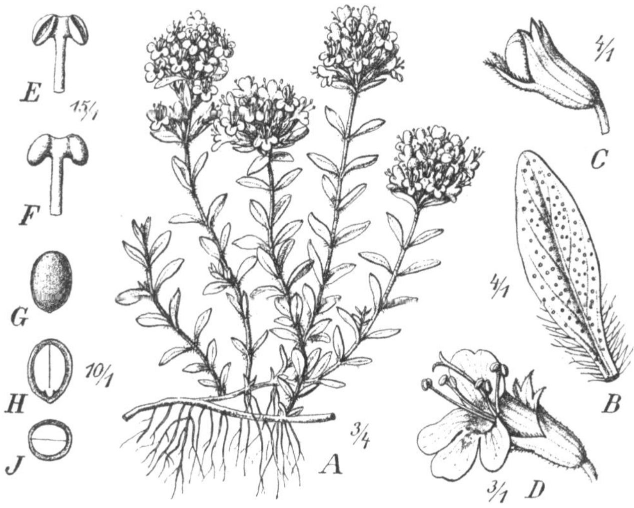

Abb. 327. Thymus serpyllum. *A* Stück einer blühenden Pflanze (³/₄), *B* Blatt mit den ölhaltigen Drüsenschuppen (⁴/₁), *C* Blütenknospe (⁴/₁), *D* Blüte (³/₁), *E* Staubblatt von vorn, *F* von hinten gesehen (¹⁵/₁),
G Samen, *H* derselbe längs- u. *J* quer durchschnitten (¹⁰/₁). (Gilg.)

teilen), Parenchym- und Oberhautfetzen, gerade oder gekrümmte, einzellige oder mehrzellige, dickwandige, meist ziemlich lange Borstenhaare
mit zarter Kutikularstreifung oder Bruchstücke derselben, Drüsenschuppen
und spärliche Pollenkörner.

Bestandteile. 0,5% ätherisches Öl, welches hauptsächlich Cymol, aber
nur sehr wenig Thymol enthält.

Prüfung. Der Aschegehalt des Pulvers sollte 10% nicht übersteigen.

Gehaltsbestimmung. Das Arzneibuch verlangt eine Bestimmung des
ätherischen Öles nicht. Sie wird durch Wasserdampfdestillation bewerkstelligt (s. Einleitung) und sollte aus 10 g Droge mindestens 0,02 g flüchtiges Öl ergeben, was einem Gehalte von mindestens 0,2% entspricht.

Geschichte. Seit dem Altertum ist die Droge ständig im Gebrauch.

Anwendung. Das Mittel findet äußerlich zu stärkenden Bädern und
Kräuterkissen Verwendung und bildet einen Bestandteil der Species aromaticae.

Folia Menthae piperitae. Pfefferminzblätter.

Abstammung. Pfefferminzblätter stammen von einer Pflanze ab, die Linné Mentha piperita genannt hat. (Abb. 328.) Diese wurde bald für eine eigene Art, bald für eine Form von M. aquatica L. oder M. silvestris L. oder selbst von M. arvensis L. gehalten, andere Autoren waren der Meinung, daß verschiedene Arten bzw. Varietäten durch besondere Umstände in die mentholreiche Kulturform M. piperita überzugehen vermögen, zumal diese Pflanze in den Kulturen der verschiedenen Länder einen deutlich abweichenden Habitus zeigt. Neuerdings wurde sehr wahrscheinlich, wenn nicht sicher gemacht, daß die Pfefferminze ein Bastard ist zwischen Mentha aquatica L. und M. viridis L. Pfefferminze wird in Deutschland hauptsächlich in der Umgegend von Cölleda in Thüringen, sowie bei Erfurt, Jena, Quedlinburg, Ballenstedt, Gernrode, Rieden und Westerhausen am Harz, außerdem in Frankreich, England (Mitcham), Rußland, Indien, China, Japan und besonders intensiv in einzelnen Staaten Nordamerikas kultiviert.

Beschaffenheit. Die Pfefferminzblätter sind mit einem bis 1 cm langen Stiele versehen; ihre Blattspreite ist 3—7 cm lang, eilanzettlich, besonders gegen die scharfe Spitze hin ungleichmäßig scharf gesägt und von einem starken Mittelnerv durchzogen. Die Blattfläche ist meist fast kahl,

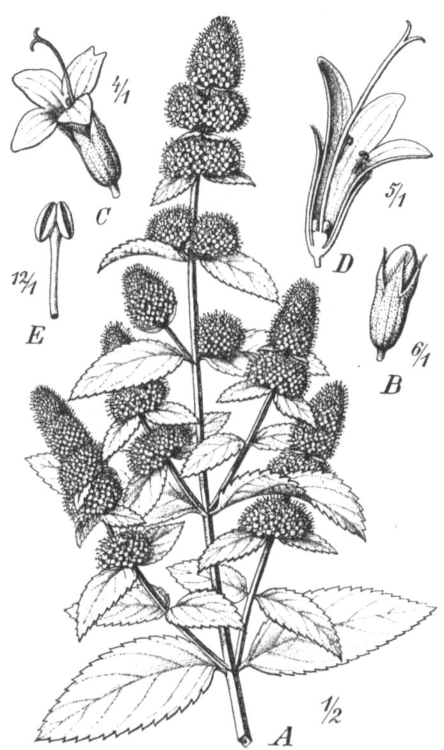

Abb. 328. Mentha piperita. *A* Spitze einer blühenden Pflanze ($^1/_2$), *B* Knospe ($^6/_1$), *C* Blüte ($^4/_1$), *D* dieselbe im Längsschnitt ($^5/_4$), *E* Staubblatt von vorn gesehen ($^{12}/_1$). (Gilg.)

nur an den Nerven auf der Blattunterseite schwach behaart. Mit der Lupe lassen sich auf der Unterseite reichliche Drüsenschuppen erkennen, welche im durchfallenden Lichte als helle Punkte erscheinen.

Pfefferminzblätter haben einen kräftigen, vom Mentholgehalt herrührenden Geruch, brennend aromatischen Geschmack und angenehm kühlenden Nachgeschmack.

Anatomie. (Abb. 329). Die Epidermis des Blattes besteht auf Ober- und Unterseite aus wellig begrenzten Zellen (Abb. 329, *ep*); die untere Epidermis enthält Spaltöffnungen, die von 2 die Pole umfassenden Epidermiszellen umschlossen werden; die obere Epidermis ist fast stets spaltöffnungsfrei. Auf der Ober- und Unterseite sitzen in die Blattfläche versenkte große Drüsenschuppen (*d. h,* Abb. 330, *öd*), ferner finden sich lange, dünne, 6—8zellige, spitze, dünnwandige Gliederhaare mit deutlich gestrichelter Kutikula, welche jedoch an ausgewachsenen Blättern oft schon zum Teil abgefallen sind, endlich vereinzelte kurze, 2—3zellige Härchen (*h*) und kurze wenigzellige Haare mit mehr oder weniger kugeliger Endzelle (*k. h*). Das Palisadenparenchym (*pal*) ist einschichtig, das Schwammparenchym (*schw*) mehrschichtig und locker. Oxalatkristalle fehlen.

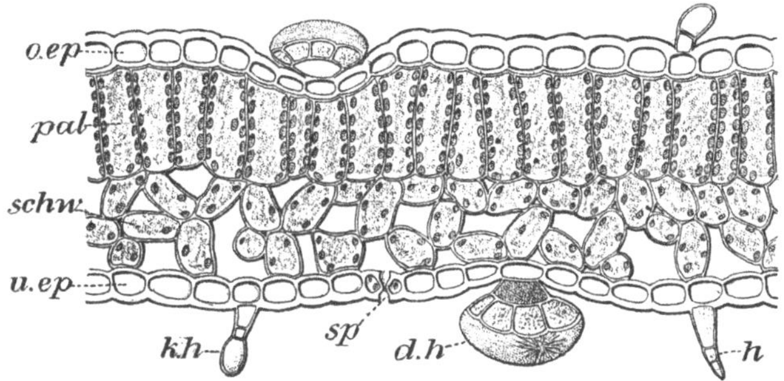

Abb. 329. Folia Menthae pip. Querschnitt durch das Blatt. *o.ep* obere Epidermis, *pal* Palisadengewebe, *schw* Schwammparenchym, *u.ep* untere Epidermis, *k.h* kleine Köpfchenhaare, *d.h* Drüsenschuppen, manchmal mit Mentholkristallen im Sekret, *h* einfaches Haar, *sp* Spaltöffnung. Vergr. $^{125}/_1$. (Gilg.)

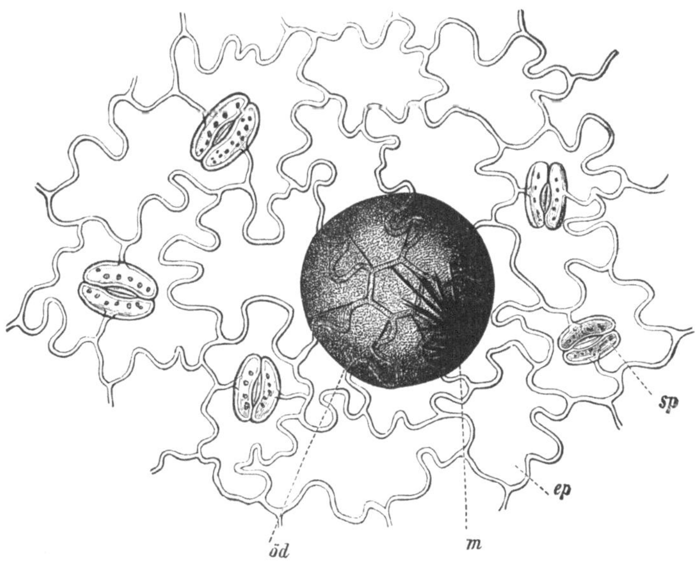

Abb. 330. Flächenansicht der Epidermis eines Blattes von Mentha piperita. *ep* Epidermiszellen mit gewellter Wand, *sp* Spaltöffnungen, *öd* Drüsenschuppe, von oben gesehen, mit Mentholkristallen (*m*). (Tschirch.)

Merkmale des Pulvers. Charakteristische Elemente des Pfefferminzpulvers sind besonders die großen Gliederhaare mit gestrichelter Kutikula, ferner die Drüsenhaare und reichliche Epidermisfetzen und Mesophylltrümmer.

Bestandteile. Pfefferminzblätter enthalten etwa 1% ätherisches Öl (Oleum Menthae piperitae). Dieses enthält hauptsächlich Menthol und Menthon.

Prüfung. Verwechselungen der Pfefferminzblätter kommen, da diese aus Kulturen gewonnen werden, fast nicht vor, und Verfälschungen würden nicht lohnend, am Geruch auch leicht zu erkennen sein. Doch wurden neuerdings aus Rußland Blätter von Mentha aquatica *L.* als Pfefferminzblätter in den Handel zu bringen versucht. Die Blätter von Mentha viridis *L.* sind ungestielt, die von Mentha crispa *L.* wellenförmig, am Rande kraus. Stengel sollen nicht vorhanden sein, sind aber neuerdings in der Regel in großen Mengen der Ware beigemischt. Der Großhandel beklagt sich geradezu darüber, daß reine Blattware fast nicht mehr zu haben ist, daß die Bauern vielmehr die mitgeernteten Stengel mit dem Beil zerkleinert den Blättern untermischen, wodurch die nachträgliche Entfernung der Stengel so gut wie unmöglich gemacht wird. Um diese Gepflogenheit zurückzudämmen, hat das Arzneibuch die strenge Forderung aufgestellt, daß Ganzdroge und Schnittform Stengel, das Pulver außer den zarten Spiralgefäßen verholzte Teile, Fasern und weite Gefäße, die den Blättern fehlen, den Stengeln aber eigentümlich sind, nicht enthalten dürfen.

Der Aschegehalt des Pulvers darf 12% nicht übersteigen.

Gehaltsbestimmung. 10 g Pfefferminzblätter müssen bei der Wasserdampfdestillation (s. Einleitung) mindestens 0,07 g ätherisches Öl ergeben, was einem Gehalte von mindestens 0,7% entspricht. Vielfach wird man mehr finden, wir fanden bis 1,7%.

Geschichte. In Ägypten kannte man die Pfefferminze schon im 1. Jahrhundert v. Chr. Im 18. Jahrhundert wurde die Pflanze in England offizinell und kam gegen Ende des Jahrhunderts auch in Deutschland in Gebrauch.

Anwendung. Die Blätter finden in Teeaufgüssen als Magenmittel Verwendung und dienen zur Bereitung von Ol. Menthae pip., Aq. Menthae pip. und Sirupus Menthae pip.

Folia Menthae crispae. Krauseminzblätter.

Sie sind die krausen Blätter der sog. Mentha crispa *L.*, unter welchem Namen man mehrere kultivierte Arten, bzw. Formen oder Bastarde der Gattung Mentha mit krausen Blättern zusammenfaßt. Die Krauseminzblätter, die zur Blütezeit gesammelt werden, sind kurz gestielt oder sitzend, bis 3 cm breit, eiförmig oder am Grunde herzförmig zugespitzt, und an dem krausverbogenen Rande scharf gezähnt, unterseits mit stark hervortretenden Nerven versehen und an diesen deutlich behaart, mit gelbglänzenden Drüsenschuppen besetzt. In ihrer Anatomie ähneln sie der vorigen Droge sehr. Sie enthalten ein angenehm aromatisch riechendes Öl und werden, wie Pfefferminzblätter, in Aufgüssen gegen Magenleiden angewendet.

Folia Patchouli. Patschuliblätter.

Abstammung und Beschaffenheit. Patschuliblätter stammen von Pogostemon patchouli *Pel.*, einer im indisch-malayischen Gebiet einheimischen und dort, sowie auch in anderen Tropengebieten (besonders Westindien) vielfach kultivierten Staude. Die Blätter sind lang gestielt, eiförmig bis breit eiförmig, scharf zugespitzt, am Rande grob gesägt, 8—11 cm lang, 5—7 cm breit.

Anatomie. Außer den großen, spärlichen Drüsenschuppen mit einzelligem Kopf tragen sie meist reichlich lange, mehrzellige Haare mit verdickter Wandung und sehr deutlich warziger Kutikula, ferner kurz gestielte, seltener lang gestielte Drüsenhaare mit meist zweizelligem Kopf. Im Mesophyll finden sich zahlreiche in die Interzellularen hineinragende, den Mesophyllzellen, besonders den Palisaden ansitzende Drüsenhaare mit kurzer Stielzelle und einzelligem, blasigem Kopf. Die Patschuliblätter sind durch einen sehr eigenartigen und lange anhaftenden Geruch ausgezeichnet; sie enthalten bis 4% ätherisches Öl, dessen Menge durch Wasserdampfdestillation des feinen Pulvers

(s. Einleitung) bestimmt werden kann, und sind im Orient zu Parfümierungszwecken schon längst im Gebrauch. In Europa wurde die Pflanze erst anfangs des 19. Jahrhunderts bekannt, spielt aber jetzt, besonders in der Parfümerie, eine recht bedeutende Rolle.

Familie **Solanaceae.**

Alle Solanaceen besitzen bikollaterale Gefäßbündel und sind reich an Alkaloiden. Ihre Blätter sind meist kräftig behaart; besonders von Wichtigkeit sind mannigfache Formen von Drüsenhaaren.

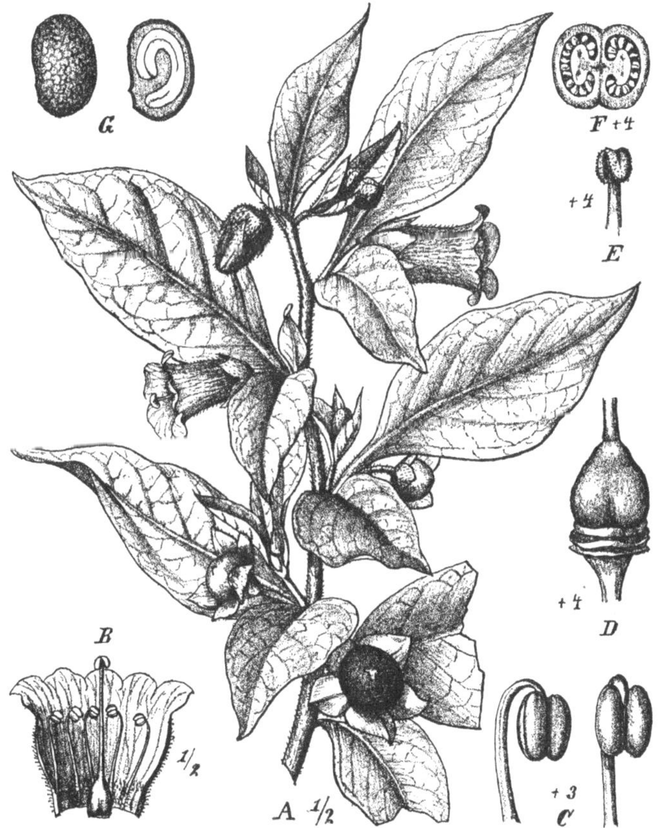

Abb. 331. Atropa belladonna. *A* Blühender Zweig, *B* Blüte aufgeschlitzt und ausgebreitet, *C* Staubblätter, *D* Fruchtknoten, *E* Narbe, *F* Fruchtknotenquerschnitt, *G* Samen, rechts ein solcher im Längsschnitt. (Gilg.)

Folia Belladonnae. Tollkirschenblätter.

Abstammung. Die zur Blütezeit im Juni und Juli gesammelten Blätter der in Europa verbreiteten Atropa belladonna *L.* (Abb. 331). Daß die Blätter kultivierter Pflanzen nicht an Wirksamkeit hinter denen wilder Exemplare zurückstehen, ist neuerdings mehrfach bewiesen worden.

Beschaffenheit. Die Blätter (Abb. 332) sind breit elliptisch bis spitzeiförmig, die größten bis 20 cm und darüber lang und bis 10 cm breit. Die Blattspreite ist dünn, ganzrandig, fiedernervig und oft fast kahl, nur am

Blattstiele und an den Nerven auf der Unterseite stets deutlich behaart, an der Basis in den weniger als halb so langen, halbstielrunden Blattstiel verschmälert. Tollkirschenblätter sind im trockenen Zustande zart und brüchig, oberseits bräunlichgrün, unterseits graugrün. Mit der Lupe erkennt man gelegentlich an den trockenen Blättern, hauptsächlich auf der Unterseite, die im Gewebe enthaltenen Kristallsandzellen als kleine, weißliche, glänzende Punkte.

Tollkirschenblätter riechen schwach narkotisch und schmecken etwas bitter.

Anatomie. (Abb. 333). Die Epidermis (*ep*) beider Seiten besteht aus welligbuchtigen Zellen, die obere ist von einer fein gestreiften Kutikula überzogen, die untere glatt. Spaltöffnungen (*sp*) kommen auf beiden Seiten, reichlicher aber auf der Unterseite, vor. Sie besitzen meist 3 Nebenzellen, von denen die eine merklich kleiner als die anderen ist. Die größeren Gefäßbündel der Blätter sind bikollateral, die feinen Adern kollateral gebaut. An der Blattoberseite findet sich eine Schicht von Palisadenzellen (*pal*), an der Unterseite zahlreiche Schichten von sehr lockerem Schwammparenchym (*schw*). Hauptsächlich in den obersten, an die Palisaden angrenzenden Schwammparenchymschichten, aber auch im Gewebe der Nerven liegen zahlreiche große Zellen mit Kristallsand (*krs*). Äußerst selten kommen auch Einzelkristalle und Drusen vor. Von der Epidermis, besonders über den Nerven, entspringen kurzgestielte, gekrümmte Drüsenhaare mit vielzelligem (*d. h*), seltener einzelligem Kopf, ferner zahlreiche langgestielte Drüsenhaare mit einzelligem Kopf (*h*, oben), endlich 2—5 zellige, spitz auslaufende, schlaffe, glatte, nicht drüsige Haare mit meist glatter Kutikula (*h*, unten).

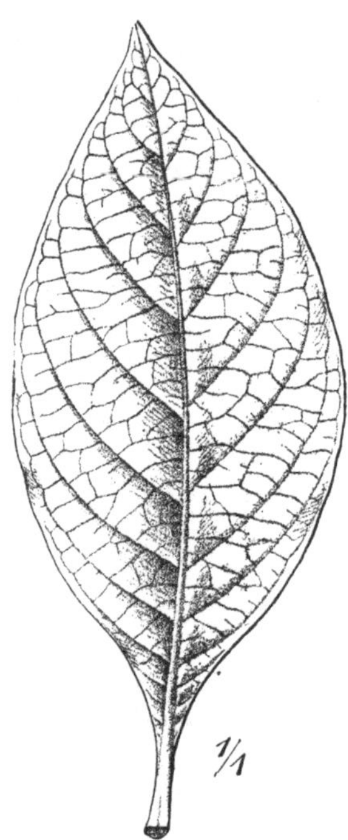

Abb. 332. Fol. Belladonnae (¹/₄).
(Gilg.)

Merkmale des Pulvers. Das gelblichgrüne bis hellgrüne, feine Pulver (Sieb VI) besteht zum größten Teil aus stark vermahlenen, dünnwandigen, grünlichen bis grünen oder aber derbwandigen, schwach getüpfelten, farblosen Bruchstücken von Parenchymzellen, von farblosen Epidermiszellen mit zarter welliger oder geradliniger Kutikularstreifung, von engen ringförmig oder spiralig, selten netzig verdickten Gefäßen, ferner aus zahllosen grünen Chlorophyllkörnern und farblosen Protoplasmakörnchen oder -klümpchen. Dazwischen finden sich aber auch sehr häufig kleinere oder größere Gewebefetzen, besonders aus dem chlorophyllführenden Mesophyll; diese bestehen z. T. aus Palisadengewebe (in der Flächenansicht als kreisrunde, fast lückenlos zusammenliegende, in der Blattquerschnittsansicht als ziemlich lange, schlauchförmige, parallel nebeneinanderliegende Zellen erscheinend), z. T. aus Schwammgewebe, d. h. aus rundlichen oder mehr oder weniger sternförmigen, stets Interzellularen aufweisenden Zellen; es finden sich aber auch reichlich Parenchymfetzen aus dem Blattstiel und den Blattnerven, aus farblosen bis grünen, derbwandigen, rundlichen bis gestreckten, fein getüpfelten Zellen aufgebaut. Den Parenchymfetzen hängen sehr häufig Epidermisstücke an, oder diese kommen frei für sich vor; sie werden allermeist in der Flächenansicht beobachtet und bestehen aus mehr oder weniger isodiametrischen, schwach oder stark wellig buchtigen, dünnwandigen, Spaltöffnungen führenden, meist eine deutliche wellige Kutikularstreifung zeigenden, seltener aus langgestreckten, dünn- oder derbwandigen, eine geradlinige Kutikularstreifung aufweisenden, farblosen Zellen. Die nur sehr selten vereinzelt vorkommenden, häufig aber in Parenchymfetzen (am besten mit dem Polarisationsapparat) nachweisbaren grauen bis grauschwarzen Kristallzellen sind meist ansehnlich

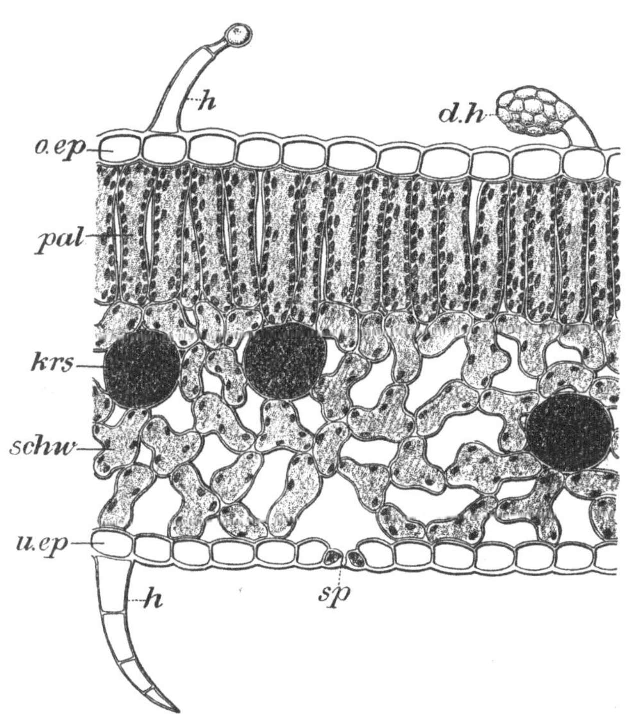

Abb. 333. Folia Belladonnae, Querschnitt. *o.ep* obere Epidermis mit einem ziemlich langgestielten Drüsenhaar mit kleinem Köpfchen (*h*) und einem sehr kurzgestielten Drüsenhaar mit großem, vielzelligem Kopf (*d.h*), *pal* Palisadengewebe, *krs* Kristallsandzellen, *schw* Schwammparenchym, *u.ep* untere Epidermis mit Spaltöffnung (*sp*) und einfachem, mehrzelligem Haar (*h*). Vergr. $^{175}/_1$. (Gilg.)

größer als die Schwammparenchymzellen, unregelmäßig kugelig bis eiförmig und sehr dicht erfüllt mit winzigen Kriställchen, die auch aus den verletzten Zellen ausgetreten sind und sich freiliegend mit dem Polarisationsapparat in Menge im Pulver leicht nachweisen lassen. Die selten einzeln oder in Gruppen, meist in Parenchymfetzen auftretenden Gefäße sind schwach ringförmig oder spiralig verdickt, selten etwas weiter und netzförmig verdickt. Verhältnismäßig spärlich nur findet man Haare oder ihre Bruchstücke: lange, dicke, vielzellige, dünnwandige, glatte Gliederhaare oder lange, vielzellige oder kurze, wenigzellige Drüsenhaare mit einzelligem, gelblichem bis bräunlichem Drüsenkopf oder endlich sehr kurze Drüsenhaare mit einzelligem Stiel und vielzelligem (meist 6 zelligem), bräunlichem Kopf.

Charakteristisch für das Pulver sind besonders die Mesophyllfetzen mit den Kristallsandzellen, die mit feiner Kutikularstreifung versehenen, meist welligbuchtigen Epidermisstücke, die mit glatter Wandung versehenen Haarbruchstücke, sowie die einzelligen oder vielzelligen Drüsenköpfe.

Das Pulver wird in Glyzerinwasser und besonders in Chloralhydratlösung untersucht. Um größere Mesophyllfetzen (zwecks Nachweises der Kristallsandzellen) durchsichtig zu machen, müssen diese längere Zeit in Chloralhydrat liegen. Man erreicht aber dasselbe, wenn man ein Pulverpräparat in Chloralhydratlösung vorsichtig unter dem Deckgläschen erhitzt.

Bestandteile. Tollkirschenblätter enthalten hauptsächlich zwei Alkaloide: Hyoscyamin und wenig Atropin $C_{17}H_{23}O_3N$, daneben noch Belladonnin u. a. m.

Prüfung. Verunreinigungen und Fälschungen wurden beobachtet mit Blättern von Scopolia carniolica *Jqu.* (Solanaceae), Phytolacca decandra *L.* (Phytolaccaceae), Ailanthus glandulosa *L.* (Simarubaceae), Solanum nigrum *L.* und ihren nächsten Verwandten S. villosum und alatum (Solanaceae), Plantago media *L.* (und major?) (Plantaginaceae), Carpinus betulus *L.* (Betulaceae), Ulmus campestris *L.* (Ulmaceae) und mit Stengeln, Blüten und Früchten der Atropa belladonna selbst.

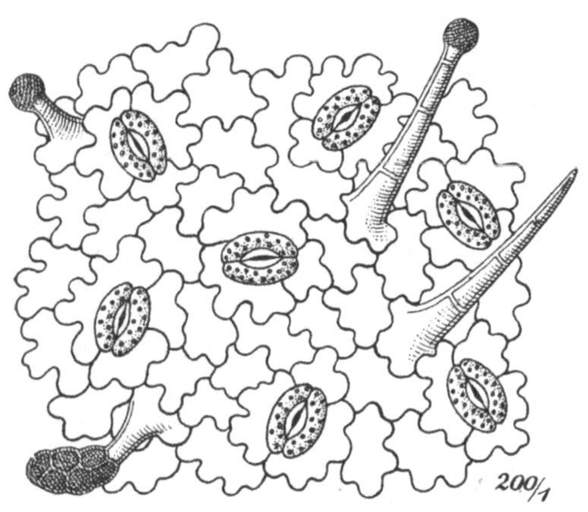

Abb. 334. Fol. Belladonnae. Oberflächenansicht der Unterseite des Blattes mit Spaltöffnungen, einfachen Haaren und Drüsenhaaren.

Viele dieser Verfälschungen ähneln den Tollkirschenblättern in der Konsistenz, Form, Nervatur oder Behaarung keineswegs. Solanum ist wohl nur gelegentlich einmal beigemengt gewesen und ist in Ganzdroge an den wenigen großen Zähnen des Blattrandes zu erkennen. Scopolia hat eine spaltöffnungsfreie Blattoberseite mit glatter Kutikula, im Mesophyll Oxalatdrusen, Phytolacca oberseits genau, unterseits nahezu geradlinig-polygonale Epidermiszellen ohne Kutikularfalten, im Mesophyll massenhaft Oxalatraphiden, Ailanthus beiderseits kleine geradlinig-polygonale Epidermiszellen, die oberseits mit der Belladonna nicht unähnlichen Kutikularfalten, unterseits mit einer höchst eigenartigen Kutikularkräuselung versehen sind, und unterseits Spaltöffnungen ohne Nebenzellen, im Mesophyll Oxalatdrusen, dickwandige, einzellige, spitze Haare, Plantago schwach wellige Epidermiszellen ohne Kutikularfalten, sehr breite, mehrzellige Deckhaare, kleine Drüsenhaare mit einzelligem Stiel und zweizelligem Köpfchen und ein Mesophyll mit mehreren Lagen tonnenförmiger Palisaden. Ulmus geradlinig-polygonale Epidermiszellen, einzellige, bis zum Verschwinden des Lumens verdickte Haare, im Mesophyll Oxalatdrusen, Carpinus wellige Epidermiszellen ohne Kutikularstreifung, im Mesophyll zahlreiche große Oxalatprismen.

Das Pulver darf demgemäß geradlinig-polygonale Epidermiszellen mit glatter oder gekräuselter oder gestreifter Kutikula, Drusen, Raphiden,

Einzelkristalle, zweizellige Drüsenköpfchen, dickwandige Deckhaare nicht enthalten. Da das Arzneibuch reine Blattware verlangt, dürfen auch weitlumige Netz- oder Hoftüpfelgefäße, Fasern der Stengel, kleinzellige, z. T. papillöse Epidermisfetzen der Blumenkrone, Pollenkörner, dünnwandige, große Zellen mit violettschwarzem Inhalt von den Beeren der Belladonna und Fragmente der Samenschale mit welligen, stark U-förmig verdickten, großen Epidermiszellen, deren Verdickungsschichten gekörnelt sind, im Pulver nicht vorhanden sein, Beimengungen übrigens, die fast stets gefunden werden, weil es für den Großbetrieb schwierig ist, bei der Blatternte Blüten und junge Früchte völlig auszuschließen.

Der Aschegehalt des Pulvers darf 15% nicht übersteigen.

Gehaltsbestimmung. 10 g gepulverte Tollkirschenblätter werden mit 100 g Äther durchgeschüttelt, dann nach Zusatz von 7 g Ammoniakflüssigkeit eine Stunde lang unter häufigem Umschütteln stehen gelassen. Der möglichst vollständig abgegossene und durch Watte filtrierte Äther wird mit 1 g Talkpulver 3 Minuten lang, dann nach Zusatz von 5 ccm Wasser nochmals 3 Minuten lang geschüttelt, um kolloidal verteilte Nebenstoffe durch Quellung und Adsorption an Talk zu entfernen. Nach der Filtration werden 50 g der ätherischen Lösung (= 5 g Droge) auf etwa $^1/_3$ des Volumens abdestilliert, um Ammoniak und Amine zu entfernen, dann wird der durch Nachspülen mit Äther vollständig in einen Scheidetrichter übertragene Rückstand mit 5 ccm $^1/_{10}$-Normal-Salzsäure und 5 ccm Wasser ausgeschüttelt, und dreimal mit je 5 ccm Wasser gewaschen. Nach Zusatz von 2 Tropfen Methylrotlösung zur wässerigen Flüssigkeit wird der Säureüberschuß mit $^1/_{10}$-Normal-Kalilauge aus einer Feinbürette zurücktitriert, wozu höchstens 4,48 ccm erforderlich sein dürfen. Die zur Bindung der Alkaloide nötige Menge $^1/_{10}$-Normal-Salzsäure, mindestens 0,52 ccm, zeigt bei einem Molekulargewicht des Hyoscyamins von 289,2 mindestens 0,0150384 g Alkaloid in 5 g Droge an, was einem Alkaloidgehalt der Droge von mindestens 0,3% entspricht.

Zum Beweise, daß in der titrierten Flüssigkeit wirklich Belladonna-Alkaloide (Hyoscyamin) enthalten sind, wird die Flüssigkeit schwach sauer gemacht, durch Ausschütteln mit Äther vom Indikator befreit, dann mit Ammoniak alkalisch gemacht und wieder mit Äther ausgeschüttelt, welcher das Alkaloid aufnimmt. Der Verdunstungsrückstand dieses Äthers muß nach dem Abdampfen mit 5 Tropfen rauchender Salpetersäure und nach dem Erkalten auf Zusatz von etwas weingeistiger Kalilauge eine Violettfärbung geben.

Aufbewahrung. Vorsichtig.

Geschichte. Die Tollkirsche war schon im Mittelalter als sehr giftig bekannt. In den Arzneischatz wurden die Blätter jedoch erst im 16. oder 17. Jahrhundert eingeführt.

Anwendung. Die Droge, die gut getrocknet und vor Feuchtigkeit geschützt aufzubewahren ist, dient innerlich gegen Keuchhusten, Asthma und Neuralgien; äußerlich zu schmerzlindernden Kataplasmen und als Rauchmittel bei Asthma. Sie wird verwendet zur Herstellung des Extr. Belladonnae.

Radix Belladonnae. Tollkirschenwurzel.

Abstammung und Beschaffenheit. Die Droge (Abb. 335) besteht aus den im Hochsommer von mehrjährigen Exemplaren, meist unter Ausschluß der verholzten Teile, gesammelten, im frischen Zustande fleischigen Wurzelteilen von Atropa belladonna

L. Die häufig gespaltenen Stücke sind außen gelblichgrau, wenig runzelig, innen weißlich, weich und mehlig, beim Zerbrechen (infolge des Stärkegehaltes) stäubend und von glattem Bruch; sie schmecken süßlich und bitter.

Anatomie. Die Wurzel ist von normalem, dünnwandigem Kork bedeckt und hat eine schmale Rinde, ohne Stereiden. Im Zentrum liegt das primäre Gefäßbündel, und zwischen ihm und der Rinde der weitaus den größten Teil des Querschnitts einnehmende Kambialzuwachs, der zum allergrößten Teil aus stärkeführendem Parenchym besteht. Zahlreiche Zellen enthalten auch Oxalatsand. In unterbrochenen, mehr oder weniger weit nach innen reichenden Reihen angeordnet, liegen im Parenchym kleine Gruppen von Gefäßen, von grobgetüpfeltem Holzparenchym begleitet. Die Gefäße sind weit, stehen in den Gruppen häufig in Tangential-, öfters auch (weiter innen) in Radialreihen und sind sehr dicht und deutlich behöft getüpfelt (nicht Treppengefäße, wie öfters behauptet wird). Die Leptomgruppen außerhalb der Holzstrahlen des sehr umfangreichen Holzkörpers sind relativ klein. Die gesamte Wurzel entbehrt der Fasern und Steinzellen.

Merkmale des Pulvers. Das Pulver ist charakterisiert durch die sehr großen Mengen von Stärkekörnern, die z. T. einfach, kugelig, z. T. zu 2—3 zusammengesetzt und dann eventuell in Teilkörner zerfallen sind. Die Stärke ist bis 30 μ groß. Seltener findet man Kork, Hoftüpfelgefäßstücke, Parenchym mit Oxalatsandzellen. Fasern und Steinzellen fehlen.

Bestandteile. Bestandteile sind die Alkaloide Hyoscyamin und Scopolamin, ersteres geht leicht zum Teil in Atropin über.

Prüfung. Die Droge soll nicht geschält sein, da gerade die Rinde, die auch mit Vorteil zur Fabrikation der Alkaloide benutzt wird, reich an Alkaloiden ist. Ältere Wurzeln werden holzig, dann auf dem Bruch faserig und zeigen auf dem Querschnitt einen zitronengelben, strahlig gestreiften Holzkörper. Sie sind nicht zulässig. Im Frühjahr gesammelte Wurzeln sind stärkearm oder -frei, schrumpfen daher beim Trocknen stärker, sind grobrunzelig, im Bruch hornig, nicht stäubend. Sie sind ebenfalls nicht zu verwenden. Besonders von Amerika aus wird der Ersatz der Droge durch die im Alkaloidgehalt konstantere, von der Belladonna kaum zu unterscheidende Wurzel und das Rhizom von Scopolia carniolica *Jqu.* empfohlen. Verwechselungen sind die beiden stärkefreien Drogen Rad. Bardanae und Rad. Helenii (s. die betr. Artikel). Erstere hat nur in der Rinde, letztere auch im Holzkörper schizogene Sekretbehälter.

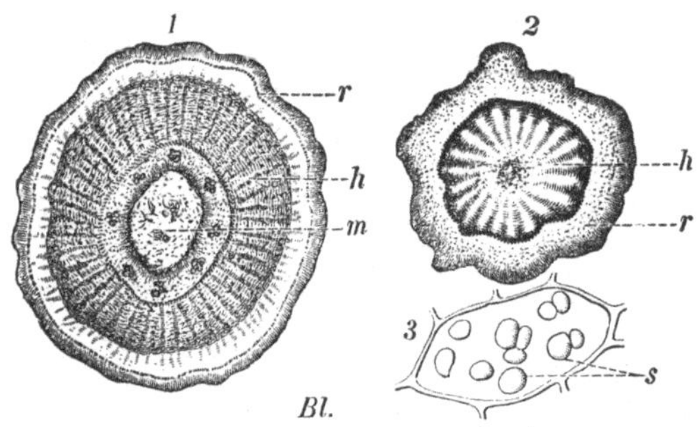

Abb. 335. Radix Belladonnae. *1* Querschnitt der Hauptwurzel, *2* einer Nebenwurzel, 2fach vergrößert, *r* Rinde, *h* Holzkörper, *m* Mark, *3* eine stärkehaltige Parenchymzelle, 200fach vergrößert.

Gehaltsbestimmung. Wie bei Folia Belladonnae. Verlangt werden 0,3%.

Aufbewahrung. Vorsichtig und wegen Gefahr der Wirksamkeitsabnahme nicht über ein Jahr lang.

Folia Hyoscyami. Bilsenkrautblätter.

Abstammung. Die Droge besteht aus den Blättern von Hyoscyamus niger *L.* (Abb. 336), einer über fast ganz Europa und einen Teil von Asien verbreiteten Pflanze, welche auf Schutthaufen wild wächst und in Thüringen sowie in Nordbayern, zur Gewinnung der Blätter (vielfach auch des Krautes), kultiviert wird. Früher war es vielfach üblich, die Blätter von der zweijährigen Form der Pflanze im zweiten Jahre zur Blütezeit zu sammeln, nach dem Wortlaut des Arzneibuches sind jetzt auch im ersten Jahre geernteten Rosettenblätter und Blätter der einjährigen Form der Pflanze zugelassen. Dies ist insofern wichtig, als die Anbauer jetzt von der Einheit der Bodenfläche im Laufe von 2 Jahren eine größere Ernte erzielen können und als dadurch der Anreiz zur Streckung der Ernte mit Stengeln kleiner wird.

Beschaffenheit. Die grundständigen Blätter sind bis 30 cm lang und 10 cm breit, von länglich-eiförmigem Umriß, oben zugespitzt, unten in den bis 5 cm langen Stiel aus- laufend, auf jeder Hälfte meist mit 3—6 großen Zähnen versehen, seltener ganzrandig oder fast fieder- spaltig-buchtig. Die sten- gelständigen Blätter sind kleiner, sitzend oder halb- stengelumfassend, mit nach oben abnehmender Zahl von breiten, zugespitzten Zähnen (bis zu je einem an jeder Blatthälfte). Die Blät- ter sind matt graugrün, fiedernervig, meist reich- lich mit Drüsenhaaren be- setzt; doch ist bei den aus Kulturen stammenden Pflanzen die Behaarung, namentlich auf der Ober- seite der Blätter, eine ge- ringere.

Die Droge hat einen un- angenehmen, narkotischen Geruch und scharfen, etwas bitteren Geschmack.

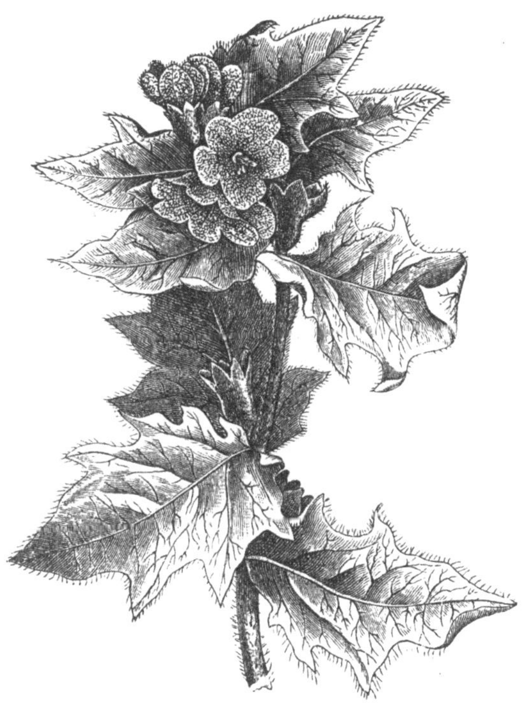

Abb. 336. Hyoscyamus niger.

Anatomie. Die Epider- mis des zarten und sehr brüchigen Blattes zeigt auf Ober- und Unter- seite mehr oder weniger stark wellig gebogene Seitenwände (Abb. 337). Spaltöffnungen finden sich auf beiden Blattseiten, jedoch häufiger auf der Unterseite; sie sind meist von 3 Nebenzellen umgeben, von denen eine merklich kleiner ist, als die beiden anderen. Das Blatt hat eine einschichtige, lockere Palisadenschicht (Abb. 337 *pal*) und ein viel- schichtiges, sehr lückiges Schwammparenchym (*schw*). Die Schwamm- parenchymzellen, am meisten diejenigen gleich unterhalb des Palisaden- gewebes, sowie das Gewebe der Nerven enthalten zum großen Teil große, scharfkantige Einzelkristalle (Abb. 337 *kr*), selten Zwillingskristalle oder einfache Drusen, äußerst selten Kristallsand. Der Epidermis entspringen beiderseits zahlreiche kegelförmige, aus 2—8 Zellen bestehende, spitze Gliederhaare (*h*) und langgestielte, schlaffe Drüsenhaare mit meist viel- zelligen Köpfchen. Spärlich nur finden sich kurzgestielte Drüsenhaare mit mehrzelligem Kopf (*d.h*).

Merkmale des Pulvers. Das hellgrüne, sehr schwach gelbliche, feine Pulver (Sieb VI) besteht zum größten Teil aus feinst zermahlenen farblosen

oder mehr oder weniger deutlich grünen Zellwandtrümmern, grünen Chlorophyllkörnern, meist grünlichen Protoplasmakörnchen, Gefäßbruchstückchen,
Haarbruchstückchen, Epidermistrümmern, Kristallen und ihren Splittern.
Es finden sich aber auch reichlich kleinere oder größere Gewebefetzen.
Diese bestehen hauptsächlich aus dünnwandigem, grünem Mesophyllgewebe, der aus langgestreckten, schmalen, locker stehenden Zellen aufgebauten Palisadenschicht, die in der Oberflächenansicht aus regelmäßigen
kreisrunden, deutliche Interzellularen aufweisenden Zellen aufgebaut er

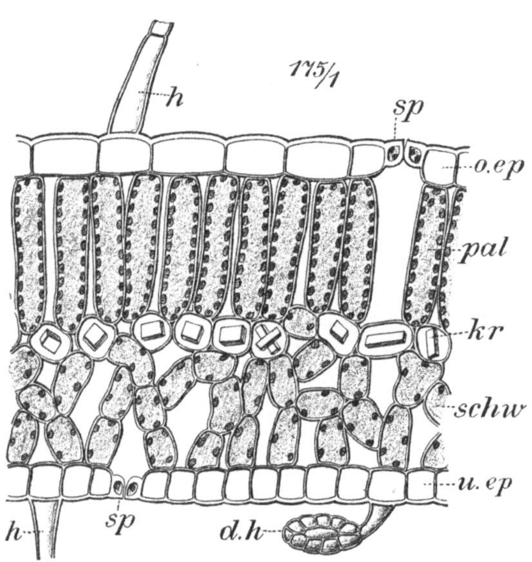

Abb. 337. Folia Hyoscyami. Querschnitt durch das Blatt.
h Gliederhaare, *d.h* Drüsenhaar, *sp* Spaltöffnungen, *o.ep* obere
Epidermis, *u.ep* untere Epidermis, *pal* Palisadenzellen,
schw Schwammparenchym, *kr* Kristalle. (175/1.) (Gilg.)

scheint, und dem vielschichtigen Schwammgewebe, dessen unregelmäßig
kugelige oder elliptische,
stark verbogene Zellen sehr
locker angeordnet sind. In
einer Schicht des Schwammparenchyms (gleich unterhalb der Palisadenschicht)
trifft man fast Zelle für
Zelle mit einem Einzelkristall oder Zwillingskristall, selten einer verhältnismäßig einfachen Druse
erfüllt. Spärlicher treten
Parenchymfetzen aus den
Blattnerven auf, die aus
z. T. chlorophyllosen, in der
Flächenansicht etwas langgestreckten, schwach getüpfelten Zellen zusammengesetzt sind. Ihnen und
den Mesophyllfetzen sind

häufig Gefäße (aus den Leitbündeln) eingelagert, die meist aus engen
(bis 16 μ weiten) Ring- und Spiralgefäßen, selten aus (bis zu 40 μ
weiten) Netzgefäßen bestehen. Häufig hängen den Mesophyllfetzen auch
mehr oder weniger große Epidermisstücke an. Diese bestehen allermeist aus dünnwandigen, in der Flächenansicht sehr stark welligbuchtigen,
reichlich Spaltöffnungen führenden, manchmal in Haare auslaufenden oder
die Spuren der abgefallenen Haare zeigenden, chlorophyllosen Zellen, die
keine Kutikularstreifung zeigen; seltener sind die Epidermiszellen (über den
Nerven) etwas derbwandig, in der Flächenansicht ansehnlich längsgestreckt,
meist fein tüpfelwandig. Die an der Droge reichlich vorkommenden Haare
sind im Pulver meist sehr stark zertrümmert, seltener sind größere Bruchstücke, sehr selten ganze Haare zu beobachten; sie kommen vor als dünnwandige, lange und an der Basis ziemlich dicke, stets glatte (ohne Kutikularkörnelung!), mehrzellige, spitz auslaufende Gliederhaare oder als ähnlich
gestaltete, mit einzelligem oder mehrzelligem Kopf versehene Drüsenhaare,
seltener als kurze Drüsenhaare mit einzelligem Stiel und vielzelligem Kopf;
die Haare selbst sind farblos, die Drüsenköpfe gelblich bis bräunlich. Die
freiliegenden oder in den Mesophyllfetzen zu beobachtenden Kristalle sind

entweder Einzelkristalle in Form von Säulen, Würfeln, Oktaedern, oder Zwillingskristallen, besonders häufig in Form kreuzweiser Durchwachsungen; seltener sind endlich einfache, weniggliedrige Drusen. Sie sind gewöhnlich 10—16, selten bis 30 μ groß. Ziemlich regelmäßig sind in Pulverpräparaten zu beobachten spärliche, farblose bis gelbliche, große (40—60 μ große), kugelige, glatte oder äußerst schwach gekörnelte, mit 3 feinen Austrittsspalten versehene Pollenkörner.

Besonders charakteristisch für das Pulver sind die Mesophyllfetzen mit ihrem lockeren Zellgefüge und ihrem eigenartigen Kristallgehalt, die auf beiden Blattseiten stark welligbuchtige, Spaltöffnungen führenden Epidermisbruchstücke, die Haare und ihre Bruchstücke mit ihren dünnen, glatten Wänden.

Man untersucht Bilsenkrautblattpulver in Glyzerinwasser und in Chloralhydratlösung. Sollten die Mesophyllfetzen nicht genug entfärbt und durchsichtig werden, so empfiehlt es sich, das Chloralhydratpräparat unter dem Deckgläschen mehrfach sorgfältig zu erhitzen.

Bestandteile. Die Droge enthält Hyoscyamin, Hyoscin, sowie eine Anzahl weiterer Alkaloide ferner bis 2% Salpeter.

Prüfung. Die Blätter von Hyoscyamus albus *L.*, welche der offizinellen Droge beigemengt sein können, sind kaum weniger wirksam; sie sind sämtlich gestielt.

Häufig wird statt der offizinellen Blätter das ganze Kraut gesammelt. Dieses enthält dann mehr oder weniger reichlich Stengelteile, die mit fünfzipfeligem Kelch und großer, trichteriger, gelblicher, violett geaderter Blumenkrone versehenen Blüten und die mit einem Deckel aufspringenden, vom großen, röhrigen Fruchtkelch umgebenen, vielsamigen Früchte. Im Pulver verraten sich die Stengel durch Fasern, große Netz- oder Tüpfelgefäße, die Blüten durch sehr zahlreiche Pollenkörner und Fragmente der gelben, aus zart- und kleinzelligem Gewebe bestehenden Blumenkrone, die Früchte durch die Epidermiszellen der Samen (s. Sem. Hyoscyami).

Der Aschegehalt des Pulvers darf 30% nicht übersteigen, was eine sehr milde Forderung des Arzneibuches darstellt. Es ist allerdings zu berücksichtigen, daß an den drüsig behaarten Blättern Sand und Staub sehr leicht haften bleibt.

Gehaltsbestimmung. 20 g gepulverte Bilsenkrautblätter werden mit 100 g Äther durchgeschüttelt und nach Zusatz von 7 g Ammoniakflüssigkeit eine Stunde unter häufigem Schütteln stehen gelassen. Der möglichst vollständig abgegossene Äther wird mit 1 g Talk 3 Minuten geschüttelt, dann nach Zusatz von 5 ccm Wasser nochmals 3 Minuten geschüttelt, um in kolloidaler Lösung befindliche Nebenstoffe durch Quellung und Adsorption an Talk zu entfernen. 50 g des nach dem Absetzen klar filtrierten Äthers (= 10 g Droge) werden auf $^1/_3$ des Volumens abdestilliert, um gelöstes Ammoniak und Amine überzutreiben; der durch Nachspülen mit Äther vollständig in einen Scheidetrichter übertragene Rückstand wird mit einem Gemisch aus 5 ccm $^1/_{10}$-Normal-Salzsäure und 5 ccm Wasser ausgeschüttelt, dreimal mit je 5 ccm Wasser gewaschen. Zur Rücktitration des Säureüberschusses in den vereinigten wässerigen Flüssigkeiten dürfen nach Zusatz von 2 Tropfen Methylrotlösung höchstens 4,76 ccm $^1/_{10}$-Normal-Kalilauge erforderlich sein (Feinbürette). Die zur Sättigung der Alkaloide nötige

Menge $^1/_{10}$-Normal-Sylzsäure (mindestens 0,24 ccm) zeigt bei einem Molekulargewicht des Hyoscyamins von 289,2 mindestens 0,0069408 g Hyoscyamin in 10 g Droge an, was einem Gehalte der Droge von rund 0,07% entspricht.

Zum Beweise, daß wirklich Hyoscyamin in der titrierten Flüssigkeit
vorhanden ist, wird dieselbe mit Salzsäure schwach angesäuert und durch
Ausschütteln vom Indikator befreit, dann mit Ammoniakflüssigkeit schwach
alkalisch gemacht, worauf durch Ausschütteln mit Äther das Alkaloid in
Ätherlösung gebracht wird. Der Verdunstungsrückstand des Äthers muß
nach dem Abdampfen mit 5 Tropfen rauchender Salpetersäure und nach
dem Erkalten mit weingeistiger Kalilauge eine Violettfärbung zeigen.

Aufbewahrung. Vorsichtig.

Geschichte. Bilsenkraut wurde schon von den alten Griechen und Römern
medizinisch verwendet und stand im Mittelalter in hohem Ansehen.

Anwendung. Trockene Bilsenkrautblätter finden nur sehr selten innerlich gegen Hustenreiz, äußerlich zur Bereitung des Oleum Hyoscyami und
zu schmerzstillenden Kataplasmen Verwendung. Häufiger wird innerlich
das Extr. Hyoscyami angewendet.

Semen Hyoscyami. Bilsenkrautsamen.

Sie sind die völlig ausgereiften Samen von Hyoscyamus niger *L.* (Abb. 338).
Diese sind sehr klein, nur 1 mm lang, nierenförmig, netzgrubig und matt graubräunlich
bis hell gelbbraun, innen weiß. Ihre Samenschale besteht aus
einigen stark kollabierten, braunen, inneren Zellschichten und
der eigenartigen Epidermis, deren Zellen sehr groß, stark U-förmig verdickt und in Flächenansicht mäßig wellig sind. Ihr Durchmesser beträgt im Mittel 150 μ, ihre Wände sind nicht verholzt.
Das Endosperm besteht aus derbwandigen, Fett und Aleuronkörner mit Globoiden enthaltenden Zellen, das Gewebe des
spiralig aufgerollten Keimlings ist sehr zartwandig. Die Samen
enthalten neben fettem Öl Hyoscyamin und sind deshalb vorsichtig aufzubewahren.

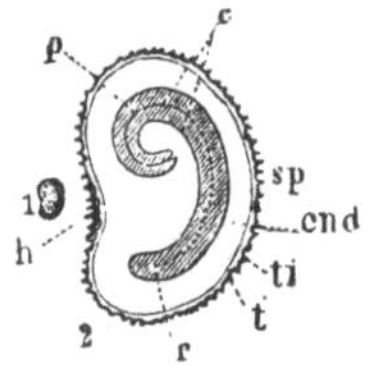

Abb. 338. Semen Hyos-
cyami. *1* natürl. Größe,
2 Längsschnitt, zehn-
fach vergrößert,
t Samenschale, *end*
Endosperm, *p* Keim-
ling, *c* Keimblätter,
r Würzelchen.

Fructus Capsici. Spanischer, Ungarischer oder
Türkischer Pfeffer. Paprika. Piper hispanicum.

Abstammung. Er besteht aus den reifen, getrockneten Früchten des im tropischen Amerika heimischen
Capsicum annuum *L.*, und zwar meist dessen Varietät longum *Finger-
hut* (mit großen, hängenden Früchten). Die in Deutschland offizinelle Kulturform dieser Pflanze wird in Ungarn, Spanien, Südfrankreich, Italien, in der
Türkei, Nordafrika, Ostindien usw. gebaut.

Beschaffenheit. Die Capsicumfrüchte sind kegelförmige, 5—12 cm lange,
am Grunde bis etwa 4 cm dicke, dünnwandige, blasige, oben völlig hohle
Beerenkapseln (Abb. 339) mit roter, gelbroter oder braunroter, glatter, glänzender, meist fein quergestrichelter, brüchiger Fruchtwand. Sie werden von
einem derben, grünen, kurzen, meist gekrümmten Stiel und einem flachen,
fünfzähnigen, bräunlichgrünen, lederigen Kelch getragen. Die Frucht ist in
ihrem unteren Teil 2—3fächerig, oben einfächerig. Im Innern sitzen zen-
tralwinkelständig an den zwei oder drei unvollkommenen, basalen Scheidewänden, welche von hellerer Farbe sind, zahlreiche scheibenförmige, gelbliche Samen von ungefähr 4—5 mm Durchmesser (Abb. 340). Die Droge
riecht nur wenig, schmeckt aber brennend scharf.

Anatomie. (Abb. 341 und 342). Die Epidermis der Fruchtwand besteht aus kleinen, kollenchymatisch verdickten Zellen, welche von einer dicken, bei Oberflächenbetrachtung grob rinnig-streifigen Kutikula bedeckt sind. Die Fruchtwandung selbst ist zum größten Teil aus dünnwandigem Parenchym (*pa*) zusammengesetzt, in dessen Zellen sich ein roter oder gelbroter, in Wasser unlöslicher Zellinhalt (Körnchen und Tröpfchen) und spärlich winzige Stärkekörnchen finden; nur die äußeren Schichten (*coll*) sind stark kollenchymatisch verdickt. Charakteristisch sind besonders die Innenschichten der Fruchtwand gebaut. Es finden sich unter der im allgemeinen dünnwandigen inneren Epidermis sehr große blasenförmige Zellen (*gr.z*), die in der Droge meist sehr stark zusammengefallen und schwer kenntlich

sind. Diese werden von den an diesen Stellen dickwandigen, welligbuchtigen, verholzten und getüpfelten Zellen der Innenepidermis (Abb. 341 *scl*, 342 *III*, *IV*) bedeckt. Die Samen besitzen eine auffallend gebaute Samenschale. Die Epidermiszellen sind U-förmig, d. h. die Außenwand ist ziemlich zart, während die Innenwand und die Radialwände stark und dabei noch unregelmäßig wulstig verdickt sind (Abb. 342 *I a*, *II*). Man hat diese Zellen deshalb häufig als Gekrösezellen bezeichnet. Die

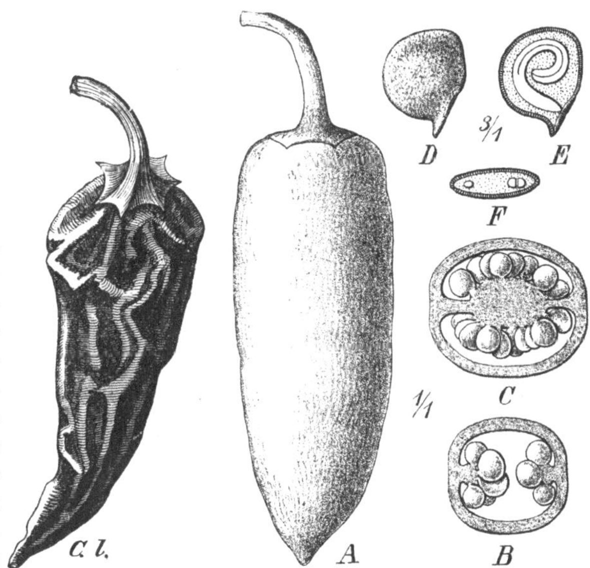

Abb. 339. Fructus Capsici, getrocknet.

Abb. 340. Fructus Capsici. *A* Reife, frische Frucht, *B* u. *C* Querschnitt einer zweifächerigen Frucht, *B* oben, *C* unterhalb der Mitte geschnitten, *D* Samen, *E* derselbe im Längsschnitt, *F* im Querschnitt. (Gilg.)

übrigen Elemente der Samenschale sind dünnwandig (*I b*). In den dünnwandigen, kleinen Zellen des Endosperms und Embryos (*I c*) finden sich fettes Öl und Aleuronkörner gespeichert. An den Scheidewänden der Früchte sind Epidermaldrüsenflecke vorhanden, in der Droge übrigens schwer kenntlich. Stellenweise ist von der flachen Epidermis die Kutikula abgehoben, die entstandene Blase mit Sekret erfüllt, das z. T. kristallinisch ist.

Der Kelch besteht aus großzelligem Gewebe und trägt innen Köpfchenhaare mit ein- bis zweizelligem Stiel und einem aus einer kurzen Zellreihe gebildeten Köpfchen. In seinem Mesophyll finden sich Kristallsandzellen.

Der Kelchstiel enthält im Siebteil des Gefäßbündelzylinders kurze derbwandige, weitlumige Fasern, im Holzteil Netz- und Hoftüpfelgefäße, Fasern und Holzparenchym mit ziemlich grober Tüpfelung.

Merkmale des Pulvers. Das gelbrote Pulver zeigt viele charakteristische Elemente: Die Epidermis der Fruchtwand aus fast isodiametrischen, kollenchymatisch verdickten Zellen, oft im Zusammenhang mit den tieferen Kollenchymschichten, dünnwandiges großzelliges Parenchym der Fruchtwand, die verdickten Partien der inneren Fruchtwandepidermis, meist in Flächenlage, die Gekrösezellen der Samenhaut, auch meist in Flächenlage, isodiametrisches Endospermgewebe mit Aleuron und Fett, die innere Epidermis des Kelchs mit den Drüsenhärchen und hie und da einige Elemente des Stiels, Fasern, Gefäßbruchstücke usw.; ganz besonders aber sind zahlreiche, rote, in der Beobachtungsflüssigkeit flottierende Öltröpfchen für das Pulver kennzeichnend. Sie werden durch 80 proz. Schwefelsäure blau. Überhaupt schlägt die Farbe des Pulvers beim Aufstreuen auf einige Tropfen Schwefelsäure in Bläulichgrün um und geht später in Braungrün über. Stärkekörner sind höchstens in sehr geringer Menge vorhanden.

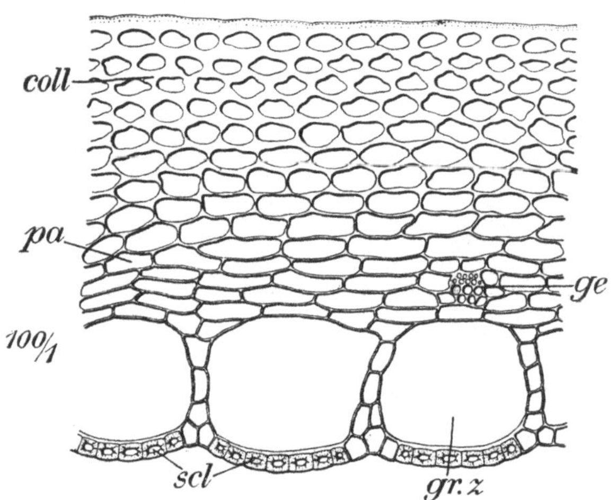

Abb. 341. Fructus Capsici. Querschnitt durch die Fruchtschale (100/1). *coll* Kollenchymschicht, *pa* Parenchymschicht, *ge* Gefäßbündel, *gr.z* große, blasenförmige Zellen, *scl* sklerenchymatisch ausgebildete Partien der Innenepidermis. (Gilg.)

Bestandteile. Der scharfe Bestandteil des spanischen Pfeffers ist das Capsaicin. Dasselbe ist fast nur in den Scheidewänden und den Plazenten der Frucht, nicht in den Samen (hier fettes Öl) enthalten. Für arzneiliche Zwecke kommt es wesentlich auf das Capsaicin an. Bei Verwendung als Gewürz werden vor der Pulverung bei den feinsten Sorten die Plazenten entfernt.

Prüfung. Spanischer Pfeffer kann in ganzem Zustande nicht mit anderen Pflanzenprodukten verwechselt werden, selbst nicht mit den Früchten von Capsicum fastigiatum *Bl.* und frutescens *L.* und anderen kleinfrüchtigen Arten und Varietäten, weil diese als Chillies oder Cayennepfeffer bezeichneten Früchte sehr viel kleiner, höchstens 2 cm lang sind. Im Pulver sind sie kenntlich an der aus viereckigen, in nur wenig gestörten Längsreihen liegenden, derbwandigen Zellen gebildeten äußeren Epidermis der Fruchtwand. Fälschungen der Paprika sind Mehle, Brot, Zwieback, Kurkuma, die an den zahlreichen, großen, z. T. oder ganz verquollenen Stärkekörnern sofort nachweisbar sind, ferner allerlei Ölkuchen, Holzmehl und sonstige Pflanzenprodukte, die allesamt histologische Elemente besitzen, die der Droge fehlen. Mineralische Stoffe zur Beschwerung sind ziemlich selten gefunden worden (Ziegelmehl). Sie sind durch Ascheanalyse nachweisbar: Das Pulver darf nach dem Verbrennen höchstens 8% Asche hinterlassen. Da die

Früchte bei der Erntebereitung leicht z. T. schimmelig werden, ohne deshalb wesentlich an Güte zu verlieren, gestattet das Arzneibuch die Anwesenheit sehr geringer Mengen von Pilzhyphen im Pulver, größere Mengen sind selbstverständlich zu beanstanden. Mißfarbig gewordene Früchte oder gefälschte Ware wird mit Teerfarbstoffen aufgefärbt, diese Fälschung wird daran erkannt, daß beim Aufstreuen von etwas Pulver auf Schwefelsäure rote oder violette Färbungen vorübergehend oder dauernd auftreten.

Gehaltsbestimmung. Es fehlt noch an brauchbaren Methoden hierzu.

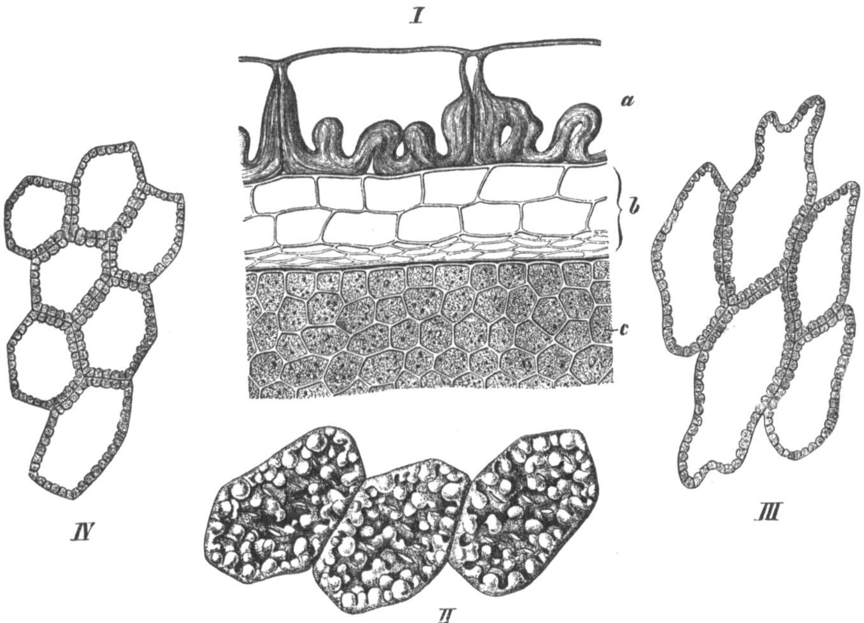

Abb. 342. Fructus Capsici. *I* Stück eines Querschnittes durch den Samen: *a* Epidermis (Gekrösezellen), *b* Parenchym der Samenschale, *c* Nährgewebe. *II* Gekrösezellen in der Oberflächenansicht. *III* und *IV* verdickte Zellpartien aus der Innenepidermis der Fruchtwandung. (Gilg.)

Geschichte. Nachdem die Spanier 1493 die Droge in Westindien kennengelernt und nach der Alten Welt gebracht hatten, verbreitete sich die Pflanze sehr rasch über die gesamten tropischen, subtropischen und warmen gemäßigten Gebiete der Erde.

Anwendung. Man benutzt die Droge äußerlich als hautreizendes Mittel in Form von Tinct. Capsici und Capsicumpflaster. Auch Russischer Spiritus und Painexpeller enthalten den scharfen Stoff des Spanischen Pfeffers. Außerdem dient er als Gewürz.

Amylum Solani. Kartoffelstärke.

Kartoffelstärke wird durch Zerreiben und Schlämmen der Kartoffelknollen (von Solanum tuberosum *L.*) gewonnen. Sie ist ein glänzendes, weißes Pulver mit einem gelblichen Stich, beim Reiben zwischen den Fingern fühlbar, bei Druck knirschend, fast geruch- und geschmacklos. Unter dem Mikroskop erscheinen die in der Größe sehr wechselnden, teilweise bis 100 μ großen Körner spitzeirund bis gerundetrhombisch mit stets deutlich exzentrischem Schichtungszentrum am schmäleren

Ende des Korns und scharf konturierter, dichter Schichtung (Abb. 343); vereinzelt kommen zu 2 und 3 zusammengesetzte Körner vor. Der durch Kochen einer wässerigen Anschüttelung 1 : 50 erhaltene trübe Kleister verändert Lackmus nicht und wird durch Jodlösung blau. Bei 10 Minuten langem Schütteln von 3 Teilen Kartoffelstärke mit 10 Teilen Wasser und 20 Teilen Salzsäure entsteht eine dicke, wie frische, unreife Bohnen riechende Gallerte. Amyl. Solani soll beim Trocknen bei 100 ⁰ höchstens 20% Feuchtigkeit verlieren und beim Verbrennen höchstens 1% Asche hinterlassen.

Stipites Dulcamarae.　Caules Dulcamarae.
Bittersüßstengel.

Abstammung und Beschaffenheit. Bittersüßstengel sind die im Frühjahr oder im Spätherbst gesammelten, zwei- bis dreijährigen Triebe des im ganzen gemäßigten Europa und Asien heimischen, kletternden Solanum dulcamara *L.* Sie sind federkieldick, undeutlich fünfkantig, längsrunzelig, mit zerstreuten Blatt- und Zweignarben und mit Lentizellen, sowie einem dünnen, leicht ablösbaren, hellgraubraunen Kork bedeckt, hohl. Unter einer dünnen, grünlichen Rinde liegt ein gelblicher, radial gestreifter Holzkörper. Die Droge ist geruchlos und schmeckt anfangs bitter, dann unangenehm süß.

Anatomie. Unter der Korkschicht (Abb. 344*K*) liegt eine aus dickwandigem, chlorophyllführendem Parenchym gebildete primäre Rinde (*Mr*); an der Grenze zwischen primärer und sekundärer Rinde finden sich zahlreiche, meist einzeln oder in kleinen Gruppen liegende Bastfasern (*b*). Zellen mit Kristallsand sind in primärer und sekundärer Rinde häufig. Der Holzkörper, der von einreihigen Markstrahlen (*rs* und *ms*) durchzogen wird und Jahresringe (*Jar*) zeigt, ist zum größten Teil aus Fasern aufgebaut, zwischen denen sich vereinzelte Tüpfelgefäße finden. Sehr charakteristisch für die Droge sind die an der Markgrenze liegenden Gruppen von (innerem) Siebgewebe (*is*) (bikollaterale Bündel!) in deren Nähe vereinzelte Fasern vorkommen. Das Parenchym enthält Stärke.

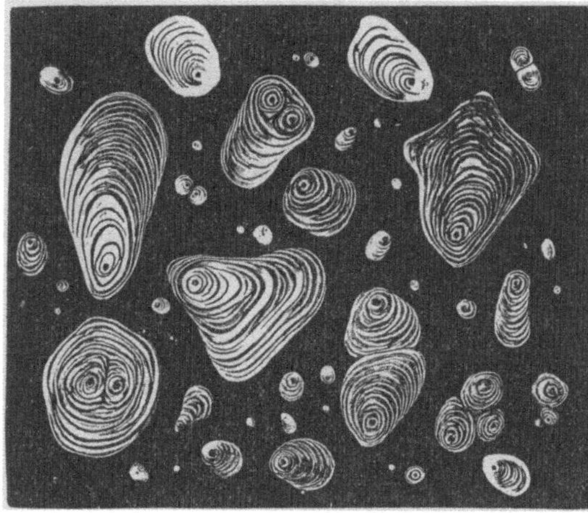

Abb. 343.　Amylum Solani.　300fach vergrößert.

Bestandteile. Die Bittersüßstengel enthalten geringe Mengen des giftigen Alkaloids Solanin, sowie den Bitterstoff Dulcamarin und den Süßstoff Dulcarin.

Prüfung. Verwechselungen mit Stengeln von Humulus lupulus (Moraceae) und Lonicera periclymenum (Caprifoliaceae) sind an den bei diesen Arten gegenständigen Blattnarben schon äußerlich kenntlich. Beiden fehlt das innere Leptom.

Folia Stramonii.　Stechapfelblätter.

Abstammung. Sie werden von der in dem Gebiete südlich des Kaspischen und Schwarzen Meeres heimischen, aber jetzt als Schuttpflanze in ganz Europa und Asien verbreiteten, einjährigen Datura stramonium *L.* während der Blütezeit, vom Juni bis September, zum großen Teil von kultivierten Pflanzen gesammelt.

Beschaffenheit. Die Blätter sind mit einem bis 10 cm langen, walzigen, auf der Oberseite von einer engen Furche durchzogenen Stiele versehen; ihre Blattspreite erreicht eine Länge von 20 cm und eine Breite von 15 cm.

Die Gestalt der Spreite (Abb. 345) ist zugespitzt-breit-eiförmig oder eiläng-
lich bis lanzettlich, am Grunde schwachherzförmig oder meist keilförmig

und herablaufend, der
Rand ist ungleich
grob buchtig gezähnt,
mit spitzen Lappen,
deren Buchten wie-
derum mit je 1—3
Zähnen versehen sind.
Die Blätter sind bei-
derseits lebhaft grün,
dünn, brüchig und
fast kahl, nur in
der Nähe der Nerven
mit einzelnen zer-
streut stehenden Haa-
ren besetzt, und wer-
den auf beiden Seiten
von 3—5 größeren
Seitennerven durch-
laufen.

Stechapfelblätter
riechen schwach nar-
kotisch und schmek-
ken bitterlich und
salzig.

Anatomie. (Abb.
346). An ausgewach-
senen Blättern be-
steht die Epidermis
beider Blattseiten,
besonders die der
Unterseite, aus stark
welligbuchtigen Zel-
len. Spaltöffnungen
kommen auf beiden
Seiten, jedoch häu-
figer auf der Blatt-
unterseite vor. Die
Spaltöffnungen sind
von meist 3 Neben-
zellen umgeben, von
denen die eine merk-
lich kleiner ist, als
die beiden anderen.
Seltener sind 4 oder
5 Nebenzellen vor-

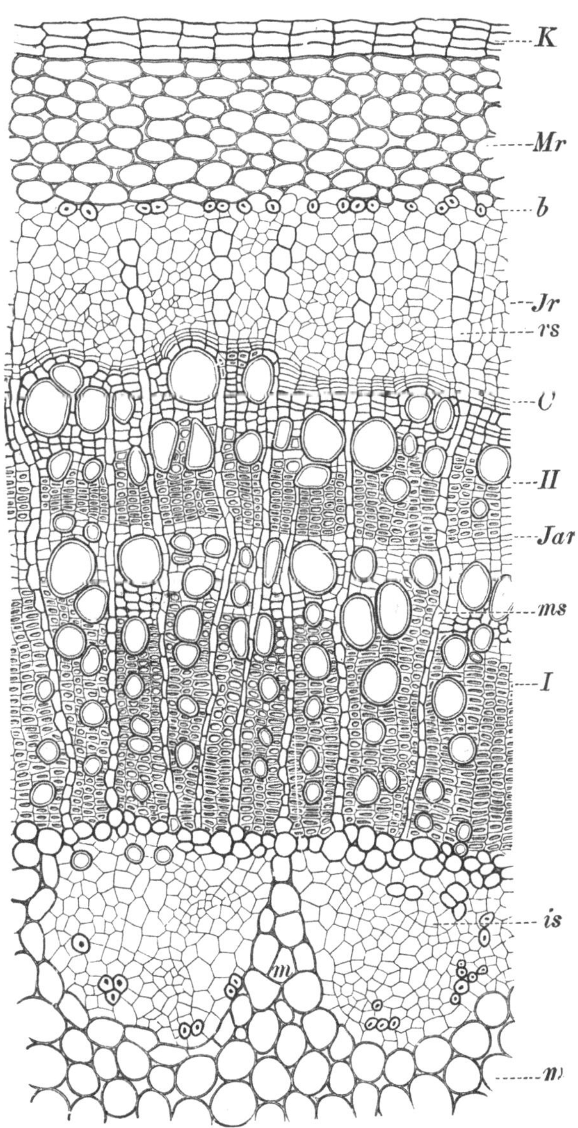

Abb. 344. Stipites Dulcamarae, Querschnitt durch einen zweijährigen Zweig mit bikollateralen Leitbündeln. *K* Kork, *Mr* primäre
Rinde, *b* Bastfasern, *Jr* sekundäre Rinde, *rs* Markstrahl in der Rinde,
C Kambiumring, *Jar* Jahresring des Holzkörpers (*I* erstes Jahr, *II*
zweites Jahr), *ms* Markstrahl im Holzkörper, *is* innere Siebteile,
m Mark. (Tschirch.)

hande. Das Blatt besitzt eine lockere Schicht bis 130 μ langer Palisaden,
eine Sammelzellschicht und ein mehrschichtiges Schwammgewebe aus

gespreiztarmigen Zellen mit zahlreichen großen Interzellularen. Ganz vorwiegend in der Sammelzellschicht, seltener im Schwammgewebe findet sich Oxalat in Drusen. Im Gewebe der größeren Nerven und des Blattstiels ist das Oxalat als grober Sand oder in Form von Einzelkristallen vorhanden. Die Behaarung der Blätter besteht aus vielzelligen, mit einzelligem, gebogenem Stiel versehenen Solanazeendrüsenhaaren und spitzen, mehrzelligen Deckhaaren mit stark körnigrauher Kutikula.

Merkmale des Pulvers. Das schwach gelblichgrüne, mittelfeine Pulver (Sieb IV oder V) besteht in der Hauptmasse aus fein zermahlenen, grünen, dünnwandigen Mesophylltrümmern, farblosen Epidermisfetzchen, farb-

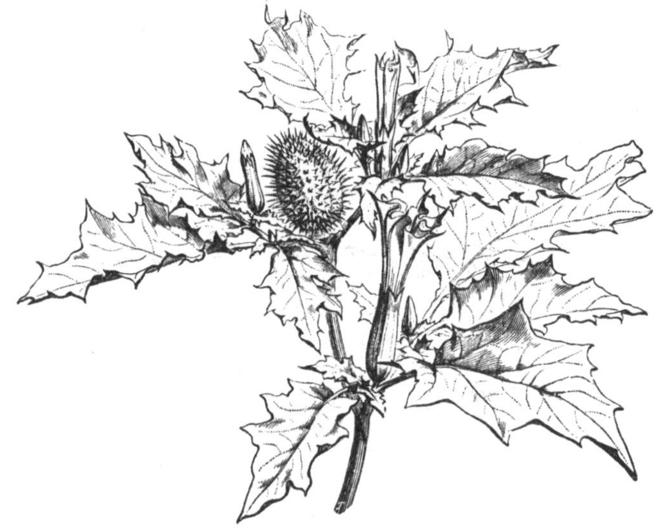

Abb. 345. Datura stramonium, blühend und fruchtend.

losen Haarbruchstückchen mit feinen Kutikularwärzchen, ringförmig oder spiralig verdickten Gefäßbruchstückchen, massenhaften, freiliegenden Chlorophyllkörnern, farblosen Protoplasmakörnchen oder -klümpchen, Kristallbruchstücken. Dazwischen trifft man aber auch reichlich kleinere oder größere Gewebefetzen mit deutlich erhaltenen Zellelementen. Am häufigsten sind die grünen Mesophyllbruchstücke, die eine von langen, sehr schmalen, in der meist zu beobachtenden Flächenansicht kreisrunden, dicht zusammenliegenden Zellen aufgebaute Palisadenschicht und ein mehrschichtiges, aus rundlichen bis sternförmig verzweigten, locker gelagerten Zellen bestehendes Schwammgewebe aufweisen. In den Mesophyllfetzen sind sehr häufig Kristalle und Gefäße wahrzunehmen, ferner hängen ihnen meistens Epidermisbruchstücke an. Die meistens in der Sammelzellschicht liegenden und Zelle für Zelle erfüllenden Kristalle sind in der Hauptmenge charakteristische, große (20—40 μ groß) Drusen; seltener sind Einzelkristalle oder Zwillingskristalle in allen Übergangsformen zu den Drusen zu beobachten. Die Gefäße sind meist eng (10—20 μ), seltener etwas weiter (20—50 μ) spiralig oder ringförmig verdickt, selten mit kleinen, quer gestellten Spaltenporen versehen. Die Epidermisfetzen der Blattoberseite bestehen aus dünnwandigen, in der Querschnittansicht quadratischen, in der Oberflächenansicht an ganz jungen Blättern geradwandigen, polygonalen, an ausgewachsenen, großen Blättern schwach welligbuchtigen, die der Blattunterseite aus stark welligbuchtigen Zellen; Spaltöffnungen sind auf beiden Seiten häufig; die Kutikula ist glatt und zeigt keine Warzen oder Strichelungen; seltener sind die Epidermiszellen (über den Nerven und von den Blattstielen) in der Flächenansicht mehr oder weniger rechteckig gestreckt, etwas dickwandig und zeigen eine deutliche Kutikularkörnelung.

Ziemlich häufig trifft man auch chlorophylloses Parenchym aus dem Blattstiel und den Blattnerven, das aus großen, kräftigwandigen, in der Flächenansicht rechteckig gestreckten, schwach getüpfelten Zellen besteht; in ihnen sind nicht selten Einzelkristalle und Kristallsandzellen zu beobachten. Nicht selten sind im Pulver ferner die Haare und ihre Bruchstücke; die Haare sind lang, mehrzellig, dünnwandig, breit, oft stark gebogen, mit deutlicher, kräftiger Kutikularkörnelung versehen, stumpf oder spitz auslaufend oder mit einem kleinen, einzelligen Drüsenköpfchen versehen; selten trifft man auch kurze Drüsenhaare mit kurzem, einzelligem, stark gebogenem Stiel und vielzelligem,

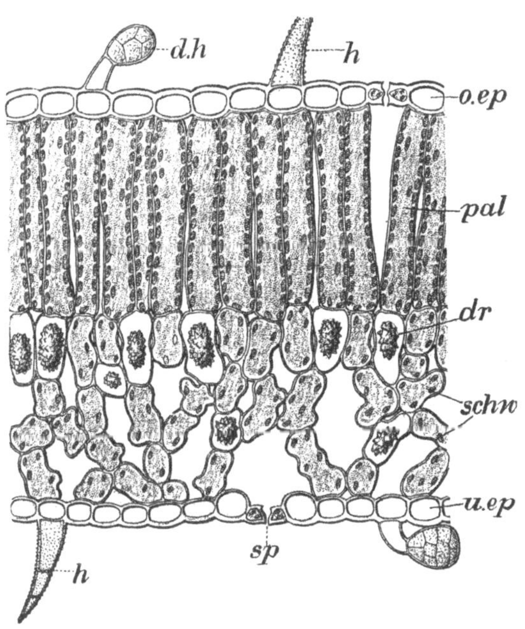

Abb. 346. Folia Stramonii, Querschnitt durch das Blatt. *o.ep* obere Epidermis mit Drüsenhaar (*d.h*) und einfachem Haar (*h*), *pal* Palisadenparenchym, *schw* Schwammparenchym mit Kalziumoxalatdrusen (*dr*), *u.ep* untere Epidermis mit Spaltöffnung (*sp*), Drüsenhaar und einfachem Haar. Vergr. $^{175}/_1$. (Gilg.)

dickem, gelblichem bis bräunlichem Kopf. Selten nur werden beobachtet farblose Kollenchymfetzen (aus dem Blattstiel und den Blattnerven), sowie vereinzelte ansehnlich große, kugelige, mit 3 zarten Austrittsöffnungen versehene, gelbliche bis bräunliche Pollenkörner.

Besonders charakteristisch für das Pulver sind die grünen Mesophyllfetzen mit ihrem großen Reichtum an Kristallen, hauptsächlich Oxalatdrusen, welche allermeist im Blatt in gleicher Höhe liegen, ferner die Haare und ihre Bruchstücke mit der meist sehr deutlichen Kutikularkörnelung, welch letztere sich auch an den Epidermisfetzen von den Blattstielen und den Nerven findet, während die Epidermis sonst glatt ist.

Das Pulver wird in Glyzerinwasser sowie in Chloralhydratlösung untersucht. Sollten durch letztere die Mesophyllfetzen nicht bald genug durchsichtig geworden sein, so empfiehlt es sich, das Präparat mehrmals unter dem Deckgläschen zu erhitzen.

Bestandteile. Stechapfelblätter enthalten zwei Alkaloide, Hyoscyamin (Daturin) und Atropin.

Prüfung. Stechapfelblätter wurden verunreinigt oder verfälscht beobachtet mit den Blättern von Solanum nigrum *L.*, alatum *Mönch.*, villosum *Lam.* (Solanaceae), Lactuca sativa *L.* (Compositae), Xanthium strumarium *L.* (Compositae) und den Stengeln, Blüten, Früchten und Samen der Datura selbst. Da Datura metel neuerdings zwecks Gewinnung der Alkaloide viel kultiviert wird, kann auch das Kraut dieser Pflanze gelegentlich als Stechapfelkraut in die Apotheken gelangen. Diese Verwechselung wäre nicht schlimm, da beide Pflanzen die gleichen Alkaloide enthalten und gleich wirken. Datura metel hat Blätter von genau gleicher Form wie Stramonium, nur sind die Blattstiele violett. Der anatomische Aufbau der Metelblätter ist dem der Stramoniumblätter gleich, so daß der Nachweis

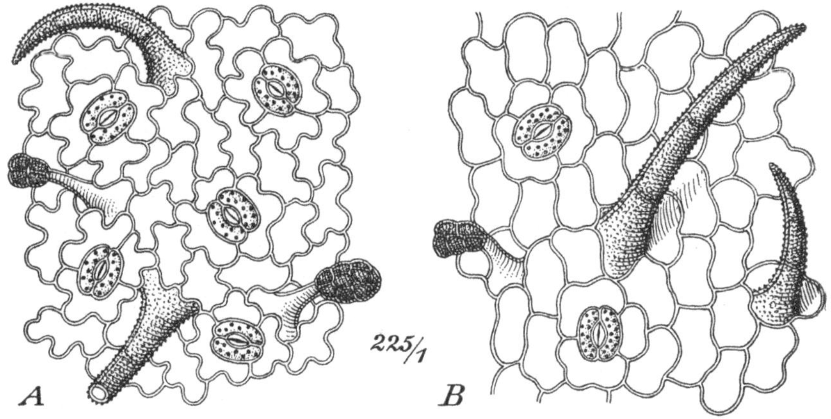

Abb. 347. Folia Stramonii, Oberflächenansichten *A* der Unterseite, *B* der Oberseite.

von Metelblättern, besonders im Drogenpulver, als unmöglich bezeichnet werden muß.

In Ganzdroge sind die Blätter von Lactuca durch ihre unterseits stark vorspringenden Adern und durch ihre rundliche Gestalt sowie den fehlenden Blattstiel, die von Solanum durch ihre Kleinheit und durch ihre grobe Randzähnung, die von Xanthium durch ihre herzförmige Basis, ihre Dreilappigkeit und die Sägezähnumg ihres Randes kenntlich. In groben Pulvern, wie sie ja meist zu Asthmapulvern verwendet werden, ist der Nachweis dadurch möglich, daß die gröberen Fragmente der Stechapfelblätter stets zahlreiche in einer Schicht liegende Oxalatdrusen, die der Fälschungen keinerlei Oxalatkristalle enthalten. In feinen Pulvern ist der Nachweis wohl nicht möglich.

Die Stengel von Datura sind durch große Gefäße, die Blüten durch chlorophyllfreies, kleinzelliges Gewebe und geradlinig polygonale Epidermiszellen, reichlichen, grobkörnigen Pollen, die Früchte durch die großen, höchst eigenartig verdickten Samenepidermiszellen charakterisiert. Im Pulver dürfen diese zuletzt geschilderten Elemente, die übrigens neuerdings vielfach angetroffen werden, nicht vorhanden sein.

Der Aschegehalt des Pulvers darf 20% nicht übersteigen.

Gehaltsbestimmung. Bei der Unsicherheit der Reinheitsprüfung feinerer Pulver und bei dem nach unserer Erfahrung oft unzulänglichen Gehalt der Droge wäre eine Gehaltsbestimmung sehr erwünscht. Das Arzneibuch hat auf sie verzichtet, wohl weil die Droge nur als Räuchermittel gebraucht wird. Indessen äußert sie ihre Wirkung als Räuchermittel doch mindestens vorwiegend infolge ihres Alkaloidgehaltes. Die Alkaloidbestimmung kann in genau gleicher Weise, wie bei Folia Belladonnae beschrieben, durchgeführt werden, es erscheint uns auch berechtigt, wie dort 0,3% Alkaloidgehalt zu fordern.

Aufbewahrung. Vorsichtig.

Geschichte. Folia Stramonii sind seit 1762 im Gebrauch.

Anwendung. Sie dienen hauptsächlich zu Räucherzwecken bei Asthma.

Semen Stramonii. Stechapfelsamen.

Abstammung und Beschaffenheit. Stechapfelsamen (Abb. 348) stammen von Datura stramonium *L.* Sie sind flach-nierenförmig 3—4 mm lang, netzrunzelig oder sehr fein punktiert, von mattschwarzer oder gelbbrauner Farbe; die spröde Samenschale umschließt ein öligfleischiges, weißliches, reichliches Nährgewebe, in dem ein stark gekrümmter Embryo liegt. Die Samen sind geruchlos und bitter.

Anatomie. Die Samenschale ist von einer sehr eigenartig gebauten Epidermis bedeckt. Die Zellen sind an den Innen- und Seitenwänden sehr stark, an der Außenwand weniger stark verdickt, recht groß, ungefähr ebenso hoch wie breit und im wesentlichen mit nur schwach welligen Seitenwänden versehen. Nahe der Außenwand nimmt aber die Wellung der Seitenwände ganz außerordentlich stark zu, so daß Flächenschnitte durch diese Partien stark welligbuchtige Epidermiszellen zeigen. Dicht unter

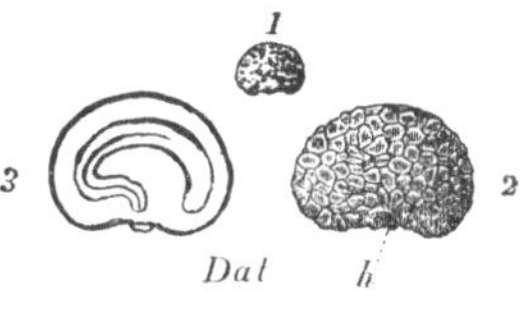

Abb. 348. Semen Stramonii. *1* natürl. Größe, *2* u. *3* vierfach vergr., *3* Längsdurchschnitt.

der Kutikula sind die seitlich und auswärts gerichteten Arme der Epidermiszellen so dicht verflochten, daß man bei Flächenbetrachtung den Eindruck erhält, als lagere unter der Kutikula eine Schicht kleinlumiger Steinzellen, die, den Lumina der unterliegenden Epidermiszellen entsprechend, Lücken aufweist. Die Wandungen der Epidermiszellen sind sehr deutlich geschichtet, besonders die Innenwand ist von einigen sehr groben Tüpfeln durchzogen. Auf die Epidermis folgen einige Schichten schlaffen Parenchyms, dann einige Lagen kollabierter Zellen, endlich eine etwas deutlichere Zellschicht. Das Endosperm besteht aus recht derbwandigen, isodiametrischen, Fett und Aleuron speichernden Zellen, das Gewebe des Keimlings ist sehr zartwandig.

Bestandteile. Die Samen enthalten neben fettem Öl reichlich Hyoscyamin, sind daher giftig.

Gehaltsbestimmung. Diese kann nach der gleichen Methode erfolgen wie bei Folia Belladonnae. Man wird auch hier 0,3% verlangen dürfen.

Verwendung. Bei Asthma.

Summitates Fabianae. Lignum Pichi-Pichi. Pichi.

Abstammung. Die beblätterten Zweigspitzen, Zweige, oder (Lignum P.) größtenteils nicht mit Blättern besetzte, aber mit losen Blättern untermischte Ästchen, Äste und dickere Stammstücke von Fabiana imbricata *Ruiz* et *Pavon,* eines in Südamerika, besonders Chile, vorkommenden Strauches vom Habitus unserer Heidekräuter.

Beschaffenheit. Die Blätter sind bis 2 mm lang, bis 1 mm breit, auf dem Rücken gekielt, ganzrandig, kahl, sitzend, dreieckig bis oval, fest dem Zweig angedrückt, sich dachziegelig deckend, oder bis 4 mm lang, bis 1 mm breit, lanzettlich und vom Zweige abgebogen. Sehr viele finden sich lose in der Droge. An den Zweigenden findet man auch wohl die kleinen, weißlichen oder violetten Blüten mit kurzem, fünfzähnigem Kelch und röhrig trichterförmiger, schmal gesäumter Blumenkrone. Die dünneren Zweige

sind 2—5 mm dick, braun, meist gerade, durch die angedrückten und durch Harzüberzug angeklebten Blätter gerundet kantig oder, wenn die Blätter abgefallen sind,
mit den regelmäßig spiralig gestellten Blattnarben versehen. Dickere Äste (bis 2,5 cm)
sind außen schwarzgrau, mehr oder weniger höckerig, fein längsrunzelig und längs-
und querrissig.

Bestandteile und Verwendung. Die Droge riecht und schmeckt aromatisch und
enthält ätherisches Öl, eigentümliche Gerbsäure, deren Spaltprodukt Chrysatropa-
säure mit β-Methylaesuletin identisch ist, kein Alkaloid. Sie soll bei Blasen- und Leber-
leiden wirksam sein.

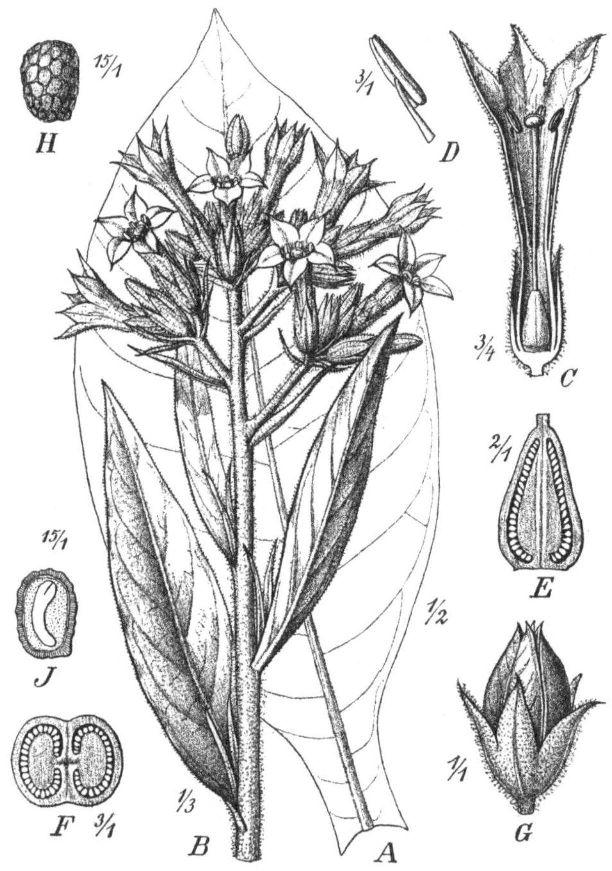

Abb. 349. Nicotiana tabacum. *A* Blatt v. d. Stengelmitte ($^{1}/_{2}$), *B* Spitze eines Blütenastes ($^{1}/_{3}$), *C* Blüte
im Längsschnitt ($^{3}/_{4}$), *D* Staubblatt ($^{3}/_{1}$), *E* Fruchtknoten im Längsschnitt ($^{2}/_{1}$), *F* im Querschnitt ($^{3}/_{1}$),
G Frucht ($^{1}/_{1}$), *H* Samen ($^{15}/_{1}$), *J* derselbe längs durchschnitten ($^{15}/_{1}$). (Gilg.)

Folia Nicotianae. Tabakblätter.

Abstammung. Tabakblätter stammen von **Nicotiana tabacum** *L.*, welche,
im tropischen Amerika heimisch, jetzt auf fast der ganzen Erde kultiviert wird
(Abb. 349). Die Droge wird von den in Deutschland, hauptsächlich in der Pfalz,
behufs Gewinnung von Rauchtabak kultivierten Exemplaren gesammelt. Die Blätter
der ihrer Blütentriebe beraubten Pflanzen werden dort, auf Schnüre gereiht, getrocknet und müssen so (also nicht durch nachträgliche Fermentierung und Beizung
zu Rauchzwecken vorbereitet) zur pharmazeutischen Verwendung gelangen.

Beschaffenheit. Die Blätter sind sehr dünn, von lebhaft brauner Farbe, spitz-
lanzettlich, eiförmig oder elliptisch, bis 60 cm lang und meist stark behaart; die Blatt-

spreite ist spitz, ganzrandig und läuft am Blattstiele herab, sofern die Blätter überhaupt gestielt und nicht sitzend, am Grunde abgerundet sind. Tabakblätter riechen eigenartig narkotisch und schmecken widerlich scharf.

Anatomie. (Abb. 350). Die Epidermis besteht beiderseits aus sehr stark buchtigwelligen Zellen. Im Blatt finden wir eine einzige lockere Schicht von Palisadenzellen (p) und mehrere Schichten von sehr weitmaschigem Schwammparenchym (m). In diesem letzteren Gewebe liegen zahlreiche Kristallsandschläuche (K). Sehr verschiedenartige Haarformen kommen vor: einfache, 2—10zellige, zugespitzte, an der Basis oft tonnenartig angeschwollene, selten oben schwach verzweigte Gliederhaare mit

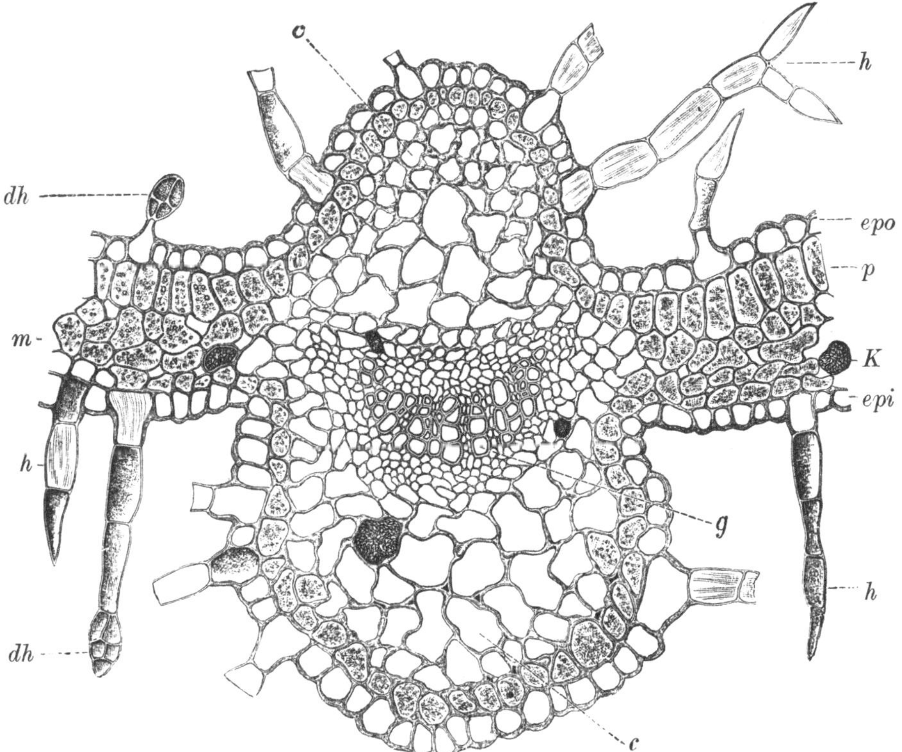

Abb. 350. Querschnitt durch einen Sekundärnerven des Tabaksblattes. *epo* Epidermis der Oberseite, *p* Palisadenschicht, *m* Schwammparenchym, *epi* Epidermis der Unterseite, *K* Kristallsandschläuche, *dh* Drüsenhaare, *h* einfache und ästige Gliederhaare, *g* Gefäßbündel, mit strahlig angeordneten Gefäßen, umgeben von den Kollenchymsträngen (*c*). — Das Mesophyll und eine Zellschicht zwischen Kollenchym und Epidermis enthalten Chlorophyll. Vergr. $^{100}/_1$. (Möller.)

körniger Kutikula (h); langgestielte, mehrzellige Haare mit ein- bis mehrzelligem, sezernierendem Kopf, hier und da mit zart gestreifter Kutikula (dh); endlich Drüsenhaare mit einzelligem, kurzem Stiel und vielzelligem, bis 20zelligem, dickem Kopf (dh).

Merkmale des Pulvers. Auf das Tabakpulver hinweisend sind vor allem die Haare und Haarfragmente (besonders Drüsenköpfchen!) und die Kristallsandzellen, welche in aufgehellten Parenchymfetzen stets sehr deutlich hervortreten.

Bestandteile. Tabakblätter enthalten Nikotin $C_{10}H_{14}N_2$, ein flüchtiges Alkaloid, in beträchtlichen Mengen, sowie einige andere Alkaloide in geringen Mengen.

Prüfung. Mit den kleineren, stumpfeiförmigen bis herzförmigen Blättern des Bauerntabaks, Nicotiana rustica *L.*, und den viel breiteren Blättern des Marylandtabaks, Nicotiana macrophylla *Sprengel*, sollen die Folia Nicotianae nicht verwechselt werden.

Gehaltsbestimmung. 6 g gepulverte Tabakblätter werden mit 60 g Äther und

60 g Petroläther durchgeschüttelt, dann nach Zusatz von 10 ccm Kalilauge unter wiederholtem Umschütteln eine halbe Stunde lang stehen gelassen. Nach dem Absetzen werden 100 g der ätherischen Lösung (= 5 g Droge) abfiltriert und durch anderthalb Minuten währendes Einblasen von Luft von gelöstem Ammoniak und Aminen befreit, wobei auch etwa 8—10 g Äther verdunsten. Nun fügt man 10 ccm Alkohol, 1 Tropfen 1 proz. Jodeosinlösung und 10 ccm Wasser hinzu und schüttelt kräftig um, wobei sich die wässerige Schicht durch Übertritt von Nikotin in dieselbe rot färbt. Man gibt nun unter Umschütteln ^{1}/$_{10}$-Normal-Salzsäure bis zur Farblosigkeit bzw. in kleinem Überschuß zu, notiert den Verbrauch und titriert den geringen Überschuß bis zur eben beginnenden Rötung der wässerigen Schicht mit ^{1}/$_{10}$-Normal-Kalilauge zurück. Die aus der Differenz des Verbrauches an Säure und Lauge sich ergebende Menge ^{1}/$_{10}$-Normal-Salzsäure, die zur Sättigung des Nikotins erforderlich ist, ergibt bei einem Molekulargewicht des Nikotins von 162 durch Multiplikation mit 0,0162 die in 5 g Droge enthaltene Menge Alkaloid, aus der durch Multiplikation mit 20 der Prozentgehalt berechnet wird. Der Gehalt der Tabakblätter schwankt zwar sehr stark, am häufigsten findet man in der Nähe von 2% liegende Werte, weshalb keine Veranlassung vorliegt, bei pharmazeutisch zu verwendender Ware einen geringeren Gehalt zuzulassen.

Geschichte. Die Kultur des Tabaks zu Rauchzwecken ist in seiner Heimat (Peru) sehr alt, und die Kenntnis der Pflanze und ihre Kultur hatte sich schon vor der Entdeckung Amerikas nördlich bis Westindien und sogar bis Kanada verbreitet. Um die Mitte des 16. Jahrhunderts kamen Tabakpflanzen erst nach Spanien, dann nach Frankreich und Italien, und sehr bald verbreitete sich die Kultur des Gewächses über fast die ganze Erde.

Anwendung. Die Blätter finden in der Tierheilkunde äußerliche Anwendung und dienen auch wohl gepulvert als Insektenvertilgungsmittel.

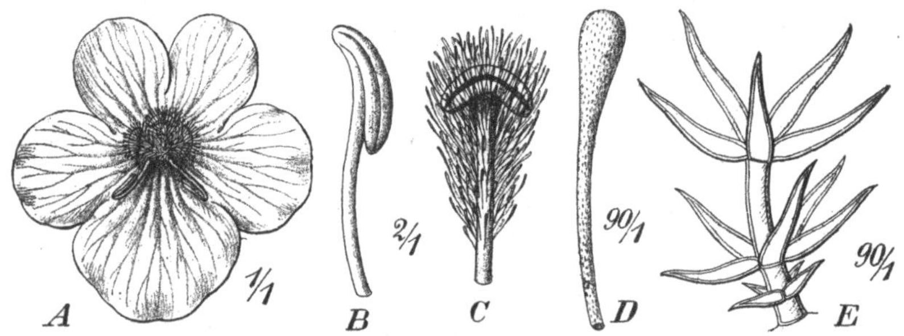

Abb. 351. Flores Verbasci. *A* Blumenkrone von oben gesehen (^{1}/$_1$), *B* unteres unbehaartes, *C* oberes stark behaartes Staubblatt (^{2}/$_1$), *D* ein Haar davon (^{90}/$_1$), *E* Etagenhaar von der Außenseite der Blumenkrone (^{90}/$_1$). (Gilg.)

Familie **Scrophulariaceae.**

Flores Verbasci. Wollblumen. Königskerzenblüten.

Abstammung. Wollblumen sind die von Stiel und Kelch befreiten Blumenkronen von Verbascum phlomoides *L.* und Verbascum thapsiforme *Schrader*, zwei sehr nahe verwandten und in fast ganz Europa wildwachsenden zweijährigen Pflanzen. Sie werden im Juli und August an trockenen Tagen frühmorgens bei Sonnenaufgang gesammelt und sehr sorgfältig getrocknet, damit ihre schöne, goldgelbe Farbe erhalten bleibt.

Beschaffenheit. Die Droge (Abb. 351) besteht nur aus den 1,5—2 cm breiten Blumenkronen, welche sich sehr leicht aus dem Kelche herauslösen lassen, samt den Staubgefäßen. Die sehr kurze und nur 2 mm weite Blumenkronenröhre geht in einen breiten, goldgelben, ungleich tieffünflappigen Saum über. Die Blumenkronenzipfel sind von breitgerundetem Umrisse, außen filzig behaart, innen kahl. Die fünf Staubgefäße sitzen der kurzen

Blumenkronenröhre auf und wechseln mit den Kronzipfeln ab. Dem größten (untersten) Zipfel stehen die zwei vorderen Staubgefäße zur Seite, welche im Gegensatz zu den übrigen kahl oder fast kahl, nach unten gebogen und etwas länger sind; die drei hinteren Staubgefäße sind bärtig und tragen quergestellte Antheren.

Die Wollblumen besitzen einen eigentümlichen, angenehmen Geruch und einen süßlichen, schleimigen Geschmack.

Anatomie. Die Blumenkrone trägt Haare mit oft etagenartig übereinander stehenden, sternförmigen Verzweigungen und einige Drüsenhaare, die Staubgefäße tragen einzellige, keulenförmige Haare. Die runden Pollenkörner haben in der feinkörnigen Exine 3 Austrittstellen für den Pollenschlauch.

Bestandteile. Wollblumen enthalten etwas flüchtiges Öl, Saponin, Farbstoff, Zucker und bis 5% Mineralbestandteile.

Prüfung. Sie müssen goldgelb sein. Durch unachtsames Trocknen oder schlechte Aufbewahrung braun oder unansehnlich gewordene, geruchlose Wollblumen sind pharmazeutisch nicht zu verwenden.

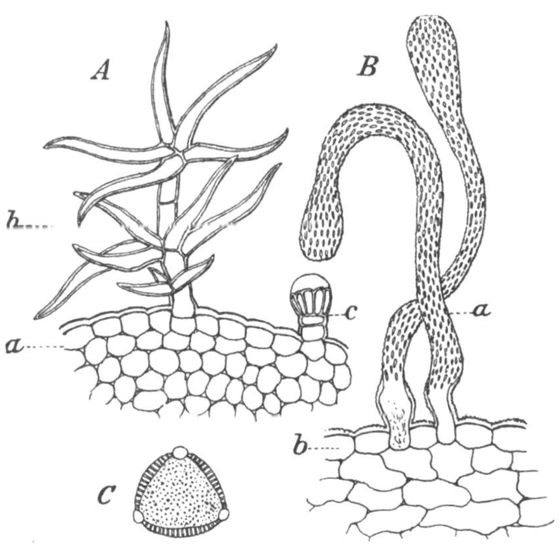

Abb. 352. Flor. Verbasci. *A* Außenseite der Kronröhre, *a* Epidermis, *b* Büschelhaar, *c* Drüsenhaar. *B* Querschnitt durch ein oberes Staubblatt, *a* keulenförmige Haare, *b* Epidermis. *C* Pollenkorn.

Aufbewahrung. Sorgfältig getrocknet in fest verschlossenen Glas- oder Blechgefäßen, vor Licht geschützt.

Geschichte. Die Droge ist seit dem Altertum ständig in medizinischem Gebrauch gewesen. Zeitweise wurden auch die Blätter und die Samen benutzt.

Anwendung. Die Blüten werden gegen Husten gebraucht und sind ein Bestandteil des Brusttees.

Herba Linariae. Leinkraut.

Abstammung und Beschaffenheit. Das von den unteren Stengelteilen befreite, blühende Kraut von Linaria vulgaris *Miller*, einer ausdauernden, überall an Wegen, Rainen und grasigen Stellen sehr häufigen, heimischen Pflanze. Stengel meist einfach, rund, oberwärts drüsig behaart. Blätter alternierend, sitzend, lineal oder lineallanzettlich, bis 5 cm lang, wenige Millimeter breit, am Rande zurückgerollt, ganzrandig, zugespitzt, kahl, dreinervig. Blüten in endständigen Trauben, mit spitzen Kelchzipfeln, großen, zweilippigen, gerade gespornten, maskierten, d. h. durch eine Vorwölbung der Unterlippe am Schlunde verschlossenen, schwefelgelben, am Schlunde orangeroten Blumenkronen, 2 langen und 2 kurzen Staubgefäßen und einem aus 2 Karpellen gebildeten Fruchtknoten mit vielen Samenanlagen.

Anatomie. Beide Epidermen der Blätter haben Spaltöffnungen und tragen, wie die oberen Stengelteile, Köpfchenhaare mit meist zweizelligem Köpfchen. Die Unterlippe besitzt einzellige, stumpfkegelförmige, dünnwandige, goldgelbe Haare.

Bestandteile. Die Droge ist geruchlos, schmeckt unangenehm bitter und enthält einige z. T. noch nicht genauer studierte Stoffe, darunter ein Glykosid, ein Gemisch von Kohlenwasserstoffen, Phytosterin, Mannit usw.

Prüfung. Nicht blühende Exemplare ähneln äußerlich der Euphorbia cyparissias *L.*, die sich im frischen Zustande (beim Einsammeln) durch ihren reichlichen Milchsaft, in der Droge durch einnervige, stumpfe Blätter und durch das Vorhandensein von ungegliederten Milchröhren unterscheidet.

Herba Gratiolae.　Gottesgnadenkraut.

Abstammung und Beschaffenheit. Das blühende Kraut der an feuchten Orten, Wiesen, Grabenrändern, unter Gebüschen häufigen, ausdauernden Gratiola officinalis *L.* Stengel vierkantig, kahl, bis 30 cm hoch. Blätter kreuzweise gegenständig, sitzend, halbstengelumfassend, lanzettlich, bis 5 cm lang, etwa 1 cm breit, drei- bis fünfnervig, am Rande in der basalen Blatthälfte ganzrandig, in der oberen Hälfte gesägt. Blüten gestielt, einzeln in den Blattachseln, mit 2 unter dem Kelch stehenden linealen Vorblättern, einem tief fünfteiligem Kelch mit schmalen, spitzen Zipfeln, einer fast zweilippigen, mit hellgelber Röhre und weißem oder rötlichem Saum versehenen, vierlappigen Blumenkrone, zwei (oberen) Staubgefäßen und 2 (unteren) Staminodien, und einem aus 2 Karpellen gebildeten, viele Samenanlagen enthaltenden Fruchtknoten.

Anatomie. Beide Blattepidermen enthalten Spaltöffnungen. Das Mesophyll besteht aus 2 lockeren Palisadenschichten, einem Schwammgewebe von ungefähr der gleichen Breite und enthält keine Kristalle. Die Behaarung besteht aus der Unterseite eingesenkten Drüsenhaaren mit meist achtzelligem Köpfchen. Am Kelchrande finden sich Köpfchenhaare mit einzelligem, auf der Kelchblattfläche Drüsenhaare mit vierzelligem Köpfchen. Die Blumenkrone trägt innen lange, einzellige, dünnwandige Haare.

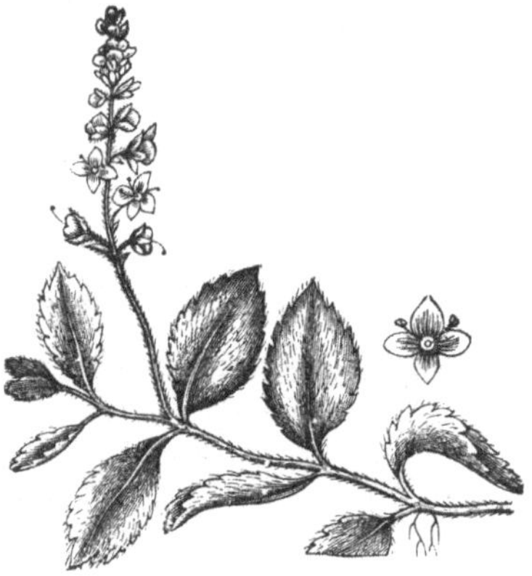

Bestandteile. Die Droge riecht nicht, schmeckt sehr bitter und brennend und enthält das Glykosid Gratiolin (0,15 %) und den Terpenabkömmling Gratiolon. Sie ist Separandum.

Prüfung. Sie kann bei achtlosem Einsammeln, besonders in noch nicht blühendem Zustande mit den an gleichen Stellen vorkommenden Arten Scutellaria galericulata *L.*, Veronica anagallis *L.* (Scrophulariaceae) und Lythrum salicaria *L.* (Lythraceae) verwechselt werden. Scutellaria hat gestielte, herzförmige, gekerbte, fiedernervige Blätter; die Blätter der beiden anderen sind bis doppelt so lang, ebenfalls fiedernervig, die von Lythrum außerdem ganzrandig und gewimpert.

Abb. 353. Veronica officinalis.

Herba Veronicae.　Ehrenpreis.

Ehrenpreis ist das blütentragende Kraut der in Deutschland verbreiteten Veronica officinalis *L.* Der stielrunde, ringsum behaarte Stengel trägt gegenständige, in den kurzen Stiel verschmälerte, eiförmige, grobgesägte, graugrüne und auf beiden Seiten behaarte Blätter und kurzgestielte kleine Blüten von ursprünglich blauer, beim Trocknen ausgebleichter Farbe, die in blattwinkelständigen, gedrungenen Trauben angeordnet sind. Die Blätter haben beiderseits Spaltöffnungen, die Haare sind mehrzellige Deckhaare und Drüsenhaare mit zweizelligem Kopf. Die sonst ähnliche V. chamaedrys unterscheidet sich durch zweizeilig behaarte Stengel. Die Droge riecht kaum und schmeckt bitter und herb. Sie ist ein stellenweise viel gebrauchtes Volksmittel.

Folia Digitalis. Fingerhutblätter.

Vorbemerkung. Fingerhutblätter nehmen seit Inkrafttreten dieses Artikels des 6. Deutschen Arzneibuches eine Sonderstellung unter allen Drogen ein, weil seit diesem Zeitpunkt die Verantwortung für Echtheit, Güte und Reinheit der Droge dem Apotheker abgenommen und staatlichen Kontrollstellen übertragen worden ist. Es wäre daher ganz sinngemäß gewesen, wenn das Arzneibuch, das ja in erster Linie ein Vorschriftenbuch für den Apotheker ist, in dem den Fingerhutblättern gewidmeten Abschnitt nur Vorschriften über die Aufbewahrung und die Art der Abgabe enthalten würde, Vorschriften zur Prüfung der Blätter auf Echtheit, Reinheit und Güte aber in Form einer Dienstverordnung allein den staatlichen Prüfungsstellen gegeben worden wären. Man hat aber diesen Weg nicht beschritten, sondern Angaben über die Abstammung und Vorschriften für die Reinheitsprüfung in das Arzneibuch aufgenommen. Vorschriften für die Gehaltsbestimmung bzw. die Bestimmung des Wirkungswertes, die dann aber auch im Arzneibuch stehen müßten, sind jedoch nicht im Arzneibuch mitgeteilt, sondern auf dem Verordnungswege erlassen, weil sie so bei Bekanntwerden einer dem Zweck besser entsprechenden Methodik leichter abzuändern sind. In der die Gehaltsbestimmung betreffenden Verordnung ist bemerkt worden, daß die Prüfung auf Echtheit und Reinheit in der im Arzneibuch angegebenen Weise ebenfalls von den staatlichen Prüfungsstellen vorzunehmen ist. Hieraus folgt, daß diese Arzneibuchvorschriften nur für diese Stellen, nicht aber für den Apotheker bindend sind, dem Apotheker vielmehr nur zur Orientierung dienen sollen. Als bindend für den Apotheker können nur die Vorschriften angesehen werden, die die Verpackung, Aufbewahrung und Abgabe der Droge betreffen, ferner die Prüfungsvorschrift, mit welcher festgestellt werden kann, ob die Blätter nach längerem Lagern in der Apotheke noch in dem Zustande sich befinden, in welchem sie unter Staatsgarantie geliefert wurden: das ist die Feststellung ihres Wassergehaltes.

Alles für den Apotheker Wissenswerte ist im folgenden zusammengestellt.

Abstammung. Fingerhutblätter stammen von Digitalis purpurea *L.*, einer in Gebirgswäldern Westeuropas, in Deutschland hauptsächlich im Thüringer Wald, dem Harz, Schwarzwald und den Vogesen gedeihenden, zweijährigen Pflanze. Im Gegensatz zu früher können die Blätter auch von nicht wildwachsenden und nicht blühenden Exemplaren im August und September gesammelt werden. Sie werden rasch getrocknet und in ein **grobes** Pulver verwandelt, welches auf einen Wassergehalt von höchstens 3% zu bringen, im Tierversuch auf seinen Wirkungswert zu prüfen und bei genügender Wirksamkeit in Ampullen oder versiegelte Flaschen einzufüllen ist.

Beschaffenheit. Die mit einem meist kurzen, schmal geflügelten, dreikantigen Stiel versehenen, nur in jugendlichem Zustande stiellosen Blätter (Abb. 354) werden bis 30 cm lang und bis 15 cm breit. Die Blattspreite ist länglicheiförmig bis eilanzettlich, dünn, unregelmäßig gekerbt (an der Spitze jedes Zahns findet sich auf der Unterseite eine kleine Wasserspalte), am Blattstiele meist mehr oder weniger weit herablaufend. Die Oberseite ist dunkelgrün, die Unterseite blaßgrün und meist dicht sammetartig behaart, wie zuweilen auch die Oberseite. Die Seitennerven erster Ordnung gehen unter einem spitzen Winkel vom Mittelnerv ab und bilden mit denjenigen zweiter und dritter Ordnung ein auf der Unterseite des Blattes hervortreten- des Netz, in dessen Maschen im durchfallenden Lichte ein nicht hervor- tretendes zartes Netz feinster Adern beobachtet werden kann (Abb. 355). Fingerhutblätter schmecken widerlich bitter und scharf und riechen schwach, nicht unangenehm.

Der Apotheker erhält sie nur als grobes Pulver.

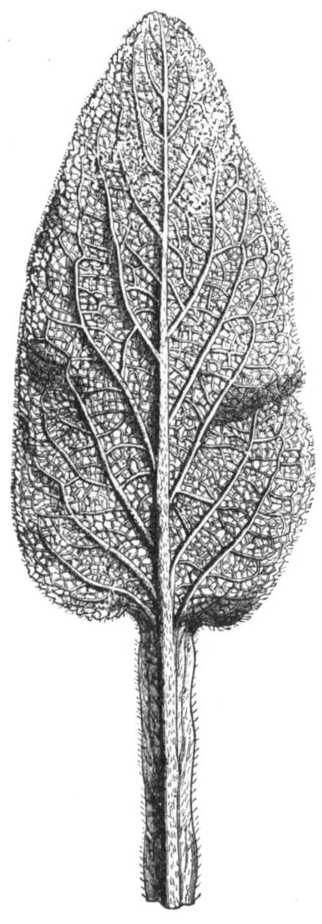

Anatomie. Das Mesophyll besitzt meist 1, seltener bis 3 Lagen von 20—30 μ weiten Palisadenzellen auf der Blattoberseite und zahlreiche Lagen von lockerem Schwammparen- chym aus flach- und kurzarmigen Zellen auf der Unterseite. Oxalat- kristalle fehlen. Von der oberseits aus polygonalen bis schwach buch- tigen (Abb. 356 *I*), unterseits aus stark gewellten (*II*) Zellen gebildeten

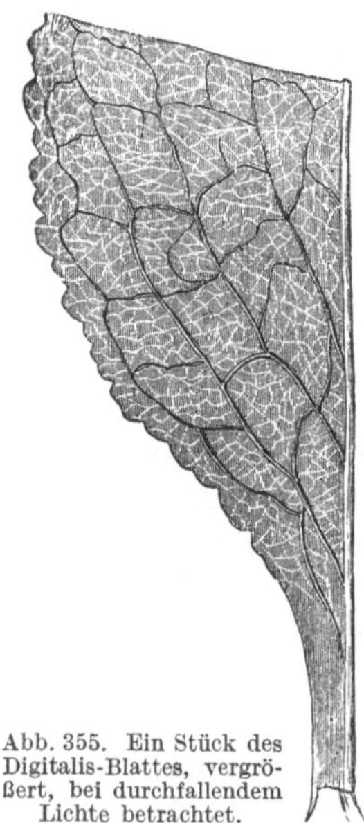

Abb. 354. Digitalis-Blatt von unten gesehen.

Abb. 355. Ein Stück des Digitalis-Blattes, vergrö- ßert, bei durchfallendem Lichte betrachtet.

Epidermis laufen zweierlei Haare aus, lange, meist 4—6zellige, seltener wenigerzellige, dünnwandige, oft zusammengefallene, mit feinkörniger Kutikula versehene, spitzliche, oder seltener (am Stiel mehr) mit köpfchen- artiger Endzelle versehene weiche Sammethaare (*h*), und kleine oder winzige Drüsenhaare mit sehr kurzem einzelligem, selten zweizelligem Stiel und zwei- zelligem, seltener einzelligem Köpfchen (*d. h*). Spaltöffnungen sind besonders auf der Blattunterseite sehr häufig; sie besitzen meist 3—4 Nebenzellen (*sp*).

Merkmale des Pulvers. In dem rein grünen oder matt hellgrünen, groben Pulver (Sieb IV) bilden die Hauptmasse die zermahlenen Trümmer von dünnwandigen, grünen Mesophyllzellen oder farblosen, etwas derbwandigen, fein getüpfelten Parenchymzellen des Blattstiels und der Nerven, von welligbuchtigen oder ·geradwandigen, farblosen Epidermiszellen, von Haarbruchstücken mit feiner Kutikularkörnelung, massenhafte grüne Chlorophyllkörner, sowie farblose Protoplasmaklümpchen resp. -körnchen. Zwischen diesen Trümmern treten jedoch sehr reichlich kleinere oder größere Gewebefetzen auf. Am häufigsten sind solche aus dem Mesophyll; diese sind infolge ihres Chlorophyllgehaltes grün gefärbt und bestehen aus dünn-

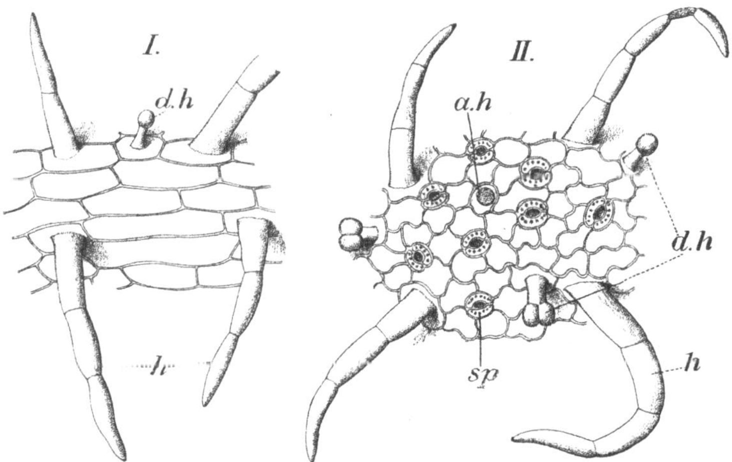

Abb. 356. Folia Digitalis. *I* Epidermis der Blattoberseite in der Flächenansicht mit Sammethaaren (*h*) und Drüsenhaaren (*d.h*). *II* Epidermis der Blattunterseite in der Flächenansicht mit Spaltöffnungen (*sp*), Sammethaaren (*h*), Drüsenhaaren (*d.h*) und der Narbe eines abgebrochenen Haares (*a.h*). Vergr. $^{175}/_1$. (Gilg.)

wandigen Zellen; auf der Blattoberseite findet sich allermeist eine Schicht von nur wenig langgestreckten, etwas dicken Palisadenzellen, die meist in der Oberflächenansicht beobachtet werden und dann kreisrund und dicht gestellt erscheinen, während die auf der Blattunterseite sich findenden mehrschichtigen Schwammparenchymzellen mehr oder weniger sternförmig ausgebildet sind und ansehnliche Interzellularen zwischen einander beobachten lassen. Spärlicher sind chlorophyllose Parenchymfetzen aus dem Blattstiel und den Nerven; diese sind dünn- oder derbwandig, polygonal oder seltener etwas gestreckt, fein getüpfelt. Fast ebenso häufig wie die Mesophyllfetzen sind die Haare oder Haarbruchstücke. Es sind dies entweder lange, mehrzellige, ziemlich dicke Haare mit stumpfer Spitze oder mit einem kleinen, einzelligen Drüsenköpfchen, von denen einige Zellen häufig kollabiert sind, und deren meist dünne Wandung allermeist durch eine feine Kutikularkörnelung charakterisiert erscheint, oder aber sehr kurze Drüsenhaare mit einzelligem Stiel und ein- oder meist zweizelligem Drüsenköpfchen. Besonders die kürzeren Haare trifft man nicht selten noch den häufig zu beobachtenden Epidermisfetzen ansitzend; diese sind dünnwandig, farblos, entweder polygonal und geradwandig, ohne Spaltöffnungen (Blattoberseite) oder stark wellig buchtig mit zahlreichen, dicht gestellten Spaltöffnungen (Blattunterseite); unterhalb der Epidermisfetzen sieht man allermeist noch anhängendes Mesophyllgewebe. In Parenchymfetzen besonders werden häufig schmale (bis $15\,\mu$ breite) oder breitere (bis $35\,\mu$ breite) Gefäße beobachtet mit ringförmiger oder spiraliger, selten treppenförmiger Verdickung.

Charakteristisch für das Pulver sind besonders die stets kristallosen Parenchymfetzen aus dem Mesophyll, die fein gekörnelten Haare oder Bruchstücke solcher, von denen einzelne Zellen häufig kollabiert sind, die kleinen, meist zweizelligen oder häufig nur einzelligen Drüsenhaare, die stark wellig buchtige Epidermis der Blattunterseite mit ihren dicht gestellten Spaltöffnungen.

Digitalispulver wird in Glyzerinwasser, in Phloroglucin-Salzsäure sowie in Chloralhydratlösung untersucht. Durch letztere werden Mesophyllfetzen meist recht rasch genügend durchsichtig gemacht. Will man dies sehr schnell erreichen, so erhitzt man ein in Chloralhydratlösung liegendes Pulverpräparat mehrmals unter dem Deckgläschen.

Bestandteile. Die Fingerhutblätter enthalten eine Anzahl giftiger Glykoside: Digitoxin, Digitalin, Digitophyllin, Anhydrogitalin etc., aber kein Digitonin, und geben 10% Asche.

Prüfung. Unzulässige Beimengungen zu Fingerhutblättern sind veranlaßt worden dadurch, daß die Sammler die Blätter nicht blühenden Exemplaren entnahmen und diese mit nicht blühenden Exemplaren anderer Pflanzenarten verwechselten, so mit Symphytum officinale *L.* (Borraginaceae), Verbascum-Arten (Scrophulariaceae), Inula helenium *L.* und Conyza squarrosa *L.* (Compositae), ferner dadurch, daß Sammler, die gleichzeitig Tollkirschenblätter oder andere wichtige Arzneipflanzen sammelten (Hyoscyamus, Datura), die zum Transport dienenden Körbe verwechselten und Tollkirschenblätter in den mit Fingerhutblättern gefüllten Korb legten. Fälschungen sind ausgeführt worden mit den Blättern von Teucrium scorodonia *L.* (Labiatae), Malva-Arten und Kartoffelblättern, Verwechselung beim Versand soll mit Matico-Blättern vorgekommen, dürfte aber in Zukunft ausgeschlossen sein. Für die Reinheitsprüfung erscheint es als das wichtigste, die giftigen Solanaceenblätter nachzuweisen. Dies geschieht durch ihren Reichtum an Kristallen (Belladonna Oxalatsand, Datura Drusen, Hyoscyamus Einzelkristalle) und ist erleichtert durch die Vorschrift des Arzneibuches, daß Fingerhutblätter grob gepulvert sein müssen. Man kocht eine kleine Menge einer Durchschnittsprobe unter Deckglas mit Chloralhydratlösung auf, wodurch die Blattstückchen durchsichtig werden, so daß Kristalle nicht zu übersehen sind. Belladonna ist in einem solchen Präparat außerdem durch die Kutikularfalten der oberen Epidermis nachweisbar. Die anderen Verwechselungen und Fälschungen verraten sich durch ihre gröberen, dickwandigeren Deckhaarformen oder abweichenden Drüsenhaarformen, z. T. auch durch die in ihren Nerven vorkommenden verholzten Fasern. — Digitalis lanata *Ehrh.* und D. orientalis *Lam.* liefern ebenfalls eine sehr wirksame Droge, sind aber vom D. A. B. nicht zugelassen.

Der Aschegehalt darf 13% nicht übersteigen.

Besonders wichtig ist, daß der Wassergehalt der Blätter, auch nach längerer Aufbewahrung, nicht über 3% betragen darf. Bei der Trocknung bei 100⁰ darf 1 g der Droge höchstens 0,03 g an Gewicht verlieren.

Gehaltsbestimmung. Früher hat man den Gehalt der Fingerhutblätter auf chemischem Wege ermitteln zu können geglaubt, es ist aber schon seit längerer Zeit bewiesen, daß die nach diesen Methoden bestimmten Stoffe ein Maß für den Gehalt der Droge an wirksamen Stoffen nicht darstellen. Besonders von Focke ist zuerst eine Methode zur Bestimmung des Wirkungswertes der Blätter am Frosch ausgearbeitet worden und lange Zeit hindurch ist der größte Teil der im Handel befindlichen Droge nach Analysierung nach der Fockeschen Methode auf den Markt gebracht worden. Neuerdings hat an ihrer Stelle eine Methode zur Bestimmung des „Froschdosengehaltes" von 1 g Fingerhutblättern steigende Beachtung gefunden, und diese Methode ist jetzt auch den amtlichen Prüfungsstellen zur Wertbestimmung der Blätter vorgeschrieben worden. (Genaueres über die Methode s. Einleitung). Der Froschdosengehalt muß zwischen 1500 und 2500 liegen.

Aufbewahrung und Abgabe. Fingerhutblätter kommen nur noch als grobes Pulver in braunen, fast ganz gefüllten Flaschen von höchstens 100 g Inhalt und in zugeschmolzenen Ampullen von 2 g Inhalt in den Handel, die Vermerke über die staatliche Prüfung tragen müssen. Die Ampullen sind für die Rezeptur bestimmt, die größeren Flaschen vornehmlich für die Defektur zur Herstellung der Tinct. Digitalis. Wird zur Anfertigung eines Rezeptes weniger als 2 g gebraucht, so muß der nicht gebrauchte Anteil des Ampulleninhaltes beseitigt werden. Wird der Inhalt der größeren Flaschen ausnahmsweise nicht auf einmal verbraucht, so müssen die Gläser sofort wieder sehr sorgfältig verschlossen und mit festem Paraffin gedichtet werden. Durch das Fortwerfen des nicht verbrauchten Ampulleninhaltes erleidet der Apotheker keinen Schaden, da der niedrigste Preisansatz bei Berechnung der Rezepte der für 2 g ist. Der Zweck dieser Verordnung ist der, daß verhindert werden soll, daß die Blätter bei der Aufbewahrung Wasser aus der Luft anziehen. Bei dem niedrigen Wassergehalte von höchstens 3%, mit dem sie geliefert werden, können die in ihnen enthaltenen Enzyme nicht auf die wirksamen Glykoside zersetzend einwirken, bei einem höheren Wassergehalte besteht die Möglichkeit der Einwirkung und damit des Zurückgehens der Wirksamkeit der Droge am Krankenbette. Der Apotheker ist dafür haftbar, daß bei der Aufbewahrung der Droge der Wassergehalt nicht über 3% steigt. Aufbewahrung unter den Separanden. Von anderer Seite und nach anderer als der staatlich vorgeschriebenen Methode ausgewertete Fingerhutblätter dürfen selbst auf ärztliche Verordnung hin nicht abgegeben werden. Man will auf diese Weise erreichen, daß der Arzt allerorts gleichmäßig und zuverlässig wirksame Droge in allen Apotheken vorfindet, da von der Zuverlässigkeit und Gleichmäßigkeit der Wirkung (letzteres wegen der Dosierung) sehr oft Leben oder Tod der Patienten abhängt. Sollten Folia Digitalis zu Pillen verordnet werden, so erlaubt der geringe Wassergehalt der Droge ein rasches Zerreiben des groben Pulvers im Pillenmörser.

Geschichte. Seit dem Mittelalter wurde Digitalis vom Volke verwendet; im 17. Jahrhundert fand sie zuerst in England Aufnahme in den Arzneischatz.

Anwendung. Folia Digitalis dienen als ein sehr wirksames Herzmittel.

Reihe **Rubiales.**

Reihe **Rubiaceae.**

Cortex Chinae. Cortex Cinchonae. Chinarinde.

Abstammung. Mit dem Namen Chinarinde bezeichnet man jetzt im Handel ganz allgemein nur chininhaltige Rinden, während man früher alle bitteren Rinden, die aus Südamerika eingeführt und gegen Wechselfieber verwendet wurden, als Chinarinden (echte und unechte) zusammenfaßte. Die große Mehrzahl dieser stammt von Arten der Gattung Cinchona, welche ansehnliche Bäume darstellen. In Deutschland wird vom Arzneibuch jedoch ausdrücklich nur Cinchona succirubra *Pavon* für offizinell erklärt.

Neben dieser liefern hauptsächlich Cinchona calisaya *Wedell*, C. Ledgeriana *Moens*, vielleicht noch C. micrantha *Ruiz* et *Pavon* und C. officinalis *Linné*, sowie Bastarde dieser Arten, Chinarinden des Handels. Die Heimat der Cinchonen sind die Ostabhänge des ganzen nördlichen Teiles der südamerikanischen Kordilleren in den Staaten Venezuela, Columbia, Ekuador, Peru und Bolivia. Sie gedeihen in den dortigen Gebirgen in einer Höhe von nicht unter 1000 m und steigen bis zur Höhe von 3500 m. Außerdem sind diese wegen der Chiningewinnung so überaus wichtigen Bäume in ihrer Heimat selbst, wie auch in den Kolonien der Holländer, namentlich auf Java, und von den Engländern in Indien, sowie auf Ceylon und Jamaika in Kultur genommen.

Gewinnung. Die Gewinnung der Rinde geschieht bei den in den südamerikanischen Gebirgswäldern vereinzelt wild wachsenden Bäumen durch Abschälen, verbunden mit Fällung der Bäume. Bei den Chinchona-Kulturen ist die Rindengewinnung verschieden, und zwar fällt man entweder die (6—8 Jahre alten) Bäume ebenfalls, um nach weiteren 5 oder 6 Jahren die aus dem Stumpfe ausgeschlagenen Schößlinge zur Rindengewinnung heranzuziehen, oder man beraubt die Bäume während ihres Wachstums nur eines Teiles ihrer Rinde, welche dann nach mehrjährigem Wachstum durch neue (sekundäre und alkaloidreichere) Rinde ersetzt wird, so daß in Abständen von mehreren Jahren abwechselnd die vorher stehen gelassene und die durch neues Wachstum entstandene Rinde geerntet werden kann. Die durch das Abschälen entstandenen Wundstellen der Bäume werden zum Schutze mit Moos und Lehm bedeckt, weshalb die erneuerten Rinden auch im Handel „gemooste" heißen.

Handelssorten. Im Großhandel wurden die Chinarinden unter verschiedenen Gesichtspunkten in Kategorien eingeteilt; so hießen alle ausgesuchten Stücke Drogistenrinden oder Apothekerrinden, während alle unansehnliche Ware unter dem Namen Fabrikrinde, weil es bei der Darstellung des Chinins nicht auf das äußere Aussehen ankommt, zusammengefaßt wurde. Als Fabrikrinden kommen auch Rinden von weit höherem Alkaloidgehalt, als er in den Pharmakopöen verlangt wird, in den Handel. Aus Kulturen von Cinchona Ledgeriana werden Rinden mit einem Alkaloidgehalt bis zu 13% erhalten. Neuerdings werden fast alle Kulturrinden in erster Linie nach der Höhe des Alkaloidgehaltes gehandelt. Vielfach faßte man auch je nach der Farbe die Rinden verschiedener Herkunft als Cortex Chinae fuscus, flavus und ruber zusammen. Die braunen Chinarinden wurden häufig nach ihrer früheren ausschließlichen Herkunft als Loxa, Guayaquil und Huanuco bezeichnet; in Wirklichkeit wurden unter

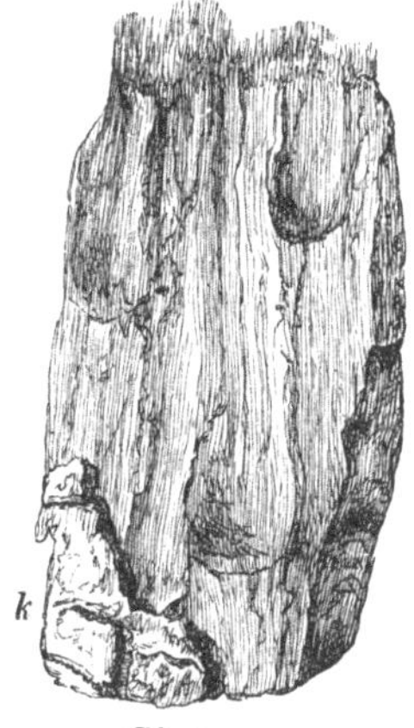

diesen Namen sämtliche Chinarinden mit brauner Bruchfläche, von den verschiedensten Cinchona-Arten abstammend, verkauft. Cortex Chinae regius, auch Calisayarinde genannt (Abb. 357 u. 358), ist diejenige unter den gelben Chinarinden, welche noch einiges Interesse beansprucht; sie kommt in starken Platten oder schwach gebogenen Röhren in den Handel und stammt von der obengenannten Cinchona calisaya *Weddell*. Als deutsche Handelsdroge kommt jedoch fast allein die im Deutschen Arzneibuch zur Anwendung

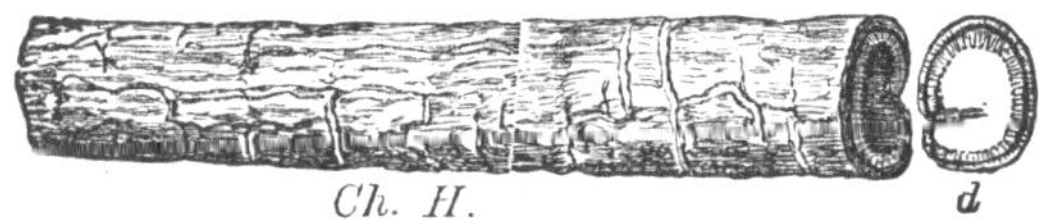

Abb. 357. Cortex Chinae Calisayae. (Berg.)

Abb. 359. Cortex Chinae succirubrae. *d* Querschnitt.

vorgeschriebene rote Chinarinde, von kultivierten Exemplaren der Cinchona succirubra *Pavon* gewonnen, in Betracht (Abb. 359); auf sie allein bezieht sich die nachfolgende Beschreibung.

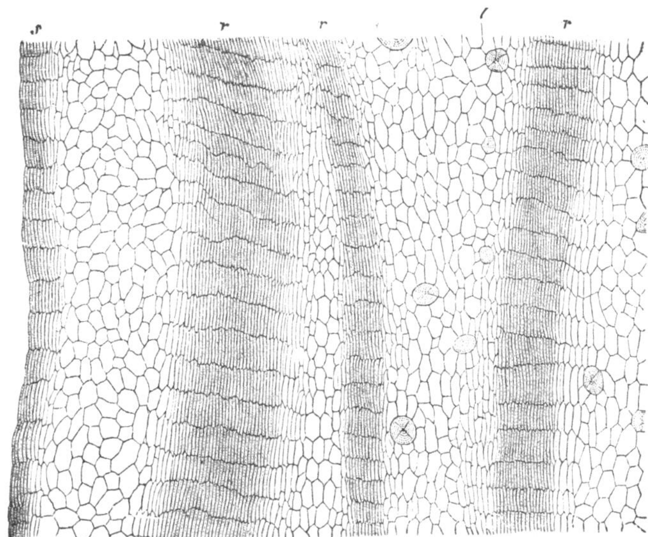

Abb. 358. Querschnitt durch die Borke der Calisaya-China. *s* äußerste Korkschicht, *r* sekundäre Korkbänder im Rindengewebe, *l* Bastfasern.

Handel. Die Chinarinde von Cinchona succirubra kommt von Indien, Ceylon und Java, wo diese Art in Kultur genommen ist, über London, Amsterdam und Hamburg in den deutschen Handel.

Beschaffenheit. Diese Rinde bildet lange Röhren oder Halbröhren von 1—4 cm Durchmesser (Abb. 359); sie ist je nach dem Alter verschieden dick und besitzt eine Stärke von 2—5 mm. Die Stücke sind außen mit graubraunem Kork bedeckt, welcher meist lange, grobe Längsrunzeln und kleine, schmale Querrisse zeigt. Die Innenfläche der Röhren ist glatt, rotbraun und zart längsgestrichelt. Sie brechen mürbe. Die Querbruchflächen zeigen eine äußere, glattbrechende Zone und einen inneren, kurzfaserig

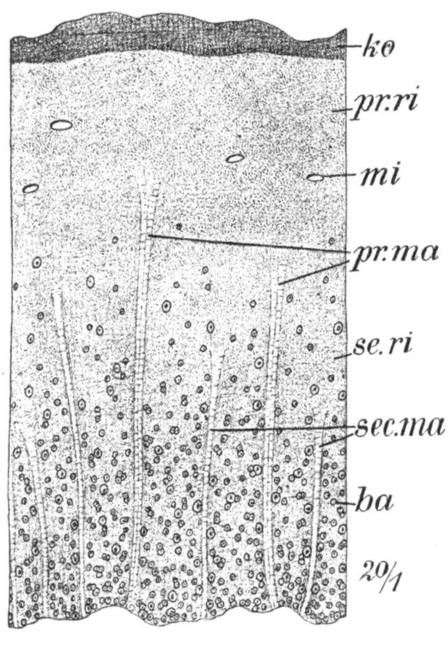

Abb. 360. Cortex Chinae succirubrae, Lupenbild (20/1). *ko* Kork, *pr.ri* primäre Rinde, *mi* Milchsaftschläuche, *pr.ma* primäre Markstrahlen, *se.ri* sekundäre Rinde, *sec.ma* sekundäre Markstrahlen, *ba* Bastfasern. (Gilg.)

brechenden Teil. Ein glatter Querschnitt (Abb. 362) zeigt deutlich die Grenze der Korkschicht und in der gleichmäßig rotbraunen Grundmasse der Rinde dunkle und helle Punkte. Auf der Längsbruchfläche sieht man in der braunen Grundmasse zahlreiche helle, kurze Striche, die charakteristischen Fasern.

Chinarinde riecht schwach eigenartig und schmeckt stark bitter, zugleich zusammenziehend.

Anatomie. Die Succirubrarinde, eine sog. Spiegelrinde (d. h. in Schälwaldungen kultiviert und von verhältnismäßig jungen Stämmen abgezogen) ist von einem normalen, meist nicht sehr dicken Korkmantel (s. Abb. 361, *ko*) bedeckt; die Korkzellen sind dünnwandig und meist mit einer braunen Masse erfüllt. Die primäre Rinde (*pr.ri*) besteht aus etwas dickwandigem, getüpfeltem, gleichmäßig rotbraun gefärbtem, am Außenrande oft tangential gestrecktem Parenchym; an ihrem Innenrande findet man stets weite (100—355 μ), aber nur wenig längsgestreckte Sekretschläuche (*mi*).

Die sekundäre Rinde ist stets bedeutend breiter (dicker) als die Außenrinde. Sie wird von sehr zahlreichen Markstrahlen durchzogen, von denen die primären (*pr. ma*) meist 2, selten 3 Zellreihen breit sind, während die sekundären (*sec. ma*) fast durchweg einreihig erscheinen. Die Rindenstränge zwischen den Markstrahlen bestehen zum größten Teil aus dünnwandigem, rotbraun gefärbten Parenchym (*sec. ri*), zwischen dem man häufig die mehr oder weniger obliterierten Siebpartien (*le*) erkennen kann. Ganz besonders charakteristisch sind jedoch die sehr zahlreichen, in den inneren Teilen der primären und den äußeren Teilen der sekundären Rinde spärlichen, nach innen immer dichter, aber fast stets einzeln stehenden und nur selten zu Gruppen vereinigten, spindelförmigen Fasern (*ba*). Diese gehören zu den kürzesten bekannten Fasern und messen nur 500 μ bis 1350 μ an Länge und sind 50—70 μ, selten bis 90 μ dick; sie besitzen eine charakteristische, hellgelbe, seidenglänzende Färbung; ihre Wandung ist fast bis zum Verschwinden des Lumens verdickt, deutlich geschichtet und verholzt und wird von zahlreichen, stets einfachen,

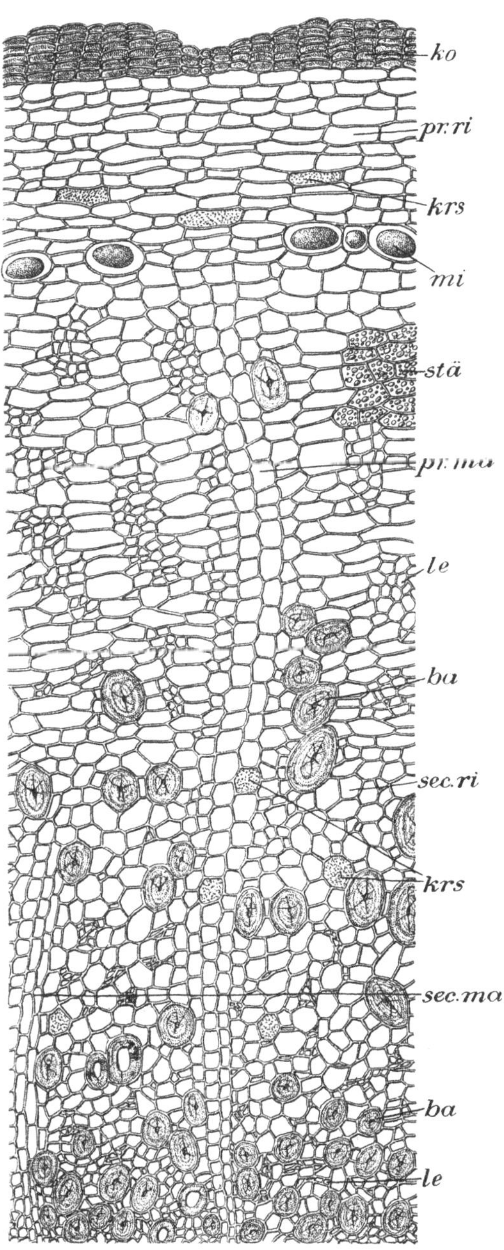

Abb. 361. Cortex Chinae, Querschnitt. *ko* Kork, *pr.ri* primäre Rinde, *krs* Kristallsandzellen, *mi* Sekretschläuche, *stä* Stärkeinhalt einiger Parenchymzellen gezeichnet, sonst weggelassen, *pr.ma* primärer Markstrahl, *le* Siebgruppen, *ba* Bastfasern, *sec.ri* sekundäre Rinde, *sec.ma* sekundäre Markstrahlen. Vergr. $^{125}/_1$ (Gilg.)

nach dem Zellumen hin trichterig erweiterten Tüpfelkanälchen durchzogen (Abb. 362). Die Parenchymzellen enthalten rotbraune, amorphe Stoffe und spärlich Stärke, vielfach auch Kalziumoxalatsand. Die Stärkekörner sind klein, meist einfach, 6—10, selten bis $15\,\mu$ groß, selten aus 2 bis 4 Körnchen zusammengesetzt.

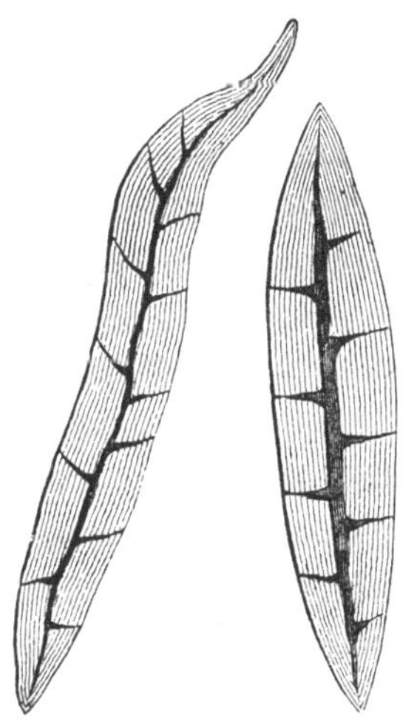

Abb. 362. Bastfasern aus der Chinarinde. (Flückiger u. Tschirch.)

Merkmale des Pulvers. Das braune oder rotbraune, feine Pulver (Sieb VI) der Chinarinde, das meist verwendet wird, besteht der Hauptmenge nach aus feinst zerriebenen, gelblichen bis gelbbraunen Zellmembranstükken, sowie farblosen oder gelblichen bis braunen Protoplasmakörnchen oder -klumpen. Seltener treten mehr oder weniger erhaltene Zellen oder kleinere Zellfetzen des Rindenparenchyms oder des Korkes mit dünner, bräunlicher bis rotbrauner Wandung auf, die zum Teil Stärke enthalten. Die Stärke ist meist nur in geringer Menge vorhanden, kleinkörnig und tritt in der Form von Einzelkörnern, seltener zu 2—4 zusammengesetzt, wenig auffallend in die Erscheinung, ebenso der Kristallsand, den man kaum ohne Polarisationsapparat wahrnehmen wird. Sehr reichlich treten auf fast durchweg nur in Bruchstücken erhaltene, dickspindelförmige Bastfasern mit dicker, farbloser, eigenartig (seidenartig) glänzender Wandung, stumpfen oder seltener spitzlichen bis spitzen Endigungen, sehr engem, oft fast verschwindendem Lumen und sehr zahlreichen, dicht gestellten, zylindrischen, nach innen trichterförmig erweiterten Tüpfelkanälen.

Besonders charakteristisch für das Pulver ist die gelblichbraune bis rotbraune Farbe aller Elemente, mit Ausnahme der Bastfasern, sowie die reichlichen Bruchstücke der grob getüpfelten Bastfasern.

Chinarindenpulver untersucht man am besten in Glyzerinjod (zum Nachweis der Stärke), in Phloroglucin-Salzsäure (Fasern) sowie in Chloralhydratlösung. Chinarindenpulver entwickelt im Reagenzglase trocken erhitzt rötliche Dämpfe, die sich weiter oben im Rohr zu roten Teertropfen verdichten. Diese Reaktion beweist nicht, daß das Pulver von Cinchona succirubra abstammt, da alle chininhaltigen Rinden rote Teere liefern, kann aber doch zur raschen Orientierung dienen.

Bestandteile. Chinarinden enthalten eine Anzahl Alkaloide, von denen die vier wichtigsten Chinin, Chinidin (auch Conchinin genannt), Cinchonin und Cinchonidin sind. Neben diesen hat man noch eine ganze Reihe weiterer Alkaloide daraus isoliert. Außerdem enthalten die Chinarinden Chinasäure und Chinagerbsäure, sowie ein bitteres Glykosid, das Chinovin, und geben bis zu 4% Asche.

Prüfung. Seitdem fast ausschließlich die charakteristischen Kulturrinden in den Drogenhandel gelangen, ist eine Fälschung so gut wie ausgeschlossen. Interesse beansprucht die als China cuprea bezeichnete, chininhaltige Rinde von Ladenbergia pedunculata *K. Schum.* Sie besitzt statt der Fasern massenhaft stark verdickte Stabzellen, d. h. mechanische Zellen mit stumpfen Enden, ja geradezu rechteckiger Form. Ähnliche Zellen sind auch in chininfreien (also „falschen" im engeren Sinne) Rinden von Ladenbergia- und Remijia-Arten vorhanden. Das Chinarindenpulver darf daher andere mechanische verholzte Elemente als die Bastfaserbruchstücke, auch Stärke in größerer Menge oder gar großkörnige Stärke, sowie andere Kristalle als die winzigen Kristallsandkörnchen nicht enthalten.

Der Aschegehalt des Pulvers darf 5% nicht übersteigen.

Gehaltsbestimmung. 2 g gepulverte Chinarinde werden mit 1 g Salzsäure und mit 5 ccm Wasser 10 Minuten lang im siedenden Wasserbade erhitzt, um die Alkaloide als Chlorhydrate in wässerige Lösung zu bringen, da sie der Droge mit einem organischen Solvens und Alkali nicht vollständig zu entziehen sind. Nach dem Erkalten schüttelt man mit 15 g Chloroform durch, dann setzt man 5 g Natronlauge zu und bringt durch kräftiges 10 Minuten währendes Schütteln die Alkaloide in Chloroformlösung. Diese trennt man durch Zugabe von 25 g Äther und 1 g Tragant und kräftiges Schütteln von der wässerigen Flüssigkeit, die die Droge einschließt. 30 g der klaren durch Watte filtrierten Chloroformätherlösung (= 1,5 g Droge) werden nach Zusatz von 10 ccm Weingeist durch Destillation von Äther, Chloroform, Ammoniak und Aminen befreit, der Rückstand wird unter Erwärmung mit 10 ccm Weingeist in Lösung gebracht, die mit 10 ccm Wasser verdünnte Lösung nach Zusatz von 2 Tropfen Methylrotlösung mit $^1/_{10}$-Normal-Salzsäure bis zum Umschlag in Rot titriert. Die hierzu mindestens zu verbrauchenden 3,15 ccm $^1/_{10}$-Normal-Salzsäure (Feinbürette) zeigen bei einem Durchschnittsmolekulargewicht der China-Alkaloide von 309,2 mindestens 0,097398 g Alkaloide in 1,5 g Droge an, was einem Mindestalkaloidgehalt der Rinde von rund 6,5% entspricht.

Zum Beweise, daß die titrierte Flüssigkeit wirklich China-Alkaloide enthält, werden 5 ccm derselben mit 1 ccm verdünntem Bromwasser (1 + 4), dann mit Ammoniakflüssigkeit versetzt. Es muß eine Grünfärbung auftreten (Thalleiochinreaktion).

Geschichte. Die Geschichte der Einführung der Chinarinde in den Arzneischatz der Kulturvölker und die Darstellung der Kulturversuche mit verschiedenen Cinchona-Arten in den Tropen der Alten Welt sollen hier, so interessant sie auch sind, nur ganz kurz skizziert werden.

Zum erstenmal wird Chinarinde im Jahre 1638 in der Literatur erwähnt; die Gräfin Chinchon, Gemahlin des Vizekönigs von Peru, wurde durch den Gebrauch der Rinde vom Fieber geheilt. Im Laufe des 17. Jahrhunderts wurde die Droge, welche damals sehr kostbar war, in ganz Europa bekannt und geschätzt, aber erst im 18. Jahrhundert wurde die Kenntnis der Stammpflanzen durch mehrere Expeditionen (Condamine, Ruiz und Pavon) begründet und erweitert. Um die Mitte des 19. Jahrhunderts gelang es dann nach Überwindung großer Schwierigkeiten fast gleichzeitig den Holländern und Engländern Cinchona-Arten in ihren asiatischen Kolonien (Java und Ostindien) zu kultivieren und durch rationelle Auswahl, durch Bastardierung der gehaltreichsten Arten und durch zweckmäßige Düngung der Plantagen die alkaloidreichen Rinden zu erzielen, welche jetzt fast allgemein von den Pharmakopöen vorgeschrieben werden.

Anwendung. Chinarinde findet als Fiebermittel, sowie als magenstärkendes und kräftigendes Mittel in Dekokten Anwendung. Chinadekokte werden beim Erkalten trübe, da hierbei die Alkaloide, an Chinagerbsäure gebunden, ausgefällt werden. Die Dekokte müssen deshalb heiß koliert und vor dem Gebrauch umgeschüttelt werden. Pharmazeutische Präparate aus Chinarinde sind: Extractum und Tinctura Chinae, Tinctura Chinae comp. und Vinum Chinae.

Cortex Chinae Calisayae.

Diese von Cinchona Calisaya *Weddell* abstammende, meist aus Kulturen gewonnene Rinde ähnelt sowohl im Aussehen wie in der Anatomie der offizinellen Chinarinde sehr, unterscheidet sich jedoch durch die gelbbraune, besonders bei Behandlung mit Kalilauge deutlicher hervortretende Farbe des Querschnitts und der Innenfläche. Ihre Bastfasern werden bis 70 μ dick und bis über 1000 μ lang. Ihre Wertbestimmung erfolgt in gleicher Weise wie bei der offizinellen Succirubra-Rinde.

Gambir. Terra japonica. Catechu pallidum.
Gambir-Katechu. Gambir.

Abstammung. Gambir-Katechu, auch kurzweg Gambir genannt, stammt von Ourouparia gambir *Baillon* (Syn.: Uncaria gambir *Roxb.*), einem kletternden Strauch, welcher in Hinterindien und auf einigen kleinen Inseln des Malayischen Archipels gedeiht.

Gewinnung und Beschaffenheit. Gambir-Katechu wird aus den jungen Zweigen und den Blättern des Gambirstrauches dargestellt, indem diese gleich nach dem Sammeln, welches 3—4 mal im Jahre geschieht, ausgekocht und ausgepreßt werden. Wenn die Extraktbrühe durch Einkochen eine dicke Konsistenz angenommen hat, wird sie in flache Holzkästen ausgegossen und meist in Würfel geschnitten, welche dann im Schatten völlig getrocknet werden. Diese Würfel sind etwa 3 cm groß, leicht zerreiblich, außen rotbraun, im Innern heller, ockergelb, an der Luft nachdunkelnd, etwas porös, auf dem Bruch matt. Doch kommt diese Sorte, wie das Pegu-Katechu, neuerdings auch in großen Blöcken in den Handel.

Handel. Gambir-Katechu kommt hauptsächlich über Singapore in den Handel.

Bestandteile. Der Geschmack ist bitterlich, stark zusammenziehend, später etwas süßlich; Geruch fehlt. Bestandteile des Gambir sind: Catechin (identisch mit Katechusäure) und Katechu-Gerbsäure. Ferner sind darin enthalten: Quercetin und Aschegehalt, welcher höchstens 5% beträgt.

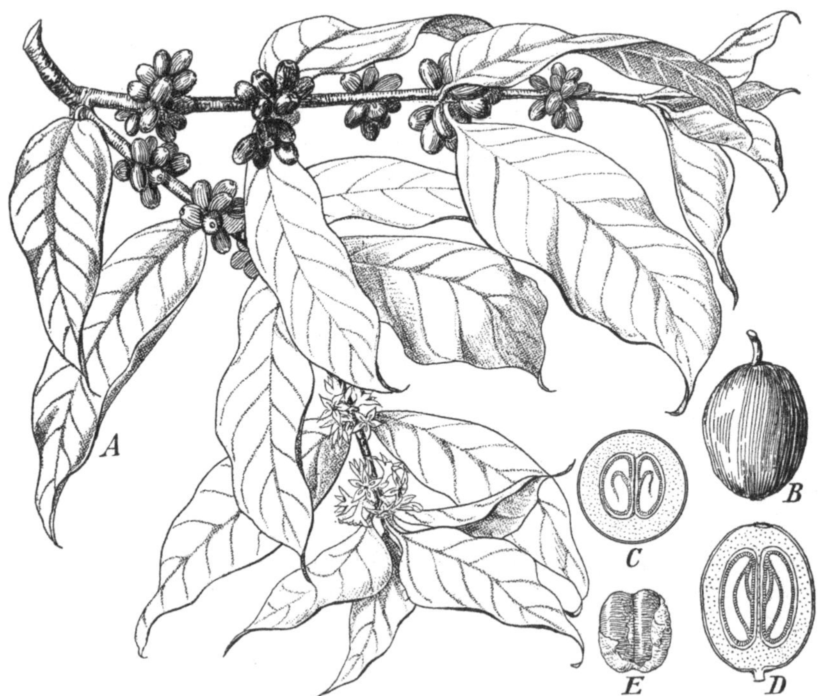

Abb. 363. Coffea arabica. *A* blühender und fruchtender Zweig, *B* Frucht, *C* Fruchtquerschnitt, *D* Fruchtlängsschnitt, *E* Samen, noch teilweise in der sog. Pergamenthülle eingeschlossen. (Gilg.)

Prüfung. Wenn man kleine Mengen von Gambir-Katechu in Glyzerin verteilt (verreibt) und mit mindestens 200facher Vergrößerung unter dem Mikroskop betrachtet, so erkennt man eine kristallinische Struktur (eine deutliche feine Strichelung). Die grüne Farbe, welche stark verdünnte alkoholische Lösungen mit Eisenchlorid annehmen, rührt von Catechin und Katechugerbsäure her. Gambir ist in kaltem Wasser oder Weingeist schwer löslich. 10 Teile Gambir geben, mit der zehnfachen Menge siedendem Wasser versetzt, eine braunrote, trübe, blaues Lackmuspapier rötende Flüssigkeit. Die nach dem vollkommenen Ausziehen von 10 Teilen Gambir mit siedendem Alkohol etwa zurückbleibenden Pflanzenteile sollen, bei 100° getrocknet, nicht mehr als 1,5 Teile betragen.

Geschichte. Gambir ist im indischmalayischen Gebiet zum Zwecke des Betelkauens (siehe Semen Arecae) schon sehr lange im Gebrauch. Erst im 17. Jahrhundert gelangte die Droge nach Europa, war aber noch lange sehr teuer, bis dann anfangs des 19. Jahrhunderts größere Mengen auf den Markt kamen.

Anwendung. Seine hauptsächlichste Verwendung findet Gambir, das pharmazeutisch gewöhnlich dem Katechu gleichgesetzt wird, in Europa in der Technik zum Gerben und Färben.

Semen Coffeae. Kaffeebohnen.

Abstammung und Beschaffenheit. Die Samen der in den Bergländern des tropischen Ostafrika heimischen, jetzt überall in den Tropengebieten (besonders Brasilien) kultivierten Coffea arabica *L.* (Abb. 363), neuerdings auch nicht selten von Coffea liberica *Bull.*, vielleicht auch von anderen Arten, deren Kultur neuerdings in Aufnahme gekommen ist. Die Droge besteht aus den enthülsten Samen (Endosperm), die auf der abgeflachten Seite eine sich bei den einen Exemplaren nach links, bei den

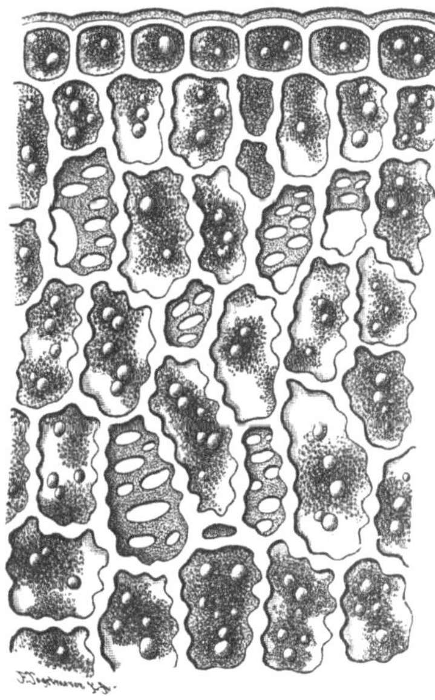

Abb. 364. Stück eines Querschnitts durch die Kaffeebohne. Man erkennt deutlich die äußeren, gleichmäßig verdickten Zellen und die inneren mit ihren charakteristischen, knotigen Verdickungen. Vergr. $^{300}/_1$. (Gilg.)

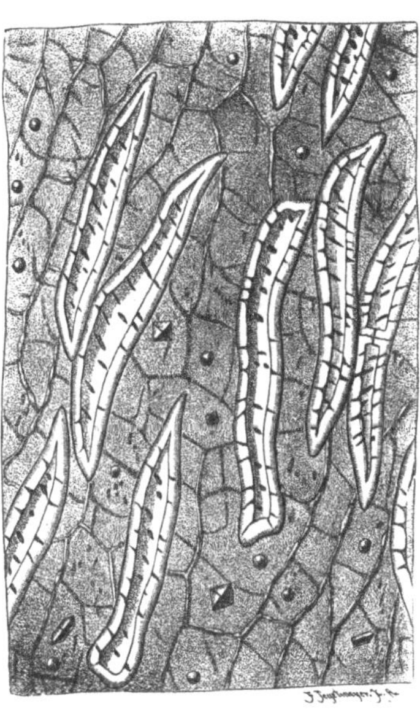

Abb. 365. Samenhaut der Kaffeebohne. — Zeigt das sehr undeutliche, stark zerdrückte, dünnwandige Parenchym, in das die dickwandigen Steinzellen eingelagert sind. Vergr. $^{150}/_1$. (Gilg.)

anderen nach rechts in das hornartige Nährgewebe hineinwindende Längsfurche tragen; der konvexe Rücken des Samens erscheint daher nach links oder nach rechts gerollt und übergreifend; in seinem Grunde steckt der kleine Embryo.

Anatomie. Das Nährgewebe besteht aus dickwandigen, grob getüpfelten Zellen (Abb. 364), welche ziemlich spärlich fettes Öl und Aleuronkörner enthalten. Sehr charakteristisch ist die zum größten Teil bei der Erntebereitung entfernte, in der Furche aber stets noch erhaltene Samenhaut (Pergamenthülle) der Kaffeebohne gebaut. Sie besteht aus sehr dünnwandigem, undeutlichem Parenchym, in welches reichlich dickwandige, auffallende Steinzellen (Abb. 365) eingelagert sind.

Bestandteile. Die Kaffeebohnen verdanken ihrem Koffeingehalt ($^1/_3$—2%) ihre hier und da geübte medizinische Verwendung. Außerdem sind in ihnen fettes Öl und Kaffeegerbsäure enthalten. Der angenehme Geruch des Kaffees entsteht erst beim Rösten. Die hierbei entstehenden aromatischen Stoffe faßt man unter dem Namen Koffeol zusammen.

Prüfung. Kaffee, besonders Pulver, wird vielfach gefälscht, und es gibt sehr viele Surrogate. Fälschungen werden erkannt am Vorhandensein von Stärke (Zerealien,

Hülsenfrüchte, Kolanüsse, Eicheln), Steinzellen, (Pflaumen, Birnen, Palmkerne, Kaffeehülsen), Gefäßen (Zichorie, Rüben usw.), Milchsaftschläuchen (Feige usw.) und anderen stark abweichenden Zellformen.

Gehaltsbestimmung. 10 g Kaffeepulver werden mit 200 g Chloroform und 10 g Ammoniakflüssigkeit 2 Stunden unter häufigem Schütteln stehen gelassen, dann setzt man 0,5 g Tragant zu, schüttelt bis zum Zusammenballen des Pulvers und filtriert das Chloroform ab. 150 g des Filtrats (= 7,5 g Droge) werden vollständig abdestilliert, der Rückstand mit 5 ccm Äther aufgenommen, die Lösung mit 15 ccm Wasser und 0,5 g festem Paraffin versetzt und bis zur völligen Verjagung des Äthers und zum Schmelzen des Paraffins erhitzt. Nach dem Erkalten wird durch ein angefeuchtetes Filter filtriert und die Erhitzung des Rückstandes mit Äther und Wasser und die Filtration nach dem Erkalten wiederholt. Die vereinigten Filtrate werden in gewogenem Schälchen verdampft. Der Rückstand muß nach dem Trocknen bei 100⁰ mindestens 0,08 g wiegen, was einem Koffeingehalte des Kaffees von mindestens 1,06% entspricht.

Radix Ipecacuanhae. Ipecacuanhawurzel. Brechwurzel.

Abstammung. Die Droge besteht aus den verdickten Nebenwurzeln der kleinen, nur bis 40 cm hohen, immergrünen *Uragoga ipecacuanha* (*Willd.*) *Baill.*, welche in Wäldern Brasiliens, besonders reichlich in dem Staat Matto Grosso heimisch ist (Abb. 366). Die beliebteste, über Rio de Janeiro nach London und von da in den europäischen Handel kommende

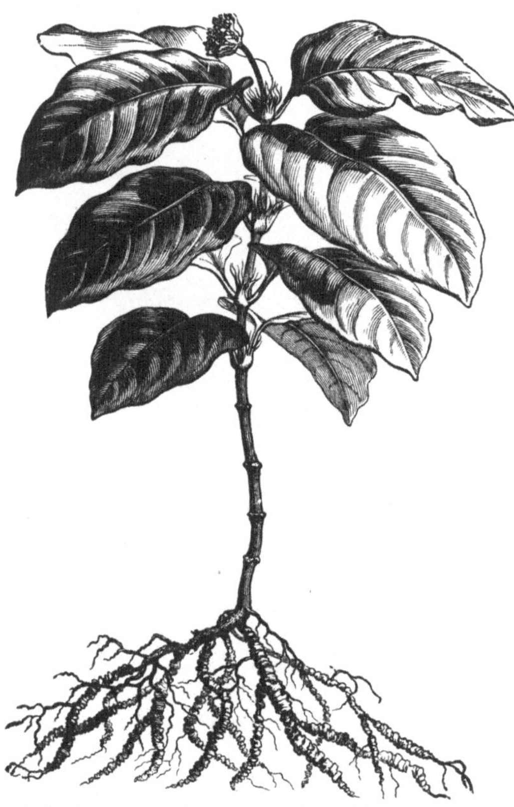

Abb. 366. Uragoga ipecacuanha. Ganze blühende Pflanze.

Droge wird im südwestlichen Teile der brasilianischen Provinz Matto Grosso gewonnen. Dort werden die Wurzeln mit Ausnahme der Regenzeit das ganze Jahr hindurch von Sammlern gegraben, indem die Pflanzen ausgehoben und meist nach Entfernung der allein brauchbaren, verdickten Nebenwurzeln wieder eingesetzt werden. Letztere werden sehr sorgfältig und möglichst schnell an der Sonne getrocknet und nach dem Absieben der anhängenden Erde in Ballen verpackt nach Rio de Janeiro transportiert. Aus Indien, wo die Kultur der Ipecacuanhawurzel (bei Kalkutta) versucht worden ist, kamen bis jetzt nur unbedeutende Mengen der Droge in den Handel. Neuerdings scheinen die Kulturen bessere Erträgnisse zu bringen, seitdem man versucht hat, die Pflanze in den feuchten Tälern des Sikkim-Himalaya heranzuziehen.

Beschaffenheit.
Die Droge (Abb. 367 *a*) bildet wurmförmig gekrümmte, mit halbringförmigen Wülsten versehene, bis 20 cm lange und zuweilen in der Mitte bis 5 mm dicke, nach beiden Seiten hin dünner werdende, meist unverzweigte, fein längsgefurchte, graubraune Stücke, welche aus den als Reservestoffbehäl-

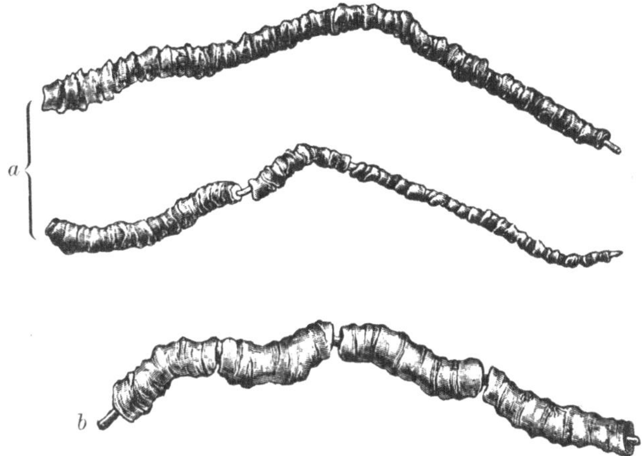

Abb. 367. Radix Ipecacuanhae. *a* Rio-Ipecacuanha, *b* Carthagena-Ipecacuanha.

ter in ihrem Rindenteile verdickten Nebenwurzeln der Pflanze bestehen. In den Furchen zwischen den Wülsten reißt beim Trocknen die Rinde oft ringsum ein, weil der sehr feste Holzkörper sich dabei weniger zusammenzieht als die stark einschrumpfende Rinde, deren Gewebe der entstehenden Spannung nicht widerstehen kann.

Ipecacuanhawurzel ist in der Rinde von ziemlich glattem, etwas körnigem Bruche; der gelbliche, zähe, marklose Holzzylinder, von welchem sich die Rinde leicht trennt, nimmt auf dem Querschnitte meist nur den dritten bis fünften Teil des ganzen Wurzeldurchmessers ein. Die dicke Rinde ist gleichförmig von weißlicher bis grauer Farbe und von einer dünnen, braunen Korkschicht umgeben.

Die Droge riecht schwach, eigenartig unangenehm, und schmeckt widerlich und etwas bitter.

Anatomie. (Abb. 368 u. 369). Die Wurzel wird von einer braunen, dünnwandigen Korkschicht (*ko*) umgeben. Die breite Rinde ist als

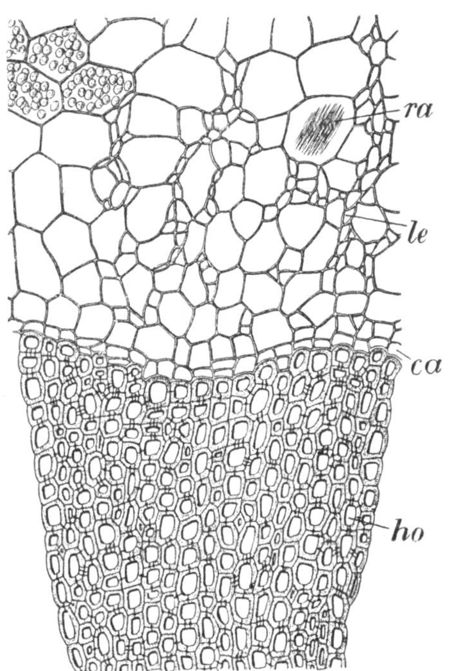

Abb. 368. Radix Ipecacuanhae, Querschnitt durch den inneren Teil der sekundären Rinde und den äußeren Teil des Holzkörpers, *ra* Raphidenzellen, *le* Siebstränge, *ca* Kambiumring, *ho* Holzkörper. Vergr. $^{175}/_1$. (Gilg.)

Reservestoffbehälter entwickelt und besteht demgemäß, abgesehen von kleinen, in der Nähe des Kambiums liegenden Siebteilen (*le*), aus dünnwandigem

27*

Parenchym (*a. ri*) mit sehr reichlichem Stärkeinhalt (*stä*). In der Rinde
kommen auch zahlreiche Raphidenschläuche mit großen Kristallnadeln
vor (*ra*). Auf dem Querschnitt des harten, hellgelben Holzkörpers wechseln
ziemlich regelmäßig miteinander ab radiale, schmale (meist 2, seltener 1
oder 3 Zellen breite) Streifen, von denen die einen aus stärkelosen, ansehnlich dickwandigen, hofgetüpfelten, engen Zellen (*III 2*) bestehen, während
die anderen in ihren in der Größe nicht wesentlich unterschiedenen Zellen
spärlich winzig kleine Stärkekörner (höchstens 10 μ groß) enthalten. Letz-

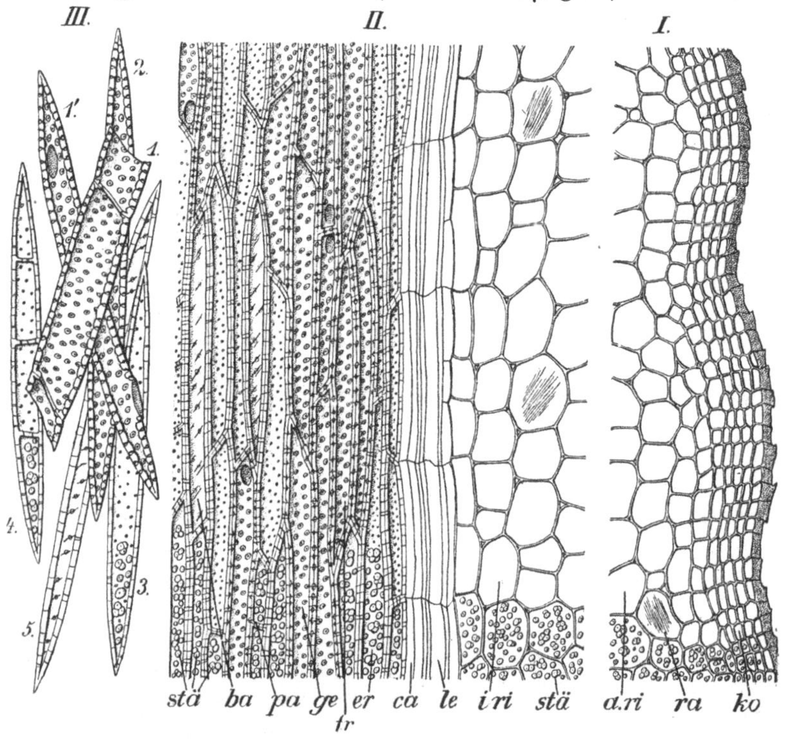

Abb. 369. Radix Ipecacuanhae im Längsschnitt. *I* Schnitt durch die äußersten Partien der Rinde:
ko Kork, *ra* Raphiden, *a.ri* Rindenparenchym. *II* Schnitt durch die Grenzpartie zwischen sekundärer Rinde
und Holzkörper: *stä* Stärkeinhalt einiger Parenchymzellen gezeichnet, sonst weggelassen, *i.ri* Parenchym
der sekundären Rinde, *le* Siebgewebe, *ca* Kambium, *er* Ersatzfasern, *tr* Tracheiden, *ge* Gefäße, *pa* Holzparenchym, *ba* Libriformfaser, *stä* Stärkeinhalt einiger Ersatzfasern gezeichnet, sonst weggelassen. *III*
Mazeriertes Gewebe des Holzkörpers; *1* Gefäße mit nur wenig schief gestellten Querwänden, *1'* Gefäß
mit stark schief gestellten Querwänden und seitlicher lochförmiger Perforation, *2* Tracheide, *3* Ersatz-
faser, *4* Holzparenchym, *5* Libriformfaser. Vergr. ¹²⁵/₁. (Gilg.)

tere funktionieren trotz der von normalen Markstrahlzellen abweichenden,
axial gestreckten Form, wie Markstrahlelemente und können als Ersatzfasern bezeichnet werden.

Erstere erweisen sich auf Längsschnitten oder in Mazerationspräparaten
als aus Gefäßen und Tracheiden, wenigen Fasern und längsgestrecktem
Parenchym zusammengesetzt. (Mazerationspräparate stellt man her durch
Erwärmen eines Drogenstückchens mit Salpetersäure, in die man kleine
Mengen von Kaliumchlorat einträgt, Verdünnen und Auswaschen mit
Wasser und Zerzupfen des nun leicht in die einzelnen Zellen zerfallenden

Stückchens auf dem Objektträger.) Die Gefäße treten in zweierlei Form auf. Entweder sind die Querwände horizontal oder wenig schräg gestellt und kreisrund perforiert, oder die sehr spitz endigenden Gefäßglieder treten durch runde, ihren Endigungen genäherte Löcher miteinander in Verbindung. Diese zweite Form hat Hartwich als „gefäßartige Tracheiden" bezeichnet, eine Kontradiktio zwar, aber kurz und deutlich.

Stärke findet sich massenhaft, alle Parenchymzellen der Rinde und Ersatzfasern ausfüllend, in der Droge. Die Körner sind selten einzeln, allermeist zu wenigen, selten bis zu 8, zusammengesetzt. Die Körnchen sind klein, meist 4—10, seltener bis 12 oder gar 14 μ im Durchmesser, rundlich oder stark kantig mit deutlichem Schichtungszentrum (Abb. 370).

Merkmale des Pulvers. Das grauweiße oder hellgrau-gelbliche, feine Pulver (Sieb VI) besteht in der Hauptmenge aus freiliegender, kleinkörniger Stärke und farblosen Trümmern dünnwandiger Parenchymzellen, etwas spärlicher aus farblosen Protoplasmakörnchen, Bruchstückchen der farblosen, ansehnlich dickwandigen, dicht rundlich oder spaltenförmig getüpfelten Holzfasern, Trümmern der bräunlichen bis braunen, dünnwandigen Korkzellen, sowie den Raphiden resp. ihren Bruchstücken, die deutlich allerdings erst bei Betrachtung mit dem Polarisationsapparat hervortreten. Dazwischen treten jedoch auch häufig kleinere oder größere Gewebefetzen mit mehr oder weniger wohlerhaltenen Zellelementen auf. Diese stammen allermeist aus dem Rindenparenchym; ihre ziemlich kleinen, farblosen, kugeligen bis polygonalen Zellen besitzen dünne, spärlich und zart getüpfelte Wände und enthalten z. T. Raphidenbündel (Nadeln meist 40—60 μ lang), allermeist jedoch in großer Menge Stärkekörner. Die Stärkekörner sind entweder einfach, meist nur 4—10, selten bis 14 μ groß, kugelig, oder aber meist zu zweien oder dreien, sehr selten bis zu 8 zusammengesetzt; die zusammengesetzten Körner sind von kugeliger bis ovaler Form und 10—15 μ groß resp. lang, sehr selten größer, die Einzelkörner sind häufig ungleich groß, 4—8 μ, selten etwas größer, mehr oder weniger kugelig bis eiförmig, mit einer oder mehreren platten Flächen und sind meist etwas kleiner als die einfachen Körner; eine Schichtung ist nicht zu erkennen, doch tritt eine zentrale, punktförmige oder auch oft strahlige Höhlung stets deutlich hervor. Häufig sind im Pulver ferner in mehr oder weniger vielgliedrigen Verbänden auftretende, farblose, gelbliche bis fast gelbe Holzelemente resp. deren Bruchstücke; die zahlreichen, inhaltslosen Gefäße und Tracheiden unterscheiden sich in der Form und Weite nicht oder kaum voneinander; sie sind langgestreckt, zugespitzt, nur 15—25 μ breit, dickwandig und zeigen sehr zahlreiche, kleine, undeutlich behöfte Tüpfel; eben-

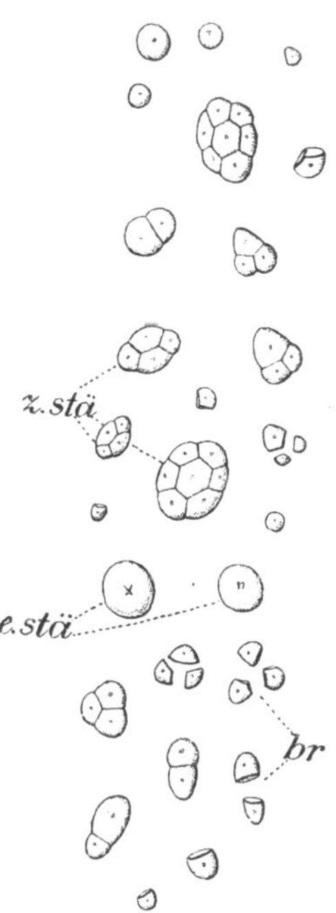

Abb. 370. Stärkekörner der Radix Ipecacuanhae. *z.stä* Zusammengesetzte Körner, *br* Bruchstücke der zusammengesetzten Körner, *e.stä* Einzelkörner. Vergr. $^{400}/_1$. (Gilg.)

falls zahlreich sind die langgestreckten, spitz auslaufenden, ziemlich dünn-
bis dickwandigen, reichlich mit kleinen, runden Tüpfeln versehenen, reichlich
mit Stärkekörnern erfüllten Ersatzfasern, nur spärlich trifft man in den
Holzbruchstücken sehr schmale (10—20 μ breit) lange und sehr spitze,
stark verdickte, spärlich schief getüpfelte, inhaltslose Fasern, sowie
Holzparenchym, langgestreckte, ziemlich dickwandige, spitze faserartige
Zellen, die durch Querwände in mehrere kurze Zellen zerlegt worden sind
und deren Wandung dicht mit kleinen rundlichen Tüpfeln versehen ist.
Nicht sehr häufig werden im Pulver beobachtet Fetzen des Korkgewebes,
kleine dünnwandige, dicht zusammenhängende, in der meist zu beobachtenden Flächenansicht unregelmäßig polygonale, gelbliche, bräunliche bis
braune Zellen.

Charakteristisch für das Pulver sind besonders die in großer Menge freiliegenden, eigenartigen Stärkekörner, die Raphiden und stärkeführenden
Parenchymfetzen, sowie die Bruchstücke des auffallend zusammengesetzten Holzkörpers (alle Elemente faserartig, keine auffallenden, weitlumigen
Gefäße, die mit Stärke erfüllten Ersatzfasern).

Das Pulver wird untersucht in Glyzerinwasser, in Glyzerinjod (Stärke
in den Ersatzfasern, Mengenverhältnis der Stärke und stärkeführenden
Parenchymfetzen zu den Holzelementen!), sowie in Chloralhydratlösung
(evtl. das Präparat mehrmals unter dem Deckgläschen stark erwärmen,
damit die Holzelemente deutlich studiert werden können!).

Bestandteile. Die wirksamen Bestandteile der Ipecacuanhawurzel haben
ihren Sitz in der dadurch allein wertvollen Rinde: sie enthält die giftigen
Alkaloide Emetin, Cephaelin und Psychotrin (zu 1—4%) sowie Ipecacuanha-
säure (ein Glykosid), Zucker und bis 3% anorganische Bestandteile (Asche).

Prüfung. Verunreinigung der Droge mit Rhizomstücken und Stengeln
der Stammpflanze der Droge kommen gelegentlich vor. Makroskopisch am
Fehlen der Ringelung und am Vorhandensein eines Markes kenntlich, sind
sie mikroskopisch durch die in ihnen enthaltenen, oft etwas spitz auslaufenden Steinzellen auch im Pulver nachweisbar. Verwechselungen und Fälschungen mit anderen Wurzeln sind in großer Zahl beobachtet worden.
Es kommen in Betracht: Psychotria emetica *Mutis*, Richardsonia
scabra *St. Hilaire* (Rubiaceae), Jonidium ipecacuanha *Ventenat* und
Viola-Arten (Violaceae), Triosteum perfoliatum (Caprifoliaceae), Naregamia alata *W. et A.* (Meliaceae), Heteropteris pauciflora *Juss.*
(Malipighiaceae), Euphorbia- und Polygala-Arten und mehrere unbe-
stimmte Stammpflanzen; das Pulver wurde sogar mit Olivenpreßkuchen
verfälscht. Die Morphologie der genannten Wurzeln ist z. T. völlig abweichend (Jonidium fast weiße Außenfläche, Heteropteris ohne Ringelung usw.), ihr anatomischer Aufbau z. T. wesentlich anders. So fehlt
der Psychotria die Stärke, sie enthält Zucker, Jonidium enthält Drusen, Heteropteris Farbstoffzellen in großer Zahl, Naregamia ebenso,
außerdem Bastfasern in der Rinde, alle sind durch z. T. sehr große,
die der Ipecacuanha an Weite jedenfalls übertreffende Hoftüpfelgefäße mit runder Perforation der fast horizontal gestellten Querwände ausgezeichnet. Olivenpreßkuchen enthalten Steinzellen. Das Pulver der Droge soll also von Steinzellen, weiten Gefäßen, Farbstoffzellen,
Drusen und Stärke von einer 25 μ überschreitenden Korngröße frei sein.

Der Nachweis der Fälschungen ist sehr erschwert, wenn die Droge nicht vollständig gepulvert ist, sondern das zähe Holz beseitigt ist, was nach dem D. A. B. unzulässig ist. Ein solches Pulver ist auch deshalb zu beanstanden, weil es viel mehr Alkaloide enthält, als normal ist, und nur durch artfremde Beimengungen eingestellt werden kann.

Der Aschegehalt des Pulvers darf 5% nicht übersteigen.

Gehaltsbestimmung. 2,5 g gepulverte Brechwurzel werden mit 25 g Äther durchgeschüttelt, nach Zusatz von 2 g Ammoniakflüssigkeit eine halbe Stunde lang unter häufigem Umschütteln stehen gelassen, dann mit 2 ccm Wasser versetzt und bis zur Klärung der Ätherlösung geschüttelt. Nach einigem Stehen filtriert man 20 g derselben ($= 2$ g Droge) durch Watte und verjagt den Äther, mit dem sich Ammoniak und Amine verflüchtigen. Den in 1 ccm Weingeist gelösten Rückstand versetzt man mit 5 ccm $^1/_{10}$ -Normal-Salzsäure, 5 ccm Wasser und 2 Tropfen Methylrotlösung. Zur Rücktitration des Säureüberschusses dürfen höchstens 3,40 ccm $^1/_{10}$ -Normal-Kalilauge (Feinbürette) erforderlich sein; die zur Sättigung der Alkaloide notwendige Säuremenge zeigt bei einem Molekulargewicht des Emetins von 496,4 und unter Berücksichtigung der Tatsache, daß Emetin eine zweisäurige Base ist, 1,6 × 24,82 mg gleich 0,039712 g in 2 g Droge an, was einem Alkaloidgehalt der Droge, berechnet als Emetin, von 1,99% entspricht.

Zum Beweise, daß in der titrierten Flüssigkeit wirklich Emetin vorhanden ist, setzt man 5 ccm derselben etwas Kaliumchlorat zu und erwärmt. Sie muß eine orangegelbe Färbung annehmen.

Aufbewahrung. Vorsichtig.

Geschichte. Gegen Ende des 17. Jahrhunderts kam die Droge zum erstenmal nach Europa und fand seit Beginn des 18. Jahrhunderts allgemeine Anwendung und große Verbreitung.

Anwendung. Ipecacuanhawurzel ist in kleinen Dosen ein Hustenmittel und zugleich ein die Darmbewegung anregendes Mittel, in größeren Dosen ein Brechmittel.

Herba Asperulae. Waldmeister.

Die Droge (Abb. 371), manchmal auch Herba Matrisilvae genannt, ist das Kraut der allgemein bekannten und überall in Deutschland verbreiteten Asperula odorata *L.* Es enthält Kumarin und dient als aromatisierender Zusatz zu Teemischungen.

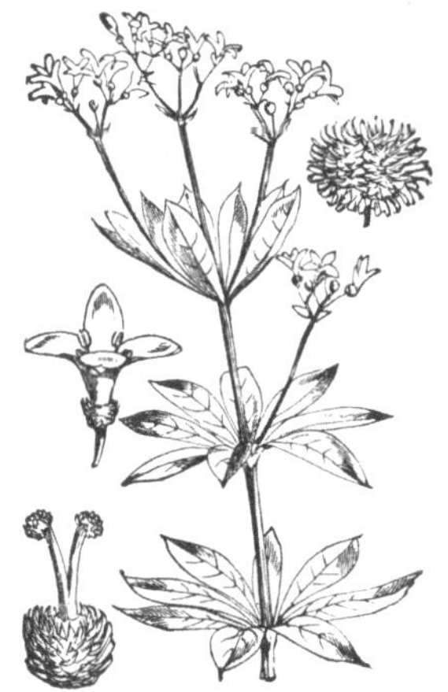

Abb. 371. Herba Asperulae.

Familie **Caprifoliaceae.**

Flores Sambuci. Flieder- oder Holunderblüten.

Abstammung. Sie stammen von Sambucus nigra *L.*, einem Strauche, welcher über fast ganz Europa und Mittelasien verbreitet ist. Man sammelt die ebensträußigen Blütenrispen im Mai, Juni oder Juli zu Beginn der Blütezeit, trocknet sie mit den Stielen und befreit die Blüten (Abb. 372) später von diesen, indem man sie durch ein Speziessieb reibt.

Beschaffenheit. Die zwitterigen Blüten bestehen aus dem unterständigen oder halbunterständigen, meist dreifächerigen Fruchtknoten, an dessen Basis drei winzige Vorblättchen stehen, und je fünf Kelchzähnen, Kronlappen und Staubgefäßen. Die Kelchzähne sind klein, dreieckig. Die gelblichweiße, leicht abfallende Blumenkrone ist radförmig mit breiten und stumpf-eiförmigen, im trockenen Zustande stark eingeschrumpften Kronenlappen. Die fünf Staubgefäße stehen auf der kurzen Blumenkronröhre und wechseln wie die Kelchzipfel mit den Kronlappen ab; ihre mit zwei Längsspalten sich öffnenden Antheren sind oben und unten ausgerandet.

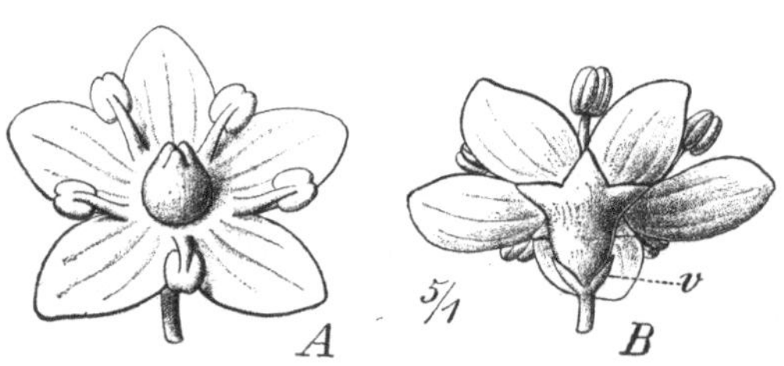

Abb. 372. Flores Sambuci. *A* Blüte von oben. *B* von unten gesehen (⁵/₁). *v* Vorblätter unter dem Kelch. (Gilg.)

Der Griffel ist kurz und dick und trägt drei über den Fruchtknotenfächern stehende Narben.

Holunderblüten riechen kräftig, eigenartig und schmecken schleimig süß, später kratzend.

Anatomie. Nur die Unterseite der Kelchblätter ist behaart; hier finden sich kleine, kegelförmige, einzellige Deckhaare mit körniger Kutikula und Drüsenhaare mit mehrzelligem Stiel und Köpfchen. Die Pollenkörner sind ellipsoidisch, auf der Oberfläche mit einem feinen Netzwerk versehen und haben 3 schlitzförmige Austrittsstellen für den Pollenschlauch.

Bestandteile. Fliederblüten enthalten Spuren eines ätherischen Öles, sowie etwas Gerbstoff und Schleim.

Prüfung. Durch langes Lagern oder durch unzweckmäßiges Trocknen braun gewordene Blüten sollen pharmazeutisch nicht verwendet werden. Verwechselungen sind möglich mit Sambucus ebulus *L.* und racemosa *L.* S. ebulus hat rote Antheren und die Hauptäste der Trugdolde sind dreizählig. S. racemosa trägt die Blüten in eiförmigen und eigroßen Rispen, und die Kronenzipfel sind grünlichgelb. Fälschungen sind mit den Blüten von Spiraea und Achillea millefolium beobachtet worden. Le

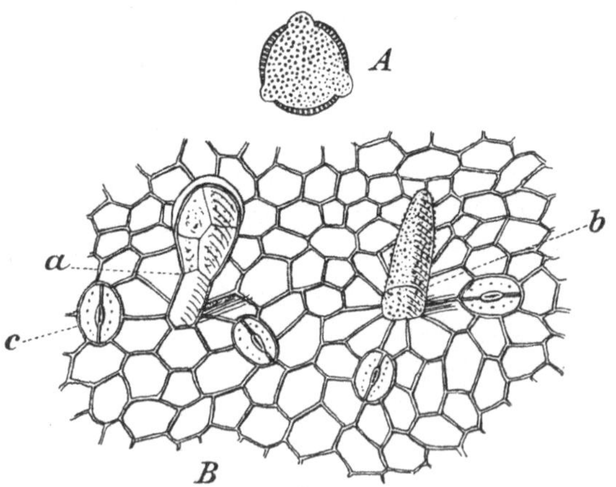

Abb. 373. Flores Sambuci. *A* Pollenkorn. *B* Oberflächenansicht der Kelchblattunterseite mit Drüsenhaaren (*a*), einzelligen Haaren (*b*) und Spaltöffnungen (*c*).

tztere sind Kompositenblütenkörbchen mit weißen Strahlblüten (s. den betr. Artikel), erstere haben getrenntblätterige Korolle und zahlreiche Staubgefäße.

Geschichte. Holunder wurde als Arzneipflanze schon von den Alten geschätzt. Seine Blüten und Früchte gehörten ständig zum Arzneischatz der europäischen Völker.

Anwendung. Fliederblüten sind ein beliebtes Volksmittel, welches schweißtreibend wirkt; sie bilden einen Bestandteil der Species laxantes.

Cortex Viburni.   Amerikanische Schneeballbaumrinde.

Abstammung. Die Achsenrinde des im östlichen und mittleren Nordamerika heimischen, bei uns gelegentlich kultivierten Baumstrauches Viburnum prunifolium *L.*, der aber fast stets mehr oder weniger reichlich Stücke der Wurzelrinde und ganzer, jüngerer Wurzeln beigemischt sind.

Beschaffenheit. Die Droge bildet Röhren oder Halbröhren oder flache Rinnen von 1—3 cm Breite und 1—3 mm Dicke. Ihre Außenseite ist braun oder dunkelbraun, bei dünneren Stücken glatt, glänzend, weißliche, runde Lenticellen zeigend, bei dickeren rauh und furchig. Die Innenseite ist kräftig rotbraun oder hellbraun, glatt. Der Bruch ist mehr oder weniger eben. Die Droge riecht eigenartig, schwach loheartig und schmeckt zusammenziehend.

Anatomie. Der Kork besteht aus flachen, tafelförmigen Zellen mit braunem Inhalt. Die primäre Rinde ist ein Parenchym aus derbwandigen, isodiametrischen oder tangential gestreckten Zellen, zwischen welchen sich manchmal auch Steinzellen befinden. An der Innengrenze der primären Rinde liegen einzeln oder in kleinen Gruppen Fasern. Die sekundäre Rinde enthält ein- bis zweireihige Markstrahlen, deren Zellinhalt sich mit Kalilauge braunrot färbt, starkehaltiges Parenchym, Kristallzellreihen mit Drusen, selten mit Einzelkristallen, und verstreute Steinzellnester, aber keine Fasern. Die Steinzellen sind stark verdickt.

Bestandteile und Verwendung. Enthält ein bitter schmeckendes Harz, Gerbsäure und Spuren von Baldriansäure und wird gelegentlich gegen Frauenleiden angewendet.

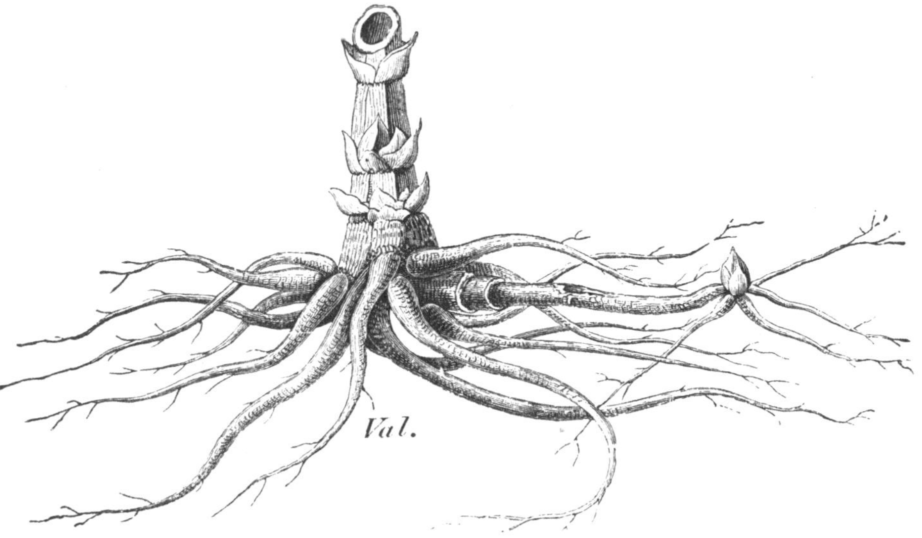

Abb. 374. Rhizom von Valeriana officinalis mit Wurzeln und Ausläufern.

Familie **Valerianaceae.**

Radix Valerianae. Rhizoma Valerianae. Baldrianwurzel.

Abstammung. Die Droge (Abb. 374 u. 375) besteht aus dem Rhizom und den Wurzeln von Valeriana officinalis *L.*, welche über fast ganz Europa und das gemäßigte Asien verbreitet ist. Doch werden von wildwachsenden Exemplaren fast nur im Harz beschränkte Mengen der Droge gesammelt, welche im Handel besonders geschätzt sind. Die Hauptmenge (für Deutschland) geht aus den Kulturen von Cölleda in Thüringen hervor. Dort werden die einjährigen Pflanzen im Herbste ausgegraben, die Wurzeln gewaschen und mit eisernen Kämmen von den feinen Wurzelzweigen befreit, um sodann auf abgemähten Wiesen ausgebreitet oder auf Fäden gereiht zum Trocknen gebracht zu werden. Erst beim Trocknen entsteht das charakteristische Baldrianaroma, welches der frischen Pflanze fehlt. Kultiviert wird die Pflanze auch noch in Holland, England und in Nordamerika.

Beschaffenheit. Die Droge (Abb. 375) besteht aus 4—5 cm langen und 2—3 cm dicken, verkehrt eiförmigen, nach unten verjüngten, innen oft schwach gekammerten, meist halbierten Rhizomen, welche oben mit den dicken, hohlen Stengelresten und seitlich mit zahlreichen, 2—3 mm dicken

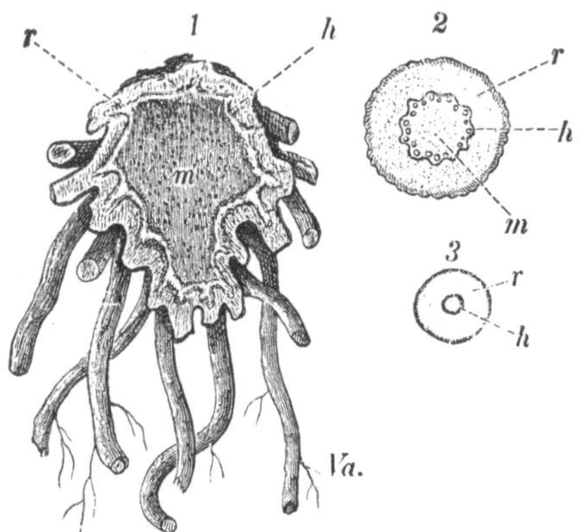

Abb. 375. Radix Valerianae. *1* Längsschnitt des Rhizoms, *2* Querschnitt eines Ausläufers, *3* Querschnitt einer Wurzel, letztere beiden dreifach vergrößert, *r* Rinde, *h* Holzkörper, *m* Mark.

und bis über 20 cm langen, graubraunen oder bräunlichgelben, stielrunden, längsgestreiften, brüchigen Wurzeln besetzt sind [(Abb. 374 u. 375, *1*). Die Nebenwurzelstöcke sind kleiner. In den Blattachseln der Rhizome entspringen Ausläufer (*2*), welche viel zu der Verbreitung der Pflanze beitragen. Die Farbe wechselt je nach dem Standort und Produktionsort zwischen graubraun und bräunlichgelb.

Auf dem Querschnitte der Wurzeln erblickt man eine weißliche Rinde, welche bis viermal breiter ist als der nur kleine Holzkörper (Abb. 375, *3*), was sich dadurch erklärt, daß die Wurzeln fast nie älter als ein Jahr werden und mithin nur schwache Veränderungen ihres anatomischen Baues durch sekundäres Dickenwachstum aufweisen.

Baldrian hat einen durchdringenden, eigenartigen, unangenehmen Geruch und schmeckt süßlich, aromatisch und etwas bitter.

Anatomie. (Abb. 376). Die Epidermis (*ep*) der Wurzel ist häufig in Wurzelhaare (*h*) ausgewachsen; sie ist dünnwandig. Unter dieser folgt eine ebenfalls dünnwandige, großzellige, einschichtige Hypodermis (*hy*), welche allein das ätherische Öl der Droge enthält; ihre Zellwände sind verkorkt. Darauf folgt nach innen eine breite Schicht ziemlich dickwandiger, fast kugeliger Zellen, die primäre Rinde (*pa*), welche sehr reichlich Stärke enthält. Die Endodermis des zentralen, radialen, oligarchen, nicht oder nur wenig in die Dicke gewachsenen Gefäßbündels ist dünnwandig (*end*), und ihre Zellen sind nur wenig von den Rindenzellen verschieden. Im Zentrum ist meist ein größeres Markgewebe (*ma*), kleine Gefäßteile ohne mechanische Elemente, oder kleineres Mark und ein derber, Fasern führender Holzzylinder nachzuweisen. Falls Dickenwachstum stattgefunden hat, hat das Kambium nach außen zahlreiche kleinzellige Siebelemente (*le*), nach innen spärliche Gefäßelemente (*ge*) hervorgebracht, so daß eine nur recht beschränkte Verdickung der Wurzeln eingetreten ist. Die größeren sekundären Gefäße sind behöft getüpfelt, die kleinen Erstlingsgefäße sind Spiralgefäße. Die Rhizome und Ausläufer zeigen ein umfangreiches Mark, in dem Steinzellen beobachtet werden, und an dessen Peripherie die Gefäßbündel zu einem Kranze angeordnet sind.

Den Wurzeln fehlen mechanische Elemente meist vollkommen, doch kommen Fasern gelegentlich im Holzteil, sowie Fasern und stark verdicktes, steinzellartiges Parenchym im Rhizom und den unteren Teilen der Blattstiele vor.

Alle Parenchymzellen sind dicht mit Stärke erfüllt. Diese kommt vor in der Gestalt von Einzelkörnern oder von zusammengesetzten Körnern. Die Einzelkörner sind klein, kugelig, nur 8—12, selten etwas größer; die zusammengesetzten Körner bestehen aus 2—4 sehr kleinen Einzelkörnern. Alle zeigen einen deutlichen zentralen mehrstrahligen Spalt.

Kristalle fehlen.

Merkmale des Pulvers. Das graubräunliche bis braungraue, feine Pulver (Sieb VI) besteht zum größten Teil aus freiliegender, kleinkörniger Stärke,

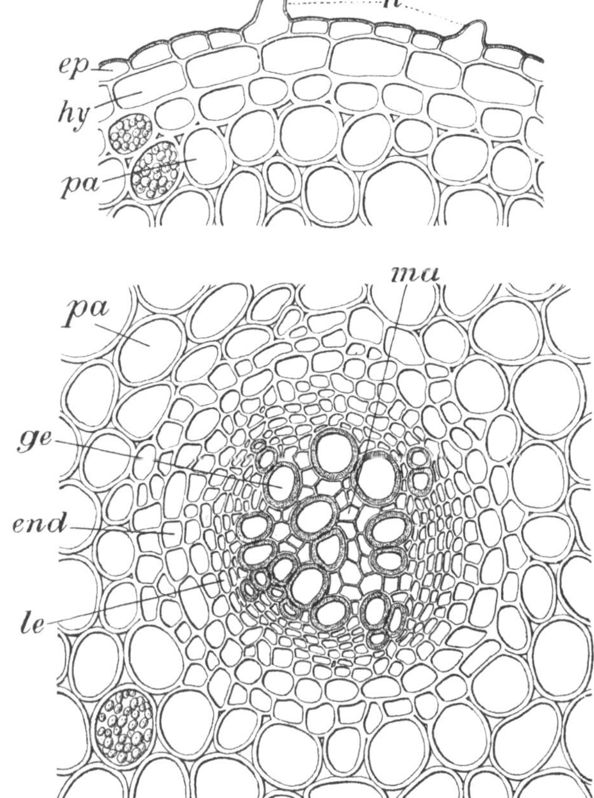

Abb. 376. Radix Valerianae, Querschnitt, das obere Bild durch die äußerste Rinde, das untere Bild durch den schon wenig in die Dicke gewachsenen Zentralstrang.' *ep* Epidermis mit papillenartigen Ausstülpungen (*h*), *hy* die das ätherische Öl führende Hypodermis, *pa* Rindenparenchym, *end* Endodermis, *ge* Gefäße, *le* Siebgewebe, *ma* Mark. Vergr. $^{15}/_1$. (Gilg.

farblosen, gelblichen bis bräunlichen Protoplasmakörnchen oder -klümpchen und farblosen, dünnwandigen Trümmerchen von Parenchymzellwänden. Dazwischen finden sich reichlich kleinere oder größere Gewebefetzen mit wohl erhaltenen Zellen. Jene stammen hauptsächlich aus dem Parenchym der Droge; ihre Zellen sind dünnwandig oder seltener kräftigwandig, ziemlich klein, mehr oder weniger kugelig, polygonal bis ansehnlich gestreckt rechteckig, ungetüpfelt oder schwach getüpfelt, und enthalten in einem gelblichbräunlichen bis bräunlichen, dichten, körnigen Protoplasma meist reichlich Stärkekörner; nur ziemlich selten sind sie stärkefrei und mit klum-

pig körnigem Protoplasma erfüllt. Die Stärkekörner sind entweder einfach, kugelig, klein, meist 8—12 μ groß, seltener größer oder kleiner, oder
aber zu zweien, dreien oder vieren zusammengesetzt; die Körner oder deren
Körnchen sind ungeschichtet und zeigen meist eine deutliche, kleine zentrale
Höhle. Alle übrigen Elemente der Droge findet man im Pulver nur verhältnismäßig spärlich oder sogar selten: ansehnlich weitlumige oder schmale Gefäßbruchstücke mit kräftigen, farblosen Wänden, die unregelmäßig gelagerte oder
in regelmäßiger Reihe liegende breite Spaltentüpfel zeigen, seltener enge
Ring- oder Spiralgefäße; dünnwandige, polygonale oder rechteckige, dicht
zusammenschließende Zellen aus der subepidermalen Sekretschicht mit
ätherischem Öl in Form gelbbrauner bis brauner Tropfen oder verharzter
Klumpen (ätherisches Öl findet sich nicht selten auch in den unter der
Sekretschicht liegenden Parenchymzellen!); von gelbbrauner Farbe auch
die gelegentlich in Parenchymfetzen zu beobachtenden, dünnwandigen,
langgestreckten, schmalen Endodermiszellen; mehr oder weniger dickwandige, farblose, spärlich schräg getüpfelte Fasern; dick- oder meist
ziemlich dünnwandige, isodiametrische oder mehr oder weniger gestreckte,
deutlich grob getüpfelte, inhaltslose, farblose Steinzellen; polygonale, dicht
gelagerte, dünnwandige, inhaltslose, bräunliche bis braune, manchmal in
kurze Wurzelhaare auslaufende Epidermiszellen.

Charakteristisch für das Pulver sind die großen Mengen von kleinkörniger, freiliegender Stärke, die stärkeführenden Parenchymfetzen mit
ihrem meist bräunlichen, dichten Protoplasma, weniger die ziemlich spärlich zu beobachtenden Gefäßbruchstücke, Sekretzellen, Epidermis, Fasern
und Steinzellen.

Das Pulver wird untersucht in Glyzerinwasser, in Glyzerinjod, in Phloroglucin-Salzsäure, in Chloralhydratlösung, sowie in ½ Wasser und ½ alkoholischer Alkanninlösung (Färbung des ätherischen Öls).

Bestandteile. Baldrianwurzel enthält 1% ätherisches Öl (Oleum Valerianae), welches aus Estern der Baldriansäure, Ameisensäure, Essigsäure
und einem Terpen besteht.

Prüfung. Verwechslungen mit den Wurzeln anderer Valeriana-Arten,
wie V. phu L. und V. dioica L., kommen, seitdem die Droge fast nur noch
von kultivierten Exemplaren gewonnen wird, kaum mehr vor. Jedoch wird
der deutschen offizinellen Droge neuerdings durch den erheblich billigeren
japanischen Baldrian starke Konkurrenz gemacht; vor allem wird das
Baldrianöl des Handels fast ausschließlich aus der japanischen Baldrianwurzel gewonnen (siehe dort!). Die unzulässige Verwendung der japanischen
Droge an Stelle der offizinellen wird durch den Nachweis des Kessylazetats
erbracht (vgl. Peyer: Pharm. Zeit. 1926. Nr. 41). Zu den durch Unachtsamkeit beim Sammeln wildwachsender Wurzeln möglichen Verwechslungen gehören neben Valerianadioica die Wurzel von Vincetoxicum
officinale *Moench* (Asclepiadaceae), sowie das Rhizom von Veratrum
album, ferner die Wurzeln oder Rhizome von Geum urbanum L.
(Rosaceae), Betonica officinalis L. (Labiatae), Succisa pratensis
Moench (Dipsacaceae), Eupatorium cannabium L., Arnica montana
L. (Compositae), Helleborus-Arten (Ranunculaceae) und Sium latifolium (Umbelliferae). Ganz neuerdings haben wir ein sehr dunkel gefärbtes, viele Stengel- und Blattfragmente unbekannter Abstammung,

aber keine Spur echter Droge enthaltendes „Baldrianpulver" beobachtet. Veratrum, Arnica s. die betr. Artikel, Geum urbanum (s. auch Rhiz. Asari) hat Oxalatdrusen, Veratrum Raphiden, U-förmig verdickte Endodermis und bis 25 μ große Stärkekörner, Arnica, Eupatorium und Succisa sind, letztere wenigstens im Rhizom, stärkefrei, Sium, Arnica, Eupatorium besitzen schizogene Sekreträume. Vincetoxicum hat eine derbwandige, mit sehr kleinkörniger Stärke erfüllte Wurzelrinde und enthält ebenfalls zahlreiche Drusen. Größere Mengen Fasern, Steinzellen, Kristalle, Drusen, Epithel von Sekretgängen, größere Stärke als 16 μ, besonders auch Bodenpartikelchen (kristallähnliche Gesteinstrümmer) dürfen im Pulver nicht vorhanden sein. Wichtig ist die Aschebestimmung im Pulver, da die Wurzeln trotz Waschung oft viel Bodenpartikelchen festhalten, die, von Schnittformen abgesiebt, ins Pulver gegeben werden. Haben wir selbst doch Pulver mit nahezu 40% Asche beobachtet. Der Aschegehalt sollte 8 bis 10% eigentlich nicht überschreiten, doch hat das Arzneibuch in Anbetracht der schwierigen Reinigung der Ganzdroge bis 15% Asche zugelassen.

Geschichte. Als Heilmittel ist die Droge seit dem Mittelalter (10. Jahrhundert) in Gebrauch.

Anwendung. Baldrianwurzel wirkt krampfstillend und nervenberuhigend.

Radix Valerianae japonica. Japanische Baldrianwurzel.

Abstammung. Japanischer Baldrian stammt von Valeriana officinalis *L.*, var. angustifolia *Miquel.*

Beschaffenheit. Die Droge unterscheidet sich von der offizinellen durch das weniger stark entwickelte, aber sehr reich bewurzelte Rhizom, dessen Bruchfläche vielfach bläulich erscheint. Außer der dunkleren Farbe weist japanischer Baldrian auch einen eigenartigen, kampferartigen Geruch auf. — In anatomischer Beziehung stimmt die japanische Droge vollkommen mit der europäischen überein.

Bestandteile. Japanische Baldrianwurzel enthält bis zu 8% (meist 5—6,5%) ätherisches Öl (Ol. Valerianae D. A. VI). Das ätherische Öl der japanischen Droge stimmt mit dem der deutschen Droge weitgehend überein, nur fehlt das im deutschen Öle gefundene Bornylformiat im japanischen Öle gänzlich, dessen beträchtlich höheres spezifisches Gewicht auf einen nur ihm eigenen Gehalt an Kessylazetat zurückzuführen ist.

Anwendung. Nur zur Herstellung des ätherischen Öls, nicht als Ersatz der offizinellen Droge!

Reihe Cucurbitales.

Familie Cucurbitaceae.

Fructus Colocynthidis. Koloquinthen.

Abstammung. Koloquinthen sind die geschälten, dreifächerigen Beerenfrüchte der in den Steppengebieten des tropischen Afrikas, Südarabiens und Vorderasiens heimischen, in Südspanien und auf Cypern angebauten, rankenden Citrullus colocynthis (*L.*) *Schrader*. Die Droge des Handels stammt meist aus Spanien, Marokko und Syrien.

Beschaffenheit. Die von der gelben, lederartigen Haut befreiten Früchte bilden mürbe, äußerst leichte, weiße, lockere und schwammige, 6—8, selten mehr Zentimeter im Durchmesser betragende Kugeln, welche sich leicht der Länge nach in drei gleiche Teile spalten lassen. Jeder Spalt trennt den Samenträger (Plazenta) eines Fruchtfaches in zwei Hälften; durch die starke Zurückkrümmung der Plazenten erscheinen die zahlreichen (200—300) flach eiförmigen, graugelben bis gelbbraunen Samen scheinbar auf sechs Fächer verteilt. Diese Verhältnisse erhellen leicht aus einem Querschnitte der Frucht (Abb. 377). Man erkennt, daß der in der Droge vorliegende Körper sich eigentlich fast nur aus Plazentargewebe, sowie geringen Teilen der inneren Fruchtwandung zusammensetzt. Vor der Verwendung sind die Samen zu entfernen. Die Früchte sind geruchlos und schmecken äußerst bitter.

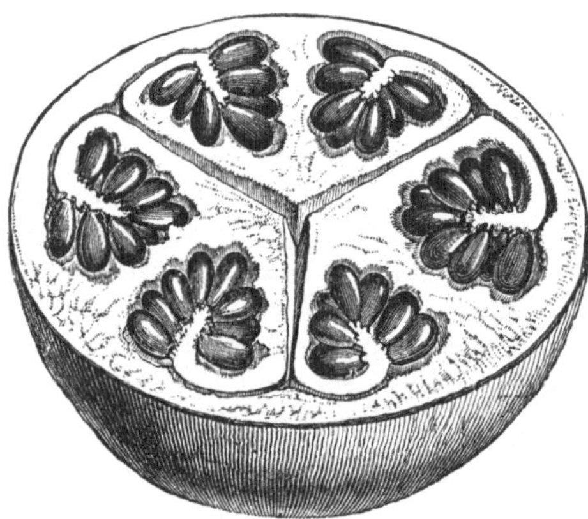

Abb. 377. Fructus Colocynthidis (mit der Fruchtschale) im Querschnitt. *A* Verwachsungsstelle zweier Fruchtblätter.

Anatomie. Die Droge besteht allermeist nur aus einer großzelligen Parenchymmasse (Abb. 379), in welcher spärliche Gefäßbündel mit engen Spiralgefäßen verlaufen. Dieses Parenchym ist grob getüpfelt. Wo die Parenchymzellen locker liegen, sind die Tüpfel auf scharf umschriebene Partien der Zellwand (die Berührungsflächen der Zellen) beschränkt (*F*). Wenn die Früchte schlecht geschält werden, findet man an ihrer Außenseite manchmal noch Partien einer mächtigen Steinzellschicht (vgl. Abb. 378 *c*). Die Samen sind mit einer durch starke Steinzellmengen ausgezeichneten Samenschale versehen. Der Keimling ist reich an fettem Öl und Aleuronkörnern.

Bestandteile. Koloquinthen enthalten den giftigen, glykosidischen Bitterstoff Colocynthin; dieser befindet sich nur im Fruchtfleische, nicht in den Samen.

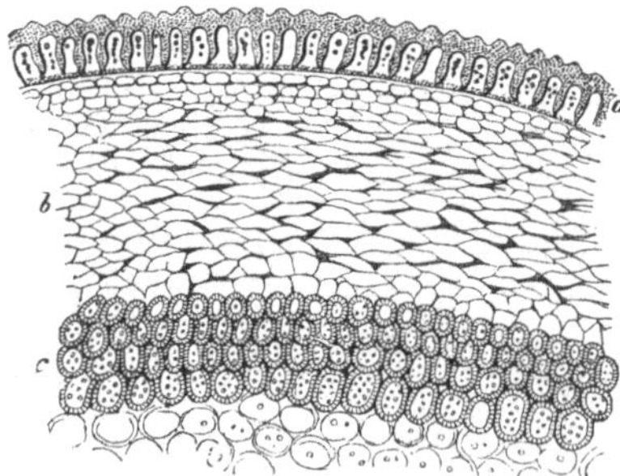

Abb. 378. Fruchtschale der Koloquinthe (an der Droge fast stets abgeschält). *a* Epidermis, *b* dünnwandiges Parenchym, *c* Steinzellschicht. (Flückiger und Tschirch.)

Merkmale des Pulvers. Das weißliche oder gelblichweiße Pulver besteht zum größten Teil aus feinst zermahlenen und zerrissenen, farblosen, dünnwandigen, getüpfelten Parenchymzelltrümmerchen, die häufig in dichten Ballen zusammenliegen, sowie farblosen Protoplasmakörnchen oder -klümpchen. Dazwischen lassen sich in Menge meist nur recht kleine und schlecht erhaltene Gewebefetzen wahrnehmen. Diese bestehen allermeist aus dem Parenchym der Fruchtwand. Ziemlich spärlich beobachtet man im Pulver ferner $20—40\,\mu$ weite, ringförmig oder spiralig verdickte Gefäße aus den Gefäßbündeln der Fruchtwand.

Da das Pulver aus tief geschälten und von den Samen befreiten Früchten hergestellt sein soll, so ist festzuhalten, daß theoretisch andere als die oben beschriebenen Elemente im Pulver nicht enthalten sein dürfen. Selbst bei vorsichtiger Herstellung des Pulvers wird es jedoch kaum zu vermeiden sein, daß gelegentlich einmal ein Samen mit vermahlen wird; nach Rippetoe sollte man 2% Samen vernünftigerweise zulassen; seine sehr charakteristischen Elemente werden sich im Pulver scharf hervorheben; es ist darauf zu achten, daß diese Elemente nur ganz spärlich, hier und da einmal ein Partikelchen, im Koloquinthenpulver beobachtet werden. Als solche Elemente der Samen sind die folgenden zu erwähnen: vereinzelte oder meist in Gruppen zusammenliegende, farblose oder gelbliche, polygonale, mehr oder weniger dickwandige, 30—60 μ große, sehr reich und grob getüpfelte Steinzellen der Samenschale (diese finden sich auch in der meistens sehr sorgfältig abgeschälten Außenschicht der Fruchtwand!); die schmalen, ziemlich langgestreckten, außen stark, innen nur ganz schwach verdickten farblosen Epidermiszellen der Samenschale, die in der Flächenansicht polygonal und mit stark perlschnurartigen Wänden versehen erscheinen; farbloses, locker gelagertes, dünnwandiges, sehr dicht und deutlich gleichmäßig getüpfeltes Parenchym aus der Samenschale; farblose, sehr dünnwandige, isodiametrische oder palisadenartige Zellen in kleinen Fetzen aus den Kotyledonen des Embryos, die in einem Ölplasma zahlreiche kleine Aleuronkörner enthalten.

Charakteristisch für das Pulver sind nur die meist sehr stark zerriebenen und oft schwer zu analysierenden Trümmer des Fruchtwandparenchyms sowie die spärlichen Ring- und Spiralgefäße. Gewöhnlich aber finden sich im Pulver ganz vereinzelte

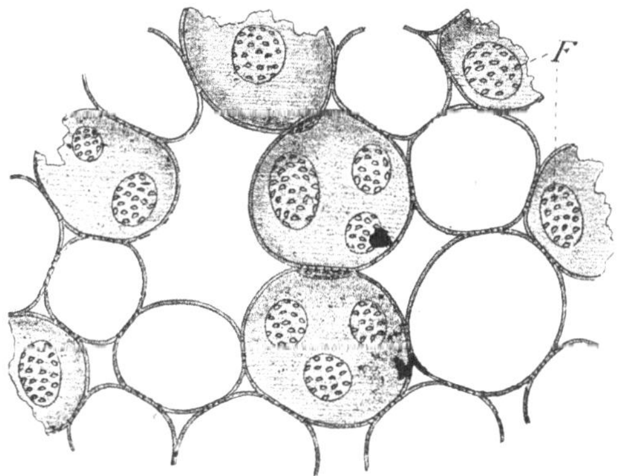

Abb. 379. Fructus Colocynthidis, Querschnitt durch das Fruchtfleisch. *F* Tüpfelfelder. Vergr. $^{80}/_1$. (Mez.)

Elemente der Samen, besonders gelbliche Steinzellen, stark getüpfeltes Parenchym, dickwandige Palisadenepidermiszellen, Gewebefetzen der Kotyledonen mit ihrem Öl- und Aleuroninhalt.

Koloquinthenpulver wird untersucht in Wasser oder Glyzerinwasser, in Phloroglucin-Salzsäure, in Chloralhydratlösung (mehrmaliges starkes Erwärmen des Präparates unter dem Deckgläschen!) oder Kalilauge, in Wasser, dem ein Zusatz von Jodjodkaliumlösung gegeben wurde (Gelbfärbung der Aleuronkörner, dadurch Hervorhebung der Koytledonarfetzen, Abwesenheit von Stärke!).

Prüfung. Als (z. T. neuerdings auch wieder) beobachtete Verwechslungen und Fälschungen werden Luffa purgans und drastica, Cucumis trigonus *Roxb.* und Hardwickii genannt, die ebenfalls bitter und sicher z. T. auch wirksam sind. Die Früchte von Balanites aegyptiaca *Del.* (Zygophyllaceae) sind genießbar, nicht wirksam, von abweichender Gestalt, einsamig. Von den drei im Handel vorkommenden Koloquinthensorten (marokkanische, spanische, syrische) ist die syrische (kleinfrüchtig) am wenigsten zu empfehlen. Die wichtigste Prüfung ist die auf Samen und gute Schälung, die an nicht gepulverter Ware leicht, im Pulver durch Beachtung der Steinzellen, des Aleurons und des Fettes ausführbar ist. Da das Fruchtfleisch fast gar kein, die Samen bis gegen 17% fettes Öl enthalten, so soll gutes Pulver höchstens 1,5% Petrolätherextrakt geben. Die Asche des Fruchtfleisches beträgt 9—14%, die der Samen 2—2,5%. Gutes Pulver darf daher nicht weniger als 9% in verdünnter Salzsäure lösliche Asche enthalten. Stärke und Fasern müssen völlig fehlen.

Gehaltsbestimmung. Es fehlt noch an für das Apothekenlaboratorium geeigneten Methoden.

Geschichte. Die Koloquinthen wurden schon von den alten Griechen und Römern gebraucht und ihre medizinische Anwendung wurde auch im Mittelalter nicht unterbrochen.

Aufbewahrung. Sie sind wegen der Giftigkeit des Colocynthins vorsichtig aufzubewahren.

Anwendung. Neben ihrer Verwendung als Abführmittel werden die Koloquinthen auch gegen Ungeziefer gebraucht.

Semen Cucurbitae. Kürbiskerne.

Abstammung. Die aus dem Fruchtfleische der Kürbisse, der großen, kugeligen Früchte von Cucurbita pepo *L.*, herausgenommenen und getrockneten Samen. Die Kürbispflanze ist in Amerika heimisch, wird aber bei uns vielfach kultiviert.

Beschaffenheit. Die flachen, weißlichen Samen sind bis 2 cm lang, etwa 1 cm breit und 3 mm dick und haben von der Fläche betrachtet verkehrt-eiförmige Gestalt. Ihr Rand ist eigenartig wulstig, der Wulst so scharf begrenzt, daß es so aussieht, als sei er mit einer aufgenähten Einfassung versehen. Am unteren spitzen Ende des Samens befindet sich die Mikropyle, dicht daneben an dem einen Ende des fast ganz ringsum laufenden Wulstes der Nabel. Die Samenschale ist zählederig, unter ihr liegen unscheinbare, grün gefärbte Reste des Nährgewebes, diese umschließen den sehr großen, geraden, aus einem winzigen hypokotylen Glied und 2 großen, flachen Kotyledonen bestehenden Embryo.

Anatomie. Die Samenschale ist von einer Epidermis aus dünnwandigen, prismatischen Zellen bedeckt, darunter liegt ein kleinzelliges Parenchym aus isodiametrischen, mäßig durch enge Netzleisten verdickten Zellen. Hierauf folgt eine einreihige Schicht sehr großer, in der Flächenansicht wellig begrenzter, stark verdickter Steinzellen, dann eine mehrreihige Zone z. T. kleinerer, z. T. recht großer, vielfach blasig geschwollener, immer gespreiztarmiger, infolgedessen große Interzellularen bildender Zellen, deren dünne Wände wiederum eine geringe Verdickung durch sehr zahlreiche Netzleisten erfahren haben. An sie schließen sich 2 mehrreihige Zonen sehr zarten, kollabierten Gewebes an, deren äußere deutliche Grünfärbung zeigt. Die Kotyledonen des Keimlings haben eine kleinzellige Epidermis, ein vielschichtiges Schwammgewebe und 2 Palisadenschichten. Sämtliche Mesophyllzellen sind sehr dünnwandig, von zylindrischer Gestalt und enthalten reichlich fettes Öl. In dem Randwulst der Samen ist die Samenschale insofern abweichend gebaut, als das subepidermale Parenchym, die Steinzellenschicht und die innere Schicht netzig verdickter Zellen mehr Zellreihen aufweisen als außerhalb des Wulstes und ihre Zellen auch deutliche radiale Streckung zeigen.

Bestandteile. Fettes Öl (35%), Eiweiß, 3,5% Asche, wirksamer Bestandteil unbekannt.

Anwendung. Als Bandwurmmittel.

Reihe Campanulatae.

Familie Campanulaceae.

Die Arten dieser Familien führen gegliederte Milchröhren.

Herba Lobeliae. Lobelienkraut.

Abstammung. Die Droge besteht aus den gegen Ende der Blütezeit über der Wurzel abgeschnittenen, oberirdischen Teilen der Lobelia inflata *L.*, einer einjährigen Pflanze des östlichen nordamerikanischen Florengebietes. Die Droge kommt in Backsteinform zusammengepreßt aus Nordamerika in den Handel.

Beschaffenheit. Die Droge (Abb. 380) besteht aus Bruchstücken des mehr oder weniger deutlich violett gefärbten Stengels und der wechselständigen Blätter, gemischt mit Blüten und Früchten der Pflanze. Der Stengel ist kantig, an den Kanten rauh behaart, markig oder oft hohl. Die Blätter, welche in der Droge zerknittert und zerbrochen vorhanden sind,

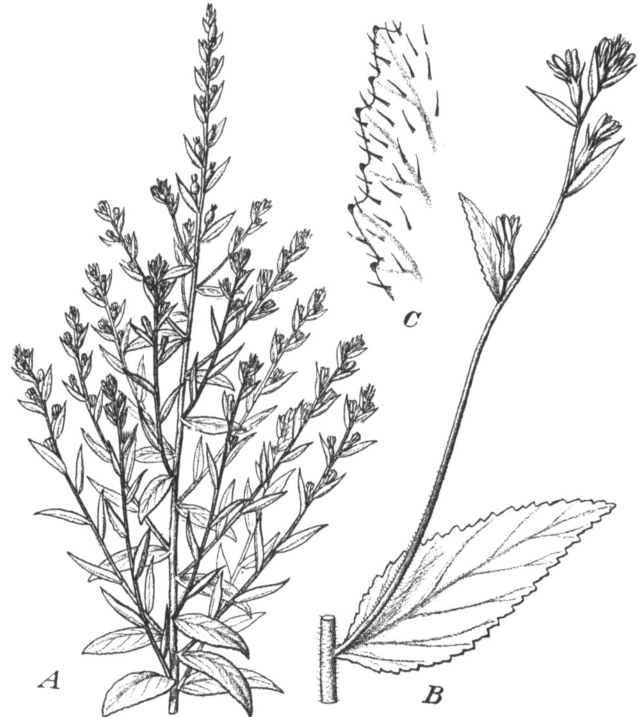

Abb. 380. Herba Lobeliae. *A* blühende Pflanze von Lobelia inflata auf ¹/₄ verkleinert. *B* blühender Zweig in natürlicher Größe. *C* Blattrand mit Haarborsten und den wasserausscheidenden Hydathoden. Vergr. ³/₁. (Gilg.)

sind bis 8 cm lang, eiförmig oder länglich bis lanzettlich, an beiden Enden zugespitzt, kurzgestielt oder die oberen sitzend, am Rande ungleich kerbig gesägt und an der Spitze der Sägezähne mit sehr kleinen, weißlichen, warzenartigen Wasserspaltenapparaten (Hydathoden) besetzt (*C*); die Blattspreite zeigt beiderseits zerstreute Behaarung, am reichlichsten an den stark hervortretenden Nerven.

Blüten sind in der Droge meist in geringerer Anzahl vorhanden als Früchte. Erstere, an der lebenden Pflanze in einer Traube (*B*) angeordnet, werden von einem spitz-eiförmigen Vorblatte getragen, sind fünfzählig, mit linealischen Kelchabschnitten versehen; die Krone ist 6—7 mm lang, blaßblau oder weißlich und zweilippig, die Oberlippe bis zum Grunde gespalten. Die Antheren sind miteinander verwachsen. Die unterständigen

Früchte bilden kugelig aufgeblasene oder meist verkehrt-eiförmige, 5 mm dicke, mit zehn Streifen versehene, gelblichbraune, dünnwandige, zweifächerige Kapseln, welche von dem Kelchrest gekrönt werden und zahlreiche, braune, längliche, 0,5—0,7 mm große Samen mit netzgrubiger Samenschale enthalten.

Lobelienkraut hat nur schwachen Geruch und schmeckt unangenehm scharf und kratzend.

Anatomie. Die Stengel zeigen eine durch Schwund des Markes entstandene Höhlung, die von dem geschlossenen Holzring des Gefäßbündelzylinders umgeben ist. Die Zellen der oberen Epidermis der Blätter sind geradlinig-polygonal, öfters papillös, deutlich getüpfelt, die der unteren wellig begrenzt, Spaltöffnungen ohne besondere Nebenzellen finden sich nur auf der Unterseite. Die Behaarung der Blätter besteht aus oberseits

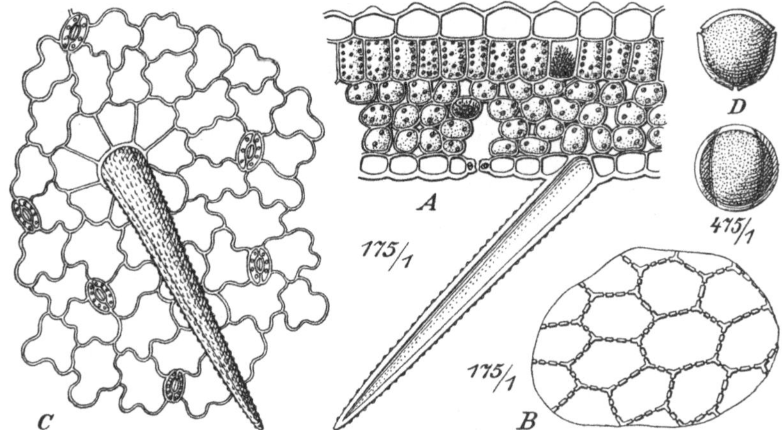

Abb. 381. Herb. Lobeliae. *A* Querschnitt durch das Blatt. *B* Oberflächenansicht der Blattoberseite *C* der Blattunterseite. *D* Pollenkörner.

spärlichen, unterseits zahlreichen einzelligen, spitzkegelförmigen, geraden Haaren mit derber, von feinwarziger oder gestrichelter Kutikula überzogener Wand. Im Mesophyll eine Palisaden- und mehrere Schwammgewebeschichten, keine Kristalle. An den Gefäßbündeln der Nerven keine Fasern, wohl aber in Begleitung des Leptoms Milchröhren, letztere auch in Stengeln, Blüten und Fruchtkelch. Die Pollenkörner sind glatt, kugelig und haben 3 Austrittstellen für den Pollenschlauch. In der Fruchtwand Fasern in Begleitung der Gefäßbündel, in der Epidermis der Fruchtscheidewand dickwandige, stark buchtige Zellen. Die Epidermis der kleinen Samen besteht aus braunen, U-förmig verdickten Zellen.

Merkmale des Pulvers. Das grüne Pulver enthält an charakteristischen Zellformen zahlreiche Stücke des Holzkörpers der Stengel, Fetzen der Blattepidermen mit den kegelförmigen Haaren und mit auffallend deutlicher Tüpfelung, Mesophyllfetzen, Pollenkörner, wenig Fetzen der Blumenkrone mit z. T. stark papillösen Epidermiszellen, wenig Fragmente der fibrösen Schicht der Staubbeutel und ihrer papillösen Epidermis, viele kleine Samen oder ihre Bruchstücke mit dickwandigen, braunen, geradlinig-polygonalen Epidermiszellen.

Bestandteile. Die Droge enthält das Alkaloid Lobelin $C_{22}H_{27}O_2N$ als wichtigsten Bestandteil neben anderen Basen, auch soll ein Glykosid Lobelacrin vorhanden sein.

Prüfung. Verwechselungen sind bisher nicht bekannt geworden. Der Aschegehalt des Pulvers darf 12% nicht übersteigen.

Gehaltsbestimmung. Das Arzneibuch schreibt eine Alkaloidbestimmung nicht vor. Sie erscheint indessen erwünscht und kann nach folgender Methode durchgeführt werden. 7 g gepulvertes Kraut werden mit 70 g Äther durchgeschüttelt und nach Zusatz von 7 g Ammoniakflüssigkeit 1 Stunde lang unter häufigem Umschütteln stehen gelassen. Der möglichst vollständig abgegossene Äther wird mit 0,5 g Talk 3 Minuten durchgeschüttelt, dann mit 3 cm Wasser 3 Minuten kräftig geschüttelt, nach dem Absetzen filtriert. 50 g des klaren Filtrats (= 5 g Droge) werden durch 2 Minuten währendes Einblasen von Luft von Ammoniak befreit, dann mit 5 ccm $^1/_{10}$-Normal-Salzsäure ausgeschüttelt, darauf dreimal mit je 5 ccm Wasser gewaschen. Zur Rücktitration des in den vereinigten wässerigen Lösungen enthaltenen Säureüberschusses dürfen nach Zusatz von 2 Tropfen Methylrotlösung höchstens 4,63 ccm $^1/_{10}$-Normal-Kalilauge verbraucht werden. Die zur Bindung der Alkaloide erforderliche Säuremenge zeigt somit bei einem Molekulargewicht des Lobelins von 337,2 mindestens 0,0124764 in 5 g Droge an, was einem Lobelingehalt der Droge von mindestens 0,25% entspricht.

Aufbewahrung. Vorsichtig.

Geschichte. Erst im Jahre 1830 wurde die Droge, welche in ihrer Heimat als Volksheilmittel schon längst Verwendung fand, nach Europa eingeführt.

Anwendung. Dem Lobelienkraut wird eine Einwirkung auf asthmatische Beschwerden zugeschrieben. Es wird fast ausschließlich zu Tinct. Lobeliae verbraucht.

Familie **Compositae.**

Die Arten dieser Familie sind durch eine besondere Form von Drüsenhaaren an Blättern, Stengeln und Blüten charakterisiert, die Kompositendrüsenschuppen. Diese bestehen aus einer 2 Epidermiszellen aufsitzenden, aufrechten, 3—5 etagigen Zellscheibe, die aus 2 seitlich miteinander verwachsenen Reihen von Zellen besteht. Das ätherische Öl befindet sich zwischen der gemeinsamen Kutikula der obersten Zellen und ihrer Zellmembran.

Unterfamilie **Tubuliflorae.**

Die meisten Arten dieser Unterfamilie enthalten in ihren Geweben schizogene Sekreträume. Milchröhren fehlen.

Herba Virgaureae. Goldrütenkraut.

Abstammung und Beschaffenheit. Das blühende Kraut der an sandigen, sonnigen Orten durch ganz Europa verbreiteten, meterhohen Staude Solidago virga aurea *L.* Die Pflanze hat einen runden, gestreiften, oberwärts meist kurz behaarten, meist im unteren Teil purpurbraunen oder violetten Stengel mit alternierenden, bis über 8 cm langen und bis 3 cm breiten, gesägten, länglichen Blättern, von denen die unteren in den langen, geflügelten Blattstiel verschmälert, die oberen fast sitzend sind. Oberwärts ist der Stengel rispig verzweigt und trägt die bis 10 mm langen, bis 6 mm breiten, goldgelben Blütenköpfchen. Ihr Hüllkelch besteht aus mehreren Reihen lineallanzettlicher, mit breitem, häutigem Rande versehener, dachziegelig sich deckender Blättchen und umschließt 8—10 weibliche, zungenförmige Rand- und viele röhrige, zwitterige Scheibenblüten, die auf einem flachen, nackten Blütenboden stehen. Alle Blüten haben einen einreihigen Pappus. Die Droge ist geruchlos und schmeckt etwas herbe.

Anatomie. Beide Blattepidermen bestehen aus polygonalen, mit nur schwach welligen oder fast geraden Seitenwänden versehenen Zellen und enthalten rundliche Spaltöffnungen. Die Kutikula der Oberseite ist stark und eigenartig runzelig. Das Mesophyll ist auf dem Querschnitt nur undeutlich in Palisaden und Schwammgewebe geschieden. Die Haare sind mehrzellige Deckhaare mit längsstreifiger Kutikula.

Bestandteile. Über ihre Bestandteile ist nichts bekannt.

Flores Stoechados. Ruhrkrautblüten. Gelbe Katzenpfötchen.

Die vor dem völligen Aufblühen gesammelten Infloreszenzen von **Helichrysum arenarium** *DC.*, einem ausdauernden, an sandigen Orten ganz Deutschlands häufigen Kraute. Die 4—5 mm großen, fast kugeligen Köpfchen stehen an den wollig behaarten Ästen einer bis 8 cm im Durchmesser haltenden Trugdolde, haben einen Hüllkelch aus dachziegelig sich deckenden, breitlanzettlichen, etwas abstehenden, zitronengelben, trockenhäutigen Blättchen und zahlreiche, leuchtend gelbe Röhrenblüten auf einem nackten Blütenboden. Die äußerste Reihe der Blüten ist weiblich, die übrigen sind zwitterig, alle haben einen Pappus. Die Fruchtknoten tragen einzellige, keulenförmige Haare, die Blumenkronen der Fruchtknoten und die Hüllkelchblättchen Drüsenhaare.

Die Droge hat eigenartig aromatischen Geruch, gewürzhaften bitteren Geschmack und enthält ätherisches Öl und Bitterstoff.

Als Ruhrkrautblüten und Katzenpfötchen werden auch wohl die Blüten von **Gnaphalium dioicum** *L.* bezeichnet. Die Pflanze ist zweihäufig und treibt weißwollige Stengel mit doldentraubigen Infloreszenzen, die entweder männliche Köpfchen mit weißbespitzten oder weibliche Köpfchen mit rotbespitzten Hüllkelchblättchen enthalten.

Radix Helenii oder Radix Enulae. Alantwurzel.

Abstammung und Beschaffenheit. Alantwurzel ist die im Herbst von 2—3 jährigen Pflanzen gesammelte Wurzel der im östlichen Mittelmeergebiet heimischen, in Deutschland bei Cölleda angebauten **Inula helenium** *L.* Die Stücke des Rhizoms pflegen vor dem Trocknen zerschnitten zu werden; sie sind ebenso wie die Nebenwurzeln bräunlichweiß, hart, spröde und fast hornartig, ziehen aber leicht Feuchtigkeit an und werden dann zähe. Die Droge ist auch geschält im Handel.

Anatomie. In der Rinde und dem sehr parenchymreichen Holzkörper finden sich zahlreiche große, kugelige, schizogene Sekretbehälter, die häufig mit Kristallnädelchen erfüllt sind. Der Holzkörper besteht zum größten Teil aus Parenchym, in dem sich zahlreiche radiale Reihen von Treppengefäßen finden. Außerhalb des deutlichen Kambiumringes setzen sich diese Reihen in normales Siebgewebe fort. Stärke kommt im Parenchym nicht vor, dagegen reichlich Inulin in Form von unregelmäßig die Zellen erfüllenden Klumpen,

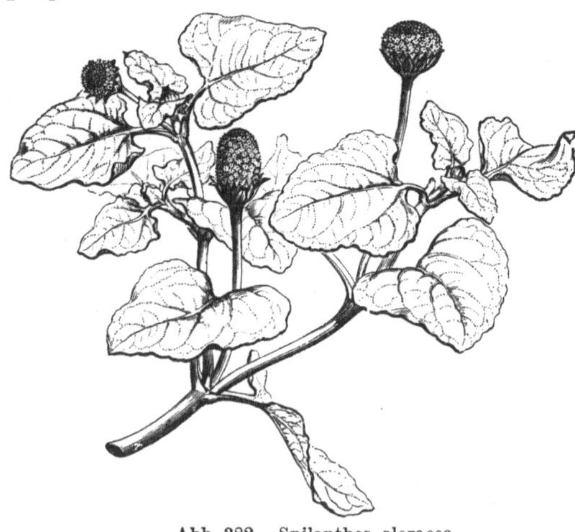

Abb. 382. Spilanthes oleracea.

Rhizom und Wurzel haben gleichen Bau, nur fehlt letzterer das Mark.

Bestandteile. Die Droge enthält ätherisches Öl, Alantol und Helenin und soll harntreibend wirken.

Herba Spilanthis oleraceae. Parakresse.

Abstammung und Beschaffenheit. Das zur Blütezeit gesammelte Kraut der in Südamerika heimischen, in Deutschland vielfach in Gärten angebauten, einjährigen Spilanthes oleracea *Jacq.* (Abb. 382). Der ästige Stengel trägt gegenständige, herzförmige, in den langen Stiel zusammengezogene, ausgeschweift-gezähnte Blätter und an langen Stielen achselständige, einzelnstehende, kurz kegelförmige oder fast kugelige, nicht strahlende Blütenköpfchen mit vor dem Aufblühen braunen, später goldgelben, röhrenförmigen Zwitterblüten auf spreublätterigem Blütenboden. **Entweder** Pappus vorhanden, borstig, 2 Borsten doppelt so lang als die übrigen oder meist nur 2 derbe Borsten vorhanden, ein eigentlicher Pappus fehlend.

Anatomie. Beide Blattepidermen mit Spaltöffnungen. Im Mesophyll zwei Reihen Palisaden und viele Drusen. Behaarung der Blätter: 4—6zellige Deckhaare auf Gewebepolstern, die beiden obersten Zellen starkwandig, 6—8zellige Deckhaare mit keuliger Endzelle. Behaarung des Fruchtknotens: Zwei Zeilen anliegender Zwillingshaare, in deren Basalzellen eine große Zellwandwucherung.

Bestandteile und Verwendung. Der sehr scharfe und brennende, Speichel erregende Geschmack rührt von dem Gehalt an scharfem ätherischen Öl und Harz her, außerdem sind Spilanthin und Gerbstoff in der Droge enthalten. Man schreibt der aus ihr bereiteten Tinktur Wirkung gegen Zahnweh und Skorbut zu.

Flores Chamomillae romanae. Römische Kamillen. Doppelkamillen.

Abstammung und Beschaffenheit. Römische Kamillen (Abb. 383) sind die getrockneten Blütenköpfchen der gefüllten Kulturformen von Anthemis nobilis *L.*, einer in Südwesteuropa wildwachsenden, aber auch dort, sowie namentlich in Sachsen zwischen Leipzig und Altenburg zu Arzneizwecken kultivierten Pflanze. Die Blütenköpfchen haben 2—3 cm Durchmesser und einen dachziegeligen Hüllkelch. Die Blüten sind fast sämtlich weiß, zungenförmig, weiblich, viernervig und dreispitzig und sind einem

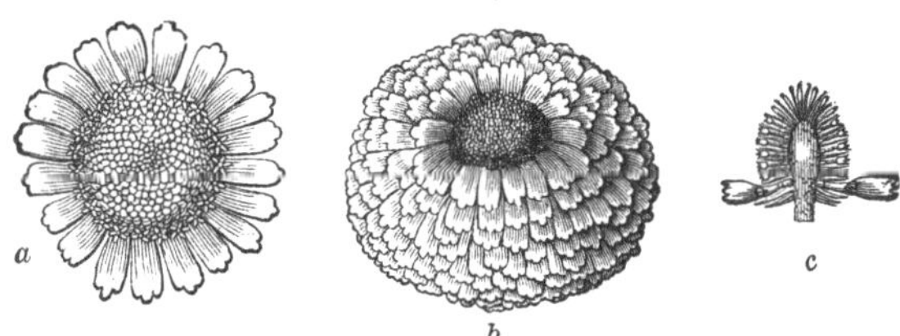

Abb. 383.   Flores Chamomillae romanae. *a* Blütenköpfchen der wildwachsenden Pflanze, *b* der gefüllten Kulturform, *c* Längsschnitt durch das ungefüllte Blütenköpfchen.

kegelförmigen, nicht hohlen, mit Spreublättchen besetzten Blütenboden eingefügt. Nur in der Mitte finden sich einige gelbe, zwitterige Röhrenblüten. Sie besitzen einen nicht gerade angenehmen, aromatischen Geruch und einen stark aromatischen und bitteren Geschmack.

Bestandteile. Römische Kamillen enthalten wesentlich ein blaues, seltener gelbes oder grünliches ätherisches Öl und sind, wie Flores Chamomillae vulgaris, ein Volksheilmittel.

Radix Pyrethri. Bertramwurzel.

Die Römische Bertramwurzel (Abb. 386) ist die Wurzel der im südlichen Mittelmeergebiet (Marokko bis Arabien) wachsenden Staude Anacyclus pyrethrum *De Candolle*; sie ist meist einfach, spindelförmig, 10—15 cm lang, oben 1—3 cm dick, tief längsfurchig, zuweilen etwas gedreht, außen braun, hart und spröde, mit körnigem Bruch, von brennendem, Speichelabsonderung verursachendem Geschmack. Sie enthält Inulin, ätherisches Öl und ein scharfschmeckendes Harz, Pyrethrin. Die bei uns bevorzugte Deutsche Bertramwurzel (Abb. 384) stammt von der Staude Anacyclus officinarum *Hayne*, welche hauptsächlich bei Magdeburg kultiviert wird und wahrscheinlich nur eine Kulturform von Anacyclus pyrethrum darstellt; sie ist viel dünner und heller gefärbt als die vorige, bis 30 cm lang, bis 5 mm dick, längsrunzelig, zerbrechlich, in der Regel von Blatt- und Stengelresten beschopft. In der äußeren Hälfte der primären Rinde ein weitläufiger Kreis schizogener Sekretbehälter. Sekundäre Rinde schmal, Holzkörper kräftig. Markstrahlen breit, Holzrindenstrahlen schmäler. In den Holzstrahlen eine oder 2 Radialreihen von Gefäßen, Fasern weder in Holz noch in Rinde. Im Parenchym überall Inulin.

Die Droge ist geruchlos, schmeckt scharf und erregt starken Speichelfluß; sie enthält ätherisches Öl und das Alkaloid Pyrethrin.

Vor der Verwendung ist der Blattschopf zu entfernen. Man braucht beide in der Volksheilkunde gegen Zahnweh.

Herba Millefolii. Schafgarbe.

Abstammung und Beschaffenheit. Schafgarbe (Abb. 387) besteht aus den zur Blütezeit gesammelten, oberirdischen Teilen, der in Europa fast überall heimischen Staude Achillea millefolium L. Manchmal werden auch nur die Blätter gesammelt und als Folia Millefolii gehandelt. Die Blätter stehen wechselständig an dem mehr oder weniger zottig behaarten Stengel und sind sitzend, im Umrisse länglich oder lineallanzettlich, 2—3fach fiederschnittig mit lanzettlichen, stachelspitzigen Zipfeln, zottig

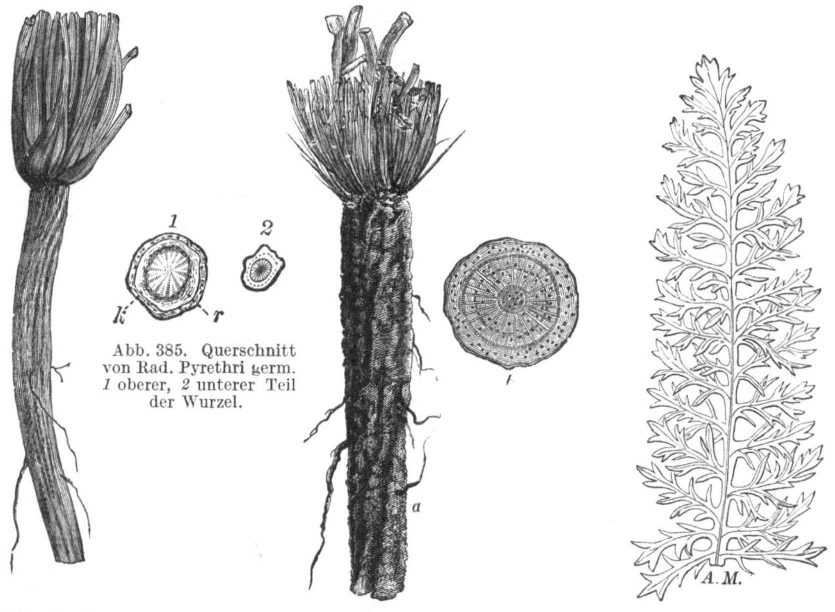

Abb. 384. Radix Pyrethri germ., die deutsche Bertramwurzel.

Abb. 385. Querschnitt von Rad. Pyrethri germ. *1* oberer, *2* unterer Teil der Wurzel.

Abb. 386. Radix Pyrethri italici, die römische Bertramwurzel, *a* oberes Stück, *b* Querschnitt, vergrößert.

Abb. 387. Herba Millefolii, Blatt.

behaart und beidererseits mit vertieften Öldrüsen versehen. Die Grundblätter sind meist langgestielt. Über die Blüten siehe den folgenden Artikel. Der Geruch ist schwach aromatisch, der Geschmack nur schwach bitter, mehr salzig.

Anatomie. Spaltöffnungen finden sich auf beiden Blattseiten. Im Mesophyll sind 2—3 Palisadenschichten vorhanden. Auf beiden Seiten besitzen die Blätter eingesenkte, 4—8zellige, stiellose Drüsenhaare, die, von oben gesehen, sohlenförmigen Umriß haben und in denen sich das sezernierte Öl subkutikular ansammelt. Außerdem sind an Stengeln, Blättern und Hüllkelchblättchen 5—7zellige Deckhaare mit dickwandiger Endzelle vorhanden.

Bestandteile und Verwendung. Bestandteile sind ein Bitterstoff Achillein, ätherisches Öl, das Cineol und meist einen blauen Farbstoff enthält, Harz, Gerbstoff und 13% Asche. Das Kraut ist als Blutreinigungsmittel in der Volksheilkunde gebräuchlich.

Flores Millefolii. Schafgarbenblüten.

Schafgarbenblüten (Abb. 388) stammen ebenfalls von Achillea millefolium L. Die Blütenköpfchen sind zu dichten, doldentraubigen Blütenständen vereinigt. Der eiförmige Hüllkelch wird aus gelbgrünen, dachziegeligen, abgerundeten, **schwach** filzigen, am Rande trockenhäutigen und rötlichen Hüllblättchen zusammengesetzt. Die 5 Randblüten sind zungenförmig, weiß oder seltener rötlich, die Scheibenblüten röhrig, strahlig, gelb. Sie stehen in den Achseln von Spreublättern. Statt eines Pappus ist nur ein schmaler, gezähnter Rand auf dem Fruchtknoten vorhanden. Krone, Frucht-knoten und Hüllkelchblättchen tragen 4—8-zellige Drüsenhaare. Der Geruch der Droge ist schwach würzig, der Geschmack würzig und salzig-bitter. Ihre Inhaltsbestandteile sind dieselben wie bei Herb. Millefolii. Sie finden als Blutreinigungsmittel in der Volks-heilkunde Anwendung.

Herba Ivae moschatae. Moschus-schafgarbe, Ivakraut.

Das blühende Kraut mehrerer in den Alpen heimischer Achillea-Arten, besonders A. moschata *Jacquin*, atrata *L.*, nana *L.*, herbarota *Allioni*. Der Habitus dieser Pflanzen ähnelt bis auf die kleinere Gestalt der gewöhnlichen Schafgarbe, die Blüten-köpfe stehen in einfacher Doldentraube. A. moschata: Stengel rund, fast kahl, Blätter

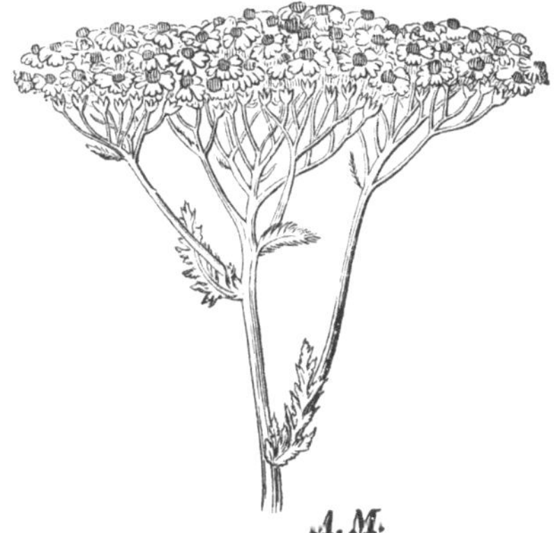

Abb. 388. Flores Millefolii.

kahl, kammartig-fiederspaltig mit ungeteilten, lineallanzettlichen, punktierten Ab-schnitten. A. atrata: Stengel abstehend behaart. Blätter doppelt bis dreifach fiederschnittig, d. h. die Abschnitte erster Ordnung wieder einfach oder doppeltfiederig, mit linealen, spitzen Zipfeln. A. nana: Blätter langhaarig, fast krauszottig, fieder-teilig, mit fiederspaltigen Abschnitten erster Ordnung und eiförmigen bis lanzettlichen, stachelspitzen Zipfeln. A. herbarota: Stengel und Blätter kahl, Blätter ungefiedert, sitzend, keilförmig, oberwärts gesägt, drüsig punktiert.

Die Droge hat moschusartigen Geruch (besonders beim Zerreiben), angenehmen, kräftigen, aromatischen und bitteren Geschmack und enthält 0,5—0,6% ätherisches Öl mit Cineol, ferner Bitterstoff usw.

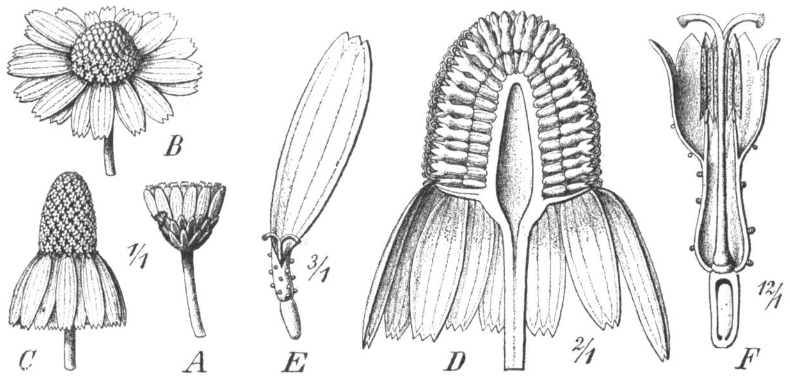

Abb. 389. Flores Chamomillae. *A* junges Blütenköpfchen, sich eben ausbreitend, *B* dasselbe etwas älter, die Zungen der Randblüten horizontal ausgebreitet, *C* altes Blütenköpfchen, die Zungen der Randblüten schlaff herabhängend ($^1/_2$), *D* altes Blütenköpfchen längs durchschnitten ($^2/_1$), *E* ganze Randblüte ($^3/_1$), *F* Scheibenblüte im Längsschnitt ($^{12}/_1$). (Gilg.)

Flores Chamomillae (vulgaris). Kamillen. Feldkamillen.

Abstammung. Kamillen sind die Blütenköpfchen der in ganz Europa und Westasien wildwachsenden Matricaria chamomilla *L.* Sie werden in den Monaten Juni, Juli und August von der als Unkraut allenthalben stark verbreiteten, einjährigen Pflanze hauptsächlich in Norddeutschland, Sachsen, Bayern, Ungarn und Böhmen gesammelt.

Beschaffenheit. Die an allen ihren Teilen unbehaarten Blütenköpfchen bestehen aus einem in der Jugend halbkugeligen, zuletzt kegelförmigen, 5 mm hohen und am Grunde 1,5 mm dicken, von Spreuhaaren freien und im Gegensatz zu allen ähnlichen Kompositen nicht markig angefüllten, sondern hohlen Blütenboden (Abb. 389, *D*), auf welchem zahlreiche gelbe, zwitterige Scheibenblüten (*F*) und 12—18 zurückgeschlagene, weiße, zungenförmige, weibliche Randblüten (*E*) stehen. Diese Rand- oder Zungenblüten besitzen eine dreizähnige, viernervige Krone. Ein Pappus kommt bei beiden Blütenformen nicht vor. Das ganze Köpfchen wird behüllt von einem Hüllkelch (*A*), bestehend aus 20—30 länglichen, stumpfen, grünen Hochblättchen mit schmalem, trockenhäutigem, weißlichem Rande, welche in etwa 3 Reihen angeordnet sind und sich dachziegelig decken. Kamillen haben einen eigenartigen, kräftigen, aromatischen Geruch und schmecken etwas bitter.

Anatomie. Im Blütenboden finden sich große schizogene Sekretbehälter, welche mit gelben bis braunen Massen (vielleicht beginnende Phytomelanbildung) erfüllt sind. Gleichartige Drüsen finden sich auch in den Hüllkelchblättern und in den Narben der Blüten. Die Randblüten werden von 4, die Scheibenblüten dagegen von 5 Gefäßbündeln durchzogen. Beide Blütenformen sind auf ihrer Außenseite von kurzen, dicken Drüsenhaaren besetzt; ferner finden sich die Haare in Menge auf dem unterständigen Fruchtknoten. Dieser ist deutlich gerippt. Die Rippen tragen auf ihrem Scheitel lange Reihen kleiner, auffallender Schleimzellen. Die Pollenkörner haben in der dicken, mit Stacheln besetzter Exine 3 große, runde Austrittstellen für den Pollenschlauch.

Merkmale des Pulvers. Kamillenpulver ist gelb; es führt an charakteristischen Elementen zahlreiche, stachelige Pollenkörner, zahlreiche Fetzen der gelben, bzw. weißen Blumenkronen, deren Epidermiszellen dünnwandig und geradlinig polygonal oder schwach wellig begrenzt, z. T. papillös

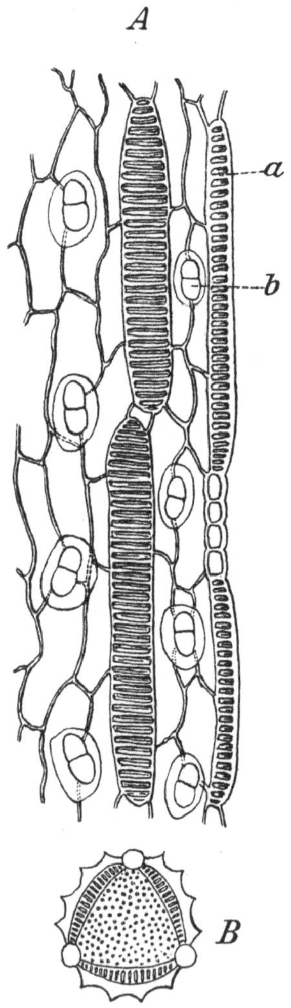

Abb. 390. Flores Chamomillae. *A* Oberflächenansicht des Fruchtknotens, *a* Schleimrippen, *b* Drüsenhaare. *B* Pollenkorn.

sind, zahlreiche Bruchstücke der Antherenwände mit durch feine Leisten verdickten Zellen, zahlreiche Fragmente der Hüllkelchblätter und der Blütenstiele und viele kleinzellige Stücke der Fruchtknotenwand mit schmalen Reihen kleiner, derbwandiger Schleimzellen, Kompositendrüsenschuppen, farblose Öltröpfchen, braune Sekretklümpchen und winzige

Oxalatdrusen in geringer Menge. Charakteristisch ist auch, daß das zartwandige, farblose Parenchym der Staubfäden, wie die Spiralgefäße aller Blütenteile, verholzt ist.

Bestandteile. Geringe Mengen eines frisch schön blauen ätherischen Öls, das jedoch nicht der für die Wirkung wichtigste Bestandteil ist (Oleum Chamomillae). Auch etwas Gerbstoff ist vorhanden. Über den Bitterstoff der Kamille und über sonstige Bestandteile ist noch nichts bekannt.

Prüfung. Durch schlechtes Trocknen dunkelfarbig gewordene, ebenso wie stielreiche Ware ist minderwertig. Die mit Kamillen durch Unachtsamkeit beim Einsammeln in Verwechselung geratenden Blütenköpfchen von Anthemis arvensis *L.* und Anthemis cotula *L.* sind durch den nicht hohlen Blütenboden von der Kamille deutlich unterschieden.

Gehaltsbestimmung. Da man die eigentlich wirksamen Stoffe noch nicht kennt, benutzt man zur Wertabschätzung die Bestimmung des ätherischen Öls, da man annehmen darf, daß die Droge sich in überhaupt guter Beschaffenheit befindet, wenn sie das veränderliche und flüchtige Öl noch in reichlicher Menge enthält. Bei der Wasserdampfdestillation müssen 10 g Kamillen mindestens 0,04 g ätherisches Öl ergeben, was einem Gehalte von mindestens 0,4% entspricht (s. Einleitung).

Geschichte. Kamillen waren schon den alten Römern und Griechen als Heilmittel bekannt und wurden ohne Unterbrechung stets medizinisch verwendet.

Anwendung. Sie sind innerlich ein Volksheilmittel und finden außerdem zu trockenen und feuchten Umschlägen Verwendung. Neuerdings werden sie auch als ein mildes, aber sehr wirksames Antiseptikum vielfach empfohlen. Früher waren Ol. Chamomillae infusum und Sirupus Chamomillae gebräuchliche Zubereitungen.

Herba Tanaceti. Rainfarnkraut.

Abstammung und Beschaffenheit. Das blühende Kraut des an Rainen, Wegen Dämmen und Gräben häufigen Tanacetum vulgare *L.* Der runde, kahle, gestreifte nur im Blütenstand verzweigte Stengel trägt abwechselnd die im Umriß länglich eiförmigen, bis 20 cm langen, bis 12 cm breiten, unten gestielten, oberwärts sitzenden, halbstengelumfassenden, doppelt- bis einfach fiederteiligen, an der Blattbasis oft unterbrochen gefiederten Blätter. Die Einschnitte reichen bis nahe an den Mittelnerv, die Fiederabschnitte sind länglich lanzettlich, am Rande gesägt. Die Blütenköpfchen stehen in einer endständigen, vielköpfigen, flachen Doldentraube (s. den folgenden Artikel). Das Kraut hat einen eigenartig strengen, würzigen Geruch und schmeckt bitter, kampferartig.

Anatomie. Beide Blattepidermen sind mit Spaltöffnungen versehen, das Mesophyll besteht aus 2 Reihen Palisaden und einem Schwammgewebe, dessen unterste Schicht palisadenartig ausgebildet ist. Die Haare sind entweder einzellig, oder mehrzellig mit sehr langer, dünnwandiger, peitschenartig gewundener Endzelle, oder Drüsenhaare mit einem aus 2 kurzen, senkrechten Reihen von Zellen gebildeten Köpfchen und unter der Kutikula sich ansammelndem Sekret.

Bestandteile und Anwendung. Enthält 0,2—0,6% ätherisches Öl, Tanacetumgerbsäure, Fett usw. und ist ein Wurmmittel.

Flores Tanaceti. Rainfarnblüten.

Die Blütenköpfchen oder auch die ganzen trugdoldigen Blütenstände von Tanacetum vulgare *L.* Sie haben einen Durchmesser von 6—8 mm, sind von einem dachziegeligen, aus lanzettlichen, am Rande trockenhäutigen Blättchen zusammengesetzten Hüllkelch umgeben und besitzen einen nackten, flachen Blütenboden mit zahlreichen, gelben, 3—4 mm langen Röhrenblüten, deren randständige weiblich, mit dreizähnigem Kronensaum und dünner, fädlicher Krone und deren innere zwitterig, mit fünfzähnigem Kronensaum versehen sind. Statt des Pappus haben sie einen schmalen Zahnkranz. Blüten und Hüllkelch haben dieselben Drüsenhaare wie die Blätter der Pflanze (siehe Herb. Tanac.).

Die Droge hat starken, eigenartigen, dem Kampfer nicht unähnlichen Geruch, schmeckt unangenehm bitter und aromatisch und enthält bis 1,5% desselben ätherischen Öls wie das Kraut.

Man verwendet sie als Wurmmittel im Infus.

Flores Pyrethri dalmatini, auch Flores Chrysanthemi dalmatini.

Abstammung und Beschaffenheit. Sie sind die vor dem Öffnen gesammelten und rasch getrockneten Blütenkörbchen der in Dalmatien heimischen Staude Pyrethrum cinerariifolium *Treviranus* (Syn.: Chrysanthemum cinerariifolium *Bentham* et *Hooker.*) Sie haben einen bis 1 cm dicken Hüllkelch aus 4—6 mm langen, am Rande trockenhäutigen, lanzettlichen bis spatelförmigen Blättchen, und einen nackten, flachen Blütenboden mit 15—20 weißen, weiblichen, bis 1,8 cm langen, zungenförmigen, an der Spitze dreizähnigen Randblüten und zahlreichen, bis 6 mm langen, gelben, zwitterigen, röhrigen Scheibenblüten. Fruchtknoten fünfrippig, mit häutigem, unregelmäßig gezähntem Kelchsaum, wie die Korolle drüsig behaart.

Merkmale des Pulvers. Das graugelbe, nicht reingelbe Pulver enthält Fragmente des Hüllkelches mit T-förmigen Haaren aus 2—4zelligem Stiel und häufig auch abgefallener lang-spindelförmiger Endzelle, Steinzellen aus dem Mesophyll, Fragmente der Blüten mit papillöser oberer Epidermis, Oxalateinzelkristallen aus dem Mesophyll (seltener kleinen Drusen) und zarten Gefäßbündeln, massenhaft Pollen, gelbbräunlich, kugelig, dreiporig, mit spitzen Stacheln besetzt, Fragmente des Fruchtknotens mit aus 4—6 in 2—3 Etagen gelegenen Zellen gebildeten, keulig-ellipsoidischen Kompositendrüsenschuppen, die auch an der Korolle vorkommen, Gefäßbündeln und Faserkomplexen.

Bestandteile. Die Droge riecht eigenartig gewürzhaft und schmeckt etwas bitter, aromatisch und etwas kratzend. Sie enthält ätherisches Öl, darin Pyrethrotoxinsäure, ferner ein Alkaloid und einen stickstoffreien Körper Pyrethrosin. Das wirksame Prinzip steckt jedenfalls im ätherischen Öl, somit auch im Ätherextrakt.

Prüfung. Die Prüfung hat sich auf Reinheit und Wirksamkeit zu erstrecken. Fälschungen kommen vor mit Kurkumapulver. Sie sind am Gehalt an verkleisterter Zingiberazeenstärke zu erkennen. Auch Zusätze von an sich wohl nicht unwirksamem Quassiaholz sind unstatthaft, an den Gefäßbruchstücken nachweisbar. Mineralische Beimengungen werden am Aschegehalt erkannt. Normal sind 7—8,5% Asche, höchstens 0,2% Kieselsäure. Blütenstiele usw. sollen fehlen, sie verraten sich durch größere Gefäße, mehr Fasern und ein grünlich gefärbtes (nicht rein gelbes) Ätherextrakt. Da die noch nicht geöffneten Blütenköpfchen am wirksamsten sind, da sie am meisten Öl enthalten, hat man nach Methoden gesucht, die beweisen sollen, daß das Pulver nur aus geschlossenen Köpfchen hergestellt ist. Eine beruht auf der Zählung der Pollenkörner, da geöffnete Blüten schon einen Teil des Pollens ausgestäubt haben. Sie ist zu umständlich. Die andere besteht in der Bestimmung des Ätherextraktes. Geschlossene Blüten geben davon 7,5—9,5%, halbgeschlossene bis offene 6—7%. Es soll rein wachsartig riechen. Die beste und einfachste Methode ist entschieden die physiologische. Man bringt in ein mit einer Spur Pulver beschicktes Becherglas einige Fliegen. Sie müssen nach wenigen Minuten betäubt sein. Oder noch einfacher, man bläst gegen das Fenster eines geschlossenen Raumes, in dem sich Fliegen aufhalten, einen gestrichenen Teelöffel voll Pulver. Nach spätestens 10 Minuten müssen die Fliegen gelähmt oder betäubt umherliegen, meist in der Nähe des Fensters.

Die Wirkung beruht nicht auf der Verstopfung der Tracheen der Tiere, sondern ist eine spezifische des im Pulver enthaltenen Toxins. Sie beginnt mit der Lähmung des hintersten Beinpaares.

Flores Pyrethri persici, auch Flores Chrysanthemi caucasici.

Sie sind die ebenfalls vor dem völligen Erschließen geernteten Blütenkörbchen (Abb. 391) der in Kaukasien heimischen Stauden Pyrethrum roseum *Marsch. Bieb.* und der kaum davon verschiedenen Form Pyrethrum carneum *Marsch. Bieb.* (Syn.:

Chrysanthemum roseum *Weber* et *Mohr*.) Bestandteile und Verwendung wie bei der vorigen Droge. Sie unterscheidet sich von voriger durch das Fehlen der Oxalateinzelkristalle.

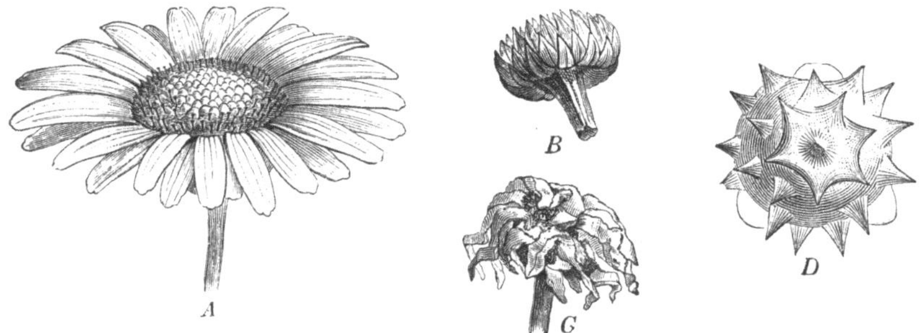

Abb. 391. Flores Pyrethri persici. *A* Geöffnetes Blütenkörbchen. *B* Hüllkelch von unten gesehen. *C* Geöffnetes Blütenkörbchen getrocknet. *D* Pollenkorn, stark vergrößert.

Flores Cinae. Zitwerblüten.

Fälschlich Zitwersamen oder Wurmsamen.

Abstammung. Zitwerblüten sind die Blütenköpfchen von Artemisia cina *Berg*, welche in den Steppen von Turkestan verbreitet ist und hauptsächlich zwischen den Städten Tschimkent und Taschkent gesammelt wird. Sie werden dort von den Kirgisen kurz vor dem Aufblühen im Juli und August geerntet und gelangen über Orenburg und Nishnij Nowgorod in den europäischen Handel.

Beschaffenheit. Die Blütenköpfchen (s. Abb. 392, *A*, *B*) sind von schwach glänzend grünlichgelber oder hellbräunlichgrüner Farbe, oval oder länglich gerundet-kantig, oben und unten verjüngt, 2—4 mm lang und 1 — 1,5 mm dick. Von außen ist nur der aus 12—20 dachziegelartig sich deckenden Hüllblättchen bestehende Hüllkelch sichtbar. Dieser ist, weil vor dem Aufblühen gesammelt, oben dicht zusammengeschlossen und hüllt 3—5 winzige, gelbliche Knöspchen zwitteriger Röhrenblüten ein. Der Blütenboden ist zylindrisch, ansehnlich verlängert, kahl. In größeren Knospen sind die Blütenknöspchen deutlich zu sehen, in jüngeren sind sie meist bis zur Unscheinbarkeit zusammengetrocknet. — Die grünlichen oder grünlichgelben Hochblättchen, welche den Hüllkelch bilden, sind von länglicher, breitelliptischer bis lineallänglicher

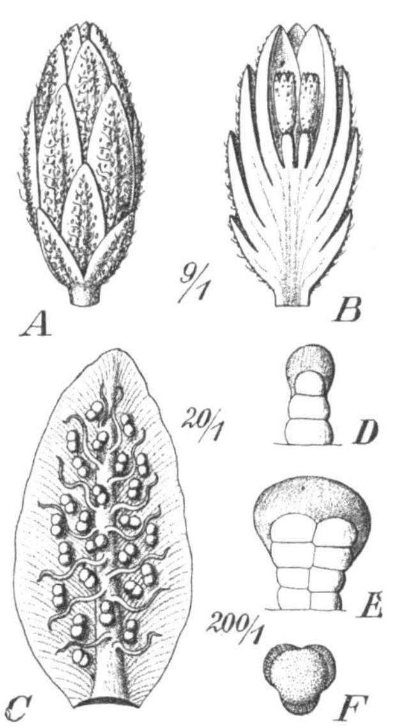

Abb. 392. Flores Cinae. *A* junges Blütenköpfchen, *B* dasselbe im Längsschnitt ($^9/_1$), *C* Blatt des Hüllkelches von außen ($^{20}/_1$), *D*, *E* Drüsenhaare, *F* Pollenkorn ($^{200}/_1$). (Gilg.)

Gestalt, mehr oder weniger zugespitzt oder stumpf, deutlich gekielt, mit häutigem, farblosem, ziemlich breitem Rande versehen. Die Droge hat einen sehr charakteristischen, strengen Geruch und schmeckt widerlich bitter und kühlend.

Anatomie. Die Hüllkelchblätter haben einen kräftigen Mittelnerven, zu dessen beiden Seiten die Blätter ein mehrschichtiges Mesophyll besitzen, während ihr breiter Rand aus einer einzigen Lage fächerartig angeordneter, schmaler, langer, derbwandiger, nicht oder nur schwach verholzter (durch Phloroglucin-Salzsäure nur schwach rosa gefärbter) Zellen besteht. Diesen Randzellen sollen gelegentlich Santoninkristalle aufgelagert sein, die mit Chlorzinkjodlösung gelb werden, dann gelbbraune Tröpfchen bilden. Der mittlere Teil der Blättchen trägt auf der Außenseite einige Spaltöffnungen, Kompositendrüsenschuppen und lange, gewundene, dünnwandige Haare. Im Mittelnerven verläuft ein von unregelmäßigen, knorrigen, sehr dickwandigen, aber nur schwach verholzten Fasern begleitetes Gefäßbündel. Das Mesophyll der Hüllblättchen enthält wenige kleine Oxalatdrusen, die übrigens auch noch im Konnektiv der kleinen Staubgefäße der Blüten vorkommen. Die Pollenkörner sind rund, glatt, mit 3 spaltenförmigen Austrittstellen für den Pollenschlauch versehen und haben 16—20 μ Durchmesser. Kompositendrüsenschuppen finden sich ferner an der Korolle, nicht aber am Fruchtknoten.

Merkmale des Pulvers. Das grüngelbe oder gelbgrünliche, feine Pulver (Sieb VI) besteht zur Hauptmasse aus stark zerriebenen Trümmern von gelblichen bis bräunlichen Sklerenchymfasern, von farblosen Hüllkelchbruchstückchen, äußerst dünnwandigen, undeutlichen Fetzen von den noch nicht vollständig ausgebildeten Blüten, gelblichgrünlichen Protoplasmakörnchen resp. -klümpchen und grünlichen Chlorophyllkörnern sowie Pollenkörnern. Zwischen diesen Trümmern resp. sehr kleinen Elementen finden sich aber auch sehr reichlich kleinere oder größere, oft sehr gut erhaltene Gewebefetzen. Die meisten von diesen stammen von den flügelartigen Randpartien der Hüllblätter; sie bestehen aus farblosen, sehr dünnwandigen, schmalen, schlauchförmigen, ungefähr fächerförmig angeordneten Zellen; seltener sind die Zellen etwas dickwandiger und sehr dicht porös, d. h. mit perlschnurartigen Zellwänden versehen. Häufig treten auch auf Epidermisfetzen aus der Mittelpartie der Hüllblätter, gelbe bis gelbbraune, ziemlich langgestreckte oder auch rechteckige bis polygonale Zellen mit dünnen oder seltener etwas dickeren Wänden, welch letztere meist dicht porös (perlschnurartig) sind; diese Epidermisfetzen tragen nicht selten Spaltöffnungen sowie Drüsen- und Wollhaare, und ihnen hängen häufig noch Reste des Mesophylls, Sklerenchymfasern und Gefäßbruchstücke an. Die Sklerenchymfasern, die ebenfalls zu den häufigsten Elementen des Pulvers gehören, sind in der Länge sehr verschieden, aber meist langgestreckt, stets schmal, meist 8—12 μ breit, stark verdickt, kaum getüpfelt, stark zugespitzt, seltener ziemlich kurz, knorrig, fast steinzellartig, mit stumpfen Endigungen und kräftig getüpfelter Wandung; die Sklerenchymfasern sind farblos bis gelb oder bräunlich und finden sich seltener vollständig erhalten, meist in Bruchstücken, häufig im Verband mit anderen Geweben. Die massenhaft auftretenden, oft noch zu Ballen vereinigten Pollenkörner sind klein (nur 14—22 μ groß), kugelig, mit drei einwärts gekehrten Falten (Austrittstellen der Intine) versehen, glatt, gelblich. Das chlorophyllführende Gewebe besteht allermeist aus mehr oder weniger kugeligen, seltener etwas langgestreckten, dünnwandigen Zellen, die infolge ihrer grünlichen bis grünen Farbe sehr auffallen; man trifft das grüne Gewebe meist anderen Zellfetzen (Epidermis, Sklerenchym) anhängend. Die Drüsenhaare trifft man nur

selten freiliegend, meist noch der Hüllblattepidermis aufsitzend; die Drüsenzellen sind verhältnismäßig klein, die Kutikularblase dagegen ist ansehnlich groß und von gelblicher bis gelber Farbe. Die Wollhaare trifft
man im Pulver nur spärlich und stets vereinzelt, losgelöst; sie sind sehr lang,
schlauchartig, sehr dünnwandig, stark verbogen, farblos, $10-15\,\mu$ breit.
Spärlich und weniger auffallend sind im Pulver sehr schmale (nur
$4-10\,\mu$ breite), ringförmig oder spiralig verdickte Gefäßbruchstücke, Anthe-
renfetzen mit eigenartig faserig verdickten Wänden, endlich farblose Gewebefetzen von den noch wenig ausgebildeten Blütenteilen, in denen sich
sehr reichlich kleine Kalziumoxalatdrusen nachweisen lassen.

Besonders charakteristisch für das Zitwerblütenpulver sind die sehr
auffallenden, nur schwach verholzten Randpartien der Hüllblätter, die
Pollenkörner, die Drüsen- und Wollhaare, aber auch die reichlichen Sklerenchymfasern und die sehr engen Spiralgefäße.

Zitwerblütenpulver wird in Wasser oder Glyzerinwasser, in Phloroglucin-
Salzsäure, sowie in Chloralhydratlösung untersucht. In weingeistiger
½ N-Kalilauge färben sich alle Gewebefetzen des Pulvers sofort tief orange.
(Über die Mikrosublimation vgl. S. 502.)

Bestandteile. Flores Cinae enthalten 2—2,5% Santonin (das Anhydrid
der Santoninsäure) und bis etwa 3% ätherisches Öl, ferner den Bitterstoff
Artemisin.

Prüfung. Es ist in neuerer Zeit, und zwar nicht nur während der durch
den Krieg und die Nachkriegskeit veranlaßten Notlage, über falsche Zitwerblüten viel geklagt worden. Teilweise bestanden die Falschungen in Blütenköpfchen von Artemisia-Arten, die den echten Zitwerblüten sehr ähnlich
sehen, aber kein Santonin enthielten, teilweise wurden Ersatzstoffe, z. B.
Flores Tanaceti angeboten, teilweise war die Droge stark mit Blättern
und Stengeln von Artemisia-Arten vermischt u. dgl. mehr. Solche Beimengungen sind in unzerkleinerter Droge natürlich leicht aufzufinden, im
Pulver sind Stengel an stark verholzten Fasern und größeren Gefäßen,
Tanacetum an den feinstacheligen Pollenkörnern erkennbar. Nach Methoden
zur Unterscheidung von falschen und echten Zitwerblüten ist viel gesucht
worden, ohne ein recht eigentlich befriedigendes Resultat. Die falschen
Blüten sind meist etwas größer, meist stärker behaart, aber die Unterschiede
sind nicht so bedeutend, daß eine sichere Unterscheidung in allen Fällen
gewährleistet erscheint. Die Färbung, die falsche Blüten mit alkoholischer
Kalilauge annehmen, weicht in manchen Fällen auch von der echter Blüten
nur unwesentlich ab. Verhältnismäßig am deutlichsten erkennbar scheint
uns der Unterschied im Grade der Verholzung der Randzellen der Hüllblätter zu sein, sie färben sich bei der falschen Droge mit Phloroglucin-
Salzsäure sofort stark rot. Unter diesen Umständen wurde die Einführung
einer Gehaltsbestimmung durch das Arzneibuch zur Notwendigkeit.

Der Aschegehalt des Pulvers darf 10% nicht übersteigen.

Gehaltsbestimmung. Sie beruht auf der Feststellung der aus der Droge
erhältlichen Santoninausbeute. 10 g gepulverte Zitwerblüten werden
½ Stunde lang mit 100 g kaltem Benzol ausgezogen. 80 g des klaren Filtrats
(= 8 g Droge) werden abdestilliert, die letzten Anteile des Benzols werden
durch Einblasen von Luft vertrieben. Aus dem zurückbleibenden Extrakt
wird durch Umkristallisieren reines Santonin hergestellt, wobei die Reinheit

des erhaltenen Produktes sowohl, wie auch die Ausbeute von dem Lösungsmittel stark abhängt. Deshalb ist besonderer Wert auf die richtige Zusammensetzung der zum Umkristallisieren zu benutzenden Alkoholmischung
zu legen, und deshalb ist diese Alkoholmischung auch nach dem Arzneibuch aus absolutem Alkohol (15 g) und Wasser (85 g) und nicht aus dem in
seinem Alkoholgehalt schwankenden Weingeist herzustellen. Das trockene
Benzolextrakt wird mit 40 ccm dieses 15 proz. Alkohols unter Rückflußkühlung eine Viertelstunde erhitzt, die Lösung durch Watte filtriert, der
Rückstand und die Watte mit je 5 ccm des 15 proz. Alkohols zweimal heiß
nachgewaschen; das Filtrat wird nach dem Erkalten mit 0,1 g Bolus alba
versetzt und wiederum, unter Rückflußkühlung eine Viertelstunde erhitzt,
um kolloidal gelöste Stoffe durch Adsorption an den Ton zu entfernen,
dann wird ein gewogenes Kölbchen filtriert, zweimal mit je 5 ccm des heißen,
15 proz. Alkohols nachgewaschen und das klare Filtrat 24 Stunden zur
Kristallisation unter Lichtschutz bei Zimmertemperatur stehen gelassen.
Die Mutterlauge wird durch ein Filterchen gegossen, die Kristalle im Kolben
und auf dem Filter mit je 2 ccm Wasser dreimal gewaschen, dann wird Filter
und Kölbchen getrocknet, endlich werden die auf dem Filter befindlichen
Kristalle mit Chloroform in das Kölbchen übertragen. Nach dem Verjagen
des Chloroforms muß das so gewonnene Santonin mindestens 0,12 g wiegen.
Da die 60 ccm 15 proz. Alkohols, aus denen das Santonin auskristallisiert war,
0,04 g Santonin in Lösung halten, ist diese Menge dem gewogenen Santonin
zuzuzählen, so daß mindestens 0,16 g Santonin in 8 g Droge nachgewiesen
sind, was einem Santoningehalt der Droge von mindestens 2% entspricht.

Geschichte. Ob schon die alten Griechen und Römer unsere Droge
kannten, ist nicht ganz sicher; jedenfalls kannten sie die wurmtreibenden
Eigenschaften einiger Artemisia-Arten. Santonin wurde im Jahre 1830
aus Zitwerblüten dargestellt.

Anwendung. Die Droge wird als Wurmmittel gebraucht; meist aber
kommt zu diesem Zwecke jetzt das daraus dargestellte Santonin in Anwendung.

Herba Absinthii. (Herba Absynthii.) Wermutkraut.
Bitterer Beifuß. Alsei.

Abstammung. Wermut stammt von Artemisia absinthium *L.*,
einem im südlichen und mittleren Europa und in Westasien heimischen
Halbstrauch, welcher in Deutschland in der Umgebung von Cölleda (Provinz
Sachsen) und Quedlinburg am Harz, aber auch anderwärts (z. B. in Nordamerika) zur Gewinnung des Krautes im großen angebaut wird. Die zu
sammelnden Teile sind die Blätter und die krautigen Zweigspitzen mit
den Blüten wildwachsender und kultivierter Pflanzen (Abb. 393). Die
Sammelzeit ist Juli und August.

Beschaffenheit. Die in der Droge vorkommenden Blätter sind dreifach verschieden; die grundständigen langgestielt und dreifach fiederteilig, mit schmal lanzettlichen, spitzen Zipfeln, die Stengelblätter nur
zweifach bis einfach fiederteilig und allmählich kürzer gestielt, die in der
Blütenregion stehenden endlich ungestielt und lanzettlich. Alle sind, wie
der Stengel, dicht seidenartig behaart (bei kultivierten Pflanzen in etwas
geringerem Maße) und oberseits graugrün, unterseits weißlich bis silbergrau.

Der rispig-traubige Blütenstand wird von nahezu kugeligen, gestielten, nickenden, in der Achsel eines lanzettlichen oder spatelförmigen Deckblattes stehenden Blütenköpfchen von etwa 3 mm Durchmesser gebildet, welche, von einem glockigen, zottigen Hüllkelch umschlossen sind und nur röhrenförmige, einem spreublätterigen Blütenboden aufsitzende, gelbe Rand- und Scheibenblüten tragen.

Wermut hat einen eigenartigen, aromatischen, etwas strengen Geruch und Geschmack, zugleich schmeckt er stark bitter.

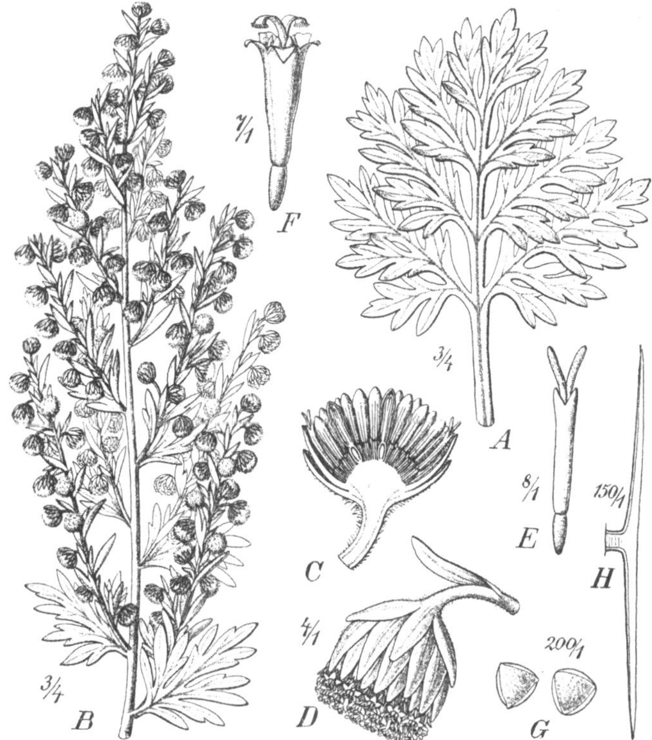

Abb. 393. Artemisia absinthium. *A* Grundständiges Fiederblatt ($^3/_4$), *B* blühender Zweig ($^3/_4$), *C* junges Blütenköpfchen im Längsschnitt ($^4/_1$), *D* aufgeblühtes Köpfchen ($^4/_1$), *E* weibliche Randblüte ($^8/_1$), zwitterige Scheibenblüte ($^7j/_1$), *G* Pollenkörner ($^{200}/_1$), *H* T-förmiges Haar vom Blütenstand ($^{150}/_1$). (Gilg.)

Anatomie. Die der Pflanze ihre silberglänzende Farbe verleihenden Haare liegen der Oberfläche fest auf (Abb. 394*tz*); es sind sog. T-förmige Haare, d. h. sie haben einen sehr kurzen, 2—3zelligen Stielteil, welchem eine sehr lange, wagerecht liegende, auf beiden Seiten zugespitzte, dünnwandige, luftführende Zelle in ihrer Mitte eingefügt ist. Außer diesen T-Haaren kommen zahlreich ziemlich große Kompositendrüsenschuppen vor (*oe*). Die Drüsenschuppen sind tief ins Blattgewebe, dessen kristallfreies Mesophyll aus einer Palisadenschicht und einem lockeren Schwammgewebe mit palisadenartig entwickelter unterster Schicht besteht, versenkt.

Die Epidermiszellen haben auf beiden Blattseiten wellige Seitenwände, beide Epidermen enthalten Spaltöffnungen, die untere allerdings bedeutend mehr als die obere.

Die Spreuhaare des Blütenbodens sind einzellig, keulenförmig, die kugeligen, glatten Pollenkörner haben 3 Austrittstellen für den Pollenschlauch.

Merkmale des Pulvers. Das graugrüne Pulver enthält neben Mesophyllbruchstücken, Teilen der Blüten und des Blütenbodens aus kleinzelligem Gewebe, Epidermisfetzen mit welligen Zellwänden als charakteristische Bestandteile unversehrte oder zerrissene T-förmige Deckhaare der Blätter und keulenförmige Haare des Blütenbodens, Pollenkörner und nur wenige Teile des Stengelgewebes (verhältnismäßig großzelliges Parenchym, Fasern, weite Gefäße).

Bestandteile. Wermut riecht aromatisch und schmeckt würzig und stark bitter; Bestandteile sind 0,2—2% ätherisches Öl und ein Bitterstoff,

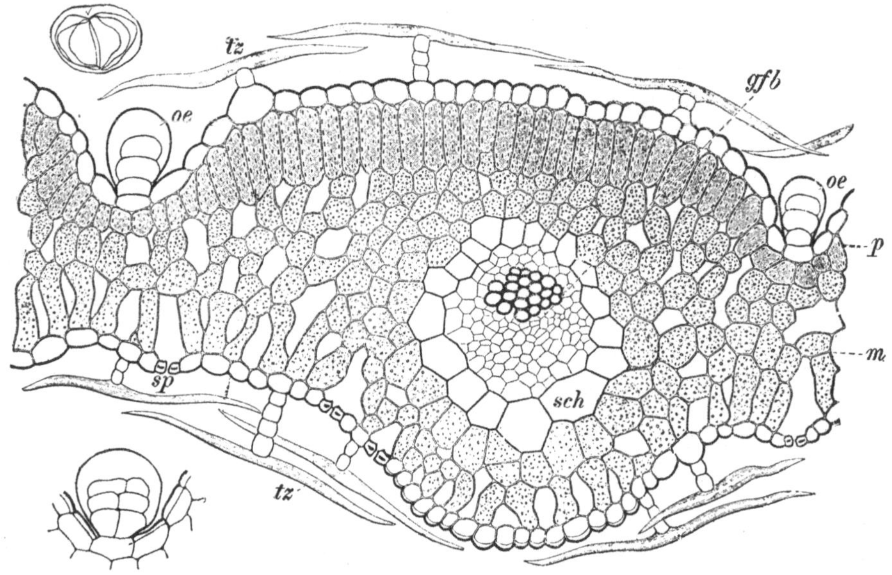

Abb. 394. Herba Absinthii. Querschnitt durch das Blatt an der Mittelrippe. *p* Palisadenparenchym, *m* Schwammparenchym, *gfb* Gefäßbündel mit Parenchymscheide *sch*, *tz* T-förmige Haare, *oe* Drüsenhaare. (Tschirch.)

Absinthiin genannt, ferner Gerbstoff, Äpfelsäure und Bernsteinsäure; und etwa 7% Mineralbestandteile.

Prüfung. Stengelreiche Ganzdroge oder Schnittform ist zu beanstanden, ebenso Pulver mit hohem Gehalt an Stengelgewebe. Naturgemäß läßt sich der erlaubte Gehalt an Stengelfragmenten schwer limitieren, bei Betrachtung des Pulvers bei schwacher Vergrößerung läßt sich aber in der Praxis doch wohl aus der Erfahrung heraus sehr bald ein Urteil darüber gewinnen, ob das vorliegende Pulver zu einem wesentlichen Teil aus vermahlenen Stengeln besteht. Es sollen Beimengungen der ja ebenfalls als Arzneipflanze in Betracht kommenden Artemisia vulgaris beobachtet worden sein. Die Deckhaare dieser Pflanze sind ebenfalls T-förmig, aber die Endzelle dieser Haare ist enorm lang, sehr dünn und stark gewunden, stellenweise spiralig aufgerollt, mit denen benachbarter Haare verfilzt. Auch im Pulver sind diese Merkmale noch kenntlich.

Der Aschegehalt des Wermutpulvers darf 10% nicht übersteigen.

Gehaltsbestimmung. Eine für das Apothekenlaboratorium geeignete Methode zur Bestimmung des Absinthiins ist noch nicht bekannt. Als Ersatz könnte man die Bestimmung des ätherischen Öls durch Wasserdampfdestillation heranziehen (s. Einleitung), doch ist der Gehalt daran in der Regel gering (bis 0,5%).

Geschichte. Wermut war schon den alten Griechen bekannt und spielte auch im Mittelalter eine große Rolle.

Anwendung. Er findet Anwendung gegen Verdauungsbeschwerden und zu Likören. Extractum und Tinctura Absinthii werden daraus bereitet.

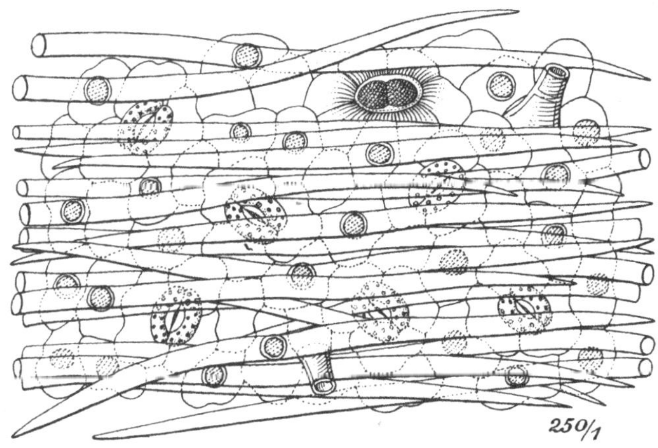

Abb. 395. Herb. Absinthii. Oberflächenansicht der Epidermis der Blattunterseite mit Spaltöffnungen, Drüsenhaaren und T-Haaren.

Herba Artemisiae, Beifußkraut.

Das Kraut (Blätter und Blütenstände) von Artemisia vulgaris *L.*, einer in ganz Deutschland an Wegen und Bächen überall verbreiteten, ausdauernden Pflanze.

Die Blätter sind doppelt oder einfach fiederschnittig, in der Blütenregion einfach, ihre Endabschnitte stets lanzettlich, ganzrandig oder schwach gesägt, deutlich stachelspitzig, nur auf der Unterseite seidig behaart (die Haarformen ähnlich wie bei Absinth, doch die Endzelle der T-förmigen Deckhaare sehr lang, stark gewunden), oberseits dagegen kahl und dunkelgrün. Die Blütenköpfchen stehen aufrecht zu einer Rispe vereinigt, sind schmutzig rot gefärbt und haben einen kahlen Blütenboden.

Die Droge riecht angenehm aromatisch und schmeckt würzig und zugleich schwach bitter; sie enthält ätherisches Öl und einen Bitterstoff und wird stellenweise als Volksheilmittel und als Gewürz angewendet.

Radix Artemisiae. Beifußwurzel.

Abstammung und Beschaffenheit. Von Artemisia vulgaris *L.*, einer an Wegen, Zäunen, Hecken und Bachrändern in Europa sehr verbreiteten Staude. Sie besitzt ein bis 5 cm langes, bis 1,5 cm dickes, sich in die später absterbende Hauptwurzel fortsetzendes, mehrköpfiges Rhizom, das mit Nebenwurzeln, wie die Hauptwurzel besetzt ist, auch Ausläufer treibt. Die unterirdischen Teile werden ungewaschen getrocknet, die Rhizome, Ausläufer und die Hauptwurzel beseitigt, die Nebenwurzeln werden gereinigt und stellen allein die Droge dar. Sie sind verschieden lang, bis 2 mm dick, einfach, fadenförmig, hin- und hergebogen, rund, etwas runzelig, außen hellbraun, innen weißlich. Die Droge riecht unangenehm, scharf und schmeckt bittersüß.

Anatomie. Kork mehrreihig, dunkel. Primäre Rinde ziemlich breit, an ihrer Innengrenze Gruppen von meist drei elliptischen, radial gedehnten, schizogenen Sekretbehältern mit braunrotem Inhalt, die sich in einem durch tangentiale Teilungen der

Endodermiszellen entstandenen Gewebe gebildet haben. Unter diesen Sekretbehälter-
gruppen liegen Bündel goldgelber, stark verdickter Fasern, zwischen ihnen Parenchym.
Darauf folgt die schmale, sekundäre Rinde, dann der Holzkörper. Dieser enthält viel
Parenchym, in seinen Hadrompartien Gefäße und Fasern. Alles Parenchym der Droge
enthält Inulin und ist stärkefrei.

Bestandteile und Anwendung. Die Droge enthält 0,1 % ätherisches Öl. Sie soll
gegen Epilepsie wirken, wird auch als Nervinum gebraucht, muß in gut schließenden
Gefäßen aufbewahrt und wegen Verschwindens der Wirksamkeit jährlich erneuert
werden.

Folia Farfarae, Huflattichblätter.

Abstammung. Huflattichblätter (Abb. 396) werden von der in Deutschland wie überall in der nördlich-gemäßigten Zone Europas und Asiens verbreiteten, besonders an tonigen Bachufern und Dämmen häufigen Tussilago farfara *L.* im Juni und Juli ge-
sammelt.

Beschaffenheit. Sie sind langgestielt;
der Blattstiel ist bis 10 cm lang, häufig
violett gefärbt und auf der Oberfläche
rinnig vertieft. Die etwas dicke Spreite
des Blattes wird 8—15 cm lang; sie ist
rundlich-herzförmig, flach gebuchtet und
in den Buchten wiederum kleinbuchtig
gezähnt (die Zähne sind etwas knorpelig verdickt), mit tiefem Einschnitt
an dem herzförmigen Grunde, am oberen
Ende zugespitzt, handnervig. Die Oberseite der ausgewachsenen Blätter ist
dunkelgrün; auf der Unterseite sind
sie mit einem dichten, leicht ablösbaren,
weißen Haarfilz bedeckt.

Huflattichblätter haben einen sehr
schwachen eigenartigen Geruch und
Geschmack.

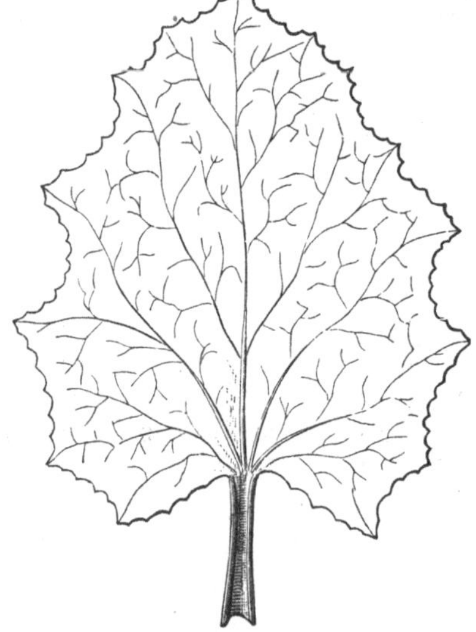

Abb. 396. Fol. Farfarae.

Anatomie. (Abb. 397.) Die obere
und untere Epidermis (*ep*) sind klein-
zellig. Beide führen Spaltöffnungen, die in der unteren in Gruppen bei-
sammenstehen. Im Blattgewebe ist charakteristisch eine drei Lagen starke
Schicht von Palisadenzellen (*pal*) und eine dicke, außerordentlich lockere
Schwammparenchymschicht mit mächtigen Interzellularen (*schw*). In den
Nerven finden sich schizogene Sekretbehälter. Der Bau des Schwamm-
gewebes ist sehr eigenartig. Einschichtige Wände aus mauerartig gefügten und backsteinartig geformten Zellen schließen allseits riesige Luft-
kammern ein, die nur durch ganz kleine, häufig dicht an der unteren Epidermis liegende, lochartige Interzellularen miteinander in Verbindung
stehen. Die an diese Schwammgewebszellplatten anstoßenden unteren Epidermiszellen sind im Querschnitt oft von ⊥-förmiger Gestalt, d. h. sie haben
nach dem Blattinneren gerichtete Ausstülpungen, an welche das Schwammparenchym sich ansetzt. Die Haare der Blattunterseite (*h*) bestehen aus
3—6 ansehnlich großen Zellen und einer sehr langen, peitschenschnurartig hin und her gebogenen, sehr dünnen Endzelle, welche in der Droge

stets mit Luft gefüllt ist. Oxalatkristalle fehlen der Droge, doch findet man in ihr zahlreiche Sphärokristalle, die selbstverständlich mit Oxalatkristallen nicht zu verwechseln sind.

Merkmale des Pulvers. Die eben geschilderten Haare sind außerordentlich charakteristisch für das Pulver. Selbst in feinen Pulvern ist die dünne gebogene Endzelle häufig noch wenig zertrümmert erhalten.

Prüfung. Verwechselungen und Fälschungen mit den Blättern verschiedener Petasites-Arten, welche mit Tussilago sehr nahe verwandt sind, die aus dem bayerischen Hochgebirge und anderweit als Huflattichblätter in den Handel gebracht werden, ferner mit Blättern unserer Eupatorium-

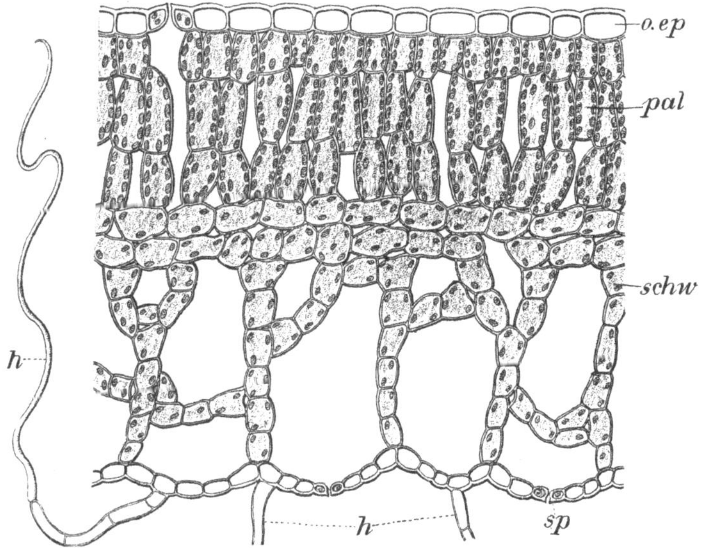

Abb. 397. Folia Farfarae. Querschnitt durch das Blatt. *o.ep* obere Epidermis, *pal* Palisadengewebe *schw* Schwammparenchym mit mächtigen Interzellularen, *sp* Spaltöffnung in der unteren Epidermis *h* die eigenartigen, peitschenförmigen Haare der Droge. Vergrößerung $^{125}/_1$. (Gilg.)

und Lappa-Arten, sind öfters vorgekommen. Die offizinellen Blätter zeichnen sich durch eine grobe Nervatur aus, welche auch in den feinsten Verzweigungen noch durch Einsenkung der Oberfläche erkennbar ist und dadurch diese lederartig narbt. Außerdem geben Buchtung und Grundausschnitt gute Merkmale ab. Die Blätter von Petasites officinalis *Mönch* sind rundlich-nierenförmig und viel größer, die von Petasites tomentosus *D.C.* nierenförmig und unterseits schneeweißfilzig. Die Blätter der Lappa-Arten zeichnen sich durch stark hervortretende Nervatur auf der unteren Blattfläche aus. Eupatorium hat 3—5teilige Blätter mit lanzettlichen, gesägten Abschnitten. Mikroskopisch sind in Schnittform und Pulver die Tussilagoblätter von den anderen zu unterscheiden durch die Haarformen und die Kutikularfalten (Chloralhydratpräparat). Deckhaare, aus 2 Zellreihen bestehend, bei Eupatorium, bei den übrigen nur aus einer Zellreihe. Obere Epidermiszellen wenig wellig, z. T. fast geradlinig-polygonal ohne Kutikularfalten (die Nerven ausgenommen) bei Petasites tomentosus und officinalis, ebenso mit deutlichen, von den Haarbasen ausgehenden Falten bei Tussilago, stark wellig, ohne Falten bei Lappa. Viele Haarbasen mit erheblich größerem Durchmesser als $50\,\mu$ bei Lappa und Petasites officinalis, stets unter $50\,\mu$ bei Tussilago. Der Aschegehalt des Pulvers darf 18% nicht übersteigen.

Bestandteile. Die Bestandteile der fast geruch- und geschmacklosen Huflattichblätter sind ätherisches Öl, Schleim, Gallussäure, Dextrin, Eiweißstoffe, ein glykosidischer Bitterstoff und etwa 17% Mineralbestandteile.

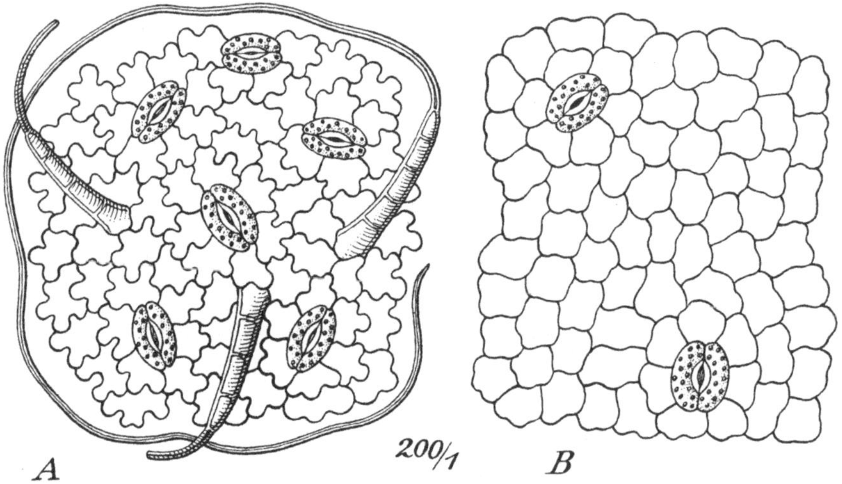

Abb. 398. Folia Farfarae. Oberflächenansichten *A* der Unterseite, *B* der Oberseite.

Geschichte. Schon im Altertum fanden die Huflattichblätter dieselbe Anwendung wie jetzt.

Anwendung. Sie dienen wegen ihres Schleimgehaltes als Hustenmittel und bilden einen Bestandteil der Species pectorales.

Flores Arnicae. Arnikablüten. Wohlverleihblüten. Johannisblumen.

Abstammung. Arnikablüten sind die vom Hüllkelch und dem Blütenboden befreiten Rand- und Scheibenblüten der Arnica montana *L.*, einer auf Gebirgswiesen in ganz Mitteleuropa verbreiteten Staude. Die Blüten werden im Juni und Juli von wildwachsenden Pflanzen gesammelt.

Beschaffenheit. Die Blütenköpfchen der Arnica montana (Abb. 399 *A*) werden aus 14—20 weiblichen, meist zehn- (8—12)nervigen und dreizähnigen, zungenförmigen (zygomorphen) Randblüten (Abb. 399 *B*) und zahlreichen zwitterigen, röhrenförmigen (strahligen) Scheibenblüten (*C*), beide von rotgelber Farbe, gebildet, welche auf einem gemeinsamen, grubigen und behaarten Blütenboden stehen und von einem aus zwei Reihen von Hüllblättchen gebildeten, drüsig behaarten Hüllkelch eingeschlossen werden. Der Blütenboden mit dem Hüllkelch ist zu entfernen. Die Staubbeutelhälften enden unten stumpf; das Konnektiv der Antheren ist oben in ein kleines, dreieckiges Läppchen verlängert. Der Griffel ragt weit aus der Kronröhre heraus; er trägt eine tief zweispaltige Narbe, deren Lappen an der Spitze lange, gebüschelte Fegehaare tragen. Auch die schwach fünfkantigen, aufrecht angedrückt-behaarten, unterständigen Fruchtknoten kommen in der Droge vor. Sie sind bis 6 mm lang, gelblichgrau bis schwärzlich und mit einem blaßgelben Pappus aus scharfen, starren, bis 8 mm langen Borsten gekrönt. Am Fruchtknoten bemerkt man über den Gefäßbündeln unregelmäßige, aus einer braunen Masse (Phytomelan) gebildete Flecke.

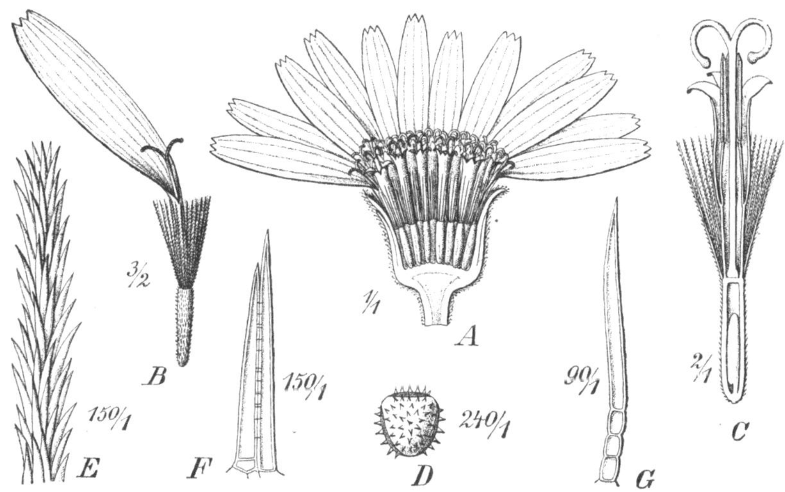

Abb. 399. Flores Arnicae. *A* Blüte im Längsschnitt ($^1/_1$), *B* Randblüte ($^3/_2$), *C* Scheibenblüte ($^2/_1$), *D* Pollenkorn ($^{240}/_1$), *E* Spitze eines Pappushaares ($^{150}/_1$), *F* Doppelhaar vom Fruchtknoten ($^{150}/_1$), *G* Haar von der Blumenkrone ($^{90}/_1$). (Gilg.)

Arnikablüten haben einen schwachen, aber charakteristischen Geruch und schmecken etwas bitter.

Anatomie. Die Fruchtknotenwandung ist besetzt mit kurzen, dicken Drüsenhaaren und nicht drüsigen, sog. Zwillingshaaren, d. h. je 2 Haare sind seitlich fest miteinander vereinigt, und die gemeinsame Wand ist sehr reichlich getüpfelt (*F*). In der Fruchtknotenwandung finden sich außerhalb einer Faserschicht braune bis schwarze Phytomelanablagerungen. Sehr auffallend ist der Pappus (*E*) gestaltet. Jede Pappusborste besteht aus einer großen Anzahl von langen, schlauchförmigen Zellen, welche auf der Innenseite des Pappus glatt aneinanderschließen, außen jedoch mit ihren Endigungen schräg aufwärts weit abspreizen.

Alle Blumenkronen sind mit Kompositendrüsenschuppen und mit langen, spitzen, mehrzelligen Haaren besetzt, die kugeligen Pollenkörner haben eine stachelige Exine mit 3 Austrittstellen für den Pollenschlauch.

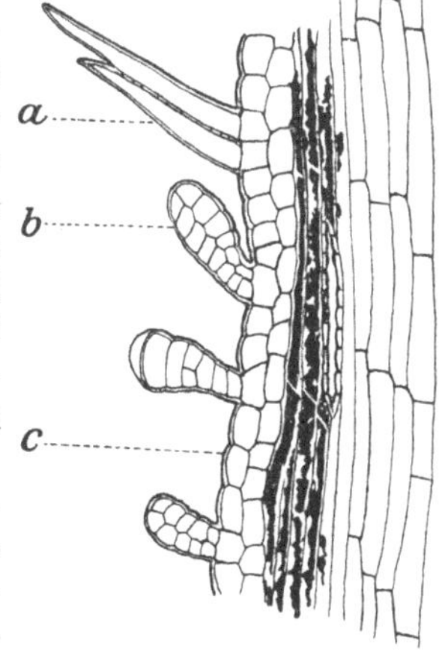

Abb. 400. Flores Arnicae. Fruchtknotenwand im Längsschnitt. *a* Zwillingshaare, *b* Drüsenhaare, *c* Epidermis. Die Phytomelanschicht tritt deutlich hervor.

Bestandteile. Die wichtigsten Bestandteile sind: ein amorpher Bitterstoff, Arnicin genannt, und Spuren von ätherischem Öl.

Prüfung. Eine Unterschiebung oder Verwechselung mit Blüten anderer Kompositen liegt nahe (von Anthemis tinctoria *L.*, Calendula officinalis *L.*, Doronicum pardalianches *L.*, Inula britannica *L.*, Pulicaria dysenterica *Gärtner*, Hypochaeris sp., Scorzonera hispanica, Tragopogon sp.). Namentlich bei der aus den Mittelmeerländern importierten Droge sind Beimengungen von Inula britannica-Blüten beobachtet worden. Bei der Prüfung achte man besonders auf die Randblüten und den Pappus: Doronicum, Anthemis und Calendula haben keinen Pappus, Inula hat zwar Pappus, aber nur viernervige Strahlblüten, bei Pulicaria ist der Pappus zweireihig, bei Scorzonera, Hypochaeris und Tragopogon ist er gefiedert, die Blüten sind fünfzähnig.

Die Entfernung des Blütenbodens aus der Droge ist deshalb angeordnet, weil in diesem häufig die Larve der Bohrfliege, Trypeta arnicivora *Löw*, nistet.

Geschichte. Seit dem 16. und 17. Jahrhundert werden die Arnikablüten medizinisch verwendet. Zweifellos haben sie schon lange vorher als Volksheilmittel gedient.

Anwendung. Arnikablüten dienen zur Bereitung der Tinct. Arnicae, welche als Volksmittel zu Einreibungen und Umschlägen in Ansehen steht.

Rhizoma Arnicae. Radix Arnicae. Arnikarhizom. Arnikawurzel.

Abstammung und Beschaffenheit. Arnikarhizom (Abb. 401) stammt von Arnica montana *L.* Die Droge besteht aus den im Frühjahr oder Herbst gesammelten, bis 10 cm langen und 3—5 mm dicken, mehrköpfigen, gekrümmten, rötlichen bis schwarzbraunen, feinhöckerigen und undeutlich geringelten, in der weißen Rinde große Sekretgänge (mit bräunlichem Inhalt) enthaltenden Wurzelstöcken, welche unterseits mit zahlreichen, dünnen, leicht zerbrechlichen, verbogenen, braunen Wurzeln besetzt sind. Arnikarhizom riecht würzig und schmeckt aromatisch und bitter.

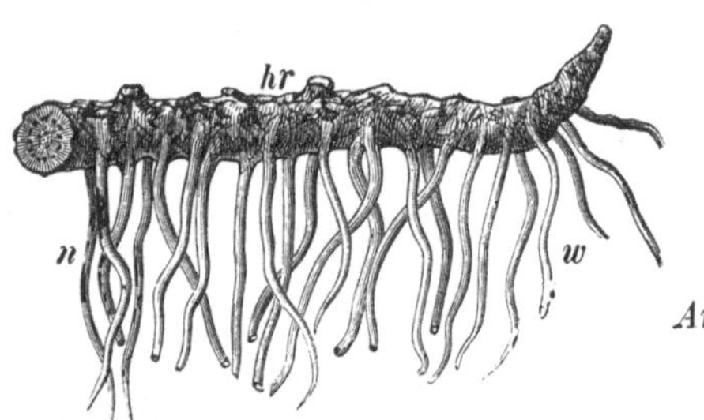

Abb. 401. Rhizoma Arnicae. *hr* Rhizom, *n* und *w* ansitzende Wurzeln.

Anatomie. Die von Kork bedeckte primäre Rinde besteht aus dünnwandigem Parenchym und besitzt an ihrer Innengrenze einen Kranz schizogener, von deutlichem Epithel ausgekleideter Sekretgänge mit braunem Inhalt. Die Gefäßbündel sind durch drei bis viele Zellen breite Markstrahlen voneinander getrennt, im Kreis geordnet — vereinzelt trifft man auch in der Rinde die in die Wurzeln ausbiegenden, von Sekretgängen begleiteten Bündel an — und bestehen aus einem kräftigen, gelben Libriformfaserbündel, das in seinem Innern nur spärlich Gefäße führt, außen aber von zahlreichen, ziemlich engen Gefäßen umgeben ist, einer schmalen, parenchymatischen, einige Gefäße enthaltenden Zone, einem schmalen Kambium und dem geringen, von Fasern nicht begleiteten Siebteil. Das parenchymatische Mark ist sehr locker gebaut. Die Wurzeln sind meist tetrarch, haben eine breite, nahe der Endodermis von den gleichen Sekreträumen, wie das Rhizom durchzogene Rinde und ein kleines Gefäßbündel meist mit einem zentralen Faserstrang. Alles Parenchym enthält Inulinklumpen.

Bestandteile. Bestandteile sind ätherisches Öl und der Bitterstoff Arnicin.

Prüfung. Verwechselungen sind: Das Rhizom von Fragaria vesca *L.* (Rosaceae), das äußerlich der Arnika recht ähnlich ist, aber keine Sekreträume, wohl aber Stärke und Oxalatdrusen enthält, ferner Rhizome und Wurzeln von Solidago virga aurea *L.*, Hieracium umbellatum *L.*, Hypochaeris maculata *L.*, Eupatorium cannabinum *L.*, Pulicaria dysenterica *Gärtner* (Compositae), Geum urbanum *L.* (Rosaceae), Betonica officinalis *L.* (Labiatae), Vincetoxicum officinale *L.* (Asclepiadaceae), Succisa pratensis *Moench* (Dipsacaceae). Sie alle sind morphologisch und anatomisch von Arnika verschieden, insbesondere haben Geum (s. auch Rhiz. Asari), Vincetoxicum (s. auch Rad. Valerian.) in allen Teilen, Succisa wenigstens in den Wurzeln, wenn auch nicht im Rhizom, Stärke; Betonica und die vorigen haben keine Sekreträume, Solidago Bastbündel am Siebteil und viel Prosenchym am primären Holz um das Mark herum, Eupatorium einen dicken, strahligen Holzkörper.

Herba Grindeliae. Grindeliakraut.

Abstammung. Die Blätter und blühenden Stengelspitzen von Grindelia robusta *Nuttal* und G. squarrosa *Dunal*, zweier längs der pazifischen Küste Nordamerikas heimischen Kräuter.

Beschaffenheit. Sie haben kreuzweise gegenständige, sitzende oder halbstengelumfassende, von der Spatel- bis zur Lanzettform übergehende, bis 5 cm lange, am Grunde herzförmige, gezähnte oder stachelspitzige, lederartig steife, leicht zerbrechliche und durchscheinend punktierte Blätter, die häufig von ausgeschiedenem Sekret firnisartig überzogen sind. Die Blütenköpfchen stehen einzeln an den Enden der dünnen, weißflaumigen Blütenzweige, sind in der Droge bis 1 cm, aufgeweicht bis 1,5 cm breit, gelblich, ebenfalls von Harz überzogen. Sie haben einen halbkugeligen Hüllkelch aus dachziegelig sich deckenden, lineallanzettlichen, ganzrandigen Blättchen mit zurückgekrümmter Spitze, einen flach gewölbten, durch Vertiefungen grobwabigen Blütenboden, der die 1,5 cm langen, weiblichen Strahlblüten und zahlreiche, 6—8 mm lange, zwitterige Scheibenbluten trägt. Beide Blütenformen sind gelb und besitzen einen Pappus. Die Droge riecht, besonders beim Zerreiben, aromatisch und schmeckt bitter und gewürzig.

Anatomie. Der Blattbau ist isolateral. Beide Epidermen führen Spaltöffnungen, das Mesophyll besteht aus oberem Palisadengewebe, geringfügigem Schwammparenchym und unterem Palisadengewebe. Die Palisadenschichten sind locker und 4—5 Lagen mächtig. In den Nerven werden die Gefäßbündel beiderseits von beträchtlichen, bis zu den Epidermen reichenden Belägen chlorophyllfreier, großer Zellen begleitet. Dem außerdem vorhandenen Bastbelag des Siebteils liegt stets ein kleiner schizogener Sekretgang an. Die Behaarung besteht aus dem Blattrande ansitzenden, kleinen, dickwandigen, einzelligen, zahnförmigen Borstenhaaren, und eigenartigen, in die Epidermis eingesenkten, häufig auf den Nerven gelegenen Drüsenhaaren, welche mehreren Epidermiszellen aufsitzen und aus einem kugeligen bis ellipsoidischen, mehrzelligen Köpfchen bestehen, in dem die Zellen in 2 bis 3 Etagen angeordnet sind und das von einem kleinzelligen Epithel aus bis über 100 Zellen überzogen ist. Jede Epithelzelle enthält eine kleine Oxalatdruse. Das Sekret dieser Drüsenhaare überzieht die Droge lackartig.

Bestandteile und Anwendung. Die Droge enthält rund 0,3 % ätherisches Öl, Harz, Gerbstoff, aber kein Alkaloid oder Saponin. Sie findet als Fluidextrakt vielfache Verwendung.

Flores Calendulae. Ringelblumen.

Ringelblumen sind die völlig entfalteten und getrockneten Blütenkörbchen der in Deutschland und Südeuropa kultivierten Calendula officinalis *L.* Sie sind ein Volksheilmittel. Die für sich getrockneten, zungenförmigen Strahlenblüten werden häufig dem Safran substituiert, wozu sie mit Anilinfarben gefärbt werden. Sie bestehen aus zartwandigem, von feinen Gefäßbündeln durchzogenem Gewebe, nur die übrigens nicht papillös vorgewölbten Epidermiszellen der Zähnchen am oberen Ende sind derbwandig. Die Epidermis trägt derbe Zwillingshaare und ist von einer fein aber sehr deutlich längsstreifigen Kutikula überzogen. Ihre Zellen enthalten reichlich Tropfen einer ölartigen Substanz.

Radix Carlinae. Eberwurzel.

Die im Herbst gesammelte Wurzel der in Mittel- und Südeuropa auf trockensandigen Stellen, besonders auf Kalk verbreiteten Carlina acaulis *L.* Bis 30 cm lange, bis 2,5 cm dicke, einfache, oft mehrköpfige, nur an der Spitze wenig ästige, oft gedrehte, und längs aufgerissene, außen schmutzig graubraune, längsrunzelige und höckerige, innen braune oder etwas hellere Hauptwurzeln von hornartigem, nicht faserigem Bruch. Durch das Aufreißen ist oft das netzig-wellige Holz freigelegt, das im Querschnitt deutlich strahlig ist. Die dunkle primäre Rinde ist verhältnismäßig schmal und führt an ihrem inneren Rande eine Anzahl Sekretbehälter mit braunem Inhalt. Die gleichen Sekretbehälter finden sich in dem den größten Teil der Wurzel ausmachenden Kambialzuwachs, der aus breiten Mark- und schmalen Holzrindenstrahlen besteht Die Rindenstrahlen enthalten Siebröhrengruppen, Parenchym und dünnwandiges, langgestrecktes Prosenchym, aber keine typischen Fasern, die Holzstrahlen kleine Gruppen von Netzgefäßen, Parenchym und wenige, vereinzelte Fasern. Das Parenchym enthält Inulin, hie und da kleine Einzel- oder Zwillingskristalle von Oxalat.

Die Wurzel riecht unangenehm, durchdringend, schmeckt bittersüß, brennend aromatisch und enthält ätherisches Öl (bis 2%).

Verwechselungen mit **Carlina vulgaris** *L.* sind möglich. Diese Wurzel entbehrt jedoch der Sekretbehälter und ist daher nicht aromatisch. In Frankreich ist **Carlina acanthifolia** *All.* gebräuchlich.

Radix Bardanae. Klettenwurzel.

Abstammung und Beschaffenheit. Die im Herbst des ersten oder im Frühjahr des zweiten Jahres gesammelte, meist der Länge nach gespaltene, junge Wurzel verschiedener in Deutschland verbreiteter, zweijähriger Arten der Gattung **Lappa** (Arctium), vor allem L. major *Gaertner*, L. minor *DC.* und L. tomentosa *Lamarck*. Die Wurzel (Pfahlwurzel) ist einfach oder wenig ästig, zylindrisch, in der Länge sehr verschieden, 0,5—1 cm dick, gedreht, oben oft noch mit dem weißfilzigen Stengelrest versehen, außen schwärzlichbraun und längsfurchig, innen blaßbräunlich, fast hornartig. Der Bruch ist körnig. Der Querschnitt färbt sich nach Zusatz von Jodlösung nicht blau, sondern braun.

Anatomie. Die Wurzeln haben einen schmalen Kork, eine schmale primäre Rinde (die in älteren Wurzeln abgeworfen ist) mit einem Kranz von Sekretschläuchen und einen sehr breiten, das oft geschwundene, eine Markhöhle vortäuschende primäre Holz umgebenden Kambialzuwachs, der ganz vorwiegend aus sehr breiten Markstrahlen besteht, welche die schmalen Holzrindenstrahlen einschließen. Die Holzstrahlen enthalten meist nur eine Radialreihe von Gefäßen. Bei fortschreitendem Kambialwachstum wird die Zahl der Holzrindenstrahlen vermehrt, so daß diese oft nicht bis ins Zentrum reichen. Das Parenchym enthält Inulinklumpen. Beim Trocknen der Wurzel findet oftmals eine Zerreißung des Markstrahlgewebes statt, wodurch die Droge lückig wird.

Prüfung. Verwechslungen sind möglich mit den Wurzeln von **Atropa belladonna** *L.* (Solanaceae), **Symphytum officinale** *L.* (Borraginaceae) und **Rumex obtusifolius** *L.* (Polygonaceae). Die Beimengung von Atropa, die gefährlich ist (s. diese), und von Rumex kann mikroskopisch durch den Stärkegehalt, oder durch die Schwärzung von Wurzelstückchen nach Einlegen in Jodjodkaliumlösung nachgewiesen werden. Rumex enthält außerdem Oxalatdrusen und wird nach Zusatz von Kalilauge violettrot. Symphytumwurzel ist außen schwarz, innen weiß oder bräunlich, und hat einen aus dreieckigen Holzstrahlen und Markstrahlen aufgebauten, ein deutliches Mark umgebenden Holzkörper. Auf zu spät, später als im Beginn des zweiten Jahres gesammelte Klettenwurzel kann durch Beachtung des Holzkörpers geprüft werden. Er darf nicht aus dicht beisammenliegenden, durch Zerreißung der Markstrahlen isolierten, radial gestellten, zähen Lamellen bestehen.

Bestandteile und Verwendung. Die Droge schmeckt süßlich und schleimig; sie enthält ätherisches Öl, Bitterstoffe, Gerbstoffe und Inulin. Man schreibt ihr Haarwuchs befördernde und blutreinigende Eigenschaften zu.

Herba Cardui benedicti. Kardobenediktenkraut.
Benediktenkraut. Bitterdistelkraut.

Abstammung. Benediktenkraut stammt von **Cnicus benedictus** *L.*, einer im Mittelmeergebiet verbreiteten Staude von distelartigem Habitus, welche zur Gewinnung des Krautes für pharmazeutische Zwecke z. B. in der Umgebung von Cölleda (Provinz Sachsen) kultiviert wird. Die zu sammelnden Anteile sind die Blätter der Pflanze (Abb. 402) und die krautigen Zweigspitzen mit den Blüten (Abb. 403). Die Sammelzeit ist Juli und August.

Beschaffenheit. Die bodenständigen Blätter sind 5—30 cm lang, lineal- oder länglichlanzettlich, spitz, schrotsägezähnig oder buchtig-fiederspaltig, nach unten in den dicken, rinnigen, dreikantigen, geflügelten Blattstiel verschmälert. Die Fiederlappen sind breit-eilänglich und buchtig abgestumpft, mit einer Stachelspitze versehen und zottig behaart. Die zerstreut stehenden Stengelblätter (Abb. 403) nehmen nach oben an Länge ab; die oberen sind sitzend, am Stengel herablaufend, buchtig, stachelspitzig gezähnt.

Die Blütenköpfchen (Abb. 402) sind einzeln, endständig, eiförmig, bis 3 cm lang und 1,5 cm dick, von einem derb stacheligen Hüllkelch eingeschlossen; die äußeren

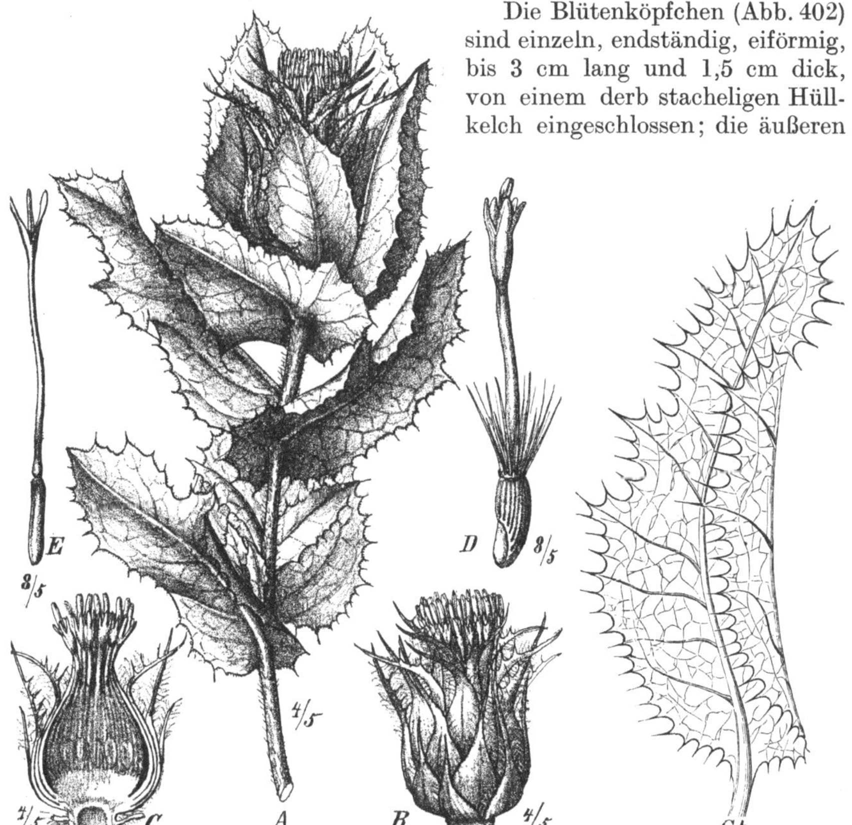

Abb. 402. Cnicus benedictus. *A* Blühender Zweig, *B* Blütenköpfchen, *C* ein solches im Längsschnitt, *D* normale zwitterige Scheibenblüte, *E* weibliche unfruchtbare Randblüte. (Gilg.)

Abb. 403. Blatt von Cnicus benedictus.

Blättchen des Hüllkelches sind eiförmig, in einen einfachen, am Rande spinnwebig behaarten Stachel auslaufend, die inneren sind schmäler und laufen in einen gefiederten Stachel aus. Der Blütenboden trägt zahlreiche, weiße, glänzende Spreuhaare. Die Köpfchen enthalten 4—6 gelbe, röhrenförmige Rand- und zahlreiche Scheibenblüten; erstere sind unfruchtbar (*E*), letztere zwitterig (*D*) und fruchtbar.

Die Droge riecht kaum und schmeckt stark bitter.

Anatomie. Die Laubblätter haben beiderseits eine Spaltöffnungen ohne Nebenzellen enthaltende Epidermis aus wellig begrenzten Zellen. Das

Mesophyll enthält 2—3 Palisadenschichten und ein schmales Schwamm-gewebe und ist kristallfrei. Die Deckhaare bestehen entweder aus mehreren kurzen Zellen von erheblichem Durchmesser und einer kurzen, kegel-förmigen Endzelle oder aus mehreren kurzen Zellen von kleinem Durch-messer und einer sehr langen, peitschenschnurartig gewundenen Endzelle. Die Nerven enthalten in Begleitung der Gefäßbündel Faserstränge, die Stacheln der Blätter und des Hüllkelches bestehen aus dickwandigen Fasern. Die Pollenkörner zeigen 3 Austrittstellen für den Pollenschlauch in der war-zigen Exine.

Merkmale des Pulvers. Das grüne Pulver enthält neben zahlreichen Fetzen von grünem Mesophyll- und farblosem Stengel- und Nervgewebe als

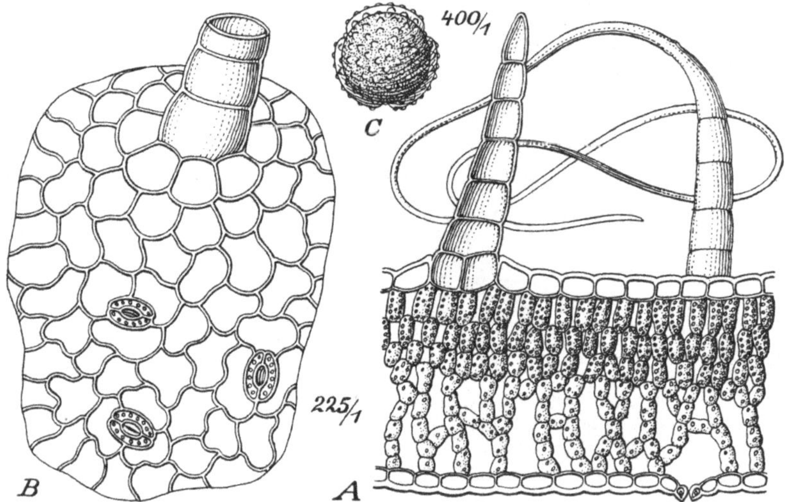

Abb. 404. Herba Cardui benedicti. *A* Querschnitt durch das Blatt. *B* Oberflächenansicht der Blatt-oberseite. *C* Pollenkorn.

charakteristische Elemente sehr große Mengen von Faserbruchstücken, zahlreiche Gefäße, Stücke der Deckhaare, Stücke der aus derbwandigen zähen Zellen bestehenden Spreuschuppen des Blütenbodens, verhältnismäßig wenig Fragmente der Blumenkronen aus zartem Gewebe, Pollenkörner.

Bestandteile, Etwa 0,2% des kristallinischen Bitterstoffes Cnicin, etwas flüchtiges Öl, Harz, ziemlich viel Mineralbestandteile.

Prüfung. Bei genauer Beachtung der oben angegebenen Merkmale sind Verwechselungen ausgeschlossen. Die Blätter von Cirsium oleraceum *L.* sind glatt oder zerstreut behaart, schwach stachelig bewimpert und nicht bitter, die von Cirsium lanceolatum *L.* unterseits dünngraufilzig, von Silybum marianum *Gärtner* kahl, weißgefleckt, von Onopordon acan-thium *L.* sehr dicht weißfilzig. Der Aschegehalt des Pulvers darf 20% nicht übersteigen.

Geschichte. Vermutlich kannten und benutzten schon die alten Griechen die Pflanze unter dem Namen Akarna. Im Mittelalter war sie als Heilpflanze sehr geschätzt.

Anwendung. Die Droge dient als verdauungsbeförderndes Mittel. Extractum Cardui benedicti wird daraus bereitet.

Fructus Cardui Mariae. Marienkörner. Stechkörner.

Abstammung. Die vom leicht abfallenden mehrreihigen, grobborstigen, unten zu einem Ringe verwachsenen Pappus befreiten Früchte von Silybum marianum *Gärtner*, einer einjährigen, im Mittelmeergebiet heimischen, bei uns in Gärten gezogenen und gelegentlich verwilderten Distelart.

Beschaffenheit und Anatomie. Die Früchte sind etwa eiförmig bis länglich, meist etwas schief, etwas flachgedrückt, bis 7 mm lang, bis 3 mm breit, glänzendglatt, graubraun, fein dunkler längsgestrichelt, am unteren Ende zugespitzt, am oberen gestutzt, mit einem blaßgelben Rande (der Narbe des Pappus) und in dessen Mitte mit einem Spitzchen (Griffelrest) versehen. Die dünne Frucht- und Samenschale umgibt den endospermlosen Keimling, mit seinen plankonvexen Kotyledonen und dem nach unten gerichteten hypokotylen Glied. Die Kotyledonen enthalten fettes Öl und Aleuron. Das Fruchtgehäuse besitzt eine Epidermis aus fast farblosen, radial gestreckten, stark verdickten Steinzellen, darunter liegt mehrschichtiges Parenchym, mit Gefäßbündeln, dann folgt eine Reihe im Fruchtquerschnitt radial gedehnter, im Fruchtlängsschnitt schräg gestellter, sehr enger, zitronengelber Zellen, endlich blaßbräunliches kollabiertes Parenchym.

Bestandteile. Die Früchte sind geruchlos, ihre Schalen schmecken bitter, ihre Kerne ölig. Außer dem Öl wurde etwas Gerbstoff in ihnen gefunden.

Prüfung. Sie sollen mit den Früchten von Cnicus benedictus *L.* verwechselt werden. Diese sind mit bleibendem, dreireihigem Pappus versehen, dessen äußerste Reihe einen knorpeligen, zehnzähnigen Rand, dessen zweite Reihe 10 steife, mit steifen Härchen bekleidete, lange Borsten und dessen innerste Reihe 10 kürzere, drüsig behaarte Borsten umfaßt. Die Fruchtwand besitzt eine gewöhnliche Epidermis, die dritte Schicht besteht aus ziemlich großen, radial gestreckten Steinzellen.

Verwendung. Die Droge wird neuerdings wieder bei Gallenleiden empfohlen.

Flores Carthami. Saflor.

Saflor besteht aus den getrockneten, roten Blüten des im Mittelmeergebiete heimischen und dort auch kultivierten Carthamus tinctorius *L.* Die Blüten werden gesammelt, wenn sie zu welken beginnen, und werden dann gequetscht und mit Wasser gewaschen, um einen wasserlöslichen, gelben Farbstoff zu entfernen; sie werden mit den Händen zu kleinen, flachen Kuchen gepreßt und getrocknet. Sie sind Röhrenblüten mit schmaler, langer Röhre und 5 mm langen, linealen Zipfeln. In jeden Zipfel treten 2 den Rändern sehr genäherte Gefäßbündelchen ein, die von je einem langen, kräftigen, mit rotbraunen Sekretmassen erfüllten Sekretgang begleitet sind. An der Spitze jedes Zipfels sind die Epidermiszellen stark papillös vorgewölbt, im übrigen sind sie sehr lang gestreckt und schmal, sehr zartwandig und haben fein gewellte, besonders in den unteren Teilen der Krone sehr reichlich und deutlich, aber fein getüpfelte Seitenwände. Die Blüten dienen wegen ihres rötlichen Farbstoffes zu Färbzwecken und bilden häufig ein Fälschungs- und Ersatzmittel für Safran.

Unterfamilie Liguliflorae.

Die hierhergehörigen Arten führen in ihren Geweben anastomosierende, gegliederte Milchröhren. Schizogene Sekretbehälter kommen dagegen nicht vor.

Radix Taraxaci cum herba. Löwenzahn.

Abstammung. Die Droge besteht aus der im Frühjahr vor der Blütezeit gesammelten, ausdauernden Wurzel mit den Blütenstandsknospen und den Rosettenblättern des auf der ganzen nördlichen Erdhalbkugel überall verbreiteten Taraxacum officinale *Wiggers* (Abb. 405).

Beschaffenheit. Die Wurzel ist spindelförmig (Abb. 406), im trockenen Zustande sehr stark eingeschrumpft, höchstens 1,5 cm dick, hart, spröde, außen schwarzbraun, mit groben, häufig spiralig verlaufenden Längsrunzeln. Die Rinde schwillt nach Wasserzusatz stark an und wird bedeutend breiter als der Holzzylinder. Der Holzzylinder zeigt auf dem Querschnitt keinen strahligen Bau, ebensowenig die Rinde; dagegen sieht man in letzterer zahlreiche deutliche, dunkle, konzentrische Linien, welche von Gruppen

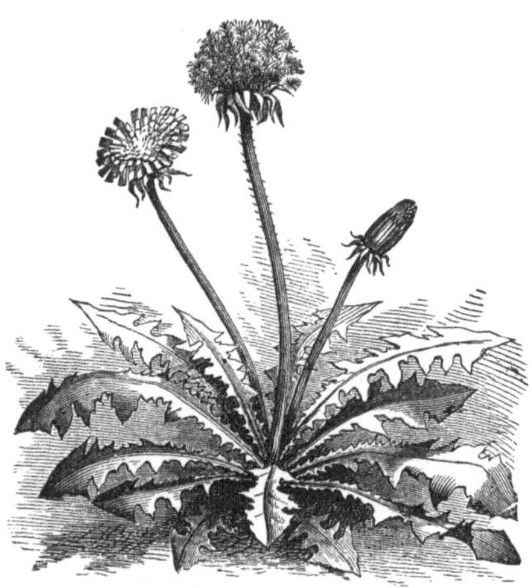

Abb. 405. Taraxacum officinale.

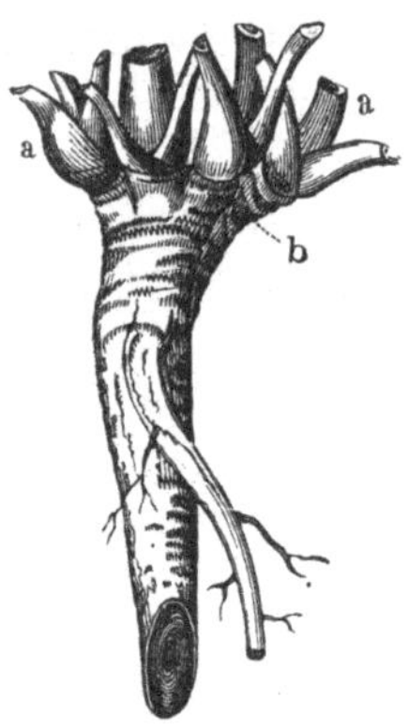

Abb. 406. Pfahlwurzel von
Taraxacum officinale, an der
Spitze den Wurzelstock mit
den Blatt- und Blütenanlagen
tragend.

von gegliederten Milchröhren herrühren (Abb. 408). Der Bruch ist glatt, gelblich, der Holzkörper rein gelb. Am oberen Ende läuft die Wurzel in einen sehr kurzen, geringelten, mehr- bis vielköpfigen Stammteil aus, der die Blätter und Blüten trägt. Die rosettenartig gestellten Blätter sind grob schrotsägeförmig, lanzettlich oder länglichlanzettlich, meist mit einem großen, dreieckigen Endlappen versehen, kahl oder seltener schwach behaart. Die fast kugeligen Blütenstandsknospen stehen einzeln endständig an langen, hohlen Stielen.

Löwenzahn ist geruchlos und schmeckt bitter.

Anatomie. Die von einer Korkschicht bedeckte Rinde (es ist nur noch sekundäre Rinde vorhanden!) besteht aus dünnwandigem Paren-

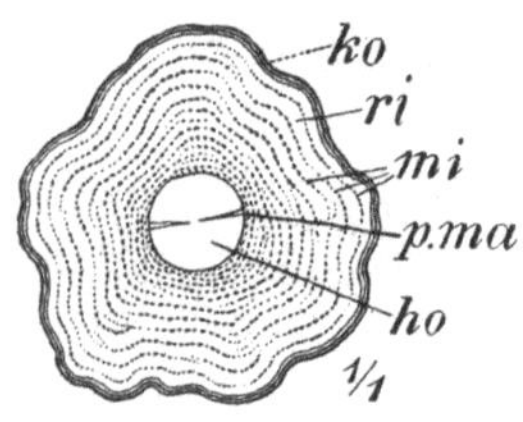

Abb. 407. Radix Taraxaci, Lupenbild ($^1/_1$). *ko* Korkschicht,
ri Rinde, *mi* konzentrisch angeordnete Gruppen der Milchsaftschläuche, *ho* Holzteil, *p.ma* die
beiden einzigen primären Markstrahlen desselben. (Gilg.)

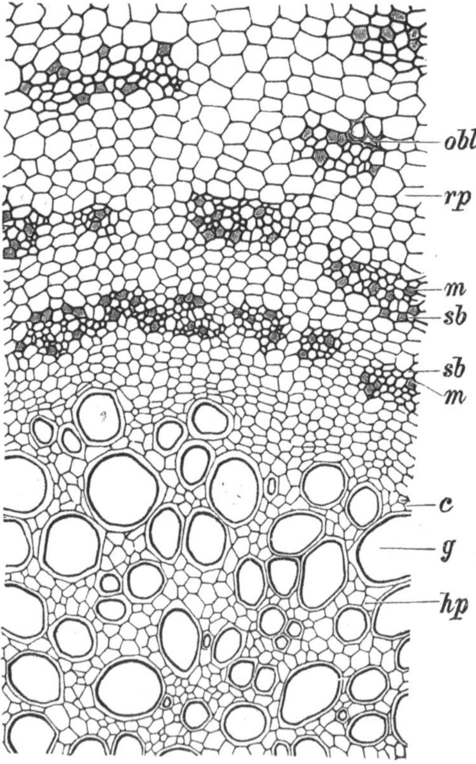

Abb. 408. Radix Taraxaci, Querschnitt durch die Wurzel. *obl* obliterierte Siebstränge (funktionslos), *rp* Rindenparenchym der sekundären Rinde, *sb* Siebstränge,
m Milchsaftschläuche, beide zu Ringzonen in der sekundären Rinde vereinigt, *c* Kambium, *g* Gefäße, *hp* Holzparenchym. (Tschirch.)

chym (*rp*), mit dem, in konzentrische Schichten gelagert, regelmäßig Sieb- (*sb*) und Milchröhrenpartien (*m*) abwechseln (man kann häufig 20 und mehr solcher regelmäßig aufeinanderfolgenden Schichten zählen). Die Siebzonen sind kleinzellig; die dünnwandigen Milchröhren treten infolge ihres dunkeln Inhalts deutlich hervor; diejenigen derselben Ringzone anastomosieren sehr vielfach miteinander (Abb. 409 u. 410). Der Holz-

körper ist diarch gebaut, was sich bei der stark in die Dicke gewachsenen Droge noch daran erkennen läßt, daß nur zwei (primäre) Markstrahlen vorkommen (Abb. 407); sekundäre Markstrahlen fehlen vollständig. Der Holzkörper besteht hauptsächlich aus Holzparenchym (*hp*), in das reichlich einzeln liegende, zerstreute, bis 80 μ weite, in ihrem Längsverlauf in der Weite schon auf kurzen Strecken wechselnde Netzgefäße mit kreisförmiger Perforation der Querwände und niedrigen, sehr in die Breite gezogenen, an den Seiten spitzen Tüpfelflächen, und spärliche schwach gestreckte Ersatzfasern eingebettet sind. Stärke fehlt. An ihrer Stelle sind die Parenchymzellen mit dem Reservestoff Inulin erfüllt, das sich in Form von kleineren oder größeren, weißen Klumpen findet. Oxalatkristalle fehlen.

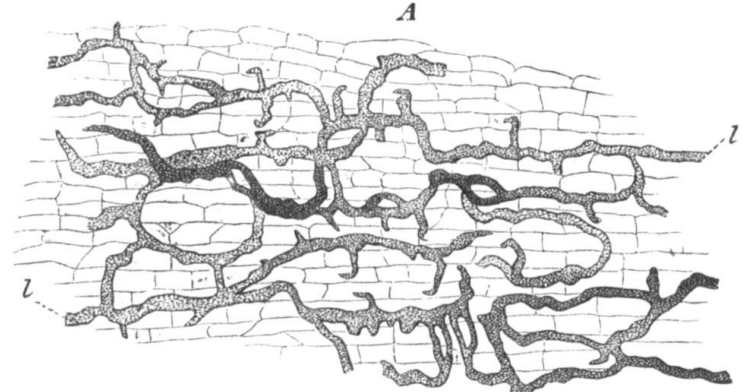

Abb. 409. Radix Taraxaci. Tangentialer Längsschnitt durch die Innenrinde, den Verlauf der Milchsaftschläuche (*l*) zeigend. (Flückiger und Tschirch.)

Merkmale des Pulvers. Das Pulver besteht fast nur aus Wurzelelementen; es werden in ihm nur spärliche Bruchstücke der Blätter beobachtet. Charakteristisch sind: Parenchymfetzen, dünnwandige Zellen mit Inulinklumpen, freiliegendes Inulin in Klumpen oder Trümmern; Milchsaftschläuche in Bruchstücken oder der aus ihnen ausgefallene, eingetrocknete Inhalt in gelbbraunen Schollen; Gefäßbruchstücke; Korkfetzen. — Es ist zu beachten, daß sich das Inulin in Wasserpräparaten rasch löst!

Bestandteile. Die Droge enthält den kristallinischen Bitterstoff Taraxacin, sowie Wachs, Schleim, Inulin, Zuckerarten.

Prüfung. Da die Bestandteile je nach der Jahreszeit in sehr wechselnden Mengen in der Droge enthalten sind, schmeckt diese bald mehr süßlich, bald mehr rein bitter, und dies letztere ist bei

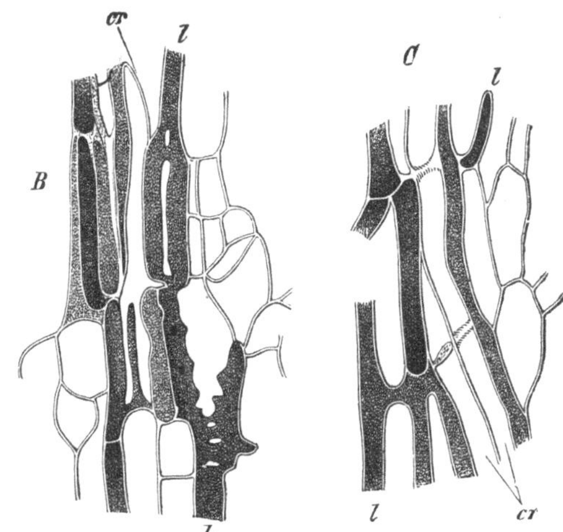

Abb. 410. Radix Taraxaci. *B* Längsschnitt durch die äußerste Milchröhrenzone, stark vergrößert: *cr* Siebröhren, *l* Milchsaftschläuche. *C* Längsschnitt durch eine der inneren Milchröhrenzonen, in welchen die Schläuche (*l*) von Siebröhren (*cr*) begleitet sind. (Flückiger und Tschirch.)

der vom Arzneibuch geforderten Zeit des Einsammelns das Normale. Die Droge soll mit der Wurzel von Cichorium intybus *L*. (Compositae) verwechselt worden sein. Die Unterscheidung der Ganzdrogen und Schnittformen ist leicht, da Cichoriumwurzel in der Rinde nicht konzentrisch geschichtet, sondern durch die schmalen Leptomstränge strahlig ist. Im Pulver ist eine Verwechselung oder Beimengung sehr schwierig nachzuweisen. Die Gefäße der Zichorie sind enger (meist bis 50 μ), zwar auch netzig verdickt und kurzgliedrig, aber mit meist wenig in die Breite gezogenen, d. h. genau ovalen Tüpfelchen versehen.

Geschichte. Der Gebrauch der Wurzel, sowie der Blätter des Löwenzahns besteht schon seit der Zeit der alten Griechen und Römer.

Anwendung. Die Droge wird als milde lösendes Mittel angewendet, meist als Extractum Taraxaci.

Herba Lactucae virosae. Giftlattich.

Abstammung und Beschaffenheit. Giftlattich ist das vor der Entfaltung der Blüten gesammelte und getrocknete Kraut der in fast ganz Europa heimischen und verbreiteten, vielfach zu Arzneizwecken kultivierten Lactuca virosa *L.* Der Stengel ist rund, hohl, unten holzig, mit steifen Borsten besetzt, oberwärts krautig und kahl und trägt wechselständige, oberwärts stengelumfassende, längliche, verkehrt eiförmige, ungeteilte oder buchtige, stachelspitzig gezähnte, horizontal gestellte Blätter, die, im allgemeinen kahl, nur auf der Unterseite des Haupt- und der größeren Nebennerven einige steife Borsten tragen. Blütenköpfchen in endständigen Trauben an den rispigen Verzweigungen des Stengels, klein, zylindrisch mit wenigen, zitronengelben, zungenförmigen Zwitterblüten. Fruchtknoten mit Pappus.

Anatomie. Beide Blattepidermen aus stark welligen Zellen gebildet, beide mit etwa gleich viel Spaltöffnungen. Mesophyll bifazial. Im Mark und in der Rinde der Stengel und in Begleitung des Leptoms der Blattgefäßbündel reichlich gegliederte Milchröhren. Die Borsten der Blattunterseite sind vielzellig, stachelartig.

Prüfung. Verwechselungen können mit Lactuca sativa, scariola und Sonchus-Arten vorkommen. Lactuca sativa ist durch den doldentraubigen Blütenstand, L. scariola durch die vertikal gestellten, schrotsägeförmigen Blätter, die Sonchusarten durch das Fehlen der Borsten auf der Blattunterseite unterschieden.

Lactucarium.

Die Droge ist der eingetrocknete Milchsaft von Lactuca virosa *L.* Dieser wird namentlich in der Rheinprovinz bei Zell a. d. Mosel von angebauten Exemplaren in der Weise gewonnen, daß man im Beginne des Blühens den Stengel einige Dezimeter unter der Spitze abschneidet und den vom Mai bis September täglich aus der Schnittfläche ausgetretenen Milchsaft sammelt und eintrocknen läßt; darauf wird jedesmal eine neue Schnittfläche unterhalb der alten hergestellt. Lactucarium bildet harte, formlose, bräunliche Klumpen, welche sich wie Wachs schneiden lassen und weißliche, wachsglänzende Schnittflächen zeigen. Es besitzt einen eigenartigen, narkotischen Geruch und stark bitteren Geschmack. Bestandteile sind neben Mannit, Kautschuk und Eiweißstoffen der Bitterstoff Lactucin, ferner Lactucasäure und Lactucon. Der Aschegehalt darf nicht mehr als 7,5% betragen. Es wird als narkotisches Mittel, sowie auch gegen Asthma angewendet. Andere Sorten werden in Österreich, Frankreich, Rußland und England gewonnen. Das französische Lactucarium gallicum ist entweder von Lactuca altissima *Bieberstein* gewonnen und dann von der deutschen und englischen Sorte nicht wesentlich verschieden, oder es stellt ein trockenes Extrakt aus Lactuca sativa dar und unterscheidet sich von allen Sorten durch klare Löslichkeit in Wasser. Österreichische Ware wurde mit Brotkrümeln verfälscht gefunden.

B. Drogen aus dem Tierreich.

(Alphabetisch angeordnet.)

Cantharides. Spanische Fliegen. Pflasterkäfer. Blasenkäfer. Kanthariden.

Abstammung. Sie sind die stellenweise in Europa verbreiteten, auf bestimmten Baum- und Strauchgattungen sich aufhaltenden Käfer Lytta vesicatoria *Fabricius*, aus der Familie der Meloideae. Sie werden frühmorgens in erstarrtem Zustande von den Bäumen und Sträuchern auf unterlegte Tücher abgeschüttelt, mit Äther getötet und bei einer 40° C nicht übersteigenden Temperatur getrocknet. Die Hauptmenge der Handelsware kommt aus Rußland und Polen, sowie aus Sizilien und Spanien.

Beschaffenheit. Kanthariden sind schlanke, 1,5—3 cm lange, 5—8 mm breite, glänzendgrüne, besonders in der Wärme blauschillernde Käfer von starkem, unangenehmem, durchdringendem Geruch. Ihr Aussehen ist aus Abb. 411 ersichtlich.

Merkmale des Pulvers. Das graubraune Pulver, das unter der Lupe aus braunen und grünen Teilchen zusammengesetzt erscheint, zeigt unter dem Mikroskop als charakteristische Teilchen zahlreiche kleine Borsten von verschiedener Länge und Dicke, sowie schwarzbraune, undurchsichtige Fragmente der Flügeldecken.

Bestandteile. Getrocknete Kanthariden enthalten bis 10% Feuchtigkeit und bis 8% Asche, etwa 12% Fett, sowie Harz und als wirksamen Bestandteil Cantharidin.

Prüfung. Kanthariden sollen möglichst wenig beschädigt, d. h. nicht zerbrochen und weder von Milben noch von anderem Ungeziefer zerfressen sein und nicht nach Ammoniak riechen. Zur fabrikmäßigen Darstellung von Cantharidin kommen zum Teil andere, zum Teil der Lytta vesicatoria nahe verwandte Käfer in den Handel, welche jedoch nach Aussehen und Farbe nicht mit der obengenannten spanischen Fliege zu verwechseln sind.

Der Aschegehalt des Pulvers darf 8% nicht übersteigen.

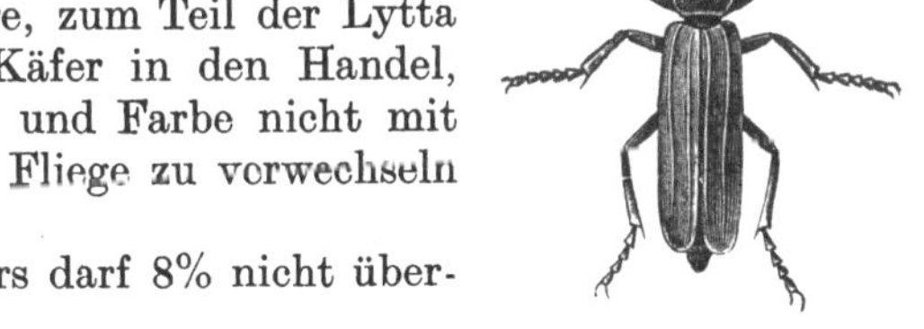

Abb. 411. Lytta vesicatoria.

Gehaltsbestimmung. 9 g gepulverte spanische Fliegen läßt man mit 20 g Chloroform und 1 g Salzsäure 24 Stunden unter häufigem Umschütteln stehen, gibt dann 40 g Äther hinzu und filtriert nach einige Minuten während Schütteln und halbstündigem, ruhigem Stehen 41 g der Ätherchloroformmischung (= 6 g Droge) ab. Von diesen destilliert man das Lösungsmittel bis auf etwa 5 g ab, die man freiwillig verdunsten läßt. Den durch Einblasen von Luft getrockneten Rückstand läßt man mit 10 ccm einer Mischung aus 38 ccm Petroleumbenzin und 2 ccm absolutem Alkohol in verschlossenen Kolben 12 Stunden lang unter öfterem Umschwenken stehen, wodurch gefärbte Nebenstoffe gelöst werden. Man gießt durch Watte ab, wäscht das Kantharidin noch viermal mit je 5 ccm derselben Mischung, bis das Filtrat farblos abläuft, bringt dann das auf die Watte gelangte Cantharidin mit Chloroform in Lösung, gibt die Lösung zur Hauptmenge des Cantharidins in das Kölbchen, läßt verdunsten, trocknet 12 Stunden im Exsikkator und wägt, vorausgesetzt, daß das Cantharidin auf diese Weise weiß und kristallinisch gewonnen wurde. Ist es gefärbt oder schmierig, so löst man es durch dreimaliges Erwärmen mit je 2 ccm Natronlauge und Nachwaschen mit Wasser heraus, übersättigt mit Salzsäure und schüttelt es mit 10, dann zweimal mit je 5 ccm Chloroform aus. Die Chloroformlösung wird durch Destillation auf 5 ccm eingeengt, zur freiwilligen Verdunstung gebracht und wie oben beschrieben nochmals mit Alkohol-Petroleumbenzingemisch behandelt. Es müssen mindestens 0,042 g Cantharidin gewonnen werden, was einem Gehalte der Droge von mindestens 0,7 % entspricht.

Aufbewahrung. Vorsichtig, gut getrocknet, in fest verschlossenen Gefäßen.

Anwendung. Anwendung findet die Droge zu blasenziehenden Pflastern und Salben, sowie in der Tierheilkunde zur Steigerung des Geschlechtstriebes. Spanische Fliegen sind wegen ihrer Giftigkeit vorsichtig zu handhaben.

Castoreum. Bibergeil.

Abstammung. Bibergeil ist der Inhalt eigentümlicher Sekretionsorgane des Bibers, Castor fiber *L.* (Abb. 412), welche sowohl dem Männchen als auch dem Weibchen dieser Tierspezies eigen sind und ihren Sitz in der Nähe der Geschlechtsorgane haben. Sie werden nach der Tötung der Tiere von den Biberjägern in Sibirien und in Kanada herausgeschnitten und im Rauche getrocknet, wodurch ihr anfangs flüssiger, gelblicher Inhalt fest und gelbbraun wird. Man unterscheidet im Handel Castoreum canadense und C. sibiricum.

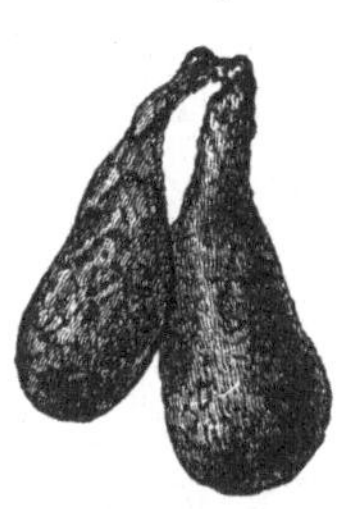

Abb. 412. Castoreum canadense. Stark verkleinert.

Beschaffenheit. Castoreum canadense, amerikanisches Bibergeil, in Kanada gesammelt und von der Hudsonbay-Gesellschaft in den Handel gebracht, bildet länglich-birnenförmige, braune und außen unebene, je zu zweien miteinander verbundene, 8—10 cm lange und 2,5—3 cm dicke Beutel. Sie bestehen aus mehreren Häuten und schließen einen glänzenden, trockenen, leicht zu rotbraunem Pulver zerreiblichen Inhalt ein.

Castoreum sibiricum, sibirisches oder moskowitisches Bibergeil, an den Flüssen Jenissei und Lena gewonnen, besteht aus mehr runden als birnförmigen Beuteln, welche größer sind als die kanadischen und sich leichter abziehen lassen. Der Inhalt ist im trockenen Zustande gelblichbraun und sein Geruch und Geschmack ausgiebiger, weshalb diese Sorte im Handel sehr viel teurer ist als die amerikanische.

Bestandteile. Castoreum riecht und schmeckt eigenartig. Man hat ätherisches Öl, ein scharf und bitter schmeckendes Harz, Fett, Cholesterin, Benzoesäure, Salicin, Salicylsäure und Phenol darin nachgewiesen.

Prüfung. Teilweise Entleerung der Beutel und Nachfüllung mit getrocknetem Blut, Harz, Sand, Sägespänen, Beschwerung mit Steinchen u. dgl. sind oft zu beobachten, auch vollständige Nachbildungen aus Harz, Blut usw. kommen vor. Sie können schon durch den Augenschein infolge ihres abweichenden Aussehens erkannt werden. Man schreibt der Droge, deren Aschegehalt nicht über 4% betragen soll, eine Wirkung gegen Hysterie zu.

Coccionella. Cochenille.

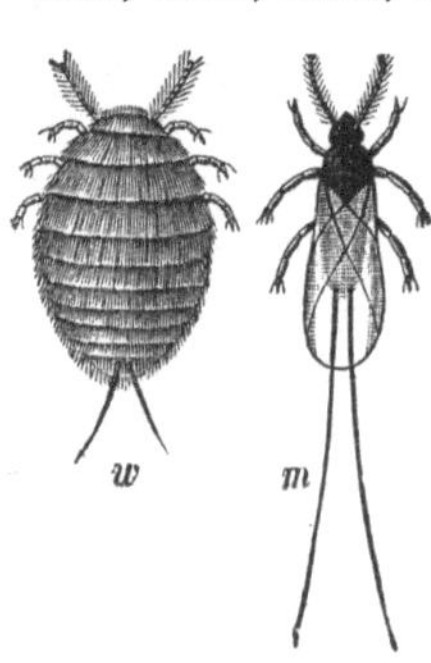

Abb. 413. Cochenille-Schildlaus, dreifach vergrößert. *w* Weibchen, *m* Männchen.

Cochenille besteht aus den getrockneten trächtigen Weibchen der Schildlaus Coccus Cacti *L.* (Abb. 413 *w*), welche in Mexiko auf verschiedenen Kaktusarten, darunter hauptsächlich Opuntia coccionellifera *Miller*, lebt und in diesem Lande, ferner in anderen Staaten Zentralamerikas (Honduras, Guatemala, San Salvador), sowie auf den kanarischen Inseln und neuerdings auch auf Java mit großer Sorgfalt gezüchtet wird. Die befruchteten Weibchen werden vor völliger Entwicklung der in ihnen enthaltenen Eier drei- bis viermal im Jahre von den Pflanzen abgebürstet, durch Hitze getötet und getrocknet. Die an der Sonne getrocknete Ware hat ein weißgestäubtes Aussehen und heißt Silbercochenille, im Ofen getrocknete ist rötlich-grau und heißt graue Cochenille. Am geschätztesten ist die in Honduras kultivierte Cochenille erster Ernte. Der Farbstoff wird in den Schildläusen durch symbiontisch lebende Hefen produziert.

Getrocknete Cochenille bildet kaum linsengroße (4—5 mm Durchmesser), halbkugelige, auf der Unterseite flache oder vertieft-querfurchige Körperchen, welche mit dunkelroter, körniger Masse erfüllt sind und sich leicht zu einem dunkelroten Pulver zerreiben lassen. Der darin enthaltene, wertvolle, rote Farbstoff ist ein kristallisierbares Glykosid, Karminsäure genannt. Der Aschegehalt soll nicht über 6% betragen. Cochenille dient zum Färben.

Conchae. Austernschalen.

Sie sind die Muschelschalen der eßbaren Auster, Ostrea edulis *L.*, welche zu pharmazeutischem Gebrauch durch Auskochen in Wasser, Abbürsten und Waschen gereinigt werden und gepulvert, geschlämmt und wieder getrocknet als Conchae praeparatae Verwendung finden. Sie bestehen größtenteils (95%) aus kohlensaurem Kalk und enthalten daneben nur geringe Mengen phosphorsauren Kalk und Kieselerde. Sie finden äußerlich als Zahnpulver und innerlich als knochenbildendes Mittel wie andere Kalkpräparate Anwendung.

Glandulae Thyreoideae siccatae. Getrocknete Schilddrüsen.

Abstammung und Anatomie. Die Schilddrüse ist ein allen Wirbeltieren eigentümliches drüsiges Organ von zweilappiger Gestalt, das der inneren Sekretion dient. Es wird von sehr zahlreichen Blutgefäßen durchzogen und besteht im wesentlichen aus zahlreichen in Gruppen beieinander liegenden Drüsenbläschen. Diese sind von einem kleinzelligen Epithel ausgekleidet und von einer klaren, zähen Substanz, dem Kolloidkörper, erfüllt. Therapeutisch verwendet werden die Schilddrüsen von Rindern und Schafen, die zerschnitten, bei gelinder Wärme getrocknet und mittelfein gepulvert werden. In diesem Zustande stellen sie ein gelbbraunes Pulver von schwachem, eigenartigem Geruche dar, das ohne Zusatz einer Flüssigkeit bei geringer Vergrößerung unter dem Mikroskop betrachtet, sich zum kleineren Teil aus anscheinend strukturlosen, zum größeren Teil aus Schollen zusammengesetzt erweist, die rundliche Drüsenbläschen enthalten. Bei 300facher Vergrößerung erkennt man in einem mit 5proz. Kalilauge hergestellten Präparate zahlreiche, isolierte oder durch schmale Bindegewebestücke zusammenhängende Drüsenbläschen mit ihrem aus fast kubischen Zellen bestehenden Epithel und ihrem oft feinkörnigen Kolloidkörperinhalt, daneben freiliegende Stücke der Kolloidkörper, Stücke quergestreifter Muskelfasern, Blutgefäße, letztere z. T. mit einem netzigen Geflecht elastischer Fasern.

Bestandteile. Nicht genau bekannte organische Jodverbindungen, wahrscheinlich Thyroxin (*Kendall*). Diese Verbindung ist 4, 5, 6 Trihydro-4, 5, 6-trijod-2-oxy-β-indolpropionsäure. Sie kommt gleichzeitig in zwei Tautomeren (verschiedene Lagerung der Hydroxylgruppe) vor und wird durch Wasseranlagerung in eine zweibasische Säure übergeführt. Für die Spezifität des Thyroxins spricht der positive Ausfall der physiologischen Versuche.

Prüfung. Die Reinheitsprüfung bezweckt den Nachweis grober Fälschung mit Hefe, Zucker (insbesondere Milchzucker), Stärke, Salzen (insbesondere Jodiden) und fremden Jodverbindungen. Hefe kann ohne weiteres im mikroskopischen Präparate an der ellipsoidischen Form ihrer 8—12 μ großen, mit einer Membran versehenen Zellen erkannt werden. Milchzucker, Stärke und Salze sind als farblose eckige oder rundliche Gebilde zwischen den braun gefärbten Teilchen des Schilddrüsenpulvers erkennbar, wenn man dieses mit Jodbenzin anfärbt, den Überschuß der Jodlösung mit Petroleumbenzin unter Dekantieren wegwäscht und das Pulver in einem mit flüssigem Paraffin hergestellten Präparate bei 300facher Vergrößerung betrachtet. Organische und anorganische, den Schilddrüsen nicht eigentümliche Jodverbindungen erkennt man dadurch, daß man sie durch Extraktion des Pulvers zunächst mit Wasser, dann mit Weingeist, dann mit Äther dem Pulver entzieht, die Filtrate nacheinander in derselben Schale eindampft und den Rückstand durch Schmelzen mit Alkalikarbonat und Salpeter mineralisiert. In der in Wasser gelösten Schmelze wird etwa vorhandenes Jod durch Kaliumpermanganat in Jodsäure übergeführt, der Permanganatüberschuß durch Alkohol beseitigt. Die so aus 1 g der Droge gewonnene Jodatmenge darf nur so klein sein, daß sie aus etwas Jodkalium höchstens eine 0,1 ccm $^1/_{10}$-Normal-Thiosulfatlösung entsprechende Menge Jod in Freiheit zu setzen vermag. Der Wassergehalt des Pulvers darf 6%, der Aschegehalt 5% nicht übersteigen.

Gehaltsbestimmung. Sie beruht auf der Bestimmung der gesamten in dem Pulver enthaltenen Jodmenge in Verbindung mit dem bei der Reinheitsprüfung erbrachten Nachweis, daß diese Jodmenge nicht von artfremden, dem Pulver durch Wasser, Weingeist oder Äther entziehbaren Jodverbindungen herrührt. 1 g Drüsenpulver in gleicher Weise wie oben die Extraktrückstände mineralisiert muß eine Jodatmenge ergeben, die beim Ansäuern aus Jodkalium eine mindestens 0,85 ccm $^1/_{10}$-Normal-Thiosulfatlösung entsprechende Jodmenge freimacht. Nach den Gleichungen:

$$2\,J + 5O + H_2O = 2\,HJO_3$$
$$2\,HJO_3 + 10\,HJ = 12\,J + 6\,H_2O$$
$$12\,J + 12\,Na_2S_2O_3 = 12\,NaJ + 6\,Na_2S_4O_6$$

zeigen 12 Mol. Thiosulfat 2 Atome zu Jodat oxydiertes Jod an, und demgemäß entspricht 1 ccm $^1/_{10}$-Normal-Thiosulfatlösung $\dfrac{0{,}012692}{6}$ g im Pulver enthaltenen Jods, also 0,002115 g. Bei der Titration wird daher eine Mindestmenge von 0,00179775 g Jod in 1 g Pulver, mithin ein Mindestgehalt von 0,18% angezeigt.

Aufbewahrung. Vorsichtig.

Anwendung. Gegen Kropf und andere durch mangelhafte Funktion der Schilddrüse hervorgerufene Störungen.

Hirudines. Blutegel.

Abstammung. Blutegel sind die in lebendigem Zustande verwendeten, zum Blutsaugen dienenden Würmer, Sanguisuga medicinalis *Savigny* (Abb. 414 *Sm*), deutscher Blutegel, und Sanguisuga officinalis *Savigny* (*So*), ungarischer Blutegel, welche in stehenden oder ruhig fließenden, namentlich dicht bewachsenen Gewässern vorkommen und auch in flachen Teichen gezüchtet werden.

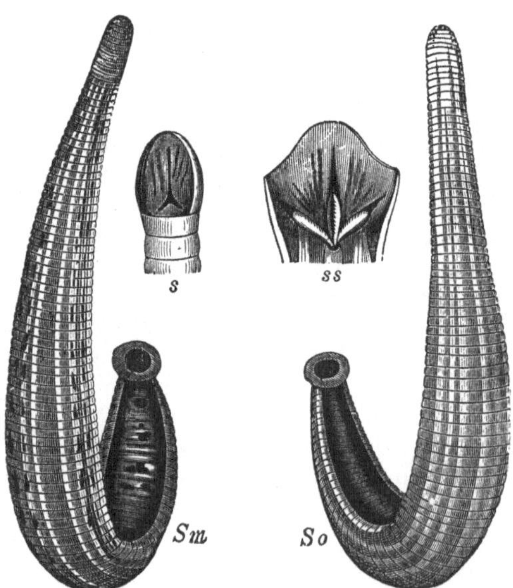

Abb. 414. Hirudines. *Sm* Sanguisuga medicinalis. *So* Sanguisuga officinalis. *s* der Mundnapf, *ss* derselbe aufgeschlitzt.

Beschaffenheit. Erstere Art trägt auf dem Rücken auf meist olivengrünem Grunde sechs hellrostrote, schwarzgefleckte Längsbinden; die hellere, gelbgrüne Bauchfläche ist schwarzgefleckt. Die zweitgenannte Art besitzt auf dem braunen, gelblichen oder rötlichen Rücken sechs breitere, gelbe, durch schwarze Punkte oder oft umfangreichere schwarze Stellen unterbrochene Längsbinden; die hellolivengrüne Bauchfläche ist nicht gefleckt, sondern besitzt zwei aus sehr genäherten Punkten gebildete, schwarze Seitenstreifen. Am geeignetsten sind nicht zu junge und nicht zu alte Egel, deren Körpergewicht zwischen 1,0 und 5,0 g schwankt. Sie dürfen noch nicht gesogen haben, beim Betupfen des Mundes mit Essig kein Blut abgeben und müssen gesund sein, was man daran erkennt, daß sie sich, in die Hand gelegt, bei sanftem Druck zur Gestalt einer Olive zusammenziehen.

Prüfung. Vor Verwechselungen mit dem zu pharmazeutischer Verwendung ungeeigneten Roßegel, welcher auf dem Rücken schwärzlichgrün, unregelmäßig punktiert und nicht gestreift, auf dem Bauche gelbgrün und an den Seiten, sowie häufig auch auf dem Rücken, braun gefleckt ist, hat man sich zu hüten.

Ichthyocolla. Hausenblase. Fischleim.

Colla piscium.

Hausenblase ist die getrocknete und präparierte Schwimmblase mehrerer Störarten, hauptsächlich von Accipenser huso *L.*, A. Gueldenstedtii *Br.* et *R.* und A. ruthenus *L.*, welche besonders im Kaspischen Meer und dessen Zuflüssen heimisch sind. Die frischen Schwimmblasen werden aufgeschnitten, abgewaschen und auf Bretter gespannt, an der Sonne bis zu einem gewissen Grade getrocknet, um dann durch Reiben von der äußeren, silberglänzenden Haut befreit zu werden. Zu weiterem Trocknen werden die Blätter entweder wieder einzeln ausgespannt oder zusammengeschlagen oder aber zusammengerollt und in ringförmige, hufeisen- oder leierförmige Gestalt gebracht oder endlich durch Maschinen flach ausgewalzt und zu feinen Fäden zerschnitten. Die beste Hausenblase wird aus Astrachan ausgeführt.

Gute Blätterhausenblase ist fast farblos und durchscheinend, geruch- und geschmacklos, sehr zähe und biegsam, der Länge nach spaltbar; die besten Sorten irisieren stark. Sie quillt in kaltem Wasser auf und löst sich in heißem Wasser fast völlig. Der Aschegehalt soll höchstens 1,2% betragen.

Hausenblase dient zum Klären von Flüssigkeiten und hauptsächlich als Klebemittel, z. B. bei der Bereitung von Emplastrum anglicum.

Lacca. Stocklack. Gummilack.

Lacca in tabulis. Schellack.

Abstammung. Stocklack ist die von Schildläusen der Gattung Lakshadia (ältere Bezeichnung Coccus), die auf verschiedenen Bäumen besonders Indiens lebt, abgeschiedene, die Zweige oft streckenweise mantelartig überziehende, harzartige Masse. Als Wirtspflanzen der Schildläuse kommen u. a. besonders in Betracht Butea frondosa (Leguminosae-Papilionatae), Schleichera trijuga (Sapindaceae), Ficus-Arten (Moraceae), Zizyphus jujuba (Rhamnaceae), Pterocarpus marsupium (Leguminosae-Papilonatae). Die Lackkrusten werden abgekratzt oder abgelöst und sortiert. Zur Schellackfabrikation wird der Stocklack gemahlen, mit Wasser meist unter Treten mit den Füßen ausgewaschen, wobei ein roter Farbstoff, die Laccainsäure, in Lösung geht und Wachs sich auf der Wasseroberfläche sammelt. Der am Boden des Gefäßes abgesetzte Lack wird getrocknet, dann in mehrere Meter langen, nur wenige Zentimeter breiten, wurstförmigen Säcken an einem Feuer erwärmt. Durch Auswringen des Sackes wird der geschmolzene Lack herausgepreßt, mit einem Spatel abgekratzt, dann durch besonders geübte Arbeitskräfte unter Warmhalten am Feuer zu mehrere Quadratmeter großen, sehr dünnen Häuten ausgezogen. Diese bilden die Droge Lacca in tabulis und stellen bräunliche, durchscheinende, zerbrechliche, in der Wärme schmelzende, dann angenehm riechende, dünne Blättchen dar; geschmolzener Schellack läßt sich zu sehr langen, sehr feinen Fäden ausziehen; Schellack ist in Weingeist in der Wärme, in kaltem Azeton und Methylalkohol löslich, in Petroläther fast ganz unlöslich.

Bestandteile. Schellack enthält etwa 90% harzige und etwa 10% wachsartige Stoffe, daneben etwas Farbstoff. Der Stocklack enthielt außerdem die bei der Schellackfabrikation beseitigte Laccainsäure und Wachs.

Prüfung. Zusatz von Kolophonium verrät sich durch abweichenden Geruch beim Erwärmen und durch größere Löslichkeit der Ware in Petroläther. Da in Indien dem Schellack gelegentlich Auripigment zugesetzt wird, ist er nach den Regeln der chemischen Analyse auf Arsen zu prüfen.

Anwendung. Als rasch erhärtender Firnis und Kitt in Medizin und Technik und zu Siegellack. Vielfach ist es üblich, in europäischen Fabriken den importierten Schellack einem Reinigungs- bzw. einem Bleichprozeß mit Chlor zu unterwerfen. Das gewonnene weiße Produkt wird erweicht unter Wasser zu Stangen und Zöpfen aufgedreht.

Moschus. Moschus. Bisam.

Moschus ist das eingetrocknete, stark riechende Sekret, welches sich in drüsigen Behältern, den sog. Moschusbeuteln des männlichen Moschustieres, Moschus moschiferus *L.*, findet, das in den Gebirgen Hochasiens heimisch ist. Die Beutel werden samt der behaarten Bauchhaut herausgeschnitten und an der Sonne oder auf erwärmten Steinen getrocknet. Der beste Moschus ist der Tonkinmoschus, welcher über Kanton in den Handel gelangt. Minderwertig ist der aus Sibirien über Rußland in den Handel gebrachte kabardinische Moschus. Die Beutel des letzteren sind mehr länglich und ihr Inhalt weniger zusammenhängend, fast pulverig.

Tonkinmoschus (Abb. 415) ist in runden bis eirunden, auf der konvexen Seite behaarten, 12,0—45,0 g schweren Beuteln enthalten und bildet eine krümelige oder weiche, dunkelrote bis schwarzbraune Masse von eigentümlichem, sehr starkem Geruche. Unter dem Mikroskop betrachtet erscheint er, mit Hilfe von Terpentinöl in dünner Schicht auf dem Objektträger

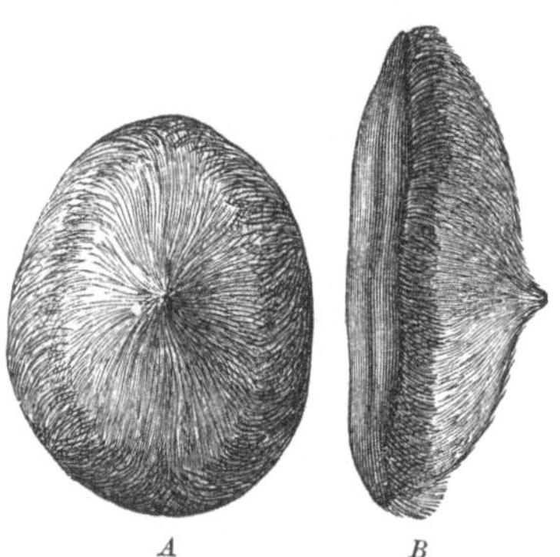

Abb. 415. Tonkinesischer Moschusbeutel.
A von vorn, *B* von der Seite gesehen.

ausgebreitet, in gleichmäßig schollenartigen, durchscheinenden, braunen, formlosen Splittern und Klümpchen. Fremde Körper, wie Bleistücke, Schrot, Steine usw., welche in betrügerischer Absicht zuweilen in die Moschusbeutel hineingebracht werden, lassen sich durch makroskopische und mikroskopische Betrachtung leicht auffinden. Der Aschegehalt soll nicht mehr als 8% betragen. Moschus wird innerlich als Erregungsmittel verabreicht; außerdem dient er als Parfüm, obgleich er neuerdings durch „synthetischen Moschus", z. B. Trinitrobutyltoluol, hier mehr oder weniger verdrängt ist.

Os Sepiae. Weißes Fischbein.

Weißes Fischbein besteht aus den Rückenschuppen des Tintenfisches Sepia officinalis *L.*, einem in allen europäischen Meeren häufig lebenden Tiere. Diese werden nach dem Tode der Tiere und nach Verwesung des Körpers vom Meere an den Strand geworfen und dort eingesammelt. Die Droge wird in gepulvertem Zustande wie kohlensaurer Kalk zu Zahnpulvern und zu innerlicher Verabreichung als knochenbildendes Mittel verwendet.

Spongia marina. Badeschwamm.

Der Badeschwamm ist ein maschiges Gerüst von Hornfäden, welches von bestimmten Meeresschwämmen (Euspongia officinalis) aufgebaut wird. Im Leben ist dieses Gerüst überall von weicher, lebendiger Masse umgeben. Durch Kneten, Auswaschen und Liegenlassen an feuchter Luft wird das Gerüst, das chemisch der Seide nahe steht, vom Weichkörper befreit. Der Badeschwamm findet sich in den wärmeren Meeren; dort ist er in der Nähe der Küste auf dem Grunde an Steinen festgewachsen. Der feinste Badeschwamm kommt von Syrien, Kleinasien und den Inseln des griechischen Archipels in den Handel; aber auch andere Gebiete des Mittelmeeres und das Rote Meer liefern Schwämme. Die feineren Schwämme behandelt man mit heißer Sodalösung, wäscht sie gut aus, legt sie in verdünnte Salzsäure zum Auflösen des Kalkes und bleicht sie in einer Lösung von unterschwefligsaurem Natron nach Zusatz von Salzsäure.

Tabellen zur mikroskopischen Analyse von Drogen, Drogenpulvern und Teegemischen.

Die notwendigen Apparate.

I. Mikroskop mit einem Objektiv von etwa 16 mm Brennweite (Eigenvergrößerung etwa 10) und einem Objektiv von etwa 3—4 mm Brennweite (Eigenvergrößerung etwa 40—60), ferner dazu ein Okular von etwa 8—10facher Eigenvergrößerung, so daß also zwei Vergrößerungen (etwa 100 und etwa 500fach) erzielt werden. Außerdem ist nötig ein Okularmikrometer und zur Festlegung der absoluten Werte desselben ein Objektmikrometer.

II. Reagenzien:

1. Alkoholglyzerin (Alkohol. abs. 5,0, Glyzerin 5,0).

2. Chloralhydratlösung D. A. 6 (Chloralhydrat 7,0, Wasser 3,0).

3. Chloraljod (Chloralhydratlösung D. A. 6 10,0, hierzu eine Lösung von 0,2 Jod und 0,4 Jodkalium in 0,5 ccm Wasser).

4. Chlorzinkjod D. A. 6. (Eine Lösung von 66 Teilen Zinkchlorid in 34 Teilen Wasser ist mit 6 Teilen Kaliumjodid und so viel Teilen Jod zu versetzen, wie die Lösung aufnimmt.)

5. Ferrichloridalkohol (Alkohol 10,0, Ferrichloridlösung 10 Tropfen).

6. Glyzerin-Jodlösung D. A. 6 (6 Teile Glyzerin, 4 Teile Wasser und so viel Jodjodkaliumlösung, daß die Mischung eine weingelbe Farbe hat).

7. Jodanilinchloral (Chloralhydratlösung 10 ccm, Jodjodkaliumlösung 2 ccm, Anilinsulfat 0,5 g, Salzsäure 5 Tropfen).

8. Jodjodkaliumlösung (Jod 0,1; Jodkalium 0,2; Wasser 10,0).

9. Kalilauge 15%.

10. Kaliumchlorat.

11. Phloroglucinlösung D. A. 6 (Phloroglucin 0,2; Weingeist 10,0).

12. Salpetersäure.

13. Salzsäure.

14. Schwefelsäure, konzentrierte, ferner 80%ige und 70%ige.

15. Terpentinöl.

Die mikroskopische Technik der Pulveruntersuchungen.

Zur Herstellung des mikroskopischen Präparates träufelt man mit einem Glasstab einen Tropfen Jodanilinchloral, Chloraljod oder Jodjodkalium auf den Objektträger; dann bringt man von dem zu untersuchenden Pulver eine Menge von der Größe eines Stecknadelkopfes hinein, verrührt dieses mit dem Reagens und deckt ein Deckglas auf. Das Präparat ist hiermit für die mikroskopische Untersuchung fertig. Ist das Untersuchungsobjekt ein grobes Pulver, Pastille usw., so wird dieses im Mörser so weit gepulvert, bis es ungefähr ein mittelfeines Pulver darstellt, und dann wird in der angegebenen Weise weiter verfahren.

Bei Teegemischen sucht man einzelne Stückchen heraus, pulvert sie einzeln und untersucht sie gleichfalls einzeln; auf diese Weise vereinfacht sich die Untersuchung sehr. Bei Teegemischen kann man auch zweckmäßig einige Querschnitte der einzelnen Bestandteile anfertigen.

Pillen, Tabletten und Pastillen löst man in kaltem Wasser auf, läßt absetzen, bringt etwas von dem Bodensatz mit möglichst wenig Wasser auf den Objektträger und setzt einen Tropfen Jodanilinchloral oder Chloraljod hinzu.

In derselben Weise, wie oben angegeben, verfährt man, um ein Präparat mit anderen mikrochemischen Reagenzien herzustellen.

Die wichtigsten Reaktionen der botanischen Elemente seien hier aufgeführt:

1. **Amylodextrin**, mit Jodjodkalium braungelb, mit Chloraljod ziegelrot.

2. **Kalziumoxalat**, in Salzsäure löslich, mit Schwefelsäure Gipsnädelchen bildend, in Essigsäure unlöslich.

3. **Zellulose**, mit Jodjodkalium Gelbfärbung, mit Chlorzinkjod Violettfärbung.

4. **Kork**, in Schwefelsäure unlöslich, mit Chlorzinkjod Gelbfärbung.

5. **Milchröhren** mit Jodjodkalium braungelb.

6. **Proteinkörner** (Aleuronkörner), in Wasser zum Teil löslich, in Alkoholglyzerin unlöslich. Jodjodkalium färbt die Grundmasse und die Kristalloide braungelb, die Globoide bleiben ungefärbt. Die Kristalloide und Globoide heben sich besonders gut in Terpentinöl hervor, welches gleichzeitig das die Betrachtung sehr störende fette Öl löst.

7. **Schleim**, in Wasser löslich, langsam quellend, in Alkoholglyzerin unlöslich. Ferner nachweisbar durch die „Tuschereaktion". Man verreibt auf dem Objektträger einen großen Tropfen Wasser mit einem Tropfen flüssiger chinesischer Tusche. In diese Tuscheemulsion bringt man wenig des zu untersuchenden Pulvers, zerreibt rasch mit dem Skalpell, um möglichst die dem Pulver anhaftende Luft zu beseitigen, bedeckt mit dem Deckglas und betrachtet bei schwacher Vergrößerung. (50- bis 100fach.) Wo Schleimzellen liegen, entsteht ein wasserheller Fleck durch Verdrängung der Kohleflitterchen, welcher eine Zeitlang wächst. Durch Drücken des Deckglases mit einer Nadel überzeugt man sich von der zähen Konsistenz des Schleimes. Man hüte sich bei dieser Reaktion vor Verwechselung des Schleimes mit Luftblasen.

8. **Stärke**, mit Jodjodkalium violettschwarz, mit Jodanilinchloral und Chloraljod blauschwarz. Die Form, Schichtung und Kernhöhle ist in Wasser festzustellen, die Größe in Glyzerinjod zu messen.

9. **Verholzte Elemente**, mit Jodanilinchloral goldgelbe Färbung, mit Phloroglucin-Salzsäure Rotfärbung (das Pulver wird auf dem Objektträger in einem Tropfen Phloroglucinlösung verrührt, dann wird ein Tropfen Salzsäure zugefügt und mit dem Deckglas bedeckt), mit Chlorzinkjod Gelbfärbung.

Die Behandlung des Drogenpulvers mit Jodanilinchloral vereinigt sowohl die Reaktion auf Stärke mit der auf verholzte Elemente als auch bewirkt sie eine wesentliche Aufhellung des Präparates, wodurch kleine Stärkemengen besser erkannt werden. Die Aufhellung genügt auch fast immer zur Untersuchung der anderen Pulverbestandteile, so daß kein besonderes Chloralhydratpräparat hergestellt werden braucht. Der geringe Zusatz von Salzsäure bewirkt ferner nach meinen Erfahrungen ohne Erhitzung keine Lösung der Kalziumoxalatkristalle. Will man im Verlaufe der Untersuchung das Bild der Stärkekörner ausscheiden, so erhitzt man das Präparat bis zur Blasenbildung.

Hat man das Vorkommen bzw. Nichtvorkommen von Stärke festgestellt, so ist es im ersteren Falle erwünscht, die Stärke aus dem mikroskopischen Bilde nach Möglichkeit auszuschalten, um die anderen pflanzlichen Elemente um so deutlicher hervortreten zu lassen. Wenn das Pulver fast nur aus Stärke besteht, z. B. bei Mehlen, wendet man die Verzuckerungsmethode an.

Diese wird folgendermaßen ausgeführt: Man versetzt 1 g Mehl mit 100 ccm Wasser, fügt 1 ccm Salzsäure hinzu, kocht 15 Minuten, läßt absetzen, dekantiert und bringt den Rückstand zum Zwecke der mikroskopischen Untersuchung in Chloralhydrat.

Für gewöhnlich beseitigt man den störenden Einfluß der Stärke durch Chloralhydrat. Man stellt ein mikroskopisches Präparat mit Chloralhydrat her und erwärmt den Objektträger über kleiner Flamme, bis Blasenbildung eintritt. Dann läßt man erkalten, und fügt nötigenfalls am Rande des Deckglases noch einen Tropfen Chloralhydrat hinzu. (Man achte darauf, daß die Chloralhydratlösung nicht auf das Deckglas kommt.)

Die Stärke ist jetzt verquollen und stört nicht mehr bei der Besichtigung des Präparates. Aber noch andere Vorteile hat diese Behandlung mit Chloralhydrat gehabt. Die Luftbläschen sind aus dem Präparate verschwunden; die einzelnen pflanzlichen Elemente sind durchsichtiger geworden und lassen ihre Form genauer erkennen, auch Öltröpfchen sind größtenteils beseitigt, ebenfalls die Proteinkörner, so daß eigentlich die Elemente der Zellwand allein erhalten geblieben sind. Außerdem haben sich noch die Kalziumoxalatkristalle erhalten.

Kalziumoxalat findet man am besten in einem Präparat, das mit Wasser hergestellt ist, wo es sich durch seinen höheren Brechungsgrad zu erkennen gibt. In schwierigen Fällen (vor allem als Oxalatsand), ist es mit Sicherheit nur durch den Polarisationsapparat nachweisbar.

Um die Aleuronkörner genau betrachten zu können, ist es oft notwendig, die betreffenden Pulver von fettem Öle zu befreien; dies geschieht am besten dadurch, daß man sie mehrmals mit Benzin oder Petroläther im Reagenzglase schüttelt und jedesmal dekantiert. Das Pulver setzt sich infolge seiner Schwere immer schnell ab; hierdurch wird es ermöglicht, daß diese Manipulation in wenigen Minuten beendigt ist. Das noch feuchte Pulver bringt man auf den Objektträger, läßt es dort völlig trocknen und untersucht zweckmäßig in Jodjodkalium. Vor allem empfiehlt sich die Untersuchung in Terpentinöl.

Um die pflanzlichen Elemente bei groben Pulvern, Schnitten und Teegemischen voneinander zu isolieren, bedient man sich des Schulzeschen Mazerationsverfahrens. Zu diesem Zwecke übergießen wir in einem weiten Reagenzglase einige Kriställchen chlorsaures Kali mit so viel Salpetersäure, daß sie von derselben vollständig bedeckt sind, legen dann die zu untersuchenden, nicht zu dünnen Längsschnitte (bzw. Drogenstückchen) hinein und erwärmen nun über einer Flamme, bis lebhafte Gasentwickelung eintritt. Dann lassen wir das Reagens noch einige Minuten einwirken und gießen hierauf den Inhalt des Reagenzglases in eine größere, mit Wasser gefüllte Schale. Aus dieser werden die herumschwimmenden Präparate mit dem Glasstab in ein anderes Gefäß mit Wasser übertragen und hierauf in einen Wassertropfen auf den Objektträger gebracht. Die Mazeration darf übrigens nicht in demselben Raume vorgenommen werden, in welchem die Mikroskope stehen, da die sich entwickelnden Dämpfe den letzteren schaden. Die auf dem Objektträger befindlichen Präparate werden mit Nadeln zerkleinert und so in ihre einzelnen Elemente zerlegt. Hat das Reagens richtig eingewirkt, so sind die Mittellamellen zwischen den Zellen aufgelöst worden; die Trennung der Zellen ist daher leicht zu vollziehen, weil nach Entfernung der Holzstoffe auch die pektinreichen Mittellamellen in Lösung gingen, während die sekundären Verdickungsschichten der Zellen zwar ihrer Holzstoffe beraubt wurden, nicht aber ihrer Zellulose, die erhalten blieb.

Es ist also besonders zu beachten, daß bei dem Mazerationsverfahren der Zellinhalt aufgelöst wird, vor allem das Kalziumoxalat, die Aleuronkörner usw. Die verholzten Elemente färben sich mit Phlorogluzin-Salzsäure nicht mehr, da das Lignin daraus entfernt ist. Farbstoffe werden durch diese Methode ebenfalls größtenteils zerstört.

Von großer Wichtigkeit ist es bei Pulveruntersuchungen, Vergleichsobjekte von wirklich reinen Drogenpulvern zu haben. Es lohnt sich daher wohl der Mühe sich nach Möglichkeit selbst gepulverte Drogen vorrätig zu halten.

Um sich einen scharfen Blick beim Mikroskopieren anzueignen, ist es ferner unerläßlich, daß man Zeichnungen anfertigt, so wird man z. B. im Pulver Epidermis, Haare, Fasern, Steinzellen usw. abzeichnen müssen, um sie mit anderen Angaben bzw. Zeichnungen vergleichen zu können.

Notwendig ist endlich noch der Gebrauch eines Meßapparates, um Stärkekörner usw. messen zu können. Hierzu bedient man sich eines Okularmikrometers. Da die Skala des Okularmikrometers jedoch nur relative Werte angibt, ist es nötig, die Einteilung des Okularmikrometers an einem Objektmikrometer für die jedesmalige Linsenkombination, die Auszuglänge usw. auf absolute Werte umzurechnen.

Die Abb. 416 zeigt uns das Gesichtsfeld des Mikroskopes bei starker Vergrößerung; links sehen wir die Teilstriche des Objektmikrometers, beim zehnten Teilstrich zeigt die Zahl 0,1 an, daß die 10 Teile 0,1 mm groß sind; in der Mitte sieht man die Teilung des Okularmikrometers. 27 Teilstriche des Okularmikrometers zeigen also die absolute Größe von 0,1 mm an. Hieraus ergibt sich, daß 1 Teilstrich $0,1 : 27 = 0,0036$ mm oder $3,6\,\mu$ entspricht. Mißt nun z. B. ein Stärkekorn 6 Teilstriche, so ist es 21,6 (oder 22) μ groß.

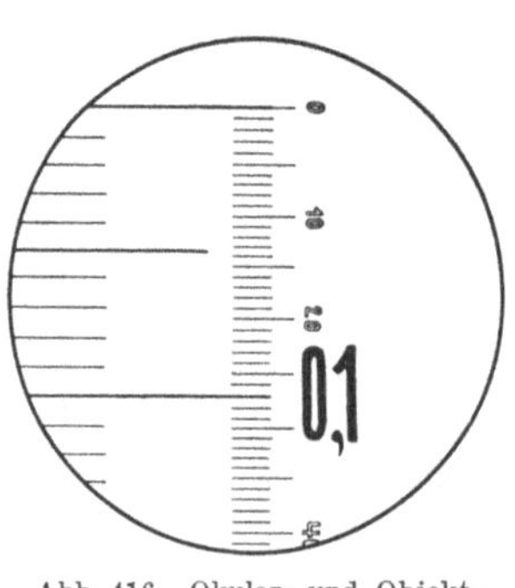

Abb. 416. Okular- und Objektmikrometer.

Die zur Untersuchung gelangenden Drogen bestehen meistens aus

Rinden, Hölzern, Wurzeln, Blättern bzw. Kräutern, Blüten, Samen und Früchten, oder aus deren Mischungen.

Bevor man daher zur eigentlichen Analyse übergeht, wird es gut sein, sich über die normalen Bestandteile der Drogengruppen zu informieren. Beginnen wir mit den Rinden:

Die Rinden enthalten vor allem Kork. Die Korkzellen sind meistens polygonal, oft getüpfelt; man sucht sie am besten in Schwefelsäure auf, sie verraten sich meistens schon durch ihre braune Farbe. Andere Bestandteile sind: Parenchymzellen, meistens mit Stärke oder Kalziumoxalat gefüllt. Kalziumoxalat kommt vor als Sand, Drusen, Prismen, Einzelkristalle, Raphiden, Nädelchen; allein oder zwei Kristallarten nebeneinander. Steinzellen mit großen Tüpfeln und Schichtung, teils rundlich oval, teils verzweigt; Bastfasern meist auch mit deutlichen Tüpfeln und Schichtung, sehr häufig verholzt; selten kommen Milchröhren vor. Oft sind die Zellen, die Oxalateinzelkristalle enthalten, zu faserförmigen Verbänden, Kristallzellreihen, vereinigt; diese sind häufige Begleiter der Bastfasern; im Pulver sind sie meistens noch erkennbar.

Die Hölzer sind frei von Kork, enthalten so gut wie keine Stärke, diese fast nur in den Markstrahlen, dagegen besitzen sie weite Gefäße und Tracheiden mit verschiedenartiger Tüpfelung, Parenchymzellen, viele Fasern und Steinzellen. Kalziumoxalat ist gewöhnlich nur in unbedeutender Menge anzutreffen. Die Koniferenhölzer unterscheiden sich noch besonders durch das Fehlen echter Gefäße; sie enthalten nur Tracheiden mit den eigenartigen Hoftüpfeln.

Die Wurzeln enthalten sowohl die Bestandteile der Rinden wie die der Hölzer. Bemerkenswert ist das öftere Vorkommen von Sekretzellen. An manchen Wurzeln ist noch die Epidermis erhalten, andere haben keinen Kork gebildet, an seiner Stelle befindet sich braunes, abgestorbenes Parenchym, das sog. Metaderm.

Blätter und Kräuter zeichnen sich durch das Vorkommen von Chlorophyllparenchymzellen aus. Sehr häufig findet sich Behaarung. Man teilt die Haare unter anderem ein in:

Borstenhaare; einzellig, dick- und glattwandig,

Büschelhaare; handförmig verzweigt, diese Verzweigungen oft etagenartig angeordnet,

Zystolithenhaare; meistens einzellig, mit Kalziumkarbonat als Einschluß,

Drüsenhaare; gestielt und ungestielt, Drüsenköpfchen ein- oder mehrzellig. Eine besondere Art bilden die Kompositendrüsenhaare (in der Aufsicht erscheinen sie wie eine quergeteilte Ellipse) und die Labiatendrüsenschuppen (achtzellig, die gemeinsame Epidermis ist durch das Sekret emporgehoben, in der Aufsicht erscheinen sie als Rosette).

Gliederhaare; dünnwandig, vielzellig, einzelne Zellen tonnenförmig.

Knotenhaare; einzellig, dünnwandig, knotig angeschwollen.

Mitscherlichsche Körperchen (nur beim Kakao); mehrzellige wurmförmige Haare.

Papillen; kleine Ausstülpungen der Epidermis.

Peitschenhaare; mehrzellig, die unteren Zellen wie bei Gliederhaaren, die Endzelle gewunden, lang, schmal, meistens mit Luft gefüllt.

Sternhaare; wie Buschelhaare, Verzweigung jedoch nur an der Basis, man spricht hier besser von sternförmig geordneten Haarbüscheln, da es sich um mehrere, einzellige Haare handelt.

Zottenhaare; vielzellig, das Haar eiförmig.

Zwillingshaare; mit gemeinsamer Wand, diese getüpfelt.

Ferner besitzen die Blätter beiderseits eine Epidermis (glattwandig oder wellrandig) mit bzw. ohne Spaltöffnungen. Besonders charakteristisch sind oft die Nebenzellen der Spaltöffnungen z. B. bei den Labiaten, Solanazeen usw. In einigen Blättern findet man auch Sekretzellen. Kalziumoxalat kommt meistens auch vor, und zwar hauptsächlich als Drusen oder Einzelkristalle. Als Gefäße kommen nur Spiralgefäße vor.

Bei den Kräutern findet man jedoch auch größere Gefäße, außerdem Sklerenchymfasern, Pollenkörner oder Bestandteile der Früchte.

Die Blüten charakterisieren sich vor allem durch ihre Pollenkörner (ausgenommen Flor. Koso), dann aber auch durch die Epidermis der Fruchtblätter, Behaarung usw.

Früchte und Samen besitzen teils Stärke, teils sind sie stärkefrei. Kalziumoxalat kommt in mannigfacher Gestalt vor. Als besonderes Kennzeichen besitzen sie Aleuronkörner. Häufig enthalten sie Steinzellen, Sklerenchymfasern, Becherzellen (Zellen mit ungleichförmiger Verdickung, die meistens palisadenförmig vereinigt sind und zur Samenschale gehören). Gekrösezellen nennt man die eigenartig verdickten, wellrandigen Steinzellen bei Capsicum. Manche Früchte, besonders die der Umbelliferen, besitzen Ölstriemen, die im Pulver als braune Schläuche zum Teil noch erhalten sind. Unter „Fensterzellen" versteht man die Zellenkomplexe der Fruchtschale (meistens aus vier Zellen gebildet), die von einer Mutterzelle stammen, und deren Mutterzellwand dicker ist, als die Tochterzellwände. Pigmentzellen kommen bei fast allen Samen vor; es sind parenchymatische Zellen mit einem braunen auf Gerbstoff reagierenden Inhalt. Beim Baumwollsamen treten uns die sogenannten Fransenzellen entgegen. In der Fläche gesehen sind sie polygonal, die Wände sehen ausgefranst aus. Sehr häufig besonders bei Palmen begegnen wir einer Aufspeicherung des Nährstoffes als Reservezellulose. Die Wände des Endosperms sind dann stark verdickt, weiß, häufig stark getüpfelt und bestehen aus reiner Zellulose. Schleim kommt sowohl in einzelnen Schleimzellen, wie auch als Schleimendosperm und Schleimepidermis vor. Zu erwähnen ist endlich noch, daß viele Samen fettes Öl und auch Fettkristalle in einzelnen Zellen führen.

Mikrosublimation: Ein Objektträger (O_2) oder ein dünnes Blech von der Größe 3×3 cm mit einem Schnitt oder Pulver, zweckmäßig mit einem Tropfen Alkohol befeuchtet, liegt auf einer Asbestplatte (A) von 2 mm Dicke. Auf dem Objektträger liegt an dem einen schmalen Rande ein kleines

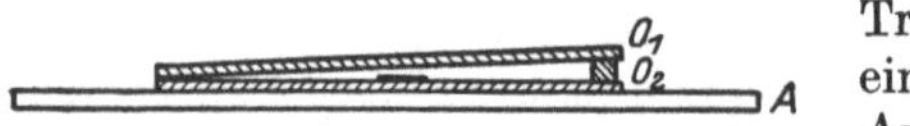

Abb. 417. Mikrosublimation. Erklärung im Text.

Holzstäbchen (Zündholz). Es wird nun ein Objektträger (O_1) auf das Holzstäbchen und über das Material gelegt und nun mit kleiner Flamme erwärmt. Jede Minute wird ein neuer Objektträger aufgelegt (etwa 5—8 Objektträger). Die Untersuchung der Objektträger auf Sublimate wird zum Teil sogleich, zum Teil nach 24 Stunden vorgenommen, da sich Kristalle oft erst langsam bilden. Benutzt man ein Gasflämmchen (Sparbrenner) für die Mikrosublimation, so soll dieses etwa 1—2 cm hoch sein und sich etwa 3—7 cm unter der Asbestplatte befinden. Man erhitzt so lange, bis das Pulver zu verkohlen beginnt. Mit den erhaltenen Sublimaten werden die Identitätsproben vorgenommen, indem mittels einer Glaskapillare ein winziger Tropfen des Reagens auf das Sublimat gebracht wird; man kann auf diese Weise mehrere Identitätsproben an einem Sublimat vornehmen. Auch läßt sich das Sublimat oft umkristallisieren oder umsublimieren.

Für die Praxis haben die vorliegenden Tabellen einen zweifachen Wert:

I. Sie sollen dienen zur Analyse von Pulvern, Tabletten, Pillen, Pastillen, Futtermehlen, Schnittdrogen, Teegemischen usw.

II. Sie sind zu verwenden zum Erkennen von Verfälschungen.

Dieser Fall mag erläutert werden: Nehme ich eine bekannte Droge, z. B. Fol. Digital. pulv. subt. und enthält dieses Pulver Kalziumoxalatkristalle, so werde ich das Pulver nicht als Fol. Digital. bestimmen können und habe als erstes positives Ergebnis, daß das Pulver keine reinen Fol. Digital. darstellt. In gleicher Weise werde ich bei Anwesenheit von Sklerenchymfasern Rad. Gentian., oder bei Gegenwart von Kartoffelstärke Rad. Ipecacuanh., oder Rad. Rhei mit Rhiz. Curcumae gemischt nicht identifizieren können.

Den Nachweis des bestimmten Verfälschungsmittels führt man in der Weise, daß man mit der Analyse dort wieder einsetzt, wo man den anormalen Befund erhalten hat.

Z. B. bei Rad. Ipecacuanh. mit Zusatz von Kartoffelstärke werde ich erst unter „Rad. Ipecacuanh." selbst die Abweichungen bemerken, und zwar nur in der Stärke; die Tabelle „Stärke" gibt über die Verfälschung Aufschluß.

Rad. Rhei und Rhiz. Curcum. wird Kork enthalten; ich folge unter „Wurzeln mit Kork". Es könnten nach der Tabelle evtl. Tub. Jalap. (ausgenommen die Stärke, Haare, der Farbstoff) sein; jedoch ist die Möglichkeit zu beachten, daß die Oxaldrusen allein der Rad. Rhei angehören; da keine andere Form des Oxalats vorhanden ist, wäre unter „kein Oxalat" ebenfalls zu prüfen. Dann käme Rhiz. Curcum. in Betracht; da die anderen Kennzeichen des Pulvers (außer den Rad. Rhei-Bestandteilen) nur Rhiz. Curcum. zulassen, so wäre die Verfälschung hiermit klargestellt.

In gleicher Weise würden z. B. Verfälschungen von Crocus mit Lign. santal. rubr., Kakao mit Mandelkleie, oder Hafermehl, Pfeffer mit Ölpreßkuchen nachzuweisen sein.

Es ist natürlich nicht möglich, alle vorkommenden Verfälschungen in den Rahmen dieses Werkchens aufzunehmen, da stets neue ersonnen werden, bzw. durch unvorsichtiges Sammeln der Droge in das Pulver gelangen können.

Daher hat man bei Identifizierung von Verfälschungen mit doppelter Vorsicht vorzugehen. Für den Apotheker ist aber die Identifizierung der Verfälschung nicht notwendig; es genügt völlig, wenn festgestellt ist, daß eine Verfälschung überhaupt vorliegt.

Wenn jemand sich nun nach diesen Tabellen eingearbeitet hat, so wird es ihm nicht schwer fallen, die Tabellen seinem speziellen Bedürfnis entsprechend selbst weiter auszugestalten.

Herstellung eines mikroskopischen Präparates mit Jodjodkalium oder Chloraljod oder Jodanilinchloral.

keine Stärke, höchstens seltene Körnchen; Assimilationsstärke. s. S. 477.

Stärke

Auch andere pflanzliche Elemente. (Pulver in Chloralhydrat, falls es nicht in Jodanilinchloral liegt.) Erhitzen des Pulvers mit dem Reagens bis zur Blasenbildung.

nur **Stärke,** s. S. 480.

Schleim, keine verholzten Elemente; kein Kork.

Oxalatraphiden — **Tub. Salep** Salepknollen. Stärke verkleistert, wenige Gefäßbruchstücke s. S. 490.

kein Oxalat — **Tragacantha** Tragant. Stärke nicht verkleistert, Stärke klein, zusammengesetzt, mit Kern.

Verfälsch.: Zerealienstärke, Dextrin.

Entweder gleichzeitig alle oder nur teilweise folgende Elemente: Fasern, Steinzellen, Gefäße, Kork, kein fettes Öl, keine Aleuronkörner.

Gefäße — **Wurzeln Rhizome Knollen** } a. s. S. 484.

keine Gefäße — **Rinden** Ausgenommen Cort. Quercus s. S. 482.

Epidermis mit Spaltöffnungen; Chlorophyllparenchymzellen; Haare; kleine Gefäße; Stärke klein, spindelförmig, manchmal jedoch größer (aus Blattstielen, besonders bei Kräutern).

Blätter s. S. 494.

(s. auch Opiumpulver s. S. 479).

Proteinkörner, Haare, Elemente der Samenschale; Chlorophyllparenchymzellen und Korkzellen fehlen.

Früchte Samen } a. s. S. 504.

(s. auch Linse, Erbse und Bohne s. S. 480).

Keine Stärke (höchstens seltene Körnchen).

Tracheen oder Tracheiden.　　　keine Tracheen oder Tracheiden, s. S. 478.

Amylodextrin

Macis Muskatblüte. Die kleinen Amyldextrinkörner färben sich mit Chloraljod rot, mit Jodjodkalium braun. Langgestreckte, dickwandige Epidermiszellen mit großem Lumen.

Verfälsch.: Muskatnußpulver; Kurkumawurzel; gemahlener Zwieback. Bombay-Macis enthält orangerote Sekretzellen, die mit Kalilauge blutrot werden.

nur große Tracheiden, keine Tracheen, Koniferen-Hoftüpfel.

Koniferen-Hölzer s. S. 493.

kein Sklerenchym; Papillen. Mit Schwefelsäure anfänglich Blaufärbung, dann Violett-, Rotbraun-, zuletzt Braunfärbung.

Crocus Safran. Epidermis polygonal; Parenchymzellen gestreckt. Mikrosublimation: Gelbe ölige Massen, aus denen fast farblose Kristalle ausschießen.

Sklerenchymfasern; Kork; Gefäße. Epidermis mit oder ohne Spaltöffnungen; Chlorophyll, Pollenkörner; Haare s. S. 479.

Elemente der Samenschale; Haare; Schleim; Proteinkörner; Sklerenchym. Chlorophyllparenchymzellen, große Gefäße und Kork fehlen.

Früchte } b
Samen }
s. S. 509.

keine Epidermis; kein Kork; Proteinkörner; mit Schwefelsäure Rotfärbung.

Fruct. Colocynth. Koloquinthen. Steinzellen der Samenschale (sollen eigentlich nicht vorhanden sein, kommen jedoch in jedem Koloquinthen-Pulver vor). Die großen kugeligen Parenchymzellen mit rundlichen Tüpfelplatten, wenige enge Spiralgefäße.

Verfälsch.: Flor. Calendul. (s. dort), Sandelholz (s. dort),
　　,,　　Cartham. (s. dort), Kurkumawurzel (s. dort),
Griffel von Crocus (Feminell), Zucker (in Alkoholglyzerin),
Maisgriffel (Zottenhaare, 2 Leitbündel).
Künstlich gefärbter, ausgezogener Safran. (Farbstoff auf den Zellen, nicht darin.)
Staubgefäße des Safran (Faserzellen der Antherenwand).

Keine Stärke; keine Tracheen oder Tracheiden.

Pilzhyphen		nur Haare		nur Sporen	Fasern; Steinzellen; sehr viele Oxalat-Einzelkristalle und -Drusen.	Nur runde oder eiförmige Zellen, 8 bis 10 μ groß.
Oxalateinzelkristalle.	kein Oxalat	nur Drüsenhaare	Drüsenhaare und Büschelhaare; verharzt	**Lycopodium** Bärlappsamen. Tetraeder mit gewölbter Grundfläche mit netzförmigen Leisten.		
Fung. Laricis Lärchenschwamm. Dünne Fäden ohne Lumen; vereinzelt braune Massen (Harz, oder Phlobaphene).	**Secale cornut.** Mutterkorn. Scheinparenchym z. T. farblos, Rindenschicht violett. Öltropfen. (Bei Mehluntersuchungen ist erst die Stärke durch Kochen mit verdünnter Säure zu verzuckern.) Beim Übergießen mit Kalilauge Trimethylamingeruch. Mit Schwefelsäure oder Salzsäure blutrote Färbung und Lösung des violetten Farbstoffes,	**Gland-Lupuli** Hopfendrüsen.	**Kamala** Harz in Äther löslich, dann erst werden die Drüsenhaare deutlich. Ebenso nach dem Aufkochen in Chloralhydrat.	Verfälsch.: Kiefernpollen; Haselnußpollenkörner.	**Cort- Quercus** Eichenrinde. Kristallkammerreihen; mit Ferrichloridalkohol Blaufärbung. Meistens auch geringe Mengen von Stärke.	**Faex medicinalis** Medizinische Hefe.

Keine Stärke.

(Fasern; Kork; Gefäße, — Epidermis,
mit oder ohne Spaltöffnungen, Pollenkörner; Haare).

Epidermis; Haare; Drüsen-
haare; Papillen; Chloro-
phyllparenchymzellen;
Pollenkörner; kleine Gefäße.

Pollenkörner

Blüten
s. auch: Herba
unter Blätter.
s. S. 501.

keine Pollenkörner

nur Epidermisfrag-
mente, erst in Chloral-
hydrat deutlich.

Opium
Opium.
Epidermiszellen dick-
wandig, klein, poly-
gonal mit großen
Spaltöffnungen.
Mit Gerbsäure-
lösung entstehen
haarförmige Gebilde,
Blasen und Nieder-
schläge (festzustellen
bei 100facher Ver-
größerung.)

Opiumpulver ent-
hält Reisstärke.

Chlorophyll-
parenchym-
zellen.

**Blätter,
Flor-Koso**
s. S. 494.

wenig Sklerenchym,
Kork,
viel Parenchym

Wurzeln b
s. S. 491.

wenig Parenchym
kein Kork
sehr weite Gefäße
starke Skler-
enchymfasern.

Hölzer
s. S. 492.

Stärke I.

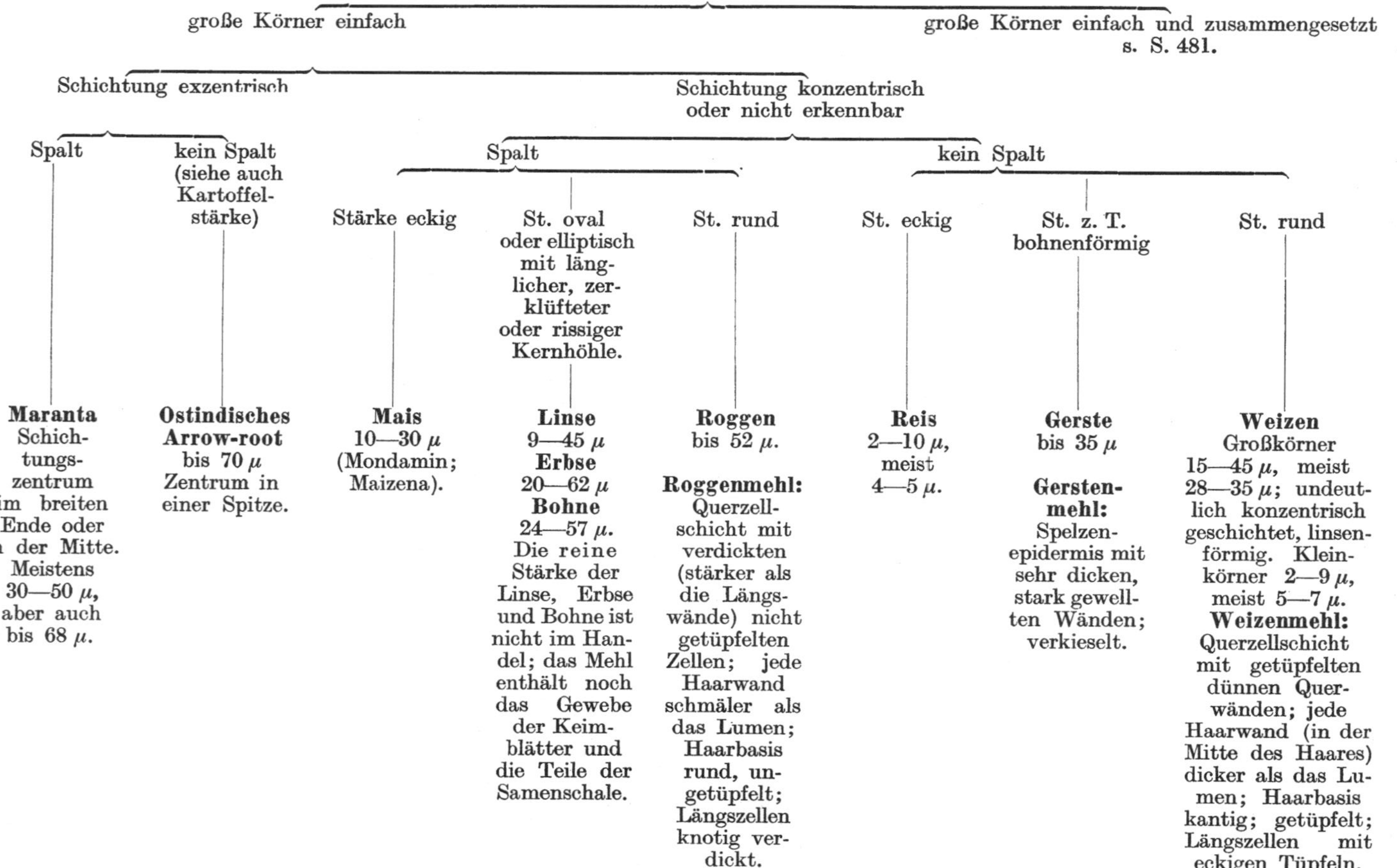

große Körner einfach

große Körner einfach und zusammengesetzt s. S. 481.

Schichtung exzentrisch

Schichtung konzentrisch oder nicht erkennbar

Spalt

kein Spalt (siehe auch Kartoffelstärke)

Spalt

kein Spalt

Stärke eckig

St. oval oder elliptisch mit länglicher, zerklüfteter oder rissiger Kernhöhle.

St. rund

St. eckig

St. z. T. bohnenförmig

St. rund

Maranta Schichtungszentrum im breiten Ende oder in der Mitte. Meistens 30—50 μ, aber auch bis 68 μ.

Ostindisches Arrow-root bis 70 μ Zentrum in einer Spitze.

Mais 10—30 μ (Mondamin; Maizena).

Linse 9—45 μ Erbse 20—62 μ Bohne 24—57 μ. Die reine Stärke der Linse, Erbse und Bohne ist nicht im Handel; das Mehl enthält noch das Gewebe der Keimblätter und die Teile der Samenschale.

Roggen bis 52 μ. Roggenmehl: Querzellschicht mit verdickten (stärker als die Längswände) nicht getüpfelten Zellen; jede Haarwand schmäler als das Lumen; Haarbasis rund, ungetüpfelt; Längszellen knotig verdickt.

Reis 2—10 μ, meist 4—5 μ.

Gerste bis 35 μ Gerstenmehl: Spelzenepidermis mit sehr dicken, stark gewellten Wänden; verkieselt.

Weizen Großkörner 15—45 μ, meist 28—35 μ; undeutlich konzentrisch geschichtet, linsenförmig. Kleinkörner 2—9 μ, meist 5—7 μ. Weizenmehl: Querzellschicht mit getüpfelten dünnen Querwänden; jede Haarwand (in der Mitte des Haares) dicker als das Lumen; Haarbasis kantig; getüpfelt; Längszellen mit eckigen Tüpfeln.

Stärke II.

Große Körner einfach und zusammengesetzt.

- **Schichtung exzentrisch**
  - **Spalt**
    - **Palmsago**
      z. T.
      verkleistert.
  - **kein Spalt**
    - **Kartoffel**
      nur wenige
      Körner
      zusammen-
      gesetzt.
      Schichtungs-
      zentrum
      im schmalen
      Teile des Korns.
      Meistens 45 bis
      75 μ lang, 45
      bis 60 μ breit
      und 15—32 μ
      dick.
- **Schichtung konzentrisch oder nicht erkennbar**
  - **Spalt**
    - **Körner oft zu vielen zusammengesetzt.**
      - **Buch-weizen.**
        8—15 μ.
    - **Körner höchstens zu 2—3 zusammengesetzt**
      - **Mannihot**
        (Tapioka).
        Körner halb-
        kugelig oder
        vieleckig, mit
        sehr zarter
        konzentrischer
        Schichtung,
        Kernhöhle in
        der Mitte.
        15—35 μ.

        Verfälsch.:
        Aus Kartoffel-
        stärke herge-
        stellte
        Tapioka.
  - **kein Spalt**
    - **Körner z. T. spindelförmig**
      - **Hafer**
        5—12 μ
        Körner oft
        aus 2—80
        Teilkörnern
        zusammen-
        gesetzt, oval
        mit rundem
        Umriß, 18 bis
        44 μ; die Teil-
        körner
        vieleckig.

        Hafermehl:
        Längswände
        stark gezähnt;
        lange Haare
        mit engem
        Lumen.
    - **Alle Körner eckig, fast kristallartig**
      - **Reis**
        3—10 μ,
        fast niemals
        sind die Teil-
        körner noch zu
        einem Groß-
        korn ver-
        einigt.

Rinden I.

(Bastfasern und) Steinzellen — nur Bastfasern s. S. 483.

Oxalat-Einzelkristalle	Oxalat-Drusen und Einzelkristalle		große Oxalat-Prismen	kleine Oxalat-Nadeln s. S. 483.
	Steinzellen, einzeln, selten, keine Bastfasern	Steinzellnester, Bastfasern (s. auch Cort. Quercus)		
		mit Kalilauge Rotfärbung, keine Milchröhren, wenig Stärke.	mit Kalilauge keine Rotfärbung, keine Milchröhren	
Cort. Quebracho Quebrachorinde. Sehr große Bastfasern und Steinzellen; Stärke einfach, selten zusammengesetzt.	**Cort. Granati** Granatrinde. Selten Bruchteile von Gefäßen. Stärke reichlich einzeln, selten zu zwei zusammengesetzt, rundlich 2—8 μ; Steinzellen 20—200 μ, schwach oder gar nicht verholzt; Korkzellen mit Porentüpfeln und verholzten Innenwänden. Kalziumoxalatdrusen etwa 15 μ groß. Einzelkristalle nur vereinzelt. Markstrahlen 1, selten 2 Zellen breit, die Rindenstränge bestehen aus abwechselnden Zonen von Siebröhren führendem Parenchym und einreihigen Zellreihen mit Oxalatdrusen. Mit Ferrichloridalkohol Blaufärbung.	**Cort. Cascar. Sagr.** Amerikan. Faulbaumrinde. Mikrosublimation: Wie bei Cort. Frangulae s. S. 483.	**Cort. Condurango** Kondurangorinde. Stärke einfach oder zusammengesetzt, bis 15 μ; Milchröhren. Steinzellen mit ungewöhnl. breiten ästigen Porenkanälen, verholzt. Oxalatdrusen 15 bis 45 μ, Bastfasern 15 bis 45 μ breit, unverholzt. Die Zellen des Phelloderms enthalten meist je einen Oxalatkristall. Die Abkochung 0,1 : 10 schäumt beim Schütteln. Der kaltbereitete, wäßrige, filtrierte Auszug 1 : 5 trübt sich beim Erhitzen stark und klärt sich nach dem Erkalten wieder.	**Cort. Quillajae** Seifenrinde, Panamarinde. Wenig Stärke; Bastfasern knorrig. Kein Kork. Stärke größtenteils einfach, selten bis zu 3 zusammengesetzt, 5—10 μ, selten bis 20 μ groß. Keine eigentlichen Steinzellen, sondern z. T. verdickte und verholzte Markstrahlzellen. Die wäßrige Abkochung 0,1 : 10 schäumt beim Schütteln sehr stark. Das Pulver wirkt stark niesenerregend.	

Rinden II.

Bastfasern und Steinzellen (Fortsetz.) — nur Bastfasern, keine Steinzellen (s. auch Cort. Quillajae S. 482).

Bastfasern und Steinzellen (Fortsetz.)

Oxalat-Nädelchen

Cort. Cinnamom.
Schleimzellen, Stärke einfach und zu 2—4 zusammengesetzt. Bastfasern schlank, oft bis zum Verschwinden des Lumens verdickt, verholzt, ohne Tüpfel.

Stärke bis 15 μ, Steinzellen z. T. einseitig verdickt, Kork (sogen. Steinkork)

Cort. Cinnam. chin.
chinesischer Zimt.
Bastfasern 30—40 μ dick.
Steinzellen häufig stärkehaltig.

Stärke 3 bis 10 μ sehr selten bis 15 μ, Steinzellen groß, allseitig verdickt. Kein Kork.

Cort. Cinnam. ceylan.
Ceylonzimt.
Steinzellen häufig stärkehaltig, Bastfasern 10 bis 30 μ dick.
Verfälsch.: Holz vom Zimtbaum; Zigarrenkistenholz (Cedrela odorata) s. dort. Mehl; Gebäck; Eichelmehl; Baumrinde; Walnuß- u. Haselnußschalen; Reis- u. Hirsespelzen. Meist jedoch mit minderwertiger Zimtrinde verfälscht.(Ölbestimmung!)

nur Bastfasern, keine Steinzellen (s. auch Cort. Quillajae S. 482).

Bastfasern fast ungetüpfelt, schmal

Cort. Cascarill.
Kaskarillrinde.
Oxalat-Drusen und Einzelkristalle.
Korkzellen mit stark verdickter Innenwand.

Verfälsch.:
Copalchirinde von Croton niveus und die Rinde von Croton lucidus haben große Steinzelnester.

Bastfasern stark getüpfelt, sehr wenig Stärke.

Oxalat-Sand

Cort. Chinae
Chinarinde.
Beim Erhitzen im Reagenzglase karminroter Teer (Grahe'sche Reaktion).
Stärkekörner rund, meist 6—10 μ, höchstens 15 μ groß, selten aus 2—4 Teilkörnern zusammengestellt. Parenchymzellen derbwandig, rotbraun. Kork aus dünnwandigen, mit braunroten Massen gefüllten Zellen bestehend. Bastfasern verholzt, mit trichterförmigen Tüpfeln und deutlich geschichteten Wänden, 0,5—0,8 mm lang, meist 50—70, höchstens 90 μ dick. Milchsaftschläuche.

Oxalat-Drusen, Einzelkristalle in Kristallzellreihen

Cort. Frangulae
Faulbaumrinde.
Bastfasern 12 bis 24 μ dick. Korkzellen mit rotem Inhalt.
Mit Kalilauge Rotfärbung.
Mikrosublimation: Raphidenähnliche, gelbe Emodinkristalle, die sich in einem Tröpfchen Kalilauge mit roter Farbe lösen.

31*

Wurzeln, Rhizome, Knollen a I.

Kork oder Metaderm — kein Kork s. S. 489

kleine Sklerenchymfasern s. S. 487. — Sklerenchymfasern

Stärke exzentrisch geschichtet — Stärke rund, meistens einzeln, s. S. 485. — Stärke zusammengesetzt. s. S. 486.

Oxalatnadeln und -prismen im Parenchymgewebe durch die Stärke sehr verdeckt. — kein Oxalat, keine Steinzellen

Stärke-Zentrum im dickeren Teile — Stärke-Zentrum im dünneren Teile

große dickwandige gekrümmte Haare — keine Haare

Rad. Colombo
Kolombowurzel.
Steinzellen ungleichmäßig verdickt, goldgelb, mit 70proz. Schwefelsäure grün. Gefäße breit getüpfelt, gelb, Fasern sehr spärlich, nur schwach verdickt.
Stärke kugelig und keulenförmig, 60—90 μ groß, mit breitem Spalt.
Setzt man zum Pulver Essigäther u. bedeckt mit Deckglas, so kristallisiert Calumbin aus.

Rhiz. Galangae
Galgantwurzel.
Dickwandige gelbe Fasern. Stärke 25—45 μ.
Epidermis mit Spaltöffnungen.
Mit Ferrichloridalkohol sich schwärzende Sekretmassen.

Rhiz. Zedoariae
Zitwerwurzel.
Stärke flach mit Vorsprung, in dem das Zentrum liegt, bis 70 μ.
Fasern selten.

Rhiz. Zingiberis
Ungeschälter Ingwer.
Stärke wie bei Rh. Zedoar., aber nur bis 40, selten 50 μ; Fasern dünnwandig, oft zart gefächert. Bei gewöhnlichem Bengal-Ingwer auch verkleinerte Stärke.

Verfälsch.:
Mandelkleie; Kurkumawurzel; Cayennepfefferschalen.

Wurzeln etc. a II.

Kork oder Metaderm; Sklerenchymfasern; Stärke rund, meistens einzeln.

Oxalat-Drusen	wenige Oxalat-Einzelkristalle	kein Oxalat	
Rhiz. Tormentillae Tormentillwurzel. Gefäße 20—40 μ weit, wenig Kork; mit Ferrichloridalkohol färbt sich das Parenchym grün, mit Vanillin-Salzsäure rot.	**Rhiz. Calami** Kalmuswurzel. Stärke 2—8 μ rundlich, oval oder unregelmäßig, meist einzeln. Einzelne Zellen färben sich mit Vanillin-Salzsäure rot, mit Ferrichloridalkohol schwarz. Parenchymfragmente lassen häufig die lückige Verbindung der Zellen noch erkennen (Aërenchym); dünne, schwach verholzte Fasern; Kristallkammerreihen in geringer Menge.	mit Chloraljod oder 20 proz. Salpetersäure: Ausscheidung von prismatischen Berberidinkristallen, meist sternförmig vereinigt. **Rhiz. Hydrast.** Hydrastiswurzel. Das Gesichtsfeld ist übersät mit sandförmigen Stärkekörnern einzeln oder zu 2—4 zusammengesetzt, 4 bis 8 bis 20 μ. Fasern gelb, mit schrägen, spaltenförmigen Tüpfeln, oft mit zwei Zacken endigend. Gefäße mit kreisförmigen Öffnungen.	mit Chloraljod keine Ausscheidung von Kristallen. **Rad. Pimpinell.** Bibernellwurzel. Ersatzfasern; Stärke 4 bis 8 μ. Fasern mit dünner, durch schraubig verlaufende Streifensysteme gestreifter Wand, ferner dickwandige Fasern (von Pimpinella magna). Sekretbehälter mit Epithel. Gibt man zu etwas Pulver einige Tropfen Petroläther und bedeckt mit Deckglas, so scheiden sich beim Verdunsten Kristalle von Pimpinellin aus.

Wurzeln etc. a III.

Kork oder Metaderm; Sklerenchymfasern; Stärke zusammengesetzt.

Oxalat-Drusen	kein Oxalat	kleine Oxalat-Prismen und Einzelkristalle	Oxalat-Einzelkristalle	Oxalat-Raphiden (s. auch Rhiz. Veratri)	kleine Oxalat-Nadeln
Rhiz. Podophylli Podophyllwurzel. Stärke meist zu 3—4 zusammengesetzt.	**Rhiz. Filicis** Farnwurzel. Mit pollenkorngroßen braunen Drüsenköpfchen in den Interzellularräumen des Parenchyms. Einzellige dickwandige Haare. Tracheidenbruchstücke (treppenförm., seltener rundlich behöft getüpfelt). Stärkekörner einfach, 3—18 μ groß. Zellen mit Ölplasma; dünnwandige braune Zellen der Spreuschuppen. Mit Eisenchloridalkohol grüne bis braungrüne Färbung.	**Rad. Ratanh.** Ratanhiawurzel. Stärke oft zu 2—5 zusammengesetzt bis 40 μ groß; Bastfasern fast ungetüpfelt verholzt; Sklerenchymfasern schräg getüpfelt. Z. T. Kristallzellreihen mit Prismen, Einzelkristallen oder Kristallsand. Beim Wasserpräparat färbt sich das Wasser rot; mit Eisenchloridalkohol dunkelgrün.	**Rad. Ononidis** Hauhechelwurzel. Bastfasern sehr lang, dickwandig, unverholzt; Sklerenchymfasern außen verholzt. Stärke bis 15 μ groß. Mikrosublimation: Prismatische Onokolkristalle.	**Rad. Sarasparill.** Sarsaparillwurzel. Stärke oft aus 2—3, selten 3—8 Körnern zusammengesetzt, unverquollen mit deutlichem, oft sternförmigem Schichtungszentrum, bis 18 μ groß. Fasern mit dicken, geschichteten Wänden; Endodermiszellen gleichmäßig verdickt. Die Abkochung 1 : 10 schäumt stark. (Rad. Sarsap. Veracruz hat verquollene Stärke; Wurzelhaare, Endodermiszellen u-förmig verdickt.)	**Lign. Sassafras** Fenchelholz. Große spindelförmige Bastfasern der Rinde; Stärke einzeln oder zu 2 zusammengesetzt mit Spalt s. S. 492.

Wurzeln etc. a IV.

Kork oder Metaderm; keine Sklerenchymfasern.

Oxalat | kein Oxalat. s. S. 488.

Oxalat-Nädelchen | Oxalat-Drusen | Oxalat-Sand | Oxalat-Raphiden
siehe auch Tub. Salep. S. 476.

Steinzellen
der Endodermis,
Metaderm. | keine Steinzellen,
Kork.

Rad. Gentian.
Enzianwurzel.
Stärke selten, s. S. 491.

Tub. Jalap.
Jalapenknollen.
Stärke konzentrisch
oder exzentrisch ge-
schichtet, z. T. zu-
sammengesetzt, mit
großem Spalt, z. T.
verquollen, bis 60 μ.
Die vereinzelten Stein-
zellen gelblich ohne
Kristalle. Milchsaft-
tropfen durch Jod-
lösung tiefgelb. Weite
Netz- und Hoftüpfel-
gefäße.

Rad. Belladonn.
Tollkirschen-
wurzel.

Rhiz. Veratri
Nieswurz, Germer-
wurzel. Stärke mit
Spalt, zusammen-
gesetzt, häufig
Drillinge mit ungleich
großen Teilkörnern bis
12 μ groß. Gefäße
spiralförmig verdickt.
Selten Bruchteile
von dünnwandigen
Bastfasern.

Rad. Ipecacuanh.
Ipekakuanhawurzel.
Stärke zusammen-
gesetzt, ohne
Schichtung, höchstens
12 μ. Gefäße mit
Hoftüpfeln, an den
abgestutzten Enden
meist kreisrundes
Loch. Ersatzfasern
verholzt mit schrägen
Spaltüpfeln, enthalten
Stärke. Die Ab-
kochung 1 : 10
schäumt nicht stark.

Carthagena-
Ipecacuanha hat
größere Stärke.

Wurzeln etc. a V.

Kork oder Metaderm; keine Sklerenchymfasern, kein Oxalat.

Steinzellen — keine Steinzellen

Tub. Aconit. Eisenhutknollen. Stärke oft aus 2 bis 4 Körnern zusammengesetzt, mit Kern. Steinzellen oft quadratisch, gleichmäßig verdickt. Kein Kork, Metaderm.

Stärke groß, verkleistert; gelb gefärbt

Rhiz. Curcumae Gelbwurzel. Selten große dickwandige Haare. Mit Schwefelsäure Rotfärbung.

Stärke klein, rund (s. auch R. Bellad.), z. T. zusammengesetzt

Stärkekörner 6 bis 16, bisweilen bis 20 μ groß, einzeln und selten zusammengesetzt

Rad. Levistici Liebstöckelwurzel. Gefäße 40 bis 80, ausnahmsweise bis 160 μ weit. Außer den Gefäßen keine verholzten Elemente.

Stärke klein 2 bis 4 μ, einzeln, selten zusammengesetzt

Rad. Angelicae. Engelwurz. Ersatzfasern. Außer den Gefäßen keine verholzten Elemente. Gefäße bis 70 μ weit.

Stärke bis 20 μ, zusammengesetzt mit deutlichem, mehrstrahligem Spalt

Rad. Valerian. Baldrianwurzel. Wurzelhaare; Epidermis; evtl. Steinzellen (aus dem Rhizom), Kork (vom Rhizom).

Verfälsch.: Blattstielbasen. (Steinzellartige Parenchymzellen, Bastfasern.)

Stärkekörner einzeln, groß, weiß, unverkleistert, Schichtungszentrum im dünneren Teile s. **Rhiz. Zedoariae** S. 484.

Wurzeln etc. a VI.

Kein Kork.

Sklerenchymfasern — keine Sklerenchymfasern. s. S. 490

Stärke exzentrisch geschichtet — Stärke ohne Schichtung

Rhiz. Zingibr. excort.
geschälter Ingwer
vgl. S. 484
(vgl. auch
Rhiz. Galangae
S. 484).

kleine Oxalat-Nadeln

Oxalat-Einzelkristalle

Oxalat-Drusen

Lign. Sassafras
Fenchelholz
vgl. S. 486 u. 492.

Rad. Liquir. mund.
geschältes Süßholz.
Bast- und Sklerenchym-
fasern mit kleinem Lumen;
Bastfasern nur außen ver-
holzt; Fasern und Gefäße
orangegelb, mit 80 proz.
Schwefelsäure Gelbfärbung.
Die Abkochung 1:10
schäumt beim Schütteln
stark.
Kristallzellreihen;
Stärke rundlich, spindel-
oder stäbchenförmig,
selten zu 2 zusammen-
gesetzt,
2—20 μ.

Rad. Althaeae mund.
Eibischwurzel.
Schleim; Bast und Sklerenchymfasern, wenig oder
nicht verholzt. Bastfasern
mit großem Lumen. Stärke
von länglich unregelmäßiger
Form, meist mit Längs-
spalt, 3—25 μ groß. Im
Tuschepräparat bilden
sich Schleimkugeln.

Wurzeln etc. a VII.

Kein Kork; keine Sklerenchymfasern.

kein Oxalat	Oxalat-Drusen	Oxalat-Prismen	Oxalat-Raphiden
Rhiz. Calam. excort. geschälte Kalmuswurzel Vgl. S. 485.	**Rhiz. Rhei** Rhabarber. Drusen bis über 100 μ groß; mit Kalilauge blutrote Färbung; Stärke meistens mit Spalt, einzeln oder bis 5 zusammengesetzt, Teilkörnchen meist 10—17 μ groß. Zellen z. T. mit gelbem Farbstoff. Nur weite, stets unverholzte Netzgefäße. Mikrosublimation: Bei niedriger Temperatur kurze Nadeln; bei höherer Temperatur bandförmige Kristalle (Emodin) und Sphärite (Chrysophansäure). Sublimat mit Kalilauge Rotfärbung. Verfälsch.: Rhiz. Curcumae (siehe dort).	**Rhiz. Iridis** Veilchenwurzel. Stärke sehr groß, bis 50 μ, exzentrisch geschichtet, meist mit Spalt.	**Tub. Salep** Salepknollen. Stärke verkleistert zu Klumpen verbacken. Sehr wenig Kork, große Schleimzellen. Vgl. S. 476.

Wurzeln b (keine Stärke).

Fasern

keine Fasern

Oxalat-Drusen und -Sand

Oxalat-Sand

kein Oxalat

Oxalatnädelchen

kein Oxalat

Rad. Saponariae
Seifenwurzel.
Schollen von Saponin, die sich durch Jodlösung goldgelb färben. Verholzte Fasern (des Stengels). Braune dünnwandige Korkzellen.

Die Abkochung 0,1:10 schäumt beim Schütteln stark.

Rad. Bet. vulg.
Runkelrübe.
Keine Milchröhren, wenig Gefäße, Parenchymzellen durchschnittlich über 80 μ breit.

Milchröhren; Gefäße mit quergestreckten, ovalen Tüpfeln

Rad. Cichor. intyb.
Zichorienwurzel.
Inulin in Zellen oder frei (wasserlöslich!). Die Tüpfel der Tracheiden sind selten mehr als $^1/_2$ des Zelldurchmessers breit. Parenchymzellen sehr selten über 40 μ breit.

keine Milchröhren Gefäße behöft getüpfelt

Rad. Senegae
Senegawurzel.
Sehr vereinzelte Steinzellen, Parenchym, derbwandig, Korkfetzen.

Die Abkochung 0,1:10 schäumt beim Schütteln stark.

Rad. Gentian.
Enzianwurzel.
Gefäße netzförmig oder spiralig verdickt, selten Stärke (unter 20 μ groß).

Verfälsch.:
Wurzeln von anderen Gentiana-Arten (Sklerenchymelemente). sehr selten Fasern (aus den Blütensproßnarben).

Mikrosublimation:
Gentisinkristalle mit ebenen Endflächen in Alkohol unlöslich (Anthrachinonderivate von Rumexarten in Alkohol mit dunkelgelber Farbe löslich).

Rad. Taraxaci
Löwenzahnwurzel.
Dünnwandige Zellen mit Inulinklumpen, freiliegendes Inulin in Klumpen oder Trümmern. Milchröhren. Blattelemente. Die Tüpfel der Tracheiden sind mindestens ½ so breit, wie die Tracheiden.

Verfälschungen mit Rad. Cichor. sind an den kleineren ovalen Tüpfeln zu erkennen, während diese bei Rad. Taraxaci mehr in die Breite gezogen sind.

Hölzer

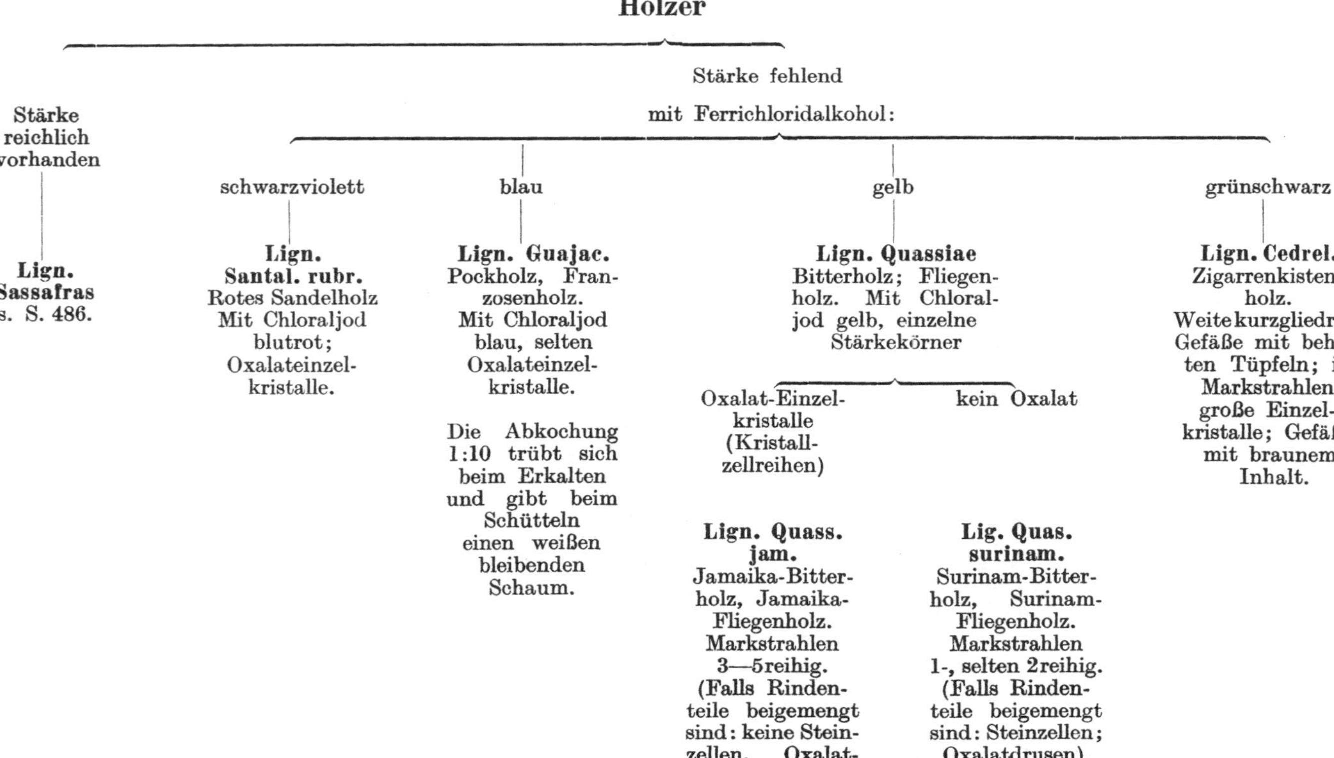

Stärke reichlich vorhanden

Lign. Sassafras s. S. 486.

Stärke fehlend

mit Ferrichloridalkohol:

schwarzviolett

Lign. Santal. rubr. Rotes Sandelholz Mit Chloraljod blutrot; Oxalateinzelkristalle.

blau

Lign. Guajac. Pockholz, Franzosenholz. Mit Chloraljod blau, selten Oxalateinzelkristalle.

Die Abkochung 1:10 trübt sich beim Erkalten und gibt beim Schütteln einen weißen bleibenden Schaum.

gelb

Lign. Quassiae Bitterholz; Fliegenholz. Mit Chloraljod gelb, einzelne Stärkekörner

Oxalat-Einzelkristalle (Kristallzellreihen)

kein Oxalat

Lign. Quass. jam. Jamaika-Bitterholz, Jamaika-Fliegenholz. Markstrahlen 3—5reihig. (Falls Rindenteile beigemengt sind: keine Steinzellen, Oxalateinzelkristalle, wenig Drusen).

Lig. Quas. surinam. Surinam-Bitterholz, Surinam-Fliegenholz. Markstrahlen 1-, selten 2reihig. (Falls Rindenteile beigemengt sind: Steinzellen; Oxalatdrusen).

grünschwarz

Lign. Cedrel. Zigarrenkistenholz. Weite kurzgliedrige Gefäße mit behöften Tüpfeln; in Markstrahlen große Einzelkristalle; Gefäße mit braunem Inhalt.

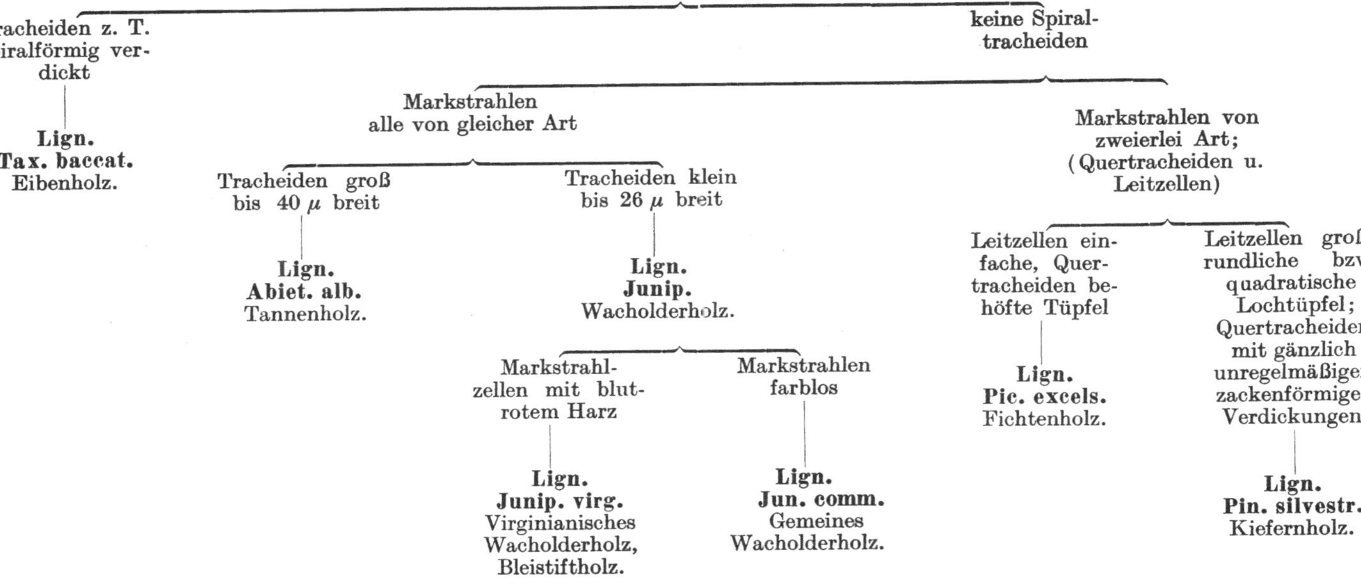
Koniferenhölzer.
Tracheiden z. T. spiralförmig verdickt
keine Spiraltracheiden
Lign. Tax. baccat. Eibenholz.
Markstrahlen alle von gleicher Art
Markstrahlen von zweierlei Art; (Quertracheiden u. Leitzellen)
Tracheiden groß bis 40 μ breit
Tracheiden klein bis 26 μ breit
Lign. Abiet. alb. Tannenholz.
Lign. Junip. Wacholderholz.
Leitzellen einfache, Quertracheiden behöfte Tüpfel
Leitzellen große rundliche bzw. quadratische Lochtüpfel; Quertracheiden mit gänzlich unregelmäßigen, zackenförmigen Verdickungen
Markstrahlzellen mit blutrotem Harz
Markstrahlen farblos
Lign. Pic. excels. Fichtenholz.
Lign. Pin. silvestr. Kiefernholz.
Lign. Junip. virg. Virginianisches Wacholderholz, Bleistiftholz.
Lign. Jun. comm. Gemeines Wacholderholz.

Blätter etc. I.

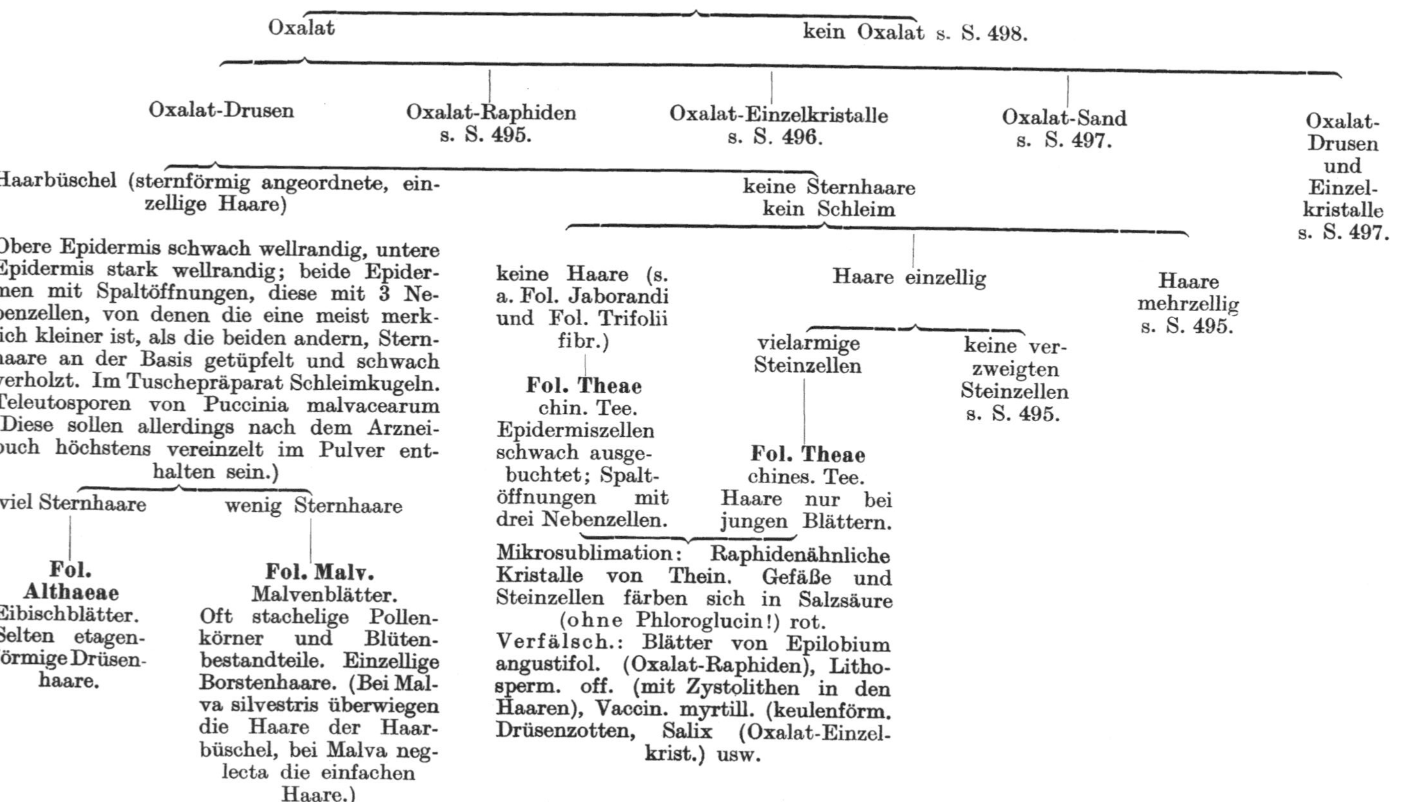

Oxalat — kein Oxalat s. S. 498.

Oxalat-Drusen — Oxalat-Raphiden s. S. 495. — Oxalat-Einzelkristalle s. S. 496. — Oxalat-Sand s. S. 497.

kein Oxalat s. S. 498.: Oxalat-Drusen und Einzelkristalle s. S. 497.

Oxalat-Drusen:

Haarbüschel (sternförmig angeordnete, einzellige Haare) — keine Sternhaare kein Schleim

Obere Epidermis schwach wellrandig, untere Epidermis stark wellrandig; beide Epidermen mit Spaltöffnungen, diese mit 3 Nebenzellen, von denen die eine meist merklich kleiner ist, als die beiden andern, Sternhaare an der Basis getüpfelt und schwach verholzt. Im Tuschepräparat Schleimkugeln. Teleutosporen von Puccinia malvacearum (Diese sollen allerdings nach dem Arzneibuch höchstens vereinzelt im Pulver enthalten sein.)

viel Sternhaare — wenig Sternhaare

Fol. Althaeae
Eibischblätter. Selten etagenförmige Drüsenhaare.

Fol. Malv.
Malvenblätter. Oft stachelige Pollenkörner und Blütenbestandteile. Einzellige Borstenhaare. (Bei Malva silvestris überwiegen die Haare der Haarbüschel, bei Malva neglecta die einfachen Haare.)

keine Sternhaare kein Schleim:

keine Haare (s. a. Fol. Jaborandi und Fol. Trifolii fibr.) — Haare einzellig — Haare mehrzellig s. S. 495.

Fol. Theae
chin. Tee. Epidermiszellen schwach ausgebuchtet; Spaltöffnungen mit drei Nebenzellen.

Haare einzellig:

vielarmige Steinzellen — keine verzweigten Steinzellen s. S. 495.

Fol. Theae
chines. Tee. Haare nur bei jungen Blättern.

Mikrosublimation: Raphidenähnliche Kristalle von Thein. Gefäße und Steinzellen färben sich in Salzsäure (ohne Phloroglucin!) rot.
Verfälsch.: Blätter von Epilobium angustifol. (Oxalat-Raphiden), Lithosperm. off. (mit Zystolithen in den Haaren), Vaccin. myrtill. (keulenförm. Drüsenzotten, Salix (Oxalat-Einzelkrist.) usw.

Blätter etc. II.

Oxalat

- **Oxalat-Drusen**

  keine Sternhaare, kein Schleim, Haare ein- oder mehrzellig.

  - **Haare einzellig;** keine verzweigten Steinzellen

    - „Labiaten-Drüsen-schuppen" auf mehrzelligem Stiel; Zystolithenhaare

      Herb. Cannabis indic. Hanfkraut. Milchsaftschläuche; Epidermis der Oberseite ohne Spaltöffnungen.

    - keine „Labiaten-Drüsen-schuppen"; keine Zystolithenhaare

      Fol. Jaborand. Jaborandiblätter. Bündel von großen Sklerenchymfasern; Epidermis wellenförmig schraffiert, vieleckig, um Haaransatzstellen strahlig gruppiert. Palisadenschicht einreihig, nur auf der Unterseite Spaltöffnungen, diese meist von 4 kleinen Nebenzellen kreisartig umgeben.

  - **Haare mehrzellig**

    - „Labiaten-Drüsen-schuppen"

      Fol. Jugland. Walnußblätter. Epidermis schwach wellrandig. Nur die untere Epidermis hat Spaltöffnungen mit meist 4 bis 6 Nebenzellen. 2 bis 3 Palisadenschichten. Oxalatdrusen besonders in den 2—3 Palisadenschichten. Große einzellige Haare; Drüsenhaare. Mikrosublimation: Zitronengelbes, kristallinisches Sublimat.

    - keine „Labiaten-Drüsen-schuppen"

      Fol. Stramon. Stechapfelblätter. Wenig Kristallsandzellen und Einzelkristalle aus den Blattnerven; viele Drüsenhaare; Epidermis wellrandig. Mehrzellige Haare warzig, gekrümmt. Evtl. Pollenkörper glattwandig. Oxalatdrusen nicht in der einreihigen Palisadenschicht, sondern in der darunter befindlichen Schicht. Ober- und Unterseite hat Spaltöffnungen mit meist 3 Nebenzellen, seltener 4—5, von denen meist eine merklich kleiner ist als die anderen.

- **Oxalat-Raphiden**

  - kleine Raphiden; Spaltöffnungen mit 2 parallelen Nebenzellen. Epidermis stark wellrandig, Oberseite ohne Spaltöffnungen. Einzellige Borstenhaare

    Fol. Asperulae odoratae Walmeisterblätter. Mikrosublimation: Kumarin. (s. auch Herb. Meliloti S. 496).

  - Oxalat-Raphiden (bis 1000 μ lang und bis 120 μ dick)

    Bulb. Scillae Meerzwiebel. Selten kleinkörnige (unter 20 μ) Stärke; kein Sklerenchym. Kein Chlorophyllgewebe; Schleimklumpen. Gefäße verholzt. Beide Epidermen mit spärlichen Spaltöffnungen.

Blätter etc. III.

Oxalat-Einzelkristalle

wenige kurze, ein- bis zweizellige Haare, Haarnarben	Knotenhaare	Mehrzellige Haare; kegelförmige Haare	keine Haare (siehe auch Fol. uv. urs.)		Steinzellnester
			keine Pollen	Pollen	

Fol. uv. urs. Bärentraubenblätter. Einzelkristalle nicht im Mesophyll, sondern nur in dickwandigen, das Leitbündel begleitenden Zellen. Oft viel Stärke; gradwandige Epidermis. Kalter Auszug (1:50) mit einem Körnchen Ferrosulfat →violetter Niederschlag (Arbutin). Epidermis der Oberseite ohneSpaltöffnungen. Spaltöffnungen etwa 50 μ lang, 40 μ breit, von einemKranz aus 5—9 Nebenzellen umgeben. Knorrige Fasern. Arbutinhaltige Zellen färben sich in verd. Salpetersäure nach kurzer Zeit leuchtend gelb. Nach kurzer Behandlung mit Salzsäure (1:10) Mikrosublimation: Prismen, Blättchen, baumartige Kristallskelette von Hydrochinon.

Herb. Melilot. Steinklee. Mikrosublimation: Kristalle und Prismenaggregate von Kumarin. Das Sublimat gibt mit Chlorzinkjod Büschel von zarten, gebogenen, braunvioletten Nädelchen.

Fol. Hyoscyam. Bilsenkrautblätter. Drüsenhaare; Epidermis wellrandig; Ober- u. Unterseite mit Spaltöffnungen; diese meist von 3 Nebenzellen umgeben, von denen eine wesentlich kleiner ist als die anderen; Einzelkristalle, Zwillingskristalle, selten Oxalat-Drusen. Sehr viele glatte oder feinkörnige, mit 3 feinen Austrittsspalten versehene Pollenkörner. Lange vielzellige Gliederhaare mit oder ohne Drüsenköpfchen; Drüsenzotten.

Epidermiszellen unregelmäßig; vieleckig

Fol. aurant. Pomeranzenblätter. Kristalle groß, bis 10 μ, auch in den Palisadenzellen. Große Sekretbehälter. Nur untere Epidermis mit Spaltöffnungen mit 2Nebenzellen. Lange Faserbündel mit Kristallzellreihen.

Epidermis der Unterseite mit Papillen

Fol. Coca Kokablätter. Spaltöffnungen nur auf der Unterseite mit zwei papillenlösen Nebenzellen. Kristallzellreihen. Oxalatkristalle klein, in den Palisadenzellen und im Schwammparenchym.

Herb. Centaurii Tausendgüldenkraut. Pollen gelb, kugelig, fein punktiert, mit 3 schlitzförmigen Austrittsstellen. 2 Palisadenschichten, deren Zellen je einen Einzelkristall enthalten. Epidermiszellen wellrandig, beiderseits mit Spaltöffnungen.

Herb. Cardui benedicti Kardobenediktenkraut. Bastfaserbündel. Massenhaft Pollen mit warziger Exine und 3 Austrittsstellen. Die Membran der Pollen färbt sich mit Schwefelsäure kirschrot. Beide Epidermen wellrandig mit Spaltöffnungen ohne Nebenzellen. 2—3 Palisadenschichten; zahlreiche Faserbruchstücke; breitzellige und schmalzellige Deckhaare. Wenig Einzelkristalle aus den Hüllkelchblättern und dem Fruchtknoten. Blattparenchym ohne Kristalle.

Blätter etc. IV.

Oxalat

Oxalat-Sand; Epidermis wellrandig; Ober- und Unterseite mit Spaltöffnungen

Oxalat-Drusen und Einzelkristalle (s. auch Fol. Hyoscyami S. 496)

---

einzelne mehrzellige Haare, z. T. verzweigt; unterste Zelle derselben oft tonnenförmig angeschwollen

Fol. Nicotian. Tabakblätter. Viele Haare. Lange schlaffe Gliederhaare oft mit vielzelligem Drüsenköpfchen. Steife warzige Gliederhaare. Keine einzelligen Haare.

keine verzweigten Haare

Fol. Belladonn. Tollkirschenblätter. Sehr wenig Haare, streifige Kutikula, mehrzellige Gliederhaare, kurze Drüsenhaare mit mehrzelligem Köpfchen, gestielte Drüsenhaare mit rundem Köpfchen. Spaltöffnungen beiderseits, mit meist 3 Nebenzellen, von denen eine meist merklich kleiner ist.

Verfälschungen: Blätter von Ailanthus, Phytolacca, Plantago, Herba Belladonnae usw. erkennbar an verholzten Fasern, dickwandige Zellen der Samenschale, geradlinig-vieleckige Epidermiszellen, Oxalatdrusen, Oxalatraphiden.

Verfälsch.: Kartoffelkraut (fast alle Haare gekörnt; keine großen Drüsenhaare; Blattrand mit zahnartigen einzelligen Haaren; Oxalatsand). Waldmeisterkraut (Raphidenbündel; Spaltöffnungen mit zwei dem Spalt parallelen Nebenzellen).

dickwandige, einzellige, glatte Haare; gestielte Drüsenhaare, keulenförmige Haare; oft Pollenkörner

Flor. Koso Kossoblüten. Pollenkörner glattwandig, oft mit Stärke. Tracheen höchstens 2 μ breit.

dickwandige, meist gekrümmte, einzellige, rauh gekörnte Haare bis 260 μ lang. Spaltöffnungen mit 2 Nebenzellen

Fol. Senn. Sennesblätter. Epidermis gradwandig, um Haare strahlig geordnet; beide Seiten mit Spaltöffnungen. Kristallzellreihen, Spiralgefäße, Faserbündel. Mikrosublimation: Bei niedriger Temperatur kurze Nadeln, bei höherer Temperatur bandförmige Kristalle und Sphärite. Sublimat färbt Kalilauge rot.

keine Haare

Fol. Maté Paraguay-Tee. Epidermis beiderseits gradwandig mit deutlicher Kutikularstreifung, die der Oberseite ohne Spaltöffnungen; dickwandig. Spaltöffnungen groß mit zahlreichen Nebenzellen. Mikrosublimation: Coffein.

einzellige Borstenhaare, Lumen z. T. nur am Basalteil zu erkennen, an der Kutikula verlaufen zwei sich kreuzende Schraubenlinien. Epidermis beider Seiten wellrandig, nur die Unterseite mit Spaltöffnungen mit meist je 4 Nebenzellen

außerdem einzellige, lange, gewundene Deckhaare

Fol. Rubi idaei Himbeerblätter.

meist keine Deckhaare

Fol. Rubi fruticosi Brombeerblätter.

Blätter etc. V.

Kein Oxalat (Fortsetzung s. S. 499)

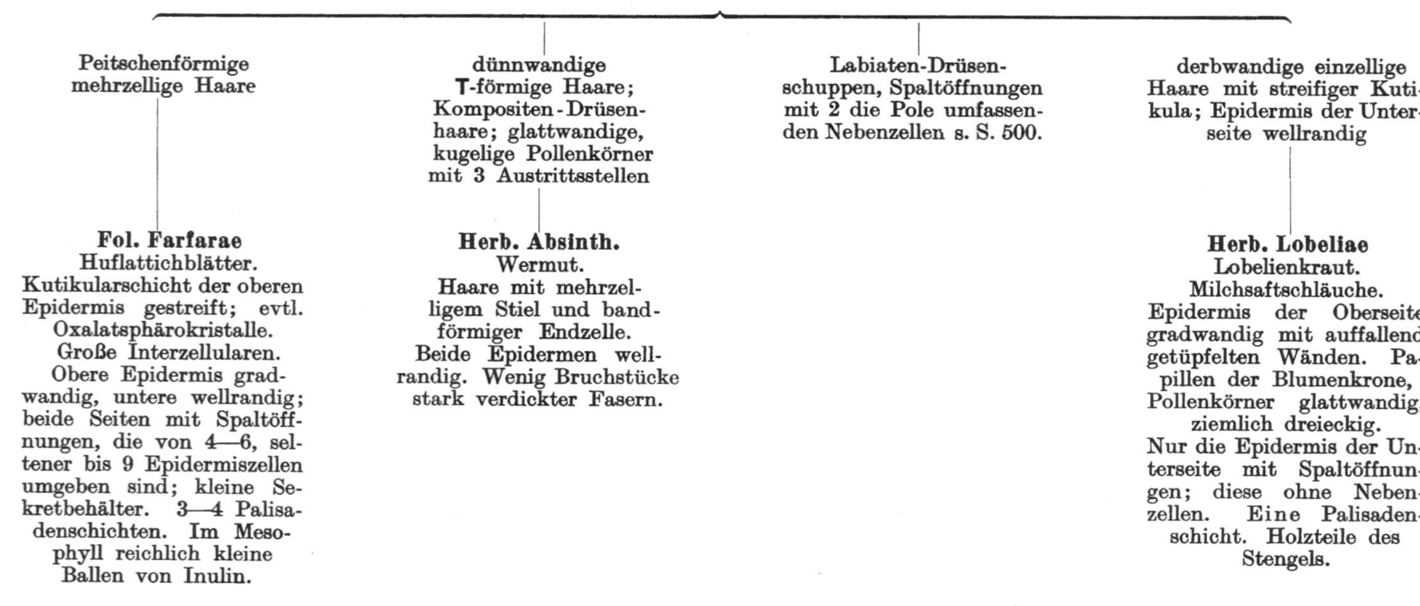

Peitschenförmige
mehrzellige Haare

dünnwandige
T-förmige Haare;
Kompositen-Drüsen-
haare; glattwandige,
kugelige Pollenkörner
mit 3 Austrittsstellen

Labiaten-Drüsen-
schuppen, Spaltöffnungen
mit 2 die Pole umfassen-
den Nebenzellen s. S. 500.

derbwandige einzellige
Haare mit streifiger Kutikula; Epidermis der Unterseite wellrandig

Fol. Farfarae
Huflattichblätter.
Kutikularschicht der oberen
Epidermis gestreift; evtl.
Oxalatsphärokristalle.
Große Interzellularen.
Obere Epidermis grad-
wandig, untere wellrandig;
beide Seiten mit Spaltöffnungen, die von 4—6, sel-
tener bis 9 Epidermiszellen
umgeben sind; kleine Se-
kretbehälter. 3—4 Palisa-
denschichten. Im Meso-
phyll reichlich kleine
Ballen von Inulin.

Herb. Absinth.
Wermut.
Haare mit mehrzel-
ligem Stiel und band-
förmiger Endzelle.
Beide Epidermen well-
randig. Wenig Bruchstücke
stark verdickter Fasern.

Herb. Lobeliae
Lobelienkraut.
Milchsaftschläuche.
Epidermis der Oberseite
gradwandig mit auffallend
getüpfelten Wänden. Pa-
pillen der Blumenkrone,
Pollenkörner glattwandig,
ziemlich dreieckig.
Nur die Epidermis der Un-
terseite mit Spaltöffnun-
gen; diese ohne Neben-
zellen. Eine Palisaden-
schicht. Holzteile des
Stengels.

Blätter etc. Vl.

Kein Oxalat

mehrzellige Haare (siehe auch S. 500).

keine Haare
(siehe auch Fol. Trifol. fibr.)

keine oder nur **sehr wenig** Haare, bis zehnzellig, meist vertrocknet, Zellen von gleicher Größe; keine Drüsenhaare

Fol. Trifol. fibrin.
Bitterklee.
Epidermis der Oberseite ziemlich gradwandig, Unterseite wellrandig, beide mit Spaltöffnungen, mit meist 4 Nebenzellen; strahlige Kutikularstreifung, keine verholzten Fasern. Palisaden undeutlich 1- bis 4 schichtig. Schwammparenchym sehr weitlückig. In den Palisadenzellen häufig winzige Drusen von Oxalat.

gelenkig verdickte Gliederhaare; selten kleine, schlauchartige Haare; Epidermis der Oberseite ohne Spaltöffnungen. Keine Drüsenhaare

Fol. Matico
Matiko-Blätter.

zwei- bis sechszellige Haare, punktiert gehöckert, einzelne Haarzellen kollabiert. Drüsenhaare. Epidermis der Oberseite gradwandig; der Unterseite wellrandig

Fol. Digital.
Fingerhutblätter.
Epidermis der Unterseite mit Spaltöffnungen mit 3—7, meist 4 Nebenzellen Palisadenschicht einzellig, selten gefächert.
Verfälschungen: Hyoscyamus-, Datura-, Atropa-Blätter (Einzelkristalle, Drusen, Kristallsand von Kalziumoxalat).
(Fol. Verbasci → Büschelhaare.)

Epidermiszellen gradwandig, gestreckt, getüpfelt

Summitates Sabinae
Sadebaumspitzen.
Lange Fasern; Spaltöffnungen gestreckt.

Epidermiszellen wellenrandig, stark getüpfelt; keine Pollenkörner

Fol. Lauri
Lorbeerblätter. starke Sklerenchymfasern. Spaltöffnungen nur unterseits, meist von 4 Nebenzellen umgeben.

Pollenkörner länglich, biskuitförmig eingeschnürt

Herb. Conii
Schierlingkraut. Kutikula zartstreifig. Oberseite der Epidermis mit wenigen Spaltöffnungen, die Längsrichtung deckt sich mit der der Epidermiszellen, 2 Nebenzellen.

Blätter etc. VII.

Kein Oxalat; Labiaten-Drüsenschuppen (in feinen Pulvern nur schwierig zu finden, weil meistens zertrümmert) Spaltöffnungen mit 2, die Pole umfassenden Nebenzellen

Sklerenchymfasern		keine Sklerenchymfasern			
kleine, meist knieförmig gebogene Borstenhaare mit körniger Kutikula	dickwandige große Borstenhaare mit Kutikularstreifung	mehrzellige längsgestrichelte Haare	sehr viele gewundene mehrzellige Haare	kurze, zahnförmige, rauh gekörnte Haare und wenige mehrzellige Haare mit kurz längsgestrichelter Kutikula	große Büschelhaare mit verholzten Wänden
Herb. Thymi. Thymianblätter, Thymiankraut. Selten große Borstenhaare; Pollenkörner kugelig, glatt. Beide Epidermen mit Spaltöffnungen.	**Herb. Serpyll.** Quendel.	**Fol. Menth. pip.** Pfefferminzblätter. Einzelne Haarzellen kollabiert; Epidermis wellrandig, gestielte Drüsenhaare. Obere Epidermis ohne Spaltöffnungen.	**Fol. Salviae** Salbeiblätter. Die Lumina der langen Haare mit Luft gefüllt, ausgenommen die Fußzelle. Epidermis der Oberseite vieleckig, der Unterseite wellrandig, gestielte Drüsenhaare. Beide Epidermen mit Spaltöffnungen. Mehrere Schichten Palisadenzellen.	**Fol. Melissae** Melissenblätter. Epidermis wellrandig; Oberseite ohne Spaltöffnungen. Drüsenhaare mit zweizelligem Köpfchen.	**Fol. Rosmarin.** Rosmarinblätter. Kreisrunde Spaltöffnungen, gestielte Drüsenhaare; Spaltöffnungen nur an der Unterseite.

Blüten (eventuell auch „Herba") I.

Sklerenchymfasern — **keine Sklerenchymfasern s. S. 503**

Sklerenchymfasern:
- **kein Oxalat s. S. 502**
- **Oxalat**

Oxalat:
- **Oxalat-Einzelkristalle und -Drusen** (siehe auch Flor. Chamomillae und Lavandulae)
- **Oxalat-Drusen** (siehe auch Flor. Cinae)

Oxalat-Einzelkristalle und -Drusen:

Dickwandige Haare; große Drusen, einzellige, dünnwandige Schlauchhaare, Drüsenhaare, Gefäße nicht über 18 μ breit; evtl. Pollenkörner glattwandig, mit 3 spaltförmigen Austrittsstellen

Flor. Koso
Kossoblüten.
Vgl. S. 497.

Verfälsch.: Männliche Blüten (zahlreiche Pollenkörner, spiralig verdickte Antherenwände.

T-förmige Haare, kleine Kristalle; Pollenkörner stachelig

Flor. Pyrethri
Insektenpulver.
Kompositen-Drüsenhaare.

Verfälsch.:
Cort. Quillajae, Rhiz. Curcumae siehe dort.

Oxalat-Drusen:
- **Sternhaare, Schleimzeller.**
- **keine Sternhaare**

Sternhaare, Schleimzeller:

Pollen groß, stachelig, mit zahlreichen Austrittsstellen

Flor. Malvae
Malvenblüten.
Einzellige Haare, Wollhaare, Drüsenhaare.

Pollen fein punktiert, mit 3 Austrittsstellen, Büschelhaare

Flor. Tiliae
Lindenblüten.
Lange einzellige Haare.

keine Sternhaare:

Flor. Caryophylli
Nelkenpfeffer.
Reichlich Kollenchym, Schwammparenchym, dickwandige Epidermisteilchen mit vereinzelten Spaltöffnungen, ziemlich zahlreiche Leitbündelbruchstücke mit zarten 4—15 μ, meist 6—10 μ breiten, gewöhnlich spiralig verdickten Gefäßen, zuweilen in Begleitung von Kristallzellreihen. Fasern. Pollenkörner noch z. T. in Tetraden, dreieckig; keine Steinzellen, deutlich erkennbare Ölräume. Mit Ferrichloridalkohol blauschwarze Färbung.

Verfälsch.: Piment; Kurkumawurzel; Nelkenstiele (Steinzellen dickwandige Sklerenchymfasern, polygonale Treppengefäße. Einzelkristalle). Mutternelken (knorrige, stab- oder faserförmige Steinzellen).

Blüten II.

Sklerenchymfasern; kein Oxalat

keine Haare

Haare

Flor. Carthami tinct.
Saflorblüten.
Sekretschläuche.

Kompositendrüsenhaare;
keine Büschelhaare

Labiaten-Drüsen-
schuppen; Büschelhaare
körnig gestreift
Drüsenhaare, knorrig ver-
dickte Haare und eben-
solche mit Drüsenköpfchen

Pollenkörner, glatt-
wandig, oft zu Häufchen
vereinigt

Pollenkörner kurz-
stachelig, mit
3 Austrittsstellen

Flor. Cinae
Wurmsamen.
Lange gewundene Haare,
evtl. Oxalat-Drüsen (aus
dem Parenchym der Hüll-
blätter und dem Konnektiv)
Zellen der Hüllblätter feder-
artig angeordnet.

Mikrosublimation:
Santonin, mit methylalko-
holischer Natriummethylat-
lösung Rosafärbung.

Flor. Chamomill.
Kamillenblüten.
Schleimzellen,
evtl. Steinzellen; Oxalat-
Drusen und Einzelkristalle
aus den Stielen. Antherenwände leistenförmig ver-
dickt. Gefäße und Paren-
chym der Staubfäden ver-
holzt. Weiße und gelbe
Fetzen der Blumenkronen,
grünes Parenchym der
Hüllkelchblätter.

Flor. Lavandul.
Lavendelblüten.
Pollen kugelig, mit sechs
schlitzförmigen Austrittsstellen. Exine mit un-
regelmäßigen Erhöhungen
oder netzförmigen Leisten.
Sehr selten kleine Oxalatkristalle aus der Innen-
epidermis des Kelches.

Blüten III.

Keine Sklerenchymfasern.

kleine, einzellige, kegelfömige Haare mit gekörnter Kutikula, kleine mehrzellige Drüsenhärchen von der Kelchblattunterseite; Blüte sonst unbehaart, weiß	keine Haare; Sekretschläuche Blütenblätter gelb	Büschelhaare	Zwillingshaare, aus zwei einzelligen Haaren bestehend; die gemeinsame Wand mit zahlreichen Tüpfeln	große Haare, oft aus zwei Zellreihen bestehend; Endzelle, meistens geschrumpft, gelb
Flor. Sambuci Holunderblüten. Pollen tetraedrisch abgerundet, mit 3 schlitzförmigen Austrittsstellen und feinkörniger Exine	**Flor. Cartham. tinct.** Saflorblüten. Vgl. S. 502.	**Flor. Verbasci** Königskerzenblüten. Pollenkörner rund, feinkörnig mit drei Austrittsstellen; keulenförmige Haare gekörnt, z. T. mit Oxalatsphärokristallen. Drüsenhaare.	**Flor. Arnicae** Arnikablüten. Pollenkörner groß, sehr stachelig, mit 3 Austrittsstellen; Pappus ährenartig, Kompositendrüsenhaare, lange mehrzellige Haare. Fruchtknotenrand mit Einlagerungen von Phytomelan.	**Flor. Calendul.** Ringelblumen. Pollenkörner stachelig; Parenchym enthält gelbe, in Wasser unlösliche Tropfen; Epidermis aus längsgestreckten Zellen, fein gestreift. Kompositendrüsenhaare.

Früchte und Samen a I.

Haare — **keine Haare siehe S. 505**

Haare einzellig:

Oxalat-Drusen; Steinzellen (siehe auch Sem. Querc. tost.)

Fruct. Piment.
Piment; Englisches Gewürz.
Violette Farbstoffkörper (in Alkohol-Glyzerin zu betrachten). Steinzellen z. T. gelb; z. T. farblos. Stärke einzeln, höchstens zu zweien, oft mit Kern; kleinzellige Epidermis, Ölzellen.

Verfälsch.: Nelkenstiele, Pimentstiele. „Pimentmatta" meistens aus Birnenmehl, Hirsekleie und Olivenkernen.

kein Oxalat; keine Steinzellen

Sem. Strophanth. Kombe
Kombe-Strophanthussamen.
Haare mit kleinem Lumen. Stärke rund bis 8 μ. Mit Schwefelsäure z. T. Grünfärbung.

Haare mehrzellig:

Oxalat-Einzelkristalle; Steinzellgruppen

Birnenmehl
Bastfasern, Fensterzellen 10—25 μ.
Haare einzellig, dickwandig und vielzellige warzige Haare.

kein Oxalat; keine Steinzellen

Sem. Cacao
Kakao
vgl. S. 507.
„Mitscherlichsche Körperchen". Stärke sehr klein (4—12 μ), meist zu ungleichen Zwillingen oder Drillingen zusammengesetzt (große Schleimzellen, kleine Steinzellen deuten auf Vermengung mit Samenschale). Aleuronkörner höchstens 5 μ, oft mit Eiweißkristall.

Verfälsch.: Arachisölkuchen; Maismehl; Kakaoschalen.

Früchte und Samen a II.

Keine Haare

Oxalat-Einzelkristalle — kein Oxalat siehe S. 506

keine Steinzellen — Steinzellen

Sem. Myristic.
Muskatnuß.
Stärke stets aus 2 bis
4 Körnern zusammen-
gesetzt; einzelne, bzw.
Bruckhörner 2—15 μ.
Stärke mit Kern;
braune Samenhaut
mit Kristallen.
Vgl. S. 506.

Einzelkristalle
im Parenchym,
Gerbstoffschollen,
gelbe traubenförmige
Gebilde (Lignin-
körper), die sich mit
Phloroglucin-Salz-
säure ebenso wie die
Steinzellen und die
meisten Gefäße rot
färben

Gallae
Galläpfel.
Mit Ferrichlorid-
alkohol Schwarz-
färbung.

Einzelkristalle in den
Steinzellen

Fruct. Juniper.
Wacholderbeeren.
Vgl. S. 511.

Steinzellen
ohne Kristalle;
fast jede Perispermzelle
mit Oxalatkristallen

Fruct. Cardamom.
Malabar-Kardamomen.
Stärke klein, einzeln; dick-
wandige braune Steinzellen,
einseitig verdickt, mit warzigem
Kieselkörper in dem kleinen
Zellumen. Langgestreckte
faserförmige Epidermis.

Verfälsch.:
Fruchtschalen von Karda-
momen. Ceylon-Kardamomen
(Fruchtschale mit einzelligen
Haaren und Kristallen), Pali-
sadenzellen bedeutend größer.

Früchte und Samen a III.

Keine Haare; kein Oxalat

| keine Steinzellen; keine Sklerenchymfasern | Steinzellen; Sklerenchymfasern. S. 507. |

Endosperm derbwandig, ungetüpfelt	fast alle Stärke verquollen, oft zusammengesetzt, mit großem Spalt	sehr wenig Stärke; Endosperm mit großen Tüpfeln	viel Stärke, einfach, groß, bis 30 μ undeutlich geschichtet, oft mit Kernspalt	Stärke zusammengesetzt mit Kern
Sem. Strophanthi grati. Gratus-Strophanthussamen. Hellbraune, weitlumige, dickwandige Epidermiszellen, z. T. papillenartig vorgewölbt, mit feinkörnig warziger Kutikula. Mit 80 proz. Schwefelsäure Rotfärbung (Grünfärbung zeigt andere Strophanthusarten an).	**Sem. Querc. tost.** Eichelkaffee. Epidermis gradwandig. (Wurden die Schalen mit vermahlen, so findet man farblose Steinzellen, einzellige, schlaffe Haare, Oxalatdrusen und dickwandige Epidermis.)	**Sem. Colchici** Herbstzeitlosensamen. Vgl. S. 514. Stärke mit Kern oder Spalt. Mittellamelle deutlich sichtbar. Samenschale aus großen, braunen, dünnwandigen Zellen. Epidermis etwas dickwandiger, polygonal, ungetüpfelt.	**Sem. Colae** Kolanuß. Zellen mit braunem Inhalt. Mikrosublimation: Coffein.	**Sem. Myristic.** Muskatnuß. Vgl. S. 506. Aleuronkörner mit Jodlösung zeigen oft großes braunes Eiweißoktaeder; aneinanderhängendes Endosperm und braunes Ruminationsgewebe sichert die Diagnose.

Früchte und Samen a IV.

Keine Haare; kein Oxalat;

Steinzellen; Sklerenchymfasern (Fortsetzung S. 508)

Schleim-endosperm (Schleim-membran)	Steinzellen der Hartschicht gelb-braun, wellig-buchtig, fast immer noch zu mehreren verbunden	sehr wenig kleine Steinzellen; sehr wenig vielzellige Haare (sogen. Mitscherlichsche Körperchen). Stärke klein zu-sammengesetzt, braune Farbstoff-zellen	Gekrösezellen	Stärke groß, geschichtet
Sem. Foenugraeci Bockshornsamen. Palisadenzellen, z. T. noch im Zu-sammenhang mit der Trägerschicht. „Lichtlinie" in den Palisadenzellen.	**Fruct. Lauri** Lorbeeren. Kleine netzförmig verdickte Gefäß-glieder. Epidermis der Fruchtschale großzellig, grad-wandig mit braunem Inhalt; Epidermis der Kotyledonen farblos. Stärke zusammengesetzt, meist mit Kern. Der Farbstoff löst sich in Chloralhydrat mit purpurner Farbe.	**Sem. Cacao** Kakao. Steinzellen stammen aus der Samenschale; Haare schlecht aufzufinden, meist zertrümmert; s. S. 504.	**Fruct. Capsici** Spanischer Pfeffer; Paprika. Mit Kalilauge blut-rote Tröpfchen. Steinzellen mit wellenförmigem Umfang. Jedes Pulver enthält auch grüne Bestand-teile des Stengels und Kelches; Epi-dermis des Kelches enthält kleine Drüsenhaare. Mit Schwefelsäure färben sich die Chromoplasten und Öltropfen blau. Sehr wenig kleine und rundliche Stärkekörner.	**Sem. Calabar.** Kalabarbohnen. Palisadenschicht der Epidermis, Armzellen mit braunem Inhalt, durch Ferrichlorid-alkohol schwarz.

Früchte und Samen a V.

Keine Haare; kein Oxalat;

Steinzellen; Sklerenchymfasern

Epidermis gradwandig mit zapfenartigen Verdickungen

Sem. Arachidis
Erdnußkuchen.
Stärke einfach, kugelig, bohnen- und nierenförmig, größere Körner mit zentralem Kern.

Mit Schwefelsäure blutrote Färbung

Steinzellen klein, wenig, z. T. gelb mit braunem Inhalt; z. T. leer (Becherzellen). Stärke meist zu Ballen vereinigt, Einzelkörner klein (2—6 μ). Mit 80 proz. Schwefelsäure keine Rotfärbung.
(Vielzellige Haare vom Fruchtstiel)

Epidermis

Piper. nigr.
Schwarzer Pfeffer.
Epidermis polygonal, schwarzbraun.

keine Epidermis

Piper. alb.
Weißer Pfeffer.

Verfälsch.: ausgezogener Ingwer; Wacholderbeeren; Pfeffermatta ist meistens Hirsenkleie. (Hirsespelzen den Gerstenspelzen ähnlich, jedoch keine rundlichen Kieselzellen und keine Zwillingszellen vorhanden. Längswände der Epidermis stark gewellt.) Walnußschalen, Ölkuchen, Arachis-Kuchen usw. (s. dort).

Steinzellen, groß, zahlreich, gelb und kleinere von bräunlicher Farbe

Cubebae
Kubeben.
Palisadenförmige und polygonale Steinzellen, starke Sklerenchymfasern aus dem Fruchtstiele.
Samenschale aus:
1. Häutchen von polygonalen Zellen; 2. lückiges Parenchym aus stark verdickten Zellen; 3. braune Membran aus buchtigen porösen Zellen.
Mit 80 proz. Schwefelsäure ebenfalls Rotfärbung
Stärke meist zu Ballen vereinigt, Einzelkörner winzig.

Früchte und Samen b I.

Mit Schleim | ohne Schleim S. 510

Schleimendosperm | Schleimepidermis

Sem. Foenugraeci
Bockshornsamen.
Palisadenzellen; manche
Zellen mit kleinen Stärkekörnchen gefüllt, Träger-
zellen kuppelförmig mit
gerippten Wänden.

Verfälsch.: Stärke ent-
haltende Samen.
(S. auch S. 507.)

Die Samenschale enthält
eine „Becherzellen‘‘-schicht,
die in der Flächenansicht
ein Mosaik aus polygonalen
Zellen bildet

Kruziferen
Siehe S. 515.

Getüpfelte Steinzellen
(Stabzellen) der Samen-
schale. Pigmentzellen vier-
eckig, ihre Membran fein
getüpfelt; Pigmenttafeln
oft aus den Zellen herausgefallen

Sem. Lini
Leinsamen.
Aleuronkörner in Jodlösung
zeigen braune Grundmasse
(oval) und farbloses kleines
Globoid (rund).
Selten Stärkekörnchen.
(Größere Mengen Stärke-
körner stammen aus bei-
gemengten Unkraut-[Grä-
sern-]Samen.

Früchte und Samen b II.

Keine Haare, S. 511 — Haare

Keine Haare, S. 511:

Haare, kurz, einzellig; Oxalat-Drusen; Steinzellen der Samenschale; Epidermisfragmente; Milchsaftschläuche; enge Spiralgefäße

Feigenkaffee.

vielzellige, ovale Zottenhaare

Fruct. Cumini Mutterkümmel. Endospermgewebe farblos.

Haare lang, glatt, stark verdickt

Haarbasis getüpfelt; Haare verholzt, meist in die Verdickungsleisten zerfallen; mit Schwefelsäure Gelbfärbung

Sem. Strychni Brechnuß; Krähenaugensamen. Wände des Endosperms ungetüpfelt. In Jodlösung Niederschlag von Strychnin und Sichtbarwerden der Plasmaverbindungen in den Endospermwänden.

Haarbasis ungetüpfelt; mit Schwefelsäure z. T. Grünfärbung

Sem. Strophanth. Kombe Kombe-Strophanthussamen. Siehe auch S. 504.

Haare:

Haare kurz, einzellig, warzig, meist gekrümmt

Fruct. Anisi. Anis. Ölstriemen; farbloses Endospermgewebe; Epidermis mit wenigen Spaltöffnungen. In den Aleuronkörnern kleine Drusen (Rosetten) von Kalziumoxalat; spärliche Sklerenchymfasern. Sekretgänge mit anliegenden, dazu rechtwinklig gestreckten Querzellen.

Haare lang, nicht verdickt, oft gedreht; Fransenzellen

Baumwollsamen Epidermiszellen dickwandig, mit dunkelbraunem Inhalt. Mit Phloroglucin-Salzsäure färbt sich das Pulver grün und einzelne wenige Zellen intensiv violett.

Früchte und Samen b III.

Ohne Schleim; ohne Haare

Oxalat (Fortsetzung S. 512) — kein Oxalat, S. 513

kleine Oxalat-Einzelkristalle	Oxalat-Prismen	Oxalat-Raphiden und Einzelkristalle	Oxalat-Einzelkristalle	
			Einzelkristalle in den Steinzellen liegend. Steinzellplatten. Epidermis dickwandig mit braunem Inhalt	Einzelkristalle nicht in Steinzellen. Epidermis sehr großzellig, knotig verdickt
Fruct. Aurantii immaturi. Unreife Pomeranzen. Hesperidinklumpen (in Kalilauge mit gelber Farbe löslich) kleinzellige Epidermis mit Spaltöffnungen; derbwandiges, farbloses Parenchym, vereinzelte schwach verholzte Spiralgefäße.	**Fruct. Anisi stellat.** Sternanis. Verzweigte Steinzellen; Sklerenchymfasern. Getüpfelte Epidermis mit Spaltöffnungen. Palisadenzellen getüpfelt.	**Fruct. Vanill.** Vanille. Epidermis fein getüpfelt; Samen mit polygonalen stark verdickten Oberhautzellen. Vanillenreaktion: 5 proz. Phloroglucinlösung mit 1 Tropfen Schwefelsäure → karminrot.	**Fruct. Juniper.** Wacholderbeeren. Große, unregelmäßig geformte, dünnwandige, verholzte Steinzellen im Fruchtfleisch (s. auch S. 505).	**Ölkuchen.** Olivenkernmehl; Matta Livorno. Sklerenchymfasern; Steinzellen oft gekrümmt, an einem Ende abgerundet, am andern fast spitz zulaufend. Zahlreiche, langgestreckte Steinzellen. Steinzellen bei gekreuzten Nicols bei schwacher Vergrößerung glänzend weiß (Pfeffersteinzellen gelb).

Früchte und Samen b IV.

Kein Schleim; keine Haare; Oxalat

Oxalat-Sand

Oxalat-Drusen

Sem. Papaver.
Mohnsamen.
Großzellschicht sechs-
eckig; Sklerenchym-
fasern. Faserschicht
(Fasern 15—40 μ);
Netzzellen (bei braunem
Mohnsamen mit braunem
Inhalt).

nur Drusen

Drusen und Einzelkristalle

Drusen und Nadeln

Umbelliferenfrüchte
Drusen (Rosetten) in den
Aleuronkörnern zu mehre-
ren in jeder Endosperm-
zelle (am besten in Chloralhydrat sichtbar)

Amygdalae
Mandeln; Mandelkleie.
Große braune Steinzellen;
Sklerenchymfasern.

Sesamölkuchen.
Aleuronkörner eirund mit
rundem Globoid und oft
mit Eiweißkristall.
Keine Steinzellen, keine
Sklerenchymfasern.

Drusen auch frei
in den Zellen bis
20 μ groß

Drusen nur in den Aleuron-
körnern, siehe:
Fruct. Foeniculi, s. S. 514
Fruct. Carvi, s. S. 514
Fruct. Conii (Mikro-
destillation: Coniin).
Fruct. Coriandri, s. S. 514

Fruct. Phellandrii
Wasserfenchel.
Zahlreiche verholzte Fasern.
Parenchym der Frucht-
wand derbwandig mit kreisrunden Tüpfeln, mehr
oder weniger stark verholzt. Ölgänge mit orangegelbem Inhalt.

Früchte und Samen b V.

Ohne Schleim; ohne Haare; ohne Oxalat

Steinzellen — keine Steinzellen, S. 514

Steinzellen der Samenschale einseitig verdickt; Reservezellulose glänzend weiß, knotenförmig verdickt.

Sem. Arecae Arekanuß. Außerdem dünnwandige und gleichmäßig verdickte Zellen der Samenschale.

Wände knotig verdickt

Palmkernmehl Fettes Öl. Mit Äther ausziehen, Parenchymzellen ohne Stärke, Wandung große runde Tüpfel.

Gekrösezellen; roter Farbstoff

Fruct. Capsici Spanischer Pfeffer; Paprika. Vgl. S. 507.

Verfälsch.: Kurkumawurzel; Mineralische Stoffe.

Steinzellen der Silberhaut sklerenchymfaserähnlich

Sem. Coffeae Kaffee. Wände des Endosperms knotig verdickt, mit größeren und kleineren Poren, rund etwas breit gezogen.

Mikrosublimation: Coffein.

Parenchym dünnwandig

Kokosölkuchen Sklerenchymfasern mit Kieselkörperchen, Steinzellen braun. Parenchymzellen ohne Stärke mit großen Klumpen von Eiweißsubstanz (in Jodjodkalium braun).

Parenchymzellen groß, kugelig, mit rundlichen Tüpfelplatten

Fruct. Colocynthidis. Koloquinthen. Siehe S. 477.

Früchte und Samen b VI.

Ohne Schleim, ohne Haare, ohne Oxalat,

keine Steinzellen

Endosperm mit derbwandigen, ungetüpfelten Wänden, mit 80 proz. Schwefelsäure Rotfärbung	Endospermwände knotig verdickt, weiß	Endosperm mit großen Tüpfeln; Wände weiß	wenig gleichmäßig schwach sklerosierte Parenchymzellen	Sklerenchymfasern, wellenförmig, zu Platten verbunden	Parenchymzellen z. T. netzförmig verdickt
Sem. Strophanthi grati siehe S. 506.	**Sem. Sabadill.** Sabadillsamen; Läusesamen. Epidermis aus langgestreckten Zellen mit scharf hervortretender Mittellamelle. Mit konzentrierter Schwefelsäure Rotfärbung; vereinzelte kleine Stärkekörner.	**Sem. Colchici** Herbstzeitlosensamen. Manche Zellen mit braunem Inhalt. Vgl. S. 506.	**Fruct. Carvi** Kümmel. Ölstriemen; farbloses Endospermgewebe; Epidermis mit wenigen Spaltöffnungen. Lange Sklerenchymfasern. In den Aleuronkörnern kleine Drusen (Rosetten) von Kalziumoxalat.	**Fruct. Coriandri.** Koriander. Ölstriemen; farbloses Endospermgewebe; Epidermis mit wenigen Spaltöffnungen. In den Aleuronkörnern kleine Drusen (Rosetten) oder Einzelkriställchen von Kalziumoxalat.	**Fruct. Foenicul.** Fenchel. Ölstriemen; farbloses Endospermgewebe; Epidermis mit wenigen Spaltöffnungen. Innere Epidermis aus gestreckten, parkettierten Zellen. In den Aleuronkörnern kleine Drusen (Rosetten) von Kalziumoxalat. Schmale Sklerenchymfasern des Karpophors). Derbwandigbraune Parenchymzellen (der Fruchtwand).

Früchte und Samen b VII.
Kruziferen:

Großzellen kollenchymatisch, in zwei Lagen; Schleimzellen polygonal, in Wasser konzentrisch geschichtet; keine Farbstoffzellen

→ **Sem. Erucae** Weißer Senf. Becherzellen weiß, höchstens etwas gelblich.

Oberhaut und Großzellen bilden fast strukturlose Membran; Becherzellen 8 bis 20 μ breit; Farbstoffzellen

- Lumen so breit wie die doppelten Wände → **Rapskuchen**
- Lumen eng, schmäler als die Zellwände → **Rübsenkuchen**

Großzellen deutlich, einschichtig, nicht kollenchymatisch; Farbstoffzellen

- Becherzellen gelbbraun 4—10 μ breit → **Sem. Sinapis.** SchwarzerSenf. Aleuronkörner: von unregelmäßigem Umriß, bis 8 μ breit, bis 17 μ lang; zahlreiche kleine Globoide. Stärke in geringen Mengen, oft nur spurenweise vorhanden.
- Becherzellen gelbbraun 40—90 μ breit → **Leindotter**

Sachverzeichnis.

(Die kursiv gedruckten Zahlen beziehen sich auf die Seitenzahlen der Tabellen.)

Grundzüge
der Botanik für Pharmazeuten

Von

Dr. Ernst Gilg

Professor der Botanik und Pharmakognosie
an der Universität Berlin,
Kustos am Botanischen Museum zu Berlin-Dahlem

Sechste, verbesserte Auflage
der „Schule der Pharmazie, Botanischer Teil"

Mit 569 Textabbildungen. XII, 442 Seiten. 1921. Gebunden RM 10.—

Aus den zahlreichen Besprechungen:

Das ursprünglich als Lehrbuch für den ersten botanischen Unterricht gedachte
Werk hat von Auflage zu Auflage an Vertiefung und Erweiterung derartig zugenommen, daß es in der jetzt vorliegenden Form auch für den Studierenden der
Pharmazie an den Hochschulen ausreicht. Es bedarf wohl keiner besonderen Er-
wähnung, daß es vollkommen auf wissenschaftlicher, zeitgemäßer Höhe steht, was
die Beliebtheit des Werkes auch in den Kreisen der Studierenden erklärt. Der
Bildschmuck des Buches ist außerordentlich reich und zuverlässig...

„Pharmazeutische Zeitung"

Tabellen für das pharmakognostische Praktikum zugleich
Repetitorium der Pharmakognosie. Von Dr. **H. Zörnig,** Professor an der Uni-
versität Basel. Zweite, verbesserte und vermehrte Auflage. 151 Seiten. 1925.
RM 6.—

Tabelle zur mikroskopischen Bestimmung der offizi-
nellen Drogenpulver. Bearbeitet von Dr. **H. Zörnig,** Professor an
der Universität Basel. Zweite, verbesserte und vermehrte Ausgabe. VI,
59 Seiten. 1925. RM 3.60

Die Tierwelt in Heilkunde und Drogenkunde. Von Dr. **Hjal-**
mar Broch, Dozent für Zoologie an der Universität Oslo. Übersetzt aus dem
Norwegischen. Mit 30 Abbildungen. IV, 90 Seiten. 1925. RM 3.90

Arzneipflanzenkultur und Kräuterhandel. Rationelle Züchtung,
Behandlung und Verwertung der in Deutschland zu ziehenden Arznei- und Ge-
würzpflanzen. Eine Anleitung für Apotheker, Landwirte und Gärtner. Von
Theodor Meyer, Apotheker in Colditz i. Sa. Vierte, verbesserte Auflage.
Mit 23 Textabbildungen. IV, 190 Seiten. 1922. Gebunden RM 6.—

Grundzüge der chemischen Pflanzenuntersuchung. Von
Dr. **L. Rosenthaler,** a. o. Professor an der Universität Bern. Zweite, verbesserte und vermehrte Auflage. IV, 115 Seiten. 1923. RM 4.—

Die Arzneimittel-Synthese auf Grundlage der Beziehungen zwischen chemischem Aufbau und Wirkung. Für Ärzte, Chemiker und Pharmazeuten. Von Dr. **Sigmund Fränkel**, a. o. Professor für Medizinische Chemie an der Wiener Universität. Sechste, umgearbeitete Auflage. VIII, 935 Seiten. 1927. RM 87.—; gebunden RM 93.—

Bakteriologie, Serologie und Sterilisation im Apothekenbetriebe. Mit eingehender Berücksichtigung der Herstellung steriler Lösungen in Ampullen. Von Dr. **Conrad Stich**, Leipzig. Vierte, verbesserte und vermehrte Auflage. Mit 151 zum Teil farbigen Textabbildungen. VII, 323 Seiten. 1924. Gebunden RM 15.—

Neues pharmazeutisches Manual. Von **Eugen Dieterich**. Vierzehnte, verbesserte und erweiterte Auflage, bearbeitet von Dr. **Wilhelm Kerkhof**, ehemaligem Direktor der Chemischen Fabrik Helfenberg A.-G., vormals Eugen Dieterich, herausgegeben von der **Chemischen Fabrik Helfenberg A.-G.**, vormals Eugen Dieterich, Helfenberg bei Dresden. Mit 156 Textabbildungen. VIII, 825 Seiten. 1924. Gebunden RM 22.20

Neue Arzneimittel und pharmazeutische Spezialitäten einschließlich der neuen Drogen, Organ- und Serumpräparate, mit zahlreichen Vorschriften zu Ersatzmitteln und einer Erklärung der gebräuchlichsten medizinischen Kunstausdrücke. Von Apotheker **G. Arends,** Medizinalrat. Siebente, vermehrte und verbesserte Auflage. Neu bearbeitet von Prof. Dr. **O. Keller.** X, 648 Seiten. 1926. Gebunden RM 15.—

Volkstümliche Namen der Arzneimittel, Drogen und Chemikalien. Eine Sammlung der im Volksmunde gebräuchlichen Benennungen und Handelsbezeichnungen. Zehnte, verbesserte und vermehrte Auflage, bearbeitet von **G. Arends.** IV, 283 Seiten. 1926. Gebunden RM 6.90

Volkstümliche Anwendung der einheimischen Arzneipflanzen. Von Apotheker **G. Arends,** Medizinalrat. Zweite, vermehrte und verbesserte Auflage. VIII, 90 Seiten. 1925. RM 2.40

Spezialitäten und Geheimmittel aus den Gebieten der Medizin, Technik, Kosmetik und Nahrungsmittelindustrie. Ihre Herkunft und Zusammensetzung. Eine Sammlung von Analysen und Gutachten von **G. Arends.** Achte, vermehrte und verbesserte Auflage des von **E. Hahn** und Dr. **J. Holfert** begründeten gleichnamigen Buches. IV, 564 Seiten. 1924. Gebunden RM 12.—

Verzeichnis der Arzneimittel nach dem Deutschen Arzneibuch 6. Ausgabe 1926. (Series medicaminum.) Herausgegeben vom **Preußischen Ministerium für Volkswohlfahrt.** 23 Seiten. 1927. RM 0.60

Die Wirkungen von Gift- und Arzneistoffen. Vorlesungen für Chemiker und Pharmazeuten. Von Prof. Dr. med. **Ernst Frey,** Marburg an der Lahn. Mit 9 Textabbildungen. VI, 176 Seiten. 1921. RM 5.—

Die chemischen und physikalischen Prüfungsmethoden des Deutschen Arzneibuches. Sechste Ausgabe. Aus dem Laboratorium der Handelsgesellschaft Deutscher Apotheker. Von Dr. J. Herzog und A. Hanner. Dritte Auflage. Erscheint im Laufe des Jahres 1927.

Kommentar zum Deutschen Arzneibuch 6. Ausgabe. Auf Grundlage der Hager-Fischer-Hartwichschen Kommentare der früheren Arzneibücher unter Mitwirkung von Fachgelehrten herausgegeben von Prof. Dr. O. Anselmino, Oberregierungsrat, Berlin und Dr. Ernst Gilg, a. o. Professor der Botanik und Pharmakognosie an der Universität, Kustos am Botanischen Museum in Berlin-Dahlem. In zwei Bänden. Erscheint im Laufe des Jahres 1927.

Anleitung zur Erkennung und Prüfung der Arzneimittel des Deutschen Arzneibuches zugleich ein Leitfaden für Apothekenrevisoren. Von Dr. Max Biechele †. Auf Grund der sechsten Ausgabe des Deutschen Arzneibuches neubearbeitet und mit Erläuterungen, Hilfstafeln und Zusammenstellungen über Reagenzien und Geräte sowie über die Aufbewahrung der Arzneimittel versehen von Dr. Richard Brieger, Berlin, Apotheker und Redakteur an der Pharmazeutischen Zeitung. Fünfzehnte Auflage. IV, 760 Seiten. 1927. Gebunden RM 17.40; mit Papier durchschossen RM 19.50

Hagers Handbuch der pharmazeutischen Praxis. Für Apotheker, Ärzte, Drogisten und Medizinalbeamte. Unter Mitwirkung von Dr. phil. E. Rimbach, o. Hon. Professor an der Universität Bonn, Dr. phil. E. Mannheim †, a. o. Professor an der Universität Bonn, Dr.-Ing. L. Hartwig, Direktor des Städtischen Nahrungsmittel-Untersuchungsamtes in Halle a. S., Dr. med. C. Bachem, a. o. Professor an der Universität Bonn, Dr. med. W. Hilgers, a. o. Professor an der Universität Königsberg. Vollständig neu bearbeitet und herausgegeben von Dr. G. Frerichs, o. Professor der Pharmazeutischen Chemie und Direktor des Pharmazeutischen Instituts der Universität Bonn, G. Arends, Medizinalrat, Apotheker in Chemnitz i. Sa., Dr. H. Zörnig, o. Professor der Pharmakognosie und Direktor der Pharmazeutischen Anstalt der Universität Basel, Erster Band. Mit 282 Abbildungen. XI, 1573 Seiten. 1925. Gebunden RM 57.—

Zweiter (Schluß-)Band. Mit etwa 350 Abbildungen. Erscheint im Herbst 1927.

Das Mikroskop und seine Anwendung. Handbuch der praktischen Mikroskopie und Anleitung zu mikroskopischen Untersuchungen. Von Dr. Hermann Hager. In Gemeinschaft mit Dr. O. Appel, Professor und Geheimer Regierungsrat, Direktor der Biologischen Reichsanstalt für Land- und Forstwirtschaft zu Berlin-Dahlem, Dr. G. Brandes, ehemals Professor der Zoologie an der Tierärztlichen Hochschule, Direktor des Zoologischen Gartens zu Dresden, Dr. E. K. Wolff, Privatdozent für Allgemeine Pathologie und Spezielle pathologische Anatomie an der Universität Berlin, neu herausgegeben von Dr. Friedrich Tobler, Professor der Botanik an der Technischen Hochschule, Direktor des Botanischen Instituts und Gartens zu Dresden. Dreizehnte, umgearbeitete Auflage. Mit 482 Abbildungen im Text. X, 374 Seiten. 1925. Gebunden RM 16.50